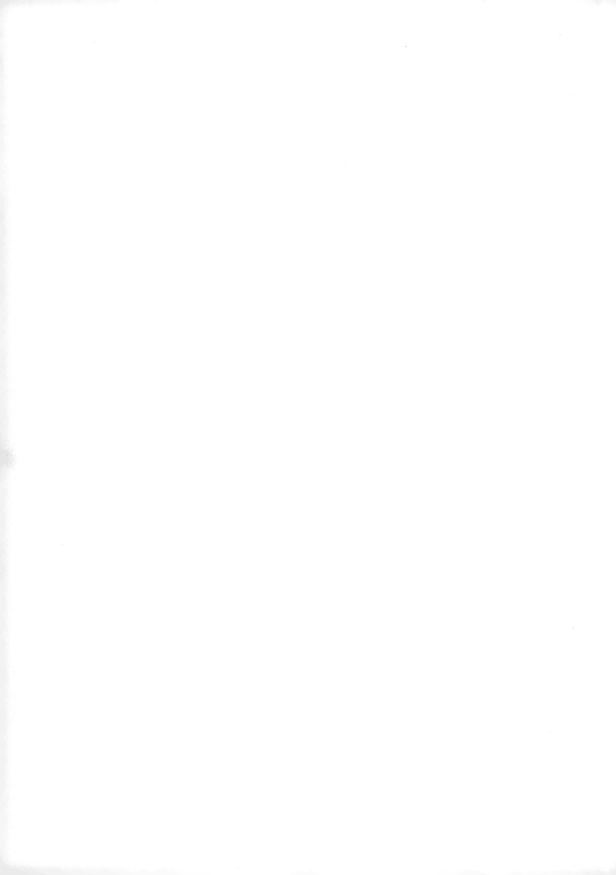

LABORATÓRIO COM
INTERPRETAÇÕES CLÍNICAS

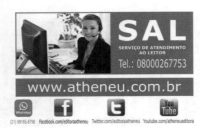

LABORATÓRIO COM INTERPRETAÇÕES CLÍNICAS

Dr. Salim Kanaan

Médico pela Universidade Federal do Estado do Rio de Janeiro (UNIRIO), Patologista Clínico. Especialista em Patologia Clínica pela Sociedade Brasileira de Patologia Clínica (SBPC/ML). Oficial Médico da Reserva do Corpo de Bombeiros Militar do Estado do Rio de Janeiro (CBMERJ). Mestre em Biofísica pela Universidade Federal do Rio de Janeiro (UFRJ). Professor Adjunto do Departamento de Patologia da Faculdade de Medicina da Universidade Federal Fluminense (UFF), disciplina de Bioquímica Clínica. Coordenador da Residência Médica e do Internado em Patologia Clínica da Faculdade de Medicina (UFF).

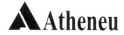

EDITORA ATHENEU

São Paulo —	Rua Avanhandava, 126 – 8º andar
	Tel.: (11) 2858-8750
	E-mail: atheneu@atheneu.com.br
Rio de Janeiro —	Rua Bambina, 74
	Tel.: (21)3094-1295
	E-mail: atheneu@atheneu.com.br

CAPA: Equipe Atheneu

PRODUÇÃO EDITORIAL/DIAGRAMAÇÃO: Rosane Guedes

CIP-BRASIL. CATALOGAÇÃO NA PUBLICAÇÃO
SINDICATO NACIONAL DOS EDITORES DE LIVROS, RJ

K24L

Kanaan, Salim
Laboratório com interpretações clínicas / Salim Kanaan. - 1. ed. - Rio de Janeiro :
Atheneu, 2019.
880 p. ; 24 cm.

Inclui bibliografia e índice
ISBN 978-85-388-1013-1

1. Diagnóstico de laboratório. I. Título.

| 19-58433 | CDD: 616.0756 |
| | CDU: 616-074 |

Vanessa Mafra Xavier Salgado - Bibliotecária - CRB-7/6644

16/07/2019   22/07/2019

KANAAN, S.
Laboratório com Interpretações Clínicas

© *Direitos reservados à EDITORA ATHENEU – São Paulo, Rio de Janeiro, 2019*

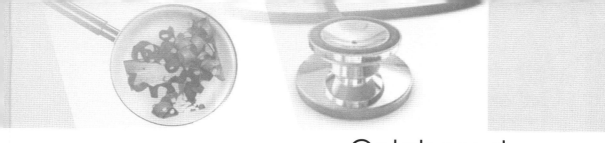

Colaboradores

Adelmo Henrique Daumas Gabriel
Médico pela Universidade Federal Fluminense (UFF). Residência Médica em Clínica Médica pela UFF. Residência Médica em Hematologia e Hemoterapia pela UFF. Mestre em Biologia Celular e Molecular pela Fundação Oswaldo Cruz (Fiocruz), RJ. Professor-Assistente da disciplina de Hematologia, Departamento de Medicina Clínica da Faculdade de Medicina da UFF.

Albino Fonseca Junior
Médico pela Universidade Federal Fluminense (UFF). Professor Adjunto da disciplina de Anatomia da UFF. Residência Médica em Anatomia Patológica pela Universidade Federal do Rio de Janeiro (UFRJ). Mestre em Medicina (Anatomia Patológica) pela UFRJ. Doutorado em Ciências Médicas pela UFF.

Ana Clara Coelho Esteves
Bacharel em Biomedicina pela Universidade Federal Fluminense (UFF) – habilitação em Análises Clínicas. Pós-Graduação em Reprodução Humana Assistida Laboratorial pela Universidade Unigranrio – Clínica Vida – Centro de Fertilidade.

Analúcia Rampazzo Xavier
Farmacêutica-Bioquímica pela Universidade Estadual Paulista "Júlio de Mesquita Filho" (Unesp)/Araraquara. Especialista em Análises Clínicas pela Sociedade Brasileira de Análises Clínicas (SBAC). Mestre e Doutora em Ciências: área de Bioquímica pela Faculdade de Medicina de Ribeirão Preto da Universidade de São Paulo (FMRP/USP). Professora-Associada do Departamento de Patologia da Faculdade de Medicina da Universidade Federal Fluminense (UFF), disciplina de Bioquímica Clínica.

Anderson de Oliveira Souza
Professor-Assistente do Instituto de Saúde e Biotecnologia da Universidade Federal do Amazonas (Ufam). Doutorando em Ciências: área de concentração: Bioquímica pela Universidade de São Paulo (USP)/Ribeirão Preto. Mestre em Ciências: área de concentração: Bioquímica pela USP/Ribeirão Preto.

André Palma da Cunha Matta
Médico pela Universidade Federal Fluminense (UFF). Residência em Neurologia – Hospital Universitário Antônio Pedro (HUAP/UFF). Mestre e Doutor em Neurologia pela UFF. Professor-Adjunto da disciplina de Neurologia da UFF. Professor do Programa de Pós-Graduação em Neurologia/Neurociências da UFF.

Andrea Alice da Silva
Farmacêutica-Bioquímica – Professora-Associada do Departamento de Patologia, Laboratório Multiusuários de Apoio a Pesquisas em Nefrologia e Ciências Médicas (LAMAP), Faculdade de Medicina da Universidade Federal Fluminense (UFF).

vi LABORATÓRIO COM INTERPRETAÇÕES CLÍNICAS

Ângelo Maurício Fosse Junior
Professor Auxiliar do Departamento de Medicina Clínica da Faculdade de Medicina da Universidade Federal Fluminense (UFF). Médico da UFF. Membro Titular da Academia Americana de Urologia.

Antônio Braga
Professor de Obstetrícia da Faculdade de Medicina da Unversidade Federal do Rio de Janeiro (UFRJ) e da Universidade Federal Fluminense (UFF). Pós-Doutor pela Harvard Medical School. Pós-Doutor pelo Imperial College of London. Mestre, Doutor e Pós-Doutor em Obstetícia pela Universidade Estadual Paulista "Júlio de Mesquita Filho" (Unesp). Diretor do Centro de Doença Trofoblástica Gestacional do Rio de Janeiro. Diretor da Associação Brasileira de Doença Trofoblástica Gestacional. Presidente da Comissão Nacional Especializada em Doença Trofoblástica Gestacional da Federação Brasileira das Associações de Ginecologia e Obstetrícia (Febrasgo).

Carlos Antônio Barbosa Montenegro
Professor Titular de Obstetrícia da Universidade Federal do Rio de Janeiro (UFRJ) e da Fundação Técnico-Educacional Souza Marques (FTESM). Doutor em Obstetrícia pela UFRJ. Livre Docente em Obstetrícia pela Universidade Federal do Estado do Rio de Janeiro (UNIRIO). Membro Titular Emérito da Academia Nacional de Medicina. Diretor Científico do Hospital da Mulher Mariska Ribeiro da Secretaria Municipal de Saúde do Rio de Janeiro. Diretor da Associação de Ginecologia e Obstetrícia do Estado do Rio de Janeiro (SGORJ).

Cláudio Verti Mendonça
Interno em Clínica Médica na Faculdade de Medicina da Universidade Federal Fluminense (UFF). Monitor da Disciplina de Hematologia Clínica da UFF.

Cyro Teixeira da Silva Junior
Professor-Associado de Pneumologia do Departamento de Medicina Clínica da Faculdade de Medicina da Universidade Federal Fluminense (UFF). Especialista em Pneumologia na Associação Médica Brasileira (AMB)/Sociedade Brasileira de Pneumologia e Tisiologia (SBPT)/ Conselho Regional de Medicina do Estado do Rio de Janeiro (Cremerj). Mestrado e Doutorado em Pneumologia na UFF. Doutorado em Neuroimunologia na UFF. Coordenador do Curso de Especialização *lato sensu* em Pneumologia da UFF. Membro da European Respiratory Society (ERS), SBPT e Sociedade de Pneumologia e Tisiologia do Estado do Rio de Janeiro (SOPTERJ).

Daniella Campelo Batalha Cox Moore
Médica pela Fundação Técnico-Educacional Souza Marques (FTESM), Residência em Endocrinologia pela Universidade Federal do Rio de Janeiro (UFRJ). Especialização em Alergia e Imunologia Clínica pelo Instituto Fernandes Figueira (IFF). Mestre e Doutora em Saúde da Criança e da Mulher pelo IFF. Professora Adjunta do Departamento de Medicina Clínica da Faculdade de Medicina da Universidade Federal Fluminense (UFF).

Débora Vieira Soares
Médica pela Faculdade de Medicina de Valença (FMV), Residência em Endocrinologia pela Universidade Federal do Rio de Janeiro (UFRJ). Mestre e Doutora em Medicina: área de Endocrinologia pela UFRJ. Professora Adjunta do Departamento de Medicina Clínica da Faculdade de Medicina da Universidade Federal Fluminense (UFF).

Érito Marques de Souza Filho
Interno em Clínica Médica na Faculdade de Medicina da Universidade Federal Fluminense (UFF). Monitor da Disciplina de Clínica Médica da UFF.

COLABORADORES   vii

Fabiana Rabe Carvalho

Graduação em Ciências Biológicas pela Faculdade da Região dos Lagos (FERLAGOS).
Especialização em Análises Clínicas pela Faculdade Integrada Maria Thereza (FAMATH).
Mestrado em Ciências Médicas pela Universidade Federal Fluminense (UFF). Doutoranda em
Ciências Médicas pela UFF.

Fabio Moore Nucci

Médico Hematologista do Serviço de Hematologia do Hospital Universitário Antônio Pedro
(HUAP/UFF). Médico Hematologista da Rede Oncologia D'Or. Coordenador da Câmara Técnica
de Hematologia e Hemoterapia do CREMERJ. Mestre em Medicina Interna – Hematologia da
Universidade Federal do Rio de Janeiro (UFRJ).

Felipe von Glehn

Médico pela Escola Bahiana de Medicina e Saúde Pública. Residência em Medicina Interna pela
Universidade de São Paulo (USP). Residência em Neurologia pela Universidade Estadual de
Campinas (Unicamp). Mestre e Doutor em Neuroimunologia pela Unicamp. Pós-Doutorando
pela Harvard Medical School.

Fernando Campos Sodré

Farmacêutico-Bioquímico pela Universidade Federal Fluminense (UFF). Especialização em
Parasitologia Biomédica pela Universidade Federal do Rio de Janeiro (UFRJ). Especialização
em Metodologia do Ensino Superior pela UFF. Mestrado em Biologia Parasitária pela Fundação
Oswaldo Cruz (Fiocruz). Professor Adjunto do Departamento de Patologia da Faculdade de
Medicina (UFF), Disciplina de Parasitologia Clínica.

Fernando Mendonça Cardoso

Neurologista do Hospital Quinta D'Or e Hospital Copa D'Or, MD, PhD. Mestrado e Doutorado
em Neurologia pela Universidade Federal Fluminense (UFF).

Gabriel Costa Serrão de Araújo

Médico pela Universidade Federal Fluminense (UFF). Residência Médica em Ortopedia e
Traumatologia pela UFF. Residência Médica em Cirurgia de Mão pela UFF. Mestre em Ciências
Médicas pela UFF. Professor-Assistente do Departamento de Medicina Clínica (Ortopedia) da
Faculdade de Medicina da UFF.

Gabriel Rodríguez de Freitas

Médico Neurologista da Universidade Federal Fluminense (UFF) e do Instituto D'Or de Pesquisa e
Ensino (IDOR), MD, PhD. Doutorado em Clínica Médica pela Universidade Federal do
Rio de Janeiro (UFRJ).

Georgina Severo Ribeiro

Farmacêutica-Bioquímica pela Faculdade de Farmácia da Unversidade Federal Fluminense (UFF).
Mestre e Doutora em Análises Clínicas: Hematologia pela Universidade de São Paulo (FCF-USP).
Professora-Associada da Disciplina de Hematologia Clínica do Departamento de Patologia da UFF.

Giovanna A. Balarini Lima

Médica pela Universidade do Estado do Rio de Janeiro (UERJ). Residência em Endocrinologia
pela Universidade Federal do Rio de Janeiro (UFRJ). Mestre em Clínica Médica pela UFRJ.
Doutora em Medicina: área de Endocrinologia pela UFRJ. Professora Adjunta do Departamento
de Medicina Clínica da Faculdade de Medicina da Universidade Federal Fluminense (UFF).

viii LABORATÓRIO COM INTERPRETAÇÕES CLÍNICAS

Giselle Fernandes Taboada

Médica pela Universidade Federal do Rio de Janeiro (UFRJ). Residência em Endocrinologia pela Universidade do Estado do Rio de Janeiro (UERJ). Mestre e Doutora em Medicina: área de Endocrinologia pela UFRJ. Professora Adjunta do Departamento de Medicina Clínica da Faculdade de Medicina da Universidade Federal Fluminense (UFF).

Haim Cesar Maleh

Professor-Assistente de Reumatologia da Universidade Federal Fluminense (UFF). Mestrado pela Universidade Federal do Rio de Janeiro (UFRJ). Especialista em Reumatologia pela Sociedade Brasileira de Reumatologia (SBR).

Isabelle Teixeira Quinan da Silva

Médica pela Universidade Federal Fluminense (UFF). Residência em Clínica Médica no Hospital da Lagoa, RJ. Residência em Gastroenterologia no Hospital Universitário Antônio Pedro (HUAP/UFF).

Ivan Andrade de Araujo Penna

Professor Adjunto de Ginecologia da Universidade Federal Fluminense (UFF). Chefe do Laboratório de Andrologia e Reprodução Humana do Hospital Universitário Antônio Pedro (HUAP/UFF).

Joeber Bernardo Soares de Souza

Médico do Serviço de Pneumologia do Hospital Universitário Antônio Pedro (HUAP/UFF). Médico do Instituto Estadual de Tórax Ary Parreiras. Especialista em Pneumologia pela Universidade Federal Fluminense (UFF) e Gestão Hospitalar pela Escola Nacional de Saúde Pública/Fundação Oswaldo Cruz (ENSP/Fiocruz). Membro da Sociedade Brasileira de Pneumologia e Tisiologia (SBPT) e Sociedade de Pneumologia e Tisiologia do Estado do Rio de Janeiro (SOPTERJ).

Jorge Mugayar Filho

Médico pela Universidade Federal Fluminense (UFF). Professor-Assistente do Departamento de Medicina Clínica da UFF. Mestre em Patologia pela UFF. Médico do Hospital Universitário Antônio Pedro (HUAP/UFF). Coordenador do curso de especialização *lato sensu* em Gastroenterologia da Faculdade de Medicina da UFF.

Jorge Rezende-Filho

Professor Titular de Obstetrícia da Universidade Federal do Rio de Janeiro (UFRJ), da Fundação Técnico-Educacional Souza Marques (FTESM) e da Pontifícia Universidade Católica do Rio de Janeiro (PUC-RJ). Livre Docente em Obstetrícia pela USP. Mestre e Doutor em Obstetrícia pela UFRJ. Diretor da Associação de Ginecologia e Obstetrícia do Estado do Rio de Janeiro (SGORJ).

José Carlos Carraro Eduardo

Médico pela Universidade Federal Fluminense (UFF). Nefrologista. Mestre em Medicina: área de Nefrologia pela Universidade Federal do Rio de Janeiro (UFRJ). Doutor em Patologia pela UFF. Presidente do Comitê de Ética em Pesquisa com Seres Humanos da UFF. Professora Titular do Departamento de Medicina Clínica da Faculdade de Medicina da UFF, disciplina de Nefrologia.

José Laerte Junior Boechat Morandi

Médico pela Universidade Federal Fluminense (UFF). Residência em Pediatria pela UFF. Aperfeiçoamento em Imunologia Clínica pela Universidade Federal do Rio de Janeiro (UFRJ). Mestre e Doutor em Clínica Médica pela UFRJ. Professor Adjunto do Departamento de Medicina Clínica da Faculdade de Medicina da UFF.

COLABORADORES

José Scheikman

Médico pela Universidade Gama Filho (UGF). Aperfeiçoamento em Imunologia Clínica pela Universidade Federal do Rio de Janeiro (UFRJ). Mestre em Nefrologia pela Universidade do Estado do Rio de Janeiro (UERJ). Chefe do Serviço de Urologia do Hospital Universitário Antônio Pedro (HUAP/UFF). Professor Adjunto do Departamento de Medicina Clínica da Faculdade de Medicina da Universidade Federal Fluminense (UFF).

Junior César Bergamaschi

Médico Residente em Clínica Médica na Faculdade de Medicina da Universidade Federal Fluminense (UFF). Monitor da Disciplina de Bioquímica Clínica (UFF).

Karen Yanine Montenegro Flores

Graduação em Medicina. Especialização em Hematologia Clínica no Hospital Universitário Antônio Pedro (HUAP/UFF).

Karima Elias Hallack Bruno

Médica pela Universidade Federal Fluminense (UFF). Residência Médica em Medicina Clínica pelo Hospital Universitário Antônio Pedro (HUAP/UFF). Médica do Corpo Clínico do HUAP/UFF.

Leda Ferraz

Doutoranda em Ciências Médicas pelo Programa de Pós-Graduação em Ciências Médicas da Universidade Federal Fluminense (UFF). Mestre em Patologia Geral pelo Programa de Pós-Graduação em Patologia da UFF. Especialista em Terapia Nutricional Clínico-Hospitalar pelo Centro Universitário de Rio Preto (UNIRP).

Luciene de Carvalho Cardoso Weide

Biomédica pela Universidade Federal do Estado do Rio de Janeiro (UNIRIO). Mestre em Ciências Biológicas: área de Fisiologia pela Universidade Federal do Rio de Janeiro (UFRJ). Doutora em Ciências pela UFRJ. Professora-Associada do Departamento de Patologia da Faculdade de Medicina da Universidade Federal Fluminense (UFF), disciplina de Bioquímica Clínica.

Luis José Daza López

Pós-Graduando de Hematologia do Hospital Universitário Antônio Pedro (HUAP/UFF). Professor de Medicina Interna da Universidad Cooperativa de Colombia Santa Marta.

Luís Otávio Cardoso Mocarzel

Médico pela Universidade Federal Fluminense (UFF). Residência Médica em Clínica Médica pela UFF. Mestre em Ciências Médicas pela UFF. Doutor em Medicina (Neurologia) pela UFF. Professor-Associado do Departamento de Medicina Clínica da Faculdade de Medicina da UFF.

Márcia Michelle Souza da Silva

Interna em Clínica Médica na Faculdade de Medicina da Universidade Federal Fluminense (UFF). Monitor da Disciplina de Clínica Médica (UFF).

Marco Antônio Orsini Neves

Médico pela Universidade Unigranrio. Especialização em Neurologia pela Universidade Federal Fluminense (UFF). Mestrado em Saúde Coletiva pela Universidade Federal do Rio de Janeiro (UFRJ). Doutorado em Neurologia pela UFF. Professor da Universidade Severino Sombra (USS).

X LABORATÓRIO COM INTERPRETAÇÕES CLÍNICAS

Maria Auxiliadora Saad Travassos

Médica pela Universidade Federal Fluminense (UFF). Residência Médica em Endocrinologia pela UFF. Especialização em Medicina do Trabalho pela UFF. Mestre em Medicina: área de Endocrinologia pela Universidade Federal do Rio de Janeiro (UFRJ). Professora-Assistente do Departamento de Medicina Clínica da Faculdade de Medicina da UFF.

Monara Kedma Gomes Nunes

Fisioterapeuta pela Universidade Federal do Piauí (UFPI). Especialista em Fisioterapia Neurofuncional pelo Instituto Domingos Batista (IDB). Mestranda em Ciências Biomédicas na Universidade Federal do Piauí (UFPI).

Mônica Kopschitz Praxedes Lusis

Médica pela Universidade Federal Fluminense (UFF). Residência Médica em Hematologia e Hemoterapia pela Hospital Universitário Antônio Pedro (HUAP/UFF). Doutora em Patologia (UFF). Professora Titular em Hematologia Clínica do Departamento de Medicina Clínica da Faculdade de Medicina da UFF.

Natália Fonseca do Rosário

Biomédica. Mestre em Patologia. Doutora em Patologia/Universidade Federal Fluminense – Laboratório Multiusuários de Apoio a Pesquisas em Nefrologia e Ciências Médicas (LAMAP). Professora Substituta de Patologia Geral da Universidade Federal do Rio de Janeiro (UFRJ/Campus Macaé).

Natália Teixeira Elias

Interna em Clínica Médica na Faculdade de Medicina da Universidade Federal Fluminense (UFF).

Nicholas Cafieiro de Castro Peixoto

Interno em Clínica Médica na Faculdade de Medicina da Universidade Federal Fluminense (UFF). Monitor da Disciplina de Clínica Médica (UFF).

Patrícia de Fátima Lopes

Professora-Associada do Departamento de Patologia da Faculdade de Medicina da Universidade Federal Fluminense (UFF). Doutor em Ciências: área de Bioquímica pela Universidade de São Paulo (USP). Especialista em Nutrição Clínica pelo Centro Universitário de Rio Preto (UNIRP).

Patrícia Siqueira Silva

Graduada em Ciências Biológicas por Faculdades Integradas Maria Thereza (FAMATH). Especialista em Análises Clínicas na Universidade Federal Fluminense (UFF).

Pedro Juan José Mondino

Médico pela Universidad Nacional de Rosario (UNR), Argentina. Residência Médica em Patologia Clínica pela Sociedade Brasileira de Patologia Clínica e Medicina Laboratorial (SBPC/ML). Mestre em Ciências: área de Microbiologia pela Universidade Federal do Rio de Janeiro (UFRJ). Professor Adjunto do Departamento de Patologia da Faculdade de Medicina da Universidade Federal Fluminense (UFF).

Regina Helena Saramago Peralta

Farmacêutica-Bioquímica pela Universidade Federal Fluminense (UFF). Mestre e Doutora em Ciências: área de Microbiologia pela Universidade Federal do Rio de Janeiro (UFRJ). Professora-Associada do Departamento de Patologia da Faculdade de Medicina (UFF), Disciplina de Imunologia Clínica.

COLABORADORES xi

Ricardo Azêdo de Luca Montes
Médico Reumatologista do Hospital Universitário Pedro Ernesto/Universidade do Estado do Rio de Janeiro (HUPE/UERJ). Mestre em Ciências Médicas pela Universidade Federal Fluminense (UFF). Doutorando em Ciências Médicas pela UERJ. Residência Médica em Clínica Médica pela UFF. Professor de Clínica Médica pela UERJ.

Ricardo Carneiro Ramos
Médico pela Universidade Federal Fluminense (UFF). Residência Médica em Clínica Médica pela UFF. Professor-Assistente do Departamento de Medicina Clínica da Faculdade de Medicina da UFF, Disciplina de Clínica Médica.

Rodrigo Poubel Vieira de Rezende
Professor-Assistente de Reumatologia da Universidade Federal Fluminense (UFF). Mestrado em Ciências Médicas pela Universidade do Estado do Rio de Janeiro (UERJ). Especialista em Reumatologia pela Sociedade Brasileira de Reumatologia (SBR).

Ronaldo Altenburg Odebrecht Curi Gismondi
Médico pela Universidade Federal Fluminense (UFF). Especialista em Terapia Intensiva pela Rede D'Or de Hospitais, RJ. Residência Médica em Clínica Médica pela Universidade Federal do Rio de Janeiro (UFRJ). Residência Médica em Cardiologia pelo Instituto Nacional de Cardiologia (INC). Mestre e Doutor em Ciências Médicas pela Universidade do Estado do Rio de Janeiro (UERJ). Professor Adjunto do Departamento de Medicina Clínica da Faculdade de Medicina da UFF.

Rosa Maria Ribeiro Vieira
Farmacêutica-Bioquímica pela Universidade Federal Fluminense (UFF). Residência em Patologia Clínica pelo Hospital Universitário Antônio Pedro (HUAP/UFF). Mestre em Patologia pela UFF. Professora Adjunta do Departamento de Patologia da Faculdade de Medicina (UFF), disciplina de Imunologia Clínica.

Rossana Oliveira Cavalcanti Rabelo
Especialista em Alergia e Imunologia pela Universidade Federal do Rio de Janeiro (UFRJ). Residência Médica em Pediatria pela Universidade Federal Fluminense (UFF). Mestre em Ciências Médicas pela UFF. Médica do Corpo Clínico do Hospital Universitário Antônio Pedro (HUAP/UFF).

Simone Pestana da Silva
Médica do Setor de Alergia e Imunologia Pediátrica do Hospital Universitário Antônio Pedro (HUAP/UFF). Mestre em Ciências Médicas pela UFF. Especialista em Alergia e Imunologia Clínica pela Associação Brasileira de Alergia e Imunologia (ASBAI).

Thais Guaraná de Andrade
Médica pela Universidade Federal Fluminense (UFF). Residência em Clínica Médica e Gastroenterologia pela Universidade Federal do Rio de Janeiro (UFRJ). Mestre em Medicina: área de Gastroenterologia pela UFRJ. Professora-Assistente do Departamento de Medicina Clínica da Faculdade de Medicina da UFF.

Yara Leite Adami Rodrigues
Farmacêutica pela Universidade Federal Fluminense (UFF). Especialização em Curso de Formação de Farmacêuticos Homeopatas pelo Instituto Hahnemanniano do Brasil (IHB). Mestre e Doutora em Biologia Parasitária pela Fundação Oswaldo Cruz (Fiocruz). Professora-Associada do Departamento de Patologia da Faculdade de Medicina da UFF, disciplina de Parasitologia Clínica.

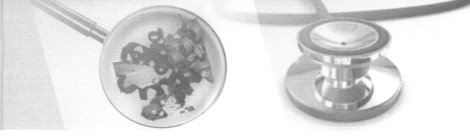

Apresentação

É claro que escrever um livro é um dos atos mais divinos do ser humano, principalmente quando se trata de um registro que serve como referência para os profissionais da área. E, no nosso caso, o dos médicos, é mais relevante ainda, pois esclarece, clareia e ajuda a todos. Ele é tão bem escrito que auxilia até mesmo os leigos.

Quando fui chamado pelo meu amigo, Professor e Doutor Kanaan, para fazer a apresentação deste volume, confesso que senti orgulho, é claro, pela envergadura da matéria e do convite tão amigável. Mas é muito prazeroso falar de quem tanto contribui para o aprimoramento da função médica; algo somente reservado aos grandes mestres, aos doutores do assunto.

Espero, de coração, que você aproveite todo o conhecimento e a clareza que o Dr. Kanaan expressa neste livro, absorvendo todo o conhecimento derramado nesta obra.

Falar do autor é fácil. Escrever sobre a obra, depois que tantas coisas são esclarecidas, é o difícil, tamanha a beleza do exemplar.

É uma obra absolutamente imprescindível para o médico, independentemente de sua especialidade, haja vista ser a adequada interpretação dos exames laboratoriais uma ferramenta da propedêutica indispensável ao raciocínio clínico, permitindo confirmação diagnóstica e apropriada terapêutica.

Sylvio Provenzano
Presidente do Conselho Regional de Medicina
do Estado do Rio de Janeiro (CREMERJ)

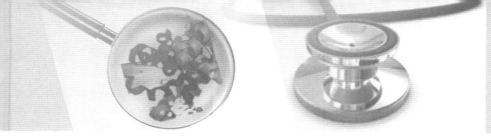

Prefácio

Vivemos um tempo de grandes desafios. O conhecimento médico se amplia a cada dia, novas descobertas são anunciadas, e a prática médica passa por transformações inimagináveis até poucos anos atrás. Em tempo de genômica e medicina personalizada, métodos analíticos tradicionais são superados por novas tecnologias e nossos pacientes, muitas vezes, têm acesso direto à informação médica.

No laboratório clínico, a revolução tecnológica também tem sido contínua. São milhares os marcadores laboratoriais hoje disponíveis para o auxiliar médicos em variados cenários: desde a promoção da saúde, passando pela confirmação de diagnósticos e prognósticos, e a definição e gerenciamento de tratamentos. O foco para o desenvolvimento de instrumentos analíticos cada vez mais precisos já está sendo substituído por novos desafios, tais como: obter interoperabilidade entre sistemas de informações, contribuições para a saúde populacional, inteligência artificial, machine learning e tantos outros. Caminhamos para a saúde digital, e o novo papel do patologista clínico passa por integrar todos esses recursos.

Exames laboratoriais permeiam grande parte da prática diária das especialidades médicas, e muitas decisões são tomadas baseadas em resultados de exames. Nunca se fez tão necessária a integração e cooperação profissional, em benefício dos nossos pacientes.

Nesse sentido, o Professor Salim Kanaan, patologista clínico que atua na Universidade Federal Fluminense, brinda-nos com a reunião de admiráveis especialistas que nos trazem conceitos atuais e nos auxiliam no uso apropriado dos exames laboratoriais, tornando-os um fator contribuinte para obtenção de um cuidado à saúde seguro, eficiente e efetivo; algo que se faz obrigatório quando os recursos disponíveis no sistema de saúde não são suficientes para manter o nível desejado de qualidade do cuidado. Os capítulos deste livro permeiam várias áreas da medicina e trazem novos conhecimentos para o entendimento da fisiopatologia, passando por características metodológicas de ensaios laboratoriais, e culminando com orientações sobre a interpretação correta dos resultados. A descrição de "casos clínicos" e a "exploração de sintomas e síndromes" servem para aproximar o leitor de casos reais.

Por tudo isso, este trabalho se revela muito oportuno e de grande contribuição para médicos e para outros profissionais que atuam nos laboratórios clínicos. Para um setor que exige humanidade e tecnologia, trata-se de leitura agradável e obrigatória.

Wilson Shcolnik
Presidente da Sociedade Brasileira de Patologia Clínica
e Medicina Laboratorial (SBPC/ML)

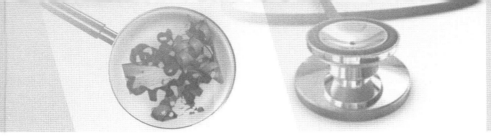

Sumário

PARTE 1. Exames Laboratoriais de Rotina, 1

1. Bioquímica do Sangue: Marcadores Não Enzimáticos, 3
   Analúcia Rampazzo Xavier ▪ Luciene de Carvalho Cardoso Weide ▪ Salim Kanaan

2. Bioquímica do Sangue: Enzimas, 21
   Analúcia Rampazzo Xavier ▪ Salim Kanaan

3. Perspectivas Laboratoriais – Avaliação de Marcadores do Estresse Oxidativo, 27
   Anderson de Oliveira Souza ▪ Leda Ferraz ▪ Patrícia de Fátima Lopes

4. Equilíbrio Hidroeletrolítico e Acidobásico, 53
   Analúcia Rampazzo Xavier ▪ Salim Kanaan

PARTE 2. Estudo dos Rins e Vias Urinárias, 67

5. Exame de Urina, 69
   Analúcia Rampazzo Xavier ▪ Salim Kanaan

6. Avaliação da Função Renal, 81
   Analúcia Rampazzo Xavier ▪ Salim Kanaan

7. Doenças dos Rins e Vias Urinárias, 87
   José Carlos Carraro Eduardo

PARTE 3. Estudo das Vias Biliares Hepáticas e Digestivas, 99

8. Avaliação Laboratorial do Fígado, 101
   Thais Guaraná de Andrade ▪ Isabelle Teixeira Quinan da Silva

xviii LABORATÓRIO COM INTERPRETAÇÕES CLÍNICAS

9. Doenças Digestivas, 113

Jorge Mugayar Filho

PARTE 4. Estudo Funcional Endócrino, 147

10. Estudo Funcional da Tireoide, 149

Giovanna A. Balarini Lima

11. Estudo Funcional da Suprarrenal, 155

Giselle Fernandes Taboada

12. Critérios Diagnósticos para Diabetes *Mellitus*, 163

Maria Auxiliadora Saad Travassos

13. Estudo Funcional Endócrino em Ginecologia e Obstetrícia, 169

Antônio Braga ▪ Carlos Antônio Barbosa Montenegro ▪ Jorge Rezende-Filho

14. Doenças Endócrinas, 185

Maria Auxiliadora Saad Travassos ▪ Débora Vieira Soares ▪ Giovanna A. Balarini Lima

15. Síndrome Metabólica, 211

Leda Ferraz ▪ Natália Teixeira Elias ▪ Patrícia de Fátima Lopes

PARTE 5. Rotina Pré-natal, Citopatologia Cervical, Espermograma e Antígeno Prostático Específico, 223

16. Exames da Rotina Pré-natal, 225

Antônio Braga ▪ Carlos Antônio Barbosa Montenegro ▪ Jorge Rezende-Filho

17. Citopatologia Cervical, 231

Albino Fonseca Junior

18. Espermograma, 237

Ana Clara Coelho Esteves ▪ Ivan Andrade de Araujo Penna

19. PSA (Antígeno Prostático Específico), 243

Ângelo Maurício Fosse Junior ▪ José Scheikman

SUMÁRIO xix

PARTE 6. Laboratório nas Doenças Infecciosas e Parasitárias, 249

20. Diagnóstico Bacteriológico, Imunobiológico e Molecular, 251

Pedro Juan José Mondino ▪ Rodrigo Poubel Vieira de Rezende ▪ Haim Cesar Maleh

21. Estudo Funcional do Sistema Imune, 281

*Andrea Alice da Silva ▪ Daniella Campelo Batalha Cox Moore ▪
José Laerte Junior Boechat Morandi ▪ Natalia Fonseca do Rosário ▪
Rossana Oliveira Cavalcanti Rabelo ▪ Simone Pestana da Silva*

22. Exame de Fezes, 345

Fernando Campos Sodré ▪ Yara Leite Adami Rodrigues

23. Doenças Infecciosas e Parasitárias, 355

*Andrea Alice da Silva ▪ Fabiana Rabe Carvalho ▪ Fernando Campos Sodré ▪
Natalia Fonseca do Rosário ▪ Regina Helena Saramago Peralta ▪ Rosa Maria Ribeiro Vieira ▪
Yara Leite Adami Rodrigues*

PARTE 7. Sistema Nervoso e Locomotor, 457

24. Líquido Cefalorraquidiano, 459

*André Palma da Cunha Matta ▪ Felipe von Glehn ▪ Marco Antônio Orsini Neves ▪
Monara Kedma Gomes Nunes*

25. Doenças do Sistema Nervoso, 467

Fernando Mendonça Cardoso ▪ Gabriel Rodríguez de Freitas

26. Doenças Reumáticas, 479

Ricardo Azêdo de Luca Montes

27. Doenças dos Ossos e Articulações, 493

Gabriel Costa Serrão de Araújo

PARTE 8. Laboratório nas Doenças Cardiorrespiratórias e Circulatórias, 499

28. Líquido Pleural, Escarro e Doenças Pulmonares, 501

Cyro Teixeira da Silva Junior ▪ Joeber Bernardo Soares de Souza ▪ Patrícia Siqueira Silva

XX LABORATÓRIO COM INTERPRETAÇÕES CLÍNICAS

29. Doenças Circulatórias, 521

Érito Marques de Souza Filho ▪ Junior César Bergamaschi ▪ Karima Elias Hallack Bruno ▪ Márcia Michelle Souza da Silva ▪ Nicholas Cafieiro de Castro Peixoto ▪ Ricardo Carneiro Ramos ▪ Ronaldo Altenburg Odebrecht Curi Gismondi

PARTE 9. Hematologia Clínica, 559

30. Hemograma Completo, 561

Cláudio Verti Mendonça n Georgina Severo Ribeiro n Karen Yanine Montenegro Flores

31. Mielograma, 643

Georgina Severo Ribeiro ▪ Karen Yanine Montenegro Flores

32. Estudo da Hemostasia, 653

Fábio Moore Nucci ▪ Luis José Daza López

33. Doenças do Sangue, 661

Adelmo Henrique Daumas Gabriel ▪ Mônica Kopschitz Praxedes Lusis

34. Casos Clínicos em Hematologia, 703

Cláudio Verti Mendonça ▪ Georgina Severo Ribeiro

PARTE 10. Exploração dos Sintomas e Síndromes, 723

35. Exploração de Sintomas e Síndromes, 725

Érito Marques de Souza Filho ▪ Junior César Bergamaschi ▪ Karima Elias Hallack Bruno ▪ Luís Otávio Cardoso Mocarzel ▪ Márcia Michelle Souza da Silva ▪ Nicholas Cafieiro de Castro Peixoto ▪ Ricardo Carneiro Ramos ▪ Ronaldo Altenburg Odebrecht Curi Gismondi

Índice Remissivo, 817

PARTE 1

Exames Laboratoriais de Rotina

Bioquímica do Sangue: Marcadores Não Enzimáticos

Analúcia Rampazzo Xavier ▪ Luciene de Carvalho Cardoso Weide ▪ Salim Kanaan

Ácido láctico

Substrato derivado do metabolismo anaeróbico da glicose, por meio da glicólise. A presença de ácido láctico no sangue é proveniente principalmente do metabolismo do músculo esquelético, tecido cerebral e dos glóbulos vermelhos. Pequenas alterações nesses tecidos, após uma hipoxemia, fazem com que o lactato aumente na corrente circulatória, mas devido aos mecanismos de tamponamento, isso não é percebido nem clinicamente nem laboratorialmente (pelo exame de gasometria).

Para uma correta interpretação do exame, alguns cuidados pré-analíticos devem ser tomados. É contraindicado o uso do garrote e o tubo utilizado para a coleta de sangue deve ter anticoagulante fluoreto de sódio, que é inibidor da glicólise. Infusões intravenosas que possam alterar o equilíbrio ácido-base e exercícios físicos também são contraindicados.

A elevação do ácido láctico está associada ao choque hipovolêmico séptico que causa hipoxemia tecidual. Nas acidoses metabólicas por drogas, como ácido salicílico, etanol e metanol, e nas acidoses metabólicas cetoácidas e neoplasias.

A dosagem no líquido cefalorraquidiano pode ser utilizada para auxiliar no diagnóstico diferencial entre meningites não bacterianas. Nas doenças que acometem o sistema nervoso, como, por exemplo, acidentes vasculares cerebrais, epilepsia, hemorragia intracraniana e meningite tuberculosa, os níveis de ácido láctico são encontrados elevados.

Ácido úrico

A formação do ácido úrico é gerada como produto final do catabolismo das purinas. A presença do ácido úrico sérico está relacionada à síntese endógena, quantidades ingeridas e de sua excreção pelo sistema renal (filtração, reabsorção e excreção). Alguns medicamentos podem alterar sua concentração sanguínea.

O aumento do ácido úrico (hiperuricemia) é encontrado em algumas patologias como: insuficiência renal, calculose, gota, leucemias, linfomas, síndromes mieloproliferativas, policitemias, mieloma múltiplo, anemias hemolíticas e perniciosas, toxemia gravídica, psoríase, tratamento com quimioterápicos, radioterapia, obesidade, ingestão de álcool, diabetes, intoxicação por chumbo, hipercalcemia, hiperparatireoidismo, doença de Addison e hipotireoidismo. Também podemos encontrar a diminuição do ácido úrico sérico (hipouricemia) quando há aumento da excreção renal e patologias relacionadas com defeitos na reabsorção tubular, como síndrome de Fanconi, carcinoma

4 LABORATÓRIO COM INTERPRETAÇÕES CLÍNICAS

pulmonar, doença de Wilson, leucemia mieloide aguda. No hiperparatireoidismo, doença de Hodgkin, secreção inapropriada de ADH e uso de contrastes radiológicos são exemplos que aumentam a secreção tubular. Drogas como aspirinas, salicilatos, altas doses de vitamina C, warfarina, também podem aumentar a velocidade de excreção do ácido úrico. Vale salientar que não há correlação entre os níveis de ácido úrico sérico e urinário.

Albumina

Proteína produzida exclusivamente pelo tecido hepático. Diminuições na concentração sérica estão relacionadas com o estado nutricional e síntese hepática ou perda renal. Níveis aumentados são observados na doença de Addison, em estados com perdas associadas a vômitos, diarreias e desidratação, e uso excessivo de diuréticos.

Seus níveis séricos estão diminuídos na desnutrição, neoplasias, colagenoses, síndrome nefrótica, hepatopatias, pacientes hiper-hidratados e gravidez.

A determinação desse analito também pode ser realizada nos líquidos ascítico e pleural, no diagnóstico diferencial entre exsudatos e transudatos. Pode ser dosado no líquor como avaliação da integridade da barreira hematoencefálica. Quando dosado no líquor e sangue concomitantemente, e em conjunto com imunoglobulinas, pode esclarecer se o anticorpo presente no líquor foi sintetizado pelo sistema nervoso (intratecal) ou foi proveniente da lesão na barreira hematoencefálica. Valores séricos abaixo de 1,5 g/dL são considerados graves, e entre 2 e 2,5 g/dL há presença de edema.

Amônia

Produzida pelas enzimas das bactérias intestinais e pelos rins, pela desaminação dos aminoácidos absorvidos no intestino ou provenientes do *turnover* de proteínas do organismo que, por meio do ciclo da ureia hepático, são convertidas em ureia. A amônia é considerada uma substância tóxica para o organismo, principalmente para o sistema nervoso central, causando encefalopatia, podendo levar a perda de consciência e até coma. Sua dosagem é utilizada na investigação de hepatopatias (cirrose, hepatites fulminates, síndrome de Reye), erros inatos do metabolismo e diversas doenças genéticas que estão relacionadas com as enzimas do ciclo da ureia. Deve-se ter cuidado na fase pré-analítica, que envolve a coleta e conservação do material, pois se podem obter resultados falsamente elevados.

Apolipoproteína A-1 (Apo A)

Quase 90% da apolipoproteína A (Apo A) encontra-se na HDL (*high density lipoprotein*) e apenas vestígios são encontrados em outras lipoproteínas. A função da Apo A-1 parece ser a ativação da enzima L-Cat (lecitina-colesterol aciltransferase) que catalisa a esterificação do colesterol. A Apo A-1 é de fundamental importância na esterificação do HDL e com isso permite uma concentração maior de colesterol no interior da lipoproteína; assim promovendo melhor remoção do colesterol livre dos tecidos extra-hepáticos para o fígado. Sua síntese é hepática e intestinal. Sabe-se que a elevação do HDL na corrente circulatória é inversamente proporcional ao risco de doença coronariana. A determinação laboratorial da Apo A-1 tem demonstrado se relacionar tanto com a doença arterial coronariana (DAC) quanto com a periférica. Níveis diminuídos de Apo A têm mostrado um valor mais fidedigno como preditor de doença arterial coronariana.

Apolipoproteína B (Apo B)

Encontra-se principalmente nas lipoproteínas LDL (*low density lipoprotein*) e VLDL (*very low density lipoprotein*), sendo 95% das proteínas encontradas na LDL e 40% das proteínas da VLDL, ambas na forma de Apo B-100. Essa apolipoproteína (Apo B) tem como função ser um receptor antigênico, e com isso se liga aos receptores celulares específicos dos tecidos periféricos, retirando o colesterol-LDL da circulação. Valores aumentados de Apo B têm sido correlacionados a um maior fator de risco para o desenvolvimento da doença coronariana e aterosclerose.

BNP (peptídeo natriurético cerebral)

Existem três tipos de peptídeo natriurético: tipo A produzido pelos átrios, tipo B produzido pelos ventrículos e tipo C produzido pelo endotélio vascular. Devido à sua especificidade, o BNP tipo B é considerado marcador de função miocárdica quando aumenta a tensão na parede ventricular. Com o estiramento há produção de BNP. A determinação do BNP é útil no diagnóstico, prognóstico e monitorização de tratamento em pacientes com insuficiência cardíaca congestiva (ICC). Quanto maior o valor do BNP, pior o prognóstico. Pode apresentar resultados falsamente elevados em pacientes com insuficiência renal crônica, sepse, infarto e *cor pulmonale*. Resultados falsamente diminuídos são vistos na insuficiência mitral aguda, estenose mitral, mixoma atrial e pacientes obesos. Apresenta uma especificidade de 97% para o diagnóstico de ICC.

Cálcio

Encontrado principalmente nos tecidos ósseos (98%) e também nas cartilagens e dentes. Com relação à sua distribuição no sangue, está ligado a proteínas em cerca de 45% (forma não difusível), na forma iônica em 50% (forma difusível) e na forma complexada com citratos, fosfatos e bicarbonatos em 5% (forma difusível). O entendimento dos locais de absorção do cálcio e dos interferentes do processo absortivo é de extrema importância principalmente para pacientes cuja reposição é necessária. Após a ação do suco gástrico, o cálcio é absorvido no duodeno e no íleo, podendo ter a absorção reduzida em pH alcalino, alto teor de gordura e formação de complexos com oxalatos e sulfatos. A presença de vitamina D3, paratormônio e esteroides sexuais aumenta a absorção do cálcio pelo aumento da atividade da proteína específica intestinal relacionada ao processo absortivo. A ação dos corticoides e de drogas anticolvulsivantes diminui a absorção. A função fisiológica está relacionada com a ativação de algumas enzimas cálcio-dependentes e na regulação de mecanismos e ação de alguns hormônios, no relaxamento e contração das fibras miocárdicas, na condução neuromuscular, na ossificação, na cascata de coagulação sanguínea e na integridade de membranas celulares.

A dosagem de cálcio total sérica está sob a influência de proteínas plasmáticas (albumina), que deverá ser corrigida. A dosagem de cálcio iônico independe da albumina sérica, entretanto varia conforme o pH, aumentando a acidose e diminuindo na alcalose. Sua dosagem é mais baixa à noite e maior pela manhã.

Patologias relacionadas com hipercalcemia: mieloma múltiplo, doença de Paget, hiperparatireoidismo, doença de Hodgkin, hipervitaminose D, sarcoidose, doenças malignas (óssea, mama, gástrica, pulmonar e linfática), síndrome da imobilidade, hepatopatias, insuficiência renal, uso de diuréticos e estrogênio, e estados de desidratação. Patologias relacionadas com hipocalcemia: má absorção intestinal, nefropatia, uremias, esteatorreias, deficiência de vitamina D, osteomalácia, pancreatite, hipomagnesemia e hipervolemia.

A dosagem de cálcio urinário está relacionada à reabsorção óssea, perda renal de cálcio e reflete a absorção intestinal. O cálcio urinário é útil na investigação dos efeitos da vitamina D e do paratormônio (PTH) sobre a absorção óssea e avaliação das nefrolitíases.

A hipercalciúria geralmente está relacionada a causas primárias, como hipertireoidismo primário, mielomas, carcinoma metastático ósseo, acromegalia, doença de Paget, uso de corticoides e estrogênios, feocromocitoma e síndrome de Cushing.

A hipocalciúria está relacionada ao hipoparatireoidismo, pré-eclâmpsia, deficiência de vitamina D, uso de tiazídicos, raquitismo, osteomalácia e alcaloses sanguíneas.

6 LABORATÓRIO COM INTERPRETAÇÕES CLÍNICAS

Para a dosagem laboratorial é preferido o uso de urina de 24 horas, mas se pode utilizar a razão cálcio/creatinina em urinas aleatórias.

Capacidade livre de ligação de ferro

Essa medida tem a propriedade de avaliar a capacidade de reserva da transferrina de se ligar ao ferro. Nas anemias ferroprivas, gestação, hipossideremias e em pacientes que fazem uso de anticoncepcionais orais, seus valores se encontram elevados.

Valores baixos são vistos nas anemias hemolíticas, perniciosa, nefrose, cirrose hepática, hemocromatose e hipersideremias.

Capacidade total de ligação de ferro (CTLF ou TIBC)

Essa medida tem a propriedade de avaliar a capacidade total da transferrina de se ligar ao átomo de ferro. Patologias em que o TIBC se encontra elevado são anemias ferroprivas, insuficiência hepática e pacientes em uso de estrogênio por tempo prolongado. Valores baixos são encontrados nas hepatopatias crônicas, nefropatia, síndrome nefrótica, neoplasias e hemocromatose.

Cistatina C

Produzida pela maioria das células nucleadas, a cistatina C é uma proteína cuja concentração sérica depende quase exclusivamente do índice de filtração glomerular. Sua produção é constante e independe da massa muscular, da alimentação, da presença de processos inflamatórios ou do sexo do paciente. Possui uma alta sensibilidade e especificidade quando comparada com a creatinina sérica, que sofre a influência da massa muscular, dieta e sexo. Possui um peso molecular baixo e carga positiva, o que facilita sua filtração livre pelo glomérulo renal, e é reabsorvida e metabolizada pelo túbulo contorcido proximal (TCP), não ocorrendo secreção renal ou extrarrenal. Diversos estudos clínicos têm demonstrado a sua capacidade exclusiva na filtração glomerular. Seu aumento no soro tem significado clínico de diminuição da taxa de filtração (VFG). O aumento dos níveis de cistatina C sérica já aparece quando a VFG está em 88 mL/min, enquanto a creatinina só sobe quando VFG está abaixo de 75 mL/min.

A microalbuminúria é o principal sinal em pacientes diabéticos com comprometimento renal e aparece aumentada mesmo quando o VGF está dentro dos valores de referência. Em pacientes diabéticos, a cistatina C apresenta uma sensibilidade e especificidade de 90% quando comparada com a microalbuminúria. Pacientes com mieloma múltiplo, tumores malignos, cirrose hepática e com uso em altas doses de corticoides podem apresentar valores de cistatina C elevadas sem correlação com a diminuição da VFG.

Colesterol
■ Colesterol total

Este é considerado o principal lipídeo relacionado ao desenvolvimento da doença aterosclerótica. O colesterol é essencial na formação das membranas celulares, na síntese de ácidos biliares e hormônios esteroides (sexuais e glicocorticoides). Pode ser produzido por todas as células nucleadas, mas seu principal sítio de produção é hepático. Seu transporte pela corrente circulatória é realizado por intermédio das lipoproteínas, estando presente na proporção de 70% na LDL, 20 a 35% na HDL e 5 a 12% na VLDL. O colesterol é considerado alto (sinal de alerta vermelho) quando suas concentrações se encontram maiores ou iguais a 240 mg/dL em adultos acima de 20 anos. Em crianças e adolescentes (2 a 19 anos) o valor a ser considerado deve ser 200 mg/dL, que já é considerado risco para doença arterial coronariana. O pré-analítico é muito importante na interpretação desse analito. Deve ser realizada uma dieta estável nas três semanas que antecedem a coleta. A postura anterior à coleta deve ser observada, pois pode ser significativa em variações de 10 a 15% após 20 minutos de repouso. A dosagem deve ser evitada em pacientes após trauma, infecção bacteriana ou viral (a coleta deve ser no período de oito semanas após o evento). Deve ser também evitada na gravidez, pois os níveis de colesterol se elevam e só deverão ser analisados de três a quatro meses após o parto. A dosagem de colesterol no líquido pleural é útil na diferenciação entre exsudatos e transudatos. Valores maiores que 45 mg/dL predizem exsudatos com sensibilidade de 90% e especificidade de 100%. A associação de colesterol elevado e de LDH (desidrogenase láctica) maior que 200 UI/L tem sensibilidade de 99% no diagnóstico de derrames exsudativos. Na hipercolesterolemia, tanto primária quanto secundária, encontra-se o colesterol elevado, assim como na síndrome nefrótica, hipotireoidismo, cirrose biliar primária e gravidez. Observam-se níveis de colesterol diminuídos no hipertireoidismo, alguns casos de carcinomas, anemias (sideroblástica e talassemias), deficiência de alfalipoproteína (doença de Tangier), má absorção, leucemia mielocítica crônica, macroglobulinemia de Waldenström, metaplasia mieloide, mieloma, policitemia *vera* e mielofibrose.

■ Colesterol HDL

O HDL plasmático contém 50% de proteína, em que predomina a Apo A-1 e também 50% de lipídeos sob a forma de fosfolipídeos e colesterol. O colesterol HDL, além de participar do metabolismo reverso do colesterol, tem a função de transferir Apo C (apolipoproteína C) e Apo E (apolipoproteína E) para otimizar o metabolismo dos quilomícrons e do VLDL. O colesterol HDL consiste de partículas dispersas e heterogêneas que variam no tamanho e conteúdo de lipídeos e apolipoproteínas, podendo ser dividido em três subgrupos que são HDL_1, HDL_2 e HDL_3. O chamado HDL_2 está associado com maior massa lipídica, em torno de 60%, enquanto o HDL_3 tem em torno de 45%. A outra apolipoproteína encontrada no HDL é a Apo C, que representa o envolvimento importante no metabolismo das lipoproteínas ricas em triglicerídeos. Existe uma relação inversa para o risco de aterosclerose: para cada 1 mg/dL de HDL reduzido, o risco de doença arterial coronariana aumenta em 2 a 3%.

■ Colesterol LDL

Trata-se de uma lipoproteína abundante no plasma, constituída de cerca de 50% de lipídeos, sendo a principal forma de transporte do colesterol do plasma. Também é considerada a molécula lipídica mais aterogênica no sangue. Muitos estudos têm demonstrado maior correlação do LDL com risco de aterosclerose, mais que em relação ao colesterol total. Pacientes que apresentam valores iguais ou maiores de 160 mg/dL (sinal vermelho de alerta) já devem ser submetidos ao tratamento farmacológico. Pacientes que estejam na faixa de 130 a 159 mg/dL, com mais de dois fatores de risco para doença arterial coronariana, também devem ser tratados. A subclasse do LDL, pequena e densa, representa maior risco cardiovascular, enquanto a LDL_3, maior e menos densa, denota um menor risco cardiovascular.

Creatinina

Produto da degradação da creatina proveniente da creatina fosfato pela descarboxilação nos músculos. São encontradas maiores concentrações de creatinina em homens, devido à massa muscular, e em atletas em relação às pessoas idosas, crianças e mulheres. Não é afetada pela dieta, porém grandes quantidades de ingesta de carnes podem afetar a concentração sérica por um período de até 48 horas. A concentração sérica somente começa a se elevar quando a velocidade de filtração glomerular é menor que 75 mL/min. Quando o fluxo sanguíneo renal diminui, a elevação de creatinina sérica é mais lenta

8 LABORATÓRIO COM INTERPRETAÇÕES CLÍNICAS

que a da ureia. São encontrados níveis aumentados nas glomerulopatias, obstruções do trato urinário, insuficiência renal aguda e crônica, choque, insuficiência cardíaca congestiva, desidratação, intoxicação por metanol e com uso de terapias medicamentosas como hidantoína, trimetropim, cefalosporinas, ácido ascórbico e metildopa. Valores diminuídos são encontrados na doença hepática severa, desnutrição, diminuição de massa muscular, gravidez e pessoas de baixa estatura.

A creatinina urinária é livremente filtrada pelos rins e excretada de forma constante. Uma boa maneira de analisar a excreção da creatinina é a dosagem em mg/kg em urina de 24 horas colhida corretamente.

Excreção de creatinina urinária em 24 horas:

- *Para homens:*
  - 20 a 50 anos: 18,5-25,0 mg/kg/dia;
  - 50 a 70 anos: 15,7-20,2 mg/kg/dia;
  - 0,8 a 1,8 gramas/24 horas.
- *Para mulheres:*
  - 20 a 50 anos: 11,5-22,4 mg/kg/dia;
  - 50 a 70 anos: 11,8-16,1 mg/kg/dia;
  - 0,6 a 1,6 gramas/24 horas.

Eletroforese

A eletroforese é uma técnica muito utilizada para separação de misturas de partículas, moléculas ou íons, em solução ou suspensões. Quando uma mistura é submetida a um campo elétrico, esta adquire carga elétrica livre, podendo migrar para um dos polos (positivo ou negativo) do campo elétrico.

Eletroforese de proteínas plasmáticas

Consiste na separação das proteínas de soro ou plasma, que são fracionadas de acordo com sua carga total positiva adquirida nesse campo elétrico. São cinco as frações que são separadas por uma razão de massa/afinidade elétrica: albumina, alfa-1-globulina, alfa-2-globulina, betaglobulina e gamaglobulina (Figura 1.1).

■ Frações séricas/plasmáticas

■ *Pré-albumina*

Estão presentes nessa fração a pré-albumina e a proteína fixadora de retinol (PFR). Ambas são sintetizadas no fígado e possuem meias-vidas plasmáticas bem curtas, de aproximadamente 12 horas, sendo sua medida mais sensível que a da albumina para avaliação do estado nutricional, da disfunção hepática (inflamação, malignidade ou doença hepática) e das enteropatias perdedoras de proteínas.

A pré-albumina se liga à PRF na proporção de 1:1, que forma um complexo que transporta a vitamina A.

■ *Albumina*

A albumina é sintetizada no fígado, constituindo a proteína mais abundante do plasma (40 a 80%). As principais funções da albumina no organismo são: manutenção da pressão oncótica plasmática, transporte e o armazenamento de várias substâncias, tais como: compostos apolares, ácidos graxos livres, bilirrubina não conjugada (indireta), hormônios (hormônios tireóideos: T_3, T_4; cortisol e aldosterona), cálcio (40%), medicamentos (salicilatos, penicilina e fenilbutirato). A albumina, ainda, é fonte de aminoácidos endógenos para a síntese proteica e é considerada uma proteína de

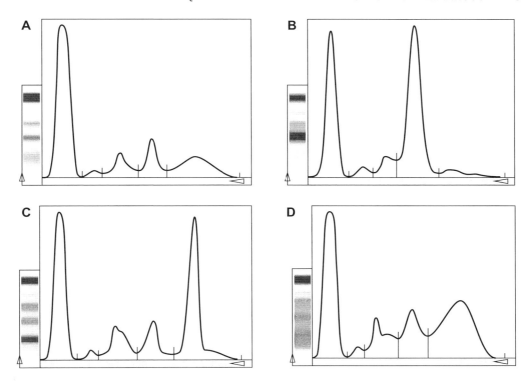

Figura 1.1. *Perfis de eletroforese plasmática.* **(A)** *Perfil eletroforético normal;* **(B)** *Perfil eletroforético em doença renal crônica;* **(C)** *Perfil eletroforético gamopatia monoclonal;* **(D)** *Perfil eletroforético gamopatia policlonal. (Fonte: Material do Hospital Universitário Antônio Pedro/UFF.)*

fase aguda negativa, pois apresenta concentração diminuída na fase aguda das doenças. Em algumas poucas situações, como nas desidratações, a concentração da albumina fica alterada, levando à hiperalbuminemina. Em compensação, a hipoalbuminemia é mais observada, uma vez que pode estar relacionada com a síntese prejudicada (primária), como na patologia hepática, ou secundária como na má-nutrição ou absorção reduzida de aminoácidos nas síndromes de má absorção. A hipoalbuminemia também está relacionada com o aumento do catabolismo (inflamação ou lesão tecidual). Existem algumas situações patológicas em que ocorre maior perda de albumina, como nas perdas urinárias (síndrome nefrótica, glomerulonefrite crônica, diabetes *mellitus*, lúpus eritematoso sistêmico), nas perdas fecais (enteropatias perdedoras de proteínas, doenças inflamatórias e neoplasias) ou nas perdas pela pele (queimaduras). A hipoalbuminemia também advém como consequência do sequestro de albumina para os compartimentos extravasculares (ascite). É importante lembrar que quando a albumina sérica for inferior a 2,0 g/dL, normalmente já existe edema.

- *Fração alfa-1-globulina*

A alfa-1-antitripsina, sintetizada no fígado, representa de 80 a 90% dessa fração. Durante a resposta inflamatória, a liberação de enzimas proteolíticas pelas células fagocitárias (macrófagos e neutrófilos) necessita ser controlada para que não haja destruição tecidual. A alfa-1-antitripsina é o inibidor proteico, com ação antiprotease, presente em maior concentração, que desempenha o papel de inibidora da ação enzimática proteolítica.

10 LABORATÓRIO COM INTERPRETAÇÕES CLÍNICAS

Existem três alelos principais que dão origem ao fenótipo dessa proteína e que possuem a capacidade inibitória. São eles, na seguinte ordem: M > S > Z. A alfa-1-antitripsina está aumentada nas seguintes situações: processos inflamatórios agudos, doenças hepáticas e nas neoplasias. A alfa-1-antitripsina está diminuída nas doenças com defeitos genéticos graves (SS, ZZ etc.), causando doença hepática e pulmonar na infância.

A proteína pode ser dosada nas fezes para analisar o grau de perda de proteínas, pois esta não sofre ação das enzimas digestivas. A fração alfa-1-globulina pode estar aumentada nos hepatocarcinomas, onde há grandes concentrações de alfafetoproteínas, na gravidez e na administração de estrogênio.

■ Fração alfa-2-globulina

Nessa fração observam-se duas principais proteínas: a alfa-2-macroglobulina e a haptoglobina. Em situações patológicas em que há uma elevação muito evidente dessa fração, suspeita-se de processo inflamatório agudo (haptoglobina aumentada) ou das síndromes nefróticas, em que o valor da alfa-2-macroglobulina pode atingir uma concentração dez vezes maior que o valor de referência. Nesses casos observa-se uma concentração de albumina diminuída.

A fração alfa-2-globulina pode estar aumentada também nas seguintes situações: hipertireoidismo, queimaduras, gravidez, neoplasias, síndrome nefrótica e doenças inflamatórias. Quando essa fração encontra-se reduzida, pode estar relacionada a anemia hemolítica (redução da haptoglobina), na doença hepatocelular, hemólise e transfusões.

■ Fração betaglobulina

As principais proteínas dessa fração são: transferrina e o complemento 3 (C3). A transferrina é sintetizada no fígado e sua função é transportar o ferro plasmático, e um aumento pronunciado dos níveis dessa proteína é observado na carência de ferro. O C3 está aumentado nos processos inflamatórios e reduzido em doenças autoimunes ou deposição de imunocomplexos. A fração betaglobulina está normalmente aumentada nas seguintes situações: mixedema, icterícia obstrutiva, anemia ferropriva, síndrome de Cushing, cirrose, gamopatias monoclonais, hiperlipoproteinemias primárias e secundárias (especialmente tipo II) e na gravidez. Situações em que essa fração encontra-se diminuída, embora essa condição não seja muito comum, estão relacionadas à beta-hipolipoproteinemia e deficiência de IgA.

■ Fração gamaglobulina

As proteínas dessa fração são as imunoglobulinas tipo IgG, IgM e IgA. Alterações nessa fração são observadas em situações de hipo ou hipergamaglobulinemias. As hipogamaglobulinemias podem ocorrer em pacientes que apresentam imunodeficiências congênitas ou adquiridas e, geralmente, existe uma relação dessa condição com terapias imunossupressoras. Para melhor interpretação dessa fração, sempre se deve associar com a dosagem das imunoglobulinas pelo método de nefelometria.

As hipergamaglobulinemias podem ser monoclonais, quando apresentam um pico único de uma proteína (imunoglobulinas) produzida por um clone específico de plasmócitos. As imunoglobulinas monoclonais são chamadas de paraproteínas (podem ser polímeros, monômeros ou fragmentos de moléculas de imunoglobulinas, conhecidas como cadeias leves ou proteínas de Bence Jones ou, com menos frequência, de cadeias pesadas). Em geral, 60% dos casos são de mieloma múltiplo, dos quais 50% são do tipo IgG, 25% de IgA, 2% de IgD e 0,1% de IgE. É de extrema importância e necessidade a identificação do tipo de imunoglobulina presente no fragmento, pois o prognóstico e tratamento se baseiam não só na classe da imunoglobulina, como também na concentração encontrada no momento do diagnóstico. Essa identificação pode ser feita por meio da técnica de imunoeletroforese ou imunofixação.

Por outro lado, as hipergamaglobulinemias podem ser policlonais e ocorrem quando há aumento de mais de uma classe de imunoglobulina. Em geral, estão relacionadas às doenças autoimunes, processos inflamatórios crônicos e lesões hepáticas severas. Em muitos casos, como na cirrose hepática, as frações beta e gama se unem, e podem estar relacionadas a elevações de IgA. As gamaglobulinemias do tipo policlonal estão presentes nas seguintes doenças: cirrose, hepatite crônica ativa, lúpus eritematoso sistêmico, artrite reumatoide, doenças infecciosas e nas neoplasias. A fração das gamaglobulinas pode estar reduzida nas seguintes patologias: doença linfoproliferativa maligna, pacientes em terapia com droga citotóxica ou imunossupressora, e idade avançada. As gamaglobulinemias do tipo monoclonal estão presentes nas seguintes patologias: mieloma múltiplo, amiloidose primária, macroglobulinemia de Waldenström e linfomas.

Eletroforese de lipoproteínas

Os lipídeos, por terem baixa solubilidade, ou serem insolúveis em água, circulam no plasma ligados a proteínas, formando partículas de alto peso molecular chamadas lipoproteínas. As lipoproteínas são divididas em quatro grupos: HDL (alfalipoproteína) que migra com a fração alfa-1-globulina, VLDL (pré-betalipoproteína) que migra com a fração alfa-2-globulina e LDL (betalipoproteína) que migra com a fração betaglobulina e a fração que corresponde aos quilomícrons. Os perfís eletroforéticos das lipoproteínas são utilizados para caracterização das dislipidemias primárias e secundárias. Na disbetalipoproteinemia tipo III, partículas de densidade intermediárias (IDL) formam bandas largas entre regiões pré-beta e beta (Figura 1.2 e Tabela 1.1).

Eletroforese de líquor

Tem como finalidade detectar bandas oligoclonais na eletroforese do líquor definidas como duas ou mais bandas discretas na região gama, que estão ausentes ou em menor intensidade na eletroforese de soro, que é feita concomitante à do líquor. A técnica de imunofixação é a escolhida por fornecer uma melhor resolução, podendo identificar as bandas das imunoglobulinas específicas. As bandas oligoclonais podem auxiliar no diagnóstico de doenças inflamatórias e desmielinizantes do sistema nervoso central. As bandas oligoclonais no líquor identificam em 83 a 94% os pacientes com esclerose múltipla estabelecida (40 a 60% dos casos prováveis e 20 a 30% dos casos possíveis). Essa técnica é utilizada em quase todos os casos de panencefalite subaguda esclerosante e em 25 a 50% das infecções virais do sistema nervoso central. Também tem sua importância nos casos de neuroboneliose, meningite criptocócica, neurossífilis, mielite transversa, carcinomatose meníngea,

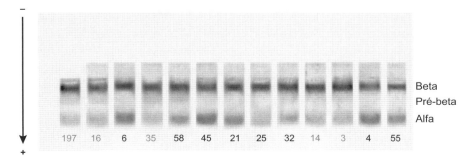

Figura 1.2. *Gel de agarose de eletroforese de lipoproteínas plasmáticas. (Fonte: Material do Hospital Universitário Antônio Pedro/UFF.)*

Tabela 1.1. Classificação das hiperlipoproteinemias

Classificação de Fredrikson	Tipo I (raríssima)	Tipo IIa (comum)	Tipo IIb (comum)	Tipo III (rara)	Tipo IV (muito comum)	Tipo V (rara)	–
Lipoproteína elevada	Qm	LDL	LDL, VLDL	IDL**	VLDL	VLDL, QM	HDL
Padrão eletroforético	Qm ↑↑	Beta ↑↑↑	Pré-beta ↑↑ Beta ↑↑	Beta ↑↑ (larga)	Pré-beta ↑ a ↑↑↑	Pré-beta ↑↑ QM ↑↑	Alfa ↑
Colesterol total	↑ ou N	↑↑	↑↑	↑↑	N ou ↑	N ou ↑	N ou ↑
Triglicerídeos	↑↑↑	N	↑↑	↑↑	↑ ou ↑↑↑	↑↑↑	
Aspecto do soro	Sobrenadante cremoso, camada inferior límpida ou ligeiramente opalescente	Límpido	Límpido ou ligeiramente opalescente	Opalescente	Opalescente	Sobrenadante cremoso, camada inferior ligeiramente opalescente ou lipêmica	Límpido
Causas primárias	Deficiência familiar da lipoproteína lipase	Hipercolesterolemia familiar e poligênica; hiperlipidemia familiar combinada	Hipercolesterolemia familiar e poligênica; hiperlipidemia familiar combinada	Deficiência de Apo E3 ou de Apo E	Hipertrigliceridemia endógena, monogênica e esporádica, hiperlipidemia familiar combinada	Hipertrigliceridemia monogênica familiar e dficiência de Apo C-II	Hiperalfalipoproteinemia familiar
Causas secundárias	Diabetes mellitus, lúpus eritematoso sistêmico, disgamaglobulinemia	Hipotireoidismo, síndrome nefrótica, obstrução biliar, dieta rica em colesterol, disgamaglobulinemia	Hipotireoidismo, síndrome nefrótica, obstrução biliar, dieta rica em colesterol, disgamaglobulinemia	Diabetes mellitus, doença hepática, hipotireoidismo, disgamaglobulinemia, excesso de álcool	Síndrome nefrótica, hipotireoidismo, pancreatite, gravidez, estrogênio, diabetes mellitus, excesso de álcool, disgamaglobulinemia, insuficiência renal crônica	Pancreatite, excesso de álcool, diabetes mellitus, síndrome nefrótica, disgamaglobulinemia	Estrogênio e álcool
Associação clínica	Dor abdominal, pancreatite, hepatoesplanomegalia, xantoma eruptivo, lipemia retinalis	Risco marcantemente aumentado para doença coronariana, xantomas	Risco marcantemente aumentado para doença coronariana, xantomas, intolerância à glicose, hiperuricemia e obesidade	Doença vascular prematura (cerebral, periférica e coronariana); xantomas	Risco aumentado de doença coronariana e doença vascular periférica	Dor abdominal, pancreatite, hepatoesplanomegalia, xantoma eruptivo, lipemia retinalis, intolerância a glicose, hiperuricemia e obesidade, risco aumentado de doença coronariana	Risco diminuído de doença coronariana

N: normal; ↑: moderadamente elevado; ↑↑: elevado; ↑↑↑: marcantemente elevado.
*Após 16 horas a 4 °C. **Necessita ultracentrifugação para diagnóstico.
Fonte: elaborada pelos autores.

gliobastoma multiforme, linfoma de Burkit, polineuropatia recorrente crônica, doença de Behçet, cisticercose e tripanossomíase. Após a primeira semana podemos observar um aumento de cerca de três a quatro vezes na fração alfa-2-globulina em pacientes que apresentam traumas cerebrais graves. A eletroforese do líquor difere da eletroforese sérica na observação clara da fração pré-albumina, mais evidente no líquor.

Na doença muscular cerebral, meningites e neoplasias, encontramos um aumento na fração betaglobulina. Na esclerose múltipla, neurosífilis e panencefalite subaguda esclerosante, encontramos um aumento na fração da gamaglobulina. Nas lesões destrutivas do sistema nervoso central, doença muscular cerebral, diabetes *mellitus*, lúpus eritematoso, síndrome de Guillain-Barré, esclerose múltipla e neurossífilis, ocorrem presenças de bandas oligoclonais.

Eletroforese de proteínas urinárias

A quantidade de proteínas excretadas na urina é muito baixa, sendo representada por cerca de dois terços das proteínas filtradas (albumina, transferrina, proteínas de baixo peso molecular e algumas imunoglobulinas) e um terço equivalente a glicoproteína de Tamm-Horsfall, que é secretada pelo próprio trato urinário. Um padrão de referência de proteinemia é o aparecimento de albumina e, eventualmente, traços das bandas alfa-1 e betaglobulinas. Como se devem utilizar urinas concentradas para a realização da eletroforese na urina, pode-se perder a sensibilidade para a detecção das cadeias leves das imunoglobulinas; assim, nesses casos, deve-se realizar a técnica de imunofixação. Na análise da eletroforese urinária patológica podemos encontrar na proteinúria glomerular (lesão mínima, glomerulonefrite e nefropatia diabética) o aumento da fração albumina, das bandas alfa-1 e betaglobulinas. Na proteinúria de origem tubular (lesão medicamentosa, pielonefrite, doença vascular e rejeição a transplantes) observa-se o aumento da fração albumina, das bandas alfa-1, alfa-2 e betaglobulinas, assim como visto nas lesões dos distúrbios mistos: glomerulares e tubulares. A eletroforese é muito empregada na avaliação de pacientes com gamopatias monoclonais como mieloma múltiplo, macroglobulinemia de Waldenström e amiloidose. Nas gamopatias de cadeias leves, em geral, observa-se, na maioria das vezes, picos monoclonais que só são detectados na urina (proteinúria de Bence Jones). Para a obtenção de um diagnóstico conclusivo deve ser realizada a técnica de imunoeletroforese de cadeias kappa e lambda (Figura 1.3).

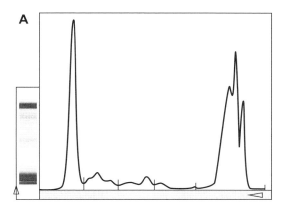
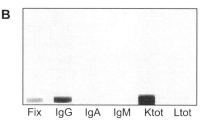

Figura 1.3. *Eletroforese de proteínas urinárias e imunofixação.* **(A)** *Perfil eletroforético de urina com aumento da região gama;* **(B)** *Imunofixação com presença de componente anti-IgG e anti-Kappa.* (Fonte: Material do Hospital Universitário Antônio Pedro/UFF.)

14 LABORATÓRIO COM INTERPRETAÇÕES CLÍNICAS

Ferro sérico (cinético)

A avaliação do metabolismo do ferro é muito importante nas classificações das anemias ferroprivas microcíticas e hipocrômicas, e também nos estados de excesso de ferro, como hemocromatose e hemossiderose. Para a melhor avaliação do ferro sérico, é interessante avaliar em conjunto com a determinação da ferritina e hemossiderina, que refletem as reservas de ferro no organismo, e com a capacidade total de ligação com o ferro (TIBC) e índice de saturação de transferrina (IST), que reflete o transporte. Nas chamadas anemias hemolíticas, o ferro pode ser encontrado dentro dos valores de referência ou até estar elevado, dependendo do tempo do início do processo hemolítico. Nas anemias megaloblásticas por carência de vitamina B_{12}, pode ocorrer uma deficiência de ferro devido ao tratamento de reposição, pois há um grande consumo pelas hemácias. Valores baixos são observados na anemia ferropriva, glomerulopatias e pacientes menstruadas. Valores reduzidos também são observados quando o sangue é coletado à tarde, com alterações que chegam a até 30% em dias subsequentes. No estado pré-menstrual podem ser encontrados valores mais elevados, em cerca de 10 a 30%, que caem durante o período menstrual. Na gravidez, na fase inicial, os valores podem estar aumentados devido ao hormônio progesterona e, posteriormente pode haver uma queda devido ao consumo.

Ferritina

A ferritina é uma glicoproteína sintetizada pelo fígado e é utilizada no diagnóstico de anemias ferroprivas e hemocromatose. Armazena de 20 a 25% do ferro no fígado. Nas anemias ferroprivas, que apresentam uma redução dos níveis de ferro, alterações morfológicas das hemácias (microcitose) e sinais clínicos da anemia, ela se apresenta reduzida. A ferritina sérica se encontra alterada antecipadamente aos outros sinalizadores de anemia, sendo considerada o teste mais sensível e precoce para o diagnóstico da anemia ferropriva. A grande limitação desse teste é devido a essa proteína ser de fase aguda e se elevar em vários processos inflamatórios (artrite reumatoide), infecções, traumas com lise celular (infarto, hepatite etc.) e processos malignos (neoplasias, leucemias, linfomas, cânceres do tubo gastrointestinal). Nesses processos, não se deve avaliar a deficiência de ferro. Pode ser utilizada no auxílio do diagnóstico diferencial nas anemias microcíticas relacionadas às talassemias dos relacionados às ferroprivas. Com relação às neoplasias, como nas leucemias agudas, linfobásticas, no linfoma de Hodgkin, mama, fígado, pulmão, próstata e cólon, podem ser encontradas elevações de ferritina. Nas sobrecargas de ferro, como vistas na hemocromatose, hemossiderose, após transfusão de sangue, reposição aguda de ferro, assim como em doenças hepáticas, a ferritina encontra-se aumentada na corrente circulatória.

Transferrina (TRF)

A transferrina é uma glicoproteína sintetizada pelo fígado e é a principal proteína transportadora de ferro, e possui uma meia-vida plasmática de aproximadamente sete dias. Na eletroforese de proteínas plasmáticas migra na região beta. Uma molécula de transferrina possui dois sítios de ligação de ferro, com afinidades diferentes de ligação ao ferro na valência +3. Assim, uma molécula de transferrina se liga no máximo com 2 íons férricos. Normalmente, apenas um terço da transferrrina plasmática está sob a forma saturada. A transferrina é uma proteína de fase aguda negativa, e por isso decresce na inflamação em processos de malignidade. Os níveis plasmáticos da transferrina são regulados pela concentração do ferro. Níveis baixos de ferro estimulam a síntese hepática da transferrina, enquanto níveis elevados a inibem. Sua concentração correlaciona-se com a capacidade total de ligação com o ferro (TIBC). Valores aumentados são encontrados nas anemias ferroprivas, hemorragias agudas, no uso de estrógeno e gravidez (30 a 50%). Seus níveis estão diminuídos nos estados inflamatórios, doenças hepáticas, neoplasias, hemólise, doença renal e atransferrinemia hereditária. Vale salientar que os níveis de TIBC sempre acompanham os níveis de moléculas de transferrina.

Índice de saturação da transferrina (IST)

O índice é uma relação matemática do ferro sérico dividido pela capacidade total de ligação ao ferro, multiplicado por 100. Em condições normais, varia de 20 a 50%, o que reflete a porcentagem dos sítios de ligação com o ferro da transferrina ocupados. Na reposição de ferro, esses valores podem ser superiores a 100%. Valores elevados ocorrem na hemocromatose, talassemia, gravidez, ingestão de ferro e uso da progesterona. Níveis baixos podem estar presentes na anemia ferropriva, desidratação e nas anemias das doenças crônicas (Tabela 1.2).

$$\% \text{ saturação da TRF} = \frac{\text{Ferro sérico}}{\text{TIBC}} \times 100$$

Fósforo sérico

O fósforo está principalmente localizado nos ossos, em cerca de 85%, nos indivíduos adultos, e o restante está combinado com lipídeos, carboidratos e proteínas. Também é encontrado incorporado a outras substâncias, como fosfolipídeos, ácidos nucleicos, compostos de alta energia, mantendo a integridade celular. O plasma possui menos de 1% do fósforo corporal. Seus níveis podem estar aumentados nas seguintes situações: insuficiência renal, hipervitaminose D, osteoporose, acromegalia, mieloma múltiplo, hipoparatireoidismo, metástases ósseas, leucemia mieloide crônica, hipocalcemia, desidratação e hipovolemia, diabetes *mellitus* descompensada e nos exercícios físicos. Valores diminuídos são vistos no hiperparatireoidismo primário e secundário, osteomalácia, hipovitaminose D, raquitismo, hemodiálise, doença hepática, síndrome de Falconi, uso de antiácidos, uso de diuréticos, alcoolismo, tratamento de cetoacidose diabética e na alimentação parenteral prolongada. A determinação do fósforo urinário pode ser útil na avaliação do equilíbrio entre cálcio e fósforo e no estado dos cálculos urinários. Os valores de fósforo urinário podem aumentar na hipervitaminose D, acidose tubular renal, uso de diuréticos, doença de Paget, síndrome de Falconi, hiperparatireoidismo primário, e podem estar diminuídos no pseudo-hipoparatireoidismo, osteomalácia e hipoparatireoidismo.

Tabela 1.2. Condições clínicas relacionadas com o metabolismo do ferro

	Ferro	*Ferritina*	*Tibc*	*Índice de saturação*
Anemia da doença crônica	↓	N ou ↑	↓	↓
Anemia sideroblástica	N ou ↑	↑	N ou ↓	↑
Anemia hemolítica	↑	↑	N ou ↓	↑
Hemocromatose	↑	↑	↓	↑↑
Hepatites virais	↑	↑	↑	↑
Deficiência de ferro	↓	↓↓	N ou ↓	N ou ↑
Malignidade	↓	↑↑	↓	↓
Menstruação	↓	↓	N	↓
Gravidez fase tardia	↓	↓	↑	↓
Nefrose	↓	↓	↓	↑
Talassemia	↑	↑	↓	↑
Infarto do miocárdio	↓	↑	N	↓

Fonte: Elaborado pelos autores.

16 LABORATÓRIO COM INTERPRETAÇÕES CLÍNICAS

Frutosamina

A reação da frutosamina reflete a ligação não enzimática da glicose às proteínas plasmáticas, principalmente a albumina. A importância da sua determinação plasmática é no acompanhamento de pacientes diabéticos, no controle da glicemia, refletindo as últimas duas ou três semanas que antecederam ao exame. Seu uso é indicado principalmente em pacientes diabéticos portadores de hemoglobinopatias, ou outras condições que impossibilitem o uso da hemoglobina glicada. Nas hepatopatias crônicas e nas perdas de proteínas (nefrose), os resultados podem ser falso-negativos para a dosagem de frutosamina. Resultados falso-positivos podem ser vistos em pacientes que fazem uso da vitamina C (ácido ascórbico), que aumentam a ligação da glicose com a albumina.

Glicose sérica

Glicose é o carboidrato de maior importância no nosso organismo, pois todas as células necessitam de uma quantidade mínima de glicose para uma boa performance tecidual. A quantificação da glicose sanguínea em jejum é utilizada principalmente para o diagnóstico de diabetes *mellitus*. A Associação Americana de Diabetes (ADA) e a Sociedade Brasileira de Diabetes recomendam que a glicemia de jejum deva ser feita periodicamente, levando em consideração a idade do indivíduo e a presença de fatores de risco para o diagnóstico da doença. Indivíduos com a idade acima de 45 anos deverão realizar testes de glicemia de jejum a cada três a cinco anos. Podemos também realizar um rastreamento com maior frequência (menos de três anos) ou mais precoce (antes dos 45 anos) nas seguintes situações: histórico de diabetes gestacional prévio, indivíduos com dois ou mais fatores de risco como história familiar de diabetes em parentes de 1º grau (pais, filhos, irmãos), sedentarismo, mulheres com história de abortos de repetição, macrossomia ou mortalidade perinatal, uso de hiperglicemiantes (corticosteroides, tiazídicos, betabloqueadores). O rastreamento deve ser realizado anualmente ou em períodos mais curtos nos indivíduos com glicemia de jejum inapropriada, tolerância à glicose diminuída ou presença de complicações compatíveis com o diabetes. Segundo a Associação Americana de Diabetes (ADA), o limite a ser considerado máximo para glicemia de jejum deve ser 99 mg/dL. Valores entre 100 e 125 mg/dL são considerados glicemias inapropriadas, e duas determinações com valores iguais ou maiores que 126 mg/dL são consideradas critério para diagnóstico de diabetes *mellitus*. A glicemia chamada randômica (colhida a qualquer hora do dia) com valor igual ou maior que 200 mg/dL, acompanhada de sintomas, também já é considerada critério para o diagnóstico de diabetes. Os níveis de glicemia estão aumentados nas seguintes situações: diabetes *mellitus*, hipertireoidismo, feocromocitoma, pancreatite aguda, estresse e acromegalia. Alguns medicamentos também aumentam a glicemia, como atropina, ácido ascórbico, anticonvulsivantes, ácido acetilsalicílico, diuréticos (tiazida, clortalidona, furosemida, ácido etacrínico), adrenalina, corticoides, dopamina, indometacina, rifampicina, estrogênios, carbonato de lítio, contraceptivos orais, tiabendazol etc. Níveis diminuídos de glicose sanguínea podem ser vistos nas seguintes situações: insulinoma, hipotireoidismo, hipopituitarismo, desnutrição, síndrome da má absorção intestinal, alcoolismo, insuficiência adrenal (doença de Addison), tumores extrapancreáticos (sarcomas, hepatomas, mesoteliomas, fibromas). Medicamentos como bloqueadores beta-adrenérgicos, esteroides anabolizantes, anti-histamínicos, inibidores da MAO, acetaminofeno, levodopa etc., diminuem a glicemia. A glicose é dosada em outros líquidos, como líquido ascítico, em concentrações similares à do soro. Na presença de leucócitos e bactérias, há consumo de glicose e redução dos seus níveis (peritonite bacteriana espontânea, peritonite bacteriana secundária, tuberculosa, carcinomatose peritoneal). No líquido pleural, os níveis de glicose abaixo de 60 mg/dL ou 50% dos valores séricos podem ser vistos no derrame parapneumônico, empiema, colagenoses, tuberculose pleural e derrames malignos. No líquido sinovial normalmente os valores são semelhantes ao soro. Nos derrames articulares inflamatórios e infecciosos, os valores de glicose no líquido sinovial ficam inferiores a 50% dos encontrados no soro. No líquido cefalorraquidiano (líquor) a glicose é dois terços da encontrada no sangue. Seus

BIOQUÍMICA DO SANGUE: MARCADORES NÃO ENZIMÁTICOS **17**

níveis podem estar elevados na hiperglicemia plasmática na encefalite epidêmica. Nas hemorragias subaracnóideas, meningites (tuberculose, criptocócica), sarcoidose, neurossífilis, tumores primários ou metastáticos das meninges, os valores de glicose no líquor podem estar diminuídos. Na secreção nasal é útil na investigação de fístulas liquóricas, na presença de rinorreia. Quando há presença de glicose nessa secreção, é identificada a presença de líquor, pois a secreção nasal não contém glicose. A presença de glicose na urina (glicosúria) pode ser utilizada no acompanhamento de pacientes diabéticos, mas não serve para monitorar o tratamento. Crianças e grávidas podem apresentar glicosúria devido à diminuição do limiar renal. A glicosúria aparece em doenças tubulares (síndrome de Falconi) com valores normais de glicose sanguínea.

Hemoglobina glicada

A hemoglobina glicada é uma importante ferramenta para monitorar os pacientes com diabetes. A glicação das hemoglobinas é feita em duas etapas de modo lento e gradual. A glicose liga-se ao resíduo N-terminal da cadeia beta da hemoglobina por meio de uma reação não enzimática. A primeira reação resulta em um composto instável aldimina (base de Schiff), mas durante a circulação dos eritrócitos algumas dessas bases são convertidas em uma forma estável, denominada HbA1c, sendo uma ligação irreversível e contínua. A hemoglobina glicada reflete as concentrações médias da glicose circulante durante os últimos dois a três meses que antecedem o exame.

Lipoproteína (a)

A lipoproteína (a) é considerada um fator independente para doenças coronarianas. Na sua composição existe a presença de apolipoproteína B-100 (Apo B-100), que é a principal apolipoproteína presente nas partículas de LDL e VLDL e também possui a apolipoproteína (a). A Apo (a) possui homologia com a estrutura do plasminogênio. A sua síntese é hepática e já foram descritos 11 fenótipos de 19 genótipos diferentes. A lipoproteína (a) apresenta um elevado conteúdo de colesterol (30 a 46%). Sua dosagem não é recomendada para triagem indiscriminada, mas para indivíduos com histórico familiar de doença coronariana, acidente vascular cerebral e dislipidemia. Também são encontrados níveis elevados na pré-eclâmpsia, abortos recorrentes, insuficiência renal e tromboembolismo.

Magnésio sérico

O magnésio está distribuído pelo nosso corpo nas proporções de 60% no tecido ósseo, 20% na musculatura esquelética, 19% nos outros tecidos e somente 1% no líquido extracelular. Cerca de um terço está ligado às proteínas plasmáticas, principalmente a albumina e dois terços estão na forma iônica livre. Tem função importante como cofator enzimático essencial para as enzimas ligadas ao processo de respiração celular, no metabolismo glicolítico e no transporte transmembrana de outros cátions, como sódio e cálcio. Os sintomas clínicos podem ser visualizados quando os valores de magnésio sérico estiverem menores que 1,2 mg/dL ou maiores que 4,9 mg/dL. A hipomagnesemia pode causar hipocalemia e hipoproteinemia, que levam a sintomas neurológicos e alterações eletrocardiográficas (≤ 1,2 mg/dL). Quando os níveis se encontram muito baixos observam-se disfunções neuromusculares, como tetania, convulsões, fraqueza, irritabilidade e delírio. Após o infarto do miocárdio, níveis baixos podem indicar mau prognóstico. A hipermagnesemia, na grande maioria das vezes, está relacionada à iatrogenia do uso de antiácidos contendo magnésio, nas nutrições parenterais, enemas com magnésio, e intoxicação pelo lítio. Dependendo da concentração de magnésio sérico podemos encontrar as seguintes situações como depressão neuromuscular, hipotensão (4 a 6 mg/dL), depressão do sistema nervoso central (6 a 8 mg/dL), hiporreflexia, sonolência (8 mg/dL), coma (12 a 17 mg/dL), alterações no eletrocardiograma (> 10 mg/dL) e no bloqueio cardíaco completo (30 mg/dL). Valores aumentados são encontrados na doença de Addison, insuficiência renal, acidose

18 LABORATÓRIO COM INTERPRETAÇÕES CLÍNICAS

diabética, desidratação grave, hipertireoidismo, hipercalemia, nefrolitíase, uso de sais de magnésio (antiácidos e laxantes). Valores diminuídos são vistos nas pancreatites agudas, alcoolismo agudo, má absorção, diarreia grave, diabetes *mellitus*, hiperaldosteronismo primário, terapia diurética, acidose tubular renal associada a hipocalemia e hipocalcemia, e hipoparatireoidismo. A dosagem de magnésio urinário é muito importante, uma vez que nem sempre as alterações são perceptíveis no soro; como exemplo, pacientes com sintomas neurológicos e gastrointestinais relacionados às alterações do magnésio podem apresentar magnésio sérico normal, mas apresentarem valores aumentados na urina, o que sugere hipomagnesemia. A dosagem urinária do magnésio com valores abaixo de 254 mg/24 horas, na ausência de fatores que possam provocar sua excreção, sugerem hipomagnesemia. Níveis aumentados na urina podem ser vistos no alcoolismo, uso de diuréticos (tiazídicos e outros), síndrome de Bartter, glomerulonefrite crônica, aldosteronismo, tratamento com ciclosporina e uso de corticoides. Valores urinários diminuídos são frequentes no hipoparatireoidismo, decréscimo da função renal, dieta pobre em magnésio e síndrome da má-absorção. Valores urinários baixos precedem as reduções do magnésio sérico.

Mioglobina

A mioglobina é uma proteína que contém grupamento heme na sua estrutura, e está presente no citoplasma das células musculares estriadas esqueléticas e nas estriadas cardíacas. Tem a capacidade de se ligar ao oxigênio e é considerada uma proteína de reserva de oxigênio tecidual. Devido à sua alta concentração na musculatura cardíaca, após a lesão celular que ocorre no infarto agudo do miocárdio, os níveis circulantes de mioglobina aumentam rapidamente, podendo estar até dez vezes maiores que os valores referenciais. Aparece na corrente circulatória precocemente, após 2 horas do evento cardíaco, atingindo o pico máximo em 9 a 12 horas e retornando aos níveis de normalidade após 24 a 48 horas. Esse exame possui muita sensibilidade e pouca especificidade. Valores negativos repetidos dentro de 12 horas excluem infarto do miocárdio. Quando os resultados da mioglobina estão aumentados, há a necessidade de confirmação com a dosagem de outro marcador cardíaco mais específico. Após grandes lesões musculares há a liberação de grandes quantidades de mioglobina para a circulação sanguínea, podendo levar a insuficiência renal. Mioglobinúria pode ser detectada nas distrofias musculares, uso excessivo da musculatura (exercícios intensos, traumas e convulsões), infecções virais, hipertermias, sepses, miosites, uso de esteroides, intoxicações medicamentosas, isquemias e imobilização prolongada.

Reserva alcalina

A reserva alcalina é utilizada na avaliação do dióxido de carbono (CO_2) e da sua distribuição, e avalia as diferentes formas de apresentação HCO_3^-, CO_3^{-2} e H_2CO_3. A sua maior apresentação, entre 80 e 90%, está sob a forma de bicarbonato (HCO_3^-), que é o principal componente do sistema tampão. Os resultados se encontram aumentados na acidose respiratória compensada ou não, e na alcalose metabólica. Valores baixos podem indicar alcalose respiratória com hiperventilação ou acidose metabólica.

Triglicerídeos

Os triglicerídeos são produzidos no fígado pela esterificação dos triálcool glicerol com ácidos graxos. Os triglicerídeos, em conjunto com o colesterol, também são úteis na avaliação do risco cardiovascular. Podem-se encontrar níveis elevados em indivíduos com síndrome nefrótica, diabetes *mellitus*, ingestão de álcool, indução por drogas (estrogênios, contraceptivos orais e prednisona), na gravidez e no hipotireoidismo. Valores baixos podem ser encontrados na má absorção, má nutrição e hipertireoidismo.

Troponina

A troponina é uma proteína globular composta de três subunidades que são a Tn_T (para a ligação com a tropomiosina), a Tn_I (para inibição da ligação miosina-actina) e a Tn_C (para a licação com o cálcio). No músculo em repouso, o complexo da troponina encontra-se localizado na região de contato das duas cadeias de actina, no local de interação das duas proteínas contráteis (actina e miosina). Para uso no diagnóstico no infarto agudo do miocárdio utiliza-se tanto a Tn_T como a Tn_I. Após a lesão de musculatura cardíaca (necrose), tanto a troponina I ou T já podem ser detectadas a partir de 4 horas e atingem seu pico máximo entre 12 e 24 horas. A troponina I volta aos valores de referência entre 4 e 7 dias, enquanto a troponina T entre 7 e 10 dias. Após sete horas de necrose, a sensibilidade é de 100%. Pacientes com angina instável com valores de troponina elevados têm pior prognóstico que aqueles com valores dentro do intervalo de referência (lesão miocárdica mínima). A troponina é 13 vezes mais abundante no miocárdio que a CK-MB; devido a isso a CK-MB aumenta cerca de 10 a 15 vezes após a lesão no miocárdio (necrose), e a troponina pode aumentar até 50 vezes na mesma situação. Devido à longa duração da elevação (meia-vida plasmática) da troponina, esta fornece um espaço de diagnóstico maior que a CK-MB, porém pode ser mais difícil o reconhecimento de reinfarto. Valores de troponina dentro dos de referência excluem necrose do miocárdio em pacientes com CK-total elevada, sendo esta última provavelmente de origem muscular estriada esquelética. As dosagens seriadas das troponinas também podem ser úteis na avaliação do paciente com uso de trombolíticos, em que, após 90 minutos, o sucesso na aplicação do trombolítico é considerado como positivo para a revascularização quando seus valores aumentam pelo menos três vezes em relação aos valores antes do uso da medicação. As troponinas podem estar aumentadas em pacientes com insuficiência renal.

Ureia

A ureia é um produto nitrogenado sintetizado no fígado proveniente do metabolismo dos aminoácidos. Sua eliminação é feita principalmente pelo sistema renal, mas também pode ser realizada pelo sistema gastrointestinal e suor (glândulas sudoríparas). A filtração renal ocorre a nível glomerular e a reabsorção pelos túbulos proximais (entre 40 e 80%), dependendo do grau de hidratação. Pode ser utilizada na avaliação do estado de funcionamento dos rins, quando em conjunto com a dosagem de creatinina plasmática. A determinação da concentração da ureia também contribui para a diferenciação entre azotemia (qualquer aumento significativo na concentração sérica de compostos nitrogenados não proteicos, principalmente ureia e creatinina) pré-renal, renal e pós-renal. Quando comparada à creatinina, a ureia tem maior variação com a dieta e se eleva mais precocemente nos casos de insuficiência renal, mas não sofre influência da massa muscular. Os hormônios androgênios e do crescimento diminuem a sua formação, enquanto os glicocorticoides e hormônios tireoidianos aumentam sua concentração plasmática. Os valores plasmáticos estão aumentados nas condições pré-renais como na desidratação, diarreia persistente, hemorragias digestivas, diminuições do volume sanguíneo, febre, estresse, queimaduras, insuficiência cardíaca, entre outras. Nas condições renais, como nas nefropatias, tratamento com glicocorticoides, diminuição de filtração glomerular (insuficiência renal aguda e crônica) os valores de ureia também se encontram aumentados, assim como nas condições pós-renais, resultantes das obstruções do trato urinário como nas calculoses, neoplasias e obstruções prostáticas. Valores diminuídos de ureia podem ser encontrados na gravidez, doença celíaca, hemodiluição, insuficiência hepática aguda, estado de caquexia e ingestão proteica diminuída.

20 LABORATÓRIO COM INTERPRETAÇÕES CLÍNICAS

Bibliografia

American Diabetes Association. Report of the expert committee on the diagnosis and classification of diabetes mellitus, Clinical Practice Recommendations. Diabetes Care. 2016; 39(Suppl 1):S13-S22.

Andriolo A. Medicina Laboratorial – Guia de Medicina Ambulatorial e Hospitalar da UNIFESP – EPM. 2 ed. São Paulo: Manole. 2008; 321p.

Borel JP, Chanard J. Como prescrever e interpreter um exame laboratorial. 2 ed. São Paulo: Editora Andrei. 2001; 1091p.

Burtis CA, Ashwood ER, Bruns DE. Tietz – Textbook of Clinical Chemistry and Molecular Diagnosis. 6 ed. United States: Elsevier – Health Science Division. 2012; 2256p.

Burtis CA, Bruns DE. Tietz – Fundamentals of Clinical Chemistry and Molecular Diagnosis. 7 ed. Pennsylvania: W.B. Saunders Division. 2014; 1083p.

Fleury Medicina e Saúde. Manual de Exames. Edição 2008/2009. Editora Fleury Medicina e Saúde. Disponível em: www.fleury.com.br. Acesso em: 27 fev 2017.

Gaw A, Murphy MJ, Srivastava RA, et al. Clinical Biochemistry – Na illustrated Colour Text. 5 ed. Pennsylvania: Churchill Livingstone: Elsevier – Saunders. 2013; 196p.

Hermes Pardini. Manual de Exames. Edição 2013/2014. Editora Hermes Pardini. Disponível em: www.hermespardini.com.br. Acesso em: 27 fev 2017.

Jacobs DS, Dwight KO, Wayne RD. Laboratory Test Handbook. 5 ed. Hudson: Lexi Company. 2001; 1031p.

Kasper DL, Fauci AS, Longo DL, et al. Harrison's Principles of Internal Medicine. 19 ed. New York: McGraw Hill. 2015; 3000p.

Laboratório Dr. Sérgio Franco. Bioinforme – Sérgio Franco. 7 ed. Rio de Janeiro: Laboratório Dr. Sérgio Franco. 2006; 392p.

McPherson RA, Pincus MR. Henry – Clinical Diagnosis and Management by Laboratory Methods. 23 ed. United States: Elsevier – Health Science Division. 2016; 1472p.

Soares JLMF, Rosa DD, Leite VRS, Pasqualotto AC. Métodos Diagnósticos – Consulta Rápida. 2 ed. Porto Alegre: Artmed. 2012; 1171p.

Thomas L. Clinical Laboratory Diagnostics: Use and Assessment of Clinical Laboratory Results. United States: TH-Books. 1998; 1527p.

Timerman A, Bertolami M, Ferreira JFM. Manual de Cardiologia. Rio de Janeiro: Atheneu. 2012; 1050p.

Timerman A. Revista da Sociedade de Cardiologia do Estado de São Paulo. São Paulo: SOCESP. 2016; 26(2B):1050.

Williamson MA, Snyder LM. Wallach's Interpretation of Diagnostic Tests. 10 ed. Philadelphia: Lippincott Williams & Wilkins – a Wolters Klumer Business. 2015; 1288p.

Wu AHB. Tietz – Clinical to Laboratory Tests. 4 ed. Philadelphia: W.B. Saunders Division. 2006; 1856p.

Bioquímica do Sangue: Enzimas

Analúcia Rampazzo Xavier ▪ Salim Kanaan

Adenosina desaminase

Enzima que participa na proliferação e diferenciação de linfócitos, é produzida principalmente por linfócitos T e macrófagos diante de uma resposta imune. Eleva-se em várias patologias, como tuberculose (principalmente quando encontrada no líquor), mononucleose infecciosa, febre tifoide, talassemias e colagenoses. Nos líquidos pleurais, ascíticos ou pericárdicos, tem sensibilidade de 100% e especificidade de 92%. Pode também estar aumentada nas doenças hepáticas e anemias hemolíticas.

Alanina aminotransferase (ALT ou TGP)

A alanina aminotransferase (ALT) é uma enzima citoplasmática que está presente nos hepatócitos em grande quantidade e no tecido renal, e em menor concentração na musculatura esquelética e coração. A ALT é mais sensível para a detecção de danos nos hepatócitos que para processos de obstrução biliar, sendo considerada um excelente marcador de lesões parenquimatosas do tecido hepático. Encontra-se elevada nas seguintes situações: hepatites virais, doença pancreática, mononucleose, cirrose, icterícia obstrutiva e carcinoma metastático.

Aldolase

Enzima existente no organismo em três tipos: aldolase A muscular, aldolase B hepática e aldolase C cerebral. Pode ser encontrada em todos os tecidos corporais participando ativamente nas vias de glicólise e glicogenólise. Sua localização é citoplasmática, e a enzima predominante no sangue é a aldolase do tipo A. Sua determinação a nível sérico é feita principalmente nas desordens musculares, como nas miosites, distrofias musculares progressivas e nas dermatomiosites, permanecendo elevada durante todo o curso da doença. Pode estar elevada em outras patologias como doenças do fígado, renais, gástricas, reumáticas, diabetes *mellitus*, pancreatites, uso de terapias com corticosteroides. Sua dosagem não deve ser realizada em pacientes que foram submetidos a biópsias musculares nos últimos 30 dias ou que realizaram exames de eletroneuromiografia nos últimos 15 dias.

Amilase

Enzima produzida pelo pâncreas e pelas glândulas salivares. Tem função catalítica de hidrolisar o glicogênio, amido, maltose e dextrinas. Na clínica laboratorial, geralmente é utilizada no diagnós-

22 LABORATÓRIO COM INTERPRETAÇÕES CLÍNICAS

tico de pancreatites e parotites, sendo encontrada aumentada também em outras patologias como insuficiência renal grave, gravidez ectópica, apendicite, obstruções das vias biliares, intestinais e do canal pancreático. Nas pancreatites agudas, observa-se aumento sérico entre 2 e 12 horas após o início da dor abdominal, atingindo o pico máximo em 24 horas, e normalizando entre 48 e 72 horas. Não existe relação direta entre a magnitude do aumento e gravidade da pancreatite. Nos tumores de pulmão e ovários, observam-se aumentos que podem atingir 50 vezes o valor de referência. Pacientes com pancreatite aguda podem cursar com valores de amilase dentro dos valores referenciais em cerca de 20% dos casos. Em pacientes transplantados de pâncreas, pode-se dosar a amilase urinária, por meio de drenagem para as vias urinárias, e valores muito elevados significam bom prognóstico. A relação de depuração da amilase/depuração da creatinina tem valores de referência entre 1 e 4%. Quando a relação é menor que 1%, suspeita-se de macroamilasemia, e quando é maior que 4%, de pancreatite aguda. As dosagens em líquido ascítico são úteis no diagnóstico da pancreatite e perfuração intestinal. No líquido pleural, a suspeita é de pancreatite e perfuração de esôfago. Podem ser encontrados valores diminuídos na insuficiência pancreática, lesões hepáticas graves e na fibrose cística avançada.

Aspartato aminotransferase (AST ou TGO)

A aspartato aminotransferase é uma enzima presente em vários órgãos, como fígado, coração, músculo esquelético, rins, pulmões, pâncreas, baço, leucócitos e cérebro. Sua localização é na proporção de 60 a 80% mitocondrial e o restante citoplasmática. Aumenta significativamente na necrose hepática, anemias hemolíticas, pancreatite aguda, cirrose hepática, hepatites, icterícias obstrutivas, mononucleose, hipotireoidismo, distrofia muscular, dermatomiosites, lesões da musculatura esquelética, infarto do miocárdio, entre outras.

Ceruloplasmina

A ceruloplasmina é uma cuproproteína multifuncional que contém aproximadamente 95% do cobre total do plasma. Sua produção é localizada no tecido hepático e é liberada em resposta a reações de fase aguda tardia. Exerce função no organismo como catalisador da oxidação do ferro em valência 2 para 3. Tem atividade de ferroxidase essencial e obrigatória para que o metal se ligue à transferrina. Possui função antioxidante que impede a peroxidação de lipídeos e produção de radicais livres nos estados inflamatórios. Valores aumentados são encontrados na cirrose, doença de Hodgkin, neoplasias, estados inflamatórios, artrite, uso de contraceptivos orais, anticonvulsivantes e estrogênios. Valores diminuídos são vistos na doença de Wilson, síndrome nefrótica, perda de proteínas intestinais e estados de má absorção.

Creatinoquinase (CPK ou CK)

Enzima citoplasmática que catalisa a reação reversível o seu substrato creatina-fosfato + ADP em creatina + ATP. Encontrada em altas concentrações nos tecidos musculares, estriado esquelético e cardíaco, e em quantidades menores no tecido cerebral, pulmonar e intestino. Possui duas subunidades (dímero), uma M (*muscle*) e B (*brain*). Essas subunidades combinam-se entre si e formam três isoenzimas, a CK-MM, CK-MB e CK-BB. A isoenzima encontrada em maior quantidade na musculatura estriada esquelética e cardíaca é a CK-MM. A isoenzima CK-MB está presente em maior proporção no tecido miocárdico, em cerca de 20%, o restante é de CK-MM. Na musculatura esquelética estriada, a proporção é de 1 a 4% e o restante é CK-MM (96 a 99%). A CK-BB prevalece nos tecidos cerebral, cólon, íleo, estômago, bexiga e próstata.

A CK total é utilizada para acompanhamento de doenças que comprometem os músculos esqueléticos, como na dermatomiosite, hipotireoidismo e também no uso de medicações que induzem lesões musculares, como as estatinas e isotretinoína. Também é utilizada para compor enzimas e proteínas no diagnóstico de infarto agudo do miocárdio (IAM), atualmente com o valor limitado. Começa a se elevar na corrente circulatória tardiamente ao início da dor precordial (4 a 6 horas) e atinge o pico máximo em 18 a 30 horas, retornando aos valores de referência em 3 a 4 dias. Não tem especificidade para o tecido cardíaco, além de apresentar valor de referência bem amplo. Possui sensibilidade de 93 a 98% e especificidade de 75 a 85%. Indivíduos de baixa estatura e sedentários com IAM podem apresentar valores normais. Deve-se notar que, com as enzimas tradicionais como CPK total, CK-MB e LDH (lactato desidrogenase), o diagnóstico laboratorial do IAM é feito com resultados positivos em 80% nas primeiras 12 horas e 95% dentro das 24 horas. Atualmente, existem marcadores laboratoriais mais precoces e específicos para o IAM, como a CK-MB massa e troponinas (I e T).

Seus níveis se encontram elevados no IAM, hipotireoidismo, hipertermia maligna, acidente vascular cerebral, doenças infecciosas, miopatias adquiridas e congênitas, neoplasias de próstata, vesícula e trato gastrointestinal, exercícios físicos recentes, infecções intramusculares e estados de convulsões generalizadas.

Valores diminuídos são encontrados nas doenças do tecido conjuntivo, doença alcoólica do fígado, diminuição da massa muscular e em tratamento com esteroides.

Creatinoquinase fração MB (CK-MB)

A CK-MB é uma isoenzima que apresenta uma sensibilidade de 50% na entrada de paciente na emergência com suspeita de infarto agudo do miocárdio, sendo que a realização de medidas seriadas aumenta sua sensibilidade para 90%. É um marcador bioquímico para lesões de musculatura esquelética estriada e também para musculatura estriada cardíaca. Na musculatura esquelética, apresenta uma atividade de até 4% em relação à CK total por grama de tecido. Enquanto isso, na musculatura cardíaca a atividade é maior, em torno de 20% em relação à CK total. Para aumentar sua especificidade, deve ser calculada a razão entre CK-MB e CK total, como descrito na Figura 2.1.

Em lesões não cardíacas, o índice relativo é menor ou igual a 5%. Valores do índice relativo acima de 25% sugerem uma possível interferência na determinação.

$$\text{Índice de CK-MB} = \frac{CK - MB}{CK\ total} \times 100$$

Figura 2.1. *Índice de CK-MB.*

Desidrogenase láctica (LDH)

A LDH é uma enzima que catalisa reações de oxidorredução na conversão de lactato a piruvato e está presente em todas as células do organismo. Possui um peso molecular de 134.000 Da, e é um tetrâmero, com pequenas diferenças dependendo de sua origem tecidual. Basicamente é formada por duas cadeias proteicas, a do tipo M (ou A) e a do tipo H (ou B), formando cinco isoenzimas diferentes: LDH_1 (H_4), LDH_2 (MH_3), LDH_3 (M_2H_2), LDH_4 (M_3H_1) e LDH_5 (M_4). A classificação é feita de acordo com sua mobilidade eletroforética (do ânodo para o cátodo). Sua localização é citoplasmática, sendo liberada após lise celular, como ocorre nos processos de hipóxia, cardiopatias, neoplasias, anemias hemolíticas e megaloblásticas, inflamações, mononucleose, pneumopatias, hipotireoidismo, etilismo, hepatites, pancreatites, colagenoses, trauma e obstrução intestinal. Na musculatura do tecido cardíaco, rim e nos eritrócitos há predomínio da isoenzima LDH_1 e LDH_2, enquanto na musculatura estriada esquelética há predomínio das formas LDH_4 e LDH_5. Devido às concentrações de LDH dentro das células, em torno de 500 vezes maiores que no soro, qualquer alteração plasmática

24 LABORATÓRIO COM INTERPRETAÇÕES CLÍNICAS

já é percebida e sugere lesão tecidual. Com o predomínio da fração isoenzimática pode-se inferir a sua origem. Após 8 a 12 horas da lesão tecidual já podem ser observados aumentos na corrente circulatória, sendo o pico máximo entre 24 e 72 horas e o retorno aos valores referenciais entre 10 e 15 dias.

A determinação de LDH no líquido pleural é critério para diferenciar entre exsudatos e transudatos. Essa relação de LDH pleural/sérico > 0,6 e o LDH pleural acima de 200 UI indica exsudato com sensibilidade de 98% e especificidade de 70 a 98%. Valores acima de 1.000 UI são encontrados nas neoplasias e empiema. Sua dosagem deve ser realizada em paralelo com o soro. No líquido ascítico o valor referencial encontra-se em 50% do encontrado no soro. Está aumentada nas peritonites (espontâneas ou secundárias), tuberculoses peritoneais e carcinomatosas, e sempre também deve ser realizada em paralelo ao soro. No líquido cefalorraquidiano, os valores referenciais são 10% do LDH sérico. São encontrados níveis elevados na corrente circulatória após acidentes vasculares cerebrais, tumores do sistema nervoso central e meningites. Do mesmo modo, sua dosagem deve ser acompanhada da dosagem sérica.

Fosfatase ácida total

As fosfatases ácidas são um grupo de enzimas que agem em pH ácido (abaixo de 5) cuja especificidade de reação é por grupamentos de substratos de ésteres de fosfato. Existem vários órgãos que contêm essa enzima, como os ossos, próstata, baço, pulmão, hemácias, leucócitos e plaquetas. Localizada nos lisossomos, sua elevação está relacionada com a destruição do tecido plaquetário, doenças hemolíticas, doença de Paget, metástases ósseas, mieloma múltiplo, embolia pulmonar, doença de Gaucher, hiperparatireoidismo em adenomas e câncer de próstata.

Fosfatase ácida prostática

Essa fração prostática é secretada exclusivamente pelo tecido prostático. Nos indivíduos do sexo masculino, a fração prostática representa 50% da fosfatase ácida total. Sua determinação não substitui a dosagem do antígeno superficial da próstata (PSA) no diagnóstico e no monitoramento. Valores normais podem ser encontrados no início do câncer de próstata e seu valor preditivo positivo no diagnóstico dessa neoplasia é inferior a 5%. Pode estar elevado também na leucemia mielocítica, prostatites, retenções urinárias e na doença de Gaucher. Podem sofrer alterações nas manipulações prostáticas, como toque retal e ultrassonografia prostática.

Fosfatase alcalina

A fosfatase alcalina é uma enzima localizada nas membranas celulares de vários tecidos, como fígado, osso, placenta, rins e leucócitos. Em torno de 90% das isoenzimas da fosfatase alcalina circulantes são provenientes do tecido ósseo e do fígado. A função dessa enzima não está bem definida, mas parece estar relacionada ao transporte do cálcio e lipídeo a nível intestinal e nos processos de calcificação. A fosfatase alcalina total aumenta nas seguintes situações: nas colestases intra e extra-hepáticas, nas hepatites virais, doença de Paget, tumores ósseos, hiperparatireoidismo, osteomalácia, raquitismo, e em mulheres grávidas. No terceiro trimestre de gestação, podem-se encontrar valores duas a três vezes maiores que os valores de referência devido à fração de fosfatase alcalina placentária. Também são encontrados valores aumentados na acromegalia, mononucleose infecciosa e no crescimento ósseo fisiológico. Níveis diminuídos são vistos no hipotireoidismo, no uso de estrogênio simples ou combinado com androgênios. A fosfatase alcalina termoestável apresenta atividade residual de até 20% com predominância da isoenzima óssea, valores de 25 a 55% têm predominância às de origem hepática e ou intestinal. Essa dosagem só tem finalidade quando a fosfatase alcalina total estiver elevada. A sua dosagem (fração termoestável) é importante nas metástases hepáticas e ósseas, nas suspeitas de lesões parenquimatosas hepáticas e nas doenças intestinais.

Gamaglutamiltranspeptidase (γ-GT)

Encontrada nas membranas citoplasmáticas celulares, e sua dosagem reflete principalmente alterações no sistema hepatobiliar. A γ-GT é um marcador sensível de colestase hepatobiliar e para o consumo de álcool. Nos quadros de icterícia obstrutiva podem-se observar aumentos nos seus níveis na magnitude de 5 a 50 vezes o valor de referência. São observados valores aumentados no carcinoma de cabeça de pâncreas, cirrose, hepatites, lúpus eritematoso, atresia biliar, doença crônica alcoólica, hipertireoidismo, colestase intra e extra-hepática, carcinoma metastático hepático. Seus níveis estão diminuídos no hipotireoidismo. Essa enzima pode ser induzida por medicamentos como fenitoína, fenobarbital, carbamazepina, ácido valproico e contraceptivos orais etc. Pacientes sob o uso de azatioprina, clofibrato, estrogênios e metronidazol podem apresentar valores diminuídos.

Lipase sérica

A lipase sérica é uma enzima produzida principalmente no pâncreas, que hidrolisa triglicerídeos em monoglicerídeos, retirando do glicerol os ácidos graxos. Na doença pancreática, sua elevação nem sempre coincide com os aumentos da amilase. O seu aparecimento no sangue ocorre nas primeiras 12 horas após o início dos sintomas, permanecendo elevado por sete a dez dias. Valores aumentados podem ser encontrados nas pancreatites, cirrose biliar primária, hemodiálise, colecistite etc. Paciente sem pancreatite e com outras patologias gastrointestinais podem apresentar amilase elevada com lipase normal. Os valores de lipase significativos são aqueles três vezes maiores que o limite superior normal de referência.

Bibliografia

American Diabetes Association. Report of the expert committee on the diagnosis and classification of diabetes mellitus, Clinical Practice Recommendations. Diabetes Care. 2016; 39(Suppl 1):S13-S22.

Andriolo A. Medicina Laboratorial – Guia de Medicina Ambulatorial e Hospitalar da UNIFESP – EPM. 2 ed. São Paulo: Manole. 2008; 321p.

Borel JP, Chanard J. Como prescrever e interpretar um exame laboratorial. 2 ed. São Paulo: Editora Andrei. 2001; 1091p.

Burtis CA, Ashwood ER, Bruns DE. Tietz – Textbook of Clinical Chemistry and Molecular Diagnosis. 6 ed. United States: Elsevier – Health Science Division. 2012; 2256p.

Burtis CA, Bruns DE. Tietz – Fundamentals of Clinical Chemistry and Molecular Diagnosis. 7 ed. Pennsylvania: W.B. Saunders Division. 2014; 1083p.

Fleury Medicina e Saúde. Manual de Exames. Edição 2008/2009. Editora Fleury Medicina e Saúde. Disponível em: www.fleury.com.br. Acesso em: 27 fev 2017.

Gaw A, Murphy MJ, Srivastava RA, et al. Clinical Biochemistry – Na illustrated Colour Text. 5 ed. Pennsylvania: Churchill Livingstone: Elsevier – Saunders. 2013; 196p.

Hermes Pardini. Manual de Exames. Edição 2013/2014. Editora Hermes Pardini. Disponível em: www.hermespardini.com.br. Acesso em: 27 fev 2017.

Jacobs DS, Dwight KO, Wayne RD. Laboratory Test Handbook. 5 ed. Hudson: Lexi Company. 2001; 1031p.

Kasper DL, Fauci AS, Longo DL, et al. Harrison's Principles of Internal Medicine. 19 ed. New York: McGraw Hill. 2015; 3000p.

Laboratório Dr. Sérgio Franco. Bioinforme – Sérgio Franco. 7 ed. Rio de Janeiro: Laboratório Dr. Sérgio Franco. 2006; 392p.

McPherson RA, Pincus MR. Henry – Clinical Diagnosis and Management by Laboratory Methods. 23 ed. United States: Elsevier – Health Science Division. 2016; 1472p.

Soares JLMF, Rosa DD, Leite VRS, Pasqualotto AC. Métodos Diagnósticos – Consulta Rápida. 2 ed. Porto Alegre: Artmed. 2012; 1171p.

Thomas L. Clinical Laboratory Diagnostics: Use and Assessment of Clinical Laboratory Results. United States: TH-Books. 1998; 1527p.

Timerman A, Bertolami M, Ferreira JFM. Manual de Cardiologia. Rio de Janeiro: Atheneu. 2012; 1050p.

26 LABORATÓRIO COM INTERPRETAÇÕES CLÍNICAS

Timerman A. Revista da Sociedade de Cardiologia do Estado de São Paulo. São Paulo: SOCESP. 2016; 26(2B):1050.

Williamson MA, Snyder LM. Wallach's Interpretation of Diagnostic Tests. 10 ed. Philadelphia: Lippincott Williams & Wilkins – a Wolters Klumer Business. 2015; 1288p.

Wu AHB. Tietz – Clinical to Laboratory Tests. 4 ed. Philadelphia: W.B. Saunders Division. 2006; 1856p.

Xavier RM, Dora JM, Barros E. Laboratório na Prática Clínica. 3 ed. Porto Alegre: Artmed. 2016; 1056p.

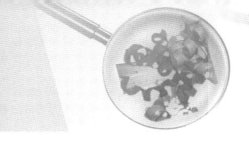

Perspectivas Laboratoriais – Avaliação de Marcadores do Estresse Oxidativo

Anderson de Oliveira Souza ▪ Leda Ferraz ▪ Patrícia de Fátima Lopes

O conhecimento a respeito dos radicais livres e espécies reativas foi construído nos últimos anos e está fundamentado em anos de pesquisa. Ao longo desse tempo, verificou-se que as espécies reativas podem promover a oxidação de lipídeos de membrana, proteínas, bem como do ácido desoxirribonucleico (DNA) das células. A oxidação das estruturas celulares pode comprometer a atividade celular, uma vez que promove alterações de fluidez de membranas, a inativação de enzimas importantes no metabolismo celular ou mesmo mutações do DNA. O aumento de radicais livres, situação usualmente conhecida como estresse oxidativo (EO), está relacionado ao desenvolvimento de uma série de afecções, tais como doenças cardiovasculares, diabetes, doenças neurodegenerativas, câncer e o próprio processo de envelhecimento natural. No entanto, estudos recentes mostram que apesar de altas concentrações de radicais livres estarem relacionadas a um aumento do dano celular, níveis baixos e/ou moderados dessas espécies têm papel importante na regulação gênica e na sinalização celular. A avaliação de biomarcadores do EO tem assumido importância como ferramenta no diagnóstico e controle do processo associado a diferentes doenças.

Definição de espécies reativas de oxigênio e nitrogênio

Radicais livres são átomos ou moléculas que possuem um ou mais elétrons desemparelhados em seu orbital mais energético e com existência independente. Um elétron desemparelhado pode ocupar um orbital atômico (átomo radicalar) ou um orbital molecular (molécula radicalar). Um ponto negro sobrescrito (•) após a fórmula molecular é usado para denotar um radical. O radical mais simples é o hidrogênio atômico (H•). Radicais livres têm a capacidade de serem atraídos por um campo magnético, o que lhes confere a propriedade paramagnética. Destaca-se que, em alguns casos, a presença de elétrons desemparelhados torna-os extremamente reativos, podendo reagir com diversas biomoléculas (proteínas, lipídeos, carboidratos e DNA).

Diferentes espécies de radicais livres podem ser produzidas no organismo, principalmente nas mitocôndrias, tais como radicais de cloro, de enxofre, de nitrogênio e oxigênio. O gás oxigênio, molécula formada por dois átomos de oxigênio (O_2), compõe cerca de 21% da atmosfera terrestre e surgiu há bilhões de anos por atividade fotossintética. Os organismos que utilizam esse elemento como aceptor final de elétrons durante a respiração aeróbica celular garantem alto rendimento de ATP quando comparado ao processo de fermentação. Porém, o oxigênio é um agente tóxico que, inevitavelmente, leva à formação de espécies reativas de oxigênio (EROs). Fundamental na compreensão do EO é o conhecimento da ERO, que agrupa não somente os radicais de oxigênio, mas também alguns não radicais derivados do oxigênio.

28 LABORATÓRIO COM INTERPRETAÇÕES CLÍNICAS

O termo EROs inclui todos os metabólitos instáveis do oxigênio molecular (O_2) que possuem maior reatividade do que O_2, e podem ser formadas a partir de diferentes reduções do O_2 ou de absorção de energia por parte dessa molécula, gerando espécies radicais e não radicais. EROs são geradas como subproduto do metabolismo aeróbico normal, mas o seu nível aumenta sob estresse, o que prova ser um risco básico para a saúde (Tabelas 3.1 e 3.2). Dessas espécies, as formas reativas de oxigênio, como ânion superóxido ($O_2^{\cdot-}$), apresenta uma baixa capacidade de oxidação; por outro lado, o radical hidroxila ($OH^{\cdot}$) mostra uma pequena capacidade de difusão e é o mais reativo na indução de lesões nas biomoléculas. O peróxido de hidrogênio (H_2O_2) é uma ERO não radical capaz de atravessar a membrana nuclear e induzir danos na molécula de DNA por meio de reações enzimáticas.

As espécies reativas de nitrogênio (ERNs) compreendem vários compostos derivados do óxido nítrico ($NO^{\cdot}$), incluindo ânion nitroxil (NO^-), cátion nitrosil (NO^+), S-nitrosotióis, complexos ferro-dinitrosil, peroxinitrito ($ONOO^-$) e peroxinitrato (O_2NOO^-), sendo cada composto diferenciado não somente pela estrutura química, mas também pela reatividade, solubilidade lipídica e atividade biológica. O $NO^{\cdot}$, semelhantemente ao O_2, pode atravessar membranas biológicas e interagir no ambiente intracelular, sendo um mensageiro intracelular ubíquo capaz de regular as funções fisiológicas como atividades neuronais e cardiovasculares, porém, em condições patológicas, o $NO^{\cdot}$ pode ocasionar efeitos deletérios em decorrência da alta reatividade com outros radicais livres como $O_2^{\cdot-}$ e, somente em decorrência de um desequilíbrio na produção de tais espécies reativas, podem ocorrer alterações moleculares em mecanismos de regulação do ciclo e funcionamento celular. Ainda, a interação entre EROs e ERNs através de reações químicas ou interações funcionais pode exacerbar efeitos danosos para os organismos, com isso, estudos sugerem que a produção excessiva de ERNs possa estar relacionada com vários processos degenerativos, principalmente em humanos (Tabelas 3.1 e 3.2).

Os mecanismos químicos envolvendo a formação e toxicidade de EROs e ERNs foram inicialmente propostos por Henry J. H. Fenton, em 1894. Tais mecanismos envolviam a catálise de H_2O_2 em $OH^{\cdot}$ na presença íons de ferro, denominada reação de Fenton. Posteriormente, em 1934, Fritz Haber e Joseph Weiss propuseram que $O_2^{\cdot-}$ pode ser convertido em H_2O_2 e, sequencialmente, em $OH^{\cdot}$, sendo tal reação conhecida como Haber-Weiss (Figura 3.1). Atualmente, independentemente da reação formadora de EROs e ERNs, sabe-se que os metais de transição são importantes agentes catalisadores.

Diversos estudos sugeriram que o estresse oxidativo favorecia o desenvolvimento de doença, particularmente aquelas envolvidas com o envelhecimento. Recentemente, evidências demonstram que a formação intracelular de EROs e ERNs em níveis homeostáticos são importantes componentes na sinalização de diversos mecanismos fisiológicos, como a regulação do tônus vascular cerebral e cardíaco, síntese de insulina, ativação do fator indutor de hipóxia, proliferação, diferenciação e migração celular.

Tabela 3.1. Espécies reativas de oxigênio (EROs)

Radicais	Não radicais
Superóxido ($O_2^{\cdot-}$)	Peróxido de hidrogênio (H_2O_2)
Hidroxiperoxila ($HO_2^{\cdot}$)	Peroxinitrito ($ONOO^-$)
Hidroxila ($OH^{\cdot}$)	Ácido peroxinitroso ($ONOOH$)
Peroxila ($RO_2^{\cdot}$)	Nitrosoperoxicarbonato ($ONOOCO_2^-$)
Alcoxila ($RO^{\cdot}$)	Ácido hipocloroso ($HOCl$)
Carbonato ($CO_3^{\cdot-}$)	Ácido hipobromoso ($HOBr$)
Dióxido de carbono ($CO_2^{\cdot-}$)	Ozônio (O_3)
Singlete ($O_2{}^1\Sigma g^+$)	Oxigênio singlete ($^1\Delta gO_2$)

Fonte: Reproduzida de Ferraz et al., 2014 com permissão dos autores.

PERSPECTIVAS LABORATORIAIS – AVALIAÇÃO DE MARCADORES DO ESTRESSE OXIDATIVO 29

Tabela 3.2. Características de algumas EROs e ERNs com importância biológica

EROs	Representação	Formação e atuação biológica
Ânion radical superóxido	$O_2^{\cdot-}$	Estudos demonstraram que a contínua oxidação de compostos na cadeia respiratória mitocondrial consomem os elétrons contidos nas coenzimas reduzidas NADH e $FADH_2$ (D'Autréaux e Toledano, 2007; Stowe e Camara, 2009; Jastroch et al., 2010), que são utilizados na geração de ATP; contudo, sugere-se que os elétrons possam escapar pelos complexos I e III da mitocôndria, o que pode gerar $O_2^{\cdot-}$ (Jastroch et al., 2010; Finkel, 2011). A formação do $O_2^{\cdot-}$ pode ser considerada a etapa inicial para a subsequente geração de EROs em sistemas biológicos (Newsholme et al., 2012). Por outro lado, em condições homeostáticas, $O_2^{\cdot-}$ favorece a fosforilação da proteína quinase C, bem como a ativação de MAPK (proteínas responsáveis por várias atividades celulares, como expressão gênica, mitose, diferenciação e sobrevivência celular) (Cadenas, 2004; Afanas'ev, 2015)
Peróxido de hidrogênio	H_2O_2	Espécie não radical gerado pelo $O_2^{\cdot-}$, que foi anteriormente produzido, em nível fisiológico, na mitocôndria e NADPH oxidases (Schieber e Chandel, 2014), tendo atuação como molécula sinalizadora e reguladora de enzimas quinases (Gough e Cotter, 2011). O acúmulo de H_2O_2 promove inibição de enzimas fosfatases, bem como compromete a permeabilidade e transporte da membrana biológica, principalmente nas aquaporinas (D'Autréaux e Toledano, 2007; Schieber e Chandel, 2014)
Radical hidroxila	$OH^{\cdot}$	Produzido normalmente na mitocôndria (Birben et al., 2012), mas sob persistente estresse oxidativo e sem efetiva proteção do sistema antioxidante endógeno (evidente em condições patológicas) (Newsholme et al., 2012), as quais favorecem a reação de Fenton e a redução do ferro pelo $O_2^{\cdot-}$, com isso, a geração acentuada do $OH^{\cdot}$ é responsável por diversos danos biológicos por promover a oxidação indiscriminada de proteínas, lipídeos e ácidos nucleicos (Thomas et al., 2009; Schieber e Chandel, 2014)
Hidroperóxido lipídico	LOOH	Intermediários não radicalares instáveis formados a partir de reações entre radicais livres e lipídeos de membrana (Halliwell e Gutteridge, 2015), sendo moléculas mais polares do que os lipídeos, com isso, sugere-se que tais moléculas podem promover pertubações na membrana biológica, comprometendo, assim, a funcionalidade e permeabilidade celular (Stark, 2005; Pamplona, 2008). Ainda, em decorrência de um estresse oxidativo descontrolado, promove a condensação e fragmentação do DNA nuclear, bem como a redução da proliferação e indução dos mecanismos apoptóticos em melanomas (Aoshima et al., 1997; Barrera, 2012)
Radicais alcoxil e peroxil	$LO^{\cdot}$ e $LOO^{\cdot}$	Evidentes na cadeia de reações da peroxidação lipídica e produzidos na presença de oxigênio pela adição radicalar à duplas ligações ou pela abstração de hidrogênio (Halliwell e Gutteridge, 2015). A geração de tais moléculas no ambiente celular promove a modificação de diversas biomoléculas citoplasmáticas, como a inativação da creatina quinase e proteína quinase C (Stark, 2005; Ayala et al., 2014)

(Continua)

30 LABORATÓRIO COM INTERPRETAÇÕES CLÍNICAS

Tabela 3.2. Características de algumas EROs e ERNs com importância biológica (cont.)

Radical carbonato	$CO_3^{\cdot-}$	Trata-se de um produto secundário da oxidação do acetaldeído pela xantina oxidase ou resultado da reação de $ONOO^-$ com o CO_2 (Augusto *et al.*, 2002; Halliwell e Gutteridge, 2015). $CO_3^{\cdot-}$ é mais seletivo do que $\cdot OH$, por isso, tem sido proposto como mediador do dano oxidativo resultante da produção de $ONOO^-$, renovação da atividade de xantina oxidase e superóxido dismutase Cu-Zn (Medinas *et al.*, 2007; Pacher *et al.*, 2007)
ERNs	***Representação***	***Formação e atuação biológica***
Dióxido de nitrogênio	$NO_2^{\cdot}$	Dióxido de nitrogênio é um agente oxidante formado durante processos fisiológicos como peroxidação lipídica, nitrosaminação carcinogênica e inativação de diversas proteínas. $NO_2^{\cdot}$ pode ser derivado do NO_2 em processo mediado por mieloperoxidases, por autoxidação do $NO^{\cdot}$ predominante no tecido pulmonar em decorrência da elevada concentração de O_2 e por decomposição do $ONOO^-$ (Augusto *et al.*, 2002; Pacher *et al.*, 2007)
Óxido nítrico	$NO^{\cdot}$	$NO^{\cdot}$ pode ser gerado em mamíferos por uma família de enzimas em decorrência da reduzida eliminação ou aumento na produção de $O_2^{\cdot-}$ (Patel *et al.*, 1999; Martínez e Andriantsitohaina, 2009; Halliwell e Gutteridge, 2015). Em um ambiente sob controle do estresse oxidativo, $NO^{\cdot}$ desempenha importante função na sinalização e sobrevivência celular, angiogênese e vasodilatação, bem como na resposta imune (Brüne *et al.*, 2003; Hendrickson e Poyton, 2015). Por outro lado, os efeitos negativos atribuídos ao $NO^{\cdot}$ envolvem a redução na produção de ATP mitocondrial, atenuação da estimulação de glicose para secreção de insulina, bem como ativação de caspases em células β pancreáticas de mamíferos (Newsholme *et al.*, 2012; Weidinger e Kozlov, 2015)
Peroxinitrito	$ONOO^-$	Produto da reação entre $O_2^{\cdot-}$ e $NO^{\cdot}$, sendo tal condição importante por favorecer a depleção de $O_2^{\cdot-}$ gerado no sistema biológico, apresentando eficiência superior à realizada pela SOD Cu-Zn, com isso, $NO^{\cdot}$ representa uma importante via alternativa à dismutação de $O_2^{\cdot-}$ (Kirsch e Groot, 2002; Guzik *et al.*, 2002; Liaudet *et al.*, 2009). $ONOO^-$ apresenta limitada reatividade com a maioria das biomoléculas, sugerindo que sua influência em diversos processos biológicos dependa do nível de $ONOO^-$ formado no sistema biológico (Liaudet *et al.*, 2009). Em condições fisiológicas, o $ONOO^-$ promove a liberação de ácido araquidônico mediante estímulo de fosfolipase A_2 em células PC12 (Cantoni *et al.*, 2002), bem como modula a atividade da glicólise e ciclo de Krebs (Lenoven *et al.*, 2001). Por outro lado, o fluxo moderado de $ONOO^-$ por um longo período resulta em substancial oxidação e potencial destruição de constituintes celulares, conduzindo para disfunções na sinalização celular e indução da morte celular através da apoptose e necrose (Pacher *et al.*, 2007; Zhang *et al.*, 2016)

Fonte: Adaptada a partir de Halliwell e Gutteridge, 2015.

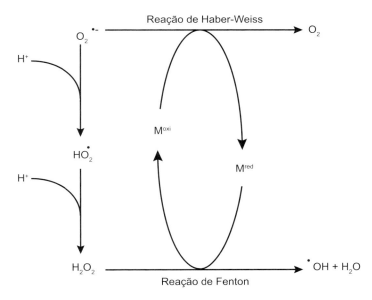

Figura 3.1. *Reações de Fenton e de Haber-Weiss. A forma reduzida do metal de transição (M^{red}) reage através da reação de Fenton com H_2O_2, promovendo a geração de OH. Por outro lado, $O_2^{\bullet-}$ também pode interagir com a forma oxidada do metal de transição (M^{oxi}) na reação de Haber-Weiss promovendo a produção de M^{red}, o qual retorna para o ciclo redox envolvendo as reações de Fenton e Haber-Weiss. (Fonte: Modificada de Ayala et al., 2014.)*

Defesa antioxidante

Organismos aeróbicos unicelulares ou pluricelulares estão constantemente expostos aos agentes oxidantes, quer seja por processos enzimáticos endógenos ou poluentes provenientes de ambiente exógeno. Para evitar os efeitos nocivos provenientes de tais condições, um elegante e eficiente sistema antioxidante evoluiu para manter a homeostase redox celular. A esse mecanismo de defesa é dado o nome sistema de defesa antioxidante, cuja presença é de crucial importância para a manutenção de biomoléculas (Figura 3.2) e do atual modo de vida de seres aeróbicos. O sistema de defesa antioxidante utiliza diferentes estratégias para minimizar os danos oxidativos desencadeados pelos radicais livres, e é dividido em duas grandes categorias: defesas enzimática e não enzimática.

■ Defesa antioxidante enzimática

Quando EROs são produzidos excessivamente mediante estímulos endógenos e/ou exógenos podem ocasionar oxidações indiscriminadas no ambiente celular e, com isso, a homeostase redox celular fica comprometida, sendo essa condição favorável para a ativação do sistema antioxidante enzimático. Este sistema é constituído por diferentes enzimas (superóxido dismutase, superóxido redutase, glutationa redutase, glutationa peroxidase e catalase), que podem diferir quanto à concentração e atividade dependendo do ritmo circadiano, fonte de EROs, tecido, bem como da localização subcelular. As enzimas catalase (CAT) e glutationa peroxidase (GPx) são responsáveis por impedir o acúmulo de H_2O_2, tal integração é primordial para a homeostase celular, uma vez que tal espécie reativa, por meio das reações de Fenton e de Haber-Weiss, podem gerar o temido radical $OH^{\bullet}$.

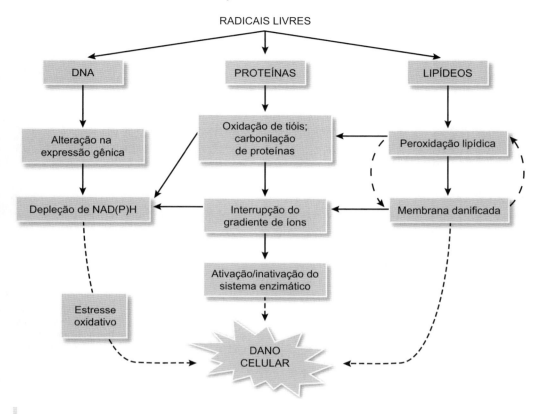

Figura 3.2. *Esquema representativo dos efeitos de radicais livres nas biomoléculas. Independente da fonte geradora, os radicais livres podem reagir com diferentes biomoléculas ocasionando danos diferenciados, como alteração da expressão gênica, ativação ou inativação de enzimas do sistema antioxidante, bem como comprometer a fluidez e integridade de membranas biológicas. NAD(P)H: nicotinamida adenina dinucleotídeo (fosfato) reduzida. (Fonte: Modificada de Bhat et al., 2015.)*

- *Superóxido dismutase*

Com a descoberta da superóxido dismutase (SOD) em 1970, o conhecimento acerca do sistema antioxidante em eucariotos propiciou um melhor entendimento de diversos mecanismos celulares. A incorporação de diferentes metais no sítio ativo, tais como cobre (Cu), zinco (Zn), manganês (Mn) e níquel (Ni) estão relacionados com a funcionalidade catalítica destas metaloproteínas. As formas de SODs, CuZn-SOD (citossólica), Mn-SOD (matriz mitocondrial), CuZn-SOD EC (meio extracelular) e Ni-SOD (citossólica) são especializadas na remoção catalítica de $O_2^{\cdot-}$ favorecendo a geração de H_2O_2 (Figura 3.3).

$$2\ O_2^{\cdot-} + 2H^+ \xrightarrow{SOD} O_2 + H_2O_2$$

Figura 3.3. *Reação da superóxido dismutase. Nesta reação, a superóxido dismutase (SOD) catalisa a conversão de ânion superóxido em oxigênio e peróxido de hidrogênio. (Fonte: Adaptada a partir de Halliwell e Gutteridge, 2015.)*

PERSPECTIVAS LABORATORIAIS – AVALIAÇÃO DE MARCADORES DO ESTRESSE OXIDATIVO 33

■ *Superóxido redutase*

Até o final da década de 1990, acreditava-se que o único mecanismo biológico responsável pela dismutação do ânion superóxido em oxigênio e peróxido de hidrogênio, tratava-se de uma reação catalisada pela SOD. Contudo, estudos com organismos microaeróbicos e bactérias anaeróbicas, demonstraram que o consumo de ânion superóxido não ocorria apenas pela SOD, mas também pela superóxido redutase (SOR).

SOR é uma proteína que contém em sua estrutura dois centros de ferro, sem a formação de heme estrutural, que reduzem o ânion superóxido a peróxido de hidrogênio. No processo, o íon Fe^{2+} é oxida-do e, para restabelecimento de seu estado reduzido é necessária a disponibilidade de potencial redutor, ascorbato e NADPH oxidases, para garantir a plena atividade de SOR no ambiente celular (Figura 3.4).

■ *Glutationa redutase*

Descrita inicialmente no período entre 1930-1950, a glutationa redutase (GR) é uma importante enzima responsável por manter a concentração de glutationa reduzida (GSH) elevada e da glutationa oxidada (GSSG) reduzida, sendo esse sistema (GSH/GSSG) o mais eficiente tampão redox no ambiente celular. A GR utiliza dois substratos (NADPH e GSSG) gerando como produto duas moléculas de GSH (Figura 3.5). Diferentes isoformas de GR são encontradas no citoplasma, matriz mitocondrial e cloroplastos.

A GR é uma enzima essencial por favorecer a reciclagem de GSSG em GSH, importante condição para atuação do GSH como antioxidante no ambiente intracelular, portanto, a redução de processos patológicos, sendo essa enzima altamente conservada na natureza, exceto em insetos como *Drosophila melanogaster* e *Anopheles sp.*, apresentando similaridade estrutural entre *Escherichia coli*, *Sacharomyces cerevisiae* e *Homo sapiens*.

■ *Glutationa peroxidase*

A glutationa peroxidase (GPx) é uma selênio-proteína, que foi primeiramente descrita em tecido animal em 1957, sendo pouco comum em plantas e bactérias. A GPx promove a redução de H_2O_2 associado com a redução do sítio ativo (contendo cisteína ou selenocisteína) e oxidação de GSH, resultando em uma detoxificação e proteção celular frente aos danos oxidativos gerados por H_2O_2 (Figura 3.6).

$$O_2^{\cdot-} + 2H^+ + e^- \xrightarrow{\quad SOR \quad} H_2O_2$$

Figura 3.4. *Reação da superóxido redutase. No meio reacional, a enzima superóxido redutase (SOR) catalisa a redução do ânion superóxido originando peróxido de hidrogênio. (Fonte: Adaptada a partir de Halliwell e Gutteridge, 2015.)*

$$GSSG \xrightarrow{\quad GR \quad} 2\ GSH$$
$$NADPH + H^+ \qquad NADP^+$$

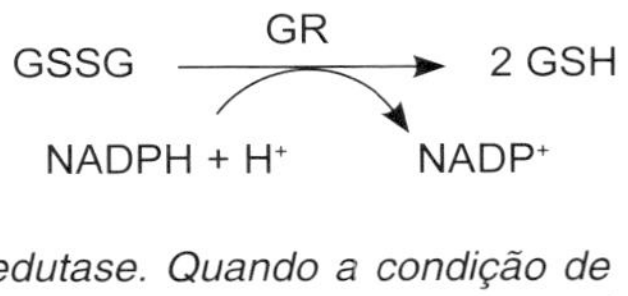

Figura 3.5. *Reação da glutationa redutase. Quando a condição de estresse oxidativo é estabelecida, a concentração de glutationa oxidada (GSSG) aumenta e, por isso, a glutationa redutase (GR) é fundamental para restabelecer os níveis de glutationa reduzida (GSH), mantendo o sistema antioxidante não enzimático concomitantemente ativo com o enzimático. A enzima usa a nicotinamida adenina dinucleotídeo fosfato reduzido (NADPH) como potencial redutor. (Fonte: Adaptada a partir de Halliwell e Gutteridge, 2015.)*

34 LABORATÓRIO COM INTERPRETAÇÕES CLÍNICAS

$$H_2O_2 + 2\ GSH \xrightarrow{\ GPx\ } 2\ H_2O + GSSG$$

Figura 3.6. *Reação da glutationa peroxidase. No meio reacional, a enzima glutationa peroxidase (GPx) catalisa a redução do peróxido de hidrogênio (H_2O_2), tendo como doador de elétrons a glutationa reduzida (GSH), originando duas moléculas de água e glutationa oxidada (GSSG). (Fonte: Adaptada a partir de Halliwell e Gutteridge, 2015.)*

As GPxs apresentam diferentes isoformas, sendo diferenciadas em decorrência de sua localização celular ou tecidual, substrato utilizado e presença de cisteína ou selenocisteína (Sel-Cis) incorporada na sua estrutura tridimensional. Elas regulam a concentração de peróxidos no organismo afetando algumas vias metabólicas como a sinalização de insulina, sobrevivência e proliferação celular, bem como a espermatogênese. Desse modo, qualquer anormalidade funcional e/ou estrutural na GPx trará consequências na viabilidade, fertilidade e desenvolvimento do organismo.

■ Catalase

No ambiente intracelular, duas enzimas são responsáveis pela remoção do H_2O_2, as peroxidases representadas pela GPx e a catalase (CAT). Diferentemente da GPx, as enzimas CAT promovem a decomposição direta de H_2O_2 em H_2O e O_2 (Figura 3.7), sendo uma das enzimas mais eficientes nos organismos aeróbicos.

CAT é uma enzima intracelular e, nos mamíferos, está localizada nos eritrócitos, fígado e rins, sendo a sua eficiência catalítica atribuída à presença de Fe^{3+} na estrutura tridimensional do sítio catalítico. A enzima usa NADPH como potencial redutor para decomposição do H_2O_2, defendendo as células contra o dano oxidativo gerado pela conversão de H_2O_2 em EROs.

■ Outras enzimas

A formação concomitante de EROs e ERNs pode ser atribuída, em mamíferos, à ação de enzimas especializadas como NADPH-oxidase, mieloperoxidases e óxido nítrico sintase (NOS), sugerindo que tais geradores de espécies reativas foram evolutivamente desenvolvidos como parte de sistema imune inato contra microrganismos, especialmente bactérias. Entretanto, uma intensa liberação de EROs e ERNs por uma célula pode ocasionar danos nas próprias estruturas biológicas, denominado estresse oxidativo (Figura 3.8).

■ Defesa antioxidante não enzimática

Relaciona-se à defesa constituída por um grupo de antioxidantes que podem ser agrupados em compostos produzidos por via endógena, como é o caso da glutationa, da ubiquinona e do ácido úrico, e em compostos obtidos pela ingestão dietética, tais como vitaminas E, C, β-caroteno, dentre outros. Em adição aos efeitos protetores dos antioxidantes endógenos, a inclusão de antioxidantes na dieta é de grande importância, e o consumo de frutas e vegetais está relacionado com a diminuição do risco do desenvolvimento de doenças associadas ao acúmulo de radicais livres nas células.

$$H_2O_2 \xrightarrow{\ CAT\ } H_2O + O_2$$

Figura 3.7. *Reação de decomposição de H_2O_2 pela catalase. O mecanismo catalítico da catalase (CAT) envolve a dismutação do peróxido de hidrogênio (H_2O_2) no sítio ativo da enzima promovendo a decomposição de H_2O_2 em H_2O e O_2. (Fonte: Adaptada a partir de Halliwell e Gutteridge, 2015.)*

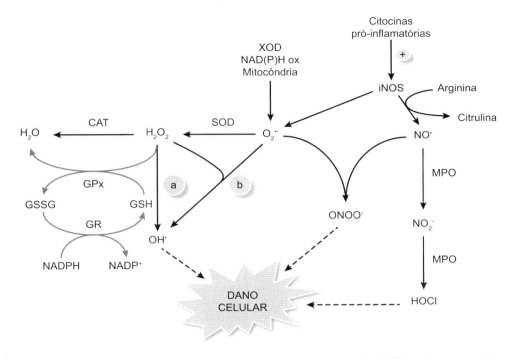

Figura 3.8. *Formação de EROs e ERNs e sistema antioxidante celular. EROs e ERNs podem ser gerados por apropriados e/ou inapropriados estímulos, com isso, essas moléculas podem tornar-se tóxicas no ambiente celular, a menos que sejam rapidamente removidas por diferentes e eficientes vias antioxidantes. Através da rápida reação entre óxido nítrico (NO•) e ânion superóxido ($O_2^{•-}$), o peroxidonitrito (ONOO⁻) é formado e promove oxidação, nitrosação (adição de NO• em biomoléculas) ou nitração (adição de nitrito, NO_2, em biomoléculas). Existem outras fontes de $O_2^{•-}$ na célula, incluindo atividade da XOD, NAD(P)H ox, bem como através de complexos da cadeia respiratória mitocondrial. Independente da fonte, a SOD (citossólica e/ou mitocondrial) será acionada para promover a dismutação de $O_2^{•-}$ para peróxido de hidrogênio (H_2O_2), caso este sistema antioxidante inicial não apresente a eficiência necessária, o excedente de $O_2^{•-}$ poderá ser destinado para a geração de radical hidroxil (OH•) pela reação de Fenton (a) ou Haber-Weiss (b) e, ainda, em combinação com NO• formar ONOO⁻ aumentando assim, o estresse oxidativo, bem como o dano celular. GSSG: glutationa oxidada; GSH: glutationa reduzida; GR: glutationa redutase; GPx: glutationa peroxidase; CAT: catalase; SOD: superóxido dismutase; MPO: mieloperoxidase; iNOS: óxido nítrico sintase indutível; NADPH ox: NADPH oxidase; XOD: xantina oxidase; NADPH: nicotinamida adenina dinucleotídeo fosfato reduzida; NADP⁺: nicotinamida adenina dinucleotídeo fosfato oxidada; a: reação de Fenton; b: reação de Haber-Weiss; +: estimulação. (Fonte: Adaptada a partir de Halliwell e Gutteridge, 2015.)*

■ Glutationa

A glutationa é um tripeptídeo constituído por três aminoácidos: ácido glutâmico, cisteína e glicina, sendo o grupo tiol da cisteína o local ativo responsável por suas propriedades bioquímicas. Este antioxidante hidrossolúvel é indispensável ao funcionamento celular, exercendo papel no metabolismo do ascorbato, e a manutenção de seu ciclo redox é feita pela ação da enzima GPx por meio do controle da relação entre GSH e GSSG. Os níveis de glutationa total (GSSG + GSH) podem ser mensurados através da 5,5'-ditiobis-(2-nitrobenzoico) (DNTB) e GR. O DNTB é reduzido a 5-mercapto-2-nitrobenzoico (TNB) sob ação da GSH. Esta reação é verificada por colorimetria em 412 nm, enquanto a determinação da GSSG é verificada pela mudança de absorbância do estado de óxido-redução do NADPH/NADP⁺ a 340 nm.

36 LABORATÓRIO COM INTERPRETAÇÕES CLÍNICAS

■ *Coenzima Q*

A coenzima Q (CoQ) ou ubiquinona é uma benzoquinona encontrada na maioria das células do organismo. Sua presença é essencial na bioenergética mitocondrial, sofrendo oxidação e redução através do radical livre intermediário ubisemiquinona (CoQH·). O ubiquinol (CoQH$_2$) é a forma antioxidante da CoQ, atuando como inibidor do desenvolvimento da peroxidação lipídica. Alguns cientistas propõem que a relação entre CoQH$_2$ e CoQ em plasma humano possa ser utilizado como um índice de EO. Porém, essa relação merece cuidado ao ser realizada, pois o CoQH$_2$ oxida rapidamente *in vitro*. A ubiquinona, em suas duas formas, pode ser mensurada em plasma humano obtido de amostra de sangue coletado em tubos de heparina, necessitando de centrifugação e armazenamento a -70 °C, em no máximo 30 min após a coleta; a análise pode ser feita por cromatografia líquida de alto desempenho (HPLC, *high performance liquid chromatography*).

■ *Ácido úrico*

O ácido úrico é um produto final do metabolismo das purinas com significativa atividade antioxidante, apresentando concentração, no plasma, maior de que outros antioxidantes como vitaminas C e E. Sua produção se dá pela oxidação da hipoxantina e xantina, através da ação das enzimas xantina desidrogenase (XD) e oxidase (XO). Quase todo o ácido úrico, em pH fisiológico, é ionizado a urato, que apresenta solubilidade limitada em água e, por isso, seu excesso pode levar a formação de cristais em fluidos humanos. Na maior parte das espécies, a enzima peroxissomal urato-oxidase transforma o urato em alantoína, que é convertida em alantoato e, posteriormente, a glioxilato e ureia, devido ao fato desses produtos serem mais solúveis em água que o urato. A análise do urato pode ser avaliada em soro ou em plasma colhido em tubos contendo anticoagulante ácido etileno diamino tetracético (EDTA) ou heparina, através de método enzimático automatizado, havendo diminuição da absorbância após tratamento com uricase.

■ *Vitaminas antioxidantes*

As vitaminas C, E e β-caroteno são importantes antioxidantes, capazes de regular os danos oxidativos e outros processos metabólicos. Diversos fatores podem diminuir os níveis de antioxidantes celulares (medicamentos, tabagismo, situação nutricional, alcoolismo, entre outros), porém a defesa antioxidante pode ser recuperada com dieta específica e o uso de suplementos vitamínicos.

• Vitamina C

A vitamina C, ou ácido ascórbico, é essencial ao ser humano, pois não pode ser produzida endogenamente, como é visto nas plantas e na maioria dos animais. Esta vitamina, em sistemas biológicos, encontra-se 99,95% na forma de ascorbato, que atua com função antioxidante sobre ERO e ERN. O ascorbato pode agir nas membranas celulares, impedindo o início da peroxidação lipídica ou regenerando a vitamina E, que age como antioxidante na face lipofílica da membrana. A detecção da vitamina C pode ser feita em soro ou plasma e sua mensuração é feita por HPLC, pois é a técnica mais usada para sua separação e análise.

• Vitamina E

O termo usado para a denominação da vitamina E compreende duas famílias diferentes de compostos: os tocotrienóis e os tocoferóis. As suas quatro formas são α, β, γ e δ-tocoferol, sendo a forma α a mais potente e predominantemente encontrada nos tecidos e plasma. O tocoferol desempenha ação no bloqueio da propagação da peroxidação lipídica dos ácidos graxos poli-insaturados das membranas e lipoproteínas e pode ser mensurado no soro, plasma, eritrócitos e plaquetas por HPLC em fase reversa, espectrofotometria no ultravioleta (UV), espectrofluorimetria e por métodos eletroquímicos.

PERSPECTIVAS LABORATORIAIS – AVALIAÇÃO DE MARCADORES DO ESTRESSE OXIDATIVO 37

- β-caroteno

O β-caroteno é o precursor mais importante da vitamina A. É encontrado em uma grande variedade de alimentos e exerce papel antioxidante no organismo. Essas propriedades antioxidantes dos carotenoides estão ligadas à sua capacidade de capturar radicais e outras ERs como, por exemplo, o oxigênio singlete. A mensuração dos carotenoides em soro humano é feita por HPLC em fase reversa. A amostra de sangue deve ser coletada em tubos sem anticoagulante e todo o processo analítico deve ser protegido da luz.

- Ferro e cobre

Os metais de transição ferro e cobre são fundamentais ao organismo humano, para a produção de enzimas e proteínas envolvidas na respiração e em diversas reações redox. São potentes pró-oxidantes, catalisadores de reações de auto-oxidação e realizam a decomposição de peróxidos lipídicos a radicais peroxila e alcoxila, que são muito reativos. Esses metais de transição podem ser dosados sob a forma livre ou ligados à sua proteína de transporte (ferro ligado à transferrina e cobre ligado à ceruloplasmina). A transferrina pode ser medida no soro ou plasma, sendo a amostra de sangue fresca ou refrigerada (por até sete dias) coletada em tubo com heparina ou EDTA, ou mantida à -20 °C por até três meses. A análise é feita por turbidimetria, espectrofotometria ou de forma indireta pelo cálculo que utiliza a capacidade total de ligação do ferro. Já a ceruloplasmina pode ser medida no soro fresco ou refrigerado entre 2 e 8 °C por até dois dias ou em soro congelado à -20 °C por até três meses. Sua análise é feita por imunoturbidimetria a 37 °C a 340 nm.

Estresse oxidativo (EO) × dano oxidativo (DO)

Em condições fisiológicas, a produção de espécies reativas (ER) garante a manutenção do estado redox da célula desempenhando papel importante na sinalização, diferenciação, proliferação, crescimento e apoptose celulares. Quando consideramos indivíduos saudáveis, há um equilíbrio quase balanceado entre a produção de ER e os sistemas de defesa antioxidantes. O fato deste balanço não ser perfeito permite que danos mediados por ERs aconteçam continuamente. Isso significa que as defesas antioxidantes trabalham controlando os níveis de ERs mais do que as eliminando. Isso provavelmente ocorre porque a manutenção de defesa antioxidante excedente representaria um custo energético mais elevado do que reparar ou repor biomoléculas danificadas. Além disso, os antioxidantes são incapazes de interceptar alguns tipos de espécies altamente reativas, como $OH^•$. Outro fator que explicaria esse desbalanço é o fato de muitos processos celulares dependerem de regulação por mecanismos de oxirredução (regulação redox) e de fosforilação-desfosforilação. Estes dois sistemas apresentam *cross-talk* (conversa cruzada), ou seja, o estado redox celular influencia os mecanismos de fosforilação e vice-versa. O sistema de defesa antioxidante deve minimizar os níveis da maioria das Ers, garantindo que haja o bastante destas ERs para manutenção de seus papéis essenciais no metabolismo celular.

O estresse oxidativo (EO) é frequentemente definido como excesso de ER com relação à defesa antioxidante disponível. Este termo foi introduzido, em 1985, por Sies em seu livro Oxidative Stress, tendo sido definido na introdução de sua segunda edição, em 1991, como "um distúrbio no balanço pró-oxidante/antioxidante em favor do primeiro, levando a dano potencial". Tal dano é comumente chamado dano oxidativo. Hallliwell e Whiteman, em 2004, definiram dano oxidativo como dano biomolecular causado pelo ataque de ER sobre constituintes de organismos vivos. Nem todo dano causado pelo EO é um dano oxidativo. Os danos oxidativos podem ser resultantes não somente de aumento do EO, mas também por falhas no reparo ou nos sistemas de reposição de biomoléculas. Basicamente, o EO pode ser resultante da diminuição dos componentes de defesa antioxidante ou pela produção aumentada de ERs.

38 LABORATÓRIO COM INTERPRETAÇÕES CLÍNICAS

As consequências do EO podem ser proliferação celular, adaptação da célula ou organismo por ativação dos sistemas de defesa antioxidante, dano celular por modificação permanente de biomoléculas como, por exemplo, DNA, proteínas, carboidratos e lipídeos, envelhecimento celular e, por fim, morte celular.

Marcadores de EO e DO

A aferição das ERs pode ser feita pela medida direta da sua concentração em fluidos biológicos ou tecidos. A detecção direta é dificultada pelo fato dessas espécies estarem presentes em concentrações extremamente baixas (da ordem de 10^{-11} M) e por terem meia-vida curta. O radical OH•, o mais temido por ser altamente reativo, tem uma meia-vida tão curta que impossibilita sua dosagem direta. Por conta das limitações para aferição direta da concentração de muitas ERs, as aferições indiretas dos danos causados por elas têm sido a alternativa para mensurar a magnitude do DO causado.

■ Biomarcadores da peroxidação lipídica

O OH• pode reagir com lipídeos de membrana provocando a peroxidação lipídica. Ao reagir com os fosfolipídeos presentes na membrana das células, o OH• abstrai um hidrogênio e um elétron (H•) de um ácido graxo poli-insaturado, dando início à peroxidação lipídica (fase I: iniciação), sequencialmente, ocorre a formação de H_2O e de um radical lipídico (L•) que reage com O_2 presente no meio para formar o radical lipoperoxil (LOO•). O radical lipoperoxil é responsável pelo início da segunda fase da peroxidação lipídica: a propagação. Diferentemente do radical lipídico, o radical lipoperoxil tem a capacidade de reagir com outro ácido graxo presente na membrana celular, e dessa oxidação é gerado o hidroperóxido lipídico (LOOH) e um novo radical lipídico (Figura 3.9). Finalmente, a terceira e última fase da peroxidação lipídica (terminação) pode ocorrer de duas maneiras distintas: na primeira ocorre uma reação entre duas espécies radicalares formando um produto mais estável; por outro lado, na segunda condição, ocorre decomposição de LOOH (radical oxil), LO• e LOO• formando aldeídos (malondialdeído [MDA] e 4-hidroxi-s-nonenal [4-HNE]), cetonas e outros hidrocarbonetos.

Diversos estudos mostram que os produtos da peroxidação lipídica (aldeídos, cetonas e hidrocarbonetos) são extremamente tóxicos ao organismo e estão relacionados ao envelhecimento e a diversas patologias. Além disso, os aldeídos formados nesses processos podem modificar covalentemente proteínas, levando à formação de adutos lipídeo-proteína e produtos carbonilados.

A peroxidação lipídica tem sido definida como deterioração oxidativa de ácidos graxos poli-insaturados, os quais são alvos de EROs, e diversas técnicas são aplicadas para mensurar diretamente ou indiretamente a formação de compostos reativos provenientes da quebra dos lipídeos. Os produtos finais formados durante o processo de peroxidação lipídica são inúmeros, por isso, destacaremos os principais biomarcadores.

■ *Malondialdeído*

O malondialdeído (MDA) é um aldeído de cadeia curta, gerado da decomposição de hidroperóxidos lipídicos, e sua concentração é utilizada como biomarcador para peroxidação lipídica de ácidos graxos poli-insaturados como ômega-3 e ômega-6. A principal aplicabilidade do MDA está relacionada à fácil reação com ácido tiobarbitúrico (TBA), que forma um composto de cor vermelha detectado por colorimetria (532-535 nm) (Figura 3.10). A concentração plasmática de MDA é expressa em nmol/mL de plasma. Entretanto, alguns estudos mostram que o teste de reação com ácido tiobarbitúrico (TBARS) não é específico para o MDA, por reagir com outras biomoléculas. Por isso, a análise de amostra *in vivo* para quantificar MDA é controversa.

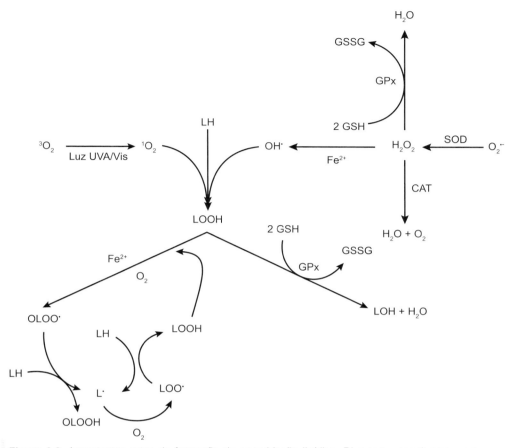

Figura 3.9. Importantes rotas de formação da peroxidação lipídica. Diversos mecanismos promovem a formação de lipídeos hidroperóxidos (LOOH), uma vez acumulados LOOH tendem a perturbar a estrutura e funcionamento da membrana biológica e, caso não seja contido pelo sistema antioxidante (enzimático e/ou não enzimático), seu acúmulo poderá desencadear diversas doenças. UVA/vis: ultravioleta/visível; GSSG: glutationa oxidada; GSH: glutationa reduzida; GR: glutationa redutase; GPx: glutationa peroxidase; CAT: catalase; SOD: superóxido dismutase; LOOH: hidroperóxido lipídico; LH: lipídeo insaturado; LOH: derivados lipídicos hidroxilados; LOO•: radical lipoperoxil; OLOO•: radical peroxil; OLOOH: hidrolipoperóxido. (Fonte: Adaptada a partir de Halliwell e Gutteridge, 2015.)

Figura 3.10. Teste de reação com o ácido tiobarbitúrico (TBARS). A reação entre o ácido tiobarbitúrico (TBA) e o malonaldeído origina o composto colorido (cromogênio), medido espectrofotometricamente a 532 μm. (Fonte: Adaptada a partir de Halliwell e Gutteridge, 2015.)

40 LABORATÓRIO COM INTERPRETAÇÕES CLÍNICAS

■ *4-hidroxinonenal (HNE)*

A produção intensa de EROs pode provocar a oxidação de ácidos graxos poli-insaturados incorporados na membrana biológica e através de reações em cadeia geram hidroperóxidos lipídicos como produtos. Dentre os produtos formados, o 4-hidroxinonenal (HNE) representa o mais bioativo e estudado.

Recentes estudos sugerem que HNE possa modular diversos processos sinalizadores através da formação de adutos covalentes com grupos de proteínas, ácidos nucleicos e lipídeos de membranas.

■ *Isoprostano*

Os isoprostanos (IsoP) são moléculas resultantes da peroxidação lipídica não enzimática sobre ácidos graxos poli-insaturados. Os produtos de IsoPs, como D_2 e E_2-isoprostanos, mostram-se envolvidos em diversas ações biológicas e, por isso, têm sido usados como biomarcadores de doenças. A subclasse denominada F2-isoprostanos é derivada do ácido araquidônico e os F4-isoprostanos são derivados dos ácidos eicosapentaenoico e docosahexaenoico, EPA e DHA, respectivamente. Eles são considerados os melhores biomarcadores de peroxidação lipídica e podem ser mensurados por cromatografia gasosa acoplada à espectrometria de massa (GC-MS, *gas chromatography-mass spectrometry*), HPLC acoplada à espectrometria de massa (HPLC-MS) ou através de imunoensaios. A mensuração de IsoPs pode ser realizada em tecidos e/ou fluidos biológicos como soro, plasma e urina. A urina tem maior aplicabilidade por não permitir armazenamento por maiores períodos sem prejuízo à dosagem. A dieta não interfere nessas dosagens porque os IsoPs dos alimentos são muito pouco absorvidos no intestino, não alterando seus níveis urinário e/ou plasmáticos.

■ *Adutos*

A peroxidação lipídica enzimática pode resultar na incorporação de GSH, proteínas e hidroperóxidos lipídicos ao DNA (adutos de DNA) levando a danos celulares. Como os adutos de DNA são eficientemente removidos por enzimas de reparo, os poucos danos ocasionados por tal condição resultam em mutações permanentes. O resultado da reparação enzimática no DNA é excretado na urina, e pode ser detectado por cromatografia líquida acoplada à espectrometria de massa (LC-MS, *liquid chromatography-mass spectrometry*). Desse modo, as moléculas detectadas por LC-MS podem ser utilizadas como biomarcadores de dano no DNA.

■ *Malonaldeído-acetaldeído*

O acetaldeído, quando submetido a intenso EO e na presença de MDA, pode gerar o aduto MDA-acetaldeído (MAA), que é biologicamente importante por participar de mecanismos deletérios que alteram biomoléculas e são característicos do envelhecimento e/ou doenças crônicas. O MAA é altamente estável e resistente ao metabolismo hepático. A molécula é fluorescente, podendo ser detectada em biópsias hepáticas após poucas semanas de ingestão alcoólica. A detecção de MAA também é feita por imunoensaios com o uso de anticorpos específicos que permitem mensurar a presença de tal composto em determinadas doenças crônicas, auxiliando no diagnóstico e tratamento dos pacientes.

■ Biomarcadores de oxidação de proteínas

As EROs, especialmente o radical hidroxil, ao interagir com proteínas estruturais e enzimas, podem desencadear sua oxidação por meio de possíveis clivagens nas ligações peptídicas e consequente exposição dos grupos carbonílicos na estrutura da proteína, inativação de enzimas ou, até mesmo, quebra proteolítica. Esses resíduos carbonílicos são os principais produtos da oxidação de proteínas, considerados marcadores clássicos de estresse oxidativo. A quantidade de proteínas carbo-

PERSPECTIVAS LABORATORIAIS – AVALIAÇÃO DE MARCADORES DO ESTRESSE OXIDATIVO **41**

niladas pode ser quantificada espectrofotometricamente no intervalo de 355 a 390 nm utilizando o reagente 2,4-dinitrofenil-hidrazina (DNPH). Além disso, o peróxido de hidrogênio é capaz de oxidar grupamentos sulfidrilas (-SH) de proteínas, sendo os resíduos cisteína e metionina os mais suscetíveis à oxidação. Tal oxidação pode promover alterações conformacionais e, consequentemente, a desnaturação da proteína.

Além da oxidação direta, uma importante modificação oxidativa em proteínas é a adição de lipídeos e/ou produtos de oxidação de lipídeos. Os aldeídos derivados da peroxidação lipídica são ótimos eletrófilos e podem modificar covalentemente resíduos de proteínas, alterando suas estruturas e, consequentemente, suas funções. Um dos grandes exemplos nessa categoria é o HNE, um aldeído proveniente da peroxidação lipídica capaz de modificar diversas proteínas. Ainda, tanto a oxidação direta de proteínas quanto a sua modificação por lipídeos provoca alterações no metabolismo celular, podendo causar o aparecimento de doenças.

Analisar os produtos de proteínas submetidas ao estresse oxidativo é mais complexo do que a análise de danos ao DNA, por serem as proteínas constituídas pela combinação de 20 aminoácidos, enquanto o DNA é constituído pela combinação de quatro bases nitrogenadas. Mediante a diversidade de análises possíveis para as proteínas, abordaremos as principais: proteínas carboniladas, 3-clorotirosina, oxidação avançada de produtos de proteínas e nitrosotióis.

■ *Proteínas carboniladas*

Durante um processo de contínuo EO, as proteínas carboniladas (PC) são formadas e representam uma forma irreversível de modificação proteica. As PCs são relativamente estáveis (*turnover* de horas ou dias) quando comparadas aos produtos da peroxidação lipídica, que são removidos em poucos minutos.

As PCs são facilmente mensuradas por espectrofotometria após a reação com DNPH ou após a redução por boro-hidreto de sódio. A utilização de técnica de imunocitoquímica permite, com o uso de anticorpo anti-DNPH, a localização celular da PC. Independentemente da técnica aplicada, a mensuração de PC torna-se primordial para avaliar o estresse oxidativo em tecidos ou plasma, pois os níveis de PC são elevados em diversas doenças.

■ *3-clorotirosina*

Em condições fisiológicas, os níveis de H_2O_2 e íons cloreto (Cl⁻) juntamente com hemeproteínas, como as mieloperoxidases (MPO), favorecem a geração de íons hipoclorito que são altamente reativos e, por isso, utilizados como mecanismo de defesa em leucócitos fagocíticos. Entretanto, excluindo-se o sistema fagocítico citado, as proteínas expostas à tríade $MPO/H_2O_2/Cl^-$ sofrem modificações oxidativas gerando um produto específico, a 3-clorotirosina (CT), que pode interferir na sinalização celular, no perfil enzimático, dentre outras funções primordiais para a manutenção da viabilidade celular.

Diversas técnicas podem ser aplicadas para a quantificação de CT, incluindo o ensaio de imunoabsorção enzimática (ELISA, *enzyme linked immuno sorbent assay*), imunoensaio, HPLC, HPLC com detecção eletroquímica e fluorescência, cromatografia em fase gasosa com detecção eletroquímica (GC-ECD, *gas chormatography-eletrochemical detection*), bem como LC-MS. As várias técnicas buscam detectar com exatidão a geração de CT, pois a referida molécula tem sido associada a diversas doenças.

■ Oxidação avançada de produtos de proteínas

A oxidação de proteínas *per si* promove a inativação de proteínas essenciais para a defesa celular, como as enzimas do sistema antioxidante, contribuindo para o estabelecimento do EO. A oxidação avançada de produtos de proteínas (AOPP) está relacionada a elevados níveis de proteínas séricas

42   LABORATÓRIO COM INTERPRETAÇÕES CLÍNICAS

oxidadas. É o caso da albumina plasmática acumulada em pacientes submetidos à diálise e/ou diabéticos. Os AOPPs são estáveis por horas e sua quantificação é feita por espectrofotometria.

■ Nitrosotióis

Muitos processos celulares são sinalizados por ação da enzima óxido nítrico sintase (NOS), responsável pela geração de óxido nítrico (NO•). Quando o NO• é oxidado a um complexo contendo nitrosônio (NO+) ocorre reação com cisteínas proteicas favorecendo a formação de S-nitrosotióis (SNO). Desse modo, a formação de SNO ocorre como produto da formação de NO•. Os níveis de SNO têm sido relacionados com atividades fisiológicas e patofisiológicas regulatórias, como em pacientes com diabetes. Entretanto, SNO pode ser formado independente da atividade da NOS, condição que pode ser atribuída à ação da glutationa-S-transferase. Diversas funções fisiológicas têm sido atribuídas aos SNO, tais como inibição da agregação plaquetária, favorecimento da vasodilatação das artérias bem como na supressão do HIV-1.

Os métodos de detecção para SNO pode ser divididos em qualitativo e quantitativo. Os métodos qualitativos envolvem proteômica, enquanto as análises quantitativas envolvem a mensuração de SNO (pmol, 10^{-15} mol) através de fluorescência ou quimiluminescência.

■ Oxidação de DNA

O DNA é uma molécula longa composta por um grande número de desoxirribonucleotídeos. Cada um destes segmentos é composto por uma base nitrogenada, pelo açúcar 2-desoxirribose e por um grupo fosfato. As bases nitrogenadas podem ser divididas em dois grupos: purinas (adenina e guanina) e pirimidinas (timina e citosina). Dentro do núcleo, duas cadeias de DNA estão associadas formando uma dupla hélice com a cadeia hidrofóbica (composta pelas purinas e pirimidinas) voltada para dentro, e os grupos fosfato e 2-desoxirribose voltados para fora. Em condições fisiológicas (pH 7,4), os fosfatos apresentam carga negativa, o que lhes confere a capacidade de ligar metais (ferro e cobre).

Em condições normais, a molécula de DNA é muito estável por conta dos elegantes mecanismos de reparo, mas ela sofre, naturalmente, alterações químicas. Diversos trabalhos científicos mostram a capacidade do EO em acelerar tais alterações, ocasionando mutações genéticas, formação de micronúcleos, bem como quebra da fita de DNA.

Em virtude da capacidade de ligação de metais ao DNA, reações de Fenton podem gerar indiscriminadamente radical hidroxila e peróxido de hidrogênio, que podem reagir com o próprio DNA gerando danos. Dentre esses danos, destaca-se a formação de 8-hidroxi-guanina (8-OHG), produto do ataque do OH• ao carbono C-8 da guanina. Esse produto é um marcador de EO e pode ser quantificado por HPLC ou GC-MS. A urina é o fluido biológico comumente empregado nessa aferição.

O ataque à desoxirribose pelo OH• promove, após uma série de reações, a quebra da ligação C-C e a consequente fragmentação do DNA. Esta fragmentação pode ser monitorada e avaliada pelo Teste Cometa.

Doenças e marcadores de EO

O EO é muito importante e algumas desordens metabólicas podem ser causadas por ele, como, por exemplo, alguns tipos de câncer. Os sintomas produzidos pela deficiência crônica de vitaminas antioxidantes, como a vitamina E, são muito provavelmente mediados pelo EO. Entretanto, na maioria das doenças, o EO é consequência da doença e não sua causa. Qualquer tecido ou órgão acometido por uma doença reagirá ao estresse produzindo uma infinidade de "mediadores de danos", incluindo EROs e ERNs.

PERSPECTIVAS LABORATORIAIS – AVALIAÇÃO DE MARCADORES DO ESTRESSE OXIDATIVO   43

Tabela 3.3. Critérios para implicar, de maneira significativa, as espécies reativas no mecanismo de dano celular em doença humana

1. A espécie reativa (ou o dano oxidativo causado) deve ser demonstrada no local do dano
2. O período de formação da espécie reativa (ou do dano oxidativo causado) deve ser consistente com o período de dano tecidual, precedendo ou acompanhando-o
3. A direta aplicação da espécie reativa durante um dado período (item 2) sobre o tecido nas mesmas concentrações encontradas *in vivo* deve reproduzir os mesmos danos tecidual e oxidativo observados
4. A remoção da espécie reativa ou inibição de sua formação deve diminuir o dano tecidual em extensão diretamente relacionada ao grau de inibição do dano oxidativo

Fonte: Adaptada a partir de Halliwell e Gutteridge, 2015.

Sabendo que diferentes doenças humanas geram aumento de produção de radicais livres e não radicais como consequência da injúria sofrida pelo tecido, o aumento dessas espécies teria uma contribuição significativa à patologia da doença ou sua formação teria pouca ou nenhuma consequência? Ou esse aumento ainda poderia ser considerado benéfico, uma vez que estaria relacionado à modulação da resposta inflamatória? A resposta certamente varia conforme a doença e, também, de paciente para paciente, por depender diretamente da defesa antioxidante individual, além de variar de acordo com o estágio da doença.

Para mostrar que as espécies reativas são importantes numa doença específica, a mensuração de biomarcadores apropriados deve preencher os critérios listados na Tabela 3.3. Assim, mesmo sabendo que o EO seja frequentemente um evento secundário à doença, o uso apropriado de técnicas para detecção dos biomarcadores de dano específico tem auxiliado a mostrar seu papel na promoção/evolução da injúria em várias doenças e situações clínicas, patológicas ou não, tais como: aterosclerose, obesidade, diabetes, isquemia-reperfusão, preservação e transplante de órgãos, lúpus eritematoso sistêmico, doença periodontal, artrite reumatoide, doença celíaca, diversos tipos de câncer, exposição à luz UV, quimioterapia, doença de Parkinson, doença de Alzheimer, esclerose lateral amiotrófica, doença de Huntington, infecções virais, envelhecimento, esportes extremos etc.

Uma busca rápida no PubMed, usando os termos *oxidative stress biomarkers*, gerou 18.181 artigos sobre o assunto, mostrando que muitos grupos de pesquisa têm trabalhado ativamente na determinação dos melhores marcadores de promoção/evolução de doenças. Em geral, é descrito o estabelecimento do EO relacionado a aumento da produção de ER e/ou diminuição da proteção antioxidante, seja enzimática ou não enzimática. Entretanto, muitos resultados têm sido conflitantes, ou mesmos divergentes, quando um ou mais biomarcadores são considerados. Isso evidencia a necessidade de mais estudos e, principalmente, que eles tenham a menor variabilidade possível com relação aos critérios de seleção dos grupos de estudo, bem como da menor variabilidade na aferição desses biomarcadores de uma mesma amostra ou mesmo de diferentes amostras. Ainda, é importante ressaltar que tais aferições carecem de valores de referência ou faixas de normalidade, dificultando a comparação entre valores obtidos nos diferentes grupos de estudo.

Para exemplificar tais dificuldades, abordaremos com mais detalhes os resultados conhecidos sobre a relevância do EO na patogênese da artrite reumatoide publicados recentemente numa revisão sistemática.

■ Artrite reumatoide

A artrite reumatoide (AR) é uma doença autoimune que afeta articulações diartrodiais, caracterizando-se por sinovite erosiva, que causa a destruição da cartilagem e do osso, além de complicações cardiovasculares, pulmonares, psicológicas e outros distúrbios do esqueleto. As amostras biológicas mais utilizadas são: sangue total, soro, plasma, eritrócitos, linfócitos, líquido sinovial, tecido sinovial

44 LABORATÓRIO COM INTERPRETAÇÕES CLÍNICAS

e urina, sendo o sangue total a mais empregada. Trinta diferentes marcadores oxidantes e/ou antioxidantes foram amplamente analisados:

- Marcadores de peroxidação lipídica:
  - Malondialdeído (MDA): a maioria dos artigos científicos observa aumento significativo nas concentrações séricas de MDA. Somente um estudo relata diminuição e outros dois, nenhuma alteração;
  - Substâncias reativas ao ácido tiobarbitúrico (TBARS): em três estudos onde foram mensurados os níveis de TBARS estavam significativamente elevados;
  - Isoprostano (F2-I): dois artigos relatam aumento significativo dos níveis circulantes do IsoP F2-I em pacientes com AR;
  - Malondialdeído-acetaldeído (MAA): a expressão dos adutos de MAA no tecido sinovial foi avaliada somente em um estudo, e os níveis estavam aumentados nos pacientes com AR em relação ao grupo-controle. Além disso, os níveis de anticorpos anti-MAA estavam aumentados e correlacionavam com soropositividade para AR, sugerindo um papel patogênico potencial.
- Marcadores de oxidação de proteínas:
  - Proteínas carboniladas (PC)/3-clorotirosina (CT)/oxidação avançada de produtos de proteínas (AOPP)/nitrosotiol (SNO): na maioria dos estudos, todos esses marcadores apresentaram-se em concentração maior tanto no plasma quanto no líquido sinovial de pacientes com AR em relação aos controles saudáveis.
- Marcadores de dano ao DNA: somente um estudo verificou o dano à molécula de DNA por ensaio Cometa em linfócitos de pacientes com AR. Paralelamente, mostraram também aumento dos níveis de MDA e diminuição de atividade de SOD e GPx sugerindo aumento do EO na AR.
- Oxidação de urato: a concentração plasmática de ALA como medida da oxidação do urato foi realizada somente por um grupo de pesquisa que mostrou estar elevada em pacientes com AR quando comparados ao controle.
- Atividade enzimática: os resultados disponíveis na literatura são bem heterogêneos:
  - CAT: a maioria dos estudos não mostra diferença entre a atividade de CAT em pacientes com AR em relação a controles. Somente um estudo mostra diminuição da atividade de CAT no plasma de pacientes com AR;
  - SOD: dosagens da atividade de SOD em plasma e eritrócitos geraram resultados conflitantes. Alguns estudos relatam diminuição da atividade enzimática enquanto outros relatam aumento;
  - GPx: dosada em eritrócitos, fluido sinovial, soro ou plasma. Alguns estudos mostram diminuição da atividade da GPx, enquanto outros relatam seu aumento, e outros não mostram qualquer variação.
- Antioxidantes:
  - GSH: três estudos relataram que a concentração de GSH estava diminuída em pacientes com AR; dois outros estudos mostraram aumento; e em um estudo, a concentração não apresentou variação em relação ao grupo-controle saudável;
  - Glutationa oxidada (GSSG): avaliada somente em um estudo e não apresentou variação em relação ao grupo-controle;
  - β-caroteno e vitamina E: também avaliados em somente um estudo mostrando concentrações diminuídas nos indivíduos com AR.
- Radicais livres e não radicais: foram usados como biomarcadores do EO H_2O_2, $O_2{}^{\bullet}$, $OH^{\bullet}$ e $NO^{\bullet}$. Todos esses biomarcadores estavam elevados em pacientes com AR, sugerindo um processo oxidativo ativo. Dados controversos foram encontrados somente em relação ao $NO^{\bullet}$.

Perspectivas/considerações finais

Várias moléculas relacionadas ao EO vêm sendo exploradas como biomarcadores potenciais para monitorizar a progressão e explorar seu papel na patogênese de diversas doenças. Alguns deles já estão bem consolidados para algumas condições, enquanto outros necessitam de mais estudos para que os mecanismos e implicações patológicas de seu excesso e/ou carência sejam completamente elucidados. Além disso, como já exposto anteriormente, é importante lembrar que tais aferições não possuem valores de referência ou faixas de normalidade, dificultando a comparação entre os valores obtidos nos diferentes grupos de estudo.

A geração de considerações sólidas que reflitam o dano oxidativo *in vivo* depende da melhor padronização dos métodos de aferição que possibilitem sua aplicação rotineira no diagnóstico e controle do EO na saúde humana. Além disso, os resultados conflitantes da aferição do mesmo biomarcador numa determinada doença por grupos de pesquisa distintos revela que, talvez, isto seja uma consequência de heterogeneidade nas etiologias da doença, tempo de início, progressão errática e gravidade dos sintomas dos pacientes avaliados.

Bibliografia

Afanas'ev I. Mechanisms of superoxide signaling in epigenetic processes: Relation to aging and cancer. Aging Dis. 2015; 6(3):216-27.

Agnani D, Camacho-Vanegas O, Camacho C, Lele S, Odunsi K, Cohen S, Dottino P, Martignetti JA. Decreased levels of serum glutathione peroxidase 3 are associated with papillary serous ovarian cancer and disease progression. J Ovar Res. 2011; 4:18.

Alagozlu H, Gorgul A, Bilgihan A, Tuncer C, Unal S. Increased plasma levels of advanced oxidation protein products (AOPP) as a marker for oxidative stress in patients with active ulcerative colitis. Clin Res Hepatol Gastroenterol. 2013; 37(1):80-5.

Alfonso-Prieto M, Biarnés X, Vidossich P, Rovira C. The molecular mechanism of the catalase reaction. J Am Chem Soc. 2009; 131:11751-61.

Ananne R, Creppy EE. Lipid peroxidation as pathway of aluminium cytotoxicity in human skin fibroblast cultures: Prevention by superoxide dismutase + catalase and vitamins E and C. Hum Exp Tox. 2001; 20(9):477-81.

Anderson DR, Duryee MJ, Schurmur SW, Um JY, Bussey WD, Hunter CD, Garvin RP, Sayles HR, Mikuls TR, Klassen LW, Thiele GM. Unique antibody responses to malondialdehyde-acetaldehyde (MAA)-protein adducts predict coronary artery disease. PLoS ONE. 2014; 9(9):e107440.

Aoshima H, Satoh T, Sakai N, Yamada M, Enokido Y, Ikeuchi T, Hatanaka H. Generation of free radicals during lipid hydroperoxide-triggered apoptosis in PC12h cells. Bioch Bioph Acta. 1997; 1345(1):35-42.

Appolinário PP, Nascimento AJP. Nutrição no Esporte. São Paulo: Martinari. 2015; 184p.

Aslan M, Ozben T. Reactive oxygen and nitrogen species in Alzheimers disease. Curr Alzh Res. 2004; 1(2):111-9.

Asmat U, Abad K, Ismail K. Diabetes mellitus and oxidative stress – A concise review. Saudi Pharm J. 2016; 24(5):547-53.

Augusto O, Bonini MG, Amanso AM, Linares E, Santos CCX, de Menezes SL. Nitrogen dioxide and carbonate radical anion: Two emerging radicals in Biology. Free Rad Biol Med. 2002; 32(9):841-59.

Ayala A, Muñoz MF, Argüelles S. Lipid peroxidation: Production, Metabolism, and Signaling mechanisms of malondialdehyde and 4-Hydroxy-2-Nonenal. Oxid Med Cell Long. 2014; 360438.

Barbosa KBF, Costa NMB, Alfenas RCG, de Paula SO, Minim VPR, Bressan J. Estresse oxidative: conceito, implicações e fatores modulatórios. Rev Nutr. 2010; 23(4):629-43.

Barbosa KBF, Costa NMB, Alfenas RCG, Paula SO, Minin VPR, Bressan J. Oxidative stress: assessment of biomarkers. São Paulo: J Braz Soc Food Nutr. 2008 ago; 33(2):111-28.

Barbosa MR, Silva MMA, Ulisses LWC, Camara TR. Geração e deintoxicação enzimática de espécies reativas de oxigênio em plantas. Ciênc Rural. 2014; 44(3):453-60.

Barranco I, Tvarijonaviciute A, Perez-Patiño C, Vicente-Carrillo A, Parrilla I, Ceron JJ, Martinez EA, Rodriguez-Martinez H, Roca J. Glutathione peroxidase 5 is expressed by the entire pig male genital tract and once in the seminal plasma contributes to sperm survival and *in vivo* fertility. PLoS ONE. 2016; 11(9):e0162958.

46 LABORATÓRIO COM INTERPRETAÇÕES CLÍNICAS

Barrera G. Oxidative stress and lipid peroxidation products in cancer progression and therapy. Int Schol Res Net – Oncol. 2012; 137289.

Baskol G, Korkmaz S, Erdem F, Caniklioglu A, Kocygit M, Aksu M. Assessment of nitric oxide, advanced oxidation protein products, malondialdehyde, and thiol levels in patients with restless legs syndrome. Sleep Med. 2012; 13(4):414-8.

Benhusein GM, Mutch E, Aburawi S, Williams FW. Genotoxic effect induced by hydrogen peroxide in human hepatoma cells using comet assay. Libr J Med. 2010; 5:4637.

Berlett BS, Stadtman ER. Protein oxidation in aging, disease, and oxidative stress. J Biol Chem. 1997; 272:20313-6.

Bermingham EN, Hesketh JE, Sinclair BR, Koolaard JP, Roy NC. Seleninum-enriched foods are more effective at increasing glutathione peroxidase (GPx) activity compared with selenomethionine: A meta-analysis. Nutrients. 2014; 6:4002-31.

Bhat AH, Dar KB, Anees S, Zargar MA, Masood A, Sofi MA, Ganie SA. Oxidative stress, mitochondrial dysfunction and neurodegenerative diseases; a mechanistic insight. Bio Pharmac. 2015; 74:101-10.

Bianchi MLP, Antunes LMG. Radicais livres e os principais antioxidants da dieta. Rev Nutr. 1999; 12(2):123-30.

Bierl C, Voetsch B, Jin RC, Handy DE, Loscalzo J. Determinants of human plasma glutathione peroxidase (GPx-3) expression. J Biol Chem. 2004; 279:26839-45.

Birben E, Sahiner UM, Sackesen C, Erzurum S, Kalayci O. Oxidative stress and antioxidant defense. World Allergy Org J. 2012; 5:9-19.

Blair IA. DNA adducts with lipid peroxidation products. J Biol Chem. 2008; 283:15545-9.

Bosello-Travain V, Forman HJ, Roveri A, Toppo S, Ursini F, Venerando R, Warnecke C, Zaccarin M, Maiorino M. Glutathione peroxidase 8 is transcriptionally regulated by HIFα and modulates growth factor signaling in HeLa cells. Free Rad Biol Med. 2015; 81:58-68.

Breen AP, Murphy JA. Reactions of oxyl radicals with DNA. Free Rad Biol Med. 1995; 18:1033-77.

Brigelius-Flohé R, Maiorino M. Glutathione peroxidases. Bioch Bioph Acta. 2013; 1830:3289-303.

Brines LM, Kovacs JA. Understanding the mechanism of superoxide reductase promoted reduction of superoxide. Eur J Inorg Chem. 2007; 1:1-10.

Broniowska KA, Hogg N. The chemical biology of S-Nitrosothiols. Antioxid Redox Signal. 2012; 17(7):969-80.

Brüne B, Zhou J, Knethen A. Nitric oxide, oxidative stress, and apoptosis. Kidney Int. 2003; 63(S84):22-4.

Butler AR, Rhodes P. Chemistry, analysis, and biological roles of S-nitrosothiols. Analyt Bioch. 1997; 249:1-9.

Cadenas E. Mitochondrial free radical production and cell signaling. Mol Asp Med. 2004; 25:17-26.

Canli O, Alankus YB, Grootjans S, Vegi N, Hültner L, Hoppe PS, Schroeder T, Vandenabeele P, Bornkamm GW, Greten FR. Glutathione peroxidase 4 prevents necroptosis in mouse erythroid precursors. Blood. 2016; 127:139-48.

Cantoni O, Palomba L, Guidarelli A, Tommasini I, Cerioni L, Sestili P. Cell signaling and cytotoxicity by peroxynitrite. Env Health Perspect. 2002; 110(5):823-5.

Cardoso BR, Hare DJ, Bush AI, Roberts BR. Glutathione peroxidase 4: a new player in neurodegeneration. Mol Psych. 2016; 1-8.

Carver J, Doctor A, Zaman K, Gaston B. S-Nitrosothiol formation. Meth Enzim. 2005; 396:95-105.

Chen X, Guo C, Kong J. Oxidative stress in neurodegenerative diseases. Neural Reg Res. 2012; 7(5):376-85.

Cho PH, Kageyama S, Matsuda S, Kanemoto K, Sasada Y, Oka M, Shinmura K, Mori H, Kawai K, Kasai H, Sugimura H, Matsuda T. Detection of lipid peroxidation-induced DNA adducts caused by 4-oxo-2(E)-nonenal and 4-Oxo-2(E)-hexenal in human autopsy tissues. Chem Res Toxicol. 2010; 23(9):1442-8.

Chung SS, Kim M, Youn BS, Lee NS, Park JW, Lee IK, Lee YS, Kim JB, Cho YM, Lee HK, Park KS. Glutathione peroxidase 3 mediates the antioxidant effect of peroxisome proliferator-activated receptor in human skeletal muscle cells. Mol Cell Biol. 2009; 29(1):20-30.

Cicchetti R, Argentin G. The role of oxidative stress in the in vitro induction of micronuclei by pesticides in mouse lung fibroblasts. Mutagenesis. 2003; 18(2):127-32.

Conrad M, Friedmann Angeli JP. Glutathione peroxidase 4 (GPx4) and ferroptosis: What's so special about it? Mol Cell Oncol. 2015; 2(3):e995047.

Cooke MS, Evans MD, Dizdaroglu M, Lunec J. Oxidative DNA damage: mechanisms, mutation, and disease. FASEB J. 2003; 17(10):1195-214.

Coulter ED, Kurtz DM Jr. A role for rubredoxin in oxidative stress protection in *Desulfovibrio vulgaris*: catalytic electron transfer to rubrerythrin and two-iron superoxide reductase. Arc Bioch Bioph. 2001; 394(1):76-86.

Couto N, Wood J, Barber J. The role of glutathione reductase and related enzymes on cellular redox homoeostasis network. Free Rad Biol Med. 2016; 95:27-42.

PERSPECTIVAS LABORATORIAIS – AVALIAÇÃO DE MARCADORES DO ESTRESSE OXIDATIVO

D'autréaux B, Toledano MB. ROS as signalling molecules: Mechanisms that generate specificify in ROS homeostasis. Nature Rev: Mol Cell Biol. 2007; 8:813-24.

Dalle-Donne I, Rossi R, Giustarini D, Milzani A, Colombo R. Protein carbonyl groups as biomarkers of oxidative stress. Clin Chim Acta. 2003; 329:23-38.

Davis SM, Pennypacker KR. Targeting antioxidant enzyme expression as a therapeutic strategy for ischemic stroke. Neuroch Int; 2017. doi:10.1016/j.neuint.2016.12.007.

Deponte M. Glutathione catalysis and the reaction mechanisms of glutathione-dependent enzymes. Bioch Bioph Acta. 2013; 1830:3217-66.

Dittrich AM, Meyer H-A, Krokowski M, Quarcoo D, Ahrens B, Kube SM, Witzenrath M, Esworthy RS, Chu F-F, Hamelmann E. Glutathione peroxidase-2 protects from allergen-induced airway inflammation in mice. Eur Resp J. 2010; 35:1148-54.

Driessens N, Versteyhe S, Ghaddhad C, Burniat A, De Deken X, Van Sande J, Dumont JE, Miot F, Corvilain B. Hydrogen peroxide induces DNA single- and double-stand breaks in thyroid cells and is therefore a potential mutagen for this organ. End-Rel Canc. 2009; 16(3):845-56.

Falck E, Karlsson S, Carlsson J, Helenius G, Karlsson M, Klinga-Levan K. Loss of glutathione peroxidase 3 expression is correlated with epigenetic mechanisms in endometrial adenocarcinoma. Cancer Cell Int. 2010; 10:46.

Faraci FM. Reactive oxygen species: Influence on cerebral vascular tone. J Appl Phys. 2006; 100(2):739-43.

Ferraz L, Burlá M, Lopes PF, Braga A. Impacto da ingestão dietética e do estresse oxidativo em pacientes com doença trofoblástica gestacional. Femina. 2014; 4(3):152-9.

Finkel, T. Signal transduction by reactive oxygen species. J Cell Biol. 2011; 194(1):7-15.

Fransen M, Nordgren M, Wang B, Apanasets O. Role of peroxisomes in ROS/RNS-metabolism: Implications for human disease. Bioch Bioph Acta (BBA) – Mol Bas Dis. 2012; 1822(9):1363-73.

Giacco F, Brownlee M. Oxidative stress and diabetic complications. Circ Res. 2010; 107(9):1058-70.

Gill SS, Tuteja N. Reactive oxygen species and antioxidant machinery in abiotic stress tolerance in crop plants. Plant Phys Bioch. 2010; 48:909-30.

Gough DR, Cotter TG. Hydrogen peroxide: A Jekyll and Hyde signalling molecule. Cell Death Dis. 2011; 2:e213.

Goyal MM, Basak A. Hydroxyl radical generation theory: A possible explanation of unexplained actions of mammalian catalase. Int J Bioch Mol Biol. 2012; 3(3):282-9.

Griendling KK, Touyz RM, Zweier JL, Dikalov S, Chilian W, Chen YR, Harrison DG, Bhatnagar A. Measurement of reactive oxygen species, reactive nitrogen species, and redox-dependent signaling in the cardiovascular system: A scientific statement from the American Heart Association. 2016; 119(5):39-75.

Gutowski M, Kowalczyk S. A study of free radical chemistry: their role and pathophysiological significance. Acta Bioch Pol. 2013; 60(1):1-16.

Guzik TJ, West NEJ, Pillai R, Taggart DP, Channon KM. Nitric oxide modulates superoxide release and peroxynitrite formation in human blood vessels. Hypertension. 2002; 39:1088-94.

Haddad ME, Jean E, Turki A, Hugon G, Vernus B, Bonnieu A, Passerieux E, Hamade A, Mercier J, Laoudj-Chenivesse D, Carnac G. Glutathione peroxidase 3, a new retinoid target gene, is crucial for human skeletal muscle precursor cell survival. J Cell Sci. 2012; 125:6147-56.

Halliwell B, Gutteridge JMC. Free Radicals in Biology and Medicine. 5 ed. New York: Oxford University Press. 2015; 905p.

Halliwell B, Whiteman M. Measuring reactive species and oxidative damage in vivo and in cell culture: how should you do it and what do the results mean? Br J Pharmacol. 2004, 142:231-55. doi:10.1038/sj.bjp.0705776.

Handy DE, Lubos E, Yang Y, Galbraith JD, Kelly N, Zhang YY, Leopold JA, Loscalzo J. Glutathione peroxidase-1 regulates mitochondrial function to modulate redox-dependent cellular responses. J Biol Chem. 2009; 284(18):11913-21.

Hendrickson MD, Poyton RO. Crosstalk between nitric oxide and hypoxia-inducible factor signaling pathways: an update. Res Rep Bioch. 2015; 5:147-61.

Hensley K, Williamson KS, Floyd RA. Measurement of 3-nitrotyrosine and 5-nitro-γ-tocopherol by high-performance liquid chromatography with electrochemical detection. Free Rad Biol Med. 2000; 28:520-8.

Heyno E, Mary V, Schopfer P, Krieger-Liszkay A. Oxygen activation at the plasma membrane: Relation between superoxide and hydroxyl radical production by isolated membranes. Planta. 2011; 234(1):35-45.

Hirata LL, Sato MEO, Santos CAM. Radicais livres e o envelhecimento cutâneo. Acta Farm Bonaerense. 2004; 23:418-24.

Hogg N. The biochemistry and physiology of S-nitrosothiols. Ann Rev Pharm Toxicol. 2002; 42:585-600.

48 LABORATÓRIO COM INTERPRETAÇÕES CLÍNICAS

Holmström KM, Finkel T. Cellular mechanisms and physiological consequences of redox-dependent signaling. Nat Rev Mol Cell Biol. 2014; 15:411-21.

Iwasaki Y, Mochizuki K, Nakano Y, Maruya N, Goto M, Maruyama Y, Ito R, Saito K, Nakazawa H. Comparison of fluorescence reagents for simultaneous determination of hydroxylated phenylalanine and nitrated tyrosine by high-performance liquid chromatography with flurescence detection. Biom Chrom. 2012; 26:41-50.

Jastroch M, Divakaruni AS, Mookerjee S, Treberg JR, Brand MD. Mitochondrial proton and electron leaks. Ess Bioch. 2010; 47:53-67.

Jenney FE, Verhagen MFJM, Cui X, Adams MWW. Anaerobic microbes: Oxygen detoxification without Superoxide dismutase. Science. 1999; 286:306-9.

Jin J, Wang CY, Tao Y, Tan YJ, Yang DC, Gu Y, Deng H, Bai Y, Lu H, Wan Y, Lu Z, Li Y. Determination of 3-nitrotyrosine in human urine samples by surface plasmon resonance immunoassay. Sens Act B: Chem. 2011; 153:164-469.

Kalousová M, Skrha J, Zima T. Advanced glycation end-products and advanced oxidation protein products in patients with diabetes mellitus. Phys Res. 2002; 51(6):597-604.

Kesarwani P, Murali AK, Al-Khami AA, Mehrotra S. Redox regulation of T-cell function: From molecular mechanisms to significance in human health and disease. Ant Redox Sign. 2013; 18(12):1497-534.

Kevil CG, Patel RP. S-Nitrosothiol biology and therapeutic potential in metabolic disease. Curr Opin Inv Drugs. 2010; 10:1127-34.

Kim GH, Kim JE, Rhie SJ, Yoon S. The role of oxidative stress in neurodegenerative diseases. Exp Neur. 2015; 24(4):325-40.

Kirsch M, Groot H. Formation of peroxynitrite from reaction of nitroxyl anion with molecular oxygen. J Bio Chem. 2002; 277(16):13379-88.

Kodydková J, Vávrová L, Kocík M, Zák A. Human catalase, its polymorphisms, regulation and changes of its activity in different diseases. Folia Bio (Praha). 2014; 60:153-67.

Kong Y, Trabucco SE, Zhang H. Oxidative stress, mitochondrial dysfunction and the mitochondria theory of aging. Interd Top Gerontol Ger. 2014; 39:86-107.

Lee OJ, Schneider-Stock R, Mcchesney PA, Kuester D, Roessner A, Vieth M, Moskaluk CA, El-Rifai W. Hypermethylation, loss of expression of glutathione peroxidase-3 in Barrett's Tumorigenesis. Neoplasia. 2005; 7(9):854-61.

Li SP, Xie WL, Cai HH, Yang PH. Hydroxyl radical scavenging mechanism of human erythrocytes by quercetin-germaninum (IV) complex. Eur J Pharm Sci. 2012; 47(1):28-34.

Liaudet L, Vassalli G, Pacher P. Role of peroxynitrite in the redox regulation of cell signal transduction pathways. Front Biosc. 2009; 14:4809-14.

Liochev SI. Reactive oxygen species and the free radical theory of aging. Free Rad Bio Med. 2013; 60:1-4.

Liu N, Lin Z, Guan L, Gaughan G, Lin G. Antioxidant enzymes regulate reactive oxygen species during pod elongation in *Pisum sativum* and *Brassica chinesis*. PLOS One. 2014; 9(2):e87588.

Lombard M, Touati D, Fontecave M, Nivière V. Superoxide reductase as a unique defense system against superoxide stress in the microaerophile *Treponema pallidum*. J Bio Chem. 2000; 275(35):27021-6.

Lu YW, Li HM, Xin J, Zhu QY, Ding F, Gu Y. Determination of 3-chlorotyrosine concentration in human plasma by HPLC with electrochemical detection. Chin J Clin Pharm. 2009; 18:213-6.

Lubos E, Loscalzo J, Handy DE. Glutathione peroxidase-1 in health and disease: From molecular mechanisms to therapeutic opportunities. Antiox Redox Sig. 2011; 15(7):1957-97.

Maiorino M, Bosello-Travain V, Cozza G, Miotto G, Roveri A, Toppo S, Zaccarin M, Ursini F. Understanding mammalian glutathione peroxidase 7 in the light of its homologs. Free Rad Bio Med. 2015; 83:352-60.

Marsche G, Frank S, Hrzenjak A, Holzer M, Dirnberger S, Wadsack C, Scharnagl H, Stojakovic T, Heinemann A, Oettl K. Plasma-advanced oxidation protein products are potent high-density lipoprotein receptor antagonists in vivo. Circ Res. 2009; 104(6):750-7.

Martelli F, Nunes FMF. Radicais livres: Em busca do equilíbrio. Cienc Cult. 2014; 66(3):54-7.

Martínez MC, Andriantsitohaina R. Reactive Nitrogen Species: Molecular mechanisms and potential significance in health and disease. Antiox Redox Sig. 2009; 11(3):669-702.

Medinas DB, Cerchiaro G, Trindade DF, Augusto O. The carbonate radical and related oxidants derived from bicarbonate buffer. IUBMB Life. 2007; 59(4-5):255-62.

Miller E, Morel A, Saso L, Saluk J. Isoprostanes and neuroprostanes as biomarkers of oxidative stress in neurodegenerative diseases. Oxid Med Cell Long. 2014; 572491:1-10.

PERSPECTIVAS LABORATORIAIS – AVALIAÇÃO DE MARCADORES DO ESTRESSE OXIDATIVO 49

Milner GL, Musiek ES, Morrow JD. F_2-isoprostanes as markers of oxidative stress in vivo: An overview. Biomarkers. 2005; 10(S1):10-23.

Montuschi P, Barnes PJ, Roberts J. Isoprostanes: markers and mediators of oxidative stress. FASEB J. 2004; 18:1791-800.

Mu H, Wang XW, Lin PH, Yao QZ, Chen CY. Chlorotyrosine promotes human aortic smooth muscle cell migration through increasing superoxide anion production and ERK1/2 activation. Atherosclerosis. 2008; 201:67-75.

Nam T. Lipid peroxidation and its toxicological implications. Toxicol Res. 2011; 27(1):1-6.

Newsholme P, Rebelato E, Abdulkader F, Krause M, Carpinelli A, Curi R. Reactive oxygen and nitrogen species generation, antioxidant defenses, and -cell function: A critical role for amino acids. J Endocrinol. 2012; 214:11-20.

Nicholls SJ, Shen ZZ, Fu XM, Levison BS, Hazen SL. Quantification of 3-nitrotyrosine levels using a benchtop ion trap mass spectrometry method. Met Enzym. 2005; 396:245-66.

Niedzielska E, Smaga I, Gawlik M, Moniczewski A, Stankowicz P, Pera J, Filip M. Oxidative stress in neurodegenerative diseases. Mol Neuro. 2016; 53(6):4094-125.

Pacher P, Beckman JS, Liaudet L. Nitric oxide and Peroxynitrite in health and disease. Phys Rev. 2007; 85:315-424.

Pai EF, Schulz GE. The catalytic mechanism of glutathione reductase as derived from x-ray diffraction analyses of reaction intermediates. J Bio Chem. 1983; 258(3):1752-7.

Paier A, Agewall S, Kublickiene K. Expression of heat shock proteins and nitrotyrosine in small arteries from patients with coronary heart disease. Heart Vessels. 2009; 24:260-6.

Pamplona R. Membrane phospholipids, lipoxidative damage and molecular integrity: A causal role in aging and longevity. Bioch Bioph Acta. 2008; 1777:1249-62.

Panieri E, Santoro MM. ROS homeostasis and metabolism: A dangerous liason in cancer cells. Cell Death Dis. 2016; 7:e2235.

Patel RP, Mcandrew J, Sellak H, White CR, Jo H, Freeman BA, Darley-Usmar VM. Biological aspects of reactive nitrogen species. Bioch Bioph Acta. 1999; 1411:385-400.

Pavlovic R, Santaniello E, Chiesa LM, Biondi PA. New procedure for the determination of 3-nitrotyrosine in plasma by GC-ECD. Chromatographia. 2009; 70:637-41.

Peng DF, Belkhiri A, Hu TL, Chaturvedi R, Assim M, Wilson KT, Zaika A, El-Rifai W. Glutathione peroxidase 7 protects against oxidative DNA damage in oesophageal cells. Gut. 2012; 61:1250-60.

Peng DF, Hu TL, Soutto M, Belkhiri A, Rifai WE. Loss of glutathione peroxidase 7 promotes TNF-α-induced NF-κB activation in Barrett's carcinogenesis. Carcinogenesis. 2014; 35(7):1620-8.

Piwowar A, Knapik-Kordecka M, Warwas M. Markers of oxidative protein damage in plasma and urine of type 2 diabetic patients. Brit J Biom Sci. 2009; 66(4):194-9.

Qiao M, Kisgati M, Cholewa JM, Zhu W, Smart EJ, Sulistio MS, Asmis R. Increased expression of glutathione reductase in macrophages decreases atherosclerotic lesion formation in low-density lipoprotein receptor-deficient mice. Art, Thromb Vasc Bio. 2007; 27:1375-82.

Quiñonez-Flores CM, González-Chávez SA, Del Río Nájera D, Pacheco-Tena C. Oxidative Stress Relevance in the Pathogenesis of the Rheumatoid Arthritis: A Systematic Review. BioMed Res Int. 2016; 6097417. http://doi.org/10.1155/2016/6097417.

Rahal A, Kumar A, Singh V, Yadav B, Tiwari R, Chakraborty S, Dhama K. Oxidative stress, prooxidants, and antioxidants: The interplay. BioMed Res Int. 2014; 761264:1-19.

Ran Q, Liang H, Ikeno Y, Qi W, Prolla TA, Roberts LJ, Vanremmen H, Richardson A. Life span through increased sensitivity to apoptosis. J Geront: Serie A. 2007; 62(9):932-42.

Ray PD, Huang BW, Tsuji Y. Reactive oxygen species (ROS) homeostasis and redox regulation in cellular signaling. Cell Sig. 2012; 24(5):981-90.

Richardson G, Benjamin N. Potential therapeutic uses for S-nitrosothiols. Clin Sci. 2002; 102:99-105.

Rodrigo-Moreno A, Poschenrieder C, Shabala S. Transition metals: A double edge sward in ROS generation and signaling. Plant Sig Beh. 2013; 8(3):e23425.

Rousar T, Parik P, Kucera O, Bartos M, Cervinková Z. Glutathione reductase is inhibited by acetaminophen-glutathione conjugate in vitro. Phys Res. 2010; 59:225-32.

Sapkota M, Wyatt TA. Alcohol, aldehydes, adducts and airways. Biomolecules. 2015; 5:2987-3008.

Schamberger AC, Schiller HB, Fernandez IE, Sterclova M, Heinzelmann K, Hennen E, Hatz R, Behr J, Vasaková M, Mann M, Eickelberg O, Staab-Weijnitz CA. Glutathione peroxidase 3 localizes to the epithelial lining fluid and the extracellular matrix in interstitial lung disease. Scient Rep. 2016; 6:29952.

50 LABORATÓRIO COM INTERPRETAÇÕES CLÍNICAS

Schieber M, Chandel NS. ROS function in redox signaling and oxidative stress. Curr Biol. 2014; 24(10):453-62.

Schumacker PT. Reactive oxygen species in cancer: A dance with the devil. Cancer Cell. 2015; 27(2):156-7.

Sebeková K, Klenovicsová K, Ferenczová J, Hedvig J, Podracká L, Heidland A. Advanced oxidation protein products and advanced glycation end products in children and adolescents with chronic renal insufficiency. J Renal Nutr. 2012; 1:143-8.

Shema R, Kulicke R, Cowley GS, Stein R, Root DE, Heiman M. Synthetic lethal screening in the mammalian central nervous system identifies GPx6 as a modulator of Huntington's disease. PNAS. 2015; 112(1):268-72.

Sheng Y, Abreu IA, Cabelli DE, Maroney MJ, Miller AF, Teixeira M, Valentine JS. Superoxide dismutase and superoxide reductases. Chem Rev. 2014; 114(7):3853-918.

Singh A, Rangasamy T, Thimmulappa RK, Lee H, Osburn WO, Brigelius-Flohé R, Kensler TW, Yamamoto M, Biswal S. Glutathione peroxidase 2, the major cigarette smoke-inducible isoform of GPX in lungs, is regulated by Nrf2. Am J Resp Cell Mol Bio. 2006; 35(6):639-50.

Sivakumar V, Thanislass J, Niranjali S, Devaraj H. Lipid peroxidation as a possible secondary mechanism of sterigmatocystin toxicity. Hum Exp Toxicol. 2001; 20(8):398-403.

Stark G. Functional consequences of oxidative membrane damage. J Memb Bio. 2005; 205:1-16.

Steege JCAT, Koster-Kamphuis L, Van Straaten EA, Forget PP, Buurman WA. Nitrotyrosine in plasma of celiac disease patients as detected by a new sandwich ELISA. Free Rad Bio Med. 1998; 25:953-63.

Stowe DF, Camara AKS. Mitochondrial reactive oxygen species production in excitable cells: Modulators of mitochondrial and cell function. Antioxid Redox Sig. 2009; 11(6):1373-414.

Su JB. Vascular endothelial dysfunction and pharmacological treatment. World J Cardiol. 2015; 7(11):719-41.

Sugamura K, Keaney Jr JF. Reactive oxygen species in cardiovascular disease. Free Rad Bio Med. 2011; 51(5):978-92.

Sun X, Nair J, Linseisen J, Owen RW, Bartsch H. Lipid peroxidation and DNA adduct formation in lymphocytes of premenopausal women: Role of estrogen metabolites and fatty acid intake. Int J Cancer. 2012; 131(9):1983-90.

Suzuki YJ, Carini M, Butterfield DA. Protein carbonylation. Antioxid Redox Sig. 2010; 12(3):323-5.

Tanase M, Urbanska AM, Zolla V, Clement CC, Huang L, Morozova K, Follo C, Goldberg M, Roda B, Reschiglian P, Santambrogio L. Role of carbonyl modifications on aging-associated protein aggregation. Sci Rep. 2016; 6:19311.

Taylor EL, Armstrong KR, Perrett D, Hattersley AT, Winyard PG. Optimisation of an advanced oxidation protein products assay: Its application to studies of oxidative stress in diabetes mellitus. Oxid Med Cell Long. 2015; 496271: 1-10.

Thiele GM, Worrall S, Tuma DJ, Klassen LW, Wyatt TA, Nagata N. The chemistry and biological effects of malondialdehyde-acetaldehyde adducts. Alcoholism: Clin Exp Res. 2001; 5:218-24.

Thomas C, Mackey MM, Diaz AA, Cox DP. Hydroxyl radical is produced via the Fenton reaction in submitochondrial particles under oxidative stress: Implications for diseases associated with iron accumulation. Redox Rep. 2009; 14(3):102-8.

Trachootham D, Lu W, Ogasawara MA, Valle NRD, Huang P. Redox regulation of cell survival. Antioxid Redox Sig. 2008; 10(8):1343-74.

Trebak M, Ginnan R, Singer HA, Jourd'heuil D. Interplay between calcium and reactive oxygen/nitrogen species: An essential paradigm for vascular smooth muscle signaling. Antiox Redox Sig. 2010; 12(5):657-74.

Ufer C, Wang CC, Fähling M, Schiebel H, Thiele BJ, Billett EE, Kuhn H, Borchert A. Translational regulation of glutathione peroxidase 4 expression through guanine-rich sequence-binding factor 1 is essential for embryonic brain development. Genes Dev. 2008; 22:1838-50.

Valko M, Leibfritz D, Moncol J, Cronin MTD, Mazur M, Telser J. Free radicals and antioxidants in normal physiological functions and human disease. Int J Bio Cell Bio. 2007; 39:44-84.

Vasconcelos SML, Goulart MOF, Moura JBF, Manfredini V, Benfato MS, Kubota LT. Espécies reativas de oxigênio e de nitrogênio, antioxidants e marcadores de dano oxidative em sangue humano: Principais métodos analíticos para sua determinação. Química Nova. 2007; 30(5):1323-38.

Verma V, Shafer MM, Schauer JJ, Sioutas C. Contribution of transition metals in the reactive oxygen species activity of PM emissions from retrofitted heavy-duty vehicles. Atmosp Env. 2010; 44:5165-73.

Walia M, Kwan CY, Grover AK. Effects of free radicals on coronary artery. Med Princ Prac. 2003; 12(1):1-9.

Wang X, Fang H, Huang Z, Shang W, Hou T, Cheng A, Cheng H. Imaging ROS signaling in cells and animals. J Mol Med. 2013; 91(8):917-27.

Weber D, Davies MJ, Grune T. Determination of protein carbonyls in plasma, cell extracts, tissue homogenates, isolated proteins: Focus on sample preparation and derivatization conditions. Redox Bio. 2015; 5:367-80.

PERSPECTIVAS LABORATORIAIS – AVALIAÇÃO DE MARCADORES DO ESTRESSE OXIDATIVO   51

Weidinger A, Kozlov AV. Biological activities of reactive oxygen and nitrogen species: Oxidative stress versus signal transduction. Biomolecules. 2015; 5:472-84.

Whiteman M, Spencer JPE. Loss of 3-chlorotyrosine by inflammatory oxidants: implications for the use of 3-chlorotyrosine as a bio-marker in vivo. Bioch Bioph Res Com. 2008; 371:50-3.

Williams K, Frayne J, Hall L. Expression of extracellular glutathione peroxidase type 5 (GPx5) in the rat male reproductive tract. Mol Hum Rep. 1998; 4(9):841-8.

Xu B, Wang W, Guo H, Sun Z, Wei Z, Zhang X, Liu Z, Tischfield JA, Gong Y, Shao C. Oxidative stress preferentially induces a subtype of micronuclei and mediates the genomic instability caused by p53 dysfunction. Mut Res. 2014; 770:1-8.

Xu GL, Walsh CP. Enzymatic DNA oxidation: Mechanisms and biological significance. BMP Rep. 2014; 11:609-18.

Zemolin APP, Meinerz DF, De Paula MT, Mariano DOC, Rocha JBT, Pereira AB, Posser T, Franco JL. Evidences for a role of glutathione peroxidase 4 (GPx4) in methylmercury induced neurotoxicity *in vivo*. Toxicology. 2012; 302(1):60-7.

Zhang H, Davies KJA, Forman HJ. Oxidative stress response and Nrf2 signaling in aging. Free Rad Bio Med. 2015; 88:314-36.

Zhang J, Hu J, Sang W, Wang J, Yan Q. Peroxynitrite (ONOO⁻) redox signaling molecule-responsive polymersomes. Am Chem Soc Macro Lett. 2016; 5:919-24.

Zhang WZ, Lang C, Kaye DM. Determination of plasma free 3-nitrotyrosine and tyrosine by reversed-phase liquid chromatography with 4-fluoro-7-nitrobenzofurazan derivatization. Biom Chrom. 2007; 21:273-8.

Zhao J, Wang C, Tong H, Li Y, Zhou C, Tian Y, Liu S. Overproduction of nitrate and S-Nitrosothiols in diabetic patients. J Ger Card. 2008; 5(1):25-7.

Zhong H, Yin H. Role of lipid peroxidation derived 4-hydroxynonenal (4-HNE) in cancer: Focusing on mitochondria. Redox Bio. 2015; 4:193-9.

Zhou D, Shao L, Spitz DR. Reactive oxygen species in normal and tumor stem cells. Adv Cancer Res. 2014; 122:1-67.

Equilíbrio Hidroeletrolítico e Acidobásico

Analúcia Rampazzo Xavier ■ *Salim Kanaan*

Avaliação dos distúrbios hidroeletrolíticos

A avaliação do balanço líquido e eletrolítico é de fundamental importância em pacientes internados com comprometimentos nos metabolismos da água, sódio, potássio, cloreto, bicarbonato, ureia, creatinina, glicose, entre outros. Para melhor interpretar as alterações dessas substâncias citadas acima, deve-se sempre ter em mãos uma boa história clínica e exame físico.

A água é o principal constituinte do nosso organismo, sendo responsável por 60% do peso de um indivíduo adulto, distribuído nas proporções de 40% no compartimento intracelular (LIC) e 20% no extracelular (LEC). O líquido extracelular é subdividido em duas partes: o líquido intersticial (15%) e o líquido plasmático (5%).

Na análise da perda de líquido de um desses compartimentos, os sinais e sintomas apresentam-se de formas diferentes quando relacionados aos compartimentos LIC e LEC. Um paciente com perda do LIC pode apresentar letargia, desorientação e até coma. Quando há perda do LEC (perda de sangue), o paciente pode apresentar um colapso circulatório, parada renal e até o choque. O mesmo pode ser observado quando o paciente perde líquidos corporais de uma forma total, isto é, de ambos os compartimentos. Os sinais e sintomas não são percebidos imediatamente devido ao fenômeno de redistribuição de líquidos entre os compartimentos LIC e LEC.

Os eletrólitos são íons carregados positivamente ou negativamente, que estão distribuídos em diferentes concentrações nos três compartimentos, intracelular, intersticial e plasmático. Para manter o equilíbrio iônico a somatória de cargas positivas e negativas deve ser igual a zero. O representante principal das cargas positivas (cátions) no compartimento extracelular é o sódio, enquanto o maior representante do intracelular é o potássio. Com relação às cargas negativas (ânions), os principais íons do extracelular são o cloreto e o bicarbonato, enquanto no intracelular são os fosfatos e as proteínas.

Para melhor interpretar os exames solicitados, deve-se ter conhecimento do conceito de concentração, que é a razão que mede a quantidade de soluto (expressa em unidades de massa) dividida pela quantidade de solução ou de solvente (expressas em unidades de volume) (Figura 4.1), que podem também ser expressas em unidades de massa, refletindo a osmolalidade (massa/massa).

$$C = m/V$$

Figura 4.1. *Fórmula para deduzir a concentração – razão massa por volume.*

54 LABORATÓRIO COM INTERPRETAÇÕES CLÍNICAS

A concentração pode sofrer mudanças em qualquer das duas variáveis. Podemos citar, como exemplo, a concentração de sódio de 142 mmol/L de um determinado paciente que se tornou 132 mmol/L. Esse paciente pode ter perdido quantidade de sódio ou aumentado a quantidade de água.

Outros conceitos importantes são os conceitos de osmolalidade e osmolaridade. A osmolalidade reflete o número de partículas osmoticamente ativas de soluto divididas pelo volume de solvente (água) e é expressa em quilogramas (kg). O conceito de osmolaridade também mede o número de partículas osmoticamente ativas do soluto divididas pelo volume de solução, expressas em unidade de massa do soluto pelo volume de solução expressas em litros (L).

Os nossos compartimentos são separados por membranas semipermeáveis nas quais a água se movimenta livremente. Devido a essa característica fisiológica da movimentação da água, as concentrações das substâncias nos diferentes líquidos corporais podem variar, mas o número de partículas (osmolalidade) é o mesmo.

Outro parâmetro que também é equilibrado pelo movimento da água é a pressão osmótica, que deve ser sempre a mesma em ambos os lados de uma membrana celular, mantendo a mesma osmolalidade, fazendo a célula contrair ou expandir o seu volume. Os compartimentos LIC e LEC sempre mantêm a osmolalidade, contendo soluções isotônicas. Como valor de referência da osmolalidade no soro e em outros líquidos corporais (exceto urina) é de 285 mmol/kg.

A osmolalidade pode ser determinada utilizando um aparelho chamado osmômetro, no qual o princípio baseia-se na queda do ponto de congelamento ou na medida da pressão de vapor. Para uma boa qualidade nesse exame, a amostra de soro deve ser separada ou refrigerada em no máximo 20 minutos, ou valores falsamente elevados podem ser encontrados, devido à produção de ácido láctico pelas hemácias (isso pode ocorrer nos dois métodos).

Na prática, podemos determinar a osmolaridade por meio de cálculos matemáticos, medindo-se a concentração de sódio sérico e multiplicando esse resultado por 2, pois o sódio é o cátion de maior concentração extracelular. Uma vez que existe a eletroneutralidade entre cátions e ânions, esse resultado também reflete as cargas negativas. Outras duas substâncias que influenciam nesse cálculo são a glicose e ureia aumentadas no sangue. Então, a osmolaridade pode ser corrigida pela equação abaixo:

Osmolaridade do soro (mmol/L) = (glicose (mg/dL)/18) + (ureia (mg/dL/6) + 2 sódio sérico (mmol/L)

Quando a glicose e ureia estão dentro dos valores de referência, não é necessário seu uso na equação.

A medida da osmolaridade tem várias significâncias clínicas: no acompanhamento da evolução das doenças renais; na avaliação da capacidade inicial da concentração renal; na monitorização de terapias de reposição de fluidos e eletrólitos; na avaliação da secreção do hormônio antidiurético e a resposta renal; e pode estabelecer o diagnóstico diferencial de hipernatremia, hiponatremia e poliúria.

Também é utilizada em situações em que a medida da osmolalidade (osmômetro) é diferente da osmolaridade calculada (hiato osmolar). Quando os resultados apresentam grandes diferenças sugere-se a presença de outra substância osmoticamente ativa que pode ser detectada pelo osmômetro (osmolalidade) e não observada no cálculo (osmolaridade). Essa diferença entre as duas medidas quase sempre na prática clínica é ocasionada pela presença de etanol, mas poderia ser pela presença de metanol ou etilenoglicol, ou outra substância osmoticamente ativa.

A osmolalidade é regulada por sensores especializados nas células do hipotálamo chamados de osmorreceptores, que têm a capacidade de perceber diferenças entre a osmolalidade do meio interno da célula (intracelular) e do meio externo (extracelular), ajustando essas modificações com a liberação do hormônio antidiurético (ADH) pela hipófise posterior. Alterações de aumento da osmolalidade fazem com que o ADH seja liberado, que age nos rins retendo água. O mesmo acontece nas privações de líquido, que também aumentam a osmolalidade. Essa regulação de excreção ou retenção de água mantém a concentração de eletrólitos no interior da célula.

EQUILÍBRIO HIDROELETROLÍTICO E ACIDOBÁSICO **55**

Distúrbios do equilíbrio de sódio

O volume do espaço extracelular deve ser sempre mantido, pois preserva o volume sanguíneo efetivo, prevenindo a hipoxemia que pode provocar a morte celular. O volume do espaço extracelular relaciona-se diretamente com a concentração de sódio no LEC. Nas depleções ou repleções de sódio no compartimento intravascular, sensores de alta ou baixa pressão são acionados para reverter o distúrbio primário. Um indivíduo com peso médio de 70 kg contém cerca de 3.700 mmol de sódio total, sendo que 75% desse sódio pode ser intercambiável entre os compartimentos, mas 25% é chamado de fixo, pois está incorporado nos tecidos (ossos) e possui baixa mobilização.

A regulação do sódio no LEC é de fundamental importância na manutenção do bom funcionamento tecidual sistêmico. A quantidade de sódio ingerido ou excretado é bem variável. O consumo médio varia de 100 mmol/dia até 300 mmol/dia, e sua excreção está relacionada diretamente com a sua ingesta. O local de maior perda desse íon é via renal, mas parte pode ser perdida no suor (5 mmol/dia) e nas fezes (5 mmol/dia). Vale ressaltar que a perda pelas fezes torna-se significativa nas chamadas diarreias pediátricas, podendo levar até a morte.

A regulação do sódio no sistema urinário é feita por meio de dois hormônios, aldosterona e peptídeo natriurético atrial. A aldosterona é um hormônio lipossolúvel, produzido pelo córtex da suprarrenal, que pela sua característica apolar tem facilidade de penetrar nas membranas celulares, aumentando a síntese de proteínas e assim aumentando a densidade de canais de sódio na membrana luminal. Com isso há aumento da permeabilidade do sódio com aumento da atividade da bomba de Na^+/K^+ ATPase na região basolateral. Devido à grande entrada de sódio no interior da célula, e para haver equilíbrio de cargas, há a secreção de outro cátion, o potássio, que será eliminado na urina. A ação da aldosterona diminui a excreção de sódio urinário, aumentando a reabsorção pelos túbulos renais com a participação dos cátions potássio e hidrogênio. Os efeitos básicos da aldosterona são acionados principalmente nas depleções de volume extracelular (LEC) e diminuições de sódio e elevações de potássio no plasma. O peptídeo natriurético atrial, produzido pelas células cardíacas localizadas no átrio direito do músculo cardíaco, exerce sua função fisiológica aumentando a excreção urinária de sódio.

A movimentação da água está vinculada ao efeito osmótico dos íons, principalmente do sódio, que juntamente com o ânion cloro, determinará qual o volume final do compartimento. Como exemplo, um paciente que apresenta uma infecção gastrointestinal, acompanhada de vômitos e diarreia, com perda de água e sódio, apresentará concentração de íons e volume baixos no LEC e secreção alta de aldosterona. A partir do momento que haja uma ingestão de líquidos e de sal oralmente pelo paciente, o sódio será retido até que haja equilíbrio entre o sal e a água.

■ Hiponatremia (valores referenciais: 136-145 mmol/L)

Considera-se hiponatremia quando a concentração de sódio medida no soro é menor que 136 mmol/L. Essa situação está associada a várias patologias e quase sempre é resultado de retenção hídrica. Na grande maioria das vezes está associada à secreção inapropriada de ADH (SIADH), mas a excreção de água livre pode estar limitada em algumas situações, como na insuficiência renal crônica (IRC), que independe da ação do hormônio antidiurético. A capacidade máxima de excreção de água pelos rins normais está na faixa de 10 L/dia, o que contribui para o aparecimento de hiponatremia.

As hipernatremias estão sempre associadas com hipertonicidade, enquanto nas hiponatremias podem ser encontradas as tonicidades baixa, normal ou aumentada. Na situação conhecida como pseudo-hiponatremia (isotônica), em que há a existência de grandes moléculas aumentadas no soro, como as lipoproteínas (contendo os triglicerídeos e colesterol) e paraproteinemias (mieloma múltiplo) circulantes, haverá o deslocamento de água para o espaço extracelular, consequentemente reduzindo significativamente a concentração de sódio plasmático.

56 LABORATÓRIO COM INTERPRETAÇÕES CLÍNICAS

A hiponatremia hipertônica acontece quando estão presentes nos solutos osmoticamente ativos, como a glicose e manitol, que deslocam a água do intracelular para o extracelular, consequentemente havendo um aumento da osmolaridade e da tonicidade. A principal causa da hipernatremia hipertônica é a hiperglicemia.

Na hiponatremia hipotônica deve-se obrigatoriamente analisar o volume extracelular, pois este pode estar aumentado, normal ou diminuído. De acordo com a situação do volume extracelular pode-se ter o sódio corporal elevado, normal ou diminuído. Quando o paciente apresenta uma expansão de volume extracelular, esta resulta da diminuição da excreção renal com consequente retenção da água corporal total maior que do sódio corporal total, levando a uma diminuição de sódio sérico. A hiponatremia hipotônica frequentemente se apresenta em pacientes edematosos, como nas situações clínicas de cirrose hepática, insuficiência cardíaca, insuficiência renal e síndrome nefrótica.

Quando o paciente apresenta um volume extracelular normal, a hiponatremia está associada à euvolemia. Algumas situações clínicas podem apresentar hiponatremia euvolêmica, como hipotireoidismo descompensado geralmente grave, deficiência de corticosteroide, estresse emocional, dores agudas permanentes, drogas que estimulam a liberação do hormônio ADH (consumo de café, álcool, diuréticos) e também na SIADH, que comumente é observada nos carcinomas (pulmão, duodeno e pâncreas), nos distúrbios pulmonares como pneumonias virais, bacterianas, abscesso pulmonar, tuberculose e aspergilose, distúrbios do sistema nervoso central (SNC), encefalites virais ou bacterianas, meningites virais, bacterianas ou tuberculosas, acidente vascular cerebral (AVC), abscessos cerebrais, hematomas ou hemorragias subdural ou subaracnoide, síndrome de Guillain-Barré, traumatismo cerebral encefálico (TCE). Há casos em que os pacientes apresentam contração do volume extracelular associada à perda de sódio, geralmente ocasionada por perdas gastrointestinais (vômitos, diarreias, fístulas) ou por perdas urinárias (deficiência de aldosterona) na doença de Addison, medicamentos antagonistas à aldosterona, como espirolactona.

Em todos os casos aqui citados inicialmente a perda de sódio vem acompanhada de perda de água e a concentração de sódio no soro permanece dentro dos valores referenciais de normalidade. Quando o processo é prolongado, a perda de sódio continua, e as reduções dos volumes do LEC e do sangue estimulam a secreção de ADH. Vale ressaltar, que o controle não osmótico da secreção do ADH é muito maior que o mecanismo do controle osmótico. Devido a isso, a retenção de água (pela secreção do ADH) faz com que o sódio seja diluído, estabelecendo a hiponatremia.

O quadro clínico desses pacientes com hiponatremia apresenta-se na sua grande maioria de forma assintomática, podendo apresentar sinais e sintomas nos casos mais graves. Os sintomas clínicos geralmente aparecem quando o sódio sérico é menor que 130 mmol/L, e em situações mais graves abaixo de 125 mmol/L. A queda da osmolalidade plasmática cria um gradiente que favorece a entrada de água nas células do sistema nervoso, ocasionando edema cerebral. O paciente apresenta sintomas de letargia, apatia, desorientação, câimbras musculares, anorexia, náuseas, vômitos e possivelmente agitação. No exame físico, o paciente apresenta sinais e sintomas de reflexos profundos diminuídos, respiração de Cheyne-Stokes, hipotermia, reflexos patológicos, sensória anormal, paralisia pseudobulbar e convulsões.

■ Hipernatremia

Considera-se hipernatremia quando a concentração de sódio medida no soro é maior que 145 mmol/L. As melhores avaliações dos distúrbios eletrolíticos são baseadas nos fatores clínicos que os pacientes possam apresentar. A quantidade de líquido presente no compartimento LEC é feita clinicamente e não pelo laboratório, portanto é importante avaliar as membranas, pulso, globo ocular, turgidez de pele, postura, débito urinário e avaliação neurológica.

As causas de hipernatremia podem se dever à depleção de água por falta de ingesta, principalmente no idoso, ou por perdas como nos indivíduos insensíveis, com diabetes *insipidus* e por defeitos

EQUILÍBRIO HIDROELETROLÍTICO E ACIDOBÁSICO 57

nos túbulos renais que não conservam água. Também se pode ter hipernatremia por perda de água e sódio, como nos casos de diurese osmótica presente no diabetes *mellitus*, nas sudoreses excessivas e, em especial, em crianças com diarreia. As perdas de líquidos em vômitos, diarreias ou fístulas, na sua grande maioria, são causas mais de hiponatremia que de hipernatremia.

A hipernatremia pode ser causada pelo aumento da ingesta de sal e pela administração de bicarbonato de sódio para a correção da acidose. Devem-se ter cuidados ao utilizar esse tipo de terapia, pois a administração de bicarbonato de sódio 8,4% equivale à concentração de 1.000 mmol/L de sódio. A síndrome de Crohn é uma condição mais rara em que há a secreção excessiva de aldosterona (hiperaldosteronismo) e consequente retenção de sódio pelos túbulos renais. Outra causa de hipernatremia é a síndrome de Cushing com excessiva produção de cortisol, que promove uma atividade menor sobre os mineralocorticoides.

Avaliação do metabolismo do potássio

Um indivíduo que pesa em torno de 70 kg tem aproximadamente 3.600 mmol/L de potássio, sendo que a maior parte encontra-se no compartimento intracelular (aproximadamente 150 mmol/L). A ingestão de potássio varia muito dependendo dos hábitos regionais. Sua eliminação é principalmente realizada pelo sistema renal (dependente da filtração glomerular), tendo também pequenas perdas pelo sistema gastrointestinal (5 mmol/dia) e pelo suor e pele. O controle da excreção de potássio pelos rins aumenta em função do aumento da ingesta. O potássio no espaço extracelular (sanguíneo e intersticial) está distribuído proporcionalmente em torno de 2%, sendo que sua concentração no soro fica em torno de 4,5 mmol/L. As alterações em relação à composição líquida (água) no extracelular, tanto nas perdas como nos ganhos, pouco alteram a concentração dos íons potássio, mas quando há alterações na liberação de potássio intracelular, do intra para o extracelular, a modificação da concentração sérica desse íon se torna considerável.

Existe uma relação de equilíbrio entre as cargas do potássio e íons hidrogênio. Os íons hidrogênio que se encontram no interior das células são tamponados. Nas acidoses metabólicas, em que se observa o aumento das concentrações de hidrogênio iônico, o potássio é liberado para o espaço extracelular para que haja o equilíbrio entre as cargas e ocorra a neutralidade elétrica. Nos casos de alcaloses metabólicas observa-se o oposto. Esse movimento dos íons hidrogênio com o potássio altera consideravelmente a concentração de potássio no soro. A variação de potássio no soro é pouco significativa em relação à sua concentração total no organismo, mas quando não há alterações do equilíbrio acidobásico geralmente as hipocalemias estão correlacionadas às baixas concentrações de potássio no soro.

O potássio é o cátion que determina o potencial de repouso da membrana celular. As células excitáveis, como os nervos e músculos, sofrem grandes modificações em resposta às diferentes concentrações desse íon. O coração é um órgão formado principalmente por músculo e nervos, e alterações nas concentrações de potássio, tanto altas quanto baixas, podem representar risco de morte.

■ Hipercalemia

Hipercalemia é um processo em que o paciente corre risco de morte eminente. É considerada uma emergência médica muito comum, na qual o paciente apresenta fraqueza muscular muitas vezes precedida de parestesia. Infelizmente, frequentemente a primeira manifestação é muito grave e vem acompanhada de parada cardiorrespiratória. O eletrocardiograma (ECG) é o exame complementar de escolha, pois as alterações nos sinais elétricos são vistas em ondas T altas ou em picos, e em alargamento do complexo QRS (derivação II). Essas modificações no ECG (hipercalemia) são parecidas com as encontradas no infarto do miocárdio. Pacientes que apresentam valores maiores ou iguais a 7,0 mmol/L (no soro) correm risco de parada cardíaca.

58 LABORATÓRIO COM INTERPRETAÇÕES CLÍNICAS

As principais causas de hipercalemia são as insuficiências renais, a quais são agravadas pela acidose, deficiências de mineralocorticoide (frequente na doença de Addison), e uso de drogas antagonistas da aldosterona, pois podem ter aumento corporal total de potássio. Para o equilíbrio das cargas nas acidoses há uma redistribuição do potássio intracelular para o extracelular. Outra situação de hipercalemia é a liberação de potássio de células lesadas, pois esse íon se encontra em altas concentrações dentro das células (~150 mmol/L). Isso pode ser observado nas lesões musculares de trauma (esmagamento), rabdomiólise e em hemólise extensiva intravascular. Os erros pré-analíticos na coleta e separação do soro, seja pela demora na separação do soro, centrífugas mal calibradas ou por procedimentos de coleta e materiais não adequados, podem levar à lise celular, com resultados de hipercalemia (falso-positivos).

■ Hipocalemia

Hipocalemia é um processo em que o paciente apresenta valores de potássio no soro abaixo de 3,5 mmol/L. Os sinais clínicos que aparecem são hiporreflexia, fraqueza muscular grave e arritmias cardíacas. O ECG apresenta achatamento da onda T e em todas as derivações a onda U proeminente. O paciente com hipocalemia, mesmo em estado grave, pode ser assintomático e o aparecimento dos sintomas pode ser lento.

As principais causas de hipocalemia são pacientes com perdas gastrointestinais como diarreia, vômitos ou fístulas cirúrgicas, perdas renais principalmente pelo uso de diuréticos e também a produção aumentada de aldosterona (os diuréticos tiazídicos e os corticosteroides são os mais importantes). Outra situação é a presença de alcalose, que pode causar o deslocamento do potássio extracelular para o intracelular. A incorporação do potássio do LEC para o LIC também pode ser feita pelo estímulo da insulina. Vale ressaltar que a administração endovenosa de potássio não deve ultrapassar 20 mmol/h. Se a reposição próxima a esse valor for estritamente necessária, deve-se monitorar o paciente com ECG.

Distúrbios do equilíbrio acidobásico

O desequilíbrio acidobásico compromete a homeostase da concentração de íons hidrogênio sanguínea, e pode ser gerado por várias patologias, por exemplo infarto agudo do miocárdio, diarreias, vômitos, insuficiência renal, entre outras. Esses distúrbios podem corresponder diretamente a um comprometimento renal (acidose tubular renal).

Para uma boa compreensão dos distúrbios, deve-se recordar os conceitos gerais e fundamentais da fisiologia e bioquímica e os fatores que controlam o equilíbrio acidobásico normal.

Ácidos podem ser conceituados (teoria de Brönsted-Lowry) como sendo substâncias que quando colocadas em solução têm a capacidade de gerar e doar prótons (H^+) e bases são todas as substâncias que têm a capacidade de serem aceptoras de prótons (Figura 4.2).

$$HCl \xrightarrow{H_2O} H^+_{(aq)} + Cl^-_{(aq)}$$

Ácido forte   Base fraca

$$CH_3COOH \xrightleftharpoons{H_2O} H^+_{(aq)} + CH_3COO^-_{(aq)}$$

Ácido fraco   Base forte

Figura 4.2. *Representação dos ácidos e bases segundo Brönsted e Lowry.*

$$pH = \log \frac{1}{[H^+]} \quad \text{ou} \quad pH = -\log [H^+]$$

Figura 4.3. *Conceito de pH segundo Søren Peter Lauritz Sørensen.*

Um físico-químico dinamarquês, Søren Peter Lauritz Sørensen (1904), introduziu o conceito de pH, sendo o logaritmo do inverso da concentração de íons hidrogênio $[H^+]$ de uma solução ou logaritmo negativo da concentração de hidrogênio $[H^+]$ (Figura 4.3).

No indivíduo sadio a manutenção do pH arterial sistêmico fica dentro de uma faixa considerada normal (7,35-7,45), apesar da produção endógena de substâncias ácidas ou alcalinas ou da ingestão dos alimentos.

Atualmente pode-se expressar a concentração de prótons na corrente circulatória e na maioria dos líquidos biológicos na escala de nmol/L (1 nmol = 10^{-9} mol). Na faixa de pH entre 7,35 e 7,45 encontra-se entre 35 e 45 nmol/L de H^+. Valores maiores que 120 nmol/L ou menores que 20 nmol/L, na maioria das vezes, são incompatíveis com a vida (pH = 6,8 e 7,8, respectivamente).

A oxidação dos principais substratos energéticos, como carboidratos (glicose), lipídeos (ácidos graxos) e proteínas (aminoácidos) gera ácidos constantemente. O metabolismo de glicose por via aeróbica produz como produto final CO_2 + H_2O + ATP e por via anaeróbica produz ácido láctico. O metabolismo dos ácidos graxos produz CO_2 + H_2O + ATP e corpos cetônicos no fígado; já no metabolismo dos aminoácidos, alguns podem gerar CO_2 + H_2O + ATP, enquanto os aminoácidos que possuem enxofre na sua estrutura podem gerar ácido sulfúrico (H_2SO_4). O metabolismo dos nucleotídeos produz ácido úrico (purinas) e ácido fosfórico. Nas células parietais do estômago há produção de ácido clorídrico. O ácido carbônico ($H_2CO_3 \rightarrow CO_2$ + H_2O) e a acetona, por serem voláteis, são eliminados pelos pulmões enquanto os ácidos chamados de fixos (H_2SO_4, H_3PO_4 etc.) são eliminados via renal.

A homeostase entre a produção e eliminação de produtos ácidos é constantemente feita pelo organismo por meio de três linhas de defesa: 1) os tampões (extracelulares e intracelulares) que agem imediatamente promovendo a neutralização química dos ácidos e álcalis; 2) a regulação pulmonar da pressão parcial de CO_2 ($PaCO_2$) por meio de um processo que determina a eliminação pelos pulmões de CO_2; 3) a reabsorção e excreção renal de bicarbonato (HCO_3^-) e a excreção de ácidos pela urina.

1. Tampões, por definição, são soluções formadas por um sal de ácido fraco que tem a capacidade de se ligar aos íons hidrogênio. O tamponamento é considerado uma resposta rápida, mas de curto prazo, pois não remove os íons hidrogênio do organismo. Há a necessidade da excreção renal dos ácidos para a remoção dos íons hidrogênio. Existem vários tampões no organismo, sendo o principal do líquido extracelular o tampão bicarbonato, uma vez que esse tamponamento é muito eficaz. O bicarbonato (HCO_3^-) combina-se com os íons hidrogênio (H^+) e forma ácido carbônico (H_2CO_3), que se dissocia em CO_2 e H_2O que são eliminados. É o único sistema tampão com essa capacidade de eliminação. Os outros tampões simples não são tão eficazes, pois na medida em que se associam aos íons hidrogênio, os ânions do ácido fraco atingem o equilíbrio. Em contrapartida, o sistema bicarbonato continua agindo, uma vez que os sistemas renal e respiratório reciclam a reação do bicarbonato e ácido carbônico, respectivamente. A concentração inicial do bicarbonato define a eficácia desse sistema de tamponamento. Salienta-se que esse sistema perde a capacidade tamponante quando todo o bicarbonato for consumido. A reação de associação dos íons hidrogênio com o bicarbonato é rápida, mas a dissociação do ácido carbônico em CO_2 e H_2O é lenta, podendo ser acelerada dentro dos eritrócitos devido à presença da enzima

anidrase carbônica. Toda proteína pode funcionar como sistema tampão, pois pode se ligar aos íons hidrogênio, por exemplo a hemoglobina presente nas células vermelhas, que tem alta capacidade de ligação aos íons H⁺.

2. O mecanismo pulmonar é realizado pelo organismo por meio de receptores localizados nos sistemas nervoso central e periférico (arco aórtico e seio carotídeo), que são muito sensíveis às oscilações das pressões parciais de $PaCO_2$, PaO_2 e concentração de íons hidrogênio no meio extracelular (medidos por meio do pH). Essas modificações têm como resposta pulmonar a alteração do padrão ventilatório com hiperventilação ou hipoventilação. Esse mecanismo constitui o mais rápido controle da $PaCO_2$, com ação na escala de tempo de minutos.

3. O mecanismo renal é mais lento, mas muito mais eficaz na eliminação de substratos ácidos e na regeneração do bicarbonato plasmático. O organismo humano tem atividade metabólica com produção de ácidos voláteis (controlados pelos pulmões) e não voláteis como ácidos fosfórico, sulfúrico, clorídrico, e também pequenas quantidades de ácido láctico, pirúvico, cítrico e corpos cetônicos. Todos esses ácidos devem ser eliminados pelo sistema renal por filtração e acidificação da urina. O principal papel do sistema renal é reter o bicarbonato existente e gerar mais bicarbonato para substituir o que foi utilizado para tamponar os ácidos não voláteis. Existem três mecanismos fundamentais no controle da retenção e eliminação dos íons hidrogênio. O principal mecanismo é a recuperação do bicarbonato filtrado e reabsrovido pelas células dos túbulos proximais. Isso ocorre após as células produzirem CO_2, por meio dos seus metabolismos aeróbicos, que se ligam à água em uma reação catalisada pela enzima anidrase carbônica, produzindo o ácido carbônico e este se dissocia

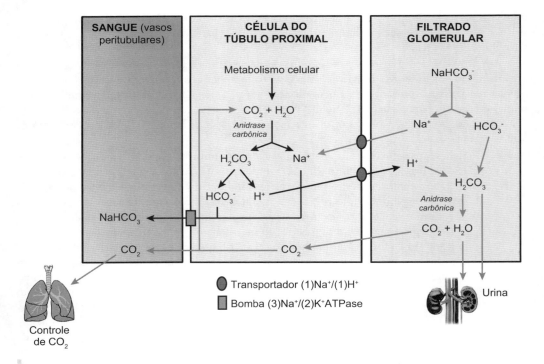

Figura 4.4. *Recuperação do bicarbonato pelas células tubulares proximais. Fonte: elaborada pelos autores.*

dando origem ao bicarbonato, que é absorvido para a microcirculação juntamente com o sódio, por meio da bomba de (3)Na$^+$/(2)K$^+$ ATPase com excreção do íon hidrogênio para a luz tubular. Os íons H$^+$ combinam-se com o bicarbonato filtrado produzindo H$_2$CO$_3$, que poderia ser dissociado em CO$_2$ e H$_2$O na presença de anidrase carbônica existente na superfície da borda em escova das células tubulares. Quando as concentrações plasmáticas de bicarbonato encontram-se abaixo de 25 mmol/L o processo de reabsorção é praticamente completo, mas se os níveis estiverem altos, ocorre a excreção de bicarbonato na urina, como pode ser observado na Figura 4.4.

O segundo mecanismo do sistema renal ocorre nas células tubulares distais, onde os íons hidrogênio gerados pelo metabolismo são ativamente trocados por íons sódio (Na$^+$). Se a concentração de íons H$^+$ intraluminal aumentar pode haver uma diminuição do pH urinário até 4,5. Na grande maioria das vezes o pH urinário extremo não é alcançado devido à capacidade tamponante do Na$_2$HPO$_4$ filtrado e da secreção dos íons amônia (NH$_3^+$). O NaHPO$_4$ combina-se com o H$^+$ secretado formando NaH$_2$PO$_4$, que é excretado na urina, como pode ser vista na Figura 4.5.

O terceiro mecanismo é principalmente baseado na secreção de amônia (NH$_3^+$). A amônia é formada, nas células tubulares renais, por meio da oxidação da glutamina pela enzima glutaminase e pela oxidação de outros aminoácidos. A amônia livre é secretada para o material filtrado e combina-se com o íon H$^+$ e forma o íon amônio (NH$_4^+$) que ao ligar-se ao cloreto forma o cloreto de amônio (NH$_4$Cl), que é eliminado do organismo por meio da urina. Durante esse processo, há a formação de bicarbonato que é secretado para os vasos peritubulares como visto na Figura 4.6.

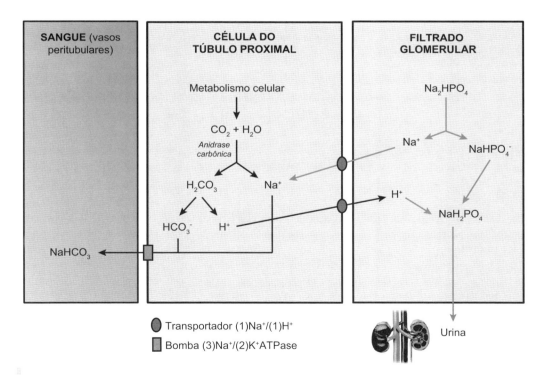

Figura 4.5. *Secreção de íons H$^+$ pelas células tubulares distais por meio da excreção de NaH$_2$PO$_4$.* Fonte: elaborada pelos autores.

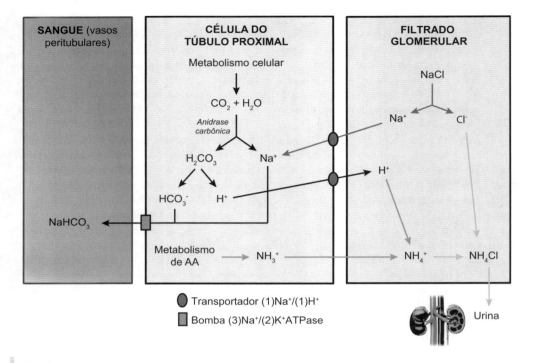

Figura 4.6. *Secreção de íons H⁺ pelas células tubulares distais por meio da excreção de cloreto de amônio. Fonte: elaborada pelos autores.*

$$pH = pK + \log \frac{HCO_3^-}{CO_2} \quad \text{ou} \quad H^+ = 24 \frac{PCO_2}{HCO_3^-}$$

Figura 4.7. *Equação de Henderson Hasselbach.*

O diagnóstico dos distúrbios do equilíbrio acidobásico requer uma análise criteriosa dos parâmetros laboratoriais juntamente com a análise clínica, que se baseia em uma boa história e exame físico minucioso.

O desequilíbrio acidobásico leva a desordens metabólicas e respiratórias. As acidoses e alcaloses metabólicas são distúrbios caracterizados pelas modificações da concentração plasmática de bicarbonato que representam o numerador da equação de Henderson Hasselbach, enquanto nas alterações respiratórias primariamente ocorrem modificações na $PaCO_2$ que representam o denominador da mesma equação (Figura 4.7).

Os distúrbios acidobásicos na clínica médica podem ser classificados como distúrbios simples respiratórios, como acidose (aguda ou crônica) e alcalose (aguda ou crônica), ou metabólicos como, acidose e alcalose metabólicas.

Existem também os distúrbios mais complexos em pacientes graves que são os chamados distúrbios mistos.

EQUILÍBRIO HIDROELETROLÍTICO E ACIDOBÁSICO **63**

Os distúrbios mistos respiratórios-metabólicos são:
- Acidose respiratória + acidose metabólica;
- Acidose respiratória + alcalose metabólica;
- Alcalose respiratória + acidose metabólica;
- Alcalose respiratória + alcalose metabólica.

As desordens mistas metabólicas são:
- Acidose metabólica + alcalose metabólica;
- Acidose com ânion *gap* + acidose hiperclorêmica;
- Acidose com ânion *gap* mista;
- Acidose hiperclorêmica + mista.

O ânion *gap* (hiato aniônico) é calculado por meio da análise das acidoses metabólicas:

$$\text{Ânion } gap \text{ (AG)} = Na^+ - (HCO_3^- + Cl^-) \qquad \text{Valores referenciais: 8-12 mmol/L}$$

$$\text{Ânion } gap \text{ (AG)} = Na^+ + K^+ - (HCO_3^- + Cl^-) \qquad \text{Valores referenciais: 8-16 mmol/L}$$

O ânion *gap* é um cálculo que representa a diferença entre cátions e ânions não mensuráveis que é de fundamental importância nos tipos diferentes de acidoses metabólicas. Então, pode-se concluir que o AG aumentará quando houver um aumento nos ânions não mensuráveis. Em outras situações, as reduções nos ânions não mensuráveis ou as elevações nos cátions não mesuráveis promovem diminuição de AG.

O principal ânion não mensurável é a albumina, mas os fosfatos, sulfatos, lactatos e os corpos cetônicos também são importantes. Deve-se fazer correção nesse cálculo quando os pacientes apresentarem hipoalbuminemia, que é uma importante causa de diminuição do AG. Para cada redução de 1 g/dL na albumina sérica (subtraindo de 4 g/dL) há uma redução de 2,5 mmol/L do AG.

Cálculo de AG corrigido:

$$\text{Ânion } gap \text{ corrigido} = AG + 2,5 \times (4 - \text{albumina})$$

Nos casos dos cátions não mensuráveis (principalmente o cálcio, magnésio, potássio e gamaglobulinas), as causas clássicas de AG diminuído são as hipergamaglobulinemias monoclonais, hipercalcemia, hiperpotassemia e hipermagnesemia. Na acidose hiperclorêmica o AG está dentro dos valores de referência, mas o cloreto está aumentado e o bicarbonato diminuído. Nesses distúrbios do equilíbrio acidobásico o organismo tenta compensar com mecanismos fisiológicos, tanto pulmonares quanto renais. Quando existe um problema pulmonar (primário respiratório) a compensação é feita pelo sistema renal e é muito eficiente, mas leva dias, o que torna a compensação vagarosa. Existem distúrbios metabólicos em que é possível a compensação por meio dos pulmões. Essa compensação respiratória para distúrbios metabólicos (distúrbio metabólico primário) ocorre rapidamente. Se a compensação for completa, os íons H^+ retornam aos valores de referência, mas a $PaCO_2$ e bicarbonato permanecem fora dos valores de referência. Se a compensação é parcial os íons H^+ não restabelecem seus valores normais. Quando há um aumento de bicarbonato plasmático, este está relacionado com alcalose metabólica e acidose respiratória, e quando há uma redução de bicarbonato plasmático este está relacionado a acidose metabólica e alcalose respiratória. Para o maior entendimento sobre esses distúrbios pode ser útil o conhecimento dos limites de compensação. O bicarbonato plasmático raramente cai abaixo de 12 a 15 mmol/L como resultado de uma alcalose respiratória, e dificilmente excede 45 mmol/L em consequência da compensação de uma acidose respiratória. As respostas compensatórias aos distúrbios acidobásicos simples podem ser estimadas pelos seguintes cálculos:

64 LABORATÓRIO COM INTERPRETAÇÕES CLÍNICAS

Acidose metabólica:

$$PaCO_2 \text{ esperado} = 40 - 1,2 \times (24 - \text{bicarbonato})$$

$$PaCO_2 \text{ esperado} = 1,5 \times \text{bicarbonato} + 8 \, (\pm 2)$$

Alcalose metabólica:

$$PaCO_2 \text{ esperado} = 40 - 0,6 \times (\text{bicarbonato} - 24)$$

$$PaCO_2 \text{ esperado} = 0,9 \times \text{bicarbonato} + 16 \, (\pm 5)$$

Acidose respiratória aguda:

$$\text{Bicarbonato esperado} = 24 - 0,1 \times (PaCO_2 - 40)$$

Acidose respiratória crônica:

$$\text{Bicarbonato esperado} = 24 - 0,4 \times (PaCO_2 - 40)$$

Alcalose respiratória aguda:

$$\text{Bicarbonato esperado} = 24 - 0,2 \times (40 - PaCO_2)$$

Alcalose respiratória crônica:

$$\text{Bicarbonato esperado} = 24 - 0,5 \times (40 - PaCO_2)$$

Nos distúrbios mistos, podem existir duas a três alterações, mas nunca quatro, pois a acidose e alcalose respiratórias nunca ocorrem simultaneamente. A diferenciação entre distúrbios compensatórios dos mistos é feita identificando-se o distúrbio primário e calculando-se a resposta compensatória esperada. Se os cálculos corresponderem ao previsto há apenas um distúrbio compensatório secundário, e se for maior ou menor que o esperado, então existe um distúrbio misto.

Quando um paciente apresentar uma $PaCO_2$ de 24 a 88 mmHg, ele terá apenas uma alcalose respiratória compensatória à uma acidose metabólica. Se a $PaCO_2$ for menor que 24 mmHg, considera-se que além da acidose metabólica primária existe uma alcalose respiratória também primária, então trata-se de distúrbio misto.

O paciente que apresentar $PaCO_2$ maior que 28 mmHg terá além da acidose metabólica metabólica primária uma acidose respiratória primária, então é distúrbio misto.

Existe outra maneira de identificar os distúrbios mistos, por meio do cálculo de $\Delta AG/\Delta$bicarbonato. O uso do cálculo pode ser utilizado nos casos de acidose metabólica com AG aumentado para pesquisar associações com alcalose metabólica, ou nos casos de acidose metabólica com ΔAG normal. No caso de acidose metabólica com ΔAG aumentado o valor do cálculo delta ficará entre 1,0 e 2,0; se for menor que 1,0 indica associação com acidose metabólica com ΔAG normal (hiperclorêmica), e se for maior que 2,0 uma associação com alcalose metabólica (Figura 4.8).

$$\Delta AG/\Delta\text{bicarbonato} = (AG - 10)/(24 - \text{bicarbonato})$$

Figura 4.8. *Fórmula para calcular o Δ/Δ (delta/delta).*

Bibliografia

Andriolo A. Medicina Laboratorial – Guia de Medicina Ambulatorial e Hospitalar da UNIFESP – EPM. 2 ed. São Paulo: Manole. 2008; 321p.

Borel JP, Chanard J. Como prescrever e interpretar um exame laboratorial. 2 ed. São Paulo: Editora Andrei. 2001; 1091p.

Burtis CA, Ashwood ER, Bruns DE. Tietz - Textbook of Clinical Chemistry and Molecular Diagnosis. 6 ed. United States: Elsevier – Health Science Division. 2012; 2256p.

Burtis CA, Bruns DE. Tietz – Fundamentals of Clinical Chemistry and Molecular Diagnosis. 7 ed. Pennsylvania: W.B. Saunders Division. 2014; 1083p.

Gaw A, Murphy MJ, Srivastava RA. et al. Clinical Biochemistry – An illustrated Colour Text. 5 ed. Pennsylvania: Churchill Livingstone: Elsevier – Saunders. 2013; 196p.

Jacobs DS, Dwight KO, Wayne RD. Laboratory Test Handbook. 5 ed. Hudson: LEXI Company. 2001; 1031p.

Kasper DL, Fauci AS, Longo DL, et al. Harrison's Principles of Internal Medicine. 19 ed. New York: McGraw Hill. 2015; 3000p.

Lopes RD. Equilíbrio Ácido-Base e Hidroeletrolítico. 3 ed. São Paulo: Editora Atheneu. 2009; 308p.

McPherson RA, Pincus MR. Henry – Clinical Diagnosis and Management by Laboratory Methods. 23 ed. United States: Elsevier – Health Science Division. 2016; 1472p.

Riella MC. Princípios de Nefrologia e Distúrbios Hidroeletrolíticos. 5 ed. Rio de Janeiro: Editora Guanabara Koogan. 2010; 1247p.

Shapiro BA, Peruzzi WT, Kozlowski TR. Clinical Apllication of Blood Gases. 5 ed. Chicago: Morby. 1993; 427p.

Skoreck K, Chertow GM, Marsden PA, Yu ASL, Taal MW. Brenner and Rector's The Kidney. 10 ed. Philadelphia: Elsevier – Health Science Division. 2015; 2241.

Wu AHB. Tietz – Clinical to Laboratory Tests. 4 ed. Philadelphia: W.B. Saunders Division. 2006; 1856p.

Yeates KE, Singer M, Morton AR. Salt and Water: a simple approach to hyponatremia. CMAJ. 2004; 170(3):365-9.

PARTE **2**

Estudo dos Rins e Vias Urinárias

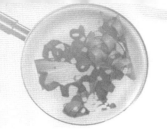

Exame de Urina

Analúcia Rampazzo Xavier ▪ Salim Kanaan

Urina

A urina é um líquido biológico excretado pelos rins, que pode trazer informações de várias patologias não somente ligadas diretamente às vias urinárias e seus anexos. A formação da urina é feita por meio dos rins de forma contínua, durante as 24 horas do dia. A cada minuto os rins têm a capacidade de receber em torno de 25% do débito cardíaco, o equivalente a 1 a 1,2 L de sangue. Durante as 24 horas recebe aproximadamente 180 L de sangue, que por meio do processo de ultrafiltração formam cerca de 1 mL de urina por minuto, excretando nas 24 horas de 1 a 2 L de urina.

Durante o processo de formação da urina, outras funções importantes acontecem simultaneamente nos rins. Dentre as inúmeras funções desse órgão, ressaltamos seu papel na manutenção do equilíbrio hidroeletrolítico e acidobase, assim como na reabsorção, secreção e excreção de diversas substâncias. Na filtração glomerular observa-se a capacidade dos rins de selecionar substâncias essenciais para o funcionamento fisiológico do nosso organismo. No sistema tubular renal ocorre a reabsorção e secreção de água, glicose, aminoácidos, parte dos eletrólitos e eliminação de substâncias como ácido úrico, ureia, creatinina, entre outras. Outro papel importante é a função endócrina direta ou indireta, observada por meio da produção de renina e eritropoietina, ou da regulação, metabolização e degradação de alguns hormônios, como a insulina.

No adulto, o volume urinário excretado normalmente está entre 600 e 2.000 mL. O volume urinário excretado pela criança é cerca de três a quatro vezes maior que no adulto, por quilo de peso. A excreção urinária é predominantemente diurna; o volume urinário noturno está em torno de 400 mL, enquanto na gestante pode existir maior diluição e volume noturno (nictúria). O volume urinário maior que 2.000 mL é considerado poliúria. As poliúrias mais frequentes são causadas pelo aumento da ingestão de sal e de dietas ricas em proteínas. Algumas substâncias também possuem efeitos diuréticos como café, álcool, diuréticos tiazídicos, entre outros. Pacientes internados sob o uso de infusões salinas e glicosadas também podem apresentar poliúria. Algumas patologias apresentam quadro clínico de poliúria. O diabetes *insipidus* hipofisário, por alta de secreção do hormônio antidiurético (ADH), apresenta um quadro de poliúria e nictúria bem acentuado, podendo chegar a 15 L por dia. No diabetes *mellitus*, devido ao excesso na concentração de glicose sanguínea, observa-se a poliúria osmótica. Na insuficiência renal crônica progressiva, em que ocorre uma perda gradual do tecido renal funcionante, os rins perdem a capacidade de concentração urinária, com consequente poliúria.

A diminuição do volume urinário em 24 horas abaixo de 500 mL pode ser conceituada como oligúria, e volume menor que 50 mL como anúria. As causas mais comuns de oligúria são as desidratações devido a vômitos, diarreias prolongadas, estados febris que apresentam transpiração

70 LABORATÓRIO COM INTERPRETAÇÕES CLÍNICAS

excessiva e nos pacientes com retenção de líquidos nos tecidos extravasculares (edema). Em consequência aos estados oligúricos, os pacientes apresentam hemoconcentração, retenção de produtos do metabolismo nitrogenado (azotemia) e amostras urinárias com densidade específica aumentada em torno de 1,030.

Nas doenças pré-renais que cursam com fluxo sanguíneo renal insuficiente, como na insuficiência cardíaca ou na hipotensão, observa-se oligúria e até casos de anúria. As consequências mais comuns são a insuficiência renal aguda e necrose tubular aguda. O laboratório clínico associado às causas pré-renais apresenta excreção de sódio diminuída e densidade específica aumentada. Na síndrome do esmagamento e nas reações hemolíticas transfusionais, pode haver perda de massa renal funcionante e consequente sinal de anúria.

Quando as doenças são primárias dos rins, a oligúria vem acompanhada de uremia e acidemia, com desequilíbrio hidroeletrolítico, densidade específica baixa, concentração salina aumentada e a presença de proteinúria e cilindrúria. A oligúria também pode estar relacionada às causas obstrutivas, como nas hiperplasias e nos carcinomas prostáticos, nos coágulos ou cálculos renais. Alguns medicamentos também podem causar oligúria e anúria, por exemplo as sulfonamidas.

Análise urinária

Relatos históricos revelam que o exame de urina foi o marco inicial da Medicina Laboratorial. A análise urinária laboratorial, desde o seu desenvolvimento, foi um exame muito requisitado pela equipe médica, mas devido às dosagens químicas na urina serem complexas e individuais, o que as tornavam demoradas e laboriosas, sua solicitação e utilização prática foi gradativamente diminuindo com o passar do tempo. Com o advento da química seca em tiras reagentes e da rapidez inerente a esta análise, assim como da incorporação dos benefícios da automação, informatização e o emprego de metodologias modernas como a citometria de fluxo e análise digital de imagens aliadas à microscopia óptica na análise do sedimento, esse exame voltou a constituir uma das principais ferramentas de apoio diagnóstico, como exame de rotina.

Em algumas situações, há necessidade da realização de exames especiais na urina, como é o caso, por exemplo, da dosagem de cálcio e fosfato para diagnóstico de doenças de paratireoide, ou da cromatografia e exames toxicológicos, destinados a identificar substâncias enzimáticas, aminoácidos ou açúcares. A análise química dos cálculos renais pode esclarecer sua composição, o que se mostra útil para fins terapêuticos. De enorme importância clínica reveste-se a cultura de urina e contagem de colônias, que é um exame obrigatório sempre que se suspeita de infecção urinária.

O exame de urina tem como sinônimos: uroanálise, urinálise, exame simples de urina, exame de urina tipo I e elementos anormais e sedimento (EAS). A execução desse exame pode ser dividida em três etapas: análise física, análise química e a análise microscópica do sedimento; sendo que a fase pré-analítica é de fundamental importância para a obtenção de material de qualidade para a análise adequada.

■ Fase pré-analítica
■ *Preparo do paciente e colheita da urina*

Para esse exame não há necessidade de nenhum preparo especial do paciente para o procedimento da coleta, mas deve-se ter em mente que a urina e algumas de suas características se modificam no decorrer do dia. A exemplo disso, algumas características físicas e na composição desse líquido podem ser afetadas por tempo prolongado de jejum, composição da dieta, atividade física prévia ao exame, e uso de determinados medicamentos. Algumas dessas modificações podem e devem ser consideradas na interpretação dos resultados. De forma ideal, a urina deve ser coletada após retenção urinária de, no mínimo, duas horas, sem atividade física prévia intensa nas seis horas precedentes.

EXAME DE URINA **71**

Os tipos de amostras mais comumente utilizados no laboratório são a amostra aleatória, primeira urina da manhã e segunda urina da manhã. Por causa da comodidade do paciente a amostra aleatória é a mais frequente. É uma amostra útil para a detecção de anormalidades evidentes; entretanto, interferentes quanto a alimentos ingeridos e atividade física podem ser observados, e às vezes a recoleta se torna necessária. A primeira amostra da manhã é ideal para o exame de rotina, por ser mais concentrada, sendo a detecção das substâncias químicas e elementos anormais mais prováveis. A segunda amostra da manhã deve ser coletada com paciente em jejum, após ter eliminado a primeira micção do dia. Essa coleta minimiza o efeito da alimentação do dia anterior ao exame. Independente do tipo de amostra solicitada pela equipe médica, a amostra deve ser levada ao laboratório assim que possível, no prazo máximo de duas horas após a coleta. Em casos de coleta domiciliar, o paciente deve ser orientado por escrito.

Para exame parcial, de rotina, visando à pesquisa de substâncias anormais e ao exame do sedimento (EAS), é desejável que seja feita a assepsia da região urogenital com sabão neutro e água abundante. Após enxugar a região, deve-se coletar em frasco limpo e seco, previamente identificado com nome, data e horário da coleta. Caso o paciente não consiga levar a amostra imediatamente ao laboratório, deve-se refrigerar a amostra em recipiente com gelo, evitando-se o congelamento ou entrada de água, e levar ao laboratório no prazo máximo de até quatro horas. Há diferenças no procedimento da coleta que são dependentes do sexo do paciente. Em pacientes do sexo masculino, após lavar e enxugar as mãos e a genitália, deve-se afastar o prepúcio e iniciar a coleta desprezando o primeiro jato, colocando o frasco para colher o meio da micção até 1/3 da capacidade do frasco, e urinando o restante no vaso sanitário. No caso de mulheres, a higiene deve ser no sentido da frente para trás, e após enxugar, afastar os grandes lábios e proceder à coleta, como descrito acima. O volume mínimo a ser encaminhado ao laboratório deve ser de 15 a 30 mL.

Quando a urina se destina à cultura, tais cuidados devem ser levados a extremos, a fim de evitar contaminação, sendo obrigatório o emprego de frasco estéril.

Em crianças pequenas ou pacientes que não controlam a micção utiliza-se coletor tipo saco plástico provido de orifício aderente à pele. A aplicação desse coletor deve ser precedida de rigorosa higiene local feita com água abundante e sabão neutro. Recomenda-se que, se não houver emissão de urina dentro do prazo de uma hora, o coletor seja substituído por outro após nova higiene. Procede-se assim sucessivamente até que ocorra uma micção. Acredita-se que esse método reduza o risco de contaminação da urina, o que torna mais confiáveis os resultados da cultura e a contagem de colônias.

Em lactentes, segundo a opinião de alguns urologistas, a punção suprapúbica é o único método de colheita que se revela inteiramente isento de contaminação. A técnica foi descrita por Pryles (1959) e consiste em introduzir, em toda a sua extensão, uma agulha, calibre 8 e de 5 cm de comprimento, justamente por cima da sínfise pubiana, na linha média e em direção vertical (estando a criança deitada).

■ Fase analítica

■ *Características físicas da urina*

• Cor

A cor da urina varia normalmente entre tons de amarelo, do claro, citrino ao âmbar, conforme o grau de concentração, e devido principalmente ao pigmento de urocromo e quantidades menores de urobilinogênio, urobilina e uroeritrina. Em certas circunstâncias, patológicas ou não, pode a urina assumir colorações anormais, como, por exemplo:

- Amarelo-claro ou incolor: ingestão excessiva de água, diabetes *mellitus*, diabetes *insipidus*, insuficiência renal, uso de diuréticos.

72 LABORATÓRIO COM INTERPRETAÇÕES CLÍNICAS

- Amarelo-escuro ou âmbar: estados oligúricos, febris, queimaduras, icterícias.
- Vermelho, Vermelho-acastanhado ou avermelhado: hematúria ("água de carne"), hemoglobinúria, porfirinúria, final do período menstrual, ingestão de beterraba.
- Amarelo-acastanhado ou verde-acastanhado: presença de pigmentos biliares, principalmente bilirrubina.
- Alaranjado, laranja-avermelhado ou laranja-acastanhado: quantidade aumentada de urobilina, ingestão de certos medicamentos, como fenazopiridinas.
- Marrom-escuro ou negro: meta-hemoglobinúria, hematúria, alcaptonúria.
- Verde a azulado: ingestão de azul de metileno e corantes, enxaguatórios bucais, infecção por *Pseudomonas* sp.

• Odor

A urina normal recém-emitida exibe odor aromático muito característico, *sui generis*, ligado à presença de pequenas quantidades de alguns ácidos orgânicos voláteis. Permanecendo em repouso, a urina passa a apresentar odor amoniacal, o que se deve à hidrólise bacteriana da ureia, da qual resulta amônia. O odor fétido devido à contaminação bacteriana em urinas não processadas rapidamente é critério de rejeição da amostra, a qual deve ser desprezada. Para pacientes com insuficiência renal aguda com ausência de odor na urina sugere-se necrose tubular aguda. Ausência de odor com aumento de volume urinário e densidade específica (próxima à da água) diminuída sugere diabetes *insipidus*. Nos erros inatos do metabolismo dos aminoácidos, por meio do odor da urina, pode-se inferir a deficiência. Na fenilcetonúria a urina se apresenta com cheiro característico de rato. Na tirosinemia o cheiro é rançoso. Na má absorção de metionina o cheiro é semelhante ao do repolho, e na trimetilaminúria a urina apresenta cheiro de peixe podre.

• Aspecto

Em condições normais, a urina recém-emitida, que tem reação ácida, é cristalina e translúcida. A urina alcalina pode ser turva, e sempre surge turvação quando a urina permanece em repouso (fermentação amoniacal), pela precipitação de fosfatos insolúveis em soluções alcalinas. O aspecto turvo pode depender de ácido úrico, uratos, oxalato de cálcio (quando em quantidade excessiva em urina muito ácida), de precipitação de mucina ou mucoproteína (em geral quando permanece em repouso) ou de excesso de células, tais como leucócitos, hemácias ou células epiteliais. A urina vermelha de aspecto opaco sugere presença de hemácias íntegras, já a urina vermelho-clara acastanhada translúcida sugere a presença de hemoglobina ou mioglobina. Na quilúria, ligada geralmente à filariose (obstrução linfática), existem substâncias graxas emulsionadas. Na presença de bilirrubinúria, ao se agitar a amostra, a espuma apresenta-se amarela. Na presença de proteinúria, a espuma é persistente e branca.

O acréscimo de algumas gotas de ácido acético diluído (ou pequena quantidade de vinagre) faz dissolver os fosfatos e os carbonatos, com estes últimos provocando efervescência pelo desprendimento de CO_2. A urina turva pela presença de ácido úrico ou uratos, de reação muito ácida, clareia pelo aquecimento.

• Densidade específica

Por definição é a razão entre a massa do soluto e o volume de solução. As massas dos solutos de maior concentração são a ureia (20%), cloreto de sódio (25%) e os sulfatos e fosfatos. Para a manutenção da homeostase de entradas e saídas de líquidos e eletrólitos corporais, os rins produzem urinas com densidades específicas que variam de 1,005 a 1,035. Quando o sistema renal perde a capacidade de diluir ou concentrar urina é considerada uma indicação de doença renal ou deficiência de ADH, respectivamente. Um indivíduo que fica 12 horas sem ingerir líquido deve apresentar uma densidade específica inferior a 1,022. Se ficar 24 horas deve apresentar a densidade específica de 1,026 ou superior. No diabetes *insipidus*, a densidade específica chega a ser igual à da água. A densidade específica pode ser analisada por fitas reagentes e confirmada por refratometria. O padrão-ouro que melhor representa a capacidade renal de diluir ou concentrar a urina é a determinação da osmolaridade, que não é afetada pela densidade dos solutos, como a glicose, proteínas, contrastes radiológicos, entre outros. A osmolaridade da urina pode ser calculada multiplicando-se o coeficiente 33 pelos dois últimos algarismos da densidade; assim, a densidade de 1,020 corresponde a 660 mOsm/L.

• pH urinário

No indivíduo normal, a urina é ligeiramente ácida. Em circunstâncias normais, a acidez urinária é modificada principalmente pelas características da dieta. A ingestão de abundantes proteínas, que, durante a metabolização, dão origem a ácidos, aumenta a acidez e a amônia urinária. As verduras e frutas em sua maioria possuem ácidos orgânicos (cítrico, oxálico), que formam bicarbonato no organismo e, por esse motivo, diminuem a acidez urinária. Os valores desta mostram-se aumentados nos estados de acidose, exceção feita à acidose de origem renal, em que a urina se revela geralmente de reação neutra. Nos estados de alcalose, a urina se mostra geralmente alcalina.

A atividade metabólica no nosso organismo cataboliza carboidratos, proteínas e lipídeos, que geram quantidades de íons hidrogênio não voláteis (H_2SO_4, H_3PO_4, HCl e corpos cetônicos), que são excretados pelos glomérulos juntamente com cátions, principalmente o sódio. Para a manutenção do pH do sangue (7,35 a 7,45), o sistema renal deve variar o pH urinário na faixa entre 4,6 e 8,0, sendo a média do pH em torno de 6,0.

O néfron, unidade funcional do rim, na sua porção tubular distal, faz a secreção de íons hidrogênio e amônio do filtrado e promove uma pequena reabsorção de bicarbonato. O bicarbonato é reabsorvido em cerca de 85% no túbulo contorcido proximal. Não há faixa normal de pH urinário devido a essa grande variação de ácido a alcalino. Para melhor interpretar esse item, o médico deve correlacionar o pH da urina com outras informações. A função tubular renal se encontra comprometida quando a capacidade de trocas de íons hidrogênio por cátions e a formação de amônio diminui. Nos distúrbios do metabolismo relacionados com o equilíbrio ácido-base, nas tentativas de compensação renal, o pH urinário poderá ser ajustado. Nos pacientes que cursam com acidose metabólica, a urina ficará mais ácida, com eliminação de íons amônio. Nas alcaloses metabólicas, a urina será mais alcalina com diminuição da produção de íons amônio. A urina também é ácida, e com íons amônio aumentados, em pacientes que cursam com acidose respiratória. A alcalose respiratória é associada com a eliminação de bicarbonato e produção de uma urina alcalina. A acidose tubular renal clássica cursa com a filtração glomerular normal, mas apresenta um defeito no túbulo contornado distal na formação dos íons amônio para promover a troca com os íons hidrogênio. O paciente apresenta uma acidose sistêmica. Nesse caso, a urina fica relativamente alcalina e o pH fica entre 6,0 e 6,5. A acidose tubular renal proximal (síndrome de Falconi – defeito no túbulo contornado proximal) cursa com perda de bicarbonato, glicose e aminoácidos na urina.

Esse teste pode ser analisado por meio de fita reagente com variação de 0,5 unidade de pH, entre os valores de 5,0 a 9,0.

■ *Características químicas da urina*

• Glicose

A glicosúria é a presença significativa de glicose na urina. Geralmente está relacionada com a concentração de glicose no sangue, taxa de filtração glomerular e o grau de reabsorção no túbulo contorcido proximal. A glicosúria está presente quando a glicemia é superior a 180-200 mg/dL, o que corresponde ao limiar normal renal. Em indivíduos adultos normais em jejum, uma pequena

74 LABORATÓRIO COM INTERPRETAÇÕES CLÍNICAS

quantidade de glicose pode ser medida, cerca de 2 a 20 mg de glicose por 100 mL de urina. A dosagem da glicose na urina de rotina é realizada com fita reagente, pela reação da glicose-oxidase. Essa reação tem como interferente a presença de ácido ascórbico, que falseia o resultado.

A presença de glicose na urina, com hiperglicemia, pode ser encontrada em outras patologias endócrinas além do diabetes *mellitus*. Nos distúrbios hipofisários e adrenais, como na acromegalia, síndrome de Cushing ou hiperadrenocorticismo, hipertireoidismo, feocromocitoma e em tumores pancreáticos de células α e/ou β, também apresentam glicosúria, assim como outros distúrbios metabólicos – queimadura, infecção e infarto agudo do miocárdio. Algumas drogas também podem causar glicosúria, como corticosteroides, tiazídicos, anticoncepcionais hormonais. Nas gestantes, devido à alta taxa de filtração glomerular, pode não haver total absorção da glicose filtrada, causando a glicosúria com glicemias normais ou até baixas.

• Cetonas

A cetonemia está relacionada principalmente com o metabolismo de ácidos graxos de cadeia longa que, quando catabolizados no tecido hepático, dão origem aos corpos cetônicos (acetona, acetoacetato e β-hidroxibutirato).

Na cetonúria esses três corpos cetônicos estão presentes nas proporções de 20% de ácido acetoacético, 2% de acetona e 78% de β-hidroxibutirato, porém as fitas reagentes são mais sensíveis na presença de ácido acetoacético.

A presença de cetonúria pode ser observada nos quadros de diabetes *mellitus* tipo 1, lactentes com estados febris, pacientes com diarreia e vômitos prolongados. Em algumas situações, como em indivíduos sob uso de dietas pobres em carboidratos, exercício extenuante ou exposição ao frio, pode ser observada a presença de corpos cetônicos na urina.

• Sangue na urina

A presença de sangue na urina acima dos valores de referência (uma a três hemácias por campo) é chamada de hematúria, e é relativamente comum. A hemoglobinúria é incomum e a mioglobinúria é rara.

A fita reagente detecta o grupamento heme, e a presença de ácido ascórbico inibe a reação, falseando o resultado.

Alguns casos de hemólise podem levar à hemoglobinúria, como a que ocorre nas próteses cardíacas (especialmente aórtica), queimaduras extensas, malária e deficiência enzimática de glicose-6-fosfato desidrogenase. Já a presença de mioglobinúria está relacionada com a destruição de fibras musculares (rabdomiólise) e, nessas situações, a urina pode apresentar-se vermelho-clara e de aspecto translúcido e o soro após a centrifugação do sangue apresenta-se claro. A dosagem de creatinofosfoquinase (CK) torna-se fundamental na confirmação diagnóstica, uma vez que a determinação no sangue dessa enzima chega a ser maior que 100.000 UI/L. Usualmente a urina clareia em dois ou três dias, mas a concentração de CK no sangue diminui lentamente.

• Bilirrubina na urina

A bilirrubina é, como se sabe, um pigmento resultante do catabolismo da hemoglobina, após a destruição (normal ou patológica) das hemácias. Ao passar pelo interior dos hepatócitos, a bilirrubina conjuga-se ao acido glicurônico, transformando-se em mono e diglicuronato de bilirrubina, o que ocorre sob a ação de uma enzima específica, a glicuroniltransferase. Portanto, a bilirrubina encontra-se no plasma sob duas formas distintas: bilirrubina conjugada (direta) e bilirrubina livre (indireta). A forma conjugada é solúvel em água, ao passo que a forma livre é insolúvel e está fortemente ligada às proteínas plasmáticas.

A presença de urina escura está relacionada com a presença de bilirrubina conjugada (direta), que é hidrossolúvel. Nas doenças obstrutivas do fluxo biliar do fígado (litíase biliar) ou carcinoma de cabeça do pâncreas e nas hepatites com hiperbilirrubinemia, pode-se apresentar urina escura com espuma amarela após agitação. Nas doenças congênitas que cursam com hiperbilirrubinemia, como a síndrome de Dubin-Johnson e de Rotor, pode-se observar a presença de urina escura, que não está presente na doença de Gilbert nem na síndrome de Crigler-Najjar.

- Urobilinogênio

O urobilogênio forma-se, como se sabe, pela ação da flora bacteriana intestinal sobre a bilirrubina. Parte desse pigmento é absorvida pela mucosa intestinal, passa ao sangue e retoma ao intestino por meio do fígado. Porém, uma pequena porção é normalmente excretada pelo rim, sendo encontrada na urina em uma concentração que depende do teor alcançado no sangue.

Assim, pois, a presença na urina de urobilinogênio na urina pressupõe maior chegada de bilirrubina no interior do intestino. A urobilinogenúria aumentada corresponde a um metabolismo exagerado da hemoglobina-bilirrubina (por hemólise excessiva) e diminuída nos casos de doenças obstrutivas hepáticas.

A dosagem tanto de bilirrubina como de utobilinogênio é realizada através de química seca em fitas reagentes.

- Nitritos urinários

Normalmente o organismo excreta nitratos na urina, que são produtos do metabolismo do nitrogênio. Mas a presença de nitrito, em 85% dos casos, está relacionada à presença de bactérias redutoras de nitrato urinário em nitrito. A maioria das enterobactérias são capazes de reduzir o nitrato em nitrito, com exceção do *Enterococcus* sp.

A preparação e o transporte do material (fase pré-analítica) influencia muito na má interpretação desse item, pois um procedimento de coleta e armazenamento inadequado pode levar a resultados falso-positivos por proliferação bacteriana não relacionada à infecção.

- Leucócitos

Nos grânulos azurófilos nos neutrófilos encontra-se atividade específica de uma enzima esterase, que é utilizada para a identificação da presença de leucócitos na urina por meio das fitas reagentes. A presença do protozoário *Trichomonas* sp. e de eosinófilos na urina pode acarretar em resultados falso-positivos. A presença de leucócitos urinários está relacionada aos processos infecciosos ou inflamatórios do trato urinário.

- Ácido ascórbico (vitamina C)

O ácido ascórbico é uma das vitaminas de maior consumo humano (em altas doses) tanto na alimentação normal como na forma de suplementos. Por se tratar de vitamina hidrossolúvel, sua eliminação se dá por via urinária. Devido às suas propriedades redutoras, a vitamina C pode inibir muitas reações químicas existentes nas tiras reativas como as reações para a detecção de: sangue, bilirrubina, nitrito, glicose e esterase leucocitária.

- Proteína

A quantidade de proteína na urina geralmente é de 150 mg por 24 horas ou 10 mg/dL. Proteínas urinárias são derivadas do plasma (cerca de 2/3) e do trato urinário (cerca de 1/3).

76 LABORATÓRIO COM INTERPRETAÇÕES CLÍNICAS

Os glomérulos exercem uma função essencial no organismo, por meio do processo de ultra-filtração, que é representado pelo endotélio capilar, membrana basal e camada epitelial composta de podócitos. As proteínas plasmáticas com peso molecular inferior a 50.000-60.000 Da (Daltons) passam através da membrana glomerular, e normalmente são reabsorvidas e degradadas. As proteínas que são secretadas pelo trato urinário são as glicoproteínas de Tamm-Horsfall sintetizadas nas células tubulares distais e células da alça ascendente de Henle.

A presença de proteinúria aumentada deve ter sempre a sua origem investigada, se são causas pré-renais, renais ou pós-renais. Pode corresponder ao primeiro sinal de um problema renal grave, antes mesmo que outros sintomas clínicos estejam evidentes.

Se a proteinúria for superior a 3,5 a 4,0 g em 24 horas é considerada padrão glomerular severo. O padrão tubular equivale a proteínas de baixo peso molecular representadas pela presença de β_2-microglobulina, que normalmente são indicativas de dano tubular se maiores que 100 µg por 24 horas. A quantidade de proteínas urinárias é inferior ao padrão glomerular, ficando entre 1 e 2 g por 24 horas. A proteinúria tubular pode passar despercebida na fita reagente, devido à ausência de albumina, uma vez que o método da química seca na fita reagente é sensível à presença de albumina.

Proteinúria funcional pode estar presente em indivíduos saudáveis em quantidades inferiores a 0,5 g por 24 horas quando expostos ao frio, exercício físico pesado ou em posição ortostática por longos períodos, mas também pode estar presente em pessoas que apresentam insuficiência cardíaca ou em estados febris. Proteinúria mínima (< 1 g por 24 horas) está presente nas doenças renais como na nefrite intersticial crônica, nefroesclerose, doenças policísticas, pielonefrites, entre outras. Proteinúria moderada (1 a 3 g por 24 horas) é encontrada nos mielomas múltiplos, doenças glomerulares, nefropatia tóxica, nefrite por radiação, entre outras. Proteinúria maciça (> 3 a 4 g por 24 horas) na síndrome nefrótica, toxemia gravídica, neoplasias, amiloidose, rejeição ao transplante renal, hipertensão maligna, entre outras.

Atualmente, já existem fitas comerciais no mercado que propõem novas medidas para o exame de urina, são elas: a determinação semiquantitativa de microalbuminúria, creatinúria e também a relação albumina/creatinina urinária.

■ Exame do sedimento urinário

A análise microscópica do exame de urina é uma ferramenta utilizada na detecção e identificação de materiais insolúveis, que após centrifugação (2.000 rpm por 5 minutos) poderá ser observado e analisado sob microscopia óptica a fresco ou corado.

Ao examinar o sedimento urinário devem-se encontrar células oriundas de descamação ou esfoliação espontânea dos tecidos epiteliais que revestem todo o trato urinário (rins, ureteres, bexiga, uretra e células descamativas do epitélio vaginal). São também visualizadas células provenientes do sangue, hemácias e leucócitos. Na citologia urinária, pode-se detectar a presença de células neoplásicas. Os cilindros que são formados nos túbulos renais e ductos coletores são observados e classificados. Nessa análise do sedimento, podem-se encontrar microrganismos como bactérias, fungos, leveduras, vírus de inclusão citoplasmática (citomegalovírus) e parasitas. Dependendo do pH urinário, detectamos os cristais.

■ Microscopia do sedimento urinário

● Hemácias

Possuem cerca de 7 µm de diâmetro e não podem entrar no filtrado do néfron íntegro, e sua presença no sedimento com mais de três células por campo ou 3 em 12 mL de urina é considerada hematúria e deverá ser investigada.

EXAME DE URINA   77

A sua presença na urina está associada à lesão de membrana glomerular, ou à lesão vascular do trato genitorinário. É de fundamental importância clínica a classificação da origem das hemácias no sedimento, que poderá ser observada com maior nitidez por meio de microscopia de contraste de fase ou de luz polarizada. As hemácias podem ser classificadas, de acordo com a origem, como glomerulares (dismórficas) ou não glomerulares (isomórficas).

Patologias que cursam com o aumento do número de hemácias podem ser de causas renais como nas glomerulopatias, nefrite lúpica, tuberculose, hidronefrose, infecção renal aguda, trauma, cálculos, rins policísticos, trombose da veia renal, nefrite intersticial associada à reação por drogas; doenças do trato urinário inferior como infecções agudas e crônicas, cálculos, estenoses, cistites hemorrágicas; e doenças extrarrenais como apendicite aguda, salpingite, diverticulite, tumor de cólon, reto, pelve, malária, hipertensão maligna, endocardite bacteriana subaguda.

• Leucócitos

Possuem aproximadamente 12 µm de diâmetro e aparecem na microscopia óptica sob a forma de esferas granulosas. O valor de referência na urina varia entre 0 e 5 células por campo. O aumento do número de leucócitos na urina é chamado de leucocitúria ou piúria e indica a presença de processos inflamatórios ou infecciosos do sistema genitourinário. A presença de leucócitos e hemácias pode ser decorrência de trauma glomerular ou capilar, mas seu aparecimento, no caso dos leucócitos, pode ser devido ao processo de quimiotaxia (movimento ameboide) através dos tecidos para o local de inflamação ou infecção. Aumentos acompanhados por cilindros leucocitários ou cilindros mistos (leucócitos e células epiteliais) são de origem renal. Nas infecções agudas, observa-se geralmente um número de leucócitos superior a 30 células por campo. O aumento observado em pacientes que tiverem culturas repetidamente negativas e estéreis pode sugerir quadros de nefrite ou tuberculose. As infecções que cursam com piúria mais frequentemente são as cistites, uretrites, prostatites e pielonefrites. Patologias que cursam com piúrias inflamatórias não bacterianas são: glomerulonefrite, lúpus eritematoso e tumores.

Urinas com pH alcalino e hipotônicas podem lisar os leucócitos. O mesmo pode ocorrer nas urinas em repouso por duas ou três horas à temperatura ambiente, que destroem cerca de 50% dos leucócitos presentes.

• Células epiteliais

São células provenientes dos tecidos de revestimento do sistema genitourinário. É um dos materiais encontrados com maior frequência nos sedimentos, e representam uma descamação normal de células envelhecidas. Quando estão presentes em grandes quantidades e em morfologias anormais deve-se investigar a sua origem. As células escamosas são as mais comuns e com menos significado clínicos. Geralmente são provenientes da vagina e porção inferior da uretra masculina e feminina. As chamadas células epiteliais transicionais ou caudadas, proveniente do tecido epitelial da pelve renal, bexiga e da porção superior do ureter, raramente têm importância patológica a não ser que se apresentem em grande número e com morfologia alterada, situação em que devem ser investigadas por citologia urinária (carcinoma renal). As células epiteliais de maior importância são as provenientes dos túbulos renais. Quando encontradas em número elevado indicam necrose tubular e rejeição de enxerto renal. Também podem ser vistas nas lesões tubulares como na pielonefrite, infecções renais, reações tóxicas e rejeições de transplante.

• Cilindros urinários

São formados nos néfrons principalmente no interior da luz do túbulo contornado distal e do coletor. A constituição da matriz de todos os cilindros é proteica, na forma de um gel incolor e

78 LABORATÓRIO COM INTERPRETAÇÕES CLÍNICAS

transparente, e é principalmente constituído por proteínas de Tamm-Horsfall. A proteína forma uma malha de fibrinas na forma de cilindro que pode reter fragmentos celulares, materiais granulares, hemácias, leucócitos, células epiteliais, bactérias e gorduras. A formação dos cilindros aumenta em pH reduzido e com concentração salina urinária aumentada, como acontece nas estases e nas obstruções do fluxo urinário. A sua desintegração é facilitada em urinas diluídas e alcalinas. Os cilindros são os únicos elementos exclusivamente renais encontrados no sedimento urinário.

Os cilindros podem ser classificados em:

- *Cilindros hialinos:* são os cilindros encontrados com maior frequência e são constituídos praticamente de proteína de Tamm-Horsfall. São de material homogêneo e transparente. Podem ser encontrados em cerca de zero a dois por campo, sendo considerado normal. Quantidades mais elevadas podem ocorrer nas desidratações, exposição ao calor, febre, estresse emocional e após exercícios físicos intensos. Estão também aumentados em algumas patologias como: doença renal crônica, insuficiência cardíaca congestiva e no tratamento com medicamentos diuréticos.
- *Cilindros granulosos:* a sua formação ocorre devido à desintegração dos cilindros celulares (leucocitários, bacterianos etc.) que permanecem nos túbulos como resultado de estase urinária. Esses cilindros são frequentes nas infecções do trato urinário superior (glomerulonefrites e nefroses), estase do fluxo urinário, estresse e exercício físico.
- *Cilindros epiteliais:* a sua formação ocorre devido à aderência das proteínas de Tamm-Horsfall às células epiteliais tubulares. Esses cilindros muitas vezes são vistos em conjunto com os cilindros hemáticos e leucocitários, tanto nas glomerulonefrites como nas pielonefrites.
- *Cilindros leucocitários:* são constituídos de leucócitos emaranhados ou ligados à matriz de proteínas de Tamm-Horsfall. Seu aparecimento significa infecção ou inflamação. Apresentam-se com maior frequência nas pielonefrites e nas inflamações, como nas glomerulopatias, que comumente vêm acompanhadas da presença de cilindros hemáticos. Na presença de cilindros leucocitários torna-se necessária a realização de cultura.
- *Cilindros hemáticos:* sua formação está ligada à presença de hemácias emaranhadas na matriz proteica de Tamm-Horsfall. O achado de cilindro hemático é específico para a presença de sangramentos provenientes do interior dos néfrons. Os cilindros hemáticos aparecem principalmente nas glomerulonefrites agudas, nefropatias por IgA, nefrites lúpicas, endocardites subagudas bacterianas e podem aparecer também após exercício físico rigoroso.
- *Cilindros céreos:* acredita-se que sua formação é originária da desintegração final do cilindro hialino. Eles são mais encontrados na urina de pacientes com insuficiência renal crônica. Esses cilindros implicam em atrofia ou dilatação tubular avançada, que reflete em estágios mais avançados e finais da doença renal, representando sempre sinal de gravidade.
- *Cilindros largos:* são formados nos ductos coletores. Sua presença está relacionada à extrema estase do fluxo urinário. Eles indicarão uma dilatação ou estase no ducto coletor distal. São tipicamente encontrados em indivíduos com insuficiência renal crônica e representa mau prognóstico.
- *Cilindros adiposos:* são produtos da desintegração dos cilindros celulares (células epiteliais) que absorveram lipídeos que entraram nos túbulos através dos glomérulos. A principal doença relacionada é a síndrome nefrótica.

- Bactérias

Normalmente a urina não possui bactérias. Nas amostras que não foram colhidas corretamente e armazenadas de forma inadequada pode ocorrer contaminação bacteriana, mas que não tem significado clínico.

• Leveduras

A levedura de maior frequência é a *Candida* sp., que pode ser observada na ruina de pacientes diabéticos, em mulheres com moliníase vaginal e em pacientes imunossuprimidos.

• Parasitos

O *Trichomonas vaginalis* é o parasita de maior frequência. Algumas vezes são encontrados ovos de *Enterobius vermiculares* e de outros parasitas intestinais na urina, e na maioria das vezes é resultado de contaminação fecal.

• Muco

Material proteico produzido por glândulas e células epiteliais do trato geniturinário. Existe em condições normais, sob forma filamentosa, de extremidades fusiformes e ligeira estriação longitudinal. Sua quantidade aumenta nas inflamações e irritações (principalmente oxalúria) das vias urinárias, mas geralmente não apresenta significado clínico.

• Cristais

Os cristais são formados principalmente pela precipitação dos sais da urina submetidos a alterações de pH, temperatura e concentração de solutos, que afetam sua solubilidade. Embora muito presente em urina recém-emitida, raramente tem significado clínico. Os cristais considerados anormais mais importantes são: cistina, colesterol, leucina, tirosina, corantes radiográficos, sulfonamidas, ampicilinas e de hemossiderina. Cristais que aparecem em urinas normais de pH ácido são: ácido úrico, oxalato de cálcio e uratos amorfos. Com o pH alcalino na urina ocorre o aparecimento de cristais de fosfato triplo, fosfato amorfo, fosfato de cálcio, biurato de amônio e de carbonato de cálcio.

■ *Estudo bacteriológico da urina*

Os exames bacteriológicos da urina se baseiam na realização de culturas em condições padronizadas, utilizando-se quantidades conhecidas de urina e contando-se o número de colônias por mL de urina. Geralmente, considera-se que menos de 10.000 colônias por mL de urina indicam contaminação acidental da urina; entre 10.000 e 100.000, não se pode tirar conclusões categóricas; e mais de 100.000 indicam infecção inequívoca. Embora os limites de 10.000 e 100.000 bactérias por mL possam parecer excessivamente amplos, apenas 1% das amostras caem neles. Tais amostras devem ser consideradas como suspeitas, estando indicado novo exame.

Embora a cultura de urina, seguida de contagem de colônias, seja considerada o método mais confiável para o diagnóstico de infecção das vias urinárias, existem importantes limitações que não podem deixar de ser apreciadas na avaliação de certos casos clínicos: a) em duas circunstâncias, os títulos, mesmo baixos, devem ser avaliados com muita cautela: presença de processos obstrutivos das vias urinárias e infecções causadas por germens Gram-positivos; b) o ponto limite de 100.000 colônias/mL não se aplica a amostras obtidas por cateterização uretral ou punção suprapúbica; c) uma cultura positiva não identifica o setor do aparelho urinário afetado; d) a tuberculose urinária, as infecções anaeróbicas e as infecções por clamídias dão resultados negativos em meios de cultura habituais; e) na presença de bacteremia, mesmo transitória, podem os germens ser filtrados através dos rins e aparecer na urina, o que produzirá resultados temporariamente positivos na cultura; f) em alguns casos de infecção urinária, as culturas podem mostrar-se negativas em diversos momentos, o que obrigará a repetição dos exames para se obter um resultado positivo; tal contratempo pode ser explicado por uma infecção de baixo grau de atividade ou pela existência de um foco infeccioso bloqueado.

80 LABORATÓRIO COM INTERPRETAÇÕES CLÍNICAS

Alguns pesquisadores preferem substituir o teste acima descrito pela avaliação bacterioscópica da urina não centrifugada; corada pelo Gram, em que o achado de duas ou mais bactérias por campo é indicativo de provável contagem de mais de 100.000 colônias/mL. A correlação entre os resultados dessa triagem e os da contagem de colônia chega a 80%.

Bibliografia

Burtis CA, Ashwood ER, Bruns DE. Tietz – Textbook of Clinical Chemistry and Molecular Diagnosis. 6 ed. United States: Elsevier – Health Science Division. 2012; 2256p.

Burtis CA, Bruns DE. Tietz – Fundamentals of Clinical Chemistry and Molecular Diagnosis. 7 ed. Pennsylvania: WB Saunders Division. 2014; 1083p.

McPherson RA, Pincus MR. Henry – Clinical Diagnosis and Management by Laboratory Methods. 23 ed. United States: Elsevier – Health Science Division. 2016; 1472p.

Mundt LA, Shanahan K. Exame de Urina e Fluidos Corporais de Graff. 2 ed. São Paulo: Artmed. 2012; 532p.

Sociedade Brasileira de Patologia Clínica/Medicina Laboratorial. Recomendações da Sociedade Brasileira de Patologia Clínica/Medicina Laboratorial (SBPC/ML): Realização de exames em urina. São Paulo: Editora Manole. 2017; 306p.

Strasinger SK, Di Lorenzo MS. Urinálise e Fluidos Corporais. 5 ed. São Paulo: Editora LPM. 2009; 220p.

Thomas L. Clinical Laboratory Diagnostics: Use and Assessment of Clinical Laboratory Results. United States: TH-Books. 1998; 1527p.

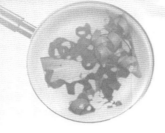
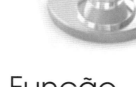

Avaliação da Função Renal

Analúcia Rampazzo Xavier ▪ *Salim Kanaan*

O néfron é a unidade funcional dos rins e é constituído por uma parte vascular (glomérulo) e uma parte epitelial (túbulos contornados e retos). Exercem funções na regulação do volume do líquido extracelular (LEC) e na composição eletrolítica, pois essas sofrem variações diárias pela ingestão de água e eletrólitos. Assim sendo, os rins, por meio da produção da urina, regulam o equilíbrio hidroeletrolítico e o acidobásico e excretam produtos do metabolismo proteico e dos ácidos nucleicos (ácido úrico, ureia, creatinina, sulfatos e fosfatos etc.).

Os rins possuem função endócrina, produzindo vários hormônios e, em conjunto com outros hormônios, atuam regulando vários outros processos no organismo. O hormônio vasopressina tem influência no balanço de água e na aldosterona, em relação à reabsorção de sódio no néfron. O hormônio da paratireoide (paratormônio) age no sentido de aumentar a concentração de cálcio sanguíneo. O tecido renal, nos túbulos retos da alça ascendente de Henle, túbulos distais e coletores, em conjunto com o paratormônio, promovem a reabsorção de cálcio no túbulo proximal e a diminuição da reabsorção de fosfato. Os rins também participam da conversão da 25-hidroxicolecalciferol em 1,25-di-hidroxicalciferol (forma ativa da vitamina D), que regula a absorção de cálcio intestinal. A síntese de aldosterona (pelo córtex da adrenal) é influenciada por uma enzima produzida nas células justaglomerulares que catalisam a conversão de angiotensina I em II, que estimulam a síntese da aldosterona. Outra função renal é a produção de eritropoietina para promover a síntese de hemoglobina. Vale salientar que a função endócrina dos rins permanece intacta até os estágios mais avançados das doenças renais.

Três são os processos fundamentais envolvidos na formação da urina: 1) filtração glomerular; 2) reabsorção tubular; 3) secreção tubular.

Do ponto de vista teórico, pode uma substância, portanto, ser excretada das seguintes maneiras: a) por filtração glomerular somente; b) por filtração com excreção tubular; c) por filtração com reabsorção tubular. No estudo clínico do funcionamento renal, utilizam-se métodos propedêuticos destinados a avaliar separadamente a integridade funcional dos glomérulos e dos túbulos.

Provas de avaliação da filtração glomerular

Por definição, o filtrado glomerular é um ultrafiltrado do plasma, sem a maioria das proteínas plasmáticas. Esse mecanismo de filtração glomerular é dependente do fluxo sanguíneo renal e da pressão que é exercida sobre os glomérulos. A filtração glomerular é afetada pela idade e pelo tamanho do corpo, sendo assim é maior nos homens que nas mulheres. Quando há uma restrição

82 LABORATÓRIO COM INTERPRETAÇÕES CLÍNICAS

no suprimento sanguíneo renal, ou a destruição dos néfrons devido às doenças renais, haverá um comprometimento da filtração glomerular, com retenção no sangue de produtos de excreção metabólica, comprometendo o equilíbrio osmolar e perda do equilíbro eletrolítico. O teste de filtração glomerular (FG) tem como objetivo avaliar a capacidade de filtração de uma determinada substância através de um método de depuração (*clearance*). De acordo com uma definição exata, a depuração de uma determinada substância é o clareamento, purificação ou retirada das impurezas do filtrado.

A medida da depuração é uma relação matemática que mede a quantidade excretada da concentração urinária (U) de uma substância multiplicada pelo volume (V) urinário em uma unidade de tempo (min) e dividida pela concentração da mesma substância no sangue (P). A filtração glomerular é calculada da maneira descrita abaixo.

Fórmula não corrigida:

$$FG = (U \times V)/P$$

Como dito anteriomente, a velocidade de depuração é aproximadamente proporcional ao tamanho do rim e à área de superfície corporal do indivíduo. Por conseguinte, o cálculo da depuração pode receber correção de acordo com as variações da superfície corporal. Isso é conseguido acrescentando-se o fator 1,73/A, em que 1,73 é a superfície corporal média do adulto (m^2) e A é a superfície corporal do paciente em estudo. A fórmula para calcular a depuração renal pode, assim, ser ampliada da seguinte maneira:

$$FG_{corrigida} = (U \times V)/P \times 1,73/A$$

As concentrações medidas, tanto sanguíneas como urinárias, devem estar expressas na mesma escala de unidade, assim como o volume urinário, com grande precisão em relação ao tempo da coleta.

■ Como interpretar o teste de depuração?

Primeiramente, as regras inerentes aos procedimentos pré-analíticos da coleta devem ser rigorosamente seguidas, pois os maiores erros no uso da equação da depuração vêm do uso de amostras de urina mal colhidas, sem cronometragem do tempo correto ou com perdas de volume.

A importância clínica na interpretação dos resultados de depuração é a medição da velocidade de filtração glomerular e a capacidade funcional desses néfrons funcionantes. Tem sua importância na monitorização da eficácia de um tratamento para que se possa prevenir maior lesão nos néfrons; e também no acompanhamento no uso de medicamentos que possam causar toxicidade ao atingir níveis elevados no sangue quando a velocidade de filtração glomerular estiver reduzida. A solicitação do exame de depuração não tem a finalidade precoce de detecção de nefropatias, mas é importante no acompanhamento das doenças renais.

Para medir a depuração (*clearance*), a substância deve seguir um critério, por exemplo, manter os níveis plasmáticos constantes, podendo ser livremente filtrada e não ser acrescentada nem retirada do filtrado por secreção ou reabsorção tubular. Várias substâncias foram testadas, como ureia, mas sabe-se que 40% da ureia filtrada pode ser reabsorvida. A inulina (polímero da frutose) é bem estável e é uma substância não reabsorvida nem secretada pelos túbulos, o que significa que sua depuração mede apenas a filtração glomerular. O seu uso possui um grande inconveniente, pois necessita ser infundida por via endovenosa, em uma velocidade constante, durante todo o teste. A proteína β2-microglobulina (peso molecular de 11.800 Da) também foi testada. Uma vez que está normalmente ligada ao antígeno dos leucócitos humanos, dissocia-se em velocidade constante e rapidamente é removida do plasma por filtração glomerular. Apresenta mais de um inconveniente: o teste, além de não ser confiável em pacientes com doenças imunológicas ou malignas, é considerado um teste de alto custo.

Na prática utiliza-se a depuração de creatinina, bastante semelhante à de inulina. A depuração de creatinina no indivíduo normal é um pouco maior que a de inulina, indicando que alguma crea-

AVALIAÇÃO DA FUNÇÃO RENAL **83**

tinina é secretada pelos túbulos. Mesmo com a creatinina apresentando alguns inconvenientes, como interferências da ingesta de carnes em grandes quantidades e o fato dela ser secretada pelos túbulos, principalmente quando os níveis sanguíneos estão elevados, além de poder ser degradada por bactérias em urina mal preservada, é a substância atualmente escolhida para medir a depuração da filtração glomerular, à exceção de pacientes que apresentam alguma atrofia muscular.

Atualmente utiliza-se o exame de depuração da creatinina em urinas coletadas por 24 horas, 12 horas ou em períodos mais curtos, como de duas horas. Seus intervalos de referência aceitos são de 85 a 125 mL/minuto para homens e 75 a 115 mL/minuto para mulheres.

■ Teste da estimativa da taxa de filtração glomerular (eTGF)

O conceito da estimativa da taxa de filtração glomerular é feito por meio de um cálculo matemático que leva em consideração a concentração de creatinina sérica, a idade, o sexo e a etnia do paciente. Por meio da estimativa de TGF, o clínico pode ter uma melhor avaliação da função renal, mais do que somente a determinação da dosagem da creatinina sérica isoladamente. Para melhor avaliação dos resultados de creatinina sérica, o Ministério da Saúde do Brasil, desde 2014, recomenda que todos os laboratórios clínicos reportem a eTGF.

A fórmula CKD-EPI (*chronic kidney disease epidemiology collaboration*) é recomendada pela International Federation of Clinical Chemistry and Laboratory Medicine (IFCC – WASPaLM), em conjunto com a Associação de Química Clínica Internacional e pelas Sociedades de Patologia Clínica/Medicina Laboratorial, para melhor avaliar a estimativa da filtração glomerular em adultos maiores de 18 anos.

O cálculo, quando feito pela fórmula CKD-EPI, mostrou-se mais exato e preciso do que quando foram utilizadas as fórmulas MRDR (*modification of diet in renal disease*) e Cockcroft-Gault. A fórmula CKD-EPI também se mostrou melhor e superior à depuração da creatinina em amostras de urina de 24 horas, quando comparadas ao método de referência, que é a depuração de inulina. O cálculo feito pela depuração de creatinina só é superior ao da CKD-EPI, quando a produção basal de creatinina é anormal (pessoas que apresentam alterações musculares na sua massa, como em indivíduos amputados, paraplégicos, malnutridos, em dietas vegetarianas ou com o uso de suplementos). Para que a interpretação pela fórmula CKD-EPI seja feita corretamente, há a necessidade que o laboratório realize ou utilize métodos de calibração rastreável pela espectrometria de massas com diluição isotópica (*isothope dillution mass spectrometry* – ID-MS). A utilização do cálculo pela fórmula MRDR é feita quando os laboratórios usam métodos com calibradores não rastreáveis à ID-MS. A fórmula CKD-EPI é calculada levando em consideração a etnia, sexo e creatinina sérica dosada maior ou menor que 0,7 mg/dL (para mulheres) ou 0,9 mg/dL (para homens) (Tabela 6.1).

Para estimar a TGF em crianças menores de 18 anos, utilizam-se métodos rastreáveis por calibrador ID-MS. A recomendação para a implantação da estimativa TGF em crianças é a fórmula de Schwartz simplificada, já atualizada para os novos métodos estandardizados por ID-MS:

eTGF = 0,413 × [Altura (cm)/creatinina sérica (mg/dL)]

Quando forem utilizados métodos não calibrados por ID-MS em crianças menores de 18 anos utiliza-se a fórmula de Counaham-Barratt:

eTGF = 0,43 × [Altura (cm)/creatinina sérica (mg/dL)]

O cálculo da TGF tem como finalidade avaliar a função renal reduzida, portanto a National Kidney Foundation, dos Estados Unidos, sugere que sejam considerados apenas resultados abaixo de 60 mL/min como função reduzida, sendo que os valores de referência estão entre 90-120 mL/min. Os valores de referência considerados para adultos (> 18 anos) saudáveis são > 90 mL/min ×

84 LABORATÓRIO COM INTERPRETAÇÕES CLÍNICAS

Tabela 6.1. Fórmula CKD-EPI segundo a etnia

	Creatinina	Fórmula CKD-EPI (negros)	Fórmula CKD-EPI (brancos ou outros)
Mulheres	≤ 0,7 mg/dL	$eTGF = 166 \times (Scr/0,7)^{-0,329} \times (0,993)^{idade}$	$eTGF = 144 \times (Scr/0,7)^{-0,329} \times (0,993)^{idade}$
	> 0,7 mg/dL	$eTGF = 166 \times (Scr/0,7)^{-1,209} \times (0,993)^{idade}$	$eTGF = 144 \times (Scr/0,7)^{-1,209} \times (0,993)^{idade}$
Homens	≤ 0,9 mg/dL	$eTGF = 163 \times (Scr/0,9)^{-0,411} \times (0,993)^{idade}$	$eTGF = 141 \times (Scr/0,9)^{-0,411} \times (0,993)^{idade}$
	> 0,9 mg/dL	$eTGF = 163 \times (Scr/0,9)^{-1,209} \times (0,993)^{idade}$	$eTGF = 141 \times (Scr/0,9)^{-1,209} \times (0,993)^{idade}$

Fonte: Adaptada de SBPC/ML, 2017.

1,73 m². Porém, é muito importante lembrar que a TGF tem uma diminuição com a idade. Pessoas acima de 40 anos perdem em média 1 mL/min da TGF por ano, pelo processo do envelhecimento natural (perda de néfrons). Devido a essa perda, não se pode assumir sempre que a TGF < 60 mL/min × 1,73 m² seja indicativa de doença renal crônica em idosos acima de 70 anos. Por exemplo, pessoas com aproximadamente 80 anos geralmente apresentam uma TGF de 45 a 50 mL/min × 1,73 m². Valores referenciais e estadiamento, segundo a KDIGO 2013, para indivíduos adultos, podem ser vistos na Tabela 6.2.

Os valores referenciais e estadiamento, segundo a KDIGO 2013, para crianças e adolescentes segundo a National Kidney Foundation (NKF-K/DOQI) podem ser vistos na Tabela 6.3.

Tabela 6.2. Valores referenciais e estadiamento para indivíduos adultos

Função renal	TGF	Estadiamento
Normal	> 90 mL/min × 1,73 m²	Estágio G1
Redução discreta	89-60 mL/min × 1,73 m²	Estágio G2
Redução discreta-moderada	59-45 mL/min × 1,73 m²	Estágio G3a
Redução moderada-grave	44-30 mL/min × 1,73 m²	Estágio G3b
Redução grave	29-15 mL/min × 1,73 m²	Estágio G4
Falência renal	< 15 mL/min × 1,73 m²	Estágio G5

Fonte: Adaptada de SBPC/ML, 2017.

Tabela 6.3. Valores referenciais de TGF para crianças e adolescentes

Idade (sexo)	TGF média ± desvio-padrão
1 semana	41 ± 15 mL/min/1,73 m²
De 2 a 8 semanas	66 ± 25 mL/min/1,73 m²
De 8 semanas a 2 anos	96 ± 22 mL/min/1,73 m²
De 2 a 12 anos	133 ± 27 mL/min/1,73 m²
De 13 a 21 anos (sexo masculino)	140 ± 30 mL/min/1,73 m²
De 13 a 21 anos (sexo feminino)	126 ± 22 mL/min/1,73 m²

Fonte: Adaptada de SBPC/ML, 2017.

AVALIAÇÃO DA FUNÇÃO RENAL **85**

Os intervalos de referência são os mesmos para crianças de até 12 anos independente do sexo. A partir de 12 anos os valores se aproximam aos vistos em indivíduos adultos, então podem ser empregados os intervalos utilizados na avaliação de adultos, segundo sexo. A proposta feita para os valores referenciais para crianças, em mL/min/1,73 m^2, são:

- Até 1 semana: 41 ± 15
- De 2 a 8 semanas: 66 ± 25
- De 8 semanas a 2 anos: 96 ± 22
- Acima de 2 anos: > 60

As avaliações da ureia e da creatinina sérica, em comparação à filtração glomerular, não são consideradas boas medidas devido às suas imprecisões. A filtração glomerular pode cair pela metade (50%) do seu valor de referência, e mesmo assim ainda podemos encontrar resultados de creatinina sérica dentro dos valores de referência. A dosagem da ureia no soro também não é uma boa medida para estimar a filtração glomerular, pois os valores circulantes variam com a ingestão de proteínas na dieta, com sangramentos intestinais, com o grau de desidratação, além de ser reabsorvida pelos túbulos renais de forma não constante.

A avaliação da proteinúria tem um valor significativo em situações de comprometimento da membrana basal, que em condições normais não permite o deslocamento da albumina e de proteínas de peso molecular acima de 60.000 Da. Geralmente a quantidade de albumina é menor que 25 mg/24 horas. Já é considerada lesão da membrana glomerular quando sua concentração está na faixa de 250 mg/24 horas. Nas microalbuminúrias, a excreção da albumina se encontra na faixa de 25 a 300 mg/24 horas.

Provas de avaliação da função tubular

Os testes utilizados para a medida da capacidade de reabsorção tubular muitas vezes são os primeiros a detectar a perda de função renal devido a alguma doença, uma vez que a filtração glomerular não é útil para demonstrar precocemente distúrbios de doença renal. Geralmente as patologias renais com lesões tubulares são secundárias a outras condições; por exemplo, pode-se citar os casos de pacientes expostos a metais pesados ou em uso de medicamentos nefrotóxicos ou com alguma doença de base, como a amiloidose, ou até a com alguma doença hereditária.

A solicitação de um exame de urina utilizado com muita frequência na clínica médica é a pesquisa de elementos anormais e sedimentoscopia (EAS), que podem indicar a presença de comprometimento tubular nas tubulopatias. A presença de glicose na urina de pacientes que apresentam hiperglicemia sugere a presença de diabetes *mellitus*, mas a glicosúria na ausência de hiperglicemia sugere indícios de comprometimento dos túbulos proximais. Normalmente, o pH urinário de urina coletada de manhã em jejum é levemente ácido (< 6,5). Nos pacientes que apresentam pH persistentemente neutro ou alcalino, sugere-se a perda da capacidade renal de acidificação da urina (defeito tubular de acidificação). A urina produzida é dependente da produção e secreção de amônia pelas células do túbulo contorcido distal e pela secreção tubular de íons hidrogênio. Pacientes que apresentam acidoses metabólicas são incapazes de produzir urinas ácidas, e são considerados com acidose tubular renal de comprometimento e deficiência na secreção tubular de íons H^+ ou defeitos na produção e secreção de amônia. A determinação da densidade urinária poderá indicar uma disfunção tubulointersticial. Normalmente, um indivíduo adulto apresenta valores de densidade de pelo menos 1,020, quando é privado de beber água no período de 24 horas. A densidade de 1,020 corresponde a uma osmolaridade ≥ 750 mOsm/kg quando o paciente fica restrito a ingestão de água nas 24 horas. Em pacientes com valores inferiores a 750 mOsm/kg, após jejum de água por pelo menos 12 horas, pode-se sugerir defeito na concentração urinária. A razão entre a medida da osmolaridade urinária/ sanguínea deve ser acima de 2,0 em indivíduos normais. Pacientes que apresentam poliúria com sus-

86 LABORATÓRIO COM INTERPRETAÇÕES CLÍNICAS

peita de diabetes *insipidus* (deficiência no hormônio antidiurético – ADH), apresentam uma razão entre 0,2 e 0,7, mesmo após a ingestão de líquidos. A diabetes *insipidus* pode ser de origem central ou nefrogênica, e para a distinção entre as duas, pode ser administrado um hormônio sintético (desmopressina) e na ausência de resposta dos receptores, se classifica em diabetes *insipidus* nefrogênico. Nos indivíduos que apresentam poliúria com grande ingesta de água, a razão pode ser normal sem a restrição de ingestão de líquidos, mas com a restrição a razão aumenta.

■ Avaliação da determinação de proteínas de baixo peso molecular nas lesões tubulares

As proteínas séricas de baixo peso molecular (< 40 kDa) são filtradas facilmente pelos glomérulos e, na maior parte, reabsorvidas pelos túbulos proximais, sendo lançadas pelos rins através da urina em concentrações pequenas. As dosagens dessas proteínas por meio de métodos sensíveis e precisos têm determinado uma boa correlação com as lesões tubulares. As células dos túbulos proximais reabsorvem quase totalmente essas proteínas, que são as mais frequentes: β2-microglobulina (B2M), proteína transportadora de retinol (RBP), lisozima, RNAse pancreática, α1-microglobulina e cadeias leves de imunoglobulinas.

A determinação urinária da B2M tem sensibilidade na detecção de lesão tubular, mas apresenta um inconveniente de apresentar instabilidade em urinas ácidas. Portanto, deve-se tomar muito cuidado nas coletas, seguindo rigorosamente as recomendações pré-analíticas.

Vários estudos têm demonstrado a dosagem urinária de RBP em pacientes com nefropatia induzida por drogas, como analgésicos, aminoglicosídicos, intoxicações por metais pesados, tratados com lítio, com necrose tubular aguda por rabdomiólise, em crianças com tubulopatias proximais e distais, pacientes com insuficiência cardíaca crônica, lúpus eritematoso sistêmico, síndrome nefrótica e em outras glomerulopatias. Sua dosagem urinária apresenta uma grande vantagem em relação à dosagem de B2M. A RBP tem estabilidade em urinas ácidas.

Ainda se pode dosar na urina enzimas de origem tubular como a N-acetil-β-D-glucosaminidase (encontrada nos lisossomos das células tubulares proximais), alanina aminopeptidase, fosfatase alcalina, gamaglutamiltranspeptidase (localizada na membrana da borda em escova) e a glutationa α-transferase de origem nas células do túbulo distal e coletores.

Bibliografia

Andriolo A. Medicina Laboratorial – Guia de Medicina Ambulatorial e Hospitalar da UNIFESP-EPM. 2 ed. São Paulo: Manole. 2008; 321p.

Borel JP, Chanard J. Como prescrever e interpretar um exame laboratorial. 2 ed. São Paulo: Editora Andrei. 2001; 1091p.

Burtis CA, Ashwood ER, Bruns DE. Tietz – Textbook of Clinical Chemistry and Molecular Diagnosis. 6 ed. United States: Elsevier – Health Science Division. 2012; 2256p.

Burtis CA, Bruns DE. Tietz – Fundamentals of Clinical Chemistry and Molecular Diagnosis. 7 ed. Pennsylvania: WB Saunders Division. 2014; 1083p.

McPherson RA, Pincus MR. Henry – Clinical Diagnosis and Management by Laboratory Methods. 23 ed. United States: Elsevier – Health Science Division. 2016; 1472p.

Mundt LA, Shanahan K. Exame de Urina e Fluidos Corporais de Graff. 2 ed. São Paulo: Artmed. 2012; 532p.

Riella MC. Princípios de Nefrologia e Distúrbios Hidroeletrolíticos. 5 ed. Rio de Janeiro: Editora Guanabara Koogan. 2010; 1247p.

Skoreck K, Chertow GM, Marsden PA, Yu ASL, Taal MW. Brenner and Rector's The Kidney. 10 ed. Philadelphia: Elsevier – Health Science Division. 2015; 2241p.

Sociedade Brasileira de Patologia Clínica/Medicina Laboratorial. Recomendações da Sociedade Brasileira de Patologia Clínica/Medicina Laboratorial (SBPC/ML): Realização de exames em urina. São Paulo: Editora Manole. 2017; 306p.

Strasinger SK, Di Lorenzo MS. Urinálise e Fluidos Corporais. 5 ed. São Paulo: Editora LPM. 2009; 220p.

Doenças dos Rins e Vias Urinárias

José Carlos Carraro Eduardo

Introdução

Os rins são órgãos essenciais para a manutenção da homeostase do corpo humano. A diminuição drástica da função renal implica em comprometimento, direta ou indiretamente, de todos os outros órgãos e sistemas. O reconhecimento da doença renal, entretanto, muitas vezes se torna difícil, pois as nefropatias ocorrem com diferentes apresentações clínicas e frequentemente são assintomáticas.

O diagnóstico de uma enfermidade renal se apoia em dados subjetivos (obtidos por meio da anamnese) e objetivos (obtidos por meio do exame físico). Alguns testes laboratoriais, especialmente creatinina sérica e exame de urina (sedimentoscopia e quantificação da proteinúria) e a ultrassonografia dos rins e vias urinárias são fundamentais na evidenciação do dano renal. Identificado esse dano, a presença ou grau de disfunção renal e a rapidez de progressão devem ser avaliadas e a causa subjacente deve ser diagnosticada.

A apresentação clínico-laboratorial das nefropatias depende, fundamentalmente, do sítio do néfron atingido e do grau e extensão da lesão. Assim, a proteinúria é o marcador maior das glomerulopatias, a hipertensão é a manifestação cardinal da nefrosclerose e a presença de hipostenúria, acidose metabólica e glicosúria denunciam o túbulo-interstício como a região predominantemente lesada em uma nefropatia aguda ou crônica. Qualquer que seja o local do néfron atingido, a função renal pode apresentar declínio agudo (insuficiência renal aguda) ou crônico (insuficiência renal crônica).

Insuficiência renal aguda (IRA)

A insuficiência renal aguda (IRA) é uma síndrome heterogênea definida pelo declínio súbito na taxa de filtração glomerular (TFG), resultando na retenção de resíduos metabólicos, incluindo ureia e creatinina, e desregulação de fluidos e eletrólitos e do equilíbrio ácido-base. Representa um amplo espectro de processos fisiopatológicos de gravidade e etiologia variadas, como perturbações hemodinâmicas que afetam a perfusão renal normal sem causar lesão do parênquima, obstrução parcial ou completa do fluxo urinário e processos com padrões característicos de lesão parenquimatosa (glomerular, intersticial, tubular ou vascular), classicamente categorizada em pré-renal, pós-renal e renal, respectivamente. A diminuição do volume urinário frequentemente é uma manifestação cardinal de IRA, e os pacientes são classificados como não oligúricos (diurese > 400 mL/dia), oligúricos (diurese entre 100 e 400 mL/dia) ou anúricos (diurese < 100 mL/dia).

88 LABORATÓRIO COM INTERPRETAÇÕES CLÍNICAS

A azotemia pré-renal é consequente à hipoperfusão renal, fenômeno que pode depender de redução do volume extracelular (p. ex., desidratação, hemorragia grave, choque, diabetes descontrolado), da presença de insuficiência cardíaca ou hepática ou de infecção grave. A oligúria resulta não só da diminuição do volume de filtração glomerular mas também do aumento da reabsorção tubular de sódio e água, resposta normal à redução do volume do sangue circulante.

A azotemia pós-renal ocorre em casos de obstrução das vias urinárias e pode ser decorrência, dentre outras causas, de litíase, coágulos, hipertrofia prostática, tumores e compressões extrínsecas.

Na azotemia renal, podemos individualizar dois grupos distintos. O primeiro engloba as doenças renais específicas, como glomerulonefrites, nefrites tubulointersticiais e vasculites. O segundo grupo abrange as condições patológicas que restam após a exclusão de todas as entidades antes enumeradas; tais condições patológicas têm como fatores patogênicos básicos a ação de agentes nefrotóxicos e/ ou a isquemia renal prolongada. Excluídas as formas pré e pós-renais da injúria renal aguda, assim como as doenças renais específicas capazes de levar a um quadro semelhante, é provável o diagnóstico de necrose tubular aguda (NTA). A expressão necrose tubular aguda tem sido usada na clínica para designar essa forma de insuficiência renal, muito embora os achados histológicos de necrose tubular não sejam constatados com regularidade nesses pacientes. Muitos clínicos usam indiferentemente os termos "insuficiência renal aguda" e "necrose tubular aguda" para designar essa síndrome clínica de hiperazotemia renal intrínseca, que se caracteriza por ser potencialmente reversível.

Pelo menos quatro mecanismos parecem contribuir para a redução da filtração, juntos ou em sequência: 1) acentuado decréscimo do fluxo sanguíneo renal; 2) redução da permeabilidade glomerular; 3) obstrução dos túbulos por edema celular e intersticial e acúmulo de detritos celulares; 4) difusão do filtrado glomerular através do epitélio tubular danificado.

Processos isquêmicos, mais frequentemente, e nefrotoxinas respondem pela maioria dos casos de NTA. As principais situações clínicas em que atuam esses fatores são as seguintes: a) infecções agudas graves, especialmente se acompanhadas de choque toxêmico; b) choque cirúrgico ou por infarto do miocárdio; c) destruição extensa de tecidos por esmagamento ou queimadura; d) hemólise intravascular; e) desidratação grave e prolongada; f) complicações da gravidez (aborto séptico, placenta prévia, ruptura placentária etc.). Entre as causas nefrotóxicas, antibióticos aminoglicosídeos, contrastes radiológicos, quimioterápicos, inibidores da enzima conversora da angiotensina e anti-inflamatórios não esteroidais estão entre agentes que podem causar dano tubular, diretamente e/ou por alterações agudas na hemodinâmica glomerular.

Na NTA, ocorrem, comumente, duas fases: a fase oligúrica, que dura em média de 3 a 14 dias e cursa com aumento progressivo das escórias nitrogenadas; e a fase diurética, na qual pode ocorrer poliúria, dura em torno de 7 a 10 dias e, geralmente, coincide com queda dos níveis séricos de ureia e creatinina. Não são raros os pacientes com NTA que apresentam fase oligúrica mais curta, ou mesmo não são oligúricos em nenhuma etapa da doença. A anúria completa não é característica dessa patologia, sugerindo obstrução das vias urinárias, necrose cortical aguda, oclusão bilateral das artérias renais ou glomerulonefrite de evolução superaguda. A presença de volume urinário normal, embora possa ocorrer na NTA por aminoglicosídeos, sugere a presença de nefrite tubulointersticial aguda. A poliúria (acima de três litros por dia) pode caracterizar obstrução urinária parcial, ao passo que ampla flutuação do volume urinário diário é compatível com a uropatia obstrutiva intermitente.

O exame do sedimento urinário pode ser útil no estudo da IRA. A glomerulonefrite aguda caracteriza-se pela presença de hematúria dismórfica, proteinúria e cilindrúria hemática. Eosinofilúria, embora nem sempre presente, é comum nas nefrites tubulointersticiais agudas alérgicas. Cristalúria pode indicar distúrbios metabólicos do urato ou oxalato. Uma lesão tubular aguda não gera achados específicos no sedimento urinário, mas a presença de células epiteliais e cilindros hialinos ou granulosos levanta a suspeita desse tipo de lesão. Na obstrução das artérias renais, observa-se hematúria e proteinúria.

DOENÇAS DOS RINS E VIAS URINÁRIAS **89**

Devem ser monitorados no soro: sódio, potássio, bicarbonato, ureia e creatinina, assim como o sódio e a creatinina na urina. Na fase oligúrica há elevação sérica progressiva de ureia, creatinina, potássio, fosfato; sódio, cloreto e bicarbonato tendem a cair. A redução da natremia deve-se à diluição do plasma e ao desvio do sódio para o interior das células; o cloreto acompanha o sódio. Na fase pós-oligúrica (ou fase diurética), um ou dois dias após a normalização do volume urinário os níveis séricos da creatinina e ureia caem progressivamente, até a sua normalização, embora disfunção tubular possa eventualmente persistir, o que se traduz por perda de sódio, poliúria ou acidose metabólica hiperclorêmica.

Os exames bioquímicos no soro e na urina permitem a elaboração de vários índices que auxiliam, no paciente oligúrico, a distinção entre azotemia pré-renal e NTA. A fração de excreção de sódio (FENa) expressa a fração de sódio filtrado, que escapa da reabsorção e, eventualmente, aparece na urina, como mostra a relação da Figura 7.1.

$$FENa = \frac{UNa \times PCr}{PNa \times UCr} \times 100$$

Figura 7.1. *Fórmula para deduzir a fração de excreção do sódio. U: urinário; P: plasmático; Na: sódio; Cr: creatinina.*

Na IRA pré-renal, a hipoperfusão renal promove reabsorção ativa de sódio e a FENa é frequentemente baixa (< 1%), e a concentração urinária em amostra é menor que 20 mEq/L. Ao contrário, quando há NTA, a FENa está usualmente maior que 1% e o sódio urinário acima de 40 mEq/L.

A relação entre ureia e creatinina plasmáticas varia em torno da proporção de 10-15:1 e tanto uma quanto a outra se elevam proporcionalmente na NTA. Na IRA pré-renal aumenta a difusão retrógrada da ureia filtrada e não a da creatinina; a depuração de ureia cai rapidamente em relação à depuração da creatinina. Essa desproporção, que pode atingir níveis de 60:1, é fortemente sugestiva de azotemia pré-renal.

É comum o achado de hiperpotassemia e podem surgir alterações do ECG, que consistem inicialmente em ondas T pontiagudas, alargamento do complexo QRS e falta de ondas P; se os níveis séricos do potássio se elevam muito, o complexo ventricular torna-se bifásico, podendo levar a parada cardíaca ou fibrilação ventricular.

O exame ultrassonográfico é muito útil na distinção entre uma IRA e uma DRC agudizada. Achados como redução volumétrica dos rins ou perda da dissociação parênquimo-sinusal evidenciam a presença de doença crônica. Além disso, esse exame pode identificar uma uropatia obstrutiva e contribuir na avaliação da perfusão dos vasos renais. Como dá informações valiosas, além de ser um exame seguro, simples e de baixo custo, é considerado exame fundamental e rotineiro nas avaliações dos quadros de insuficiência renal. Outros exames como a biópsia renal, arteriografia renal, pielografia ascendente e cintilografia são importantes em casos específicos.

Doença renal crônica (DRC)

A definição da doença renal crônica (DRC) se baseia em alterações na taxa de filtração glomerular e/ou presença de lesão parenquimatosa mantidas por pelo menos três meses. É composta por três componentes: 1) anatômico ou estrutural (marcadores de dano renal); 2) funcional, baseado na taxa de filtração glomerular (TFG); e 3) temporal. É classificada em estágios baseados na TFG, como mostrado na Tabela 7.1.

90 LABORATÓRIO COM INTERPRETAÇÕES CLÍNICAS

Tabela 7.1. Estadiamento e taxa de filtração glomerular e proteinúria

Estágios da DRC	TFG (mL/min/1,73 m²)	Proteinúria
1	≥ 90	Presente
2	60-89	Presente
3a	45-59	Presente ou ausente
3b	30-44	Presente ou ausente
4	15-29	Presente ou ausente
5	< 15	Presente ou ausente

Fonte: Elaborada pelos autores.

Devido ao seu caráter irreversível, na DRC os pacientes podem evoluir para estágios mais avançados (estágio 5), em que os rins não conseguem mais manter a normalidade no meio interno. Nesse estágio, o paciente deve ser submetido à terapia renal substitutiva (hemodiálise ou diálise peritoneal) ou transplante renal.

Os fatores que levam à DRC englobam as doenças renais primárias e as doenças sistêmicas que acometem os rins e o trato urinário. As principais causas que levam à perda das funções renais são o diabetes *mellitus* (DM) e a hipertensão arterial. Qualquer que seja a causa, com a evolução da doença um número cada vez menor de néfrons segue funcionando adequadamente. Acredita-se que com essa redução, os néfrons remanescentes ficam sobrecarregados e, para se adaptarem à nova condição, hipertrofiam-se e sofrem alterações da superfície glomerular e modificações de permeabilidade da membrana glomerular às proteínas que culminam com a hiperfiltração glomerular, o que tem, como consequência maior, o encurtamento da sua vida útil.

A progressão da DRC pode ser retardada, ou até interrompida, se abordada no momento certo. Nesse contexto, insere-se o tratamento conservador, que tem por objetivo o manejo clínico das comorbidades e sintomas associados, a prevenção de complicações e o retardo da progressão da doença nos pacientes com DRC que ainda não apresentam perda completa da função renal. Esse tratamento é composto basicamente de dieta hipoproteica (0,6 g/kg/dia) com restrição de sódio (1 a 3 g/dia) e com calorias (30 a 35 kcal/kg/dia), lipídeos (25 a 35% do valor energético total) e carboidratos (50 a 60% do valor energético total) adequados ao paciente. Paralelamente, devem ser intensificadas medidas para prevenção e tratamento de outras comorbidades, como anemia, osteodistrofia, cardiopatia, vasculopatia, retinopatia e dislipidemia. O uso do bicarbonato de sódio, já nos estágios intermediários da DRC (estágios 3 e 4), tem se mostrado capaz de lentificar a progressão do dano renal crônico, mesmo nos pacientes sem acidose significativa.

Glomerulopatias

As doenças glomerulares constituem um grupo heterogêneo de doenças, com múltiplas causas etiológicas e diferentes padrões de apresentação clínica e evolução. Clinicamente, são classificadas como agudas (que evoluem em dias); rapidamente progressivas (que se caracterizam por uma deterioração progressiva da função renal ao longo de semanas ou meses, sem tendência a melhora espontânea) e crônicas (com curso insidioso e evolução variável ao longo dos anos). Quanto à etiologia, as glomerulopatias podem ser primárias (quando a patogenia se limita ao rim) ou secundárias (quando fazem parte de uma doença multissistêmica). As glomerulopatias podem se apresentar como síndrome nefrítica, síndrome nefrótica, glomerulonefrite rapidamente progressiva e alterações urinárias assintomáticas (proteinúria e/ou hematúria). Outra forma de organização baseia-se nas alterações histológicas encontradas, tendo a biópsia renal percutânea um papel fundamental, com análise do tecido renal à microscopia óptica, imunofluorescência e microscopia eletrônica.

■ Síndrome nefrítica/glomerulonefrite difusa aguda

A síndrome nefrítica é um conjunto de sinais e sintomas, caracterizado por hematúria, edema, hipertensão arterial, oligúria, e proteinúria subnefrótica. A glomerulonefrite difusa aguda (GNDA) pós-estreptocócica é o melhor exemplo de uma síndrome nefrítica. É uma afecção difusa e bilateral do rim, em que antígenos do estreptococo beta-hemolítico do grupo A incitam a produção de anticorpos, com subsequente formação de complexos antígeno-anticorpo, quer circulantes, quer *in situ*. Esses complexos se depositam na parede dos capilares glomerulares e aí desencadeiam uma sequência de eventos em cascata, responsáveis pelo aparecimento das lesões histopatológicas glomerulares que levam ao quadro clínico da GNDA. Embora o agente causal mais frequente seja um estreptococo beta-hemolítico do grupo A, especialmente a cepa nefritogênica do tipo 12, outros germens podem atuar como agente etiológico, entre os quais o estreptococo alfa-hemolítico, o pneumococo e alguns vírus.

O quadro, mais comum em crianças entre 5 e 12 anos de idade, é mais frequente em meninos (proporção de 2:1). Pode ocorrer em adolescentes e adultos e é muito rara antes dos 3 anos. Geralmente se manifesta entre uma e três semanas após faringite ou três a cinco semanas após quadro de impetigo. A apresentação clínica, com edema, hipertensão e hematúria, caracteriza a síndrome nefrítica clássica. Sintomas inespecíficos como dor abdominal, diarreia, náusea e palidez podem acompanhar o quadro. A apresentação pode variar desde formas subclínicas até quadros graves, cursando com insuficiência renal aguda com indicação de diálise, insuficiência cardíaca e encefalopatia hipertensiva. A oligúria está habitualmente presente e é responsável pelo aparecimento de edemas que, normalmente, não chegam à anasarca. Consiste na primeira manifestação, surgindo inicialmente em áreas de baixa pressão, como a face, formando o edema peripalpebral, e posteriormente se estendendo por todo o corpo.

A urina pode se apresentar turva, de cor castanha, denunciando a presença da hematúria, que pode ser microscópica ou macroscópica. Proteinúria, cilindros hialinos, granulosos e hemáticos, leucócitos e células epiteliais de descamação são frequentemente descritos. A proteinúria, embora possa atingir níveis nefróticos (mais que 3 g nas 24 horas), geralmente é leve a moderada.

Títulos elevados ou em ascensão da antiestreptolisina O (ASO) são comumente encontrados na GNDA pós-infecções de orofaringe, mas raramente a ASO se eleva após infecção de pele. Nesses casos o anticorpo antidesoxirribonuclease B (anti-DNAse B) avalia melhor a infecção estreptocócica cutânea. A elevação dos títulos de anticorpos para antígenos estreptocócicos atinge seu auge entre quatro e seis semanas após a infecção.

Em caso de grave comprometimento funcional renal, há elevação das taxa de ureia e creatinina e insuficiência renal aguda. Aumento da velocidade de hemossedimentação (VHS) e ligeira anemia normocrômica, que se deve em parte à hemodiluição, costumam estar presentes. Os níveis séricos do complemento C3 permanecem baixos por seis a oito semanas. A sua não normalização após esse período implica na necessidade de investigação de outra causa de síndrome nefrítica hipocomplementêmica, como o lúpus eritematoso sistêmico e a glomerulonefrite membranoproliferativa. A biópsia renal deve ser considerada na presença de insuficiência renal aguda, síndrome nefrótica, ausência de infecção estreptocócica ou níveis normais de complemento sérico na fase aguda da doença.

A GNDA é uma doença autolimitada, que necessita tratamento de suporte na fase aguda. O prognóstico é favorável, ocorrendo recuperação completa do quadro em 95% dos casos, com resolução entre duas semanas e um mês.

■ Glomerulonefrite rapidamente progressiva

A glomerulonefrite rapidamente progressiva (GNRP) é uma síndrome caracterizada por declínio de mais de 50% da taxa de filtração glomerular ao longo de dias ou semanas, geralmente se manifestando como uma síndrome nefrítica aguda. Pode ser classificada em três tipos, de acordo com

92 LABORATÓRIO COM INTERPRETAÇÕES CLÍNICAS

os achados da imunofluorescência: presença de depósitos lineares (GN por anticorpos anti-membrana basal glomerular), presença de depósitos granulares de imunocomplexos (GNs pós-infecciosas, nefropatia por IgA/doença de Berger, GN lúpica, GN da crioglobulinemia mista, GNs idiopáticas), ausência de depósitos significativos, pauci-imune (GN da poliangeíte microscópica, granulomatose de Wegener, GNs idiopáticas). O principal achado histológico é a formação de crescentes, usualmente envolvendo mais de 50% dos glomérulos. As manifestações clínicas, comuns às três formas de GNRP, incluem hematúria, proteinúria, oligúria, edema e hipertensão. Os rins podem mostrar-se inicialmente aumentados no exame ultrassonográfico, mas seu volume diminui gradualmente se a doença não for tratada ou se não responder ao tratamento com corticosteroides e imunossupressores.

A GNRP é uma entidade de prognóstico reservado, que deve ser suspeitada em todos os casos em que há perda rápida da função renal. O tratamento deve ser o mais precoce possível, geralmente com o uso de imunossupressores, especialmente a ciclofosfamida. Novas drogas imunossupressoras devem ser levadas em consideração, dependendo da resposta observada em cada caso. A etiologia da GNRP deve ser investigada, sendo para isso a biópsia renal com imunofluorescência de fundamental importância.

■ Síndrome nefrótica

A síndrome nefrótica é caracterizada pela presença de proteinúria maciça (> 3,5 g de proteína por 1,73 m² de superfície corporal em 24 horas, ou maior que 50 mg/kg de peso em 24 horas), hipoproteinemia, edema e dislipidemia. A síndrome nefrótica acomete tanto adultos quanto crianças, sendo causada por doenças primariamente renais (SN idiopática ou primária) ou por patologias diversas, como o lúpus eritematoso sistêmico, diabetes *mellitus*, amiloidose, entre muitas outras (SN secundária). A SN primária é a forma mais prevalente, tanto em adultos quanto em crianças. As doenças renais que causam SN primária são a doença de lesões mínimas (DLM), glomeruloesclerose focal e segmentar (GEFS), glomerulonefrite membranosa (GNM), glomerulonefrite membranoproliferativa (GNMP) e, mais raramente, nefropatia IgA (NIgA). Em praticamente todos os casos de SN primária e na maioria dos casos de SN secundária, a biópsia renal percutânea deve ser feita, para análise histopatológica pela microscopia óptica, imunofluorescência e microscopia eletrônica. Essa conduta define, além da etiologia, o planejamento terapêutico e o prognóstico do paciente.

As potenciais complicações da síndrome nefrótica são as infecções (especialmente a peritonite espontânea, as infecções cutâneas e a pneumonia), os fenômenos tromboembólicos (mais frequentemente a trombose de veia renal, tromboembolismo pulmonar e trombose venosa profunda de membros inferiores) e a insuficiência renal aguda. O risco de doença coronariana é quatro vezes maior que nos pacientes sem síndrome nefrótica. Adicionalmente, outras complicações podem ocorrer, como hiperlipidemia, desnutrição, doença renal crônica progressiva, disfunções endócrinas e distúrbios hidroeletrolíticos.

A doença de lesões mínimas (DLM) é a que se apresenta mais caracteristicamente como síndrome nefrótica pura (sem os chamados componentes nefríticos, como hematúria e hipertensão). Cursa clinicamente com albuminúria maciça, hipoalbuminemia, edema e dislipidemia. Proteinúria/albuminúria maciça são o resultado da permeabilidade glomerular anormal, culminando com hipoalbuminemia e o edema. A DLM é predominante na infância e apresenta como pontos relevantes a proteinúria altamente seletiva (mais de 80% de albumina), não evolução para a insuficiência renal crônica e ótima resposta aos corticosteroides, embora possa ter caráter recidivante. No exame histopatológico renal, os glomérulos se mostram normais à microscopia óptica e evidenciam fusão dos pedicelos ao exame pela microscopia eletrônica. A imunofluorescência é negativa.

A glomeruloesclerose focal e segmentar (GEFS) afeta crianças e adultos, com proteinúria que pode variar de moderada a intensa e, não raramente, com hematúria microscópica. A hipertensão arterial é frequente e o comprometimento da função renal pode se manifesar precocemente. Frequentemente é uma doença com perda progressiva da função renal, evoluindo para a necessidade de

DOENÇAS DOS RINS E VIAS URINÁRIAS **93**

diálise ou transplante renal em 25-30% dos casos em 5 anos e 30-40% após 10 anos de evolução. A corticorresistência é comum, e drogas imunossupressoras como a ciclosporina, o tacrolimus, a ciclofosfamida e, mais recentemente, o micofenolato de mofetila podem ser indicadas.

A glomerulonefrite membranosa (GM) é uma causa comum de síndrome nefrótica no adulto e é uma importante causa de doença renal terminal, especialmente nos idosos. Nas faixas etárias mais avançadas, aumenta significativamente a chance da GM estar associada às neoplasias malignas. Geralmente é idiopática, embora possa estar relacionada com fatores antigênicos ou ambientais diversos (GM secundária). A doença se caracteriza histologicamente pela ausência de hipercelularidade significativa e pelo espessamento difuso e uniforme da membrana basal dos capilares glomerulares. Na microscopia eletrônica são demonstrados imunodepósitos subepiteliais/intramembranosos (imunoglobulina G e complemento) que acarretam dano podocitário. A principal característica clínica da GM é a proteinúria de baixa seletividade, muitas vezes associada à hematúria microscópica. O sedimento urinário mostra, além da hematúria microscópica (30-50%), cilindros hialinos e granulosos (10-20%) e corpos ovais de gordura. Ultrassonograficamente, os rins encontram-se normais ou ligeiramente aumentados de tamanho. A síndrome nefrótica é encontrada em 70 a 80% dos pacientes, como apresentação inicial da doença. Hipertensão arterial e algum grau de disfunção renal também podem estar presentes. Dislipidemia grave é frequentemente encontrada e há predisposição a tromboses arteriais e venosas.

As formas proliferativas constituem um grupo heterogêneo, conforme haja proliferação de um ou de vários tipos celulares que compõem os glomérulos. Na forma proliferativa mesangial existe proliferação exclusiva das células do mesângio e aumento da matriz mesangial. A proliferação mesangial pode associar-se à proliferação das células do epitélio parietal da cápsula de Bowman, dando origem a crescentes, sendo esse tipo denominado proliferativo intracapilar e extracapilar. A proliferação mesangial pode ainda se combinar ao espessamento da membrana basal, correspondendo então à lesão membranoproliferativa. Finalmente, quando na forma membranoproliferativa o aumento da matriz mesangial é muito pronunciado, dando ao glomérulo aspecto lobulado, tem-se o tipo lobular.

■ Exame de urina na síndrome nefrótica

Revela intensa albuminúria, geralmente superior a 3,5 g/24 horas, mas podendo atingir até 20 a 30 g/24 horas. O sedimento urinário contém cilindros, células epiteliais e hemácias. Entre os cilindros destacam-se os pertencentes às variedades cérea e gordurosa, muito características de síndrome nefrótica; dentre as células epiteliais sobressaem as de origem tubular, que contêm corpúsculos graxos (*oval fat bodies*, descritos por Addis), nos quais se observam inclusões birrefringentes. A eliminação urinária de sódio está muito diminuída e a de aldosterona aumentada.

■ Bioquímica do sangue

O plasma se mostra frequentemente lipêmico, com teor elevado de colesterol. A proteinemia está baixa, podendo a fração albumina cair a menos de 2 g ou mesmo 1 g/dL. Na síndrome nefrótica pura há alguma redução da gamaglobulina; no LES há pronunciado aumento dessa fração. O complemento sérico mostra-se habitualmente diminuído na síndrome nefrótica em atividade. Podem haver ligeiras hiponatremia e hipocalcemia, esta última relacionada com a hipoalbuminemia. Em presença de insuficiência renal há elevação dos níveis séricos de compostos nitrogenados.

■ Hemograma

Costuma haver ligeira anemia microcítica, que pode agravar-se proporcionalmente ao grau de comprometimento funcional do rim.

94 LABORATÓRIO COM INTERPRETAÇÕES CLÍNICAS

■ *Biópsia renal*

É de grande valor para confirmar o diagnóstico e assentar o prognóstico.

Nefrosclerose

Richard Bright, em 1836, já chamava a atenção para a inter-relação entre doença renal e hipertensão. O termo nefroesclerose, originalmente descrito por Fahr em 1925, é usado para descrever as lesões vasculares crônicas da hipertensão (HAS). Os principais danos causados pela HAS são as lesões em órgãos-alvo, como coração, cérebro e rins. A hipertensão arterial maligna é uma reconhecida causa de insuficiência renal. Sua frequência tem diminuído na população de países desenvolvidos, o que tem sido atribuído ao reconhecimento mais precoce da doença e ao melhor controle da pressão arterial com drogas anti-hipertensivas. Quanto à hipertensão essencial benigna, não há consenso se a insuficiência renal crônica avançada pode ser uma das suas consequências.

Nefropatias tubulointersticiais

A nefropatia tubulointersticial (NTI), aguda ou crônica, se caracteriza pelo acometimento de túbulos renais e interstício, com pouca ou nenhuma lesão em glomérulos e vasos. Na NTIA, os achados histopatológicos de infiltrado inflamatório e edema envolvendo o interstício renal, que em geral se desenvolve em dias a meses, são característicos. Mais frequentemente é decorrente de reação por sensibilidade a drogas, porém pode estar associada a infecções à distância, doenças autoimunes, uveítes. Na forma clássica da NTIA associada a fármacos, conhecida como "padrão meticilina", o quadro mais sugestivo é a presença de azotemia não oligúrica, *rash* cutâneo pruriginoso, febre, eosinofilia e eosinofilúria. A proteinúria, quando presente, é de pequena monta. No "padrão AINEs/anti-inflamatórios não esteroides", eosinofilia e eosinofilúria são menos frequentes, porém a proteinúria pode ser intensa, muitas vezes em níveis nefróticos. Em ambas as situações, o tratamento é a retirada da droga, quando identificada, e o uso de corticosteroides e/ou imunossupressores.

A NTIC se caracteriza por infiltração intersticial gradual e fibrose, atrofia tubular e disfunção e perda progressiva lenta da função renal. Necrose papilar pode estar presente, muitas vezes silenciosamente. O envolvimento glomerular (glomerulosclerose), embora secundário, é mais comum que na NTIA. As causas de NTIC incluem a síndrome do abuso de misturas de analgésicos (aspirina e derivados da fenacetina), síndrome de Sjögren, nefropatia crônica por uratos, hiperoxalúria, hipercalcemia, nefropatia de refluxo, fatores ambientais, anemia falciforme, metais pesados e mieloma múltiplo. O diagnóstico é sugerido por história e exames complementares e geralmente confirmado por biópsia.

Nefropatia cística

Reconhece-se a existência de três formas dessa doença: cistos simples (únicos ou múltiplos); nefropatia policística; e doença microcística da medula renal.

Ganha especial importância a doença renal policística (DRP), sobretudo as formas hereditárias: a doença renal policística autossômica dominante (DRPAD) e a doença renal policística autossômica recessiva (DRPAR).

A DRPAR é consequente a uma mutação na proteína fibrocistina, que compõe a estrutura primária dos cílios das células epiteliais tubulares. Alterações em sua estrutura levam a desordens de polaridade e aparecimento de cistos. A DRPAR, um distúrbio infantil relativamente raro que ocorre em 1:6.000 a 1:50.000 nascidos vivos. Essa forma de acometimento renal é bastante grave, levando à morte em 75% dos casos algumas horas ou dias depois do nascimento.

A doença renal policística autossômica dominante (DRPAD) é desordem multifatorial caracterizada por cistos renais bilaterais e em outros órgãos, principalmente fígado e pâncreas. É a doença renal congênita mais comum, atingindo aproximadamente 1 em cada 800 indivíduos na população geral. Três proteínas, policistinas 1, 2 e 3, têm sido associadas com a doença, codificadas por genes independentes localizados em cromossomos distintos: PKD1 (16p13.3), PKD2 (4q21-23) e PKD3 (10q24). Acomete pacientes na idade adulta, com evolução para a falência renal geralmente após os 40-50 anos de idade. Entre 5 e 10% dos pacientes em terapia renal substitutiva (hemodiálise ou diálise peritoneal) são portadores de DRPAD. É a quarta causa mais comum de doença renal em estágio final e responsável por cerca de 10% dos transplantes renais.

Hematúria, micro ou macroscópica, é um achado comum na DRPAD, geralmente associada a ruptura de cistos, porém podendo ser causada pela presença de cálculos renais, infecções nos cistos ou neoplasias. A hipertensão arterial é frequente, geralmente sendo atribuída à compressão exercida pelos cistos nos vasos renais, o que estimularia o sistema renina-angiotensina. A anemia, achado comum na doença renal crônica avançada de qualquer etiologia, é mais tardia e menos intensa na DRPAD.

Apesar do grande número de estudos envolvendo medicamentos potenciais para serem utilizados na DRPAD, o tratamento se apoia no controle rigoroso da pressão arterial e nas medidas conservadoras para lentificação da progressão da doença renal crônica.

Infecção do trato urinário

A infecção do trato urinário (ITU) é definida como a colonização de patógenos que ocorre ao longo do trato urinário: rim, ureter, bexiga e uretra. Pode ser classificada de acordo com a localização da infecção e sua gravidade, podendo ou não gerar manifestações clínicas. Representa uma das mais comuns doenças infecciosas em pacientes ambulatoriais e hospitalizados. Cerca de 5% de pacientes ambulatoriais vistos em hospitais apresentam ITU, considerada, atualmente, o tipo mais comum de infecção hospitalar.

A via mais comum de ITU é a ascendente. As bactérias da região periuretral adentram a uretra e colonizam as células viscerais. Assim, mesmo sem a existência de refluxo vesicouretral, elas podem ascender pelo ureter, atingir os rins e determinar pielonefrites em alguns casos.

O diagnóstico de ITU é feito pela urocultura, ainda que as manifestações clínicas e o sedimento urinário sejam sugestivos. As bactérias mais frequentemente encontradas em pacientes com ITU são: *E. coli*, *Klebsiella* sp., *Staphylococcus* sp., *Proteus* sp. e *Enterobacter* sp. Nas infecções agudas, 80% são causadas pela bactéria *E. coli*. Muitas infecções normalmente são sensíveis a uma grande variedade de antibióticos administrado oralmente e respondem rapidamente a ela.

A prevalência de resistência bacteriana aos antibióticos nas infecções comunitárias vem crescendo, o que representa um desafio no tratamento das infecções. Além disso, as ITU's representam uma grande proporção do consumo de antimicrobianos e têm grande impacto sócio-econômico.

O uso racional de antibióticos, respeitando dose e tempo de tratamento, e o conhecimento dos agentes mais frequentes e dos respectivos perfis de sensibilidade na comunidade são mandatórios, vista a necessidade de se evitar falhas terapêuticas e seleção de microrganismos resistentes.

■ Exame de urina

Diante da suspeita de infecção, torna-se indispensável a microscopia do sedimento bem com o exame bacteriológico da urina não centrifugada (bacterioscopia pelo Gram e cultura).

■ Elementos anormais e sedimentoscopia

O exame da urina por meio de tiras reativas pode fortalecer ou mesmo confirmar o diagnóstico de uma infecção urinária. O primeiro item a ser avaliado deve ser a densidade urinária, já que a

96 LABORATÓRIO COM INTERPRETAÇÕES CLÍNICAS

grande diluição da urina pode interferir nas reações cromáticas das tiras reativas ou diminuir o número dos elementos, principalmente leucócitos, encontrados no sedimento urinário. O pH alcalino é sugestivo de ITU, particularmente por microrganismos produtores de urease (desdobradores da ureia), como o *Proteus* sp. A reação positiva para a leucocitoesterase é quase sempre presente nas ITU, mas também pode ser observada em qualquer outro processo inflamatório não infeccioso do trato urinário. Já a reação do nitrito é praticamente diagnóstica de ITU por enterobactérias, detentoras da capacidade de reduzir nitrato a nitrito. Embora a redução a nitrito tenha alta especificidade, apresenta limitações por conta da sua baixa sensibilidade (até 40% de falso-negativos).

No exame do sedimento urinário em pacientes com ITU os achados esperados são a leucocitúria e, menos frequentemente, hematúria. Cilindros leucocitários podem ser encontrados em pielonefrites.

■ Exame bacteriológico

A melhor conduta inicial para investigar a presença de bactérias é examinar a urina não centrifugada, corada pelo Gram. A técnica é extremamente simples: colocam-se duas ou três gotas de urina em uma lâmina, a qual se seca na estufa, fixa-se na chama, cora-se pelo Gram e se leva ao microscópio com imersão. O achado de uma única bactéria por campo é indicativo de provável infecção urinária, o que corresponde, em 90% dos casos, ao crescimento de 100.000 colônias por mL de urina, quando se faz a cultura.

Essa microscopia não substitui a cultura com contagem de colônias. Dispõe-se de vários métodos para esse exame. Todos se baseiam na realização de culturas em condições padronizadas, utilizando quantidades conhecidas de urina e contando-se o número de colônias surgidas na placa. Os resultados são expressos em número de colônias por mL de urina (1 colônia = 1 gérmen).

A urina existente na bexiga é estéril em pessoas sadias. Entretanto, não é rara sua contaminação, durante a coleta, por germens procedentes da flora uretral ou vulvar, ou introduzidos na bexiga durante a passagem da sonda. Na interpretação dos resultados devem ser considerados, além dos achados no exame sumário de urina (EAS), os seguintes parâmetros: 1) presença ou ausência de sintomas; 2) método usado na coleta; 3) número de colônias surgidas; e 4) número de espécies bacterianas isoladas. A maioria dos pacientes com infecção urinária, sintomáticos ou não, exibe contagens de colônias iguais ou superiores a 100.000, qualquer que seja o método utilizado na coleta da urina. Entretanto, na dependência da presença de sintomas e do método de coleta utilizado, valores inferiores a esse podem ser considerados como resultado positivo. Nos pacientes assintomáticos, um segundo exame positivo torna o diagnóstico mais seguro. Devem ser efetuadas duas culturas sempre que a urina for obtida de jato médio ou de cateter de demora. Quando a urina é coletada por cateterismo, um único exame com crescimento superior a 100.000 colônias já significa 95% de probabilidade de infecção urinária. As contagens entre 10.000 e 100.000 na ausência de sintomas justificam a repetição do exame para um melhor esclarecimento, exceto na presença de *Staphylococcus saprophyticus*, em que contagem de colônias superior a 10.000 por mL de urina é significativa. Por serem incomuns infecções urinárias com etiologia polimicrobiana, o isolamento de mais de uma espécie bacteriana é sugestivo de contaminação, o que exige a repetição do exame.

■ Ultrassonografia, tomografia computadorizada e ressonância magnética

Devem ser solicitadas, criteriosamente, nos casos de ITU recorrente em mulheres, e em qualquer infecção urinária no sexo masculino, visando esclarecer a possível existência de malformações, tumores, litíase, dilatação das vias urinárias, bem com a extensão do processo inflamatório aos tecidos perirrenais.

Tuberculose renal

Resulta quase sempre de disseminação hematogênica a partir de um foco pulmonar ou de um gânglio infectado, raramente se originando de lesão genital. Sua presença deve ser suspeitada diante de uma reação tuberculínica positiva em paciente com hematúria macroscópica indolor ou com leucocitúria estéril, em pH urinário ácido e com uroculturas de rotina sem crescimento bacteriano. A presença de febrícula vespertina e emagrecimento sem causa aparente fortalece essa hipótese diagnóstica.

■ Exame de urina

Revela a presença de piócitos, hemácias e, geralmente, albumina. É muito característico o achado de "pus sem bactéria". A cultura da urina própria para o bacilo de Koch (BK) e a inoculação em cobaia podem evidenciar o BK, o que confirmará o diagnóstico. Diante de fortes indícios de tuberculose do trato urinário, justifica-se o teste terapêutico com esquema RIPE (rifampicina, isoniazida, pirazinamida e etambutol).

Nefrolitíase

A nefrolitíase renal é uma patologia frequente, com incidência global de 2 a 3%. Os cálculos renais, geralmente, são de constituição mista, sendo o oxalato de cálcio o mais frequentemente encontrado. Essa é uma situação clínica com uma taxa de recorrência elevada. Admite-se que 50% dos doentes não tratados têm recorrência da litíase em um período de cinco anos. A realização de estudos metabólicos que permitam, de forma econômica e eficiente, identificar e corrigir os desequilíbrios que causam a litíase renal é extremamente importante, já que em cerca de 60-70% dos casos é possível algum tipo de intervenção que possa prevenir a recorrência da litíase.

A doença litiásica renal é um processo complexo e multifatorial. Fatores como hereditariedade, ambiente, hábitos alimentares, idade, sexo e raça podem estar envolvidos na litogênese. Alterações do aparelho urinário consequentes a malformações, infecções, neoplasias e distúrbios metabólicos podem ter especial importância em alguns casos de nefrolitíase. O denominador comum na doença é a existência de um aumento da excreção urinária dos elementos constituintes dos cálculos (cálcio, ácido úrico, oxalato, cistina) e/ou uma diminuição da excreção dos inibidores da cristalização (especialmente o citrato).

■ Exame da urina em amostra (EAS)

Pode revelar hemácias e leucócitos, com ou sem infecção urinária associada. O pH nos pacientes uricosúricos costuma ser muito baixo, geralmente em torno de 5,0. O achado de cristais pode fornecer a pista para classificar o cálculo (p. ex., ácido úrico ou cistina).

■ Outros exames

Alterações bioquímicas do sangue podem levar ao diagnóstico da doença metabólica primária. Dosagens de cálcio, fósforo, ácido úrico e PTH são úteis. Quantificação, na urina de 24 horas, de cálcio, fósforo, ácido úrico, sódio, oxalato (ácido oxálico), citrato (ácido cítrico) e cistina podem identificar alterações passíveis de abordagem terapêutica (medicamentosa ou dietética) em até 70% dos casos. Entre essas, a hipercalciúria, a hiperuricosúria e a hipocitratúria, isoladamente ou associadas, são as mais comuns.

■ Ultrassonografia e tomografia computadorizada

A ultrassonografia do trato urinário é um exame de imagem útil e de menor custo, porém não é tão preciso no diagnóstico. A tomografia computadorizada, mesmo sem contraste venoso, é o

98 LABORATÓRIO COM INTERPRETAÇÕES CLÍNICAS

melhor exame, pois ajuda a detectar a presença de um cálculo, seu tamanho e sua localização. Além disso, informa sobre a densidade do cálculo em unidades Hounsfield (UH) e assim permite a escolha do melhor método (litotripsia extracorpórea por ondas de choque, ureteroscopia, nefrolitotripsia percutânea, cirurgia a céu aberto) quando há indicação de intervenção. Cálculos que têm menos que 1.000 UH são mais facilmente fragmentados com a litotripsia extracorpórea por ondas de choque. Já o sucesso na fragmentação nos cálculos acima de 1.000 UH é bastante baixo.

Bibliografia

Andrade MC, Carvalhaes JTA. Nefrologia para pediatras. Rio de Janeiro: Atheneu. 2010; 624p.

Barros E, Gonçalves LF, et al. Nefrologia no consultório. São Paulo: Artmed. 2006; 704p.

Daugirdas JT, Blake PG, Ing TS. Manual de Diálise. 4 ed. Editora Guanabara Koogan. 2016; 672p.

Greenberg A. Primer on Kidney Diseases. 5 ed. Philadelphia: Elsevier – Health Science Division. 2010; 624p.

Kasper DL, Fauci AS, Longo DL, et al. Harrison's Principles of Internal Medicine. 19 ed. New York: McGraw Hill. 2015; 3000p.

Kiessling SG, Goebel J, Somers MJG. Pediatric Nephrology in the ICU. Springer-Verlag Berlin Heidelberg. 2009; 295p.

Lerma EV, Berns JS, Nissenson AR. Current Diagnóstico e Tratamento: Nefrologia e Hipertensão. São Paulo: Artmed. 2011; 572p.

Marcus GB, Korsztajn GM. DRC: diagnóstico precoce, encaminhamento imediato e abordagem interdisciplinar em pacientes não submetidos à diálise. J Bras Nefrol. 2011; 33(1):93-108.

Riella MC. Princípios de Nefrologia e Distúrbios Hidroeletrolíticos. 5 ed. Rio de Janeiro: Editora Guanabara Koogan. 2010; 1247p.

Schrier RW. Atlas of Disease of the Kidney. Editor Series (vol 1 – 5). Wiley-Blackwell; 1999.

Skoreck K, Chertow GM, Marsden PA, Yu ASL, Taal MW. Brenner and Rector's The Kidney. 10 ed. Philadelphia: Elsevier – Health Science Division. 2015; 2241p.

Suzuki H, Saruta T. Kidney and Blood Pressure Regulation. In: Contrib Nephrol Basel. Editora Karger; 2004.

Zerati Filho M, Nardozza Júnior A, Reis RB. Urologia Fundamental. São Paulo: Planmark Editora. 2010; 421p.

PARTE 3

Estudo das Vias Biliares Hepáticas e Digestivas

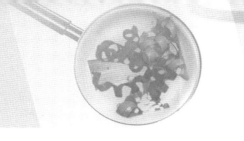
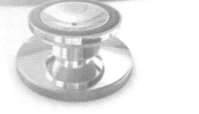

Avaliação Laboratorial do Fígado

Thais Guaraná de Andrade ■ *Isabelle Teixeira Quinan da Silva*

O fígado ocupa um lugar de relevo no cenário bioquímico corporal. Suas funções são múltiplas e atingem elevadíssimo grau de complexidade. Em decorrência de sua enorme importância fisiológica, possui considerável reserva tissular a ponto de manter suas funções inalteradas com apenas 15% de sua estrutura, e também uma surpreendente capacidade de regeneração, mesmo quando atingido por grave e extenso comprometimento patológico. Os hepatócitos são a sede da maioria das atividades metabólicas desempenhadas pelo órgão, dentre as quais se destacam: formação e excreção de bile, regulação da homeostasia dos carboidratos (gliconeogênese, glicólise), síntese dos lipídeos e secreção das lipoproteínas plasmáticas, controle do metabolismo do colesterol, formação de ureia, albumina sérica, fatores de coagulação e detoxificação de medicamentos e outras substâncias estranhas ao organismo. As células de Kupffer, participantes do revestimento dos vasos sinusoides, integram o sistema reticuloendotelial e atuam como macrófagos tissulares; suas principais funções incluem fagocitose de partículas estranhas, remoção de toxinas e outras substâncias nocivas e modulação da resposta imune.

Numerosas provas de turvação e floculação do plasma (cefalina-colesterol, timol, sulfato de zinco etc.) foram amplamente usadas com o objetivo de detectar distúrbios do funcionamento hepático. Essas provas não avaliavam nenhuma função bem definida do órgão e acabaram sendo descartadas da prática clínica. Elas dependiam, fundamentalmente, do teor plasmático de albumina (que era o fator de inibição dessas provas) e do teor de gamaglobulina (fator precipitante). Nas hepatopatias crônicas ocorre situação inteiramente favorável à positividade de tais provas, ou seja, hipoalbuminemia (diminuição do fator inibidor) e hipergamaglobulinemia (aumento do fator precipitante). A eletroforese das proteínas plasmáticas, cujos resultados refletem mais diretamente os desequilíbrios desses componentes, pode ser utilizada com vantagem em substituição a essas provas (ver Capítulo 1).

Serão estudadas neste capítulo algumas provas laboratoriais que se mostram úteis na avaliação rotineira das hepatopatias. Algumas delas podem ser consideradas de fato como "provas funcionais", quais sejam as referentes à excreção ou retenção de bilirrubina, que refletem a capacidade de transporte e metabolização do hepatócito, o estudo do tempo de protrombina (TP) que, por envolver a interação dos fatores I, II, V, VII, IX, X e XII, todos sintetizados no fígado, reflete a capacidade de síntese do hepatócito e a dosagem da albumina sérica, que é produzida pelo hepatócito funcionalmente preservado. Outras provas – as que medem no soro os teores de um grupo de enzimas celulares – não são propriamente "provas funcionais", pois denotam principalmente vazamento das enzimas para o soro, o que denuncia sofrimento ou lesão do hepatócito, refletindo estados de atividade in-

102 LABORATÓRIO COM INTERPRETAÇÕES CLÍNICAS

flamatória e lesão celular hepática. Incluímos também neste capítulo um conjunto de provas que pesquisam os chamados "marcadores sorológicos da hepatite", que vêm a ser os antígenos presentes em estruturas diversas dos vírus causadores de hepatite e os anticorpos correspondentes, resultantes das reações defensivas do organismo a esses vírus.

Marcadores da função hepática

■ Tempo de protrombina

O fígado é responsável pela produção de várias proteínas da coagulação, tais como: fatores I (fibrinogênio), II (protrombina), V, VII, IX, X e XII, além de participar da degradação dos fatores envolvidos na formação do coágulo. No curso de doenças hepáticas, frequentemente o mecanismo de produção do coágulo está alterado. Essas anormalidades podem ser mensuradas por testes que avaliam um fator ou a interação entre vários fatores. O tempo de protrombina (TP) é um dos testes mais úteis para essa finalidade. É usado para medir a taxa de conversão de protrombina em trombina. O resultado pode ser expresso em segundos ou por uma razão entre o tempo de protrombina plasmático e um tempo controle. Um controle padrão varia de 9 a 11 segundos. Um prolongamento de 2 segundos ou mais é considerado anormal, e valores acima de 4 segundos indicam risco de sangramento não controlado. O INR padroniza a medida do TP de acordo com as características do reagente de tromboplastina utilizado pelo laboratório.

A síntese hepática de formas biologicamente ativas dos fatores II, VII, IX e X depende de vitamina K para a γ-carboxilação de resíduos de ácido glutâmico dessas proteínas. A deficiência de vitamina K, a ingestão de antagonistas de vitamina K ou certas doenças hepáticas inibem a carboxilação dependente de vitamina K e permitem a liberação de protrombina anormal no plasma.

O prolongamento do tempo de protrombina não é específico de doenças hepáticas e pode ser encontrado em várias deficiências congênitas dos fatores de coagulação e em condições adquiridas, incluindo consumo de fatores da coagulação e ingestão de medicamentos que afetem o complexo protrombínico. Quando as condições citadas acima são afastadas, o prolongamento do TP pode ser consequência tanto da hipovitaminose K – como encontrado em pacientes com icterícia obstrutiva prolongada, esteatorreia, ingestão deficiente ou antibióticos que alteram a flora intestinal – quanto da reduzida utilização da vitamina K devido à doença parenquimatosa hepática. Essas duas situações podem ser diferenciadas por meio da administração parenteral de vitamina K1. Se o TP retorna ao normal ou melhora pelo menos 30% dentro de 24 h pós-administração de uma única dose parenteral de vitamina K1 (dose de 5-10 mg), pode-se supor que a função hepática está preservada e a causa do prolongamento do TP se deve à hipovitaminose K.

■ Albumina

A albumina, que é a proteína plasmática quantitativamente mais importante, é sintetizada exclusivamente pelo fígado. Valores normais variam de 3,5 a 4,5 g/dL. A velocidade de síntese pode dobrar em condições com rápida perda de albumina ou dimunição da concentração sérica de albumina devido à diluição, como no rápido acúmulo de líquido ascítico. A albumina tem uma longa meia-vida, em torno de 20 dias. Sua síntese é regulada por mudanças no estado nutricional, pressão osmótica, inflamação sistêmica e níveis hormonais.

Níveis séricos de albumina tendem a ser normais em doenças hepáticas como hepatite viral aguda, hepatotoxicidade por drogas e icterícia obstrutiva. Níveis de albumina abaixo de 3 g/dL associados à hepatite devem levantar a suspeita de hepatite crônica. Hipoalbuminemia é mais comum em pacientes com doenças hepáticas crônicas, como a cirrose, e geralmente reflete dano hepático grave e redução da síntese de albumina. Uma exceção são os pacientes com ascite, que podem ter síntese normal ou até aumentada, mas os níveis séricos são baixos devido ao grande volume de distribuição.

AVALIAÇÃO LABORATORIAL DO FÍGADO **103**

Consumo de álcool elevado, inflamação crônica e desnutrição proteica podem inibir a síntese de albumina. Hipoalbuminemia não é específica de doença hepática e pode ocorrer em enteropatia perdedora de proteínas, infecção crônica ou síndrome nefrótica.

■ Bilirrubina no soro

A bilirrubina, como se sabe, é um pigmento resultante do catabolismo da hemoglobina, após a destruição (normal ou patológica) das hemácias. Ao passar pelo interior do hepatócito, a bilirrubina conjuga-se ao ácido glicurônico, transformando-se em mono e diglicuronato de bilirrubina, o que ocorre sob a ação de uma enzima específica, a glicuroniltransferase. Assim, pois, a bilirrubina encontra-se no plasma sob duas formas distintas: 1) glicuronatos de bilirrubina; e 2) bilirrubina livre, não esterificada. Os glicuronatos são solúveis em água, ao passo que a bilirrubina livre é insolúvel, estando fortemente ligada às proteínas plasmáticas, especialmente à albumina.

Van den Bergh, em 1916, empregou a reação descrita por Ehrlich (bilirrubina + diazoreagente = cor púrpura) para determinar a bilirrubina plasmática, tendo observado dois tipos de diazorreação: reação direta (em solução aquosa) e reação indireta (após acréscimo de álcool). A reação direta corresponde à bilirrubina conjugada ao ácido glicurônico, solúvel em água; a reação indireta corresponde à bilirrubina não conjugada, insolúvel em água. A primeira bilirrubina já passou pelo hepatócito, a segunda ainda não.

Malloy e Evelyn, em 1937, propuseram o uso de metanol a 50% para dosagem de bilirrubina com o calorímetro fotoelétrico. Atualmente, a maioria dos laboratórios adota esse método em alguma de suas modificações. O método fornece as taxas de bilirrubina direta e de bilirrubina total, sendo a indireta calculada pela diferença entre ambas.

Somente a forma conjugada de bilirrubina (fração direta, solúvel em água) é eliminada pelo fígado e rim; a forma indireta não o é nem por um, nem pelo outro. Tal noção esclarece várias ocorrências fisiopatológicas de considerável importância clínica, tais como: a) na insuficiência de glicuroniltransferase ocorre hiperbilirrubinemia porque a bilurrubina indireta não se transforma em direta; b) nesse tipo de icterícia, bem como na hiperbirrubinemia causada por hemólise excessiva, não há eliminação urinária de bilirrubina (urina clara), porque nesses casos o pigmento retido no sangue é de tipo indireto; c) nas icterícias causadas por lesão hepatocelular ou hepatocanalicular, bem como na obstrução biliar extra-hepática, está presente a eliminação urinária de bilirrubina (urina escura), já que o pigmento retido é de tipo direto.

■ *Valores normais*

Bilirrubina direta, 0,1 a 0,3 mg/dL; indireta, 0,2 a 0,8 mg/dL. No recém-nascido, é muito comum o aparecimento de uma icterícia considerada como fisiológica, causada principalmente pela imaturidade do sistema enzimático intra-hepático. Tal icterícia, de intensidade muito variável (em geral 5-10 mg/dL), ocorre por conta unicamente da fração indireta, desaparecendo no final da primeira semana de vida.

■ Bilirrubina na urina

A bilirrubina direta ou conjugada é um pigmento hidrossolúvel de fácil eliminação renal. A presença desse pigmento na urina (reação de Fouchet, de Grimbert, entre outras) indica elevação do teor sérico de bilirrubina direta, acima do limiar renal para essa substância, que é de cerca de 0,4 mg/dL, sendo observada nas icterícias causadas por lesão hepatocelular ou hepatocanalicular, bem como na obstrução biliar extra-hepática. O aparecimento da bilirrubinúria (urina escura) pode evidenciar-se antes mesmo do surgimento de icterícia manifesta.

104 LABORATÓRIO COM INTERPRETAÇÕES CLÍNICAS

Para as necessidades clínicas, tornam-se dispensáveis provas quantitativas, sendo suficiente a pesquisa do pigmento. A prova mais empregada baseia-se na cor verde, resultante da reação entre a bilirrubina e o reagente de Fouchet. Essa prova é bastante sensível, já que fornece resultados positivos a partir de concentrações de 0,15-0,20 mg/dL.

Urobilinogênio na urina

A urobilina não está presente na urina recentemente emitida, mas sim seu cromogênio, o urobilinogênio. Representa este um constituinte normal da urina, que, quando exposto ao ar em presença da luz, transforma-se em urobilina. Assim, pois, na urina recentemente emitida existe urobilinogênio, ao passo que na urina já emitida há algum tempo existe urobilina, a menos que se acrescente algum agente redutor (p. ex., ácido ascórbico) destinado a impedir a oxidação do urobilinogênio.

Como se sabe, a bilirrubina converte-se no intestino, por ação da flora intestinal, em mesobilirubinogênio. Este se transforma em sua maior parte em estercobilinogênio, que é oxidado a estercobilina, eliminando-se pelas fezes. Parte do estercobilinogênio é absorvida através da parede intestinal, sendo novamente eliminada para o intestino através do fígado, mas uma pequena parcela é excretada normalmente pela urina. Este estercobilinogênio urinário é conhecido como urobilinogênio, que, como já foi visto, transforma-se em urobilina, substância idêntica à estercobilina.

A presença de urobilina ou urobilinogênio na urina pressupõe a chegada de bilirrubina ao intestino; quando esta não ocorre, desaparecem aqueles da urina. A urobilinogenúria aumentada corresponde a um metabolismo exagerado da hemoglobina-bilirrubina (por hiper-hemólise) ou a um déficit hepático de captação e eliminação de estercobilinogênio sanguíneo. Alguns autores acreditam que este último fator seja decisivo, atuando mesmo nos casos de hiper-hemólise.

O exame qualitativo do urobilinogênio é feito pela prova de Ehrlich, na qual o pigmento reage com o p-dimetilaminobenzaldeído. No caso de o urobilinogênio estar presente, aparecerá uma coloração vermelho-cereja; uma coloração levemente rosada pode ocorrer em condições normais. Caso a reação seja positiva, a pesquisa deverá prosseguir com amostras de urina diluídas a 1/10, 1/20, 1/30, 1/40 etc. Normalmente, a reação de Ehrlich pode mostrar-se positiva até a diluição de 1/20.

Causas de urobilinogenúria elevada incluem icterícia hemolítica, icterícia hepatocelular (fase inicial e fase de recuperação), icterícia obstrutiva incompleta, extravasamentos sanguíneos, policitemia (nem sempre), cirrose hepática, insuficiência cardíaca (fígado de estase), infecções.

Causas de urobilinogenúria baixa ou negativa incluem icterícia obstrutiva completa, icterícia hepatocelular (fase acólica), anemia hipocrômica intensa, insuficiência renal acentuada, alteração da flora intestinal causada pelo uso prolongado de antibióticos de largo espectro, bem como a existência de desvio porto cava.

Dosagem das enzimas no soro

Tem-se mostrado de grande valor clínico a dosagem de diversas enzimas hepáticas no soro para fins da avaliação do grau de lesão hepatocelular no decurso de doenças hepáticas. Baseia-se esse tipo de exame no conceito de que o achado no soro de teores anormalmente elevados de enzimas intracelulares significa a existência de alteração funcional ou orgânica das células que as contêm, o que permite fuga das enzimas e sua passagem para o meio circulante. A lesão mínima capaz de permitir a saída de enzimas do interior das células é a alteração da permeabilidade da membrana celular. Quanto mais grave a lesão celular, mais passará a afetar, de maneira progressiva, primeiramente o citoplasma, depois as organelas e por fim o núcleo, fazendo aumentar progressivamente a quantidade de enzimas que passam da célula para o plasma. Pode-se dizer, de maneira geral, que quanto mais elevados os níveis enzimáticos no soro, mais intensa será a lesão celular. Evidentemente, não se pode tentar inferir exatamente a extensão da lesão e sua reversibilidade a partir exclusivamente dos teores

AVALIAÇÃO LABORATORIAL DO FÍGADO **105**

enzimáticos séricos, mas a repetição frequente desses exames é de valor inestimável no acompanhamento evolutivo da agressão hepática.

Tanto para fins diagnósticos como para controle de evolução das hepatopatias, a determinação simultânea de várias enzimas no soro, isto é, o levantamento do "mapa enzimático", tem muito mais importância que a determinação de uma só enzima. Isso não significa, entretanto, que na maioria dos casos o clínico não possa firmar o diagnóstico usando um número reduzido de provas, selecionadas conforme sua própria experiência. Não só pode, mas deve fazê-lo, no intuito de poupar custos desnecessários no acompanhamento de enfermidades muitas vezes prolongadas.

Podem ser dispostas em três grupos as enzimas utilizadas na semiologia hepática: 1) enzimas celulares, indicadoras de lesão hepatocelular; 2) enzimas ligadas à membrana canalicular, indicadoras de colestase; 3) enzimas específicas do plasma, indicadoras da capacidade de síntese do fígado.

■ *Enzimas hepatocelulares (indicadores de lesão hepatocelular)*

- Aspartato aminotransferase (AST) ou glutamato-oxalacetato transaminase (TGO);
- Alanina aminotransferase (ALT) ou glutamato-piruvato transaminase (TGP);
- Glutamato desidrogenase (GLDH);
- Lactato desidrogenase (LDH);
- Isoenzimas de LDH.

■ *Enzimas ligadas à membrana canalicular (indicadoras de colestase)*

- Fosfatase alcalina (FAL);
- Leucina-aminopeptidase (LAP);
- 5'-nucleotidase;
- Gamaglutamiltranspeptidase (γGT).

■ *Enzimas específicas do plasma (indicadoras da capacidade de síntese do fígado)*

- Colinesterase (CHE);
- Fatores de coagulação.

■ *Transaminases*

A aspartato transaminase (AST) existe em todos os tecidos corporais, especialmente no coração, fígado e músculos esqueléticos. A alanina transaminase (ALT) é encontrada principalmente no fígado e, em menor quantidade, no rim e coração. Embora inúmeros estudos tenham demonstrado que existe uma correspondência entre a intensidade e duração das elevações séricas das enzimas e a gravidade da lesão hepatocelular (isto é, necrose e aumento de permeabilidade da membrana celular), é impossível estabelecer correlações quantitativas precisas entre esses fenômenos em muitas situações clínicas, já que o teor das enzimas depende também da extensão das lesões.

O soro normal contém menos de 0,7 μkat/L (42 UI/L) de AST e até 0,8 μkat/L (48 UI/L) de ALT. Nas formas graves de hepatite por vírus, podem ser encontradas taxas de 16,6 a 50 μkat/L (1.000 a 3.000 UI/L) de ambas as transaminases. Necroses menos intensas produzem níveis transitórios de 8,3 a 16,6 μkat/L (500 a 1.000 UI/L). Nas hepatopatias crônicas e nas lesões focais (p. ex., cirrose de Laennec, hepatites viróticas anictéricas, invasão tumoral), podem ser observadas taxas de 0,83 a 3,3 μkat/L (50 a 200 UI/L). Na colestase intra e extra-hepática (sem necrose hepatocelular), os

106 LABORATÓRIO COM INTERPRETAÇÕES CLÍNICAS

níveis de AST e ALT geralmente não se elevam muito, raramente excedendo a 5 μkat/L (300 UI/L). Pode-se dizer que uma elevação desproporcional das transaminases em relação às outras enzimas hepáticas sugere dano hepatocelular, causado geralmente por hepatite viral, tóxica ou isquêmica; por outro lado, elevações predominantes da fosfatase alcalina, 5'-nucleotidase e/ou gamaglutamil-transpeptidase são mais sugestivas de colestase intra-hepática ou obstrução extra-hepática, por lesão predominante dos canalículos biliares. Dosagens repetidas das transaminases mostram-se de grande utilidade no acompanhamento de uma afecção hepatobiliar, especialmente quando existe necrose das células hepáticas.

■ Glutamato desidrogenase (GLDH)

É uma enzima exclusivamente mitocondrial; sua elevação sérica traduz lesões hepatocelulares intensas acompanhadas de necrose, o que pode ser observado nas hepatites agudas graves, hepatopatias tóxicas (p. ex., por álcool, halotano, tiamazol, salicílicos), hepatites crônicas ativas e, também, em casos de obstrução aguda por litíase da via biliar principal. Seus valores normais são os seguintes: homem, até 4 UI/L; mulher, até 3 UI/L.

■ Lactato desidrogenase (LDH)

Com relação às hepatopatias, o estudo das isoenzimas da LDH é mais importante do que o da LDH total (ver Capítulo 3), mas elas são pouco utilizadas na prática clínica.

■ Fosfatase alcalina (FAL)

É um grupo de enzimas que exibe atividade catalítica máxima em ambiente de pH 9, sendo encontradas em numerosos tecidos, com maiores concentrações no fígado, no epitélio dos canais biliares, no osso, na mucosa intestinal e na placenta. Os dois tecidos que mais comumente aparecem como responsáveis pela elevação da FAL são o hepático e o ósseo. Devido ao crescimento ósseo ativo, os teores da FAL são cerca de 1,5 a 2,0 vezes mais elevados em crianças que em adultos. Em adolescentes, observam-se níveis ainda mais elevados (três a cinco vezes os dos adultos). O nível sérico da FAL duplica ou triplica durante o terceiro trimestre da gravidez.

A FAL de origem hepática pode estar aumentada em qualquer tipo de hepatopatia ativa, mas seu nível sérico se mostra mais crítico na obstrução dos canais biliares, seja intra ou extra-hepática, extensa ou localizada. Valores extremamente elevados são observados em casos de invasão tumoral do fígado ou de obstrução biliar complicada com colangite. Valor de referência (método otimizado): 1-3 μkat/L de soro (45 a 115 U/L).

É interessante notar que a elevação da fosfatase alcalina antecipa-se, muitas vezes, ao aumento da bilirrubinemia nas obstruções biliares. Além disso, nas hepatopatias focais (p. ex., metástases tumorais, granulomas) a elevação da fosfatase alcalina pode ser a única manifestação evidente do comprometimento hepático.

■ 5'-nucleotidase

É uma fosfatase alcalina particular que hidrolisa especificamente os nucleotídeos, dando um nucleosídeo e fosfato. Seu teor sérico mostra-se elevado nas doenças hepatobiliares, nas quais se observa o mesmo aumento que o da fosfatase alcalina. Seu interesse reside no fato de não sofrer elevação nas doenças ósseas, acompanhadas de aumento de atividade osteoblástica, o que permite fazer distinção entre as hiperfosfatasemias de origem hepatobiliar e óssea. Também contrariamente à fosfatase alcalina, não é influenciada pelo crescimento e gravidez.

Seus valores normais variam entre 3 e 9 UI/L. O limite superior é de 15 UI/L.

Leucina aminopeptidase (LAP)

Também denominada leucina arilamidase, essa enzima, tal como a 5'-nucleotidase, mostra-se aumentada no soro de pacientes com doenças hepatobiliares, especialmente nas icterícias obstrutivas. Sua importância reside no fato de não sofrer elevação em presença de doença óssea. Valores séricos normais: 8 a 22 UI/l.

Gamaglutamiltransferase (γGT)

Essa enzima, também denominada gamaglutamiltranspeptidase (GGTP), encontra sua maior concentração no tecido renal, mas seu significado clínico refere-se principalmente às doenças do fígado e das vias biliares, nas quais exibe grande sensibilidade. Sua elevação representa a alteração laboratorial mais frequente nas doenças hepatobiliares (mais de 90% dos casos), pois é observada não apenas na colestase com tradução histológica, mas também nas lesões hepáticas inflamatórias e tóxicas. Sua dosagem é imprescindível no acompanhamento das hepatites colestáticas e alcoólicas para definir a evolução. Ela não aumenta durante a gravidez saudável.

Valores séricos normais: homem, 6 a 28 UI/L; mulher, 4 a 18 UI/L.

Colinesterase (CHE)

Essa enzima apresenta-se diminuída nas alterações das funções de síntese das células hepáticas. Seus valores estão baixos nas intoxicações agudas e crônicas (p. ex., por inseticidas organofosforados, ciclofosfamida) e, principalmente, nas lesões hepáticas graves extensas com necrose hepatocelular. Nas hepatites agudas virais, a CHE mostra-se mais diminuída, e por mais tempo, na forma colestática do que nas formas não colestáticas.

Valores normais: substrato acetilcolina, 1.900-3.800 UI/L; substrato butiriltiocolina, 3.000-9.300 UI/L.

Biomarcadores na avaliação da fibrose hepática

Doença hepática crônica é caracterizada por fibrose hepática progressiva, que pode acumular e levar à formação de cirrose com complicações de hipertensão portal, disfunção sintética do fígado e carcinoma hepatocelular. Por isso, a determinação do grau de fibrose é importante em pacientes com doença hepática crônica como avaliação prognóstica. Subsequentemente, a gravidade da fibrose orienta as estratégias de tratamento, rastreio e acompanhamento, incluindo a resposta terapêutica. Historicamente, a biópsia hepática era o único método capaz de mensurar a fibrose hepática. Entretanto, suas limitações (método invasivo, alto custo, pouco acessível) conduziram a busca por métodos não invasivos para avaliação da fibrose hepática (biomarcadores).

Biomarcadores de fibrose são tipicamente divididos em marcadores indiretos e diretos da fibrogênese e da fibrinólise. Marcadores indiretos incluem AST, ALT, γGT, bilirrubina, albumina, contagem de plaquetas, tempo de protrombina, globulinas, glicose, insulina, apolipoproteína, colesterol e haptoglobina. Marcadores diretos incluem níveis séricos de metaloproteinases de matriz e ácido hialurônico ou citocinas pró-inflamatórias e pró-fibróticas, como fator de necrose tumoral-α (TNF-α) e fator transformador de crescimento-β (TGF-β). Esses biomarcadores são frequentemente combinados com fatores de risco clínico, como idade, gênero e diabetes para desenvolver algoritmos que mensuram o grau de fibrose hepática (por exemplo: Fibrotest, Hepascore, Fibrometer, APRI, FIB-4, Fibroindex).

Diversos algoritmos já foram desenvolvidos, porém poucos foram avaliados em termos de variabilidade laboratorial, ou foram validados por grupos diferentes daqueles que o elaboraram. No entanto, já foi demonstrado que modelos de biomarcadores têm boa acurácia, identificam mudanças

108 LABORATÓRIO COM INTERPRETAÇÕES CLÍNICAS

dinâmicas da fibrose ao longo do tempo e podem ser utilizados para predizer morbidade, mortalidade e sobrevida global na doença hepática. Há ainda algumas limitações como uma proporção significativa de resultados indeterminados e a habilidade de detectar somente desfechos binomiais, como presença ou ausência de cirrose. Apesar disso, modelos de biomarcadores vêm ganhando popularidade na prática clínica como ferramenta útil no manejo dos pacientes.

Marcadores sorológicos das doenças hepáticas
■ Marcadores sorológicos das hepatites virais

Aceitou-se durante muito tempo a existência de dois tipos de hepatite por vírus: a infecciosa (HI) e a sérica (HS). Atribuía-se à hepatite infecciosa as seguintes características: a) ser mais frequente em pessoas jovens; b) possuir período de incubação curto; c) transmitir-se principalmente pela via intestinal-oral. Seu agente causal foi denominado vírus da HI.

À hepatite sérica, atribuíam-se as seguintes características: a) acometer tanto pessoas jovens como idosas; b) possuir período de incubação mais longo; c) transmitir-se por transfusão de sangue total, injeção de soro ou plasma, administração de algumas frações de sangue ou por meio do uso de agulhas contaminadas. Seu agente causal foi denominado vírus da HS.

Tais conceitos foram alterados posteriormente, passando-se a admitir que a hepatite virótica se distribuía em pelo menos três tipos: hepatite A, hepatite B e um 3º tipo, cujo agente causal não estava ainda identificado, que passou a ser chamado hepatite não A, não B (NANB). Anos mais tarde foi identificado, finalmente, o vírus responsável pela maior parte dos casos de hepatite NANB e tais casos passaram a constituir a hepatite C. Observou-se, além disso, que outra parcela da hepatite NANB podia ocorrer sob a forma de epidemias (semelhantes às causadas pela hepatite A), sendo possível que esses casos se devessem a um vírus diferente. Essa fração de hepatite NANB passou a ser chamada provisoriamente hepatite E, cuja natureza era obscura.

Então, a situação era a seguinte por volta de 1992: a doença chamada inicialmente hepatite infecciosa (HI) tinha passado a se chamar hepatite A (HA); a doença chamada inicialmente hepatite sérica (HS) desdobrou-se em hepatite B (HB) e hepatite não A, não B (NANB), que incluía as hepatites C e E (HC e HE). Os vírus causadores desses quatro tipos de hepatite eram, e são denominados, HAV (vírus da hepatite A), HBV (vírus da hepatite B), HCV (vírus da hepatite C) e HEV (vírus da hepatite E).

Já se sabia naquela época que o vírus da hepatite D (HDV, agente delta) era um vírus especial, incompleto, que só conseguia replicar-se na presença do HBV, nunca sozinho, aparecendo como corresponsável pela hepatite B aguda ou como agente de superinfecção na hepatite B crônica, já estabelecida. Além de agravar a hepatite B aguda ou crônica, provoca também exacerbações agudas nos portadores persistentes do HBV (até 50% dos casos de hepatite B fulminante estão relacionados à confecção com HDV).

Confirmou-se que o vírus da hepatite C (HCV) produz a grande maioria das hepatites previamente conhecidas como não A, não B (NANB), tanto pós-transfusionais como esporádicas (não parenterais). A coexistência de múltiplas formas mutantes do genoma explica a dificuldade que enfrenta o hospedeiro de adquirir imunidade frente ao HCV. A infecção aguda por esse vírus é quase sempre subclínica, raramente grave. Dada a carência de anticorpos protetores, a maioria dos infectados (em torno de 90%) evolui para a forma crônica, que frequentemente progride para cirrose hepática ou hepatocarcinoma ao longo de 20 a 30 anos de evolução natural.

A forma aguda da hepatite E (HE) é responsável por surtos epidêmicos, geralmente transmitidos pela água, em países subdesenvolvidos. A infecção pode ser grave, especialmente em mulheres grávidas. A hepatite E não se cronifica, nem se conhecem portadores crônicos desse tipo de hepatite viral.

AVALIAÇÃO LABORATORIAL DO FÍGADO 109

■ *Hepatite tipo A*

O estudo do vírus causador deste tipo de hepatite, o HAV (*hepatitis* A *virus*), demonstrou a presença de um único sistema antigênico, constituído do antígeno HAV e seu respectivo anticorpo anti-HAV. Esse anticorpo é heterogêneo, das classes IgM e IgG.

O anticorpo anti-HAV classe IgM aparece no sangue periférico durante a fase aguda da doença, na vigência da viremia, o que sugere ser ele um anticorpo não neutralizante; o da classe IgG, neutralizante, surge após o primeiro, podendo ser encontrado durante toda a vida. Desse modo, ao se detectar o anti-HAV classe IgM, cujo pico está na 6ª semana, pode-se afirmar que o paciente está em fase aguda da hepatite, ao passo que o encontro do anticorpo classe IgG, cujo pico é observado entre 3 e 11 meses após o início da doença, tanto pode significar hepatite em evolução como hepatite pregressa.

■ *Hepatite tipo B*

O vírus da hepatite B (HBV) foi identificado pela microscopia eletrônica como uma partícula de 42 nm de diâmetro (partícula de Dane), constituída de uma camada externa lipoproteica e um núcleo central ou cerne (*core*) onde se localizam o DNA e uma enzima, a DNA polimerase. Estudos em torno desse vírus, por meio principalmente de radioimunoensaio, permitem identificar a existência de três sistemas antigênicos e os anticorpos correspondentes, conforme se segue:

- HBsAg ou antígeno de superfície da hepatite B (antígeno específico correspondente à cápside externa do HBV);
- HBcAg ou antígeno central da hepatite B (antígeno específico correspondente ao núcleo central do HBV);
- HBeAg (um segundo antígeno no núcleo central do HBV);
- Anti-HBs (anticorpo correspondente ao HBsAg);
- Anti -HBc (anticorpo correspondente ao HBcAg);
- Anti -HBe (anticorpo correspondente ao HBeAg).

O primeiro componente a ser descoberto, e também o primeiro a ser utilizado na clínica para fins diagnósticos, foi o HBsAg (antígeno de superfície da hepatite B), conhecido inicialmente como antígeno Austrália (Au), por ter sido identificado pela primeira vez no soro proveniente de um aborígine australiano (B. S. Blumberg, 1964-67).

Na vigência de uma hepatite aguda do tipo B, o melhor critério para avaliar a gravidade da doença e acompanhar sua evolução é representado pelo aparecimento e desaparecimento dos diversos antígenos e anticorpos acima referidos, que podem ser encarados como verdadeiros marcadores sorológicos da hepatite (Tabelas 8.1 e 8.2).

O primeiro indicador a aparecer no sangue periférico é o HBsAg (antígeno Austrália), que surge de uma a seis semanas antes do aparecimento das manifestações clínicas ou bioquímicas, permanecendo positivo durante toda a fase aguda e muitas vezes até o início da convalescença. A ausência do HBsAg não exclui inteiramente a hepatite B, pois a antigenemia pode ser transitória; nesses casos a presença isolada do anti-HBc da classe IgM, que surge na parte final do período agudo e permanece até o final da convalescença, pode garantir o diagnóstico. Ainda no início do período agudo detecta-se o HBeAg, de persistência transitória, coincidindo com a presença no sangue periférico da enzima DNA polimerase. O anticorpo anti-HBs está ausente do sangue periférico durante toda fase aguda e o início da convalescença, surgindo apenas no final desta.

Cabe salientar que o HBcAg (antígeno central) existe no hepatócito infectado, mas não é detectável no soro, a não ser por técnicas especiais capazes de romper a partícula de Dane. Por esse motivo, durante muitos anos sua existência foi inferida unicamente pela presença de seu anticorpo anti-HBc.

Fora do período agudo e da convalescença, o HBsAg (antígeno Au) e o anti-HBc estão sempre presentes no sangue dos portadores persistentes e dos doentes com hepatite crônica ativa.

110 LABORATÓRIO COM INTERPRETAÇÕES CLÍNICAS

Tabela 8.1. Marcadores sorológicos da hepatite B

Estágio da doença	Achados laboratoriais			
	HBsAg	HBeAg	Anti-HBs	Anti-HBc
Início da fase aguda	+	+	–	–
Fase aguda avançada	+	+ ou –	–	+
Início da convalescença	+ ou –	–	–	+
Final da convalescença	–	–	+	+ ou –
Portador persistente	+	–	–	+
Hepatite crônica ativa	+	+ ou –	–	+

Nota: Na hepatite crônica ativa o HBeAg só é + quando o HBsAg é +.
Fonte: Elaborada pelos autores.

Tabela 8.2. Significado dos marcadores sorológicos da hepatite B

Marcador	Significado
HBsAg (Au)	Infecção aguda Infectividade Portador Hepatite crônica (anti-HBc +)
HBeAg	Alto risco de infectividade e cronificação
Anti-HBe	Baixo risco de infectividade e cronificação (exceção para portadores de vírus mutante da hepatite B)
Anti-HBs	Confirma infecção prévia Imunidade ativa/passiva (anti-HBc +) Não infectividade (anti-HBe +)
Anti-HBc	Fase aguda avançada Convalescença Portador Hepatite crônica
Polimerase DNA	Replicação do vírus

Fonte: Elaborada pelos autores.

A sequência do aparecimento dos marcadores de hepatite B não está até hoje muito bem determinada, pois fatores individuais podem alterá-la; existirão ocasiões em que se poderá encontrar apenas um deles no sangue do paciente em questão. Segundo os trabalhos realizados, o que maior permanência exibe é o anti-HBc (da classe IgG), sendo, por isso, tido como o melhor marcador da hepatite B.

Os pacientes com HBeAg persistente são considerados possuidores de alto risco de infectividade e de desenvolverem hepatopatia crônica. Ao contrário, se positivos para anti-HBe terão baixo risco de infectividade e de desenvolverem hepatopatia crônica, exceto quando a presença desse anticorpo ocorre associada à carga viral elevada, detectada pela metodologia de quantificação do HBV DNA, quando estaremos diante de um caso de infecção pelo vírus da hepatite B mutante pré-*core*.

■ Hepatite C

O diagnóstico do contato com o vírus da hepatite C baseia-se na presença do anticorpo sérico anti-HCV, que denuncia infecção atual ou passada. As provas sorológicas de primeira geração revelavam mais frequentemente resultados falsamente positivos, mas as provas mais modernas, de segunda

AVALIAÇÃO LABORATORIAL DO FÍGADO **111**

ou terceira geração, são mais confiáveis. Não é raro o anti-HCV surgir várias semanas após a contaminação, de modo que um teste negativo não exclui infecção recente. Entretanto, a confirmação da infecção ativa pelo vírus só é possível por meio da documentação da presença do RNA viral por meio de testes de biologia molecular (reação de polimerase em cadeia PCR para RNA do vírus da hepatite C).

■ Hepatite D

A presença da infecção pelo HDV pode ser identificada por uma soroconversão anti-HDV, isto é, pelo aparecimento desse anticorpo ou pela elevação de seu título. Já que o anti-HDV é amiúde imperceptível tão logo o HBsAg desapareça, fica difícil o sorodiagnóstico retrospectivo da infecção simultânea autolimitada de HBV e HDV. O diagnóstico precoce de uma infecção aguda pode ser dificultado por um retardo de 30 a 40 dias no aparecimento do anti-HDV.

■ Hepatite E

O diagnóstico da hepatite E baseia-se na identificação do anticorpo sérico anti-HEV.

■ Marcadores de autoimunidade das doenças hepáticas

■ Anticorpo antinuclear (ANA)

Anticorpo antinuclear foi o primeiro autoanticorpo a ser associado à hepatite autoimune (HAI). Sua pesquisa é feita por meio de imunofluorescência indireta. Muitos alvos moleculares foram reconhecidos, porém não são específicos de HAI: DNA fita única (57-85%) DNA fita dupla (0-50%), histonas (25-40%), cromatina (39%), complexos de ribonucleoproteína (20-58%), ribonucleoproteína heterogênea nuclear hnRNP A2/B1 (52%), ciclina A (10-20%) e centrômero (0-17%). Na HAI, títulos de ANA considerados clinicamente significativos são de 1:40 para adultos e 1:20 para crianças. Entretanto, ANA pode estar presente em outras doenças autoimunes, como: lúpus eritematoso sistêmico, síndrome de Sjögren, esclerose sistêmica e outras condições, como: hepatites virais, hepatite induzida por medicamentos e doença hepática gordurosa alcóolica e não alcóolica.

■ Anticorpo antimúsculo liso (AML)

O anticorpo antimúsculo liso foi considerado, inicialmente, como marcador exclusivo da hepatite autoimune. Está presente principalmente em portadores de HAI tipo 1. Entretanto, demonstrou-se posteriormente que, apesar de predominar nos pacientes com hepatite autoimune, nos quais existe de modo permanente, pode ocorrer transitoriamente em cerca de 60% dos casos de hepatite aguda, independentemente do vírus causal, desaparecendo com a resolução da hepatite. Sua frequência nas cirroses criptogênicas, como não podia deixar de ser, depende da seleção do material.

É lícito acreditar que a presença permanente de anticorpo antimúsculo liso possa ser considerada como índice de agressão hepática continuada, provavelmente de natureza imunológica; entretanto, sua ausência não invalida o diagnóstico de hepatite autoimune. De acordo com o Grupo Internacional de Hepatite Autoimune, títulos de 1:80 ou maiores, pontuam +2 e +3 no escore diagnóstico, respectivamente.

■ Anti-LKM

Anticorpos anti-LKM-1 devem ser investigados para o diagnóstico de HAI tipo 2. São anticorpos direcionados para o citocromo P4502D6 (CYP2D6) e podem ser encontrados em aproximadamente 5% dos portadores de hepatite C crônica e 25% daqueles com hepatite induzida por halotano. Títulos de anti-LKM-1 clinicamente relevantes são maiores ou iguais a 1:40 para adultos e 1:10 em crianças. Os anticorpos anti-LKM-1 têm reação cruzada com vírus da hepatite C, citomegalovírus e herpes-vírus simples. Anticorpos anti-LKM-3 estão associados à HAI tipo 2 e hepatite D crônica. É mandatório testar anti-LKM-3 na suspeita de HAI com ANA/AML/anti-LKM-1 negativos.

112 LABORATÓRIO COM INTERPRETAÇÕES CLÍNICAS

■ Anti-SLA/LP

O anti-SLA surgiu como possível marcador prognóstico que ajuda a identificar pacientes com HAI grave, que teriam maior chance de recaída após suspensão de corticoide. Mais comumente encontrado em crianças portadoras de hepatite autoimune tipos 1 e 2, sozinho ou em associação com AML e/ou ANA. Em pacientes com suspeita de HAI e autoanticorpos comuns negativos, deve-se pesquisar o anti-SLA.

■ Anticitosol hepático (ANTI-LC)

O anti-LC está associado à HAI tipo 2. É uma marcador prognóstico, de gravidade e de inflamação hepatocelular, visto que a presença do autoanticorpo e seus títulos se correlacionam com atividade de doença. Títulos maiores que 1:20 em adultos e 1:5 em crianças são clinicamente significativos.

■ Anticorpo antimitocôndria (AMA)

A presença de AMA tem alta especificidade para o diagnóstico de cirrose biliar primária (CBP). Há nove subtipos de AMA, quatro deles associados à CBP: anti-M2, anti-M4, anti-M8 e anti-M9. AMA pode ser encontrado em HAI tipo 1 associada à ANA e/ou AML, nas síndromes de sobreposição.

■ Anticorpo anticitoplasmático nuclear (ANCA)

O p-ANCA atípico, comumente conhecido com anticorpo anticitoplasma de neutrófilo perinuclear, é uma marcador adicional para HAI tipo 1. O alvo molecular do p-ANCA é a mieloperoxidase, frequentemente encontrado na poliangeíte. A presença de ANCA pode ser útil em casos suspeitos de HAI com ANA/AML/anti-LKM-1 negativos.

Marcadores tumorais

■ α-fetoproteína (AFP)

Sintetizada pelo fígado fetal, mostra-se o nível sérico dessa proteína anormalmente elevado, na mãe e no recém-nascido. No final do primeiro ano de vida, o nível alcança os valores normais de adulto (< 20 ng/mL). Uma acentuada elevação ocorre na presença do carcinoma hepatocelular primário (elevação proporcional ao tamanho do tumor, podendo chegar a mais de 400 ng/mL). Na hepatite fulminante, a AFP pode atingir mais de 1.000 ng/mL; nas hepatites agudas ou crônicas, a alfafetoproteína pode estar elevada, porém geralmente seus níveis são menores que 100 ng/mL). Tais valores estão relacionados às vias de regeneração hepática. Embora alguns fluxogramas internacionais não recomendem mais seu uso rotineiro no rastreamento de carcinoma hepatocelular na população com hepatopatia crônica, no Brasil ainda é usada em grande escala e com bom custo-benefício em termos de sensibilidade e valor preditivo positivo, para diagnóstico precoce dos hepatocarcinomas em hepatopatas crônicos.

Bibliografia

Adams LA. Biomarkers of liver fibrosis. J Gastroenterol Hepatol. 2011; 26:802-9.

Feldman M, Friedman LS, Brandt LJ. Sleisenger e Fordtran – Gastroenterologia e Doenças do Fígado. 9 ed. Rio de Janeiro: Elsevier. 2014; 2544p.

Schiff ER, Maddrey WC, Sorrell MF. Schiff's Diseases of the Liver. 11 ed. Ed. Wiley-Blackwell. 2012; 1264p.

Sener AG. Autoantibodies in autoimmune liver diseases. APMIS. 2015; 123:915-9.

Doenças Digestivas

Jorge Mugayar Filho

Hérnia de hiato

Consiste no deslocamento da porção mais alta do estômago para o tórax, através de uma pequena abertura (hiato) no diafragma. Existem dois tipos: por deslizamento e paraesofagiana. Na primeira, que é a mais comum (90-95% dos casos), a junção gastroesofagiana e uma parte do estômago (> 2,0 cm) passam para cima do diafragma. Ocorre em 54 a 94% dos pacientes com esofagite erosiva, além de estar relacionada com casos de esofagite mais graves, como a estenose péptica e o esôfago de Barrett. Entretanto, a presença de hérnia de hiato não é condição *sine qua non* para que ocorra refluxo gastroesofagiano. Na hérnia paraesofagiana, a junção gastroesofagiana permanece sempre abaixo do diafragma; é uma parte do fundo gástrico que se insinua na cavidade torácica, encostada à extremidade inferior do esôfago. Este tipo de hérnia não é redutível e pode atingir grande volume; raramente provoca refluxo, contrariamente ao tipo deslizante.

■ Radiologia

Pode-se, geralmente, demonstrar a hérnia e o refluxo pelo estudo radiológico com bário da junção esofagogástrica, com o paciente em posição de Trendelenburg ou por meio de forte compressão abdominal.

■ Endoscopia

É muito útil no diagnóstico da hérnia, representando o melhor recurso para comprovação da coexistência de esofagite de refluxo.

Doença do refluxo gastroesofágico (DRGE)

Doença crônica resultante do fluxo retrógrado do conteúdo duodenogástrico para o esôfago ou órgãos adjacentes, produzindo um espectro variável de sintomas, com ou sem dano tecidual. Seu mecanismo fisiopatológico principal consiste nos relaxamentos transitórios inapropriados do esfíncter esofagiano inferior (EEI). Outras condições que podem estar associadas à DRGE seriam a hipotonia persistente do EEI e o retardo no esvaziamento gástrico. Hérnia de hiato por deslizamento pode estar presente ou não. A esofagite de longa duração pode levar à úlcera de esôfago, estenose péptica e ao esôfago de Barrett (substituição do epitélio escamoso normal do esôfago distal por epitélio metaplásico intestinal), sendo esta considerada lesão pré-neoplásica para o adenocarcinoma de esôfago.

114 LABORATÓRIO COM INTERPRETAÇÕES CLÍNICAS

■ Radiologia

A menos que exista úlcera, estenose, tumor ou distúrbio motor, a esofagite passa despercebida ao exame radiológico. Mesmo o refluxo gastroesofagiano pode escapar a esse exame. Portanto, o exame radiológico com contraste baritado apresenta baixa sensibilidade para as formas mais leves da DRGE.

■ Endoscopia

A esofagoscopia é um exame obrigatório em qualquer paciente para avaliação da extensão e da gravidade da lesão mucosa esofagiana. Permite também o diagnóstico das complicações da DRGE, tais como estenose péptica e esôfago de Barrett. Assim, é o exame de escolha nos pacientes que apresentam sinais de alarme. Outra grande vantagem do método é a possibilidade de realização de biópsias esofagianas para estudo histopatológico, procedimento fundamental para o diagnóstico de esôfago de Barrett e esofagite eosinofílica, sendo que esta última patologia pode estar associada a DRGE.

■ Manometria esofagiana

Avalia a pressão e relaxamento dos esfíncteres esofagianos superior (EES) e inferior (EEI), bem como a amplitude e duração da contratilidade do corpo esofagiano. Exame tradicionalmente indicado antes da cirurgia antirrefluxo, a fim de detectar qualquer alteração na peristalse do corpo esofagiano que contraindique o procedimento cirúrgico. Outra indicação do método é determinar o local em que o cateter da pHmetria esofagiana deve ser posicionado (5 cm acima do EEI).

■ pHmetria esofagiana de 24 horas

Considerado padrão-ouro para o diagnóstico de refluxo gastroesofágico, pois cabe ressaltar que 60% dos casos de DRGE comprovada apresentam mucosa esofagiana endoscopicamente normal. Identifica, além do tempo de exposição ácida anormal, a correlação dos sintomas com os episódios de refluxo ácido. Indicado, portanto, nas situações em que a EDA é normal quanto às alterações sugestivas de DRGE, com o objetivo de diferenciar aqueles pacientes com sintomas típicos e atípicos de refluxo, mas com tempo de exposição ácida normal (esôfago hipersensível e pirose funcional). Outra indicação é avaliar a eficácia terapêutica (medicamentosa ou cirúrgica) da inibição da acidez.

■ Impedanciometria esofagiana intraluminal

Combinada à pHmetria, é possível identificar não apenas episódios de refluxo ácido (pH < 4), mas também fracamente ácidos (pH entre 4 e 7) e refluxos não ácidos (pH > 7).

Divertículos esofagianos

Podem se originar a partir de dois mecanismos: pulsão e tração. A pulsão implica no aumento da pressão intraesofagiana (membranas esofagianas, hérnia de hiato ou acalasia) ou na presença de áreas de fragilidade anatômica. A tração advém de aderências inflamatórias de gânglios linfáticos com a parede esofagiana. Topograficamente, os divertículos podem classificar-se em faringoesofagianos (por pulsão, de Zenker), mesoesofagianos (por tração) e epifrênico (por tração ou pulsão). Os divertículos do primeiro grupo geralmente estão associados à disfunção do músculo cricofaríngeo e podem atingir grandes dimensões; ao acumularem alimentos formam tumoração na base do pescoço, que pode ser esvaziado por compressão manual.

■ Radiologia

O exame radiológico contrastado com bário confirma facilmente a presença de divertículos.

Acalasia (megaesôfago)

Deve-se à ausência das contrações peristálticas do corpo esofagiano e da incapacidade do EEI de se abrir durante a deglutição, pelo que os alimentos tendem a se acumular no esôfago, que se torna cronicamente dilatado. Há, provavelmente, uma disfunção do plexo mioentérico situado nesse órgão, que pode ser primária (idiopática) ou adquirida. No Brasil, a causa mais comum é a doença de Chagas em sua fase crônica.

■ Radiologia

Demonstra a ausência dos movimentos peristálticos progressivos durante a deglutição, trânsito lento e retenção do meio de contraste, bem como a dilatação do esôfago e afilamento da transição esofagogástrica, que exibe aspecto afunilado.

■ Endoscopia

O endoscópio transpõe facilmente o esfíncter inferior, o que exclui neoplasia (pseudoacalasia) ou estenose. Portanto, exclui doenças que poderiam mimetizar a acalasia, além de permitir a avaliação da mucosa esofagiana antes dos procedimentos terapêuticos, como a dilatação.

■ Manometria

Confirma ou estabelece o diagnóstico de acalasia, principalmente quando o estudo radiológico é normal ou inconclusivo. Mostra ausência de peristalse, aumento da pressão no EEI e seu relaxamento incompleto na deglutição.

Gastrite crônica

Divide-se em sete grupos principais, baseada na classificação denominada Sistema Sydney Atualizado: não específica (associada ao *Helicobacter pylori* e autoimune), infecciosa (excluindo *H. pylori*), granulomatosa não infecciosa (doença de Crohn, sarcoidose), formas especiais (colágena, linfocítica e eosinofílica), miscelânea (gastrite cística profunda e doença do enxerto contra hospedeiro), gastropatias reativas (medicamentos como os anti-inflamatórios não esteroides [AINEs], isquemia, refluxo biliar) e hiperplásicas (doença de Ménétrier e síndrome de Zollinger-Ellison). Para uma avaliação correta do tipo de gastrite, são recomendadas pelo menos cinco biópsias gástricas: uma da grande e outra da pequena curvatura, ambas a 2-3 cm do piloro; uma da incisura angular; uma da pequena curvatura a 4 cm acima da incisura e outra na grande curvatura a 8 cm da cárdia. A gastrite crônica atrófica subdivide-se classicamente em tipo A e tipo B, com base, principalmente, na região anatômica comprometida e na presença ou ausência de anticorpos contra as células parietais e antifator intrínseco. No tipo A, estão comprometidos o fundo e o corpo do estômago, permanecendo o antro relativamente normal; são encontrados anticorpos em elevada porcentagem dos casos, podendo desenvolver-se anemia perniciosa pela redução da absorção da vitamina B12. No tipo B, a inflamação compromete principalmente o antro, não sendo encontrados autoanticorpos. Está associada ao *H. pylori*.

■ Radiologia

Nas formas hiperplásicas notam-se profundas pregas na mucosa do corpo e aumento da motilidade.

■ Endoscopia

Permite o estudo da mucosa gástrica em toda sua extensão (cárdia, fundo, corpo e antro), bem como a obtenção de biópsias para estudo histopatológico. Podem ser identificadas erosões, ulce-

116 LABORATÓRIO COM INTERPRETAÇÕES CLÍNICAS

rações, pregas gástricas espessadas, pólipos e massas, além da pesquisa da infecção pelo *H. pylori*, principal agente etiológico em mais de 95% das gastrites crônicas.

■ Estudo histopatológico

O estudo microscópico da mucosa gástrica constitui o recurso mais valioso para o diagnóstico da gastrite crônica, devendo ser realizadas pelo menos cinco biópsias. A presença do *Helicobacter pylori* pode ser comprovada pela coloração hematoxilina-eosina (H&E), porém é recomendada a utilização de pelo menos uma coloração mais sensível, como o Giemsa.

Úlcera péptica

É uma lesão que ultrapassa em profundidade a camada muscular da mucosa e que se situa em áreas do tubo digestivo expostas à ação direta do suco gástrico, decorrente do desequilíbrio existente entre os fatores defensivos (muco, bicarbonato, prostaglandinas) e agressivos (ácido clorídrico, pepsina, bile, *H. pylori* e AINEs) da mucosa digestiva. Desse modo, pode ocorrer no terço inferior do esôfago, estômago, bulbo duodenal, jejuno nos pacientes submetidos à gastrojejunostomia, duodeno distal na síndrome de Zollinger-Ellison e no divertículo de Meckel. No estômago, a úlcera se localiza geralmente no antro e na incisura angular (pequena curvatura na junção do corpo com o antro). No duodeno, situa-se no bulbo em aproximadamente 95% dos casos; úlceras a partir da segunda porção duodenal são incomuns. A infecção pelo *H. pylori* e o uso de AINEs, incluindo a aspirina, são as principais causas de úlcera péptica.

■ Endoscopia

Exame de escolha para o diagnóstico definitivo de úlcera péptica. Permite obter biópsias gástricas para pesquisa do *H. pylori*, bem como diagnosticar malignidade através do estudo histopatológico. Toda úlcera gástrica deve ter suas bordas biopsiadas, mesmo que apresente sinais endoscópicos de benignidade, pois até 5% das lesões ulceradas gástricas são malignas.

■ Radiologia

Menos sensível que o exame endoscópico na identificação das lesões ulceradas e de outras lesões mucosas, além de não permitir a obtenção de biópsias para confirmação diagnóstica e pesquisa da etiologia. O nicho ulceroso é claramente evidenciado pelo exame radiológico em elevada porcentagem dos casos, mas nas úlceras duodenais não é raro que ele seja mascarado pela deformidade do bulbo.

Síndrome de Zollinger-Ellison (gastrinoma)

A síndrome de Zollinger-Ellison (SZE) deve ser suspeitada quando um paciente portador de úlcera péptica exibe as seguintes características: 1) úlcera de localização pouco comum (p. ex., duodeno pós-bulbar e jejunal); 2) úlcera resistente ao tratamento clínico convencional; 3) úlcera acompanhada de diarreia; 4) presença de pregas gástricas proeminentes; 5) manifestações de outros tumores endócrinos (p. ex., litíase renal pelo hiperparatireoidismo); 6) úlcera recidivante após cirurgia; e 7) frequência e gravidade das complicações habituais (hemorragia, perfuração e obstrução) aumentadas. As úlceras, nos pacientes com SZE, resultam da secreção exagerada de pepsina e de ácido clorídrico, motivada por quantidade excessiva de gastrina circulante, oriunda de um tumor situado geralmente no chamado triângulo dos gastrinomas, abrangendo o piloro, parte da cabeça do pâncreas e o duodeno. A gastrina é um hormônio polipeptídico secretado pelas células G do

DOENÇAS DIGESTIVAS **117**

antro quando os alimentos chegam ao estômago e que, por via sanguínea, vai estimular a secreção cloridrica das células parietais do corpo do estômago. A hipergastrinemia provoca acidez gástrica excessiva e consequente úlcera péptica.

■ Dosagem de gastrina sérica em jejum

Esse exame inicial é o mais indicado para o diagnóstico da SZE. O limite superior de normalidade da gastrina sérica é 110 pg/mL; níveis acentuadamente elevados, acima de 1.000 pg/mL, em paciente com achados clínicos compatíveis estabelecem o diagnóstico, sendo que acima de 1.500 pg/mL sugerem doença metastática. Em casos duvidosos (níveis entre 110 e 1.000 pg/mL), pode-se recorrer aos testes provocativos, como o teste de estímulo venoso com secretina (2 U/kg). Um aumento ≥ 120 pg/mL pós-secretina tem sensibilidade e especificidade superiores a 90% no diagnóstico de gastrinoma. É importante ressaltar que toda medicação antissecretora (principalmente os inibidores da bomba de prótons) deve ser suspensa pelo menos uma semana antes da gastrinemia.

■ Gastroacidograma

Quando disponível, o gastroacidograma representa um elemento decisivo para o diagnóstico de síndrome de SZE, pois pode ser utilizado para diferenciar estados de hiper ou hipocloridria. Determina a produção ácida gástrica basal e estimulada pela pentagastrina.

■ Exames de imagem

Ultrassonografia (US), tomografia computadorizada (TC), ressonância magnética (RM), ultrassonografia endoscópica (USE) e cintilografia com octreotídeo marcado são exames utilizados para determinar a localização e extensão do gastrinoma. Este último exame se baseia no fato de que os gastrinomas expressam receptores da somatostatina, os quais se ligam ao octreotídeo.

Adenocarcinoma gástrico

É o mais importante dos tumores que acometem o estômago, correspondendo a 95% das neoplasias malignas. Pode ocorrer em qualquer idade, mas é mais frequente entre os 55 e 70 anos. Existe predisposição familiar para esse tipo de câncer, entretanto diversos fatores ambientais, como infecção pelo *H. pylori*, excesso de sal, condimentos ou defumados na dieta e tabagismo, podem estar relacionados à patogênese do câncer gástrico.

■ Endoscopia

A endoscopia possibilita a observação direta e a biopsia das lesões ou das áreas suspeitas. É o método diagnóstico de escolha, pois permite a realização do exame histopatológico.

■ Exame radiológico com contraste baritado

É capaz de descobrir anormalidades na grande maioria dos casos tardios de câncer gástrico, mas tem baixa sensibilidade nas pequenas lesões iniciais. Além disso, não permite a realização de biópsias.

■ Tomografia computadorizada (TC)

Exame mais utilizado para estadiamento pré-operatório, principalmente para diagnóstico de metástases a distância.

118 LABORATÓRIO COM INTERPRETAÇÕES CLÍNICAS

■ Ultrassonografia endoscópica (USE)

Ferramenta utilizada para estadiamento pré-operatório, na avaliação da profundidade de acometimento da lesão tumoral, critério importante para definição da neoplasia precoce ou superficial (comprometimento até a submucosa, com ou sem invasão linfonodal), além de permitir a biópsia por agulha fina de linfonodos perigástricos suspeitos para confirmação de metástases ganglionares.

Traumatismos abdominais

As lesões abdominais produzidas por agentes mecânicos podem acompanhar-se ou não de lesão visceral; igualmente, podem exibir ou não solução de continuidade da parede abdominal. As lesões sem solução de continuidade da parede constituem as *contusões* do abdome; as lesões com solução de continuidade são as *feridas* do abdome. Embora as contusões possam não ocasionar mais do que um comprometimento sem gravidade dos músculos abdominais anteriores, produzem amiúde graves danos viscerais. As feridas podem ser superficiais, isto é, atingir simplesmente a parede, ou penetrantes, comunicando-se com a cavidade peritoneal. Tanto as superficiais como as penetrantes têm como causas mais comuns os projéteis de arma de fogo ou uma agressão com arma branca (faca, punhal, canivete etc.), sendo provocadas mais raramente por queda sobre objetos pontiagudos ou circunstâncias equivalentes.

Enquanto a frequência das lesões viscerais, nas feridas penetrantes, está em proporção direta com as dimensões do espaço ocupado pelos órgãos (os intestinos e o fígado são os mais atingidos nas feridas penetrantes), nas contusões os órgãos que mais se rompem são os mais frágeis e os encapsulados (rins, baço e fígado, nesta ordem de frequência).

■ Exames laboratoriais

Dois exames obrigatórios são o hemograma e o exame de urina (EAS). O hematócrito pode mostrar-se baixo no paciente com choque hipovolêmico ou, ao contrário, estar normal por não ter havido ainda diluição do sangue circulante pelos líquidos extracelulares. Os leucócitos mostram-se invariavelmente aumentados (15.000-20.000/mm³) na ruptura do fígado ou baço por contusão; mostram-se menos elevados nas feridas causadas por projéteis e menos ainda nas feridas incisas. As lacerações do intestino não costumam acompanhar-se inicialmente de leucocitose.

A comprovação de hematúria é essencial ao diagnóstico de traumatismo do trato urinário.

A dosagem sérica de amilase e lipase deve ser realizada quando se suspeita de traumatismo pancreático.

■ Tomografia computadorizada

Sendo um método que permite num só exame verificar grande número de estruturas e compartimentos, tanto torácicos como abdominais, a TC constitui um recurso de grande utilidade na semiologia do paciente politraumatizado, até mesmo como primeiro exame a ser efetuado, logo após obter-se a estabilização do quadro clínico. Podem ser detectadas lesões vitais como, por exemplo, rupturas de vísceras maciças e a presença de hemoperitônio; nestes casos, a punção abdominal às cegas pode não dar resultado e a TC o faz facilmente, sem qualquer risco para o paciente. O estudo contrastado é indispensável para estudar os traumatisnos renoureterais.

■ Radiologia

Deve incluir chapas posteroanterior (PA) e lateral do tórax, bem como projeções abdominais com o paciente em pé, em decúbito dorsal e decúbito lateral. Investiga-se a existência de fraturas (de costela, coluna lombossacra e bacia), pneumotórax, hemotórax, elevação hemidiafragmática, ruptura de diafragma, presença de ar livre sob o diafragma, deslocamento de órgãos por possível hematoma em expansão, obscurecimento do psoas por hematoma, presença de corpo estranho intra-abdominal etc.

■ Paracentese abdominal

É útil para evidenciar a presença de sangue, pus ou bile na cavidade peritoneal. A punção negativa não tem valor diagnóstico. A punção é positiva nos seguintes casos: 1) aspiração de sangue que não se coagula (ruptura de víscera maciça); 2) aspiração de bile (ruptura do estômago, intestino delgado ou sistema biliar); e 3) aspiração de exsudato purulento demonstrado pela identificação de polimorfonucleares (peritonite). Nos casos em que não se consegue obter uma história clínica adequada, como nos pacientes com rebaixamento do nível de consciência, alcoolizados ou psicóticos, o lavado peritoneal com solução salina 1 L pode ser útil no diagnóstico de peritonite. Se o líquido infundido for > 500 leucócitos/mm^3 ou dosagem de amilase ou bilirrubina for superior ao nível sérico correspondente ou forem detectadas bactérias pelo Gram, a probabilidade de peritonite com indicação cirúrgica é de aproximadamente 90%.

Obstrução intestinal

A obstrução (ou oclusão) intestinal consiste na parada completa ou incompleta do conteúdo intestinal devido à obliteração total ou quase total da luz do intestino. Quando a obliteração não é total e a parada de fezes e gases é incompleta, fala-se, clinicamente, em suboclusão. A oclusão completa dá origem a um quadro abdominal agudo de alta gravidade, dominado pela distensão abdominal, que exige intervenção cirúrgica imediata. Aproximadamente 20% das internações por abdome agudo são causadas pela obstrução intestinal.

Clinicamente, é útil distinguir-se as obstruções situadas no duodeno, no intestino delgado (jejunoileal) e no intestino grosso. As obstruções podem ser divididas também em simples e estranguladas, conforme a irrigação sanguínea do segmento comprometido esteja preservada ou interrompida, e em mecânicas e reflexas (íleo paralítico), de acordo com a presença ou não de uma barreira física que impede a progressão normal do conteúdo intestinal.

A obstrução duodenal é mais frequente nos recém-natos devido a anomalias congênitas, tais como atresia ou estenose, bridas, membranas e pâncreas anular. A obstrução do delgado deve-se, nos lactentes ou crianças pequenas, a íleo de mecônio, vólvulo (torção) por rotação incompleta do ceco e invaginação (intussuscepção). Em idades posteriores, a obstrução do delgado é causada habitualmente por encarceramento de uma alça intestinal em anel herniário ou aderência, tumores, obliteração da luz intestinal por corpo estranho (inclusive bolo de *Ascaris lumbricoides*), divertículo de Meckel e doença de Crohn. Em adolescentes e adultos, a invaginação intestinal está quase sempre ligada à presença de um tumor.

A obstrução do intestino grosso se deve, principalmente, a tumor, diverticulite, vólvulo (torção) e fecaloma.

■ Radiologia

É útil para firmar o diagnóstico e localizar o nível da obstrução. As radiografias simples mostram os contornos gasosos do intestino delgado, na área central, com níveis líquidos visíveis na posição ereta. A distensão do cólon é identificada pelo contorno das haustrações na área periférica do abdome. A radiografia contrastada por meio de líquido radiopaco é, às vezes, utilizada, mas o emprego de suspensão de bário é terminantemente proibido por via oral, por causa do risco de agravamento da obstrução. O clister de bário é, às vezes, necessário para esclarecimento de anomalia no cólon, mas sua grande indicação é na invaginação intestinal das crianças. Na suspeita de perfuração, o contraste hidrossolúvel será o indicado.

■ TC

É um dos principais exames de imagem utilizados para diagnóstico de obstrução intestinal, particularmente quando executada com a administração de contraste hidrossolúvel por via retal e associada com contraste venoso.

■ Laboratório

Leucocitose geralmente discreta, porém nos casos em que houver estrangulamento pode ocorrer uma piora da leucocitose, hematócrito elevado pela desidratação e desequilíbrios eletrolíticos e ácido-básicos de graus variados pela presença de vômitos.

Íleo paralítico

É a paralisia temporária da musculatura do intestino acompanhada de distensão de suas alças, causada principalmente por peritonites, sepse, distúrbios metabólicos e problemas neurológicos.

■ Radiologia

Radiografias simples do abdome evidenciam distensão gasosa generalizada das alças, tanto do delgado como do grosso, e até do reto. Pode haver níveis líquidos.

■ Laboratório

Vômitos prolongados podem levar à hemoconcentração e a desequilíbrios eletrolíticos. Dependendo da afecção primária, podem ser encontradas leucocitose, anemia, hiperamilasemia, lipase sérica aumentada e distúrbios ácido-básicos (p. ex., alcalose metabólica por perda de ácido clorídrico pelo vômito).

Apendicite

É ocorrência rara em criança com menos de um ano, mas após essa idade e também em adultos é a mais frequente causa de abdome agudo cirúrgico. Suas complicações mais comuns são a perfuração, peritonite generalizada, abcesso apendicular, pileflebite e abcessos apendicular, hepático, subfrênico e pélvico.

■ Hemograma

Uma leucocitose com neutrofilia, acompanhada ou não de desvio para a esquerda, é a regra nas condições abdominais inflamatórias agudas. A leucocitose é geralmente discreta (10.000-12.000/mm^3), mas pode mostrar-se mais elevada, chegando a 30.000/mm^3 (reação leucemoide). Quando se forma abcesso ou ocorre perfuração, surge intensa leucocitose com desvio para esquerda e eosinopenia.

■ Radiologia

Achados compatíveis com apendicite aguda na radiografia simples de abdome seriam: coprólito radiopaco no quadrante inferior direito, gás fora de alça na fossa ilíaca direita, íleo focal no quadrante inferior direito, apagamento da sombra do músculo psoas direito e pneumoperitôneo, sendo este sugestivo de perfuração.

■ Ultrassonografia

A sensibilidade no diagnóstico de apendicite em adultos é de 85%, com especificidade de 92%. Nas crianças, tanto a sensibilidade quanto a especificidade são superiores a 90%. O diagnóstico se baseia na visualização do apêndice inflamado, caracterizado como uma estrutura tubular, não compressível, aperistáltico, localizada no quadrante inferior direito, anterior ao músculo psoas, com diâmetro > 7 mm. A identificação do apendicolito e de coleção líquida pericecal também reforça o diagnóstico de apendicite. A descrição ultrassonográfica de um apêndice normal exclui apendicite, porém menos de 50% dos exames conseguem localizá-lo.

■ Tomografia computadorizada

É considerado exame de eleição para diagnóstico de apendicite aguda, por ser o mais sensível e específico. Achados tomográficos consistentes incluem: apêndice inflamado e distendido (> 7 mm), geralmente acompanhado de apendicolito e espessamento da parede apendicular (> 3 mm).

■ Videolaparoscopia

Pode estar indicada em alguns casos, principalmente em mulheres com suspeita de salpingite.

Peritonite aguda

Na grande maioria dos casos, está ligada à perfuração de vísceras ocas: esôfago abdominal, estômago, duodeno, apêndice, intestino delgado, cólon, vesícula, vias biliares. A úlcera gástrica ou duodenal perfurada é uma das formas mais graves e frequentes de peritonite nos adultos. Apendicite perfurada é a causa mais comum de peritonite em crianças e adultos jovens. A enterite necrosante aguda é importante causa de peritonite no recém-nascido. Uma oclusão trombótica aguda da artéria mesentérica superior pode levar à gangrena intestinal e peritonite. Na pancreatite, a peritonite é de natureza química. A peritonite bacteriana espontânea (PBE), geralmente causada por enterobactérias, especialmente *Escherichia coli*, e cocos Gram-positivos, principalmente pneumococos, é de ocorrência predominante nos cirróticos.

■ Hemograma

É de se esperar a existência de leucocitose com neutrofilia com desvio para esquerda.

■ Radiologia

Na presença de íleo, radiografias simples do abdome evidenciam distensão generalizada das alças, tanto do intestino delgado como do grosso e até do reto, podendo haver níveis líquidos. Na perfuração de úlcera péptica, uma radiografia simples em posição ortostática mostra presença de ar em uma ou em ambas as cúpulas diafragmáticas em 50% dos casos já ao cabo de seis horas, elevando-se essa percentagem à medida que o tempo passa, porém apresenta uma sensibilidade de apenas 60%. Para demonstrar a perfuração, pode-se introduzir no estômago, por meio de cateter, um contraste radiológico hidrossolúvel.

Nas perfurações do intestino delgado, os sinais radiológicos estão geralmente ausentes; o pneumoperitônio raramente é observado porque o delgado do adulto é quase sempre destituído de gás e as alças estão coladas entre si. As perfurações de cólon produzem grande pneumoperitônio, além de líquido na cavidade.

Na pancreatite aguda, observa-se quase sempre íleo localizado. Há pelo menos uma alça do delgado distendida no abdome superior, às vezes com nível líquido (alça sentinela). Essa alça não é

122 LABORATÓRIO COM INTERPRETAÇÕES CLÍNICAS

específica da pancreatite, pois aparece também em outras inflamações intra-abdominais agudas, tais como colecistite e apendicite.

Na oclusão vascular, a radiografia simples do abdome não demonstra anormalidades em muitos pacientes. O clássico íleo atribuído à obstrução da artéria mesentérica superior consiste da distensão do delgado e hemicólon direito até a flexura esplênica, área que corresponde à distribuição dessa artéria. A arteriografia das mesentéricas tem sido utilizada para documentar a lesão arterial.

■ Ultrassonografia abdominal

Pode ser útil na demonstração de abcessos, dilatação das vias biliares, pancreatites e coleções líquidas.

■ Tomografia computadorizada

Pode complementar os achados da US, além de identificar coleções periapendiculares, tumores intestinais e linfonodomegalias. Permite uma melhor visualização do pâncreas, em comparação à US. Associado ao contraste venoso e oral, é considerado o exame de imagem mais sensível e específico para avaliação de abdome agudo.

■ Paracentese abdominal

Pode ser realizada quando existe forte suspeita de PBE, quando então a análise do líquido ascítico vai revelar um aumento do número total de leucócitos, com mais de 250 polimorfonucleares/mm^3 e/ou crescimento bacteriano na cultura, sendo que o material puncionado (líquido ascítico) deve ser colocado em frasco de hemocultura, a fim de aumentar a sensibilidade do método.

Pancreatite aguda

São numerosos os fatores capazes de levar à pancreatite aguda, mas predominam as afecções biliares e o alcoolismo que, juntos, causam 80% ou mais dos casos dessa patologia. A forma edematosa ou intersticial não é grave e exibe baixo índice de mortalidade. A forma acompanhada de necrose e hemorragia do órgão leva à grave peritonite, derrame peritoneal, toxemia e choque misto (hipovolêmico e distributivo). Após a primeira semana, a necrose pancreática pode se complicar com infecção bacteriana ou fúngica.

■ Hemograma

Mostra leucocitose com neutrofilia, que pode atingir 30.000/mm^3 nos casos mais graves. A presença de hemoconcentração no atendimento inicial indica pior prognóstico.

■ Bioquímica

A amilase sérica está aumentada (valores três vezes ou mais acima dos normais possuem valor diagnóstico). A elevação é transitória, aumentando durante as primeiras 24 a 30 horas para baixar nas 24 ou 48 horas subsequentes (também se observa elevação da amilase sérica na úlcera péptica perfurada, obstrução intestinal e colecistite aguda, porém com aumentos inferiores a três vezes o limite superior de normalidade). A lipase sérica mostra-se igualmente aumentada; sua elevação é detectada desde o primeiro dia de pancreatite, todavia se mantém elevada por mais tempo que a da amilase. Considerada um indicador mais sensível e específico de pancreatite aguda que a amilase sérica. O grau de elevação da amilase e lipase séricas não tem correlação com a gravidade da pancreatite. Pode haver hiperglicemia pela redução da secreção da insulina e aumento dos níveis séricos do glucagon, bem como elevação da ureia sérica por sequestro de líquido em virtude da intensidade do processo inflamatório pancreático. Aminotransferases, bilirrubina e fosfatase alcalina séricas podem estar elevadas, principalmente nas pancreatites de origem biliar. Pode ocorrer hipocalcemia, que guarda estreita relação com a gravidade da pancreatite; a presença de tetania é sinal de mau prognóstico.

■ Radiologia

Nas radiografias simples do abdome observam-se diversas anormalidades, como cálculos biliares ou pancreáticos calcificados, calcificações pancreáticas na pancreatite crônica agudizada ou íleo localizado no quadrante superior esquerdo ou no abdome central ("alça sentinela" do delgado). A extensão do exsudato inflamatório para algumas áreas do cólon pode produzir espasmo colônico, com distensão do segmento colônico proximal ao espasmo e ausência de ar distalmente ao espasmo (sinal do *cut-off*). Ao se difundir a peritonite, a distensão das alças se torna generalizada, abrangendo tanto o intestino delgado como o grosso, e até o reto. Uma radiografia do tórax pode revelar anormalidades em 30% dos casos de pancreatite aguda, como atelectasia, derrame pleural esquerdo ou bilateral e infiltrados pulmonares bilaterais como na síndrome da angústia respiratória do adulto.

■ Ultrassonografia

Pode mostrar a presença de cálculos na vesícula biliar ou de dilatação das vias biliares intra e extra-hepáticas devido à coledocolitíase. O excesso de gás na região dificulta o exame direto do pâncreas, mas o edema do órgão pode muitas vezes ser visualizado. Não é um bom método para avaliar necrose pancreática ou extensão do processo inflamatório extrapancreático.

■ TC

É considerado o mais importante método de imagem para diagnóstico de pancreatite e identificação das complicações intra-abdominais. É de incomparável valor na avaliação da pancreatite aguda, evidenciando a verdadeira extensão das lesões que comprometem, muitas vezes, grande parte da cavidade abdominal e pélvica. Tal avaliação é muito útil para assentar o prognóstico de cada caso, pois o percentual de necrose pancreática tem relação direta com o prognóstico, ou seja, quanto mais necrose for detectada, pior o prognóstico. Esse exame deve ser realizado, de preferência, 48 a 72 h após o diagnóstico de pancreatite, quando as áreas de necrose já estão definidas, além do uso concomitante de contraste oral e venoso, a fim de aumentar a chance de identificar as áreas de necrose.

■ Colangio-RM

Exame de escolha quando da suspeita de coledocolitíase.

■ Colangiopancreatografia endoscópica retrógrada (CPER)

Deve ser realizada com o objetivo diagnóstico quando se suspeita de coledocolitíase, mas não se dispõe de colangio-RM, e objetivo terapêutico nos casos em que a colangio-RM identificou cálculo no colédoco, sendo necessária a realização de papilotomia endoscópica para remoção do cálculo intracoledociano.

124 LABORATÓRIO COM INTERPRETAÇÕES CLÍNICAS

Pancreatite crônica

O alcoolismo é a causa mais comum de pancreatite crônica. Outras causas descritas são: obstrução do ducto pancreático (tumores ou pós-traumático), hipercalcemia (hiperparatireoidismo), idiopática, hereditária e autoimune.

■ Bioquímica

A amilase e lipase séricas podem se mostrar elevadas durante as exacerbações, entretanto níveis séricos normais ou até mesmo baixos podem ser encontrados em pacientes com pancreatite crônica avançada. Havendo destruição extensa das ilhotas de Langerhans, pode surgir hiperglicemia acompanhada de glicosúria e curva glicêmica de tipo diabética. Elevação nas enzimas hepáticas pode significar obstrução da via biliar intrapancreática por edema, fibrose ou tumor pancreático. A dosagem da elastase pancreática fecal é um marcador da função exócrina do pâncreas. Valores > 200 mcg/g de fezes são considerados normais e < 100 mcg/g se correlacionam com insuficiência exócrina grave.

■ Estudo funcional do pâncreas

Em presença de má absorção, o exame microscópico das fezes, a fresco e após coloração pelo Lugol e Sudan III, mostra aumento de fibras musculares mal digeridas, grãos de amido e gorduras (pesquisa qualitativa de gordura fecal). Pela dosagem destas, fica confirmada a existência de esteatorreia se o paciente eliminar mais de 6 g diárias de gordura após ingestão de 100 g (pesquisa quantitativa da gordura fecal). Amostras obtidas de suco pancreático a partir de aspirados duodenais após estimulação intravenosa com secretina permite a detecção de disfunção pancreática antes do aparecimento das alterações estruturais. Uma concentração máxima de bicarbonato < 80 mEq/L na secreção pancreática é compatível com pancreatite crônica.

■ Radiologia

As radiografias simples podem demonstrar a existência de opacidades devido à calcificação na região do pâncreas ou a presença de cálculos radiopacos no ducto pancreático, principalmente associada ao alcoolismo. A CPER pode demonstrar alterações nos ductos pancreáticos e presença de pseudocisto, além de oferecer a possibilidade de intervenção terapêutica, como a retirada de cálculos dos ductos pancreáticos com litotripsia. Atualmente, pelo risco de precipitar uma crise de pancreatite aguda, a CPER fica reservada para os casos em que a intervenção terapêutica esteja indicada.

■ Ultrassonografia

É um recurso valioso no estudo inicial da patologia pancreática, especialmente na investigação de litíase, cisto e tumores. Desempenha um papel complementar à TC, pois tem baixa sensibilidade no diagnóstico de pancreatite crônica em fase inicial, mas passa a método preferido quando se trata de acompanhamento do pseudocisto pancreático.

■ TC

Permite a visualização do pâncreas com nitidez, permitindo identificar seu contorno e textura em até 85% dos casos, especialmente nas pancreatites calcificantes e pseudocisto. A distinção entre pancreatite crônica e processos neoplásicos é difícil, devido ao fato de que essas duas patologias apresentam aspectos polimórficos, sem sinais específicos.

Colangio-RM

Permite a visualização bem detalhada dos ductos pancreáticos, substituindo a CPER como método diagnóstico.

Ultrassom endoscópico ou ecoendoscopia

Capaz de identificar lesões parenquimatosas e ductais precoces na investigação de pancreatite crônica, bem como biopsiar lesões císticas suspeitas de neoplasia.

Câncer do pâncreas

O tipo mais comum é o adenocarcinoma originado no epitélio ductal (> 90%), que se assesta na cabeça do órgão na grande maioria dos casos (70%), provocando icterícia obstrutiva.

TC

É o exame de imagem de escolha na suspeita inicial de neoplasia pancreática. Permite a avaliação de comprometimento linfonodal e metastático (fígado, peritôneo e pulmões). Além disso, por meio do uso de contraste, permite avaliar o grau de invasão vascular, o que vai ser decisivo quanto aos critérios de ressecabilidade. Os pacientes com massa tumoral acessível devem ser submetidos à biopsia percutânea, guiada por US ou TC.

RM

Sensibilidade comparável à da TC na avaliação dos critérios de ressecabilidade e à da CPER no diagnóstico dos tumores pancreáticos.

CPER

Método invasivo, pode complicar com colangite e pancreatite. Demonstra estenose do ducto pancreático e/ou biliar (sinal do "duplo cano"). Permite o tratamento paliativo através da colocação de próteses no colédoco e ducto pancreático para alívio dos sintomas decorrentes da colestase prolongada. Perdeu espaço como exame diagnóstico com o aperfeiçoamento dos métodos de imagem não invasivos e mais sensíveis (TC e RM).

Ecoendoscopia

Mais sensível para detecção de neoplasias pancreáticas de menores dimensões. O exame histopatológico, a partir de material obtido pela aspiração guiada com agulha fina, tem uma sensibilidade diagnóstica de 85-90%.

Divertículo de Meckel

Representa um vestígio do canal vitelino (onfalomesentérico) que, no embrião, liga o intestino médio ao saco vitelino. Da interrupção do processo normal de obliteração desse canal podem resultar: a) um divertículo digitiforme (divertículo de Meckel, a forma mais comum); b) fístula enteroumbilical; c) pólipo umbilical, acompanhado de divertículo; d) cordão fibroso que vai da extremidade livre do divertículo até o umbigo; e) cordão fibroso livre na cavidade abdominal, partindo da extremidade do divertículo. Localiza-se no íleo, próximo da região ileocecal. Identificado em 2% da população, sendo mais comum nos homens. Áreas de mucosa gástrica aberrante existentes, amiúde, no interior do divertículo, podem originar quadros semelhantes ao de apendicite e levar à perfuração

126 LABORATÓRIO COM INTERPRETAÇÕES CLÍNICAS

ou se manifestar por hematoquezia indolor. A causa do sangramento é a ulceração péptica secundária à produção de ácido devido a mucosa gástrica ectópica no interior do divertículo. O cordão fibroso que se estende a partir da extremidade do divertículo pode causar oclusão intestinal, bem como o próprio divertículo pode funcionar como cabeça de invaginação.

■ Radiologia

O divertículo pode, muitas vezes, ser visto num exame do intestino delgado com bário.

■ Cintilografia

A presença de células gástricas secretoras de muco dá margem ao mapeamento com pertecneta-to marcado pelo tecnécio, método que tem sensibilidade de 85% e especificidade de 95%.

Doença de Crohn

Doença inflamatória crônica transmural de etiologia ainda não determinada, comprometendo geralmente o íleo terminal, mas podendo atingir outros setores do tubo digestivo, desde a boca até o ânus, principalmente o restante do delgado, cólon e reto, e causar também manifestações extraintesti-nais das mais diversas (p. ex., artralgia/artrite, pioderma gangrenoso, eritema nodoso, episclerite etc).

■ Hemograma

Há quase sempre anemia, podendo ser microcítica (deficiência de ferro por perda crônica de sangue nas fezes), normo ou macrocítica (deficiência de vitamina B12 por comprometimento ileal), bem como leucocitose, trombocitose e velocidade de hemossedimentação (VHS) acelerada, refletin-do inflamação sistêmica.

■ Bioquímica do sangue

Nos casos acompanhados de fenômenos disabsortivos por inflamação crônica, síndrome de supercrescimento bacteriano ou ressecção cirúrgica pode haver hipoalbuminemia, hipocalcemia, hi-pomagnesemia, hipopotassemia, além de deficiência de ácido fólico e vitamina B12. A proteína C reativa (PCR), marcador não específico de inflamação, frequentemente está elevada.

■ Marcadores sorológicos

Alguns marcadores sorológicos podem estar positivos na doença de Crohn como, por exemplo, o anticorpo citoplasmático antineutrófilo subtipo P (p-ANCA), cuja positividade se encontra em torno de 25%, principalmente na localização colônica, e o anticorpo anti-*Saccharomyces cerevisiae* (ASCA), cuja frequência varia entre 35 e 80%. Apresentam acurácia diagnóstica limitada, mas em algumas situações especiais podem ser úteis no diagnóstico diferencial entre retocolite ulcerativa e doença de Crohn.

■ Exame de fezes

Pode ser encontrada perda aumentada de gordura, sugerindo má-absorção, e presença de he-mácias e leucócitos nas fezes, indicativa de inflamação intestinal. Lactoferrina e calprotectina, ambas proteínas secretadas pelos leucócitos, estão elevadas nos processos inflamatórios intestinais, princi-palmente colônicos, e podem funcionar como marcadores para avaliação da resposta terapêutica e da recidiva.

■ Colonoscopia

Principal exame para diagnóstico da doença de Crohn. Permite a visualização direta da mucosa colônica e do íleo terminal, bem como a realização de biópsias para exame histopatológico. Principais achados endoscópicos: hiperemia, edema, erosões/ulcerações, estenoses e pseudopólipos. O padrão salteado ou segmentar da distribuição das lesões auxilia no diagnóstico diferencial com a retocolite ulcerativa.

■ Enteroscopia

Exame endoscópico que permite o estudo das lesões mucosas dos segmentos proximais do delgado, bem como a realização de biópsias para avaliação histopatológica.

■ Radiologia

Radiografias simples de abdome podem ser úteis no diagnóstico de obstrução intestinal e megacólon, porém atualmente são pouco empregadas na investigação de doença de Crohn. Exames contrastados com bário do delgado revelam dilatações, estenoses, ulcerações e fístulas. A alça comprometida perde o desenho do relevo mucoso interno, que é destruído ou substituído por granulações irregulares. Há rigidez da parede intestinal, com pronunciado estreitamento da luz (aspecto de cano d'água). Nos casos graves, o intestino assume o aspecto de corda (sinal da corda). Um achado característico é o aspecto em "paralelepípedo" (*cobblestone*), decorrente da presença de ulcerações longitudinais profundas ao lado de mucosa preservada. Enema opaco com bário auxilia na avaliação das estenoses colônicas intransponíveis pelo aparelho de colonoscopia, bem como no estudo das fístulas.

■ TC

O exame convencional permite o diagnóstico de abcessos ou massas inflamatórias extraintestinais. A enterografia (entero-TC) fornece imagens detalhadas da mucosa do delgado, sendo fundamental para avaliar a real extensão da doença de Crohn.

■ RM

É indicada para o estudo da região perianal na suspeita de fístulas complexas. A enterografia (entero-RM), em comparação com a entero-TC, tem a vantagem de não utilizar radiação ionizante, além de ter uma sensibilidade maior para detectar alterações intestinais na fase inicial.

■ Videocápsula endoscópica

Indicado para visualização direta das lesões mucosas, principalmente do delgado. Principal desvantagem: não fornece amostra tecidual para exame histopatológico. Pode ocorrer retenção intraluminal da cápsula nas lesões estenosantes.

Retocolite ulcerativa

Afecção inflamatória crônica exclusiva da mucosa colorretal, com períodos de remissões e exacerbações, manifestada por diarreia mucossanguinolenta, dor abdominal, urgência e tenesmo. A etiologia é desconhecida. Ocorre em qualquer idade, predominando entre os 15 e 30 e os 50 e 70 anos (padrão bimodal). O reto é quase sempre comprometido (proctite ulcerativa), sendo que a inflamação se estende proximalmente, de forma contínua, ao contrário da doença de Crohn, cuja característica se baseia pelo comprometimento segmentar ou descontínuo.

128 LABORATÓRIO COM INTERPRETAÇÕES CLÍNICAS

■ Exame de sangue

Na fase aguda, pode haver leucocitose com neutrofilia e trombocitose. Com o decorrer do tempo surge anemia microcítica devida à perda crônica de sangue. A hemossedimentação mostra-se acelerada e a PCR se encontra aumentada, podendo haver hipoproteinemia por perda proteica colônica. Nos casos superagudos, surgem desequilíbrios eletrolíticos com risco de evolução para colite grave e megacólon tóxico.

■ Marcadores sorológicos

O P-ANCA é o marcador mais comumente associado à retocolite, porém pode estar presente também na doença de Crohn, o que limita sua especificidade. A presença do P-ANCA geralmente indica doença mais refratária à terapêutica.

■ Exame de fezes

Revela a presença de sangue, leucócitos e muco, com ausência de germes patogênicos. Calprotectina e lactoferrina fecais estão aumentadas, sugerindo processo inflamatório em atividade.

■ Retossigmoidoscopia flexível

É um exame essencial diante da suspeita da doença, principalmente nas formas mais graves, quando a realização da colonoscopia traz o risco de perfuração.

■ Estudo radiológico

Radiografias simples de abdome são indicadas nas formas graves, sendo observado espessamento da parede colônica e dilatação. O diagnóstico de megacólon tóxico é definido como uma colite grave com dilatação segmentar ou difusa > 10 cm. O enema opaco é menos utilizado atualmente, pois foi suplantado pela colonoscopia e retossigmoidoscopia. Os achados variam desde aspecto granular da mucosa até imagens de pseudopólipos e diminuição do tamanho do cólon, com estreitamento da luz e desaparecimento das haustrações normais, o que lhe confere um aspecto rígido e tubular.

■ Colonoscopia com biópsia

É indispensável para avaliar a extensão da doença e a gravidade do acometimento. As alterações da mucosa vão desde simples hiperemia, edema, perda do padrão vascular habitual e aspecto ligeiramente granular até ulcerações, hemorragia, exsudato purulento e formações polipoides. Pacientes com pancolite podem apresentar hiperemia e edema na mucosa do íleo terminal (ileíte de refluxo ou *backwash ileitis*). Permite, também, por meio do exame histopatológico, o rastreamento de lesões displásicas e neoplásicas.

Doença celíaca

Enteropatia crônica autoimune que incide nos indivíduos geneticamente predispostos, que leva à má-absorção e ao comprometimento do estado nutricional, relacionada a lesões imunomediadas da mucosa do intestino delgado, causadas por intolerância ao glúten. O problema reside na hipersensibilidade a uma fração do glúten, a gliadina, proteína existente em diversos cereais (trigo, centeio, cevada, aveia). Ocorre em, aproximadamente, em 1% dos caucasianos europeus.

■ Exame de fezes

A pesquisa quantitativa da gordura fecal vai demonstrar a eliminação de mais de 6 g nas 24 horas (esteatorreia) após um a dois dias de ingestão de 80-100 g de gordura na dieta.

■ Prova de absorção da D-xilose

Demonstra que está diminuída a absorção intestinal desse açúcar ingerido, em virtude da atrofia vilositária presente na doença celíaca. Esse exame auxilia na diferenciação da má-absorção por distúrbio da digestão intraluminal (p. ex., na pancreatite crônica) da má-absorção por doença na mucosa do delgado. A D-xilose, para ser absorvida, só depende de uma mucosa intestinal íntegra.

■ Exames de sangue

Na dependência da gravidade e duração da doença pode ocorrer baixa da albumina, colesterol, cálcio e vitamina D por má-absorção. Pode também ocorrer anemia por carência de ferro (microcítica), vitamina B12 e de folato (macrocítica). O tempo de protrombina (TAP) está frequentemente aumentado por alteração na absorção da vitamina K. Elevação inexplicada das transaminases séricas pode ser uma das alterações laboratoriais nos pacientes celíacos.

■ Marcadores sorológicos

São utilizados como testes de rastreamento para o diagnóstico de doença celíaca. Os anticorpos antitransglutaminase IgA e antiendomísio IgA apresentam sensibilidade e especificidade superiores a 90%. Como a deficiência seletiva de IgA pode ser encontrada em 2-4% dos celíacos, a pesquisa dos referidos anticorpos da classe IgA pode ser negativa, caracterizando assim um teste falso-negativo. Nesse caso, é válida a dosagem sérica da IgA e, caso se confirme a deficiência, pesquisar os mesmos anticorpos da classe IgG.

■ Endoscopia digestiva alta com biópsia duodenal

O principal achado endoscópico é a perda das pregas mucosas duodenais, porém tal anormalidade é inespecífica. Permite o estudo histopatológico da mucosa. Na doença celíaca, observa-se atrofia das vilosidades (achatamento) com áreas de desaparecimento completo, hiperplasia das criptas, inflamação da lâmina própria e aumento dos linfócitos intraepiteliais.

Deficiências de dissacaridases

Como se sabe, os dissacarídeos alimentares (maltose, isomaltose, lactose e sacarose) são normalmente desdobrados em seus monossacarídeos constitutivos (glicose, frutose e galactose) por enzimas que sobre eles atuam na superfície das células epiteliais da mucosa intestinal. Na ausência de uma dessas dissacaridases, o dissacarídeo não desdobrado permanece na luz intestinal onde retém líquido por ação osmótica causando diarreia, fermentação e fezes ácidas. As deficiências podem ser primárias (congênitas) ou secundárias; estas, ligadas à infecção ou a outro fator que provoque dano às microvilosidades intestinais, onde estão situadas as enzimas. A lactose e a sacarose são encontradas nos alimentos; a maltose e a isomaltose se originam do desdobramento das dextrinas resultantes da digestão de amilo.

A deficiência mais comum é a de lactase, que ocorre em elevada proporção em adultos. A deficiência secundária de lactase é comum em crianças acometidas de gastroenterite. As deficiências de sacarase e de isomaltase, as mais frequentes dentre as deficiências congênitas, ocorrem sempre juntas, mas a de isomaltase não é tão intensa quanto a de sacarase; ambas desaparecem habitualmente à medida que a criança se desenvolve, mas a deficiência de sacarase persiste por mais tempo.

130 LABORATÓRIO COM INTERPRETAÇÕES CLÍNICAS

■ Exame de fezes

A pesquisa do pH das fezes é feita com o auxílio de indicador corante (p. ex., Labstix) ou medidor de pH. Nos lactentes alimentados ao seio, o pH normal das fezes varia de 4,7 a 5,1, ou seja, elas têm reação ácida; nos alimentados com leite de vaca, o pH aproxima-se de 7 ou é ainda mais elevado; nas crianças maiores e no adulto, em regime alimentar misto, as fezes são também neutras ou alcalinas. A constatação de elevada acidez fecal (pH inferior a 6) advoga a favor de deficiência de dissacaridases. Na pesquisa de substâncias redutoras, um resultado positivo superior a 1+ com Glico-Fita comprova a presença de açúcares redutores nas fezes (a sacarose não é redutora).

■ Biópsia endoscópica do intestino delgado

A dosagem histoquímica de dissacaridases numa amostra de mucosa intestinal pode evidenciar deficiência de lactase ou de sacarase/isomaltase. Sua importância reside no fato de poder distinguir entre deficiência primária e secundária. Raramente é empregado no manejo clínico atual.

■ Testes de absorção dos dissacarídeos

São utilizados os testes de tolerância oral (empregando o dissacarídeo suspeito) e os testes respiratórios para pesquisa de hidrogênio marcado após ingestão de lactose ou sacarose. O teste da tolerância oral se baseia na ingestão do dissacarídeo suspeito, em jejum, e na posterior dosagem da glicemia plasmática. Caso o aumento da glicose no plasma seja < 20 mg/dL com relação à glicemia em jejum, sugere que o dissacarídeo não foi absorvido pela mucosa intestinal. Já nos testes respiratórios, se o dissacarídeo não for absorvido, o mesmo será metabolizado pelas bactérias da microbiota intestinal, provocando assim a liberação de hidrogênio, o qual será eliminado pelos pulmões e quantificado na respiração. Um aumento do hidrogênio respiratório superior a 20 partes por milhão (ppm), com relação aos valores basais em jejum, sugere deficiência de dissacaridase.

Síndrome do intestino irritável

Representa, ao lado da dispepsia funcional, o principal distúrbio funcional gastrointestinal, no qual existe alteração da motilidade intestinal e hipersensibilidade visceral, sem causa orgânica demonstrável, de que resultam dois tipos clínicos principais: tipo diarreia e tipo constipação. É importante para a confirmação diagnóstica o afastamento das principais causas orgânicas, especialmente as parasitoses intestinais. São os seguintes os principais exames a serem solicitados: exame parasitológico de fezes e pesquisa dos elementos anormais, pesquisa de sangue oculto nas fezes, hemograma completo, velocidade de hemossedimentação (VHS), proteína C reativa (PCR), hormônios tireoidianos e sorologia para doença celíaca. As indicações de colonoscopia seriam início dos sintomas a partir dos 50 anos, pesquisa positiva de sangue oculto nas fezes, hematoquezia e história familiar de neoplasia colorretal.

Tumores do intestino delgado

Tanto os tumores benignos (adenoma, leiomioma, angioma) como os malignos (adenocarcinoma, linfoma, carcinoide) são de ocorrência rara. O carcinoide, originário de células argentafins do sistema APUD (*amine peptide uptake and decarboxilation*) do tubo gastrointestinal, é capaz de secretar serotonina e bradicinina, substâncias responsáveis pelas manifestações sistêmicas da doença (síndrome carcinoide, caracterizada por rubor facial, sensação de calor, palpitação, hiper ou hipotensão arterial, broncoespasmo e diarreia). Os tumores carcinoides estão localizados no trato gastrointestinal em 70-90% dos casos, sendo o apêndice o sítio mais comum.

■ Endoscopia

Os carcinoides gástricos, duodenais e colorretais podem ser encontrados incidentalmente durante exames endoscópicos de rotina. O diagnóstico é confirmado pelos exames histopatológico e imuno-histoquímico.

■ TC e RM

Indicados não apenas para a identificação do sítio primário, mas também para avaliação de comprometimento linfonodal e metástases à distância, principalmente hepáticas.

■ Medicina nuclear

A cintilografia com octreotídeo marcado permite a localização e o estadiamento do tumor, com positividade superior a 90%. Apresenta uma sensibilidade maior que os métodos de imagem convencionais e deve ser o primeiro método utilizado na investigação dos carcinoides. A técnica se baseia no fato de que os tumores carcinoides possuem receptores com alta afinidade para o somatostatina em 80 a 90% dos casos, e o octreotídeo é um análogo sintético da somatostatina.

■ Urina

O diagnóstico de síndrome carcinoide é confirmado pela identificação de ácido 5-hidroxindolacético (5-HIAA) na urina de 24 horas numa taxa superior a 15 µg.

Câncer de cólon e reto

O adenocarcinoma representa a quase totalidade dos tumores malignos do intestino grosso (97%). O conhecimento dessa patologia se reveste de grande interesse clínico porque ela é capaz de provocar sintomas numa etapa em que ainda pode ser curada pela ressecção cirúrgica. Algumas lesões são quase silenciosas, mas a maioria (especialmente as do lado esquerdo) produz sintomas e sinais relacionados à evacuação que devem despertar suspeita do paciente e do médico. As lesões do reto e sigmoide tendem a ser mais infiltrantes do que as dos sítios mais proximais do cólon, o que explica o prognóstico global pior para essas lesões.

Em ordem decrescente de frequência, os locais de disseminação metastática são os seguintes: gânglios linfáticos regionais, fígado, pulmões e ossos.

■ Pesquisa de sangue oculto nas fezes

É um recurso não invasivo e pouco dispendioso que pode ser utilizado para fins de triagem ou acompanhamento de casos de alto risco. A recomendação é que a pesquisa seja realizada anualmente, a partir dos 50 anos, nos indivíduos sem história pessoal ou familiar de pólipos ou câncer colorretal (risco básico). Para maior segurança nos resultados, deve-se prescrever uma dieta rica em fibras e privada de carnes vermelhas durante os três dias anteriores à colheita das fezes, quando o teste selecionado for o do guáiaco. Atualmente, a preferência é pelos testes imunoquímicos, baseados no emprego de anticorpos específicos para a porção globina da hemoglobina humana; com isso, não há necessidade de restrição dietética para se evitar resultados falsos-positivos. A principal desvantagem é que este teste não detecta a maioria dos pólipos e até mesmo alguns tumores malignos que não apresentem perda crônica de sangue.

■ Retossigmoidoscopia

Deve-se preferir o retossigmoidoscópio flexível, já que este não só causa menos desconforto ao paciente, como alcança o cólon descendente até a flexura esplênica, cobrindo, assim, uma área em

132 LABORATÓRIO COM INTERPRETAÇÕES CLÍNICAS

que se situa cerca de 65% das lesões malignas. Permite a ressecção endoscópica dos pólipos e a biópsia das lesões suspeitas de câncer para posterior confirmação histopatológica. Recomendada a cada 5 anos para indivíduos de risco básico, a partir dos 50 anos.

■ Radiologia

O enema opaco com duplo contraste tem sido cada vez menos empregado como método diagnóstico, sendo suplantado pela colonoscopia. Não permite o estudo histopatológico da lesão suspeita e é menos sensível que a colonoscopia na detecção de pólipos. A alteração radiológica mais encontrada é o defeito de enchimento ou de "anel de guardanapo". Pelas limitações da técnica, não é mais recomendado como teste de rastreamento para neoplasia.

■ Colonoscopia

Considerado o método padrão-ouro para rastreamento de neoplasia colorretal. A colonoscopia permite também a realização de biópsia das lesões suspeitas e coleta de material para exame histopatológico, bem como as ressecções dos pólipos. Recomendada a cada 5-10 anos para rastreamento dos indivíduos de risco básico, a partir dos 50 anos.

■ Colonoscopia virtual ou colonografia tomográfica computadorizada (CTC)

Método radiológico não invasivo que permite a avaliação de todo cólon, porém com a desvantagem de não se realizar biópsia nem procedimentos terapêuticos. Sensibilidade comparável à da colonoscopia na identificação de lesões iguais ou maiores que 1,0 cm.

Diverticulose/doença diverticular do cólon

Afecção bastante frequente, observada em aproximadamente 65% das pessoas em torno de 80 anos. O termo diverticulose está relacionado à presença de divertículo em indivíduo assintomático (80% dos casos), enquanto doença diverticular se baseia na presença de divertículo associado a sintomas (20%). A localização preferencial é ao nível do sigmoide (95%). Contrariamente ao que ocorre com os divertículos solitários, predominantes no cólon direito e constituídos por todas as camadas do cólon (mucosa, submucosa, muscular própria e serosa), na doença diverticular os numerosos divertículos existentes são do tipo falso ou adquirido, não contendo, portanto, todas as camadas da parede intestinal, já que são formados a partir da herniação da mucosa em direção à serosa, atravessando a camada muscular própria.

Desconhece-se a etiologia dessa afecção, que parece, entretanto, estar relacionada a uma fragilidade presente na camada muscular própria referente aos pontos de penetração dos vasos sanguíneos, o que é agravada pelo aumento da pressão intraluminar causado por constipação ou por contração segmentar não propulsiva do cólon.

Por diverticulite deve-se entender a micro ou mesmo a macroperfuração da parede de um divertículo por aumento da pressão intraluminal, provocando quadro inflamatório pericólico, bloqueado ou não. Se a inflamação não sofrer bloqueio podem surgir abcessos pericólicos ou se formar fístulas para vários órgãos, como, por exemplo, a bexiga (fístula enterovesical). Outras complicações da diverticulite são representadas por obstrução intestinal e peritonite. A segunda complicação mais frequente da doença diverticular é a hemorragia.

■ Enema opaco

O enema opaco com duplo contraste demonstra, com bastante precisão, a presença, localização e o número de divertículos. O aspecto radiológico dos divertículos múltiplos é inconfundível. Essas formações, cheias de contraste, aparecem como pequenos fundos-de-saco conectados à luz intestinal por pedículos longos ou curtos, mostrando no conjunto uma aparência de cacho. Na diverticulite, o enema opaco é contraindicado, pelo risco de exacerbar a perfuração já existente.

■ Exames de sangue

Na diverticulose, os exames são normais. Entretanto, podemos observar leucocitose e aumento do VHS e da PCR na diverticulite, embora metade dos pacientes apresentem leucograma normal.

■ Colonoscopia

Apresenta sensibilidade semelhante ao enema opaco, porém é o exame mais solicitado na investigação de doença diverticular, pois permite o diagnóstico diferencial com outras patologias como, por exemplo, câncer colorretal e colite isquêmica. Da mesma forma que o enema opaco, a colonoscopia é contraindicada na diverticulite aguda pelo risco de perfuração colônica e peritonite.

■ TC

É o melhor recurso propedêutico para identificar a existência de diverticulite e de abcessos pericólicos, sendo considerado, portanto, o exame padrão-ouro para diagnóstico de diverticulite. Apresenta sensibilidade e especificidade entre 97 e 100%. Os principais achados tomográficos são: alteração da densidade da gordura pericólica e espessamento da parede intestinal maior que 4 mm. A TC auxilia também na avaliação da gravidade e prognóstico da diverticulite através da classificação de Hinchey *et al.* em 4 estágios: estágio I – abcesso pericólico localizado; estágio II – abcesso pélvico ou retroperitoneal; estágio III – peritonite purulenta; estágio IV – peritonite fecal.

Polipose adenomatosa familiar do cólon

Doença rara, mas de grande interesse clínico, em virtude da transformação maligna que ocorre em praticamente 100% dos indivíduos após os 40 anos, caso o cólon não seja ressecado. Transmite-se como caráter dominante por ambos os sexos e afeta a metade de cada geração. Indivíduos não afetados não transmitem a doença. Pólipos adenomatosos múltiplos (> 100) surgem durante a segunda ou terceira década de vida, difusamente distribuídos pela mucosa do cólon e reto. Mais da metade dos indivíduos afetados irá apresentar pólipos adenomatosos no trato digestivo superior (duodeno e papila).

O diagnóstico da doença é feito pela retossigmoidoscopia flexível ou colonoscopia, exames indicados nos pacientes com risco de desenvolver a polipose adenomatosa familiar (PAF). O rastreamento começa a partir dos onze anos de idade e deve ser realizado anualmente.

Hepatites virais agudas

São doenças inflamatórias de acometimento hepatocelular difuso, causadas por vírus específicos. Não se incluem neste grupo hepatites causadas por vírus menos comuns, como os da mononucleose infecciosa, febre amarela, dengue e citomegalovírus.

Aceitou-se, durante muito tempo, a existência de apenas dois tipos de hepatite viral: a infecciosa (HI) e a sérica (HS). Atribuíam-se à hepatite infecciosa as seguintes características: a) ser mais

134 LABORATÓRIO COM INTERPRETAÇÕES CLÍNICAS

frequente em pessoas jovens; b) possuir período de incubação curto; c) transmitir-se principalmente pela via fecal-oral. Seu agente causal foi denominado vírus da HI. À hepatite sérica atribuíam-se as seguintes características: a) acometer tanto pessoas jovens como idosas; b) possuir período de incubação mais longo; c) transmitir-se por transfusão de hemocomponentes ou através do uso de agulhas contaminadas, seja de caráter acidental ou pelos usuários de drogas ilícitas. Seu agente causal foi denominado vírus da HS.

Tais conceitos foram alterados posteriormente, passando-se a admitir que a hepatite viral distribuía-se em pelo menos três tipos: hepatite A, hepatite B e um terceiro tipo, cujo agente causal não estava ainda identificado, que passou a ser chamada hepatite não A não B (NANB). Anos mais tarde foi identificado, finalmente, o vírus responsável pela maior parte dos casos de hepatite NANB, e tais casos passaram a constituir a hepatite C. Observou-se, além disso, que outra parcela da hepatite NANB podia ocorrer sob a forma de epidemias (semelhantes às causadas pela hepatite A), sendo possível que estes casos se devessem a um vírus diferente. Essa fração da hepatite NANB passou a ser chamada hepatite E.

Então, nos anos 1990, a situação era a seguinte: a doença chamada, inicialmente, hepatite infecciosa (HI) tinha passado a se chamar hepatite A (HA); a doença chamada, inicialmente, hepatite sérica (HS) se desdobrou em hepatite B (HB) e hepatite não A não B (NANB), que incluía as hepatites C e E (HC e HE). Os vírus causadores destes quatro tipos de hepatite são denominados atualmente HAV (vírus da hepatite A), HBV (vírus da hepatite B), HCV (vírus da hepatite C) e HEV (vírus da hepatite E).

Já se sabia naquela época que o vírus da hepatite D (HDV, agente delta) era um vírus especial, incompleto, que só conseguia se replicar na presença do HBV, nunca sozinho, aparecendo como corresponsável pela hepatite B aguda ou como agente de superinfecção na hepatite B crônica, já estabelecida. Além de agravar a hepatite B aguda ou crônica, provoca também quadro de hepatite fulminante (até 30% dos casos de hepatite B fulminante estão relacionados à coinfecção com HDV).

Confirmou-se que o vírus da hepatite C (HCV) produz a grande maioria das hepatites previamente conhecidas como não A não B (NANB), tanto pós-transfusionais como esporádicas. A coexistência de múltiplas formas mutantes do genoma explica a dificuldade que enfrenta o hospedeiro de adquirir imunidade frente ao HCV. A infecção aguda por este vírus é quase sempre assintomática ou subclínica, raramente grave. Em virtude da carência de anticorpos protetores, a maioria dos infectados (85%) evolui para a forma crônica, que pode progredir para cirrose hepática e carcinoma hepatocelular.

A forma aguda da hepatite E (HE) é responsável por surtos epidêmicos, geralmente transmitidos pela água, em países subdesenvolvidos. A infecção pode ser grave, especialmente em mulheres grávidas, mas não se cronifica.

A seguir, estão descritos os exames que podem ser utilizados no diagnóstico e acompanhamento das hepatites.

■ Bilirrubinemia total e frações

O aparecimento da icterícia assinala o período de estado da doença. O período prodrômico ou pré-ictérico dura geralmente sete dias, havendo casos, porém, em que não excede 24 horas e outros em que chega a 15 ou 20 dias. A intensidade da icterícia é variável. Na maioria dos casos, a bilirrubinemia total mantém-se entre 1 e 10 mg/dL, estando aumentada tanto a fração direta como a indireta. Nos demais casos, a bilirrubinemia ultrapassa essa cifra, chegando em alguns a exceder 20 mg/dL, geralmente associado a formas mais graves; entretanto, raramente se aproxima dos níveis mais elevados encontrados nas icterícias obstrutivas totais. Não se pode esquecer, entretanto, que as hepatites agudas podem ser anictéricas, isto é, com níveis séricos normais de bilirrubina ou inferiores a 2,5 mg/dL.

DOENÇAS DIGESTIVAS **135**

A presença de bilirrubina é percebida mais cedo na urina do que na pele e escleróticas, de modo que a colúria (urina escura), geralmente, precede a icterícia em um ou dois dias.

■ Urobilinogênio urinário

A bilirrubina conjugada (direta) é transformada em urobilinogênio pelas bactérias intestinais. A maioria do urobilinogênio é excretada nas fezes, sendo que uma pequena parte é absorvida pela mucosa intestinal, atinge a corrente sanguínea e é eliminada pelos rins na urina ou reprocessada pelo fígado em bilirrubina. A urobilinogenúria mostra-se aumentada na fase inicial e na fase de recuperação (por déficit hepático de captação e eliminação). No auge da doença é frequente a ausência de bilirrubina no intestino, com decorrente ausência de urobilinogênio nas fezes e na urina; ao cabo de poucos dias, entretanto, ele volta a aparecer nas fezes e na urina, a menos que surja colestase intra-hepática de grande intensidade, o que pode ser observada na hepatite A.

■ Hemograma

O estudo da série branca pode sugerir infecção viral e mostrar leucopenia, neutropenia e linfocitose com linfócitos atípicos.

■ Transaminases

Elevações acentuadas das transaminases ou aminotransferases são a marca registrada das hepatites virais agudas. Seus valores se elevam precocemente já no estágio prodrômico da doença, alcançam a taxa máxima antes da icterícia atingir seu auge e caem lentamente durante o período de recuperação. Tanto a aspartato aminotransferase (AST/TGO) quanto a alanina aminotransferase (ALT/TGP) atingem geralmente valores entre 500 e 3.000 U/L, embora não exista uma relação muito estreita entre o grau de elevação e a gravidade da doença. É característico nas hepatites virais que a ALT seja superior à AST, ocorrendo geralmente o contrário na hepatite alcoólica, o que, entretanto, não tem grande valor na diferenciação entre os dois tipos de hepatite.

■ Fosfatase alcalina (FA)

O nível sérico pode ser normal ou discretamente elevado nas hepatites agudas virais. As elevações mais intensas e persistentes ocorrem nas formas colestáticas.

■ Tempo de protrombina

Geralmente normal. Seu prolongamento acentuado significa gravidade da doença.

■ Marcadores sorológicos da hepatite

O vírus da hepatite A (HAV) é evidenciado pela identificação do anticorpo anti-HAV da classe IgM que aparece no sangue periférico durante a fase aguda da doença, na vigência da viremia, e permanece no sangue por aproximadamente 3 meses, podendo se estender até 6 meses após o quadro viral agudo. O anticorpo da classe IgG surge mais tarde, podendo ser encontrado, depois, durante toda a vida. Desse modo, ao se detectar o anti-HAV da classe IgM, cujo pico ocorre na sexta semana, pode-se afirmar que o paciente está na fase aguda da hepatite, ao passo que o achado do anticorpo da classe IgG, cujo pico ocorre entre 3 e 11 meses após o início da doença, indica hepatite pregressa.

O vírus da hepatite B (HBV) é diagnosticado especialmente pela identificação, no soro, do HBsAg (antígeno de superfície da hepatite B). A persistência desse antígeno por mais de 6 meses ca-

136 LABORATÓRIO COM INTERPRETAÇÕES CLÍNICAS

racteriza a infecção crônica. Infecção aguda ou crônica é diferenciada pela presença de anti-HBc IgM ou IgG (anticorpo correspondente ao antígeno central da hepatite B – HBcAg), respectivamente. Entretanto, a ausência do HBsAg não exclui inteiramente a hepatite B, pois a antigenemia pode ser transitória (2 a 4 meses) ou desaparecer, como ocorre na forma fulminante da doença; nestes casos a presença isolada do anti-HBc da classe IgM, que surge no início dos sintomas e permanece por 6 a 12 meses, pode assegurar o diagnóstico. O HBeAg (antígeno *e*) aparece precocemente durante o quadro agudo (uma semana após o aparecimento do HBsAg), quando a replicação viral está no ápice, sendo posteriormente substituído, em 2 a 3 meses, pelo anticorpo anti-HBe. A presença do HBeAg indica replicação viral intensa e alta infectividade. Entretanto, na mutação pré-core, existe replicação viral, apesar da presença do anti-HBe (hepatite B crônica HBeAg negativo) (Tabela 9.1).

O diagnóstico da hepatite C baseia-se na presença do anticorpo sérico anti-HCV, que pode denunciar infecção ativa ou exposição prévia. As provas sorológicas de primeira geração davam, amiúde, diagnósticos falsamente positivos, mas as provas mais modernas, de segunda ou terceira geração, são mais confiáveis. Diferenças entre anti-HCV IgM e IgG não ajudam no diagnóstico; assim, testes que pesquisam anticorpos IgM não estão disponíveis. O anti-HCV surge 7-8 semanas após a contaminação, de modo que um teste negativo não exclui infecção recente. O teste que realmente confirma o diagnóstico de infecção pelo HCV, seja aguda ou crônica, é a detecção do HCV-RNA no soro pela técnica da reação em cadeia da polimerase (PCR). Além disso, a PCR informa a quantidade de HCV-RNA presente (teste quantitativo). O HCV-RNA pode ser detectado no sangue a partir de 1-3 semanas após a exposição.

A infecção pelo HDV pode ser identificada pela presença do anti-HDV (distinções entre IgM e IgG não são úteis para o diagnóstico). A detecção do HDV-RNA no soro confirma a suspeita diagnóstica. O diagnóstico precoce de uma infecção aguda pode ser dificultado por um retardo de até 30 a 40 dias no aparecimento do anti-HDV, enquanto o HDV-RNA aparece logo após a exposição. A pesquisa do tipo de anti-HBc auxilia na diferenciação entre coinfecção ou infecção simultânea (anti-HBc IgM positivo) e superinfecção (anti-HBc IgG positivo).

Tabela 9.1. Interpretação clínica e significado dos marcadores sorológicos da hepatite B

Estágio da doença	Achados laboratoriais			
	HBsAg	*HBeAg*	*Anti-HBs*	*Anti-HBc*
Início da fase aguda	+	+	–	–
Fase aguda avançada	+	+ ou –	–	+
Início da convalescença	+ ou –	–	–	+
Final da convalescença	–	–	+	+ ou –
Portador persistente	+	–	–	+
Hepatite crônica ativa	+	+ ou –	–	+
Marcador	Significado			
HBsAg (Au)	Infecção aguda ou crônica			
HBeAg	Replicação viral e infectividade			
Anti-HBe	Replicação viral e infectividade baixas			
Anti-HBs e anti-HBc IgG	Infecção pregressa			
Anti-HBs isolado	Imunidade vacinal			
Anti-HBc IgM	Infecção aguda, recente ou exacerbação			

Nota: Na hepatite crônica, o HBeAg pode ser + ou – (mutação pré-core).
Fonte: Elaborada pelos autores.

O diagnóstico da hepatite E aguda baseia-se na identificação do anticorpo sérico anti-HEV da classe IgM.

■ Avaliação do grau de replicação do HBV e do HCV

Baseia-se na quantificação do DNA (no HBV) ou do RNA (no HCV), feita usualmente pela técnica PCR. Os resultados são expressos em cópias ou equivalentes virais por mL, que revelam a "carga viral", muito útil na orientação terapêutica dos esquemas baseados no uso de interferon. Quanto maiores os valores obtidos, tanto maior o grau da replicação viral.

Devem ser lembrados os casos em que sinais e sintomas leves persistem por mais de 2 meses (e até 6), acompanhados de baixos títulos de transaminases e, também, aqueles em que a presença prolongada de índices moderadamente elevados de transaminases persiste como expressão isolada, desacompanhados de qualquer manifestação clínica. É difícil avaliar a significação desta última conjuntura, o que leva o clínico a hesitar entre a liberação do paciente e o prolongamento dos cuidados, ou entre manter-se na expectativa ou indicar uma biópsia hepática. Não se devem superestimar os valores de transaminase até 200 unidades quando prolongados por até 2 ou 3 meses. É aconselhável a limitação da atividade física, e somente se persistirem os níveis elevados após esse tempo de doença estará indicada a biópsia hepática.

A persistência de hiperbilirrubinemia não conjugada (indireta) reflete defeito parcial e transitório da conjugação da bilirrubina no fígado, como se fosse uma doença de Gilbert adquirida e reversível, sem maior significado.

São relatadas formas recidivantes, nas quais, já na convalescença, ressurgem manifestações clínicas e elevação das transaminases, prolongando o curso da doença. Geralmente, a evolução é para a cura, porém os surtos repetidos podem conduzir a uma forma crônica, o que ocorre em 85% dos casos na hepatite C e em 5% na hepatite B.

A hepatite por vírus, principalmente a hepatite A, pode ser uma das causas de colestase intra-hepática, com fosfatase alcalina, gamaglutamiltransferase e colesterol séricos elevados. Certo grau de colestase pode ocorrer de maneira transitória nas formas comuns de hepatite aguda. No entanto, em alguns casos, a hepatite aguda evolui sob essa forma durante todo o seu curso. Em tais casos, geralmente é menos acentuada a elevação das transaminases (até 500 unidades) e a síndrome infecciosa simula icterícia obstrutiva extra-hepática. Essa hepatite colestática pode ter um curso prolongado. As dificuldades para o diagnóstico diferencial são reais, devendo o clínico pôr em ação todos os recursos disponíveis para o esclarecimento de uma icterícia prolongada.

Os anticorpos antimúsculo liso foram considerados, inicialmente, exclusivos da hepatite autoimune. Entretanto, demonstrou-se, posteriormente, que podem ocorrer transitoriamente em cerca de 60% dos casos virais agudos e prolongados, com títulos geralmente abaixo de 1:80, desaparecendo com a cura do paciente.

Hepatites crônicas

É controversa a conceituação de hepatite crônica, o que se justifica pela complexidade da matéria e as dificuldades inerentes ao seu estudo. O critério básico para o diagnóstico de hepatite crônica é o histopatológico, motivo pelo qual a biópsia hepática sempre deve ser realizada, a partir do momento em que as manifestações clínicas e laboratoriais forem sugestivas.

Pode ser identificada pela permanência, além de 6 meses, de manifestações clínicas e/ou provas hepáticas alteradas (transaminases aumentadas), confirmando-se o diagnóstico pelos achados em material de biópsia hepática.

O processo inflamatório crônico, associado à necrose, pode conduzir à fibrose, cirrose e insuficiência hepática. As hepatites crônicas não relacionadas aos vírus B, C e D podem ser de causa

138 LABORATÓRIO COM INTERPRETAÇÕES CLÍNICAS

alcoólica, autoimune (hepatite autoimune, colangite ou cirrose biliar primária, colangite esclerosante primária), medicamentosa (p. ex., metildopa, isoniazida, nitrofurantoína) e metabólica (doença de Wilson, deficiência de alfa-1-antitripsina, hemocromatose e esteato-hepatite não alcoólica). O tipo de vírus envolvido é fundamental para a ocorrência de hepatite crônica. Cabe enfatizar que a hepatite A não desempenha qualquer papel nessa patologia, já que o HAV desaparece invariavelmente após a remissão da doença, não evoluindo, portanto, para formas crônicas.

Em virtude da fraca resposta humoral suscitada pelo HCV, sem anticorpos protetores, a grande maioria dos infectados (85%) não consegue eliminar completamente o vírus e evolui para a infecção crônica. Embora de evolução mais lenta do que ocorre com o HBV, cerca de 20% dos pacientes cronicamente infectados progridem para cirrose. Em alguns países, como os Estados Unidos, a infecção pelo HCV é hoje a principal indicação de transplante hepático.

Alterações sugestivas de distúrbios imunes estão presentes na maioria dos casos desse tipo de hepatite. Assim, existe hipergamaglobulinemia, presença de anticorpos antimúsculo liso em títulos elevados (≥ 1:80) na hepatite autoimune e de anticorpos antimitocôndria (até 95% dos casos) na colangite biliar primária. A resposta terapêutica aos corticoides fala também a favor de um distúrbio imunológico. Histopatologicamente, a hepatite crônica autoimune tem seu diagnóstico fundamentado na identificação de pronunciada atividade necroinflamatória, intenso infiltrado linfoplasmocitário, necrose de interface e formação de rosetas intralobulares.

Cirrose hepática

O conceito de cirrose hepática inclui os casos em que a lesão hepatocelular conduz a fibrose e regeneração nodular, abrangendo todo o fígado. Tais aspectos definem a cirrose como uma doença grave e irreversível, caracterizada tanto pela existência de disfunção hepatocelular como pela presença de *shunt* portossistêmico e hipertensão porta. Dividia-se classicamente em cirrose micronodular, macronodular e mista. A micronodular corresponde à cirrose de Laennec (alcoólica); a macronodular corresponde mais ou menos à cirrose pós-necrótica (viral). Não existem, entretanto, relações estritas entre tipos anatômicos e etiologia, bem como entre tipos anatômicos e prognóstico.

■ Provas de função hepática

Pode-se observar hipoalbuminemia pela diminuição da capacidade de síntese proteica pelos hepatócitos e hipergamaglobulinemia. A albumina sérica pode ser utilizada como indicador prognóstico nos casos de hepatopatia crônica.

Pode haver hiperbilirrubinemia (à custa principalmente da fração direta) acompanhada de bilirrubinúria, principalmente nas formas colestáticas (colangite biliar primária, colangite esclerosante primária) ou com disfunção hepática grave, tendo, neste último caso, valor prognóstico (quanto mais elevado o nível sérico da bilirrubina direta, pior o prognóstico).

A elevação das transaminases é discreta ou ausente, sem inversão da relação AST/ALT que se mantém, em geral, maior que 1. A elevação da fosfatase alcalina e da gamaglutamiltransferase é observada na cirrose hepática de causa colestática (primária ou secundária) ou na presença de lesão focal como, por exemplo, o carcinoma hepatocelular.

O tempo de protrombina mostra-se prolongado, mesmo 24 a 48 horas após a administração parenteral de vitamina K (10 mg/dia).

■ Hemograma

Há frequentemente anemia de tipo normocítico. A série branca pode estar normal, elevada ou diminuída, o que é sinal, às vezes, de hiperesplenismo, da mesma maneira que trombocitopenia sugere sequestro esplênico. A hemossedimentação está aumentada.

■ Exame de urina

Já foi mencionada a possível existência de bilirrubinúria aumentada. Pode haver oligúria, ligada à formação de ascite. Nos pacientes com ascite, a excreção do sódio urinário é baixa (< 10 mEq/24 h), enquanto a excreção de potássio vai estar aumentada (> 30 mEq/24 h)

■ Biópsia hepática

O diagnóstico de cirrose é, acima de tudo, histopatológico, baseado na presença de fibrose e formação de nódulos difusamente, com consequente desorganização da arquitetura lobular e vascular do fígado.

■ US de abdome

Define com precisão as alterações de ecogenicidade e retração do parênquima hepático com superfície nodular, além dos sinais de hipertensão porta, como aumento do volume do baço e do calibre da veia porta.

■ Endoscopia

O exame endoscópico mostra as varizes esofagogástricas, quando presentes, além das alterações da mucosa gástrica sugestivas de gastropatia hipertensiva.

Cirrose biliar (primária e secundária)

Hepatopatia crônica motivada por obstáculo ao fluxo biliar, que pode situar-se nos canais extra-hepáticos (litíase, neoplasia, estenose cicatricial, atresia congênita) ou intra-hepáticos (medicamentos, autoimune). A obstrução intra-hepática pode estar ligada à destruição dos ductos biliares intra-hepáticos de causa imune, como ocorre na cirrose biliar primária (CBP).

■ Provas de função hepática

Evidenciam, inicialmente, alterações próprias de obstrução biliar, isto é, aumento acentuado da fosfatase alcalina e da gamaglutamiltransferase (GGT) e discreto das transaminases; à medida que a obstrução persiste, surgem alterações da função de síntese, com diminuição da albumina sérica e aumento do tempo de protrombina. Os valores da fosfatase alcalina elevam-se desproporcionalmente com relação às taxas de bilirrubina. A elevação do teor de fosfatase alcalina não depende apenas da retenção da isoenzima hepática, mas também das alterações ósseas decorrentes da osteoporose por má-absorção da vitamina D. As transaminases não costumam se alterar de maneira significativa, raramente atingindo níveis compatíveis com o diagnóstico de hepatite aguda.

■ Bioquímica

O colesterol sérico se encontra elevado em pelo menos 50% dos pacientes, podendo atingir níveis de mais de 1.000 mg/dL. O soro, entretanto, permanece claro, não lipêmico.

■ Biópsia hepática

O achado histopatológico típico da CBP é a colangite crônica não supurativa e destrutiva dos pequenos e médios ductos biliares, associada à presença de infiltrado inflamatório portal com diminuição dos ductos biliares (ductopenias imunológicas).

140 LABORATÓRIO COM INTERPRETAÇÕES CLÍNICAS

■ Ultrassonografia

Esclarece facilmente a possível existência de litíase biliar e dilatação das vias biliares intra-hepáticas, bem como, em muitos casos, do colédoco.

■ Colangio-RM

Permite um estudo mais apurado das vias biliares intra e extra-hepáticas nos casos de cirrose biliar secundária, capaz de identificar cálculos, tumores e estenoses. Na CBP, é fundamental o estudo das vias biliares para excluir colangite esclerosante primária (CEP).

■ Reações imunológicas

Numerosas manifestações imunológicas, específicas ou inespecíficas, podem ser evidenciadas na maioria dos pacientes com cirrose biliar primária, destacando-se a elevação da imunoglobulina M (IgM), os anticorpos antinucleares (AAN) e os anticorpos antimitocôndria (AAM), especialmente da fração M2. Estes últimos, presentes em 95% dos pacientes, são importantes como critério diagnóstico da CBP, embora 5% dos pacientes apresentem características clínicas, laboratoriais e histopatológicas típicas de CBP, mas são AAM negativos. Nestes casos, a denominação aceita é CPB com AAM negativo.

Abcesso piogênico do fígado

Frequentemente é único, preferencialmente no lobo direito, mas podem ser múltiplos, de pequenas dimensões e disseminados pelo parênquima. Os estreptococos e estafilococos são os germes mais comuns nas infecções resultantes de bacteremia sistêmica. Os abcessos originários de infecção biliar, os mais comuns (30-50%), contêm geralmente bacilos aeróbicos Gram-negativos (p. ex., *E. coli, Klebsiella*), ao passo que os resultantes de bacteremia do sistema porta, oriundos de infecção intra-abdominal (apendicite, diverticulite), contêm, muito caracteristicamente, tanto bacilos aeróbicos Gram-negativos como bactérias anaeróbicas.

■ Bioquímica do sangue

Revela hipoalbuminemia, elevação da fosfatase alcalina e hiperbilirrubinemia leve, ao passo que as transaminases podem estar normais ou discretamente elevadas.

■ Estudo hematológico

Mostra anemia, leucocitose intensa e aumento da velocidade de hemossedimentação.

■ Hemocultura

Pode ser positiva em até metade dos casos.

■ Ultrassonografia

Permite detectar com precisão alterações do parênquima hepático maiores do que 0,5 cm, dando, inclusive, sua exata localização e natureza de seu conteúdo (sólido ou líquido), o que ajuda a distinguir o abcesso da neoplasia. Geralmente, é o método diagnóstico inicial de escolha, além de possibilitar a realização de aspiração do abcesso através de agulha fina ou de drenagem percutânea.

■ Tomografia computadorizada

Apresenta alta sensibilidade diagnóstica, permitindo a identificação de lesões menores que 0,5 cm. As diferenças de densidade encontradas nas lesões circunscritas do fígado (abcessos, cistos, metástases) permitem diagnosticar com relativa segurança sua natureza. Quando houver dúvida, a punção guiada pela TC (da mesma maneira que a US) é um método muito seguro que pode ser executado ambulatorialmente.

■ Radiologia

Em cerca de metade dos casos, a radiografia de tórax evidencia atelectasia na base direita, derrame pleural, pneumonia e elevação da cúpula diafragmática direita.

Neoplasias do fígado

O comprometimento neoplásico do fígado é muito comum. Em sua maioria, os tumores são metastáticos, sobretudo de neoplasias originárias do abdome. Entretanto, as metástases podem provir de fora da cavidade abdominal (p. ex., carcinoma mamário, melanoma). Na realidade, praticamente todos os tipos de neoplasias (excetuadas as primárias do cérebro) podem dar metástases hepáticas. Em mais da metade dos pacientes que morrem de câncer, autopsia revela metástase no fígado.

Os tumores primários do fígado são muito menos frequentes do que os metastáticos, destacando-se os carcinomas, que podem originar-se nos hepatócitos (carcinonas hepatocelulares) ou no epitélio das vias biliares (colangiocarcinomas). Os tumores benignos mais frequentes são hemangiomas, adenomas, hiperplasia nodular focal e hiperplasia nodular regenerativa. Destes, o mais frequente é o hemangioma.

A ocorrência de cirrose hepática de qualquer etiologia e de hepatite B com ou sem cirrose predispõem ao aparecimento do carcinoma hepatocelular (CHC).

■ Métodos de imagem

A RM com gadolínio e a TC com contraste iodado são recursos diagnósticos valiosos, capazes de detectar lesões ainda subclínicas. No diagnóstico por imagem de tumor hepático, o aspecto fundamental é o padrão do suprimento vascular. A RM é atualmente o método de escolha para identificar e caracterizar nódulo em cirróticos, com acurácia superior à da TC e da US. A US é o método preferido para avaliação inicial do paciente, podendo ser usada na triagem de metástases hepáticas nos casos já diagnosticados de neoplasias mais propensas a se irradiarem para o fígado, como as do pulmão, mama, cólon, pâncreas e estômago, bem como no rastreamento de carcinoma hepatocelular nos pacientes cirróticos. Tem baixa sensibilidade (65%), mas excelente especificidade para a detecção de lesões hepáticas (> 90%).

■ Provas de função hepática

Podem ser usadas, ao lado da US, na triagem de metástases hepáticas e de CHC. O aumento da fosfatase alcalina é a anormalidade mais frequente, às vezes a única constatada.

■ Biópsia percutânea com agulha fina

Proporciona o diagnóstico definitivo, podendo ser praticada às cegas (positividade de 60-80% nos tumores metastáticos) ou sob orientação de US ou TC. Alguns especialistas dão preferência à biópsia com visão direta durante videolaparoscopia. É o padrão-ouro para o diagnóstico de tumor.

142   LABORATÓRIO COM INTERPRETAÇÕES CLÍNICAS

■ Alfafetoproteína (AFP) sérica

É uma alfa-1-globulina que existe normalmente no soro fetal e desaparece rapidamente a partir do nascimento (terceira ou quarta semana). Seu reaparecimento na criança ou no adulto é observado em diversas circunstâncias patológicas, como no teratocarcinoma dos testículos, porém em particular no CHC. Valores superiores a 400 ng/mL são considerados critério diagnóstico não invasivo de CHC. Valores entre 100 e 200 ng/mL em cirróticos com lesão nodular hepática são confirmatórios para CHC. Em 20 a 30% dos casos de CHC, a AFP pode estar normal.

Litíase biliar

Embora os cálculos possam se formar a qualquer nível das vias biliares, a vesícula biliar é o sítio preferencial para formação e localização dessas concreções. Na vesícula, esses cálculos podem permanecer durante toda a vida, causando ou não manifestações clínicas (80% dos casos são assintomáticos). Em 10-15% dos casos, os cálculos se localizam no colédoco e em 10-20% no cístico. Em sua migração podem chegar ao duodeno, sem transtornos apreciáveis ou provocando crises dolorosas de intensidade variável (cólica biliar, principal manifestação clínica). Quando se encravam no conduto cístico levam à hidropisia (vesícula hidrópica) ou ao empiema vesiculares. O encravamento no colédoco ou na empola de Vater pode causar obstrução biliar permanente ou passageira ou, menos frequentemente, infecção ascendente (colangite). A complicação mais comum da litíase é a colecistite aguda ou crônica, com suas possíveis sequelas: perfuração, fístula entre a vesícula e o intestino (fístula biliar), íleo biliar (obstrução intestinal a partir da migração de grande cálculo biliar através de fístula bilioentérica), abcessos pericolecísticos, pileflebite. Outras complicações importantes da colelitíase são a pancreatite aguda e, possivelmente, o carcinoma de vesícula (presença de cálculos vesiculares ≥ 3,0 cm).

São os seguintes os recursos atualmente disponíveis para a avaliação diagnóstica das vias biliares: ultrassonografia abdominal, tomografia computadorizada do abdome superior, colangiopancreatografia por ressonância magnética (colangio-RM), colangiopancreatografia endoscópica retrógrada (CPER) e ultrassonografia endoscópica.

■ US de abdome superior

É o método de escolha para o diagnóstico de colelitíase, com sensibilidade maior que 95% para identificação de cálculos ≥ 15 mm. Possui a vantagem de ser um método rápido, sem radiação, não influenciado pela presença de icterícia ou gravidez, explorando, simultaneamente, a vesícula, o fígado e as vias biliares, identificando com precisão a dilatação destas últimas. Pode servir de guia para biópsia hepática com agulha fina.

■ TC

Além de vesícula, fígado e vias biliares, também o pâncreas está ao alcance da TC, técnica que não é afetada por icterícia, gases, obesidade ou ascite. Garante acurada identificação de vias biliares dilatadas e tumores. Fornece imagens de alta resolução e também serve de guia para biópsia com agulha fina.

■ Colangiopancreatografia por ressonância magnética (colangio-RM)

Exame de grande utilidade para visualização do pâncreas e vias biliares, podendo identificar dilatação ou estreitamento do canal pancreático. Possui grande sensibilidade para revelar dilatação dos canais biliares, estreitamento biliar e anormalidades intraductais. Considerada uma alternativa à CPER na avaliação de coledocolitíase.

■ Colangiopancreatografia endoscópica retrógrada (CPER)

Combina a endoscopia digestiva alta com a radiologia contrastada das vias biliares e pancreáticas. Não é tolhida pela presença de ascite, coagulopatia, abcesso etc. Permite a visualização e biópsia da papila de Vater e do duodeno, bem como melhor avaliação do trato biliar proximal. Possibilita o estudo citológico da bile e do suco pancreático, bem como a manometria do esfíncter de Oddi. É o método padrão-ouro na detecção de coledocolitíase, considerado o mais definitivo. Entretanto, vem sendo substituído pela colangio-RM, por esta ser um exame não invasivo e apresentar uma sensibilidade superior a 90%. Além disso, a CPER não é indicada para diagnóstico simples de cálculos na vesícula. Do ponto de vista terapêutico, destaca-se a esfincterotomia papilar, isto é, a abertura da papila de Vater, o que possibilita o acesso ao colédoco e drenagem da bile infectada nos casos de colangite, bem como a retirada de cálculo desse ducto, seja por drenagem espontânea, seja por meio de dispositivo especial, com auxílio do qual o cálculo é pescado e extraído.

■ Ultrassom endoscópico

Método de escolha para diagnóstico de microlitíase biliar (cálculos < 3 mm).

Colecistite aguda

É a complicação mais frequente da colelitíase. Houve época em que a colecistite aguda era considerada uma infecção bacteriana primária, mas numerosas provas vieram tornar discutível esta visão simplista do problema. Provavelmente, dois fatores são importantes: irritação química causada por bile concentrada e infecção bacteriana. As alterações histológicas observadas no estágio inicial da colecistite aguda não são os da infecção clássica; além disso, a cultura de material colhido nessa fase não revela a presença de bactérias, tanto na bile como na parede vesicular. Aceita-se, geralmente, que a obstrução total ou parcial do fluxo biliar cria condições apropriadas para sua concentração progressiva, com irritação química da parede vesicular. Em 80-90% dos casos de colecistite aguda observa-se a existência de cálculo encravado no cístico. Quando a obstrução não é corrigida, a elevação da pressão intravesicular leva à distensão, gangrena e perfuração, com decorrente peritonite ou formação de abcesso.

■ Hemograma

Revela leucocitose leve a moderada com neutrofilia, acompanhada ou não de desvio para formas jovens.

■ Bioquímica do sangue

Pode haver discreta hiperbilirrubinemia (1-4 mg/dL), da mesma maneira que as enzimas hepáticas podem estar levemente aumentadas, porém elevações substanciais sugerem coledocolitíase concomitante. A amilasemia está normal ou ligeiramente aumentada, sendo que elevações superiores a três vezes o valor de referência sugerem pancreatite aguda biliar.

■ Ultrassonografia

É um método de particular importância no diagnóstico da colecistite aguda, pois permite inclusive o estudo das paredes da vesícula e a medida bastante precisa de sua espessura, denunciando inclusive o edema que acompanha o processo inflamatório (espessura > 4 mm). Os cálculos presentes na vesícula são claramente visualizados, embora os situados no interior dos ductos possam passar despercebidos. A US informa também sobre o tamanho da vesícula biliar e a presença de coleção

144 LABORATÓRIO COM INTERPRETAÇÕES CLÍNICAS

pericolecística. A tríade clássica da colecistite aguda é representada pela colelitíase, espessamento da parede vesicular e o Murphy ultrassonográfico (reprodução do sinal de Murphy com a compressão da vesícula realizada pelo transdutor). Método padrão-ouro para o diagnóstico de colecistite aguda.

■ Cintilografia hepatobiliar

Compostos marcados com tecnécio-99m (ácido iminodiacético ou análogo) são rapidamente captados e excretados pelo fígado normal, após injeção IV, e excretados pela bile. Pela técnica da varredura, o fígado, os canais biliares extra-hepáticos, a vesícula e o duodeno podem ser sequencialmente visualizados. A não visualização da vesícula com visualização normal do fígado e canais biliares indica obstrução do ducto cístico, o que confirma, na grande maioria dos casos, o diagnóstico clínico de colecistite aguda, que motivou o exame.

Colangite aguda

A colangite aguda apresenta mortalidade elevada por sepse se não for prontamente diagnosticada e tratada. Seu tratamento é baseado na drenagem e descompressão do colédoco. Cerca de 85% dos casos estão relacionados com a presença de cálculos no colédoco, gerando assim obstrução e estase de bile. Outras causas de obstrução do colédoco são tumores, estenoses pós-cirúrgicas ou congênitas e infecções parasitárias. A tríade clássica da colangite é a presença de febre, dor no quadrante superior direito do abdome e icterícia (tríade de Charcot), presente em apenas 70% dos pacientes. Confusão mental e hipotensão arterial, em combinação com a tríade de Charcot, caracterizam a pêntade de Reynolds, e ocorre em apenas 15% dos pacientes.

■ Hemograma

Leucocitose pode estar presente em 80% dos casos, porém pode-se encontrar leucograma normal, porém com desvio importante para esquerda (bastonemia).

■ Provas de função hepática

Os níveis séricos de bilirrubina total são superiores a 2 mg/dL em 80% dos casos, com predomínio da fração direta. Fosfatase alcalina e GGT séricas estão geralmente elevadas, denotando obstrução biliar. Nos casos de colangite supurativa grave, os níveis séricos das transaminases podem ser superiores a 10 vezes o valor de normalidade, fazendo assim diagnóstico diferencial com as hepatites agudas.

■ Hemocultura

Pode ser positiva em até 75% dos casos, predominando os bacilos Gram-negativos.

■ Ultrassonografia

Observa-se dilatação das vias biliares intra e extra-hepática em até 75% dos casos, porém cálculo no colédoco é identificado em apenas 50%. Assim, um exame normal não afasta a possibilidade de coledocolitíase.

■ TC

Indicado para diagnóstico de algumas complicações associadas, como pancreatite aguda e abcessos hepáticos. Da mesma maneira que a US, pode não demonstrar cálculos no colédoco.

■ Colangio-RM

É um exame não invasivo que fornece imagens detalhadas das vias biliares e dos ductos pancreáticos, com sensibilidade e especificidade comparáveis às da CPER para diagnóstico de coledocolitíase.

■ US endoscópica

Excelente método para confirmar coledocolitíase, apresentando um grau de concordância com a CPER em torno de 95%.

■ CPER

Exame considerado padrão-ouro para o diagnóstico de coledocolitíase, além de permitir a drenagem biliar nos casos de colangite, ação terapêutica fundamental para diminuir a mortalidade.

Bibliografia

Feldman M, Friedman LS, Brandt LJ. Sleisenger e Fordtran – Gastrointestinal and Liver Disease: Pathophysiology, Diagnosis, Management. 9 ed. Elsevier. 2010; 2480p.

Ferraz MLG, Schiavon JLN, Silva AEB. Guia de Hepatologia. 3 ed. São Paulo: Manole. 2014; 696p.

Greenberger NJ, Blumberg R, Burakoff R. Current Diagnosis & Treatment: Gastroenterology, Hepatology & Endoscopy. 3 ed. McGraw-Hill Education. 2016; 642p.

Mattos AA, Dantas-Corrêa EB. Tratado de Hepatologia. Rio de Janeiro: Editora Rubio. 2010; 960p.

PARTE 4

Estudo Funcional Endócrino

Estudo Funcional da Tireoide

Giovanna A. Balarini Lima

Introdução

O iodeto captado pela tireoide combina-se com resíduos de tirosina de uma proteína aí existente – a tireoglobulina (TG). Cada resíduo pode receber um ou dois átomos de iodo, constituindo-se, então, os resíduos denominados monoiodotirosina (MIT) e di-iodotirosina (DIT). Um DIT pode ligar-se a outro DIT, formando-se assim um resíduo com quatro átomos de iodo (T_4), que é a tiroxina. Dá-se em menor escala a ligação de um DIT a um MIT, constituindo-se um resíduo com três átomos de iodo (T_3), que é a tri-iodotironina. A tireoglobulina contendo MIT, DIT, T_3 e T_4 é armazenada no coloide tireoidiano.

Sob o estímulo do hormônio tireoestimulante ou tireotrofina (TSH), os hormônios ativos (T_3 e T_4) são lançados à circulação. A maior parte da T_3 no sangue provém, entretanto, da conversão periférica da tiroxina pela ação das enzimas desiodases.

A tiroxina existe em muito maior quantidade que a T_3; assim, a despeito da T_3 ser mais ativa que a T_4, este último hormônio é o mais importante na avaliação do funcionamento da glândula tireoide. Na circulação, os hormônios estão ligados a proteínas plasmáticas: albumina, transtiretina e uma globulina transportadora de tiroxina (TBG – *thyroxine binding globulin*), sendo esta última a principal responsável pelo transporte. Essa ligação é estável, porém reversível, de maneira que a proporção de hormônio ligado/hormônio livre é constante. A fração livre é a forma ativa. A fração livre de T_4 é de 0,02-0,05% do total, e a T_3 livre corresponde a 0,2-0,5%. Dos dois hormônios tireoidianos, a T_4 liga-se mais firmemente às proteínas de ligação que a T_3; portanto, apresenta menor taxa de depuração metabólica e meia-vida mais longa (sete dias) que a T_3 (um dia).

■ Regulação da função tireoidiana

A regulação da síntese e secreção hormonal da tireoide é exercida por dois mecanismos: 1) extratireoidiano; e 2) intratireoidiano.

O extratireoidiano consiste no hormônio tireoestimulante ou tireotrofina (TSH). O hormônio liberador do TSH (TRH) proveniente do hipotálamo chega à hipófise através da circulação porta-hipotálamo-hipófise e estimula a síntese e secreção do TSH, que possui a capacidade de estimular todas as etapas da hormoniogênese e a secreção hormonal, por intermédio do sistema adenilciclase-AMP cíclico. Sua secreção é inibida pelos níveis séricos elevados de hormônio tireoidiano em sua forma livre (mecanismo de retroalimentação negativa).

150 LABORATÓRIO COM INTERPRETAÇÕES CLÍNICAS

Quanto ao intratireoidiano, o iodo contido na tireoide exerce também uma função na regulação da síntese hormonal. Quando a ingestão de iodo é menor do que 70 µg/dia, a glândula, além de apresentar maior avidez por esse elemento, produz uma taxa de secreção mais elevada de T_3. Por outro lado, havendo um aporte de iodo em quantidade excessiva, ocorre um bloqueio transitório na organificação (efeito de Wolff-Chaikoff) e na secreção hormonal.

■ Avaliação da função e autoimunidade tireoidianas

São utilizadas provas *in vitro* e provas *in vivo*. São as seguintes as provas *in vitro*:
- Dosagem sérica do TSH.
- Dosagem sérica de T_4 total e T_3 total.
- Dosagem sérica de T_4 livre e T_3 livre.
- Dosagem sérica do anticorpo antiperoxidase tireoidiana.
- Dosagem sérica do anticorpo antirreceptor do TSH.

Provas *in vivo*:
- Captação de radionuclídeos pela tireoide.
- Cintilografia da tireoide.

Dosagem sérica do TSH

Essa dosagem representa o melhor recurso para avaliar as disfunções tireoidianas. Quando normal, seu resultado afasta praticamente a existência de hipertireoidismo ou hipotireoidismo, exceção feita ao hipertireoidismo secundário a um adenoma hipofisário secretor de TSH ou à resistência hipofisária ao hormônio tireoidiano e em alguns pacientes com hipotireoidismo central, em que há secreção de TSH biologicamente inativo. O nível sérico de TSH define também as síndromes de hipertireoidismo subclínico (TSH sérico suprimido) e hipotireoidismo subclínico (TSH sérico elevado), ambos com níveis séricos normais de T_4 livre e T_3 livre.

Os modernos métodos de dosagem de TSH usando ensaios imunométricos são muito mais exatos e sensíveis que as dosagens de primeira geração que usavam radioimunoensaio. Tal sensibilidade permite a diferenciação entre os níveis extremamente baixos encontrados no hipertireoidismo verdadeiro e os níveis normais-baixos vistos em certos pacientes com doenças agudas não tireoidianas (p. ex., síndrome do eutireoidiano doente). Os ensaios imunométricos atuais possuem uma sensibilidade funcional de 0,001 a 0,002 mU/L. Os valores de referência do TSH devem ser descritos de acordo com a faixa etária do paciente, uma vez que acontece um aumento fisiológico do TSH com o envelhecimento. Além disso, existem valores de referência específicos para cada trimestre da gestação.

Dosagem sérica de T_4 total e T_3 total

O método mais empregado para a dosagem da T_4 total e T_3 total é o imunoensaio competitivo, principalmente por quimioluminescência. Mesmo o T_3 total estando em concentrações 10 vezes mais baixas que a T_4 total, a sensibilidade do ensaio é adequada para seu uso clínico no diagnóstico, quando necessário.

Deve ser destacado que a quantidade de hormônio livre (determinante do estado metabólico do paciente) se correlaciona com a quantidade da T_3 total e da T_4 total, desde que não haja alterações nas proteínas de ligação, principalmente a TBG.

Nas condições em que ocorre aumento da proteína ligadora (uso de estrogênio, gravidez, período neonatal, hepatites, aumento genético de TBG), a T_4 total e a T_3 total estão aumentadas. Entretanto, estando intacto o mecanismo de retroalimentação negativa, as frações livres estarão em quantidade normais, e o quadro clínico será de eutireoidismo.

O raciocínio inverso é aplicado aos indivíduos eutireoidianos que apresentam diminuição das proteínas (diminuição genética de TBG, corticoterapia em altas doses, hepatopatia grave, síndrome nefrótica, doenças não tireoidianas graves, uso de androgênios e ácido nicotínico). Nesse caso, a dosagem do hormônio total estará diminuída, mas a fração livre, que é a forma biologicamente ativa, estará normal. Portanto, o aumento ou diminuição da T_4 sérica total e da T_3 sérica total não significam obrigatoriamente hiper ou hipotireoidismo.

Dosagem sérica de T_4 livre e T_3 livre

O principal método utilizado na prática clínica é a estimativa do hormônio livre por ensaio competitivo, no qual o hormônio da amostra do paciente compete com um análogo marcado com um composto quimioluminescente pelo anticorpo específico.

A diálise de equilíbrio ou ultracentrifugação com separação é o método padrão-ouro, não afetado por modificações nas proteínas transportadoras ou doenças não tireoidianas. No entanto, não é utilizado na prática clínica por ser demorado e de alto custo.

A espectrometria de massa em tandem tem custo elevado, é pouco disponível comercialmente, mas pode ser um método alternativo futuramente.

Na prática, a estimativa do T_4 livre é suficiente para a maioria das situações clínicas. No entanto, na fase inicial do hipertireoidismo, chamada de T_3-toxicose, apesar do aumento na produção de T_4 pela tireoide, há uma maior taxa de conversão da T_4 em T_3 por ação da desiodase tipo 1. Sendo assim, o TSH estará baixo/suprimido, o T_4 livre normal e apenas o T_3 livre aumentado. Essa situação é diferente do hipertireoidismo subclínico, em que o TSH está baixo/suprimido, mas ambos T_4 livre e T_3 livre estão dentro dos limites da normalidade.

Dosagem sérica do anticorpo antiperoxidase tireoidiana

A peroxidase tireoidiana é o principal autoantígeno das doenças autoimunes da tireoide, estando presente em cerca de 90-95% dos pacientes com essa condição. O anticorpo antiperoxidase (anti-TPO) identifica a natureza autoimune da doença e sua presença é um preditor de desenvolvimento de hipotireoidismo no futuro. Além disso, o anti-TPO positivo na gestação é fator de risco para tireoidite pós-parto, além de estar associado a maior frequência de abortamento e prematuridade, independente dos valores de TSH.

É importante lembrar que um percentual não desprezível de indivíduos sem doença tireoidiana tem anti-TPO positivo. Além disso, o anti-TPO pode estar positivo também em pacientes com diabetes *mellitus* tipo 1 e outras doenças autoimunes não tireoidianas.

Dosagem sérica do anticorpo antirreceptor de TSH

Os anticorpos antirreceptor de TSH são heterogêneos: alguns estimulam o receptor do TSH e causam hipertireoidismo, enquanto outros são bloqueadores do receptor de TSH e estão associados à tireoidite atrófica com hipotireoidismo. Existe ainda um terceiro tipo de anticorpo que é neutro, não promovendo disfunção tireoidiana.

O método mais utilizado para a dosagem dos anticorpos antirreceptor de TSH é o TRAb, que detecta anticorpos tanto estimuladores quanto bloqueadores. Esse exame apresenta alta sensibilidade e especificidade, mas sua dosagem não é realizada de rotina na confirmação diagnóstica do hipertireoidismo. Sua principal aplicação é no diagnóstico diferencial entre as causas de tireotoxicose, além de ser importante também na avaliação do risco de hipertireoidismo fetal em gestantes com doenças de Graves atual ou passada.

152 LABORATÓRIO COM INTERPRETAÇÕES CLÍNICAS

Captação de radionuclídeos pela tireoide

Podem ser empregados os isótopos radioativos ^{131}I, ^{123}I (que, além de captados, são organificados) e o íon pertecnetato (^{99m}Tc), um análogo químico do iodo que é captado pela glândula.

O grau de captação desses radionuclídeos correlaciona-se com o estado funcional da tireoide, estando elevado no hipertireoidismo e reduzido no hipotireoidismo.

Por outro lado, a captação de radionuclídeos depende, além de outros fatores, da quantidade da ingestão diária de iodo, bem como sofre interferência quando o paciente faz uso de substâncias iodadas com finalidades terapêuticas ou diagnósticas (suplementos vitamínicos, amiodarona, contraste iodado).

Cintilografia da tireoide

A imagem da glândula tireoide pode ser obtida pela administração de radionuclídeos (iodo radioativo ou pertecnetato) a serem captados pela glândula. A radioatividade recebida pelo paciente é mínima, mas não deve ser realizada em mulheres grávidas.

A obtenção de imagem de tecido tireoidiano é indicada para os seguintes fins:

- Avaliação anatômica e funcional de bócios (difusos e nodulares);
- Detecção de variantes anatômicas (p. ex., tireoide sublingual).

Os nódulos tireoidianos são classificados, por cintilografia, em três tipos: frios (hipocaptantes), mornos (normocaptantes) e quentes (hipercaptantes). Nódulos quentes raramente são malignos, enquanto 10-15% dos nódulos frios são malignos.

■ Seguimento do câncer diferenciado da tireoide

São utilizadas provas *in vitro* e *in vivo*.

A seguir, as provas *in vitro*:

- Dosagem sérica de tireoglobulina.
- Dosagem sérica do anticorpo antitireoglobulina.

A seguir, as provas *in vivo*:

- Pesquisa de corpo inteiro.
- Rastreamento pós-dose terapêutica de iodo radioativo.

Dosagem sérica de tireoglobulina

A tireoglobulina (TG) é uma glicoproteína secretada exclusivamente pelas células foliculares tireoidianas, normais ou neoplásicas. Após a tireoidectomia total e ablação de restos tireoidianos com iodo radioativo, a TG é um marcador tumoral extremamente sensível e específico para detecção de doença residual ou recorrência do câncer. Nos casos de lobectomia, os níveis de TG serão detectáveis, pois ainda existirá tecido tireoidiano produtor de TG, sendo importante acompanhar os valores de TG ao longo do tempo, uma vez que valores progressivamente mais altos de TG indicam recorrência da doença.

No seguimento pós-operatório (e pós-terapia ablativa) em longo prazo, a TG é o melhor marcador para detecção de doença residual ou recorrente. O estímulo com TSH endógeno (hipotireoidismo) ou TSH recombinante exógeno (Thyrogen) aumenta a sensibilidade da TG para detecção de doença residual: cerca de 15-20% dos pacientes com TG indetectável em uso de levotiroxina apresentam TG detectável após estímulo.

A concentração de TG em uma amostra de soro pode variar em função do método utilizado. Nos últimos anos foram desenvolvidos ensaios altamente sensíveis e tem-se discutido se a TG basal

ESTUDO FUNCIONAL DA TIREOIDE **153**

por ensaios mais sensíveis (sensibilidade funcional < 0,1 ng/mL) poderia substituir a TG após estímulo com hipotireoidismo ou TSH recombinante.

Uma ressalva com relação à dosagem da TG é a possível presença de anticorpos antitireoglobulina (anti-TG). Tais anticorpos interferem nos ensaios imunométricos levando a resultados falsamente mais baixos que o real. Desse modo, concomitante à dosagem de TG, deve ser solicitada a dosagem do anti-TG.

Uma alternativa, ainda pouco disponível, é a dosagem de TG por espectrometria de massa em tandem. Espera-se que este método venha a substituir os ensaios imunométricos, uma vez que não sofre interferência dos anticorpos anti-TG.

Dosagem sérica do anticorpo antitireoglobulina

A principal utilidade do anticorpo anti-TG está no seguimento do câncer diferenciado de tireoide, uma vez que é um possível fator interferente na dosagem de tireoglobulina.

Cerca de 20-25% dos pacientes com câncer diferenciado de tireoide apresentam anticorpo anti-TG positivo. Já se demonstrou correlação significativa entre anti-TG e TG, isto é, quanto mais elevados os títulos de anti-TG, mais baixa a TG dosada por ensaio imunométrico. No caso de positividade desse anticorpo, um resultado da TG indetectável não pode ser considerado definitivo e os títulos do anti-TG devem ser acompanhados em uma curva, sendo que títulos progressivamente mais altos seriam indicativos de doença em evolução.

Pesquisa de corpo inteiro diagnóstica

A pesquisa de corpo inteiro (PCI) diagnóstica (com uso de baixas doses de ^{131}I, na faixa de 1-5 mCi) sob estímulo com TSH apresenta baixa sensibilidade para detecção de doença residual ou recorrente. Sendo assim, a realização da PCI diagnóstica fica restrita a casos em que os dados anatomopatológicos e cuja extensão da cirurgia à qual o paciente foi submetido são desconhecidos.

Rastreamento pós-dose terapêutica de iodo radioativo

O rastreamento pós-dose terapêutica de iodo radioativo (RPDT) deve ser realizado em todos os pacientes. Esse exame deve ser feito cinco a sete dias após a administração da dose terapêutica de iodo radioativo e apresenta elevada sensibilidade para detecção de metástases iodo-captantes, graças à administração prévia de altas doses de iodo radioativo (100-200 mCi).

Bibliografia

Barbesino G, Tomer Y. Clinical utility of TSH receptor antibodies. J Clin Endocrinol Metab. 2013; 98:2247-55.

Brenta G, Vaisman M, Sgarbi JA, et al. Diretrizes clínicas práticas para o manejo do hipotiroidismo. Arq Bras Endocrinol Metab. 2013; 57(4):265-99.

Giovanella L, Clark PM, Chiovato L, et al. Thyroglobulin measurement using highly sensitive assays in patients with differentiated thyroid cancer: a clinical position paper. Eur J Endocrinol. 2014; 171:R33-R46.

Intenzo CM, Dam HQ, Manzone T, Kim SM. Imaging of the Thyroid in Benign and Malignant Disease. Semin Nucl Med. 2012; 42:49-61.

Maciel RMB. O ensaio de tiroglobulina com melhor sensibilidade funcional enquanto os pacientes tomam L-T4 substituirá a tiroglobulina estimulada pelo TSH no seguimento dos pacientes com câncer diferenciado da tireoide? Arq Bras Endocrinol Metab. 2007; 51:862-6.

Maia AL, Scheffel RS, Meyer ELS, et al. Consenso brasileiro para o diagnóstico e tratamento do hipertireoidismo: recomendações do Departamento de Tireoide da Sociedade Brasileira de Endocrinologia e Metabologia. Arq Bras Endocrinol Metab. 2013; 57:205-32.

154 LABORATÓRIO COM INTERPRETAÇÕES CLÍNICAS

Molina PE. Glândula tireoide. In: Fisiologia Endócrina. 4 ed. McGraw-Hill; 2013. p. 73-98.

Rosário PW, Ward LS, Carvalho GA, et al. Nódulo tireoidiano e câncer diferenciado de tireoide: atualização do consenso brasileiro. Arq Bras Endocrinol Metab. 2013; 57(4):240-64.

Salvatore D, Davies TF, Schlumberger M-J, Hay ID, Larsen PR. Thyroid Physiology and Diagnostic Evaluation of Patients with Thyroid Disorders. In: Williams Textbook of Endocrinology. 12 ed. Elsevier; 2012. p. 327-61.

Spencer CA, Lopresti J, Fatemi S. How sensitive (second-generation) thyroglobulin measurement is changing paradigms for monitoring patients with differentiated thyroid cancer, in the absence or presence of thyroglobulin autoantibodies. Curr Opin Endocrinol Diabetes Obes. 2014; 21:394-404.

Spencer CA. Clinical review: Clinical utility of thyroglobulin antibody (TgAb) measurements for patients with differentiated thyroid cancers (DTC). J Clin Endocrinol Metab. 2011; 96:3615-27.

11

Estudo Funcional da Suprarrenal

Giselle Fernandes Taboada

Introdução

A suprarrenal é composta pelo córtex e medula, de origem embrionária e funções distintas. O córtex secreta hormônios de natureza esteroide que podem ser distribuídos em três categorias: 1) mineralocorticoides, que são produzidos na camada glomerulosa, atuam no equilíbrio eletrolítico do líquido extracelular (especialmente sódio e potássio) e cujos principais integrantes são a aldosterona e a 11-desoxicorticosterona; 2) glicocorticoides, que são produzidos na camada fasciculada, exercem importante atividade no metabolismo dos carboidratos, proteínas e gorduras, sendo os principais integrantes dessa categoria a cortisona e o cortisol; e 3) esteroides sexuais, que são produzidos na camada reticulada, exercem sua atividade na "área sexual" e incluem a desidroepiandrosterona, androstenediona e testosterona. A medula suprarrenal se origina da crista neural, pertencendo, portanto ao sistema nervoso autônomo e é responsável pela produção de catecolaminas (noradrenalina e adrenalina).

O córtex suprarrenal encontra-se sob a regulação do eixo hipotálamo-hipófise-adrenal (HHA) e do sistema renina-angiotensina (SRA). O ACTH é o hormônio adenoipofisário destinado a estimular a secreção de cortisol e em menor escala dos esteroides sexuais enquanto o SRA estimula a secreção de aldosterona. A secreção do ACTH é estimulada pelo hormônio liberador de corticotropina (CRH) produzido no hipotálamo e lançado nos capilares do sistema portal para ser levado por esse sistema à hipófise anterior. O hormônio antidiurético (ADH) produzido pelo hipotálamo e estocado na hipófise posterior exerce também efeito estimulatório sobre a secreção de ACTH, porém com menor intensidade que o CRH, e esse efeito é explorado em alguns dos testes dinâmicos que serão apresentados a seguir.

■ Teor plasmático de cortisol

O teor plasmático médio desse hormônio é de 12 µg/dL (5 a 25 µg/dL). Quando esse teor é normal, apenas cerca de 10% se encontram em estado livre, 90% estando ligados a proteínas (30% à albumina e 60% à globulina ligadora do cortisol ou CBG – *cortisol binding globulin*). Em indivíduos normais, a concentração plasmática de cortisol exibe um ritmo circadiano, com valores máximos entre 4 e 8 h da manhã e um declínio ao longo do dia com nadir entre 23 e 0 h.

Insuficiência adrenal
■ Cortisol

A dosagem do cortisol matinal é o primeiro exame que deve ser solicitado e seu resultado deve ser interpretado com cautela. Entre 7 e 9 h o valor de referência é de 5 a 25 µg/dL. Diante da sus-

156 LABORATÓRIO COM INTERPRETAÇÕES CLÍNICAS

peita de insuficiência adrenal (IA), valores menores que 3 µg/dL confirmam o diagnóstico enquanto valores maiores que 18 µg/dL o afastam. Valores intermediários são considerados não conclusivos, devendo ser realizado um teste de estímulo para elucidação. Caso o cortisol basal esteja entre 3 e 10 µg/dL é recomendada a reposição de glicocorticoide, em geral a prednisona na dose de 5 mg/d, até que o paciente realize o teste de estímulo. Indivíduos normais em geral apresentam valores de cortisol matinal entre 10 e 15 µg/dL.

■ ACTH

A determinação do ACTH é útil para definir se a IA é primária ou central, entretanto não serve para o diagnóstico da IA em si. Os valores de referência entre 7 e 9 h são 10 a 60 pg/mL. Valores acima de 100 pg/mL indicam IA primária enquanto valores menores que 20 pg/mL indicam IA central. Valores intermediários são "inapropriadamente normais" diante de um cortisol baixo e sugerem IA central. Entretanto, a repetição do exame e a realização de exames adicionais podem auxiliar a classificar a IA.

■ Testes de estímulo
■ *Teste com ACTH sintético*

Esse teste avalia a capacidade funcional das adrenais e está indicado quando há suspeita de IA com cortisol matinal em valores não conclusivos (3-18 µg/dL). Na suspeita de IA central por injúria hipofisária o teste deve ser realizado pelo menos 90 dias após o insulto para garantir que tenha ocorrido atrofia secundária do córtex adrenal e minimizar o risco de resultados falso-negativos. O teste deve ser realizado pela manhã com o paciente em jejum e consiste em dosar o cortisol sérico antes, 30 e 60 min após a administração IM ou IV de ACTH sintético (tetracosactídio). O teste tradicionalmente é realizado com 250 µg de tetracosactídio. Na suspeita de IA central, principalmente leve ou de início recente pode ser realizado o teste com 1 µg de tetracosactídio, entretanto esta dose não é comercialmente disponível e a diluição da ampola de 250 µg deve seguir um protocolo rigoroso. A resposta normal é um pico de cortisol acima de 18 µg/dL (e o mesmo critério é utilizado nos testes descritos a seguir).

■ *Teste de tolerância à insulina* (ITT – insulin tolerance test)

Avalia a integridade do eixo HHA, podendo ser utilizado para elucidação diagnóstica na suspeita de IA primária ou central. Consiste na dosagem de cortisol basal antes, 30 e 60 min após a indução de hipoglicemia pela administração IV de insulina regular (0,05-0,1 U/kg). Para ser válido o teste é necessário confirmar glicemia menor que 40 mg/dL. Contraindicações: coronariopatia, doença cerebrovascular, convulsões, crianças menores que 3 anos ou com peso menor que 15 kg, idade avançada.

■ *Teste do glucagon*

Nos casos em que o ITT está contraindicado, esse teste é uma alternativa segura. Consiste na dosagem de cortisol basal, 90, 120, 150 e 180 min após a administração de glucagon 1 mg IM. O GH também pode ser dosado nesses mesmos tempos caso haja suspeita diagnóstica de deficiência somatotrófica. O efeito colateral mais comum é a ocorrência de náuseas e vômitos.

■ Dosagem dos anticorpos antiadrenais

Anticorpo anticórtex adrenal está presente em 89% dos casos quando a etiologia da IA é autoimune, porém com pouca especificidade. Os anticorpos anti-21-hidroxilase são mais específicos e com boa sensibilidade.

■ Dosagem dos ácidos graxos de cadeia muito longa

Deve ser solicitada em pacientes masculinos com IA primária e sem evidência de adrenalite autoimune. A elevação desses é indicativa do diagnóstico de adrenoleucodistrofia (ALD) que pode se manifestar na infância (ALD cerebral) ou até a quarta década de vida (adrenomieloneuropatia).

■ Exames de imagem

Na IA primária deve ser solicitada TC ou RM de abdome. Adrenais de tamanho aumentado e com calcificações sugerem doença granulomatosa, micoses, infiltração neoplásica ou hemorragia antiga. Na adrenalite autoimune as adrenais podem ter tamanho normal ou reduzido.

Na IA central é importante solicitar RM de sela túrcica para avaliar a presença de lesões expansivas da região hipotálamo-hipofisária. Além disso, é necessário avaliar a possibilidade de outras deficiências hipofisárias.

Síndrome de Cushing

Após a exclusão do uso exógeno de glicocorticoides, o diagnóstico da síndrome de Cushing (SC) deve ser feito em duas etapas: 1) confirmação do hipercortisolismo; e 2) diagnóstico etiológico.

■ Confirmação do hipercortisolismo

Devem ser realizados pelo menos dois testes distintos que avaliem diferentes aspectos da fisiologia do eixo HHA como o ritmo circadiano e a retroalimentação negativa pelos glicocorticoides. A dosagem dos níveis basais de cortisol sérico não tem utilidade na investigação da SC.

■ Cortisol livre urinário (CLU)

Representa uma medida integrada da secreção de cortisol nas 24 horas. Em comparação com os testes que utilizam a dosagem do cortisol plasmático, tem a vantagem de não ser influenciado por fatores que alterem a CBG, como o uso de estrógenos, por exemplo. Por outro lado, insuficiência renal é uma causa de resultados falso-negativos. Devem ser coletadas três a quatro amostras de urina de 24 horas. Na presença de três exames normais o diagnóstico de SC é altamente improvável. O teste é considerado alterado quando o CLU encontra-se acima de 3-4 vezes o limite superior da normalidade. Valores intermediários indicam a realização de outros exames para confirmação do diagnóstico.

■ Testes de supressão com dexametasona

Fundamentam-se na perda da retroalimentação normal do eixo HHA que ocorre nos indivíduos com SC. A dexametasona é utilizada por não ser detectada nos ensaios para dosagem de cortisol. O teste clássico é o de Liddle 1, no qual o paciente deve tomar 0,5 mg de dexametasona de 6/6 h por 48 h (às 12 h, 18 h, 0 h e 6 h) sendo dosado o cortisol sérico às 8 h (2 h após a última tomada). Tem maior especificidade, porém requer uma boa adesão do paciente ao protocolo. O teste de supressão noturna é um teste simplificado, consistindo na administração de 1 mg de dexametasona às 23 h com coleta de cortisol às 8 h da manhã do dia seguinte. O valor de corte para ambos os testes é de 1,8 μg/dL.

■ Cortisol salivar noturno

Assim como o cortisol plasmático noturno, fundamenta-se na perda do ritmo circadiano de secreção do cortisol nos pacientes com SC. Tem como vantagens a simplicidade da coleta que

158 LABORATÓRIO COM INTERPRETAÇÕES CLÍNICAS

pode ser feita ambulatorialmente e o fato de avaliar o cortisol livre, não sendo influenciado por alterações na CBG. Devem ser coletadas pelo menos três amostras em dias diferentes às 23 h. Não existem pontos de corte estabelecidos na literatura, devendo ser utilizado o valor de referência do método.

■ Cortisol plasmático noturno

Necessita internação do paciente, sendo muito dispendioso e cada vez menos utilizado.

■ Diagnóstico etiológico da síndrome de Cushing

■ *ACTH*

Uma vez confirmado o hipercortisolismo deve-se realizar a dosagem de ACTH em pelo menos duas ocasiões para definir se a SC é ACTH-dependente ou independente. O valor de referência às 8 h da manhã é de 10 a 60 pg/mL. Valores de ACTH abaixo de 5 pg/mL indicam SC ACTH-independente enquanto valores acima de 20 pg/mL (inapropriadamente normais ou francamente elevados) indicam SC ACTH-dependente. Valores intermediários devem ser repetidos e pode ser necessária a realização do teste de estímulo com CRH ou DDAVP para o diagnóstico etiológico.

■ *Teste de supressão com altas doses de dexametasona (Liddle 2)*

Sua sensibilidade para a detecção da doença de Cushing (DC) é baixa, não sendo mais rotineiramente utilizado.

■ *Teste de estímulo com CRH ou DDAVP*

Baseia-se no princípio de que os adenomas corticotróficos mantêm alguma responsividade aos estímulos fisiológicos (CRH e ADH) que é perdida nos corticotrofos normais sob influência do hipercortisolismo autônomo (de origem adrenal) bem como nos tumores ectópicos produtores de ACTH. Dessa forma, pode ser utilizado nos casos em que o ACTH encontra-se entre 5 e 20 pg/mL para discriminar SC ACTH-dependente de SC ACTH-independente ou nos casos de SC ACTH-dependente para discriminar entre DC e secreção ectópica de ACTH.

Consiste na administração de 100 µg de CRH (não disponível no Brasil, sendo substituído pelo DDAVP 10 µg IV) com dosagem de ACTH e cortisol 15 min e imediatamente antes da administração e a cada 15 min durante 90 min após a infusão do DDAVP. Um aumento de 35% na concentração do ACTH e de 20% na concentração do cortisol após estímulo são sugestivos de DC. É importante notar que cerca de 20-50% dos tumores ectópicos produtores de ACTH respondem ao DDAVP (falso-positivos).

■ *Exames de imagem*

Uma vez estabelecida a etiologia da SC como ACTH-independente, deve ser solicitado exame de imagem das adrenais, seja TC ou RM de abdome. A principal causa é o adenoma adrenal.

Se a SC for ACTH-dependente o exame de escolha é a RM de sela túrcica. Entretanto, os adenomas corticotróficos são frequentemente muito pequenos e de difícil identificação. Caso a lesão hipofisária seja menor que 6 mm ou duvidosa, está indicada a realização do cateterismo bilateral do seio petroso inferior para confirmação diagnóstica.

Na suspeita de secreção ectópica de ACTH devem ser realizados exames de imagem do tórax e abdome em busca do tumor responsável, sendo os principais os carcinoides tímicos e brônquicos.

Hiperaldosteronismo

A avaliação diagnóstica deve ser feita em três etapas: 1) rastreamento; 2) confirmação; e 3) diferenciação dos subtipos.

■ Rastreamento

■ *Relação aldosterona/renina (RAR)*

No hiperaldosteronismo primário os níveis de aldosterona encontram-se elevados e os de renina reduzidos, refletindo a autonomia na secreção da primeira. Por esse motivo, o uso de ambos os parâmetros para rastrear a doença aumenta a acurácia diagnóstica. Não há consenso sobre o ponto de corte mais apropriado, mas o mais utilizado é a RAR > 27-30 (aldosterona em ng/mL e atividade plasmática de renina – APR – em ng/mL/h). A RAR não deve ser analisada quando os valores de aldosterona forem menores que 15 ng/dL. Por outro lado, se os níveis de APR forem muito baixos ou suprimidos (< 0,1 ou < 0,2 ng/mL/h) recomenda-se que sejam corrigidos para 0,4 para maior especificidade na interpretação da RAR. A RAR é mais sensível quando a coleta é realizada pela manhã, com o paciente acordado há pelo menos 2 h, após repouso de 15-20 min sentado. Também deve ter sido previamente corrigida a hipocalemia. A substituição dos anti-hipertensivos em uso por medicações que não interferem com a RAR (prazosina, hidralazina e verapamil) não é obrigatória, mas facilita a interpretação dos resultados. As medicações com possibilidade de interferência devem ser suspensas por duas a quatro semanas e os antagonistas do receptor mineralocorticoide por seis semanas.

■ *Dosagem da renina*

Os ensaios atuais efetuam a dosagem da renina direta (RD) e não mais da APR. Na faixa de valores de APR normais ou elevadas há uma boa correlação entre a APR e a RD. Para valores baixos ou suprimidos essa correlação não é tão boa. Não existem pontos de corte estabelecidos para a RAR utilizando a RD. Dessa forma, o valor da RD deve ser convertido para o cálculo da RAR utilizando a seguinte equivalência: RD 8-12 µU/mL → APR 1 ng/mL/h.

■ Confirmação

Em pacientes com hipocalemia espontânea, APR indetectável e aldosterona maior que 20 ng/dL não é necessário realizar teste confirmatório. Nos demais casos suspeitos (rastreamento positivo) um teste confirmatório deve ser realizado. Como princípio geral, são realizados testes nos quais é esperado observar a supressão da secreção de aldosterona em indivíduos saudáveis. A ausência de supressão é indicativa de secreção autônoma. Devem ser suspensos os antagonistas do receptor mineralocorticoide, diuréticos e β-bloqueadores. Os demais anti-hipertensivos podem ser usados e o paciente deve estar com pressão arterial e potássio sérico controlados. No hiperaldosteronismo primário (HAP) de qualquer etiologia não se observa supressão da aldosterona nos testes (redução < 10%). Os níveis de aldosterona (sérica ou excreção urinária nas 24 h) se mantêm > 10 ng/dL (ou µg/dia).

■ *Teste de infusão de solução salina*

É o mais utilizado. Consiste na infusão venosa de 2 L de soro fisiológico (0,9%) em 4-6 horas. É dosada a aldosterona antes e ao final da infusão. Aldosterona < 5 ng/dL após a infusão torna improvável o HAP enquanto valores > 10 ng/dL são altamente sugestivos desse diagnóstico.

Esse teste está contraindicado em indivíduos com HAS grave de difícil controle, insuficiência cardíaca congestiva, hipocalemia grave e outras situações com potencial de descompensação com a sobrecarga de volume e/ou picos hipertensivos.

160 LABORATÓRIO COM INTERPRETAÇÕES CLÍNICAS

■ *Teste de sobrecarga oral de sódio*

Tem as mesmas contraindicações do teste anterior e consiste na adição de sal de cozinha aos alimentos durante 3-5 dias.

■ *Teste de supressão com fludrocortisona*

Esse teste necessita internação hospitalar o que o torna bastante dispendioso, não sendo rotineiramente utilizado.

■ Diferenciação dos subtipos

Uma vez confirmada a produção autônoma de aldosterona deve-se determinar a etiologia: hiperplasia adrenal bilateral (HAB) × adenoma produtor de aldosterona (APA). Isso é feito por meio de testes que exploram a ativação do SRAA que será responsivo na HAB (aumento da aldosterona) e não responsivo no APA (níveis de aldosterona não se alteram com a manobra).

■ *Teste de estímulo postural*

É coletada uma amostra basal de sangue após repouso de 30-40 min deitado e outra após 2 h na posição ereta (estímulo). São dosadas a aldosterona, a APR e o cortisol. Na HAB a aldosterona se eleva (3-4 vezes) enquanto no APA permanece inalterada ou até diminui. Se houver aumento do cortisol deve-se subtrair o seu incremento percentual daquele da aldosterona. Se ainda assim o incremento da aldosterona for > 30% o teste é considerado sugestivo de HAB. Nesse teste podemos encontrar 20% de falso-negativos (APA responsivo à AT2) e 20% de falso-positivos (HA primária – HAPr).

■ *Teste terapêutico com espironolactona*

O paciente recebe 100-300 mg de espironolactona por dia por 4-8 semanas. Nos pacientes com HAB e APA-RA ocorre elevação da aldosterona, enquanto naqueles com APA ou HAPr esse hormônio não se altera.

■ *Exames de imagem*

O exame de escolha é a TC de abdome superior com cortes para adrenais. Os APA costumam ser nódulos hipodensos, menores que 2 cm e com densidade < 10 UH. Na HAB em geral as adrenais aparecem aumentadas, mas podem estar normais. Como a prevalência de incidentaloma adrenal na população geral não é desprezível, é importante interpretar os exames de imagem com cautela. Cada vez mais se recomenda a realização do cateterismo seletivo das veias adrenais para diagnóstico definitivo de HAP.

Hiperplasia adrenal congênita

■ 17-hidroxiprogesterona (17-OHP)

Em mulheres adultas, valores entre 2 e 5 ng/mL podem sugerir a presença da forma não clássica da deficiência da 21-hidroxilase, indicando a realização do teste de estímulo com ACTH. Níveis basais maiores que 5 ng/mL são diagnósticos da deficiência da 21-hidroxilase, salvo situações especiais. Na forma clássica em geral a 17-OHP é maior que 50 ng/mL.

■ Teste de estímulo com ACTH

Deve ser realizado preferencialmente entre o 6º e o 8º dia do ciclo menstrual para minimizar a interferência da 17-OHP ovariana. São coletadas amostras para dosagem de 17-OHP antes e 60 min após a administração de 250 µg de ACTH IV. A resposta normal é 17-OHP menor que 5 ng/mL após estímulo. Valores menores que 10 ng/mL podem estar presentes em carreadores heterozigotos. Na forma não clássica da deficiência a 17-OHP pós-estímulo é maior que 10, habitualmente maior que 17 ng/mL. Tem sido recomendado que quando os valores pós-estímulo estiverem entre 10 e 17 ng/mL seja realizado o estudo genético para confirmação diagnóstica. Por fim, na forma clássica os níveis basais são maiores que 10 ng/mL (com frequência > 100) e aumentam mais ainda após o estímulo.

Bibliografia

Abdu TA, Elhadd TA, Neary R, Clayton RN. Comparison of the low dose short synacthen test (1 microg), the conventional dose short synacthen test (250 microg), and the insulin tolerance test for assessment of the hypothalamo-pituitary-adrenal axis in patients with pituitary disease. J Clin Endocrinol Metab. 1999; 84:838-43.

Bornstein SR, Allolio B, Arlt W, Barthel A, Don-Wauchope A, Hammer GD, et al. Diagnosis and Treatment of Primary Adrenal Insufficiency: An Endocrine Society Clinical Practice Guideline. J Clin Endocrinol Metab. 2016; 101:364-89.

Funder JW, Carey RM, Mantero F, Murad MH, Reincke M, Shibata H, et al. The Management of Primary Aldosteronism: Case Detection, Diagnosis, and Treatment: An Endocrine Society Clinical Practice Guideline. J Clin Endocrinol Metab. 2016; 101:1889-916.

Nieman LK, Biller BM, Findling JW, Newell-Price J, Savage MO, Stewart PM, et al. The diagnosis of Cushing's syndrome: An Endocrine Society Clinical Practice Guideline. J Clin Endocrinol Metab. 2008; 93:1526-40.

White PC, Speiser PW. Congenital adrenal hyperplasia due to 21-hidroxylase deficiency. Endocr Rev. 2000; 21:245-91.

Critérios Diagnósticos para Diabetes *Mellitus*

Maria Auxiliadora Saad Travassos

Introdução

O diabetes *mellitus* tipo 1 (DM1) apresenta um início abrupto com sintomas de deficiência da insulina. O diabetes *mellitus* tipo 2 (DM2) pode apresentar estágios intermediários denominados de glicemia de jejum alterada e intolerância à glicose anterior ao diagnóstico da doença.

Os três critérios, utilizando a glicemia, para o diagnóstico de diabetes *mellitus* (DM) aceitos pela American Diabetes Association (ADA), Organização Mundial da Saúde (OMS) e pela Sociedade Brasileira de Diabetes (SBD) são (Tabela 12.1):

- Sintomas de poliúria, polidipsia e perda ponderal acrescidos de glicemia casual ≥ 200 mg/dL. Compreende-se por glicemia casual aquela realizada a qualquer hora do dia, independentemente do horário das refeições.
- Glicemia de jejum ≥ 126 mg/dL (7 mmol/L). Em caso de pequenas elevações da glicemia, o diagnóstico deve ser confirmado pela repetição do teste em outro dia.
- Glicemia de 2 h pós-sobrecarga de 75 g de glicose ≥ 200 mg/dL.

A determinação da glicemia em jejum é realizada no plasma, devendo ser coletada no tubo com fluoreto de sódio para inibir a glicólise. Após a coleta, o sangue é centrifugado com separação do

Tabela 12.1. Valores de glicose plasmática (em mg/dL) para diagnóstico de diabetes *mellitus* e seus estágios pré-clínicos

	Jejum*	*2 h após 75 g de glicose*	*Casual***
Glicemia normal	< 100	< 140	
Tolerância à glicose diminuída	≥ 100 a < 126	≥ 140 a < 200	
Diabetes *mellitus*	≥ 126	≥ 200	≥ 200 (com sintomas clássicos)***

*O jejum é definido como a falta de ingestão calórica por no mínimo 8 h.
**Glicemia plasmática casual é aquela realizada a qualquer hora do dia, sem se observar o intervalo desde a última refeição.
***Os sintomas clássicos do DM incluem poliúria, polidipsia e perda não explicada de peso.
Nota: o diagnóstico do DM deve sempre ser confirmado pela repetição do teste em outro dia, a menos que haja hiperglicemia inequívoca com descompensação metabólica aguda ou sintomas óbvios de DM.
Fonte: Elaborada pelos autores.

164 LABORATÓRIO COM INTERPRETAÇÕES CLÍNICAS

plasma e posterior congelação. Os valores da glicemia no plasma são independentes do hematócrito e refletem níveis nos espaços intersticiais aos quais os tecidos corporais estão expostos.

A glicemia em jejum pode estar elevada em alguns indivíduos, porém não preenchem os critérios de diagnóstico para DM. Dessa forma temos duas categorias para o diagnóstico de DM: glicemia de jejum alterada e tolerância diminuída a glicose.

■ Glicemia de jejum alterada

A glicemia de jejum é ≥ 100 mg/dL e < 126 mg/dL. Já existe uma indicação da Federação Internacional de Diabetes para que o ponto de corte da glicemia em jejum seja 100 mg/dL.

■ Teste de tolerância à glicose

Nos indivíduos com a glicemia de jejum alterada realizamos o teste de tolerância à glicose para confirmar ou não a suspeita diagnóstica.

O teste de tolerância a glicose oral deve ser realizado obedecendo as seguintes normas:

- Período de jejum entre 10 e 16 h.
- Ingestão de pelo menos 150 g de glicídios nos três dias anteriores à realização do teste.
- Atividade física normal.
- Comunicação da presença de infecções, ingestão de medicamentos ou inatividade.
- Utilização de 1,75 g de glicose por quilograma de peso até o máximo de 75 g.
- Não usar as fitas com reagentes para o diagnóstico, pois não são tão precisas quanto às dosagens plasmáticas.

A tolerância à glicose diminuída ocorre quando o valor de glicemia de 2 horas após uma sobrecarga de 75 g de glicose anidra situa-se entre 140 e 199 mg/dL. As crianças têm uma sobrecarga de glicose de 1,75 g de glicose por quilo de peso corporal ideal.

■ Hemoglobina glicada

A hemoglobina glicada (HbA_1c) avalia o grau de exposição à glicemia durante um longo período de tempo e os valores se mantêm estáveis após a coleta. Em 2009, a HbA1c foi proposta para ser utilizada como critério diagnóstico de DM, e em 2010 a Sociedade Americana de Diabetes (ADA) incluiu novos critérios para o diagnóstico de DM incluindo a HbA_1c:

- Diabetes: HbA_1c ≥ 6,5% a ser confirmada em outra coleta.
- Indivíduos com alto risco para o desenvolvimento de diabetes: HbA_1c entre 5,7 e 6,4%.
- Dispensável em caso de sintomas ou glicemia ≥ 200 mg/dL.

A acurácia do valor da HbA1c pode ser influenciada por hemoglobinopatias, com níveis falsamente elevados nos pacientes com hemoglobina F (HbF), HbC e HbS. A hemoglobina carbamilada (resultante da ligação com a ureia na insuficiência renal) e a hemoglobina acetilada (uso de aspirina em altas doses) fornecem falsos valores da HbA_1c. Patologias que encurtam a sobrevida das hemácias ou reduzem a idade média como a hemorragia aguda ou anemia hemolítica podem reduzir falsamente os valores da HbA_1c.

■ Frutosamina sérica

A frutosamina deriva da glicosilação não enzimática das proteínas plasmáticas, principalmente albumina. Esta tem meia-vida muito mais curta (14-21 dias) que a hemoglobina, refletindo o controle glicêmico por duas a três semanas anteriores à coleta sanguínea. Na síndrome nefrótica ou doença hepática a redução da albumina sérica pode reduzir o valor da frutosamina. Para a albumina no valor

CRITÉRIOS DIAGNÓSTICOS PARA DIABETES *MELLITUS* **165**

de 5 g/dL, o valor normal da frutosamina é de 200-285 µmol/L. Nas situações de falsos valores da HbA1c, a frutosamina é uma opção mais fidedigna para o controle do DM.

Diabetes *mellitus* tipo 1

Para o diagnóstico de diabetes *mellitus* tipo 1 realiza-se a dosagem dos autoanticorpos para as células β-pancreáticas: anticorpos anticélulas da ilhota (ICA), autoanticorpos anti-insulina (IAA) e anticorpos contra descarboxilase do ácido glutâmico 65 (GAD-65), tirosina fosfatase IA-2 (ICA-512) e transportador de zinco 8 (ZnT8).

Apenas 2 a 4% dos pacientes apresentam autoanticorpos negativos, menos de 10% apresentam somente a presença de um marcador e cerca de 70% apresentam três ou quatro marcadores. Os anticorpos anti-GAD poder ser identificados dez anos antes do diagnóstico de DM1 e estão presentes em uma elevada porcentagem de pacientes recém-diagnosticados. A dosagem dos autoanticorpos leva a uma taxa de previsibilidade alta para o DM1, porém não há indicação para o *screening* rotineiro. A avaliação clínica da idade de início dos sintomas, índice de massa corporal e história de doenças autoimunes se mostram eficazes na identificação dos indivíduos suscetíveis para DM1.

■ Marcadores de resistência à insulina

A resistência à insulina (RI) é uma condição fisiopatológica na qual a concentração normal de insulina não produz uma resposta adequada após a ligação desta aos seus receptores em tecidos periféricos, especialmente nos tecidos adiposo, muscular e hepático. Nesse contexto a célula beta pancreática secreta mais insulina resultando em hiperinsulinemia compensatória como uma resposta biológica subnormal.

Um aumento da função beta celular pode compensar a RI, resultando em tolerância normal a glicose (NTG). Entretanto quando a RI excede a capacidade funcional e adaptativa das células beta, pode evoluir para tolerância a glicose anormal e culminar com o diabetes *mellitus* de tipo 2 (DM2).

A RI pode ser determinada de forma direta a partir da administração de quantidade predeterminada de insulina exógena, ou de forma indireta, baseando-se nas concentrações de insulina endógena. O *clamp* euglicêmico hiperinsulinêmico (EHC) é um exemplo de técnica direta, padrão-ouro, que permite a determinação da quantidade de glicose metabolizada pelos tecidos periféricos durante a infusão endovenosa da insulina. Outros exemplos são: medida da insulina exógena pelo TTG *minimal model* de Bergamn ou após estímulos via oral com glicose (TOTG) ou com alimentos como o *mixed meal tolerance test* contendo composição padronizada e predeterminada (MMT). Embora esses testes sejam mais fidedignos, são inviáveis na prática clínica pelo alto custo, dificuldade técnica e tempo de execução.

Dessa forma, outros marcadores laboratoriais e clínicos de resistência à insulina têm sido utilizados na prática clínica como o HOMA-IR, mais acessível e sobretudo pela vantagem de ser de baixo custo, fácil aplicabilidade e que para o seu cálculo necessita apenas de uma única amostra de sangue obtida em jejum. Outros marcadores laboratoriais para o diagnóstico de RI são apresentados na Tabela 12.2.

Os marcadores ou índices simples de sensibilidade a insulina apresentam algumas limitações como a dificuldade de interpretação, a relação glicose/insulina em indivíduos diabéticos que apresentam hiperglicemia em jejum, ou ainda hiperinsulinemia com a hiperglicemia em jejum. A insulinemia de jejum é menos precisa em indivíduos diabéticos, obesos e idosos e suas variações biológicas podem alterar os resultados dos índices de RI. A coleta de três amostras de sangue em jejum, com intervalo de cinco minutos entre elas, pode reduzir as variações biológicas da secreção de insulina comuns em pacientes saudáveis e em menor intensidade nos pacientes intolerantes a glicose (IGT) e portadores de DM2.

166 LABORATÓRIO COM INTERPRETAÇÕES CLÍNICAS

Os métodos de QUICKI e o HOMA-IR e o *revised* QUICK, que medem a insulinemia em relação à glicemia, são mais precisos que a dosagem de insulina em jejum. O diagnóstico da RI é melhor quando associamos esses índices com os critérios clínicos. Estudo brasileiro definiu ponto de corte do HOMA-IR de 2,71 para diagnóstico de RI.

Diabetes gestacional

O diabetes *mellitus* gestacional (DMG) é uma intolerância à glicose que inicia durante a gravidez especialmente no terceiro trimestre. O maior risco para a mortalidade neonatal e as infecções do trato urinário tornam importante o diagnóstico precoce do DMG.

Na primeira consulta pré-natal deve solicitar a glicemia de jejum. Se a glicemia de jejum for maior que 126 mg/dL ou maior ou igual a 200 mg/dL está diagnosticado o diabetes *mellitus* franco. Se a glicemia plasmática em jejum estiver entre 92 e 126 mg/dL há suspeita de DMG e uma nova dosagem de glicemia em jejum em ambos os casos deve confirmar o DMG. Em todas as gestantes a investigação de DMG deve ser realizada entre a 24ª e 28ª semana de gestação com o teste de tolerância à glicose (TOTG). A Sociedade Brasileira de Diabetes sugere a utilização dos novos critérios internacionais classificando como portadora de DMG a gestante com glicemia de jejum de 92 a 125 mg/dL, 1 hora após o TOTG ≥ 180 mg/dL ou 2 h de 153 a 199 mg/dL; com apenas um valor alterado se diagnostica DMG. Os critérios utilizados para o diagnóstico de DMG estão na Tabela 12.3.

Tabela 12.2. Marcadores de resistência insulínica na prática clínica.

Marcador	Amostra/teste	Fórmula
HOMA-IR	Insulinemia (FPI) e glicemia em jejum (FPG)	[(FPI µU/mL × FPG mmol/L/22,5]
Critério clínico + HOMA (modelos de Stern)	Índice de massa corporal e HOMA-IR	HOMA-IR > 4,65 ou IMC > 28,9 kg/m² ou HOMA-IR > 3,60 e IMC > 27,5 kg/m²
QUICKI, *revised* QUICK	Insulinemia (FPI) e glicemia (FPG) em jejum e ácidos graxos livres em jejum	[1(log FPI µU/mL + log FPG mg/dL] ou [1(log FPI µU/mL + log FPG mg/dL + log (FFA mmol/L]

FFA: free fatty acids *(ácidos graxos livres); FPG:* fasting plasma glucose *(glicose plasmática em jejum); FPI:* fasting plasma insulin *(insulina plasmática em jejum).*
Fonte: Elaborada pelos autores.

Tabela 12.3. Critérios diagnósticos para DMG com TOTG com 75 g de glicose

	OMS/2013**	NIH/2012*	IADPSG/2010;** ADA/2011; SBD/2011
Jejum	92 a 125 mg/dL	95 mg/dL	92 mg/dL
1 h	180 mg/dL	180 mg/dL	180 mg/dL
2 h	153 a 199 mg/dL	155 mg/dL	153 mg/dL

Dois valores alterados confirmam o diagnóstico.
**Um valor alterado já confirma o diagnóstico.*
OMS: Organização Mundial da Saúde; NIH: National Institute of Health/EUA; IADPSG: International Association of the Diabetes and Pregnancy Study Groups; SBD: Sociedade Brasileira de Diabetes; TOTG: teste de tolerância oral à glicose; ADA: American Diabetes Association.
Fonte: Elaborada pelos autores.

CRITÉRIOS DIAGNÓSTICOS PARA DIABETES *MELLITUS* 167

Bibliografia

American Diabetes Association. Diagnosis and classification of diabetes mellitus. Diabetes Care. 2015; 38(Suppl):S8-S16.

American Diabetes Association. Guide to diagnosis and classification of diabetes mellitus and others categories of glucose intolerance. Diabetes Care. 1997; 20(Suppl):215-25.

Bennet PH. Definition, diagnosis and classification of diabetes mellitus and impaired glucose tolerance. In: Kahn CR, Weir GC (eds.). Joslin's Diabetes Mellitus. 13 ed. Philadelphia: Lea & Febiger. 1994; 193-215.

Bergman RN, Phillips LS, Cobelli C. Physiologic evaluation of factors controlling glucose tolerance in man: measurement of insulin sensitivity and beta-cell glucose sensitivity from the response to intravenous glucose. J Clin Invest. 1981; 68:1456-67.

Charles MA, Shipley MJ, Rose G, et al. Risk factors for NIDDM in white population. Paris Prospective Study. Diabetes. 1991; 40:796-9.

Decode Study Group. Glucose tolerance and mortality: Comparison of WHO and American Diabetes Association diagnostic criteria. Lancet. 1999; 354:617-21.

Engelgau MM, Thompson TJ, Herman WH, et al. Comparison of fasting and 2 hours glucose and HbA1c levels for diagnosing diabetes. Diagnostic criteria and performance revisited. Diabetes Care. 1997; 20:785-91.

Geloneze B, Tambascia MA. Avaliação laboratorial e diagnóstico de resistência insulínica. Arq Bras Endocrinol Metab. 2006; 50(2):208-15.

Henry OA, Beischer N. Long-term implications of gestational diabetes for the mother. Bailliere's Clin Obstet Gynecol. 1991; 5:461.

Jarvela IY, Juutinen J, Koskela P, et al. Gestational identifies women at risk for permanent type 1 and type 2 diabetes in fertile age: predictive role of autoantibodies. Diabetes Care. 2006; 29:607.

Katz A, Nambi SS, Mather K, et al. Quantitative insulin sensitivity check index: a simple, accurate method for assessing insulin sensitivity in humans. J Clin Endocrinol Metab. 2000; 85:2402-10.

Kim C, Newton KM, Knoop RH. Gestational diabetes and the incidence of type 2 diabetes. Diabetes Care. 2002; 25:1862.

Kim SH, Reaven GM. Insulin resistance and hyperinsulinemia. Diabetes Care. 2008; 31:1433-8.

Matthews DR, Hosker JP, Rudenski AS, et al. Homeostasis model assessment: insulin resistance and beta-cell function from fasting plasma glucose and insulin concentrations in man. Diabetologia. 1985; 28:412-9.

Perseghin G, Caumo A, Caloni M, et al. Incorporation of the fasting plasma FFA concentration into QUICKI improves its association with insulin sensitivity in non obese individuals. J Clin Endocrinol Metab. 2001; 86:4776-81.

Polonsky KS, Given BD, Hirsch LJ, et al. Abnormal patterns of insulin secretion in non-insulin-dependent diabetes mellitus. N Engl J Med. 1988; 318:1231-9.

Report Of Expert Committee On The Diagnosis And Classification Of Diabetes Mellitus. Diabetes Care. 1997; 20:1183-97.

Stern SE, Williams K, Ferrannini E, et al. Identification of individuals with insulin resistance using routine clinical measurements. Diabetes. 2005; 54:333-9.

The International Expert Committee. International expert committee report on the role of the A1c assay in the diagnosis of diabetes. Diabetes Care. 2009; 32(7):1327-34.

World Health Organization. Diagnostic criteria and classification of hyperglycaemia first detected in pregnancy: a World Health Organization Guideline. Diabetes Res Clin Pract. 2013; 103(3):341-63.

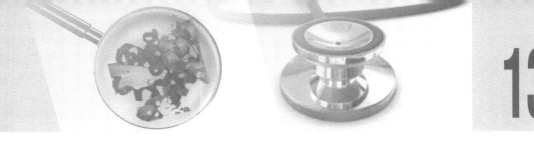

Estudo Funcional Endócrino em Ginecologia e Obstetrícia

Antônio Braga ▪ Carlos Antônio Barbosa Montenegro ▪ Jorge Rezende-Filho

Hormônios hipotalâmicos e hipofisários

Sabe-se, da fisiologia, que o funcionamento do hipotálamo e da hipófise desenvolve-se em regime de íntimo entrosamento. As influências recíprocas exercidas por seus respectivos hormônios configuram um sistema funcional integrado e harmônico, cuja atividade garante que a extensa constelação endócrina corporal possa responder a cada instante, de maneira pronta e adequada, a todas as flutuações das necessidades funcionais do organismo e manter, assim, o quadro hormonal dentro do equilíbrio dinâmico que caracteriza o estado de higidez.

Anatomicamente, a hipófise é constituída de duas partes inteiramente independentes entre si, que são a hipófise posterior ou neuroipófise, conectada ao hipotálamo por meio de um pedículo, e a adenoipófise, que se situa adiante da neuroipófise. Não existe qualquer relação funcional entre esses dois componentes anatômicos hipofisários.

▪ Hormônios pré-hipofisários

A hipófise anterior secreta diversos hormônios peptídicos, seis dos quais se destacam pelas importantes atividades exercidas na regulação de glândulas endócrinas periféricas (tireoide, suprarrenal, gônadas) e também do crescimento somático e da lactação. São eles:

1. Hormônio tireoestimulante ou tirotropina (TSH).
2. Prolactina (PRL).
3. Hormônio luteinizante (LH).
4. Hormônio foliculoestimulante (FSH).
5. Hormônio adrenocorticotrópico ou corticotropina (ACTH).
6. Hormônio do crescimento (GH).

As próprias denominações dos diversos hormônios elucidam a função de cada um. O TSH, o LH, o FSH e o ACTH atuam sobre as glândulas-alvo, ao passo que o PRL regula a lactação e o GH estimula o crescimento somático e regula o metabolismo. Em curto prazo, o GH exerce atividade semelhante à da insulina, mas após algumas horas esses efeitos desaparecem e surge uma ação anti-insulina, que persiste enquanto durar a elevação do GH plasmático.

▪ Hormômos hipotalâmicos liberadores e inibidores

O hipotálamo, sob a influência de praticamente todas as áreas do SNC, secreta uma série de neuro-hormônios liberadores e inibidores que são lançados no sangue do sistema portal hipotálamo-

170 LABORATÓRIO COM INTERPRETAÇÕES CLÍNICAS

hipofisário e transportados à adenoipófise, onde regulam a secreção dos vários hormônios pré-hipofisários já mencionados. São os seguintes os seis neuro-hormônios (ou fatores) mais importantes no controle da secreção pré-hipofisária:

1. Hormônio liberador da tirotropina (TRH).
2. Hormônio liberador das gonadotrofinas (GnRH).
3. Dopamina.
4. Hormônio liberador da corticotropina (CRH).
5. Hormônio liberador do hormônio do crescimento (GHRH).
6. Somatostatina.

Observa-se que quatro dos neuro-hormônios enumerados são liberadores (suas denominações enunciam a função de cada um). Os dois restantes são inibidores. A dopamina inibe a PRL (prolactina) e em certas circunstâncias também o LH, FSH e TSH. A somatostatina exerce controle negativo sobre a síntese e secreção tanto do GH (hormônio do crescimento) como do TSH (tirotropina).

■ Outras informações sobre hormômos hipofisários de interesse clínico

Os hormônios LR e FSR (gonadotrofinas) exercem importantes ações sobre as gônadas, em ambos os sexos. Estão na dependência desses hormônios, na mulher, o crescimento, maturação e expulsão do óvulo, bem como a produção das secreções internas do ovário (estrógenos naturais e progesterona).

O hormônio foliculoestimulante (FSH) estimula, na mulher, o crescimento e maturação dos folículos ovarianos e os prepara para a ovulação; isoladamente, esse hormônio não provoca secreção de estrógenos pelo ovário, mas o faz em presença de hormônio luteinizante.

O hormônio luteinizante (LH), ao lado do FSH, estimula na mulher o crescimento e a maturação dos folículos, bem como provoca ovulação nos folículos maduros e secreção de estrógenos pelas células tecais e da granulosa. Também participa da formação do corpo amarelo e intervém na produção de estrógenos e progesterona por essa estrutura.

Tanto o LH como FSH são estimulados pelo GnRH (hormônio liberador das gonadotrofinas), seja fisiologicamente, seja quando injetado exogenamente de maneira intermitente. Quando o GnRH é administrado em infusão contínua, a liberação do LH e FSH é inicialmente estimulada, mas logo inibida pela regulação negativa exercida pelo GnRH sobre seus receptores hipofisários (ver item gonadorrelina, no terceiro parágrafo abaixo).

A corticotropina (ACTH) possui a capacidade de estimular a cortiça suprarrenal, sendo lançados na circulação, sob sua influência, diversos hormônios corticais, especialmente os esteroides tipo 17-hidroxicorticosterona (glicocorticoides), inclusive cortisona e hidrocortisona (cortisol). Usa-se na clínica um sucedâneo sintético, o tetracosactídeo (cortrosina).

A tirotropina (TSH) estimula a tireoide, regulando a síntese e liberação de T_3 (tri-iodotironina) e T_4 (tiroxina). Emprega-se na clínica um extrato de pré-hipófise de suíno, cuja utilidade semiótica consiste em diferenciar o hipotireoidismo primário do secundário.

A gonadorrelina é um decapeptídeo sintético dotado de atividade semelhante à do hormônio hipotalâmico liberador das gonadotrofinas (GnRH), estando indicado como recurso diagnóstico em doenças ligadas ao comprometimento do eixo hipotálamo-hipófise-gonadal (nome comercial: Relisorm).

É importante lembrar que praticamente todos os hormônios hipotalâmicos e hipofisários são secretados de maneira pulsátil, isto é, sob a forma de impulsos, variando de frequência e amplitude de acordo com diversos fatores, fisiológicos ou patológicos. Essa pulsatilidade é particularmente bem estudada com relação às gonadotrofinas, podendo a análise de suas alterações ser aproveitada para fins diagnósticos.

▪ Mecanismos de autorregulação (*feedback*) entre o complexo hipotalâmico-hipofisário e as glândulas sob sua influência

Como se viu, os fatores hipotalâmicos influenciam a pré-hipófise no sentido de liberar seus diversos hormônios trópicos, os quais vão, por sua vez, estimular suas respectivas "glândulas-alvo", cujos hormônios são lançados na torrente circulatória. Mas, cada um desses hormônios circulantes exerce, de volta, uma influência reguladora sobre o funcionamento hipotálamo-hipofisário, pelo qual se estabelece o mecanismo de autocontrole (*feedback*) capaz de garantir o íntimo entrosamento que se observa entre a unidade hipotálamo-hipofisária e as glândulas sob seu domínio (gônadas, tireoide e suprarrenal). Tal mecanismo é idêntico ao existente em inúmeros outros sistemas integrados corporais. Na grande maioria dos casos, a influência retroativa é inversa ao estímulo inicial e o *feedback* é chamado de negativo; em raras ocasiões as duas influências se fazem no mesmo sentido, isto é, são ambas estimulantes, e o *feedback* é chamado então de positivo. Bom exemplo de *feedback* negativo é o que existe entre o sistema hipotálamo-hipofisário e a suprarrenal no tocante à corticotropina e o cortisol. Uma elevação do teor plasmático de cortisol inibe em poucos minutos a secreção de corticotropina, com decorrente decréscimo da secreção de cortisol; uma queda do teor plasmático de cortisol estimula a secreção de corticotropina com decorrente aumento da secreção de cortisol. Estabelece-se, assim, um equilíbrio dinâmico que, em condições normais, mantém a cortisolemia em consonância com as exigências funcionais do organismo em cada momento.

São bem mais complexas as ações recíprocas de autorregulação que ocorrem durante o ciclo menstrual, entre os hormônios ovarianos (estrógenos e progesterona) de um lado e os hormônios hipotalâmicos e gonadotrópicos hipofisários de outro lado. O ciclo menstrual é causado, como se sabe, pela secreção alternada de FSH e LH pela pré-hipófise e de estrógenos e progesterona pelos ovários. Esquematicamente, omitindo-se a atuação do hipotálamo para maior simplicidade, as ocorrências hormonais responsáveis por essa alternância podem ser rememoradas nos itens que se seguem.

1. Ao se iniciar o ciclo, isto é, no primeiro dia da menstruação, a pré-hipófise, livre da ação inibidora dos estrógenos e da progesterona, começa a secretar quantidades crescentes de FSH e quantidades moderadas de LH. A associação destes hormônios dá origem ao crescimento de diversos folículos ovarianos e estimula a produção de estrógenos.

2. Esses estrógenos são responsáveis por duas alterações sequenciais na secreção da pré-hipófise: primeiro, inibem por autorregulação negativa a liberação de FSH e LH, cujos teores plasmáticos passam a cair e atingem seus níveis mais baixos em torno do 10º dia do ciclo; segundo, fazem a pré-hipófise liberar uma abrupta descarga de hormônios gonadotrópicos, principalmente LH, do que resulta um pico plasmático desses hormônios (*luteinizing hormone surge*). Tal fenômeno, que se deve em parte a um mecanismo de autorregulação positiva entre os estrógenos e o LH, é o responsável pelo rápido desenvolvimento final de um dos folículos e sua subsequente ruptura.

3. Esse processo de ovulação, que ocorre em torno do 14º dia do ciclo normal de 28 dias, leva ao desenvolvimento do corpo lúteo, estrutura que passa a secretar grandes quantidades de progesterona e estrógenos, principalmente da primeira.

4. Esses hormônios voltam a inibir a pré-hipófise (autorregulação negativa), o que provoca um profundo declínio da liberação de FSH e LH. Sem o estímulo desses dois hormônios, o corpo lúteo involui, o que leva a progesterona e estrógenos a níveis extremamente baixos. Nesse ponto ocorre a menstruação, que é motivada por essa privação de estrógenos e progesterona (Figura 13.1).

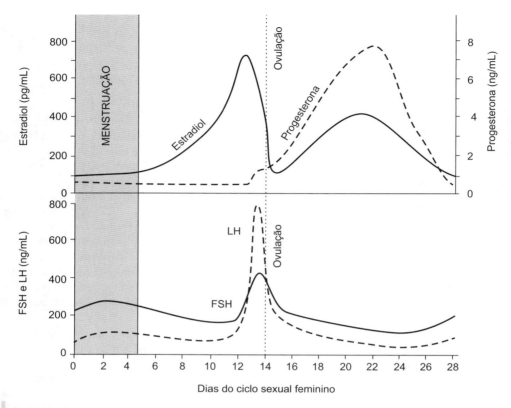

Figura 13.1. *Teores plasmáticos de gonadotrofinas e hormônios ovarianos durante o ciclo sexual feminino normal. (Fonte: Extraído de Guyton-Physiology of the Human Body, 5 ed; 1979.)*

Gonadotrofinas hipofisárias

Compostos secretados pelo lobo anterior da hipófise são glicoproteínas de peso molecular em torno de 30.000. De fórmulas ainda desconhecidas, incluem, como já se viu, duas frações: a foliculoestimulante (FSH) e a luteinizante (LH); a primeira responsável pelo crescimento e maturação do folículo ovariano e a segunda pela formação e manutenção do corpo lúteo. Durante muito tempo a fração foliculoestimulante foi dosada na urina por métodos biológicos baseados na capacidade desse hormônio de estimular o crescimento do útero de camundongas impúberes, mas atualmente é utilizada a dosagem plasmática das duas frações, capaz de fornecer, sem o incômodo da colheita de urina durante 24 horas, resultados bem mais precisos. Os resultados são fornecidos em geral em miliunidades internacionais por mililitro (mUI/mL), mas podem ser expressos também em ng/mL.

As alterações na produção de gonadotrofinas, para mais ou para menos, têm como causas mais frequentes neoplasias, infecções ou distúrbios circulatórios da região hipotálamo-hipofisária. Valores muito baixos ou quase nulos são encontrados nos primeiros anos de vida; tais valores vão aumentando progressivamente até o aparecimento da puberdade. Nos casos de puberdade precoce, esses valores se elevam em maior ou menor grau, indicando um dos processos citados. Também na menopausa as gonadotrofinas se mostram habitualmente elevadas, o que se deve à falência ovariana (autorregulação negativa). No caso da síndrome de Turner, em que há agenesia ovariana com total ou quase total au-

ESTUDO FUNCIONAL ENDÓCRINO EM GINECOLOGIA E OBSTETRÍCIA **173**

sência de estrogênios, as gonadotrofinas apresentam-se em níveis bastante elevados, com o FSH em valores às vezes mais de 50% acima de seus níveis basais. A necrose hipofisária pós-parto hemorrágico provoca queda de produção não só das gonadotrofinas mas também das outras tropinas hipofisárias, como a tirotropina e corticotropina. Nesses casos, é comum um período de latência por vezes longo (até 20 anos), após o qual a paciente acaba por apresentar um quadro de panhipopituitarismo, cuja sintomatologia dispensa comprovação hormonal (síndrome de Sheehan).

Fora dos casos mencionados, a dosagem das gonadotrofinas é empregada nas provas funcionais em que se procura distinguir a lesão hipotalâmica da hipofisária (ver provas funcionais).

Gonadotrofina coriônica (hCG)

Como as demais gonadotrofinas, é uma glicoproteína de peso molecular em torno de 30.000. Tendo, como o nome indica, sua secreção condicionada ao desenvolvimento do córion, essa gonadotrofina se eleva progressivamente no plasma até a 10ª semana da gestação, quando seu teor pode atingir 60 UI/mL e sua eliminação urinária chega a 50.000 DI por 24 horas. Depois desse ápice inicial, ela experimenta uma queda abrupta e novamente sofre uma pequena ascensão que vai da 30ª a 38ª semana.

É o hormônio básico envolvido na tradicional prova de gravidez, primitivamente feita no sapo e atualmente realizada por métodos imunológicos ou radioimunológicos. É estrutural e funcionalmente semelhante ao LH, mas as provas que usam anticorpos específicos contra a subunidade beta do RCG exibem pouca ou nenhuma reatividade cruzada com o LH. Uma prova imunoenzimática (ELISA) para RCG permite comprovação fácil e rápida da presença de quantidades mínimas desse hormônio na urina. Algumas das provas mais sensíveis de gravidez desenvolvidas com esse método podem dar resultados positivos em cerca de meia hora com nível de RCG tão baixo como 5 mUI/mL de urina, nível que é encontrado amiúde alguns dias antes da primeira falha menstrual. Com radioimunoensaio feito com anticorpos contra a subunidade beta pode-se detectar níveis até mais baixos de hCG. Como o nível de sensibilidade de muitos radioimunoensaios para hCG chega perto de 0,5 mUI/mL de soro, a gravidez pode ser diagnosticada poucos dias após a concepção.

Condicionada ao desenvolvimento da gravidez, a gonadotrofina coriônica é utilizada, obviamente, dentro desse período; mas existem outras dosagens, como as da progesterona e do estriol, capazes de avaliar as condições da gravidez, já que a redução da atividade do tecido trofoblástico se vai refletir nos teores plasmáticos dos três hormônios.

Durante os primeiros 60 dias de uma gestação simples normal, os teores de hCG dobram a aproximadamente cada dois dias, exibindo uma elevação exponencial. Embora, em gestações normais, os teores de hCG guardem boa relação com a idade gestacional, vários fatores impedem a fixação de valores que sirvam para avaliar um desenvolvimento fetal normal. Uma boa prática consiste em comparar dois valores séricos obtidos no mesmo laboratório com intervalo de 48 horas: a duplicação do valor é altamente significativa de um crescimento normal do feto.

Prolactina (PRL)

A causa mais comum de hiperprolactinemia na mulher é a presença de adenomas hipofisários funcionantes, que estão relacionados clinicamente com a síndrome galactorreia-amenorreia. Os adenomas responsáveis pela excessiva secreção de prolactina são frequentemente de pequeno tamanho e classificados como microadenomas. A determinação dos níveis plasmáticos basais de prolactina é essencial para a avaliação desses casos. Valores de 100 a 150 ng/mL indicam habitualmente presença de tumor. Para distinguir os adenomas hipofisários de outras causas são usadas provas dinâmicas, como, por exemplo, as de estímulo à liberação de prolactina pela administração de TRH (hormônio liberador de tirotropina), cloropromazina e metoclopramida. Tanto o TRH (400 ng IM) como a clo-

174 LABORATÓRIO COM INTERPRETAÇÕES CLÍNICAS

ropromazina (25-50 mg IM) e a metoclopramida (10 mg EV) provocam um aumento dos teores de prolactina para mais do dobro nos adultos normais; a resposta aos três agentes mostra-se diminuída em pacientes com níveis basais elevados devido à presença de adenomas hipofisários.

Estrógenos

Esteroides com 18 átomos de carbono, pertencentes ao grupo do estrano, constituem o principal produto hormonal dos ovários. Sua ação biológica, como se sabe, desenvolve e mantém a morfologia e fisiologia femininas. Surgem na puberdade e desaparecem na menopausa. Foram descritos inicialmente três compostos principais do grupo: estrona, estradiol e estriol. Posteriormente, numerosos outros compostos foram descobertos, mas do ponto de vista prático nada de importante foi acrescentado ao trio inicial.

Sendo os estrógenos um dos mais antigos grupos definidos na bioquímica hormonal, inúmeros métodos de dosagem já foram descritos, mas atualmente eles são dosados no plasma por métodos radioimunológicos. Esses métodos permitem dosar os três compostos separadamente, ao passo que os antigos os dosavam em conjunto, o que se convencionou chamar de estrógenos conjugados.

Refletindo primordialmente a atividade ovariana, a dosagem dos estrógenos representa não só a atividade estrogênica da primeira fase do ciclo até a ovulação, mas todo o controle hormonal dos atributos femininos. De modo geral, ao contrário do que ocorre com a maioria dos hormônios esteroides, interessam mais ao clínico os diagnósticos de hipofunção do que os de hiperfunção, restritos estes, geralmente, a tumorações de incidência bastante rara. Considerando-se uma atividade hipotálamo-hipofisária normal, baixos teores plasmáticos de estrógenos surgem nos distúrbios mais encontradiços do ciclo, como nas amenorreias primárias, nos casos de esterilidade ou nos períodos de pré-menopausa. O baixo teor de estrógenos está também associado às disgenesias gonadais de vários tipos, das quais a síndrome de Turner (agenesia ovariana congênita) é o exemplo mais conhecido. Também as ovariectomias levam a baixa geral dos estrógenos.

Várias tentativas têm sido feitas – e malsucedidas na opinião de muitos endocrinologistas – de associar os variados distúrbios do ciclo menstrual a alterações das taxas estrogênicas. A queda de estrógenos tem sido também associada, com insucesso, a várias síndromes, como a dos ovários policísticos, em que um defeito enzimático impediria que os estrógenos fossem devidamente sintetizados. Os achados nesse setor têm sido também extremamente irregulares. Em suma, só quedas significativas do nível de estrógenos é que devem levar o clínico no sentido de uma terapia substitutiva.

É de certo modo difícil armar um gabarito hormonal para os casos de puberdade precoce. Em nosso meio, até o presente, não existem tabelas pediátricas hormonais que configurem os valores de estrógenos ou de gonadotrofinas no período que vai da infância até a puberdade. A súbita ascensão desses valores, nessa faixa etária, caracteriza, em termos práticos, o surgimento de uma puberdade precoce; os valores podem atingir os limiares mais baixos das taxas de adultos.

Estrona e estradiol

Esses dois esteroides representam a maior parcela dos hormônios estrogênicos. O 17-beta-estradiol é o principal estrógeno circulante e, portanto, o que melhor expressa laboratorialmente a atividade estrogênica na mulher. É ainda incerta a importância da dosagem desse composto no sexo feminino.

Estriol

O mesmo não pode ser dito quanto ao estriol, que, inútil para o diagnóstico fora da gravidez, se torna, com o advento desta, um elemento de grande utilidade para a avaliação da vitalidade fetal.

ESTUDO FUNCIONAL ENDÓCRINO EM GINECOLOGIA E OBSTETRÍCIA **175**

Ao contrário da progesterona, que inicia sua ascensão já nas primeiras semanas da gestação, o estriol começa a se elevar pela altura da 10ª semana. Segundo muitos autores, o estriol representa um índice mais sensível a qualquer deficiência fetal do que a progesterona e por isso deverá ser preferido. São os seguintes os valores plasmáticos normais do estriol durante a gravidez:

- 24-28 semanas: 2-10 ng/mL
- 28-32 semanas: 3-13 ng/mL
- 32-36 semanas: 4-17 ng/mL
- 36-40 semanas: 5-20 ng/mL

Progesterona

Esteroide de 21 átomos de carbono, representa o principal composto progestogênico do grupo do pregnano. Tem como principal metabólito o pregnandiol, cuja dosagem na urina representou durante longo tempo a expressão da atividade progestogênica do organismo feminino. A dosagem isolada da progesterona no plasma tornou-se possível graças aos métodos radioimunológicos, sendo os resultados expressos em nanogramas por mililitro (ng/mL).

Produzida pelo corpo lúteo, na segunda fase do ciclo menstrual, a progesterona reflete a atividade dessa pequena estrutura e sua presença em níveis normais revela um ciclo bifásico normal. Valores abaixo do normal indicam a existência de um corpo amarelo deficitário. Na suspeita de um ciclo monofásico – como em certos casos de esterilidade –, torna-se de grande utilidade a dosagem desse hormônio. É durante a gestação, quando da passagem de sua produção do corpo lúteo para a placenta, que o estudo da progesterona ganha maior importância. Como se sabe, a gonadotrofina coriônica é a responsável pela manutenção do corpo lúteo gravídico, que passa a secretar quantidades cada vez maiores de progesterona e estrógenos, substâncias essenciais para as modificações gestacionais. Durante as primeiras três ou quatro semanas da gestação, o corpo lúteo é o principal responsável pela secreção da progesterona (e, em menor escala, dos estrógenos). Daí por diante a placenta passa a secretar quantidades crescentes desses hormônios até atingir um máximo no final da gestação. O teor plasmático da progesterona alcança 100 ng/mL por volta da 28ª semana e seu valor máximo (pouco menos de 200 ng/mL) em torno da 36ª semana.

Andrógenos

Na mulher, em condições normais, a produção de andrógenos se limita às glândulas suprarrenais, que secretam pequenas quantidades de vários esteroides possuidores de fraca atividade androgênica: desidroepiandrosterona (DHEA), androsterona, etiocolanona e androstenediona; todos, menos o último, pertencentes ao grupo dos 17-cetosteroides urinários. Na presença de hiperfuncionamento adrenocortical (síndrome e doença de Cushing, hiperplasia congênita das suprarrenais) esses andrógenos podem ser produzidos em quantidades excessivas e causar manifestações patológicas de virilização. Em casos de tumores produtores de andrógenos, os ovários secretam hormônios do grupo dos 17-cetosteroides ou mesmo testosterona, o que pode levar a graus avançados de virilização.

Na mulher, portanto, o diagnóstico diferencial de hirsutismo e virilização faz-se entre as etiologias adrenal (hiperplasia suprarrenal congênita, síndrome de Cushing, carcinoma ou adenoma virilizantes) e ovariana (ovário policístico, arrenoblastoma, suprarrenal heterotópica). Visto que a córtex adrenal secreta andrógenos fracos, as neoplasias adrenais virilizantes caracterizam-se por elevada excreção urinária de 17-cetosteroides, geralmente em torno de 30 a 40 mg por 24 horas, e altos teores plasmáticos de sulfato de desidroepiandrosterona (DHEAS). A positividade da prova de supressão pela dexametasona, isto é, se a administração oral de 0,5 mg desse corticoide cada seis horas durante sete dias for capaz de normalizar os teores de 17-cetosteroides e do DHEAS, isso exclui o diagnóstico de tumor adrenal virilizante e apoia o de hiperplasia suprarrenal congênita. O tumor ovariano, que

176 LABORATÓRIO COM INTERPRETAÇÕES CLÍNICAS

mais frequentemente causa virilização, é o arrenoblastoma, mas outros tipos de tumor são também capazes de produzi-la. A virilização devida a tumores ovarianos acompanha-se habitualmente de níveis normais de 17-cetosteroides urinários e de DHEAS plasmático, pois a neoplasia secreta geralmente testosterona, um potente andrógeno que, como se sabe, não pertence ao grupo dos 17-cetosteroides. Tal como as neoplasias adrenais, os tumores ovarianos não são suprimidos pela dexametasona. Com exceção dos tumores adrenais heterotópicos, eles são amplamente independentes do estímulo exercido pelo ACTH. Níveis plasmáticos elevados de testosterona não garantem que a neoplasia tenha sua sede no ovário, pois a formação periférica de testosterona a partir de seus precursores adrenais pode elevar o teor desse hormônio.

Provas funcionais

A simples avaliação clínica e mesmo as dosagens hormonais são amiúde insuficientes para um diagnóstico adequado de doenças que comprometem os eixos hipotálamo-hipófise-gonadal, suprarrenal ou tireóideo. Na prática clínica pode-se recorrer a provas dinâmicas para avaliar esses eixos, já que existem drogas capazes de inibi-los ou estimulá-los, bem como técnicas laboratoriais capazes de dosar com precisão os diferentes hormônios envolvidos nesses eixos. Essas manipulações farmacodinâmicas proporcionam uma avaliação bastante exata da integridade funcional e da capacidade de reserva dos diferentes eixos.

A escolha das diversas provas depende basicamente da natureza do problema clínico, do eixo a ser analisado e da idade da paciente, sendo importantes também, em nosso meio, os fatores econômicos e as disponibilidades técnicas. As provas são múltiplas, mas vamos nos limitar àquelas de maior interesse para o ginecologista e que são utilizadas na endocrinologia ligada à reprodução.

Segundo M. F. Silva de Sá, são as seguintes as provas dinâmicas mais importantes:

1. Estudo da pulsatilidade dos hormônios hipofisários (FSH e LH).
2. Administração de hormônios liberadores hipotalâmicos (GnRH e TRH) para investigar a resposta hipofisária.
3. Prova de tolerância à insulina (ITT) para investigar a integridade da hipófise e sua capacidade funcional de secretar GH, ACTH e PRL.
4. Administração de hormônios hipofisários (ACTH) para investigar as respostas das glândulas-alvo.
5. Prova do citrato de clomifeno.
6. Prova de tolerância à glicose oral (TTGO).

■ Megateste

Dá-se esse nome à execução simultânea das provas de GnRH (hormônio liberador das gonadotrofinas), de TRH (hormônio liberador da tirotropina) e ITT (prova de tolerância à insulina). Tal prática é possível porque ficou demonstrado que a simultaneidade não produz interferências significativas nos resultados. Sua grande vantagem é a economia de tempo e de trabalho que proporciona tanto para a equipe médica como para a paciente.

■ Seleção das provas

Considerando que o interesse maior deste capítulo está voltado para a ginecologia e para as áreas ligadas à reprodução, um critério fundamental a ser utilizado na seleção das provas diz respeito à fase do desenvolvimento sexual em que se encontra cada paciente. Serão essas distribuídas em três grupos, descritas a seguir.

ESTUDO FUNCIONAL ENDÓCRINO EM GINECOLOGIA E OBSTETRÍCIA **177**

■ *Mulheres pré-púberes e púberes*

São suficientes na maioria das vezes as determinações dos níveis basais de alguns hormônios, como estradiol, gonadotrofinas, TSH, cortisol e testosterona. Níveis basais normais e resposta adequada ao megateste excluem lesões hipotalâmicas e hipofisárias. Respostas ausentes ou grosseiramente inadequadas ao megateste estabelecem a presença de distúrbios hipotálamo-hipofisários. A diminuição ou mesmo ausência de resposta ao GnRH (liberação de LH e FSH) é de pequena significação diagnóstica porque em pacientes pré-púberes ou com puberdade retardada é comum esse tipo de resposta.

■ *Mulheres durante a vida reprodutiva*

Havendo suspeita de hipopituitarismo, a determinação dos níveis basais pode seguir-se do estudo da pulsatilidade dos hormônios, especialmente das gonadotrofinas, ou das provas de estímulo (inclusive o megateste).

■ *Mulheres pós-menopáusicas*

Nessas, é útil a determinação dos níveis basais, especialmente de FSH, LH e estradiol. Teores basais elevados de FSH e LH excluem, praticamente, a existência de hipopituitarismo. Níveis baixos sugerem esse diagnóstico. Para confirmar usa-se o megateste.

Pulsatilidade dos hormônios hipofisários

Na interpretação dos resultados deve-se levar em conta a amplitude dos pulsos e sua frequência em seis horas. Para as gonadotrofinas, na fase folicular do ciclo menstrual, a frequência fica em torno de cinco a sete por seis horas e a amplitude é de 1,5 a 5,0 mU/mL (amplitude é a diferença entre o teor máximo que o hormônio alcança na elevação abrupta e o menor teor no momento que precede a elevação abrupta). Pacientes com amenorreia hipotalâmica exibem comumente alterações no ritmo com diminuição da frequência e da amplitude. Pacientes com ovários policísticos mostram aumento da amplitude e da frequência.

A variação dos resultados de acordo com a fase do ciclo menstrual, o que dificulta a interpretação, bem como o alto custo do exame, desestimula seu uso clínico.

Prova do GNRH

Consiste em dosar o FSH e LH após uma injeção venosa de 100 mcg de GnRH (hormônio liberador das gonadotrofinas). A prova tem, por objetivo, avaliar, nos casos de hipogonadismo hipogonadotrópico, a sede da disfunção, se hipotalâmica ou hipofisária. Mulheres com defeito hipofisário não respondem adequadamente ao estímulo; aquelas com defeito hipotalâmico deveriam responder, mas comumente não o fazem. Essa falta de reação, aparentemente ilógica, se explica pelo fato de as mulheres, com defeito hipotalâmico, terem a hipófise, embora íntegra, em estado de hipoergia (hipotrofia funcional), o que é causado pela prolongada ausência de estimulação.

Portanto, se a paciente responder ao estímulo, isso é sugestivo de efeito hipotalâmico; se não responder, deve-se prosseguir na investigação, administrando 100 mcg de GnRH por dia durante uma semana e repetindo a prova. Em estados hipogonádicos, o FSH aumenta mais que o LH, resposta que é observada também na pré-puberdade. Por esse fato, usa-se essa prova para o diagnóstico de puberdade precoce. As pacientes com doença de Sheehan respondem mal ou mesmo não respondem; aquelas com defeito hipotalâmico devem responder (ver acima) e as pós-menopausadas o fazem de forma exagerada.

178 LABORATÓRIO COM INTERPRETAÇÕES CLÍNICAS

Prova do TRH

Consiste em dosar o TSH (tirotropina) e a PRL (prolactina) após a injeção de 200 mcg de TRH (hormônio liberador de tirotropina). A prova se destina a avaliar a atividade funcional da hipófise quanto à secreção de TSH e PRL. Sabe-se que pacientes com prolactinoma não respondem à injeção de TRH, ao passo que mulheres normais mostram um aumento de pelo menos 200% do teor de prolactina plasmática. Com base neste fato foi proposta essa prova para o diagnóstico de prolacti-noma em pacientes hiperprolactinêmicas com exame radiológico normal ou inconclusivo da sela túrcica. Portanto, pacientes hiperprolactinêmicas com incremento de no mínimo 200% dos níveis basais de PRL devem ser consideradas de baixo risco para prolactinomas. Mulheres que não exibem essa resposta são de alto risco para o desenvolvimento de prolactinoma. Ocorrem, porém, resultados falso-positivos ou falso-negativos, o que reduz o valor da prova.

Quanto ao TSH, uma resposta normal mostra que seu nível plasmático mínimo aos 30 minutos seria de 7 µg/mL e máximo de 20 µg/mL. Encontram-se respostas exageradas em pacientes com hipotireoidismo primário e ausência de resposta no secundário.

Prova da tolerância à insulina (ITT)

Consiste em dosar o GH (hormônio do crescimento) e o cortisol após submeter o hipotálamo e a hipófise a uma situação de sobrecarga (estresse) causada pela hipoglicemia decorrente de uma injeção de insulina. Essa hipoglicemia estimula a secreção, entre outras substâncias, de GH, ACTH, cortisol, catecolaminas e PRL. A prova é potencialmente perigosa, devendo ser realizada, portanto, sob permanente supervisão médica, com a paciente internada, dispondo-se de uma via venosa para injeção de glicose caso seja necessário. Há contraindicação formal em pacientes epilépticas ou porta-doras de cardiopatia isquêmica. Além do GH e do cortisol, dosa-se também a glicose para comprovar a ocorrência de hipoglicemia, que deve chegar a menos de 40 mg/dL ou a 50% do nível glicêmico anterior à prova. Dentro dos primeiros 30 a 45 minutos, ocorrem, em geral, sudorese, taquicardia e nervosismo, podendo surgir convulsão, caso em que se deve suspender a prova e injetar solução de glicose a 50%.

A resposta normal consiste em um aumento superior a 5 µg/mL no nível de GH ou que este chegue a 10 µg/mL. Quanto ao cortisol, a interpretação é similar à da prova do ACTH (ver a seguir).

Prova do ACTH (cortrosina)

Consiste em injetar 0,25 mg (25 unidades) de cortrosina por via venosa e dosar em seguida o cortisol e a 17-alfa-OH-progesterona. A prova se destina a diagnosticar alterações primárias da fun-ção suprarrenal, seja hipofunção, como na doença de Addison, seja hiperfunção, como na hiperplasia suprarrenal congênita de manifestação tardia (nesta última quando os níveis basais de 17-alfa-OH-progesterona estiverem entre 200 e 500 µg/dL). Outra indicação seria a de avaliar a capacidade das suprarrenais de produzir cortisol em pacientes que apresentem resposta anormal desse hormônio ao estímulo da insulina.

Quanto à produção de cortisol, a resposta é considerada normal se houver aumento maior que 7 µg/dL, o que descarta o diagnóstico de insuficiência suprarrenal primária. Quanto à produção de 17-alfa-OH-progesterona, já foi dito que a prova só tem indicação nos casos em que os teores desse esteroide estiverem entre 200 e 500 µg/dL; quando os níveis basais estiverem acima de 500 µg/dL, o diagnóstico de hiperplasia suprarrenal congênita por deficiência de 21-hidroxilase já está praticamen-te firmado; se estiverem abaixo de 200 µg/dL, a paciente certamente não será portadora dessa doença. Um aumento de no mínimo três vezes o valor basal é indicativo de hiperplasia corticossuprarrenal. Aumentos inferiores a três vezes o valor basal não indicam a doença.

Prova do clomifene

O citrato do clomifene é um estrógeno não esteroide fraco que se liga aos receptores esteroides hipotalâmicos e impede que o estriol e a testosterona atuem sobre eles. Fica inibido, assim, o mecanismo de autorregulação negativa que existe entre os esteroides gonadais e a unidade hipotálamo-hipofisária, com decorrente aumento da secreção de gonadotrofinas, cujos teores plasmáticos se elevam.

A prova consiste em administrar 3 mg/kg/dia de citrato de clomifene durante cinco dias, com um máximo de 200 mg/dia, dosando-se o LH no primeiro e no sexto dia. A prova é considerada responsiva quando o LH se eleva pelo menos de 5 mUI/mL ou quando há um acréscimo de pelo menos 50% do valor basal.

Para a adequada resposta ao clomifene é necessário um funcionamento satisfatório do eixo hipotálamo-hipofisário. A prova é utilizada, assim, para firmar o diagnóstico de deficiência isolada de gonadotrofinas, investigação de puberdade retardada e casos de amenorreia associada a hipogonadismo hipogonadotrópico. Caso a resposta seja adequada, o medicamento poderá ser utilizado para induzir a ovulação no tratamento de ciclos anovulatórios.

A análise completa da função gonadotrópica em doenças hipotálamo-hipofisárias exige que se realizem várias dosagens dos níveis basais, estudo da pulsatibilidade do LH, além das provas funcionais de GnRH e prova do clomifene.

Prova de tolerância à glicose oral (TTGO)

Essa prova é tradicionalmente usada no diagnóstico de diabetes *mellitus*. O reconhecimento da associação da síndrome de ovários policísticos (síndrome de Stein-Leventhal) com a presença de resistência à insulina e a suposição de que esta possa estar envolvida na patogenia daquela, levou a que fosse sugerida a execução da TTGO em pacientes com suspeita de ovários policísticos. A prova consiste em administrar rapidamente 75 g de glicose dissolvidos em 250 mL de água e colher amostras de sangue com intervalos de 30 minutos durante duas horas (cinco amostras, a primeira em jejum). Os resultados da curva glicêmica são os recomendados pelo NDDG (ver Capítulo 12). As curvas normais de insulina devem ser padronizadas para cada laboratório.

Valor insulínico acima dos limites em qualquer tempo indica curva hiperinsulinêmica, mesmo na vigência de curva glicêmica normal, intolerante ou diabética, caracterizando um estado de resistência à insulina.

Hormoniologia da gravidez

Dentro do útero gravídico, a unidade decíduo-fetoplacentária produz uma quantidade extraordinária de hormônios esteroides, proteicos e neuropeptídeos. Essas novas unidades conduzem ao fluxo unidirecional de nutrientes da mãe para o concepto, facultam ambiente favorável para o desenvolvimento *in utero*, o crescimento celular e o amadurecimento, além de sinalizarem o momento em que o produto está pronto para a vida extrauterina.

Em outras palavras, os eventos neuroendócrinos que se desenrolam dentro e entre os compartimentos (materno, fetoplacentário e amniótico) são críticos para o apropriado amadurecimento fetal, o início do parto e a lactação.

Didaticamente, costuma-se dividir a endocrinologia da gravidez em duas fases:

- Ovariana: corresponde às primeiras 8 a 9 semanas da gravidez, quando o corpo amarelo gravídico, estimulado pela gonadotrofina coriônica humana (hCG), é o principal responsável pela secreção de esteroides.
- Placentária: a partir de 8 a 9 semanas, quando a placenta se incumbe da produção de esteroides em quantidades crescentes.

180 LABORATÓRIO COM INTERPRETAÇÕES CLÍNICAS

O ovário também produz a relaxina, peptídeo cuja principal função é, juntamente com a progesterona, inibir a contratilidade espontânea do útero, o que é útil para a manutenção inicial da gravidez.

■ Secreção endócrina placentária

A placenta humana produz grande quantidade de esteroides – progesterona e estrogênio. O lugar da esteroidogênese é o sinciciotrofoblasto. Como a placenta tem capacidade muito limitada de sintetizar o colesterol de novo a partir de acetato, o lipídeo tem de ser suprido pelo fígado materno. A placenta humana também está desprovida de 17-alfa-hidroxilase e, assim, não pode converter os esteroides C_{21} (pregnenolona e progesterona) nos produtos C_{19} (androgênios), que são precursores dos estrogênios.

Dessa maneira, ao contrário das gônadas e das suprarrenais, a placenta é um órgão incompleto no que diz respeito à elaboração dos esteroides. Para a formação dos estrogênios, ela necessita, fundamentalmente, de precursores fetais; para a síntese de progesterona, de substâncias provenientes da mãe. É o conceito da unidade fetoplacentária, ou melhor, da unidade maternofetoplacentária.

■ Hormônios esteroides

■ *Progesterona*

O colesterol-LDL materno é ligado a um receptor específico no sinciciotrofoblasto, transportado por endocitose e hidrolisado em colesterol livre dentro dos lisossomos. No sinciciotrofoblasto, o colesterol é, então, convertido em pregnenolona pela enzima mitocondrial 20,22-desmolase. A pregnenolona é posteriormente transformada em progesterona pela enzima 3-hidroxiesteroide-deidrogenase. A maioria dessa progesterona (90%) é secretada na circulação materna, e o restante (10%), na circulação fetal.

Embora a placenta comece a sintetizar progesterona bem no início da gestação, antes de oito a nove semanas, a progesterona produzida pelo corpo amarelo gravídico é indispensável para o êxito da implantação e da placentação e, portanto, para a manutenção da gravidez. Após essa época, a progesterona placentária é suficiente para manter a gravidez, mesmo na ausência do ovário (transferência luteoplacentária).

A progesterona produzida pelo trofoblasto é fundamental para a quiescência do miométrio ao reduzir o número de junções comunicantes existentes entre as células miometriais, indispensáveis para o sincronismo da contratilidade uterina, assim como para inibir a síntese de prostaglandinas.

A produção de progesterona aumenta progressivamente com a evolução da gravidez, alcançado o seu máximo (300 mg/dia) poucas semanas antes do parto.

■ *Estrogênios*

A produção de estrogênios aumenta muito durante a gravidez (1.000 vezes), alcançando níveis de 80 mg/dia próximo ao termo. A maior quantidade de estrogênio produzida pela placenta é de estriol, um esteroide fraco encontrado na mulher não grávida como metabólito hepático do estradiol.

Como a placenta não tem a enzima 17-alfa-hidroxilase, ela não pode sintetizar os esteroides C_{19} a partir dos precursores C_{21}, pregnenolona e progesterona; por isso, a zona fetal da suprarrenal do concepto, a partir do colesterol-LDL, sintetiza a pregnenolona e, por fim, o esteroide C_{19} sulfato de deidroepiandrosterona (DHEAS) pela ação da enzima 17-alfa-hidroxilase. O DHEAS, uma vez na placenta, sofre a ação da sulfatase, transformando-se em androstenediona e, a seguir, em estrona, após a ação da enzima aromatase.

ESTUDO FUNCIONAL ENDÓCRINO EM GINECOLOGIA E OBSTETRÍCIA **181**

O DHEAS é secretado em grande quantidade pela suprarrenal fetal e convertido em sulfato de 16-hidroxideidroepiandrosterona (16-OHDHEAS) no fígado do concepto. Esses esteroides, DHE-AS e 16-OHDHEAS, são convertidos na placenta nos estrogênios, respectivamente, 17-betaestradiol (E_2) e estriol (E_3), também sob a ação da aromatase. Perto do termo, metade do E_2 é derivada do DHEAS proveniente da suprarrenal fetal e metade do DHEAS materno. Por outro lado, 90% do E_3 na placenta origina-se do 16-OHDHEAS fetal, e apenas 10% de outras fontes. Como os estrogênios, particularmente o estriol, originam-se, fundamentalmente, de precursor do concepto, esse hormônio foi usado no passado como teste de bem-estar fetal.

Os estrogênios desempenham papel relevante na implantação da placenta ao induzirem uma vasodilatação do leito vascular uterino materno. Desse modo, atuam promovendo o crescimento uterino e o aumento do fluxo sanguíneo uteroplacentário.

Os estrogênios da gravidez determinam a proliferação do sistema ductal mamário e, em conjunto com a progesterona, promovem o desenvolvimento do tecido glandular. Após o parto, a súbita cessação do estímulo estrogênio-progesterona possibilita o estabelecimento da lactação.

■ *Hormônios polipetídicos*

O hCG, o hormônio lactogênio placentário (hPL), o hormônio de crescimento placentário humano (hPGH), a ativina e a inibina são os homônios polipeptídeos secretados pela placenta, mais especificamente pelo sinciciotrofoblasto.

■ *Gonadotrofina coriônica humana*

O hCG foi descoberto por Ascheim e Zondek, em 1927, mostrando que a grávida produzia uma substância que injetada em fêmeas de camundongo provocava a ovulação.

O hCG é uma glicoproteína produzida pela placenta e formada por duas subunidades, alfa e beta, ligadas por forças iônicas e hidrofóbicas. A subunidade alfa é idêntica às subunidades alfa dos hormônios glicoproteicos hipofisários: hormônio foliculestimulante (FSH), hormônio luteinizante (LH) e hormônio tireoestimulante (TSH).

As subunidades beta dos hormônios glicoproteicos são únicas e conferem a eles as suas propriedades biológicas e imunológicas.

Os níveis circulantes do hCG aumentam rapidamente quatro semanas após a implantação, dobram seus valores após dois a três dias, atingem um pico por volta de dez semanas e, depois da queda, se nivelam até o termo.

O hCG refere-se, na verdade, a quatro moléculas independentes produzidas por células distintas e cada uma delas com função própria. O hCG (regular) é produzido pelo sinciciotrofoblasto, o hCG-hiperglicosilado (hCG-H) pelo citotrofoblasto, o beta-hCG-livre por múltiplos tumores malignos não trofoblásticos e o hCG hipofisário pelas células gonadotróficas da hipófise anterior.

O hCG tem inúmeras funções, mas a principal é promover a produção de progesterona pelo corpo lúteo gravídico, até três a quatro semanas após a implantação. Depois desse prazo as células do sinciciotrofoblasto na placenta passam a assumir a produção de progesterona, até então realizada pelo corpo lúteo gravídico (transferência lúteo-placentária).

O hCG-H promove a implantação normal pelo citotrofoblasto e o crescimento e a invasão das células do coriocarcinoma.

A detecção de beta-hCG-livre elevado é considerada sinal de mau prognóstico, vale dizer, de crescimento tumoral não trofoblástico.

O hCG hipofisário é variante do hCG placentário, produzido em baixos níveis no ciclo menstrual. O hCG hipofisário mimetiza a ação do LH durante o ciclo menstrual estimulando o corpo amarelo.

182 LABORATÓRIO COM INTERPRETAÇÕES CLÍNICAS

■ Lactogênio placentário humano

O hPL, também denominado somatomamotropina coriônica humana (hCS), é um polipeptídeo, membro da família gênica do hormônio do crescimento/prolactina, com 96% de homologia com o hormônio de crescimento humano (GH) e 67% com a prolactina (PRL). A despeito de sua homologia ao GH e à PRL, o hPL tem atividade lactogênica e, no crescimento, muito reduzida. Na espécie humana, parece constituir-se em redundância evolucionária do GH e da PRL.

O hPL é produzido pelo sinciciotrofoblasto e pode ser detectado no plasma materno com três semanas de gestação, crescendo sua concentração até o termo. É o maior hormônio secretado pela placenta, atingindo a produção de 1 g/dia no termo. Seu aumento ao longo da gestação segue a evolução da massa placentária. Os seus genes estão localizados no cromossomo 17, enquanto o gene da prolactina está localizado no cromossomo 6.

O hPL pode modular o metabolismo materno e o fetal ao agir no fígado de ambos os organismos, assim como em outros tecidos. O hPL funciona como antagonista da insulina, induzindo resistência periférica a esse hormônio, e aumenta a lipólise e a proteólise da mãe, promovendo fonte adicional de glicose e aminoácidos para serem transportados para o feto.

■ Ativina e inibina

A ativina e a inibina são membros da superfamília de glicoproteínas do fator de crescimento transformador-alfa (TGF-alfa). A inibina é um heterodímero composto de duas subunidades diferentes ligadas por pontes dissulfeto, com peso molecular de 32 kD. A ativina é um homodímero da subunidade inibina B, ligada por ponte dissulfeto, e, por isso, existem três formas: A, B e AB. A placenta sintetiza tanto a inibina como a ativina. A ativina circula no sangue materno ligada à proteína folistatina.

A ativina no sangue materno aumenta a sua concentração significativamente após 20 semanas, mas a grande elevação ocorre antes do início do parto, a termo ou pré-termo. Seu papel no início da parturição humana por estimulação da produção de prostaglandinas pelas membranas fetais é aventado. A inibina e a ativina também exercem funções parácrinas na placenta. Enquanto a inibina susta a estimulação do hormônio liberador da gonadotrofina (GnRH) no sinciciotrofoblasto para a produção de hCG, a ativina potencializa a secreção de hCG GnRH-estimulada.

A ativina parece aumentar a liberação de hCG e de progesterona, enquanto a inibina exerce efeito contrário sobre esses hormônios. Esses eventos regulatórios parecem ser paralelos àqueles da hipófise, nos quais a ativina promove a liberação do FSH, enquanto a inibina apresenta efeito contrário.

■ Hormônio do crescimento placentário humano e fator de crescimento insulina-like 1

Codificado pelo gene GH-V, o hormônio do crescimento placentário humano (hPGH) é produzido no primeiro trimestre pelo trofoblasto e estimula de forma autócrina a invasão da placenta. No segundo trimestre, ele é secretado de forma contínua pelo sinciciotrofoblasto, ao contrário do GH hipofisário, secretado de forma pulsátil.

Parece que o hPGH tem como função estimular a produção de fator de crescimento insulina-*like* 1 (IGF-1), que, por sua vez, suprime o GH hipofisário na segunda metade da gravidez. O IGF-1 tem importante papel modulador no crescimento fetal ao aumentar o transporte de aminoácidos e glicose. A secreção de GH placentário é inibida pela glicose. *In vivo*, o GH placentário está reduzido no sangue materno durante a subida da glicemia pós-prandial e nos casos de diabetes gestacional. Isso sugere um papel metabólico visto exclusivamente no compartimento materno, mas não detectável na circulação fetal. Em caso de queda da glicemia materna, os níveis de GH placentário aumentam, garantindo o aporte energético ao feto.

▪ Relaxina

A relaxina é hormônio peptídeo que pertence à família da insulina. É produzida pelo corpo lúteo, pela placenta e pela decídua. Durante a gravidez, toda a relaxina circulante na mãe parece ser originada do corpo lúteo. Entre as atividades biológicas da relaxina destacam-se: remodelação do colágeno, amolecimento da cérvice materna e do sistema reprodutivo inferior e inibição da contratilidade uterina. Todavia, a relaxina circulante não demonstra ser necessária para a manutenção da gestação ou do parto normal.

▪ Hormônios neuropeptídeos

A placenta humana produz diversos neuropeptídeos similares àqueles elaborados pelo hipotálamo. Por analogia com o sistema hipotálamo-hipofisário, sugere-se que a célula citotrofoblástica corresponda ao local da síntese dos neuropeptídeos, enquanto o sinciciotrofoblasto produza o hormônio proteico.

▪ Hormônio liberador da gonadotrofina

O hormônio liberador da gonadotrofina (GnRH) pela placenta humana do termo, secretado pelo citotrofoblasto, estimula o sincício a produzir hCG e esteroides que, por sua vez, inibem a sua produção por *feedback* negativo.

▪ Hormônio liberador da corticotrofina

O hormônio liberador da corticotrofina (CRH), um neurormônio hipotalâmico que modula a função hipofisária e suprarrenal (eixo hipotálamo-hipófise-suprarrenal), é produzido pela placenta. O CRH pode ser detectado no plasma materno com 20 semanas da gestação, e seus níveis aumentam nas fases finais da gravidez, com acréscimo rápido nas semanas que precedem o parto. É também relatado que os níveis de CRH crescem precocemente na gravidez complicada pelo parto pré-termo. Todos esses dados sugerem que o CRH placentário possa estar envolvido no determinismo do parto e que o "relógio placentário" controla a duração da gravidez humana.

▪ Proteínas placentárias

A placenta sintetiza inúmeras proteínas, tanto aquelas produzidas exclusivamente na gravidez, como outras também encontradas fora do estado gravídico.

No que concerne às proteínas específicas da gravidez, são elas as proteínas plasmáticas associadas à gravidez (PAPP), A, B, C e D, cujas funções não estão ainda desvendadas. A PAPP-A tem sido utilizada no primeiro trimestre para o rastreamento bioquímico de aneuploidias fetais.

Bibliografia

Aschheim S, Zondek B. Hypophysenvorderlappenhormon und ovarialhormon im harn von schwangeren. Klin Wochenschr. 1927; 6:1322.

Aschheim S. Die schwangerschafts diagnose ans dem harn praktische und theoretische ergebnisse der untersuchungen des harnes auf hypophysenvorderlappenhormon. Ztsch Gebustsch Gynak. 1928; 203:17.

Barnhart KT, Simhan H, Kamelle SA. Diagnostic accuracy of ultrasound above and below the beta-hCG discriminatory zone. Obstet Gynecol. 1999; 94:583.

Bastian LA, Nanda K, Hasselblad V, Simel DL. Diagnostic efficiency of home pregnancy test kits: a meta-analysis. Arch Fam Med. 1998; 7:465.

Bjercke S, Tanbo T, Dale PO, Morkrid L, Abyholm T. Human chorionic gonadotropin concentrations in early pregnancy after in vitro fertilization. Hum Reprod. 1999; 14:1642.

184 LABORATÓRIO COM INTERPRETAÇÕES CLÍNICAS

Braunstein GD. False-positive serum human chorionic gonadotropin results: causes, characteristics, and recognition. Am J Obstet Gynecol. 2002; 187:217.

Cole LA, Seifer DB, Kardana A, Braunstein GD. Selecting human chorionic gonadotropin immunoassays: consideration of crossreacting molecules in first-trimester pregnancy serum and urine. Am J Obstet Gynecol. 1993; 168:1580.

Cole LA, Sutton JM, Higgins TN, Cembrowski GS. Between-method variation in human chorionic gonadotropin test results. Clin Chem. 2004; 50:874.

Cole LA. Immunoassay of human chorionic gonadotropin, its free subunits, and metabolites. Clin Chem. 1997; 43:2233.

Friedman MH. Mechanism of ovulation in the rabbit. II. Ovulation produced by the injection urine from pregnant women. Am J Physiol. 1929; 11:617.

Hegar P. Diagnose der fruhesten schwan-gerschaft. Dtsch Med Wochenschr. 1985; 35:13.

Linhares E. Propedêutica da gravidez. Diagnóstico laboratorial. In: Rezende J (ed.). Obstetrícia. 9 ed. Rio de Janeiro: Guanabara Koogan; 2002. p. 177.

Medeiros SF, Norman RJ. Formas moleculares da gonadotrofina coriônica humana: características, ensaios e uso clínico. Rev Bras Gin Obst. 2006; 28:251.

Montgomery W. An exposition of the signs of pregnancy. London; 1827.

Piskacek I. Ueber ausladung umshribener gebaermutterabschnitte als diagnostisches zeichen der schwangerschaft. Wein u Leipzig: W. Baumueller; 1899.

Pretlove SJ, Lovell KH, Thompson PJ, Reid WM. Beware the negative pregnancy test. J Obstet Gynaecol. 2002; 22:442.

Rezende J, Linhares, E. Endocrinologia do ciclo gestativo. In: Rezende J (ed.). Obstetrícia. 9 ed. Rio de Janeiro: Guanabara Koogan; 2002. p. 125.

Vaitukaits JL, Braunstein GD, Ross GT. A radioimmunoassay which specifically measures human chorionic gonadotropin in the presence of human luteinizing hormone. Am J Obstet Gynecol. 1972; 113:751.

Vladutiu AO, Sulewski JM, Pudlak KA, Stull CG. Heterophilic antibodies interfering with radioimmunoassay: a false-positive pregnancy test. JAMA. 1982; 248:2489.

Zondek B. Les hormones du lobe antérieur de l'hypophyse. Hormone de croissance, hormone de maturation du follicule (prólan A), hormone de lutéinisation (prólan B), hormone du métabolisme? Gynéc Obstet Paris. 1930; 11:464.

Doenças Endócrinas

Maria Auxiliadora Saad Travassos ■ *Débora Vieira Soares* ■ *Giovanna A. Balarini Lima*

Funcionamento integrado hipotálamo-hipofisário

Sabe-se, pela fisiologia, que o funcionamento do hipotálamo e da hipófise desenvolve-se em regime de íntimo entrosamento. As influências recíprocas exercidas por seus respectivos hormônios configuram um sistema funcional integrado e harmônico, cuja atividade garante que a extensa constelação endócrina corporal possa responder a cada instante, de maneira pronta e adequada, a todas as flutuações das necessidades funcionais do organismo e manter, assim, o quadro hormonal dentro do equilíbrio dinâmico que caracteriza o estado de higidez.

Anatomicamente, a hipófise é constituída de duas partes inteiramente independentes entre si, que são a hipófise posterior ou neuro-hipófise, conectada ao hipotálamo por meio de um pedículo, e a adeno-hipófise, que se situa adiante da neuro-hipófise. Não existe qualquer relação funcional entre esses dois componentes anatômicos hipofisários.

■ Hormônios hipofisários

A hipófise anterior secreta diversos hormônios peptídicos que se destacam pelas importantes atividades exercidas na regulação de glândulas endócrinas periféricas (tireoide, suprarrenal, gônadas) e também do crescimento somático e da lactação. São eles:

1. Hormônio tireoestimulante ou tireotrofina (TSH).
2. Prolactina (PRL).
3. Hormônio luteinizante (LH).
4. Hormônio foliculoestimulante (FSH).
5. Hormônio adrenocorticotrófico ou corticotrofina (ACTH).
6. Hormônio do crescimento (GH).

As próprias denominações dos diversos hormônios elucidam a função de cada um. O TSH, o LH, o FSH e o ACTH atuam sobre as glândulas-alvo, ao passo que o PRL regula a lactação e o GH estimula o crescimento somático e regula o metabolismo.

■ Hormônios hipotalâmicos liberadores e inibidores

O hipotálamo, sob a influência de praticamente todas as áreas do SNC, secreta uma série de neuro-hormônios liberadores e inibidores que são lançados no sangue do sistema porta-hipotalâmico-hipofisário e transportados até a adeno-hipófise, onde regulam a secreção dos vários hormônios hipofisários. São seis os neuro-hormônios mais importantes no controle da secreção hipofisária:

186 LABORATÓRIO COM INTERPRETAÇÕES CLÍNICAS

1. Hormônio liberador da tireotrofina (TRH).
2. Hormônio liberador das gonadotrofinas (GnRH).
3. Dopamina.
4. Hormônio liberador da corticotrofina (CRH).
5. Hormônio liberador do hormônio do crescimento (GHRH).
6. Somatostatina.

Observa-se que quatro dos neuro-hormônios enumerados são liberadores (suas denominações enunciam a função de cada um). Os dois restantes são inibidores. A dopamina inibe a secreção da PRL e, em certas circunstâncias, também o LH, FSH e TSH. A somatostatina exerce controle negativo sobre a síntese e secreção tanto do GH (hormônio do crescimento) como do TSH (tireotrofina).

■ Ocitocina e vasopressina

Além dos hormônios liberadores e inibidores, o hipotálamo produz também esses dois hormônios, que são transportados até a neuro-hipófise, onde são armazenados. A ocitocina atua na glândula mamária, promovendo a ejeção do leite, e no útero, levando à contração da musculatura lisa uterina. Já a vasopressina, também conhecida como hormônio antidiurético (ADH) promove reabsorção de água nos túbulos renais, por meio da sua ligação aos receptores renais V2, e contração da musculatura lisa vascular, via receptores V1.

■ Outras informações sobre hormônios hipofisários de interesse clínico

Os hormônios LH e FSH (gonadotrofinas) exercem importantes ações sobre as gônadas, em ambos os sexos. Na mulher, eles controlam o crescimento, maturação e expulsão do óvulo, bem como a produção de hormônios (estrogênios e progesterona). No homem, estimulam a espermatogênese e a produção dos hormônios androgênicos.

O hormônio foliculoestimulante (FSH) estimula, na mulher, o crescimento e maturação dos folículos ovarianos, preparando-os para a ovulação. Isoladamente, esse hormônio não provoca secreção de estrogênios pelo ovário, mas o faz em presença de hormônio luteinizante. No homem, o FSH atua sobre as células de Sertoli e é essencial à espermatogênese.

O hormônio luteinizante (LH), ao lado do FSH, estimula, na mulher, o crescimento e maturação dos folículos, bem como provoca ovulação e secreção de estrogênios pelas células da teca e da granulosa. No homem, o hormônio luteinizante estimula o desenvolvimento e funcionamento das células intersticiais de Leydig e, consequentemente, a produção de hormônios androgênicos pelos testículos.

Tanto o LH como o FSH são estimulados pelo GnRH, seja fisiologicamente ou quando injetado de maneira intermitente. Quando o GnRH é administrado em infusão contínua, a liberação do LH e FSH é inicialmente estimulada, mas logo inibida pela regulação negativa exercida pelo GnRH sobre seus receptores hipofisários (ver gonadorrelina, na próxima página).

A corticotrofina (ACTH) possui a capacidade de estimular o córtex suprarrenal a produzir o cortisol. Na clínica, utiliza-se uma apresentação de ACTH sintético, o tetracosactídio (Synacthen), para investigação de insuficiência suprarrenal.

A tireotrofina (TSH) estimula a tireoide, regulando a síntese e liberação de T_3 (tri-iodotironina) e T_4 (tiroxina). Com a evolução da sensibilidade dos ensaios para a dosagem do TSH, o teste do TRH, em que se administra o TRH sintético, passou a ter indicação muito restrita. Seu uso atualmente se limita a duas situações clínicas: diferenciar o hipotireoidismo secundário (deficiência de TSH) do terciário (deficiência de TRH) e diferenciar entre tumor produtor de TSH (hipertireoidismo central) e resistência aos hormônios tireoidianos. No hipotireoidismo secundário, não ocorre resposta à injeção do TRH sintético, enquanto no hipotireoidismo terciário ocorre uma resposta tardia. Já no caso do tumor produtor de TSH, não ocorre resposta ao teste, enquanto na resistência aos hormônios tireoidianos ocorre elevação do TSH após a injeção do TRH sintético.

A gonadorrelina é um decapeptídeo sintético que apresenta atividade semelhante a do GnRH, estando indicado como recurso diagnóstico em doenças ligadas ao comprometimento do eixo hipotálamo-hipófise-gonadal.

Pan-hipopituitarismo

A falência global da hipófise causa efeitos deletérios por meio da insuficiência das glândulas endócrinas periféricas, que deixam de ser estimuladas pelos respectivos hormônios tróficos.

Como fatores causais citam-se processos tumorais (p. ex., adenomas hipofisários, craniofaringioma, meningioma, tumores de células germinativas) e processos não tumorais (p. ex., necrose pós-parto, infecções específicas, sarcoidose, tuberculose, histiocitose, micoses), bem como doenças crônicas debilitantes, que podem levar a um tipo funcional de hipopituitarismo.

Quando a doença é de instalação gradual e progressiva, o primeiro hormônio mais comumente afetado é o do crescimento; posteriormente são afetadas as gonadotrofinas, o ACTH e o TSH. O metabolismo basal encontra-se geralmente normal ou um pouco diminuído. Observa-se frequentemente anemia normo ou hipocrômica, causada pela depressão metabólica e pela queda dos hormônios sexuais e tireoidianos.

Quando se suspeita de pan-hipopituitarismo, a avaliação hormonal inicial deve incluir a dosagem basal dos hormônios hipofisários (TSH, PRL, GH, FSH e LH) e aqueles produzidos pelas glândulas-alvo (T_4 livre, IGF-I, testosterona no homem, estradiol na mulher, cortisol). Se as dosagens basais não forem suficientes para confirmar ou afastar o diagnóstico de deficiência hormonal, deve-se lançar mão das provas funcionais.

■ Estudo radiológico

Havendo suspeita de processo expansivo na região selar, está indicada a realização de uma tomografia computadorizada ou ressonância magnética de sela túrcica, sendo que esta última é considerada o padrão-ouro na avaliação por imagem dessa região.

■ Campo visual

Seu estudo é importante para o diagnóstico de comprometimento visual devido à compressão dos nervos ópticos ou quiasma óptico causado por processos expansivos da região da sela túrcica. O achado mais comum é a hemianopsia bitemporal.

■ Função tireoidiana

Os resultados subnormais das provas de função tireoidiana (Capítulo 10) evidenciam o estado de hipotireoidismo. A dosagem do TSH sérico distingue o hipotireoidismo primário (TSH aumentado) do hipopituitarismo (TSH diminuído ou inapropriadamente normal).

■ Função do córtex da suprarrenal

Os resultados subnormais das provas funcionais da córtex suprarrenal (Capítulo 11) evidenciam o estado de insuficiência dessa glândula. A prova de estímulo com tetracosactídio (Capítulo 11) ou o teste de tolerância à insulina confirmam o diagnóstico de insuficiência suprarrenal quando os valores basais de cortisol estão em níveis duvidosos. A dosagem de ACTH permite distinguir entre a insuficiência suprarrenal primária (ACTH aumentado) da secundária (ACTH diminuído).

Gigantismo e acromegalia

O gigantismo hipofisário é uma condição infrequente, pois o adenoma hipofisário responsável pela hipersecreção do hormônio do crescimento (somatotropinoma) raramente ocorre durante a infância. Quando surge após o fechamento das epífises, não provoca gigantismo mas, sim, acromegalia.

O gigantismo hipofisário deve ser diferençado do crescimento excessivo de natureza constitucional (gigantismo constitucional), no qualo paciente apresenta proporção adequada entre os segmentos corporais, não existindo qualquer sinal de excesso de hormônio do crescimento.

■ Dosagem do hormônio do crescimento

É feita por ensaios imunométricos. Deve-se colher o sangue em condições basais, antes da primeira refeição. Como a secreção fisiológica do GH é pulsátil, mesmo indivíduos saudáveis podem ter níveis de GH basal que se sobrepõem com valores encontrados em pacientes com acromegalia. Dessa forma, o resultado da dosagem do GH basal deve ser interpretado em conjunto com a dosagem de IGF-I. Níveis de GH basal menor que 0,4 ng/mL associados a um valor de IGF-I normal para a faixa etária excluem o diagnóstico de acromegalia. Nos casos de dúvida diagnóstica, em que os valores de GH basal e IGF-I não são indubitavelmente elevados, pode-se lançar mão do teste de tolerância oral à glicose (TTOG) com dosagem de GH nos tempos 0, 30, 60, 90 e 120 minutos. Em pessoas saudáveis, após a administração de uma sobrecarga de 75 g de glicose anidra por via oral, ocorre supressão dos níveis de GH com um nadir menor que 1,0 ng/mL. Já nos acromegálicos, não ocorre essa supressão e pode mesmo haver um aumento paradoxal.

■ Dosagem da somatomedina C (IGF-I – *insulin-like growth factor-I*)

Deve ser feita em todos os pacientes com suspeita de acromegalia. Sob estímulo do GH, o fígado produz IGF-I, que é liberado no sangue e transportado por proteínas ligadoras de IGF (IGFBPs). A secreção hepática de IGF-I é relativamente constante durante o dia, havendo boa correlação entre os níveis médios de GH secretado pela hipófise ao longo do dia e os níveis séricos de IGF-I. Seu valor mostra-se elevado em pacientes com acromegalia. Os valores de referência são demonstrados de acordo com a faixa etária do paciente, pois há uma queda fisiológica dos níveis de IGF-I com o envelhecimento.

■ Estudo radiológico

Após o diagnóstico laboratorial de excesso de GH e IGF-I, deve-se solicitar uma tomografia computadorizada ou ressonância magnética de sela túrcica para comprovar a presença do tumor hipofisário. Ao diagnóstico, 80% dos somatotropinomas são macroadenomas (tumores com 1 cm ou mais no maior diâmetro).

■ Campo visual

Caso haja expansão suprasselar do tumor, pode-se demonstrar hemianopsia bitemporal, e até mesmo amaurose.

■ Metabolismo dos carboidratos

A hipersecreção do hormônio do crescimento ocasiona graves distúrbios no metabolismo dos carboidratos. A hiperglicemia, que ocorre na maioria dos casos, decorre do aumento da gliconeogênese hepática, da resistência periférica à ação da insulina e da menor utilização da glicose por bloqueio de sua fosforilação.

Diabetes *insipidus*

É um distúrbio crônico ou temporário, raramente familiar, que se caracteriza pela eliminação de volume excessivo de urina extremamente diluída acompanhada de polidipsia. A causa pode ser a secreção deficiente de vasopressina (hormônio antidiurético, ADH), caracterizando o diabetes *insipidus* (DI) central, ligado a um distúrbio hipotálamo-hipofisário, ou a resistência à ação do ADH nos túbulos renais, caracterizando o diabetes *insipidus* nefrogênico. A discriminação entre os dois tipos é feita pela prova que se segue.

■ Prova da privação hídrica

Essa prova baseia-se no fato de que, em indivíduos normais, a restrição hídrica promove o aumento da osmolaridade plasmática, o que leva a um decréscimo da excreção de urina, com elevação da osmolaridade urinária. A prova tem início pela manhã com a pesagem do paciente e coleta de sangue e de urina para determinação de eletrólitos e osmolaridade plasmática e determinação da osmolaridade urinária. A urina é coletada de hora em hora, determinando-se sua osmolaridade. O paciente permanece sem ingerir líquidos até: 1) perda de 5% ou mais do peso inicial; 2) osmolaridade urinária estável em duas a três amostras consecutivas; ou 3) osmolaridade plasmática e/ou sódio sérico atingirem níveis acima do normal (> 295-300 mOsm/kg e > 145 mEq/L, respectivamente). Nesse momento administra-se 10 mcg de vasopressina intranasal ou subcutânea. A seguir, deve-se coletar sangue e urina a cada hora, por duas horas consecutivas. A resposta fisiológica caracteriza-se pelo fato de que a osmolaridade urinária máxima após a desidratação (geralmente > 600 mOsm/kg) não aumenta mais que 5% após a administração da vasopressina. Pacientes com DI central são geralmente incapazes de fazer a osmolaridade urinária ultrapassar a do plasma, mas aumentam a osmolaridade urinária em mais de 50%, após a vasopressina. Pacientes com DI nefrogênico são incapazes de fazer a osmolaridade da urina ultrapassar a do plasma e não mostram nenhuma resposta à injeção de vasopresina.

Hormônios tireoidianos e mecanismos de ajuste de sua síntese e secreção

Para esse assunto remetemos o leitor ao Capítulo 10 (Estudo Funcional da Tireoide) e ao item Funcionamento integrado hipotálamo-hipofisário no início deste capítulo.

Bócio simples

Ocorre devido a uma produção diminuída de hormônio tireoidiano, que é total ou parcialmente equilibrada pelo aumento compensatório do TSH. Não há sinais clínicos de hipotireoidismo. Os casos ligados à ingestão deficiente de iodo (muito rara atualmente devido à suplementação de iodo no sal de cozinha) são denominados bócio endêmico. Dentre outras causas citam-se defeitos enzimáticos, que comprometem a síntese hormonal.

■ Função tireoidiana

Os resultados das provas encontram-se geralmente no limite inferior da normalidade. Havendo déficit funcional configura-se o cretinismo endêmico (falta de iodo) ou o cretinismo bocígeno familiar (defeito enzimático).

■ Captação do radioiodo

Normal ou elevada.

190 LABORATÓRIO COM INTERPRETAÇÕES CLÍNICAS

■ Ultrassonografia

Há aumento de todo o tecido tireoidiano sem alterações significativas de textura. Podem ser percebidas, em alguns casos, múltiplas e diminutas estruturas císticas disseminadas.

Hipertireoidismo

Os sintomas de hipertireoidismo dependem, em sua maioria, das diversas propriedades fisiológicas dos hormônios tireoidianos, representando, pois, exagero de processos fisiológicos normais. Os pacientes exibem, geralmente, bócio, isto é, aumento de volume da glândula tireoide. Esse bócio é chamado de "tóxico", em contraposição ao "não tóxico" observado nas afecções em que existe funcionamento normal ou diminuído da glândula. O bócio tóxico pode exibir aspecto difuso ou nodular. No primeiro caso estamos diante de um bócio difuso tóxico, que constitui a doença de Graves. No segundo caso temos um bócio uninodular ou multinodular tóxico, o que constitui a doença de Plummer.

■ Dosagem sérica do TSH

Essa dosagem representa o melhor recurso para avaliar as disfunções tireoidianas. É considerado o método ideal de rastreamento, uma vez que mínimas oscilações nos níveis circulantes dos hormônios tireoidianos geram modificações, mediadas por retroalimentação negativa, em proporções log-lineares nos níveis de TSH. Uma vez detectada anormalidade nos níveis séricos de TSH, deve-se proceder à confirmação, transcorridas seis a oito semanas, já que esse é o período que o eixo hipotálamo-hipófise-tireoide leva para se ajustar após uma influência transitória (p. ex., infecção ou doença aguda intercorrente). Nesse momento, deve-se solicitar também a dosagem de tiroxina livre (T_4 livre). Índices totais de hormônios tireoidianos sofrem influência das proteínas ligadoras (TBG – *thyroxine binding globulin*) e, portanto, podem estar inapropriadamente alterados em diferentes condições. O nível sérico de TSH define também as síndromes de hipertireoidismo subclínico (TSH sérico suprimido) e hipotireoidismo subclínico (TSH sérico elevado), ambos com níveis séricos normais de T_4 livre e T_3 livre.

Os métodos atuais de dosagem de TSH, usando metodologia imunométrica são muito mais exatos e sensíveis do que as dosagens de primeira geração que usavam radioimunoensaio. Os ensaios imunométricos disponíveis apresentam sensibilidade funcional de 0,001 a 0,002 mU/L. Os valores de referência do TSH devem ser discriminados de acordo com a faixa etária do paciente, uma vez que acontece um aumento fisiológico do TSH com o envelhecimento. Além disso, existem valores de referência específicos para cada trimestre da gestação.

■ Função tireoidiana

Como o principal hormônio liberado pela tireoide é o T_4, e não o T_3, que é gerado pela ação periférica das desiodases sobre o T_4, a dosagem da fração livre deste hormônio (T_4 livre) é a maneira ideal de avaliar o estado de funcionamento tireoidiano. Essas dosagens, entretanto, não são usadas na rotina em razão de dificuldades técnicas e do longo tempo consumido em sua execução. O principal método utilizado na prática diária é a estimativa do hormônio livre por ensaio competitivo, no qual o hormônio da amostra do paciente compete com um análogo marcado com um composto quimioluminescente pelo anticorpo específico (ver Capítulo 10). A dosagem do T_4 livre é mais sensível e específica que a do T_4 total por sofrer menor influência das proteínas ligadoras dos hormônios tireoidianos, principalmente a TBG.

Na suspeita de T_3-toxicose, situação inicial do hipertireoidismo, em que há uma maior conversão de T_4 em T_3 por ação da desiodase do tipo 1, fazendo com que os níveis de T_4 livre estejam ainda normais e apenas o T_3 elevado, é necessário realizar a dosagem sérica de T_3 total ou livre.

■ Cintilografia da tireoide

Pode ser realizada com administração de tecnécio ou iodo radioativo. Na doença de Graves, a glândula se mostra, em geral, aumentada difusamente, com hipercaptação homogênea. No bócio nodular tóxico, acontecerá uma captação elevada na área de projeção do nódulo ("nódulo quente"), enquanto as áreas vizinhas apresentarão hipocaptação.

■ ECG

Pode mostrar taquicardia, fibrilação atrial, bem como alterações das ondas P e T.

■ Exame radiológico

Uma tomografia da região cervical pode ser necessária para determinar se o bócio nodular apresenta extensão intratorácica. Isso é importante nos casos cirúrgicos, pois é necessária a presença de uma equipe de cirurgia torácica em se tratando de bócio mergulhante intratorácico.

Hipotireoidismo

Manifesta-se sob duas formas clínicas: congênita (cretinismo) e adquirida (hipotireoidismo juvenil e do adulto). Descrevem-se quatro formas de hipotireoidismo congênito: a) cretinismo esporádico, devido à ausência congênita da glândula tireoide; b) cretinismo endêmico, que acontece apenas em certas áreas geográficas em que existe deficiência de iodo na água e nos alimentos (p. ex., áreas da África Central e região do Himalaia); c) cretinismo bocígeno não endêmico familiar, devido a defeitos enzimáticos congênitos que impedem a síntese normal de T_3 e T_4; d) cretinismo iatrogênico, devido à ingestão materna de drogas antitireoidianas durante a gravidez.

No hipotireoidismo juvenil, as crianças possuem algum tecido tireoidiano, mas a produção hormonal é insuficiente para as crescentes necessidades do organismo. Na maioria das vezes, o déficit hormonal se deve à permanência da tireoide na base da língua, tal ectopia prejudicando seu funcionamento. As crianças exibem aspecto normal durante alguns anos, após os quais os sintomas fazem lentamente seu aparecimento.

No hipotireoidismo do adulto, a insuficiência tireoidiana pode ser primária ou então secundária à hipofunção hipotálamo-hipofisária (hipotireoidismo central). O hipotireoidismo primário, muito mais frequente que o central, pode surgir após tireoidectomia, uso de iodo radioativo, exposição à radiação externa da região cervical ou uso de medicamentos bocígenos. Na maioria dos casos se deve, entretanto, a um mecanismo autoimune, ocorrendo como consequência da tireoidite de Hashimoto.

■ Função tireoidiana

Ver Hipertireoidismo.

■ Dosagem sérica do TSH

Ver Hipertireoidismo.

■ ECG

Revela acentuada diminuição de voltagem, com ondas T achatadas ou invertidas.

■ Estudo radiológico

No cretinismo e no hipotireoidismo juvenil, radiografias do esqueleto evidenciam retardo da maturação óssea, com idade óssea atrasada e, às vezes, retardo da dentição.

192 LABORATÓRIO COM INTERPRETAÇÕES CLÍNICAS

Tireoidites

A inflamação da tireoide é uma condição relativamente rara. Pode ser infecciosa (tireoidite aguda), inflamatória (tireoidite granulomatosa subaguda) ou crônica (tireoidite de Hashimoto e tireoidite de Riedel). O diagnóstico dos diversos tipos é baseado principalmente nos estudos histológicos. A tireoidite de Hashimoto (linfocítica crônica) é atribuída a mecanismo autoimune e representa a causa mais comum de hipotireoidismo primário em nosso meio. A tireoidite granulomatosa subaguda de De Quervain é causada provavelmente por diversos vírus, raramente levando ao hipotireoidismo. A tireoidite linfocítica subaguda, que parece corresponder à fase inicial da tireoidite de Hashimoto, pode acontecer em adultos e também em mulheres no período pós-parto, sendo nesse caso chamada de tireoidite pós-parto.

■ Tireoidite de Hashimoto

■ *Função tireoidiana*

Inicialmente apenas o TSH apresenta elevação, mantendo-se o T_4 livre dentro dos limites do normal, configurando o hipotireoidismo subclínico. Com o passar dos anos e décadas, T_4 livre diminui progressivamente até que atinja valores abaixo dos limites da normalidade, configurando o hipotireoidismo clínico ou manifesto.

■ *Reações sorológicas*

Existem elevados títulos de anticorpos antitireoidianos (anticorpo antiperoxidase tireoidiana – anti-TPO) na fase inicial da doença, que podem desaparecer nos estágios posteriores.

■ Tiroidite de De Quervain

■ *Função tireoidiana*

Inicialmente o T_4 livre está aumentado, devido à liberação de hormônios pré-formados que ocorre com a destruição celular, e a captação de radioiodo está diminuída (frequentemente < 2%). Após algumas semanas, o T_4 livre torna-se diminuído, por esgotamento das reservas e prejuízo da nova síntese, e a captação de radioiodo permanece baixa. Após alguns poucos meses, com a regeneração do tecido tireoidiano, os níveis de T_4 livre e a captação de radioiodo voltam ao normal.

■ *Laboratório*

O achado mais marcante é o acentuado aumento da velocidade de hemossedimentação (VHS), podendo chegar a mais de 100 mm/h. Um VHS normal torna improvável o diagnóstico de tireoidite de De Quervain. Como qualquer quadro viral, pode-se notar leucocitose.

Nódulo da tireoide

A presença de um ou mais nódulos na tireoide impõe a discriminação entre lesão benigna e maligna. Cerca de 10% de todos os nódulos tireoidianos são malignos. O passo inicial e divisor de águas na investigação de um nódulo tireoidiano é a dosagem sérica do TSH. De acordo com o resultado do TSH, serão solicitados exames que ajudarão a esclarecer a natureza do nódulo. Os três principais exames complementares disponíveis são a cintilografia, a ultrassonografia e a punção aspirativa com agulha fina (PAAF). A sequência de aplicação desses recursos depende dos níveis séricos do TSH.

■ Ultrassonografia

No estudo da tireoide, esse exame é capaz de determinar o número e tamanho dos nódulos tireoidianos, assim como discriminar características sugestivas de malignidade, como a presença de hipoecogenicidade, margens irregulares e microcalcificações. A constatação de que o nódulo é cístico diminui muito a possibilidade de tratar-se de lesão maligna.

■ Cintilografia da tireoide

Esse exame será solicitado apenas nos casos em que o TSH estiver baixo ou suprimido. O principal objetivo da cintilografia é determinar se o nódulo em questão é o responsável pelo hipertireoidismo, pois nesse caso o nódulo é hipercaptante ou "quente", e estamos diante de um adenoma tóxico. Uma vez que nódulos hipercaptantes raramente são malignos, encerra-se a investigação nesse ponto e não há indicação de solicitar PAAF. Caso o nódulo seja hipocaptante, o hipertireoidismo tem outra causa e a investigação do nódulo deverá prosseguir.

Deve ficar claro que não se deve solicitar cintilografia na investigação de todos os nódulos tireoidianos, pois a maioria dos nódulos é hipocaptante, e destes, apenas 10-15% são malignos. Sendo assim, a cintilografia acrescenta pouca informação, já que de antemão sabemos que cerca de 10% dos nódulos são malignos. Dessa forma, a única indicação para realização da cintilografia é a presença de nódulo tireoidiano com TSH baixo/suprimido.

■ Punção aspirativa com agulha fina

É o exame padrão-ouro para definição da natureza do nódulo tireoidiano. Está indicada em duas situações: 1) nódulo tireoidiano com TSH normal ou alto; e 2) nódulo tireoidiano hipocaptante com TSH baixo ou suprimido. Além do tamanho, outras características ultrassonográficas ajudam a definir a necessidade da realização da PAAF. Nódulos com alta suspeição ultrassonográfica (hipoecoicos, margens irregulares e/ou microcalcificações) devem ser puncionados se tiverem 1 cm ou mais. Nódulos isoecoicos ou hiperecoicos devem ser puncionados se tiverem 1,5 cm ou mais, enquanto nódulos mistos (componente sólido e cístico) devem ser puncionados a partir de 2 cm no maior diâmetro. O resultado da análise citopatológica é apresentado de acordo com a classificação de Bethesda: I (material insuficiente), II (benigno), III (lesão de significado indeterminado), IV (lesão ou neoplasia folicular), V (lesão suspeita de malignidade) ou VI (lesão maligna).

Hormônios corticais e mecanismos de ajuste de sua síntese e secreção

Para esse assunto remetemos o leitor ao Capítulo 11 (Estudo Funcional da Suprarrenal) e ao item Funcionamento integrado hipotálamo hipofisário, no início deste capítulo.

Insuficiência adrenal crônica

Pode ser primária por destruição do córtex adrenal (doença de Addison), ou central (secundária ou terciária) por deficiência de ACTH ou CRH (ver Pan-hipopituitarismo). Na IA primária ocorre deficiência dos glicocorticoides, dos mineralocorticoides e dos esteroides sexuais.

■ Bioquímica do sangue

Podem estar diminuídos os teores de sódio (< 130 mEq/L), cloreto e glicose (glicemia em jejum < 50 mg/dL), ao passo que podem estar aumentados os de potássio (> 5 mEq/L) e os de ureia.

194 LABORATÓRIO COM INTERPRETAÇÕES CLÍNICAS

■ Hematologia

Podem ser encontrados hematócrito elevado, leucopenia, linfocitose relativa e eosinofilia.

■ Função adrenocortical

A determinação do cortisol plasmático sem teste dinâmico é pouco informativa para a avaliação da função adrenal e os valores de referência do laboratório não devem ser levados em consideração para a interpretação do exame. Valores menores que 3 μg/dL confirmam o diagnóstico de IA enquanto valores maiores que 18 μg/dL o afastam. Valores intermediários devem ser elucidados por meio de teste de estímulo como o do ACTH sintético (tetracosactídeo). A distinção entre IA primária e central pode ser feita pela dosagem do ACTH plasmático (> 50 μg/mL indica IA primária enquanto valores baixos ou inapropriadamente normais sugerem IA central) (ver Capítulo 11).

Idealmente os resultados dos exames laboratoriais devem ser confirmados e avaliados em conjunto com as manifestações clínicas do paciente. Entretanto, diante de um paciente chocado ou gravemente enfermo, um resultado de cortisol muito baixo é altamente sugestivo do diagnóstico de IA.

Insuficiência adrenal aguda (crise addisoniana)

Essa forma de IA ocorre geralmente quando um paciente portador de IA crônica atravessa uma situação de sobrecarga funcional da glândula (infecção, traumatismo, cirurgia etc.). Pode resultar igualmente de hemorragia suprarrenal bilateral, associada à sepse grave ou ao uso de anticoagulantes, apoplexia hipofisária ou interrupção brusca de corticoterapia em pacientes com IA crônica. Na apoplexia hipofisária, IA central agudizada ou retirada abrupta de corticoterapia, o quadro pode ser menos pronunciado por estar mantida a produção de aldosterona, uma vez que o sistema renina-angiotensina-aldosterona (SRAA) encontra-se preservado.

■ Dosagem do cortisol no plasma

Mostra valores baixos.

■ Hemograma

É muito sugestivo de IA, o achado de um número normal ou elevado de eosinófilos (200/μL ou mais) em presença de grave situação de estresse ligada a trauma, infecção ou outra causa.

■ Bioquímica do sangue

A glicemia e natremia podem estar baixas; a potassemia e a azotemia podem estar elevadas.

Síndrome de Cushing

As manifestações da síndrome de Cushing (SC) podem ser atribuídas, em sua maioria, à produção excessiva de cortisol, mas a aldosterona e os andrógenos participam também na ocorrência de alguns sintomas. A SC pode ser ACTH-dependente ou ACTH-independente. Os casos ACTH-dependentes acompanham-se de hiperplasia cortical bilateral e estão condicionados a um dos seguintes fatores: 1) tumor hipofisário produtor de ACTH ou corticotropinoma (doença de Cushing); 2) secreção de ACTH por tumor não hipofisário (p. ex., carcinoide brônquico ou de timo) ou síndrome de ACTH ectópico. Os casos de SC ACTH-independentes na maioria das vezes decorrem de doença adrenal primária, frequentemente unilateral (adenoma ou carcinoma).

■ Avaliação por imagem da síndrome de Cushing

Nos pacientes com SC ACTH-independente deve ser solicitado exame de imagem do abdome com cortes para as adrenais (tomografia computadorizada – TC – ou ressonância magnética – RM). Por outro lado, quando a SC é ACTH-dependente deve ser solicitada inicialmente RM de sela túrcica com estudo dinâmico após administração de gadolínio. A interpretação desse exame deve ser cautelosa já que os corticotropinomas podem ser muito pequenos e não visualizados na RM e por outro lado 20-30% da população geral pode ter incidentalomas não funcionantes de hipófise. Nos pacientes com produção ectópica de ACTH a investigação por imagem deve ser iniciada com TC de tórax e abdome.

Nos pacientes com SC ACTH-dependente com imagem hipofisária duvidosa ou negativa é recomendada a realização do cateterismo bilateral simultâneo dos seios petrosos inferiores (CSPI) por radiologista intervencionista experiente para determinação da etiologia (doença de Cushing × ACTH ectópico). O exame é feito sob estímulo com CRH (não disponível no Brasil) ou DDAVP nas mesmas doses utilizadas para os testes dinâmicos. São coletadas amostras dos SPI e de veia periférica nos tempos 0, 3, 5 e 10 min após o estímulo. Um gradiente do ACTH central: periferia maior que 2 no basal ou 3 após estímulo é sugestivo de doença de Cushing.

■ Bioquímica do sangue

O sódio é geralmente normal, mas pode haver hipopotassemia, hipocloremia e alcalose metabólica. Pode haver também alteração do metabolismo glicídico.

■ Hemograma

Pode ocorrer discreta leucocitose com eosinopenia (menos de 100/µL).

■ Função adrenal

A determinação do cortisol basal não tem utilidade na avaliação da SC. São necessários exames que avaliem aspectos da fisiologia do eixo hipotálamo-hipófise-adrenal como o ritmo circadiano ou a retroalimentação negativa (ver Capítulo 11).

Hiperplasia adrenal congênita

Hiperplasia adrenal congênita é um grupo de doenças monogênicas autossômicas recessivas que resulta na deficiência de uma das enzimas da esteroidogênese adrenal. A mais comum é a deficiência da 21-hidroxilase e no Brasil a segunda principal causa é a deficiência da 17α-hidroxilase ou 17,20-liase. O quadro clínico varia de acordo com a enzima envolvida, o grau de deficiência enzimática e se a enzima deficiente é expressa também nas gônadas. A deficiência enzimática resulta no acúmulo de precursores e desvio da via de síntese, o que resulta em manifestações clínicas (deficiência de cortisol, acúmulo de precursores com atividade mineralocorticoide, aumento dos androgênios adrenais etc.) (Figura 14.1). Essas manifestações serão, portanto, também dependentes do sexo e da idade do paciente acometido (genitália ambígua em recém-natas, virilização em mulheres, precocidade sexual em meninos).

■ Deficiência da 21-hidroxilase

Observa-se aumento dos níveis de 17-OH-progesterona (ver Capítulo 11). O fenótipo vai depender do tipo de mutação e do grau de atividade enzimática residual, sendo dividido em forma clássica (ambiguidade genital em meninas e perda de sal), forma clássica não-perdedora de sal ou virilizante simples (não há alteração significativa da produção de aldosterona) e forma não clássica (deficiência parcial da enzima com hiperandrogenismo mais leve, de início mais tardio).

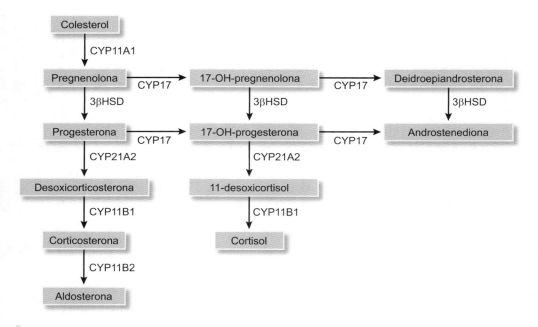

Figura 14.1. *Representação esquemática da esteroidogênese adrenal e das enzimas envolvidas em cada etapa. CYP11A1: colesterol desmolase; 3βHSD: 3β-hidroxiesteroide desidrogenase; CYP17: 17α-hidroxilase e 17,20-liase; CYP21A2: 21-hidroxilase; CYP11B1: 11β-hidroxilase; CYP11B1: 18-hidroxilase e 18-desidrogenase.*

▪ Deficiência da 11β-hidroxilase

Na forma clássica a deficiência enzimática é grave e a apresentação é semelhante à HAC por deficiência da 21-hidroxilase. Entretanto o acúmulo de 11-desoxicortisol, com grande atividade mineralocorticoide, pode resultar em hipertensão arterial. Observa-se aumento dos níveis de 11-desoxicortisol além da 17-OH-progesterona.

▪ Deficiência da 17α-hidroxilase ou 17,20-liase

Acomete adrenais e gônadas, resultando em deficiência de cortisol e esteroides sexuais. Resulta em genitália ambígua em meninos. Ocorre desvio da via de síntese para a formação excessiva de aldosterona, o que pode resultar em hipertensão arterial. Observa-se aumento dos níveis de progesterona, pregnenolona e desoxicorticosterona e diminuição de 17-OH-progesterona, testosterona e androstenediona.

▪ Deficiência da 3β-hidroxiesteroide desidrogenase

Também acomete adrenais e gônadas com diminuição da síntese de cortisol e de esteroides sexuais. Pode haver deficiência mineralocorticoide associada e produção de androgênios adrenais fracos. Resulta assim em virilização incompleta da genitália externa em meninos e pode haver virilização parcial da genitália externa em meninas. Observa-se aumento dos níveis de pregnenolona e 17-OH-pregnenolona.

DOENÇAS ENDÓCRINAS **197**

■ Deficiência da proteína reguladora aguda da esteroidogênese (StAR)

Chamada de hiperplasia adrenal congênita lipoide, é uma forma muito rara em que há deficiência de todos os esteroides adrenais. Há grave perda de sal, geralmente fatal. Causa ambiguidade genital em meninos.

Hiperaldosteronismo primário

O hiperaldosteronismo primário (HAP) resulta da produção autônoma de aldosterona com consequente hipertensão arterial e eventualmente hipopotassemia. As etiologias mais frequentes são o adenoma produtor de aldosterona e a hiperplasia adrenal bilateral. A avaliação diagnóstica deve ser feita em 3 etapas: 1) rastreamento; 2) confirmação e 3) diferenciação dos subtipos (ver Capítulo 11).

Feocromocitoma

O feocromocitoma é um tumor de células cromafins da medula adrenal ou dos paragânglios da cadeia simpática e parassimpática (paraganglioma). É encontrado em 0,1-1% dos pacientes hipertensos, sem predileção por sexo e com pico de incidência entre a 4ª e 6ª décadas. A manifestação mais frequente é a hipertensão, que pode ser contínua ou paroxística. Apenas 60% dos acometidos apresenta a tríade clássica de cefaleia, sudorese e palpitação.

O diagnóstico laboratorial deve se basear na medida das catecolaminas (noradrenalina, adrenalina e dopamina) e metanefrinas (normetanefrina e metanefrina). A dosagem das metanefrinas totais na urina de 24 h é um teste de alta sensibilidade (97%) e especificidade (93%), sendo um bom teste para rastreamento. Já a determinação dos níveis plasmáticos de metanefrinas é um teste muito sensível (99%) e de grande acurácia, sendo o método de escolha para diagnóstico de feocromocitoma hereditário. A dosagem das catecolaminas livres na urina tem sensibilidade e especificidade de 86% e 88% respectivamente. Valores de catecolaminas plasmáticas acima de 2.000 pg/mL tornam o diagnóstico altamente provável, enquanto valores menores que 500 pg/mL praticamente o descartam, especialmente se coletados em vigência de paroxismo.

O diagnóstico topográfico da lesão responsável pode ser feito com TC ou RM de abdome. A RM pode revelar um aspecto característico de sinal hiperintenso nas sequências pesadas em T2.

Distúrbios da paratireoide

As paratireoides são glândulas situadas na região cervical anterior, atrás de cada polo superior e de cada polo inferior da tireoide, totalizando quatro glândulas. Variações anatômicas podem ocorrer, tanto no número de glândulas quanto em sua topografia, podendo situar-se junto à laringe sem relação com a tireoide, junto ao timo, retroesofagiana, intratireoidiana ou mesmo em mediastino. Essas variações podem ser um desafio para localização caso seja indicada uma abordagem cirúrgica.

As células principais das paratireoides secretam o paratormônio (PTH) em resposta a pequenas reduções nos níveis séricos de cálcio ionizado com o objetivo de manter a normocalcemia. Para tanto, o PTH age: 1) estimulando a reabsorção óssea, liberando cálcio do reservatório esquelético; 2) aumentando a reabsorção tubular renal de cálcio e provendo a excreção de fosfato; 3) indiretamente, estimulando a conversão renal da $25(OH)D_3$ (25-hidroxivitamina D) em seu metabólito ativo $1,25 (OH_2)D$ (calcitriol), que por sua vez age em seus receptores intestinais promovendo absorção de cálcio.

Tanto o cálcio quanto o calcitriol, ao se ligarem aos seus respectivos receptores, (receptor sensor de cálcio, CaSR, e receptor de vitamina D, VDR) inibem a secreção de PTH, por retroalimentação negativa (*negative feedback*), sendo a ação do cálcio mais expressiva, enquanto o fosfato sérico aumenta a secreção de PTH.

198 LABORATÓRIO COM INTERPRETAÇÕES CLÍNICAS

Outro hormônio que contribui para a homeostase dos níveis séricos de cálcio é o fator de crescimento de fibroblastos 23 (FGF 23). Altamente expresso pelos osteócitos, o FGF 23 promove a excreção renal de fósforo e redução dos níveis de 1,25(OH_2)D, por diminuir a expressão da 1,25- -hidroxilase, diminuindo assim absorção intestinal de cálcio.

Para melhor avaliação dos níveis de PTH devemos dosar o PTH intacto, utilizando ensaios imunométricos. Condições especiais que incluem refrigeração logo após a coleta, centrifugação rápida, separação do soro e congelamento rápido, devem ser observadas para se evitar resultados falsamente baixos.

Hipoparatireoidismo

O hipoparatireoidismo (HP) é uma doença endócrina rara, caracterizada por níveis baixos, ou inapropriadamente baixos (insuficientes) de PTH. A causa mais frequente é a remoção cirúrgica ou dano mecânico ou vascular inadvertido durante o curso de intervenções cirúrgicas da tireoide ou da paratireoide. Síndromes genéticas, alterações nos níveis de magnésio, doenças infiltrativas ou autoimunes devem ser aventadas na ausência de história de cirurgia cervical prévia. Os sinais e sintomas clínicos são motivados pela hipocalcemia aguda ou crônica, incluindo: irritabilidade neuromuscular (parestesias em língua, perioral e periférica em "luva e bota", fraqueza muscular generalizada e tetania), larigoespasmo, broncoespasmo, manifestações neuropsiquiátricas, cardíacas, ectodérmicas e dentárias. Sinais de Chvostek e Trousseau presentes.

▪ Laboratório

- Sangue: PTH baixo ou indetectável, hipocalcemia, hiperfosfatemia. Fosfatase alcalina normal, 1,25(OH_2)D baixa ou normal baixa. Função renal normal. Níveis de magnénsio normais (reduções no Mg^{2+} podem inibir a secreção de PTH e os níveis devem ser corrigidos antes de confirmar doença da paratireoide).
- Urina 24 h: hipocalciúria e hipofosfatúria.

▪ Testes genéticos

Úteis na avaliação de várias síndromes genéticas nas quais o HP pode estar presente. Recomenda-se referenciar para testes genéticos pacientes com HP que apresentem: início do quadro na infância, adolescência ou adulto jovem, doenças autoimunes, outras doenças endócrinas ou outras anomalias congênitas.

▪ Estudo radiológico

Radiografias, tomografia computadorizada (TC) ou ressonância magnética (RM) de crânio podem evidenciar calcificações em gânglios da base, mais frequente nas causas hereditárias ou doença de longa data tratadas de forma inadequada. Radiografias do esqueleto: osteosclerose, calcificações subcutâneas, espessamento cortical, fusão prematura das epífises, dentição hipoplásica ou inclusa.

▪ Densitometria óssea (DXA)

Aumento da densidade mineral óssea.

▪ Eletrocardiograma

Aumento do intervalo QT e ondas T amplas e pontiagudas (por hipocalcemia aguda).

■ Avaliação oftalmológica

Presença de catarata subcapsular posterior.

Pseudo-hipoparatireoidismo

O pseudo-hipoartireoidismo (PHP) caracteriza-se por uma "resistência ao PTH", ou seja, uma condição na qual os tecidos-alvo não respondem adequadamente às ações biológicas do PTH. A causa mais frequente é uma mutação inativadora no gene GNAS1. Ocorre uma mutação na subunidade alfa da proteína de G sinalização ($G_s\alpha$) que se acopla ao receptor PTHR1 e estimula a síntese de adenil-ciclase, gerando uma resposta nefrogênica enfraquecida do AMPc ao PTH. Pacientes com PHP podem apresentar resistência a outros hormônios com ação relacionada a $G_s\alpha$, como TSH, FSH, LH, GHRH, GH e calcitonina. Além de sinais e sintomas clínicos de hipocalcemia, pacientes com PHP podem apresentar uma miríade de anomalias esqueléticas que juntas compreendem a osteodistrofia hereditária de Albright (OHA) e incluem baixa estatura, fácies arredondada, braquidactilia, defeitos dentários e calcificações heterotópicas da pele e dos tecidos subcutâneos. Foram observadas também obesidade e alterações sensorioneurais. Os subtipos de PHP (tipo 1a, 1b e 1c e tipo 2) e pseudopseudo-hipoparatireoidismo (PPHP) classificam-se de acordo com o tipo de mutação $G_s\alpha$ apresentado e a presença ou não de características da OHA.

■ Laboratório

- Sangue: PTH elevado, hipocalcemia e hiperfosfatemia. Níveis de magnésio (ver Hipoparatireoidismo) e 25-hydroxivitamina D_3 (ver Hiperparatireoidismo secundário) devem estar dentro da normalidade para confirmação diagnóstica de PHP.
- Urina 24 h: hipocalciúria e hipofosfatúria.
- Teste de Ellsworth-Howard com modificações: sugerido para a confirmação bioquímica do estado de resistência ao PTH; atualmente é raramente necessário. Consiste em administrar PTH sintético humano intravenoso ou PTH recombinante subcutâneo e depois dosar AMPc, fosfato urinário e creatinina urinária e sérica. Resposta normal: aumento nos níveis do AMPc e fósforo urinários. Resistência ao PTH: ausência de resposta. Em pacientes com PHP tipo 1, ambas as excreções de AMPc e fósforo estão prejudicadas. No PHP tipo 2, a excreção de AMPc é normal, mas a resposta fosfatúrica está alterada.

■ Testes genéticos

Sequenciamento do DNA e análises de metilação no lócus GNAS. Podem ser úteis para o seguimento do caso índice e o aconselhamento genético de familiares.

■ Estudo radiológico

Achados decorrentes da hipocalcemia crônica (ver Hipoparatireoidismo). Achados decorrentes da OHA quando presente: ossificações heterotópicas intramembranosas e bracdactilia, classicamente encurtamento do III, IV e V metacarpos e da primeira falange distal. A OHA está presente nos tipos 1a, 1c e no PPHP.

■ Outros achados

DXA, oftalmológicos e ECG semelhante ao hipoparatireoidismo (ver acima).

Hiperparatireoidismo

O hiperparatireoidismo (HPT) caracteriza-se por um aumento na atividade das paratireoides resultando em uma hipersecreção de PTH. Pode ser decorrente de uma alteração intrínseca (primário ou terciário) ou de uma modificação extrínseca que altere a homeostase do cálcio (secundário) e estimule a produção do PTH.

- Hiperaratireoidismo primário (HPT1): ocorre devido à hipersecreção autônoma de PTH, o que resulta em hipercalcemia. Sua etiologia mais comum é o adenoma único, mas pode ocorrer também devido a adenomas múltiplos, hiperplasia ou mais raramente carcinoma das paratireoides. A forma clínica mais comum atualmente é assintomática, mas quando presentes as manifestações clínicas decorrem da reabsorção óssea e da hipercalcemia. No diagnóstico de HPPT1 excluir o uso de carbonato de lítio e uma desordem genética, causada por uma mutação inativadora no CaSR, denominada hipercalcemia familiar hipocalciúrica (HFH). Esse diagnóstico diferencial é importante pois pacientes com HFH não curam com a abordagem cirúrgica.
- Hiperparatireoidismo secundário (HPT2): a hipersecreção de PTH ocorre devido a uma falência em um ou mais dos componentes que mantêm os mecanismos de homeostase do cálcio. Quando os níveis séricos de cálcio diminuem, o PTH aumenta de forma compensatória para restaurar esses níveis. As causas estão relacionadas aos estados de deficiência ou resistência à vitamina D, como insuficiência renal crônica (IRC), raquitismo, osteomalácia e doenças hepatobiliares. Além de causas gastrointestinais (dieta inadequada ou síndromes de má absorção), hipercalciúria e tratamentos com bisfosfonatos.
- Hiperparatireoidismo terciário (HPT3): ocorre devido ao tratamento ineficaz ou inadequado do HPT2 de longa data. O estímulo contínuo às paratireoides pode resultar em proliferação nodular das células, e a secreção de PTH pode se tornar autônoma. Suspeitamos de sua existência quando o paciente passa a apresentar hipercalcemia.

■ Laboratório

- Sangue:
  - HPT1: PTH elevado. Hipercalcemia. Fósforo normal ou baixo. Fosfatase alcalina pode estar elevada ou normal. Níveis reduzidos de vitamina D podem mascarar uma hipercalcemia e devem ser corrigidos, cuidadosamente, para confirmação do diagnóstico. Após correção da deficiência/insuficiência de vitamina D, pacientes com HPT1 passam a apresentar hipercalcemia e mantêm os níveis de PTH elevados. Pacientes com HFH: PTH pouco elevado ou no limite superior da normalidade e cálcio levemente elevado.
  - HPT2: PTH elevado. Cálcio normal ou baixo. Fósforo normal ou baixo (na IRC, fósforo elevado). A fosfatase alcalina tende a estar elevada, principalmente na IRC. A 25-hidroxivitamina D estará baixa, mas poderá estar normal na IRC. Após a correção da deficiência/insuficiência de vitamina D, pacientes com HPT2, devido a essa etiologia, evoluem com normalização dos níveis séricos de cálcio e PTH.
  - HPT3: PTH bastante elevado. Hipercalcemia. Fósforo elevado. Fosfatase alcalina elevada. 25-hidroxivitamina D normal ou baixa.
- Urina 24 h:
  - Hipercalciúria: é definida como cálcio em urina 24 h > 200 a 300 mg/24 ou > 4 mg/kg/24 h.
  - Útil no diagnóstico diferencial:
    a) HPT1 e HFH
      - HPT1: 40% apresentam hipercalciúria.
      - Pacientes com HFH apresentam baixa excreção urinária de cálcio (< 100 mg/24 h).

DOENÇAS ENDÓCRINAS **201**

- Ca cl/Cr cl (relação do *clearance* de cálcio/*clearance* de creatinina):

Ca cl/Cr cl = [Ca urina 24 h × Cr sérica] ÷ [Ca sérico × Cr urna 24 h]

Em pacientes não deficientes de vitamina D: 25-hidroxivitamina D > 20 ng/dL
Relação > 0,02 exclui HFH e relação < 0,01 fortemente sugere HFH.
b) HPT2 por deficiência de vitamina D em geral se apresenta com hipocalciúria que reverte após correção dessa deficiência.
c) HPT2 por hipercalciúrias associadas a tubulopatias em geral se apresenta com calciúria superior a 4 mg/kg/24 h. Após a correção da hipercalciúria, com diuréticos tiazídicos, esses pacientes apresentam normalização dos níveis de PTH e os níveis séricos cálcio se mantêm dentro da normalidade.
- Taxa de filtração glomerular (TFG): calcular pela fómula CKD-EPI (*CKD – chronic kidney disease* e EPI – *European prognostic index for AML in first relapse*). TFG < 60 mL/min constitui indicação cirúrgica no HPT1. Útil também para avaliar diagnóstico de HPT2 a IRC em estágio pré-dialítico.

■ Testes genéticos

Além do diagnóstico diferencial em casos de HFH os testes genéticos podem se úteis na avaliação de várias síndromes genéticas nas quais o HPT1 pode estar presente, como as neoplasias endócrinas múltiplas (NEM 1 a 4), síndrome de tumor da mandíbula, HPT familiar isolado, HPT neonatal grave e HPT familiar isolado. Quanto a pacientes jovens, recomenda-se referenciar para testes genéticos pacientes com HPT1 que apresentem: início do quadro na infância, adolescência ou adulto jovem, doença multiglandular, carcinoma de paratireoides ou adenomas atípicos, parentes de primeiro grau com HPT1, outra doença glandular relacionada ou hipercalcemia.

■ Cintilografia com ^{99m}Tc-sestamibi

O exame preferencial de localização da lesão produtora de PTH. Não serve para diagnóstico de HPT1 e só deve ser realizada em caso de indicação cirúrgica. A localização pré-operatória da lesão é tida como um procedimento padrão. Concordância entre ultrassonografia (USG) e cintilografia tem um valor preditivo positivo de até 97% para localização correta do adenoma de paratireoide.

■ Estudo radiológico

■ *Radiografias do esqueleto*

As principais incidências a serem solicitadas são: mãos e punhos, clavículas, panorâmica de bacia e crânio. Os achados são compatíveis com osteíte fibrosa cística induzida pelo excesso de PTH: reabsorção subperiosteal (principalmente das falanges distais), reabsorção cortical do quadril, reabsorção distal das clavículas, lesões císticas fibrosas ("tumor marrom").

■ *Crânio*

Desmineralização óssea com padrão de "sal e pimenta", perda de lâmina dura dos dentes. Rarefação óssea, fraturas, deformidades pélvicas e cifoescoliose (devido a fraturas vertebrais), esclerose das bordas inferiores e superiores dos corpos vertebrais, com densidade normal no centro, conhecida como lesão de Rugger-Jersey. Os achados são mais intensos e frequentes em pacientes com doença de longa data não tratada ou com HPT2, principalmente por IRC. Podem ocorrer calcificações ectópicas em partes moles e vasculares.

202 LABORATÓRIO COM INTERPRETAÇÕES CLÍNICAS

■ Outros

USG, TC ou RM – vias urinárias: nefrolitíase e/ou nefrocalcinose. Pescoço/tórax: localização do adenoma de paratireoide

■ Densitometria óssea

Redução da densidade mineral óssea (baixa massa óssea ou osteoporose). Predominância desses achados em sítio de osso cortical (fêmur e rádio 33%) fala a favor de doença osteometabólica com excesso de PTH.

Diabetes *mellitus*

O diabetes *mellitus* compreende uma síndrome clínica causada pela disfunção do pâncreas endócrino ou pela incapacidade de resposta normal do seu hormônio nos tecidos-alvo, provocando sérios distúrbios na homeostase dos nutrientes. As células endócrinas do pâncreas denominadas ilhotas de Langerhans apresentam cinco tipos de células – β, α, δ, ε e PP. O principal produto secretor das células β é a insulina. As células α secretam o glucagon. As células δ, ε e PP secretam somatostatina, grelina e polipeptídeo pancreático respectivamente.

A insulina é liberada de forma pulsátil e rítmica após uma refeição em resposta a elevações nos níveis plasmáticos de glicose e aminoácido. A principal função da insulina é promover o armazenamento dos nutrientes no fígado sob a forma de glicogênio, aumentar a síntese de proteína e de triglicerídeos e a formação de lipoproteína de muito baixa densidade (VLDL). A insulina também inibe o catabolismo por meio da inibição da glicogenólise, cetogênese e gliconeogênese hepáticas. No músculo a insulina promove a síntese de glicogênio repondo o glicogênio utilizado na atividade muscular. No tecido adiposo, a ação da insulina é promover o armazenamento de triglicerídeos nos adipócitos por meio de: indução da produção de lipase lipoproteica no tecido gorduroso para captação dos ácidos graxos pelos adipócitos; aumento do transporte de glicose para o interior dos adipócitos; e inibição da lipólise intracelular mantendo os triglicerídeos armazenados com menor fluxo de ácidos graxos livres para o fígado. No cérebro, a sinalização da insulina por meio de uma proteína quinase resulta na diminuição do apetite e aumento do gasto energético por meio da leptina. Além dos efeitos endócrinos a insulina também exerce efeito parácrino, inibindo a secreção de glucagon pelas células α.

O distúrbio metabólico resultante de defeitos na ação da insulina, na secreção de insulina ou em ambas resulta em diabetes *mellitus* (DM). O DM é classificado de acordo com a etiologia em quatro classes principais: DM tipo 1 (DM1), DM tipo 2 (DM2), outros tipos específicos de DM (MODY, defeitos genéticos na ação da insulina, diabetes neonatal, defeitos genéticos das células β pancreáticas, doenças do pâncreas exócrino, endocrinopatias, e induzida por fármacos e infecções) e DM gestacional (DMG).

Existem duas categorias referidas como pré-diabetes, que são a glicemia de jejum alterada e a tolerância à glicose diminuída, consideradas também importantes fatores de risco para doenças cardiovasculares e o desenvolvimento de DM.

■ Diabetes *mellitus* tipo 1

O DM tipo 1 é caracterizado por destruição das células β pancreáticas mediada imunologicamente (tipo 1 A) ou idiopática (tipo 1 B) resultando em deficiência de insulina.

■ *Diabetes* mellitus *tipo 1 A*

Aproximadamente 95% dos pacientes com DM tipo 1 apresentam essa forma caracterizada pela presença de marcadores de autoimunidade que levam a destruição das células β pancreáticas. Os marcadores são os anticorpos anti-ilhota que incluem os anticorpos anti-insulina, antidescarboxilase do ácido glutâmico (GAD 65), antitirosina fosfatases (IA2 e IA2B) e antitransportador de zinco (ZnT8). Eles podem ser detectados com frequência, mesmo décadas antes, antes da instalação do diagnóstico clínico e em 90% dos indivíduos quando apresentam hiperglicemia.

Os genes no lócus do complexo de histocompatibilidade principal (HLA), especialmente os genes que codificam as moléculas de histocompatibilidade da classe II são considerados os principais envolvidos no desenvolvimento do DM tipo1A. Noventa e cinco por cento dos portadores de DM tipo 1 apresentam HLA-DR3 ou HLA-DR4 ou LADA – diabetes autoimune latente do adulto.

■ *Diabetes* mellitus *tipo 1 B*

Nessa forma não há evidencia de autoimunidade. Corresponde a 5% dos indivíduos com diabetes *mellitus* tipo 1. Apresentam graus variáveis de deficiência de insulina e com maior frequência de cetoacidose intercalada com normoglicemia. Não há avaliação laboratorial com os marcadores de autoimunidade. Nos locais onde não está disponível a dosagem de autoanticorpos pode não ser possível distinguir a classificação etiológica do DM1 nas categorias tipo 1 A e 1 B.

■ Diabetes *mellitus* tipo 2

Representa 90 a 95% dos casos de DM, resultante da deficiência na ação e secreção da insulina e na regulação da produção hepática de glicose. Diversos fatores genéticos e ambientais interagem no desenvolvimento de DM2 causando uma deficiência relativa de insulina – uma incompatibilidade entre produção e a necessidade de insulina. A hiperglicemia pode se desenvolver gradualmente e sem sintomas iniciais, dessa forma retardando o diagnóstico do DM2.

Não há evidências de autoimunidade e correlação com os antígenos e histocompatilibilidade. O DM2 é mais comum em indivíduos com mais de 40 anos e com algum grau de obesidade. A insensibilidade tecidual definida como resistência à insulina é considerada um importante fator etiopatogênico no desenvolvimento da hiperinsulinemia e hiperglicemia agravadas pela deficiência da resposta das células β à glicose. A resistência à insulina é um elo importante na agregação de fatores de risco cardiovasculares tais como a obesidade, hipertensão arterial, dislipidemia e diabetes *mellitus*, constituindo a síndrome metabólica.

A avaliação laboratorial para o diagnóstico de DM é essencial para identificar os indivíduos com glicemia jejum alterada, tolerância à glicose diminuída, hiperglicemia sintomática ou assintomática evitando as complicações agudas e as crônicas.

■ *Glicemia de jejum*

O método preferido para a dosagem de glicose é no plasma utilizando métodos enzimáticos ou de condensação para determinar o nível da glicemia de jejum. A glicemia plasmática de jejum normal é ≤ 100 mg/dL. Se o indivíduo apresenta a glicemia de jejum ≥ 100 mg/dL e ≤ 126 mg/dL, realiza-se o teste de tolerância à glicose (TOTG) com 75 g de glicose anidra dissolvida em 300 mL de água, considerando tolerância diminuída à glicose se a glicemia entre 140 mg/dL e 199 mg/dL e diabético se a glicemia após 2 horas estiver ≥ 200 mg/dL. Uma dosagem de glicemia plasmática em jejum ≥ 200 mg/dL confirma o diagnóstico de DM.

■ *Hemoglobina glicada*

A medida da hemoglobina glicada (HbA_1c) é utilizada para o monitoramento do controle do DM em relação aos três meses anteriores do exame, e mais recentemente como teste diagnóstico pela Associação Americana de Diabetes (ADA) com o valor de corte de 6,5%, sendo o método cer-

204 LABORATÓRIO COM INTERPRETAÇÕES CLÍNICAS

tificado pela National Glycohemoglobin Standartization Program (NGSP). Indivíduos com valores de HbA$_1$c de 5,7 a 6,4% têm alto risco para o desenvolvimento do DM. Não deve ser utilizada nos indivíduos com hemoglobinopatias, anemias, insuficiência renal e uso de aspirina.

■ *Frutosamina*

A frutosamina também é utilizada para o monitoramento do controle do diabetes, mas por um período mais curto de duas a três semanas. Os valores normais são de 200 a 285 µmol/L.

■ *Lipoproteínas*

Os níveis de lipoproteínas estão associados ao controle do DM. Nos pacientes portadores de DM1, quando a glicemia está elevada ocorre discreta elevação da lipoproteína de baixa densidade (LDL) e de triglicerídeos (TG). Nos pacientes com DM2 a dislipidemia apresenta características da resistência à insulina com TGs séricos elevados, lipoproteína de baixa densidade (HDL) com níveis baixos (< 40 mg/dL no homem e < 50 mg/dL na mulher) e partículas de LDL pequenas e densas.

■ *Albuminúria*

O DM pode apresentar como complicação crônica a nefropatia diabética. A albumina urinária é um importante parâmetro na avaliação do comprometimento microvascular renal detestando desde nefropatia incipiente até a totalmente instalada. A albumina urinária pode ser detectada em concentrações de microgramas considerando normal até 30 µg/min. Valores de 30 a 300 µg/min são considerados diagnóstico para microalbuminúria. Valores acima de 300 µg/min são considerados macroalbuminúria.

■ *Automonitorização*

O automonitoramento domiciliar das glicemias pelos próprios pacientes revolucionou o controle do DM. Em diversos momentos do dia, o paciente realiza a glicemia capilar e faz as correções necessárias evitando os picos de hipoglicemia e hiperglicemia. Considerada importante para o controle glicêmico quando adicionada à HbA$_1$c e nos ajustes de dose de insulina em situações de estresse, infecções e exercícios. O automonitoramento deve ser realizado de quatro a seis vezes ao dia antes ou após as refeições e ao deitar. A diferença em relação à glicemia plasmática pode ser até de 20%.

■ Complicações agudas

■ *Hipoglicemia*

As causas de hipoglicemia incluem a terapia com dose inapropriada de insulina ou hipoglicemiantes orais, atrasos nas refeições ou por uma atividade física sem prévia alimentação adequada. Os sintomas podem resultar da estimulação do sistema nervoso autônomo tais como taquicardia, sudorese, fome, náusea, palpitações e tremor, ou da neuroglicopenia que incluem irritação, cansaço, visão turva e cefaleia, podendo chegar a convulsão.

■ *Cetoacidose diabética*

O diabetes *mellitus* tipo 1 pode ter sua primeira manifestação com a cetoacidose diabética. Diversos fatores como infecções, trauma, estresse intenso podem desencadear essa complicação aguda. A deficiência aguda da insulina promove mobilização de glicose armazenada nos músculos e depósitos de gordura resultando em aumento de glicose e ácidos graxos que em excesso servem de substrato para produção de cetonas. Porém, com a deficiência de insulina, a utilização de glicose e de cetonas fica reduzida, provocando o quadro de acidose metabólica e hiperglicemia. Outros hormônios liberados no estresse também aumentam tais como o cortisol, catecolaminas, glucagon e GH, dificultando a ação da insulina.

A glicose plasmática pode atingir níveis de 500 mg/dL ou mais e as cetonas plasmáticas especialmente o β- hidroxibutirato níveis de 8 a 15 mmol/L ou mais. A acidose metabólica promove o desvio do potássio dos espaços intracelular para o extracelular resultando em hipercalemia. Em decorrência da poliúria e vômitos que ocorrem na cetoacidose diabética, o sódio sérico está reduzido e a ureia e creatinina séricas elevadas.

O tratamento deve ser cuidadoso com infusão lenta de insulina em baixa dose e reposição de fluidos e eletrólitos, aliados a monitorização dos sintomas clínicos e exames laboratoriais para redução da alta taxa de mortalidade da cetoacidose diabética.

■ *Estado hiperosmolar não cetótico*

O estado hiperosmolar ocorre em pacientes com DM2 leve ou oculto, em geral idosos, e é caracterizado por hiperglicemia grave, desidratação e hiperosmolalidade na ausência de cetose. Pode ser precipitado por infecção, acidente vascular encefálico, infarto agudo do miocárdio, cirurgia recente e certos fármacos como a fenitoína, glicocorticoides e o diazóxido.

A patogênese envolvida decorre da deficiência parcial ou relativa da insulina com consequente hiperglicemia, glicosúria e diurese osmótica. A hiperosmolaridade se agrava e ocorre desvio do fluido intracelular para o extravascular comprometendo a função renal e piorando a excreção de glicose. A instalação do estado hiperosmolar não cetótico é lenta e precedida por fraqueza, poliúria e polidipsia. O quadro pode evoluir com convulsões e coma profundo.

A glicose plasmática apresenta níveis maiores que 600 mg/dL, a osmolaridade sérica superior a 330 mmOsm/kg e com cetose ausente ou leve e ânion *gap* normal. Azotemia pré-renal e bicarbonato acima de 15 mEq/L estão presentes.

O tratamento consiste na reposição de fluidos de 100 a 200 mL/kg avaliando a necessidade de infusão inicial de salina isotônica quando houver um colapso circulatório. Em outras situações a reposição deve ser com solução salina hipotônica. A monitorização da reposição de fluidos deve ser cuidadosa assim como a pressão arterial e débito urinário. A insulinoterapia venosa na dose de 0,05 a 0,1/kg/h é feita lentamente, reduzindo a glicemia em 50 a 70 mg/dL/h para evitar o risco de edema cerebral.

■ Complicações crônicas

As complicações crônicas podem ser encontradas em ambos os tipos de diabetes, porém às vezes mais frequente em um tipo de diabetes. A doença renal terminal se desenvolve em até 40% dos pacientes com DM1 em relação aos pacientes com DM2. A cegueira ocorre nos dois tipos, mas como resultado da retinopatia proliferativa grave, hemorragias vítreas e descolamento de retina é mais comum no DM1 e causada por edema e isquemia macular mais frequente no DM2. A gastroparesia, neuropatia autonômica, diarreia diabética, taquicardia de repouso e hipotensão postural são comuns nos dois tipos de diabetes, porém mais frequentes no DM1. A hiperglicemia aliada a provável suscetibilidade genética tem um papel importante no desenvolvimento das complicações diabéticas crônicas.

■ Diabetes gestacional

O diabetes *mellitus* gestacional (DMG) é uma intolerância à glicose que se desenvolve principalmente no início do terceiro trimestre na gravidez devido ao aumento da resistência à insulina neste período. A prevalência do DMG é de 3 a 14% dependendo da população avaliada. Observa-se maior risco de infecções do trato urinário, pielonefrite e aumento da incidência de mortalidade neonatal.

206 LABORATÓRIO COM INTERPRETAÇÕES CLÍNICAS

Após a gravidez, na maioria dos casos há reversão para a tolerância normal a glicose, porém 10 a 63% podem desenvolver DM2 dentro de 5 a 16 anos após o parto. Os fatores de risco para DMG incluem idade materna aumentada, sobrepeso ou obesidade principalmente central, história de diabetes em familiares de primeiro grau, macrossomia em partos anteriores, abortamentos anteriores e síndrome de ovários policísticos. O tratamento consiste na orientação alimentar para adequação do peso corporal e controle da glicemia. A monitorização glicêmica deve ser realizada 4 a 7×/dia pré e pós-prandial. Se a glicemia em jejum $\geq$ 95 mg/dL e 1 h pós-prandial $\geq$ 140 mg/dL, ou 2 h $\geq$ 120 mg/dL, deve-se iniciar a insulinoterapia. A dose inicial de insulina deve ser em torno de 0,5 U/kg, com os ajustes necessários individualizados.

Atraso puberal

A puberdade é considerada atrasada na ausência de surgimento ou parada de progressão dos caracteres sexuais secundários após os 13 anos nas meninas e os 14 anos nos meninos. O atraso puberal pode ser classificado em retardo constitucional do crescimento e puberdade (RCCP – uma variante do normal), secundário a doenças crônicas, hipogonadismo hipogonadotrófico e hipogonadismo hipergonadotrófico.

O RCCP é uma condição benigna, mais comum em meninos e não são identificadas anormalidades orgânicas. Em geral há história familiar de RCCP, e os níveis de LH, FSH, esteroides gonadais (testosterona ou estradiol) e IGF-I encontram-se na faixa pré-puberal. Esses pacientes podem ou não receber tratamento para ativar o eixo hipotálamo-hipófise-gônada (HHG) de acordo com o grau de atraso e de sua interferência nos aspectos psicoemocionais.

Doenças crônicas podem resultar em atraso ou interrupção do desenvolvimento puberal e desaceleração do crescimento linear. Isso decorre da inibição hipotalâmica da secreção pulsátil de GnRH com consequente atraso da maturação do eixo que é reversível com o tratamento da doença de base.

Nos demais pacientes com atraso do desenvolvimento puberal e níveis diminuídos de esteroides gonadais deve-se determinar inicialmente se a etiologia é primária/gonadal ou secundária/central (hipotálamo/hipófise). Para essa diferenciação pode ser utilizada a dosagem das gonadotrofinas (LH e FSH) que estarão aumentadas no primeiro caso (hipogonadismo hipergonadotrófico) e inapropriadamente normais ou diminuídas no segundo (hipogonadismo hipogonadotrófico). Feita essa diferenciação, outros dados de história, exame físico e exames complementares auxiliarão no diagnóstico etiológico (Tabela 14.1).

Tabela 14.1. Classificação das causas de atraso puberal

Variante normal: retardo constitucional do crescimento e puberdade
Doenças crônicas: diabetes *mellitus* descompensado, desnutrição, anorexia nervosa, síndrome de Cushing, infecção pelo HIV, hipotireoidismo etc.
Hipogonadismo hipogonadotrófico: *Deficiência isolada de gonadotrofinas:* síndrome de Kallman, hipogonadismo hipogonadotrófico isolado sem alteração olfatória, deficiência isolada de LH ou FSH *Panhipopituitarismo:* lesões do sistema nervoso central (tumores hipofisários ou de outra etiologia), malformações congênitas, radioterapia, doenças inflamatórias ou granulomatosas, deficiência de fatores de transcrição (HESX-1, PROP-1, LHX3 etc.)
Hipogonadismo hipergonadotrófico: síndrome de Turner, síndrome de Klinefelter, disgenesia gonadal pura, anorquia ou criptorquidia, radioterapia/quimioterapia, cirurgia, infecções, defeitos na biossíntese da testosterona, síndrome de resistência androgênica

Fonte: Elaborada pelos autores.

Nos pacientes com hipogonadismo hipogonadotrófico devem ser avaliados os demais setores hipofisários (GH, TSH e ACTH) que também podem estar acometidos (pan-hipopituitarismo × hipogonadismo hipogonadotrófico isolado) e realizado exame de imagem, de preferência RM de sela túrcica para avaliar a presença de lesões expansivas ou malformações.

Nos pacientes com hipogonadismo hipergonadotrófico é necessário realizar cariótipo para avaliar a possibilidade de síndrome de Turner (meninas com cariótipo 45X0) ou de Klinefelter (meninos com cariótipo 47XXY), as causas mais comumente envolvidas.

Puberdade precoce

O surgimento dos caracteres sexuais secundários antes dos 8 anos nas meninas e dos 9 anos nos meninos é considerado precoce, podendo ocorrer por variantes do desenvolvimento normal (pubarca, telarca ou menarca isoladas) ou puberdade precoce propriamente dita, seja central (verdadeira) ou periférica (pseudopuberdade precoce). Na puberdade precoce central (PPC) ocorre ativação do eixo HHG, enquanto na puberdade precoce periférica (PPP) ocorre produção autônoma de esteroides sexuais independente de gonadotrofinas, seja pelas gônadas, seja pelas adrenais. Se não tratada, pode secundariamente ativar o eixo e resultar em PPC.

A PPC é idiopática na maior parte das vezes. Entretanto, esse é um diagnóstico de exclusão, devendo a investigação laboratorial e por imagem excluir lesões de sistema nervoso central (SNC) como malformações, tumores, doenças infecciosas e granulomatosas. O quadro clínico e laboratorial é igual ao da puberdade fisiológica. Ocorre aceleração da velocidade de crescimento e fechamento das cartilagens epifisárias com consequente prejuízo da estatura final adulta. A PPP pode ser isossexual (produção de andrógenios em meninos e de estrógenos em meninas) ou heterossexual (produção de estrógenos em meninos e androgênios em meninas), podendo estar relacionada a tumores ovarianos ou adrenais, doenças genéticas como a hiperplasia adrenal congênita ou a síndrome de McCune-Albright, entre outros.

■ Dosagens hormonais

Para a diferenciação entre PPC e PPP, além do quadro clínico o principal exame é a dosagem das gonadotrofinas, em particular do LH. Os níveis basais podem ser bastante informativos e os pontos de corte dependem do método utilizado. Uma relação LH/FSH > 1 sugere ativação do eixo HHG, bem como valores basais de LH > 0,6 UI/L (método IFMA) ou 0,2 UI/L (ICMA). O teste de estímulo com GnRH também pode ser realizado. Picos de LH > 9,6 UI/L em meninos e > 6,9 UI/L em meninas também sugerem PPC. A dosagem isolada do FSH basal não é informativa para esse diagnóstico. Outros exames que podem auxiliar na investigação diagnóstica e etiológica são as dosagens de testosterona, 17-OH-progesterona, androstenediona, s-DHEA e hCG.

■ Avaliação por imagem

A avaliação da idade óssea por meio da radiografia de mãos e punhos é um método útil e barato. Devem ser utilizados atlas com padrões de referência de acordo com o sexo e a idade para identificar possíveis avanços da maturação óssea.

A ultrassonografia pélvica é um método não invasivo e rápido para determinar o tamanho dos ovários cujo aumento unilateral pode sugerir a presença de tumor ovariano. O aumento bilateral, com presença de folículos em desenvolvimento, bem como o tamanho e o aspecto do útero podem sugerir PPC. A ultrassonografia de testículos pode ser realizada especialmente para elucidar aumento unilateral detectado ao exame físico ou aumento de hCG.

Nos pacientes com PPC é necessária a realização de RM de crânio e sela túrcica para avaliar a possibilidade de tumores, malformações e outras lesões possivelmente responsáveis pelo quadro.

208 LABORATÓRIO COM INTERPRETAÇÕES CLÍNICAS

Bibliografia

Bilezikian JP, Brandi ML, Eastell R, Silverberg SJ, Udelsman R, Marcocci C, et al. Guidelines for the Management of Asymptomatic Primary Hyperparathyroidism: Summary Statement from the Fourth International Workshop. J Clin Endocrinol Metab. 2014; 99:3561-9.

Brandi ML, Bilezikian JP, Shoback D, Bouillon R, Clarke BL, Thakker RV, et al. Management of Hypoparathyroidism: Summary Statement and Guideline. J Clin Endocrinol Metab. 2016; 101:2273-83.

Brent GA, Davies TF. Classification of hypothyroidism. In: Williams Textbook of Endocrinology. 12 ed. Elsevier. 2012; 327-61.

Brenta G, Vaisman M, Sgarbi JA, et al. Diretrizes clínicas práticas para o manejo do hipotiroidismo. Arq Bras Endocrinol Metab. 2013; 57(4):265-99.

Brito VN, Latronico AC, Arnhold IJP, Mendonça BB. Update on the etiology, diagnosis and therapeutic management of sexual precocity. Arq Bras Endocrinol Metab. 2008; 52:18-31.

Cardoso FNC, Yanaguizawa M, Taberner GS, Kubota ES, Fernandes ARC, Natour J. Contribuição da Avaliação Radiológica no Hiperparatireoidismo Secundário. Rev Bras Reumatol. 2007; 47:207-11.

Christensen SE, Nissen PH, Vestergaard P, Mosekilde L. Familial hypocalciuric hypercalcaemia: a review. Curr Opin Endocrinol Diabetes Obes. 2012; 18:359-70.

Clarke BL, Brown EM, Collins MT, Jüppner H, Lakatos P, Levine MA, et al. Epidemiology and Diagnosis of Hypoparathyroidism. J Clin Endocrinol Metab. 2016; 101:2284-99.

Eastell R, Brandi ML, Costa AG, D'Amour P, Shoback D, Thakker RV. Diagnosis of Asymptomatic Primary Hyperparathyroidism: Proceedings of the Fourth International Workshop. J Clin Endocrinol Metab. 2014; 99:3570-9.

Gardner DG, Shoback D. Endocrinologia Básica e Clínica de Greenspan. 9 ed; 2013.

Joint LWPES/ESPE CAH Working Group. Consensus statement on 21-hydroxylase deficiency from the Lawson Wilkins Pediatric Endocrine Society and the European Society for Paediatric Endocrinology. J Clin Endocrinol Metab. 2002; 87:4048-53.

Kasper DL, Fauci AS, Longo DL, et al. Harrison's Principles of Internal Medicine. 19 ed. New York: McGraw Hill; 2015. p. 3000.

Katznelson L, Laws Jr ER, Melmed S, et al. Acromegaly: An Endocrine Society Clinical Practice Guideline. J Clin Endocrinol Metab. 2014; 99:3933-51.

Khan AA, Hanley DA, Rizzoli R, Bollerslev J, Young JEM, Rejnmark L, et al. Primary hyperparathyroidism: review and recommendations on evaluation, diagnosis, and management. A Canadian and international consensus. Osteoporos Int; 2016. doi:10.1007/s00198-016-3716-2.

Larsen PR. Williams Textbook of Endocrinology. 10 ed. Philadelphia: Saunders; 2002. p. 1170-202.

Lemos MC, Thakker RV. GNAS Mutations in Pseudohypoparathyroidism Type 1a and Related Disorders. Human Mutation. 2015; 36:11-9.

Lenders JW, Duh QY, Eisenhofer G, Gimenez-Roqueplo AP, Grebe SK, Murad MH, et al.; Endocrine Society. Pheochromocytoma and paraganglioma: an endocrine society clinical practice guideline. J Clin Endocrinol Metab. 2014; 99: 1915-42.

Maia AL, Scheffel RS, Meyer ELS, et al. Consenso brasileiro para o diagnóstico e tratamento do hipertireoidismo: recomendações do Departamento de Tireoide da Sociedade Brasileira de Endocrinologia e Metabologia. Arq Bras Endocrinol Metab. 2013; 57:205-32.

Mantovani G, Linglart A, Garin I, Silve C, Elli FM, Nanclares GP. Clinical utility gene card for: Pseudohypoparathyroidism. Eur J Hum Gen. Advance online publication; 2012. doi:10.1038/ejhg.2012.211.

Martin MM, Martin AL. Constitutional delayed puberty in males and hypogonadotropic hypogonadism: a reliable and cost-effective approach to differential diagnosis. J Pediatr Endocrinol Metab. 2005; 18:909-16.

Merke DP, Bornstein SR. Congenital adrenal hyperplasia. Lancet. 2005; 365:2125-36.

Molina PE. Adeno-hipófise. In: Fisiologia Endócrina. 4 ed. McGraw-Hill; 2013. p. 49-72.

Molina PE. Hipotálamo e neuro-hipófise. In: Fisiologia Endócrina. 4 ed. McGraw-Hill; 2013. p. 25-48.

Molina PE. Hipotálamo e neuro-hipófise. In: Fisiologia Endócrina. 4 ed. McGraw-Hill; 2013. p. 73-98.

Nebesio TD, Eugster E.A. Current concepts in normal and abnormal puberty. Curr Probl Pediatr Adolesc Health Care. 2007; 37:50-72.

Nissenson RA, Jüppner H. Parathormone. In: Primer on the Metabolic Bone Diseases and Disorders of Mineral Metabolism. 8 ed. The American Society for Bone and Mineral Research (ASBMR). 2013; 208p.

Pearce EN, Farwell AP, Braverman LE. Thyroiditis. N Engl J Med. 2003; 348:2646-55.

Rosário PW, Ward LS, Carvalho GA, et al. Nódulo tireoidiano e câncer diferenciado de tireoide: atualização do consenso brasileiro. Arq Bras Endocrinol Metab. 2013; 57(4):240-64.

SBD – Sociedade Brasileira de Diabetes. Diretrizes Da Sociedade Brasileira De Diabetes 2015-2016. São Paulo: Editora GEN; 2016.

Todorova-Koteva K, Wood K, Imam S, Jaume JC. Screening for parathyroid hormone resistance in patients with non-phenotypically evident pseudohypoparathyroidism. Endocr Pract. 2012; 11:1-21.

Vieira Neto L, Abucham J, Araújo LA, et al. Recomendações do Departamento de Neuroendocrinologia da Sociedade Brasileira de Endocrinologia e Metabologia para o diagnóstico e tratamento da acromegalia no Brasil. Arq Bras Endocrinol Metab. 2011; 55:91-105.

Viswanathan E. Etiology and treatment of hypogonadism. Endocrinol Metab Clin North Am. 2009; 3:719-38.

Síndrome Metabólica

Leda Ferraz ■ *Natália Teixeira Elias* ■ *Patrícia de Fátima Lopes*

A síndrome metabólica (SM), primeiramente descrita por Gerald Reaven em 1988, consiste em uma doença plurimetabólica representada por um conjunto de fatores de risco cardiovascular, cujos principais mecanismos fisiopatológicos estão associados à deposição de gordura central e à perda tanto do controle glicêmico quanto da homeostase insulínica. Esse conjunto de modificações metabólicas, bem como dislipidemia e hipertensão, atuam juntos como fatores de risco que favorecem o desenvolvimento de doenças cardiovasculares (DCV) e diabetes *mellitus* tipo 2 (DM2).

A SM está associada ao aumento de 1,5 vezes na mortalidade geral e de 2,5 vezes na mortalidade por evento cardiovascular. Além disso, há um interesse particular que relaciona SM, bem como cada um de seus componentes individualmente, com o surgimento de diversos tipos de cânceres, tais como o de mama, o pancreático, o de cólon intestinal e o de fígado.

É um verdadeiro desafio estabelecer as reais prevalências de SM, pois diversos critérios diagnósticos coexistem, todos com pontos de corte variados. Além disso, características individuais, principalmente étnicas, estabelecem valores muito singulares para os pontos de corte, implicando no significado da detecção, ou ausência de detecção, da SM e com isso seu valor clínico e de pesquisa.

Fisiopatologia da SM

Ao longo da segunda metade do século XX foram descritos diversos fatores de risco para doenças cardiovasculares, incluindo DM2, dislipidemia, hipertensão e obesidade. Pouco depois foi constatada a tendência de associação desses fatores; e nesse contexto foi descrita a SM. Inicialmente conhecida como síndrome X, síndrome da resistência à insulina ou ainda, quarteto mortal, a SM foi descrita por Gerald Reaven (1988) durante o Banting Lecture, evento anual de apresentações científicas da American Diabetes Association (ADA). Essa síndrome foi caracterizada como uma doença plurimetabólica, que tem como protagonistas a perda do controle da glicemia e da homeostase insulínica, associada à hipertensão e um estado dislipidêmico de elevação dos níveis plasmáticos de triglicerídeos e baixos níveis de colesterol associado a lipoproteína de alta densidade (HDL-c). Desde então passou a ser pesquisada por grupos em todo o mundo, sendo incluída em 2001 no CID-9.

O termo síndrome constitui um conjunto de sinais e sintomas que tem uma etiologia específica. No momento não há uma etiologia definida para a SM e, por isso, o emprego do termo síndrome não está adequado e tem sido objeto de muita discussão. Entretanto, obesidade visceral e resistência à insulina atuam, sabidamente, como protagonistas do desequilíbrio metabólico.

Gerald Reaven propôs inicialmente que a resistência à insulina era o fator desencadeante da SM pelo fato de muitas manifestações clínicas serem explicadas por essa disfunção, o que encorajou muitas pesquisas nesse sentido. Nas últimas décadas a obesidade central ganhou mais atenção e provou-se que diversas modificações metabólicas associadas à resistência insulínica estavam relacionadas à gor-

212 LABORATÓRIO COM INTERPRETAÇÕES CLÍNICAS

dura visceral. A definição foi aperfeiçoada com a inclusão de outras anormalidades correlacionadas como o estado pró-trombótico e pró-inflamatório. No entanto, não existe uma hipótese unificadora que explique o mecanismo de ação da resistência à insulina e obesidade central na gênese da SM. Do ponto de vista prático, a resistência insulínica é considerada o principal fator no desenvolvimento da SM e a obesidade central, a manifestação clínica mais frequente.

■ SM e resistência à insulina

A insulina é o hormônio anabólico mais importante do corpo humano, com grande influência no metabolismo das proteínas, carboidratos e gorduras, além de influência no crescimento e diferenciação celular, e na função endotelial. A atuação pleiotrópica da insulina explica a diversidade nas manifestações clínicas. Exceto nos casos de doenças autoimunes e mutações que impliquem em alteração da sinalização celular, a resistência periférica à ação da insulina é resultado do mau funcionamento de eventos celulares distais na interação do hormônio com o receptor de superfície. Além disso, a resistência insulínica atua de forma tecido-específica, não acometendo todo o corpo, estando direcionada principalmente para o músculo esquelético e tecido adiposo periférico. Os tecidos resistentes à insulina não captam glicose eficientemente, induzindo a um aumento dos níveis plasmáticos de glicose, levando à hiperinsulinemia compensatória, o que hiperestimula os tecidos íntegros. As disfunções metabólicas resultam do descompasso entre a resistência insulínica de alguns tecidos e a sensibilidade adequada à insulina em outros.

■ SM e obesidade

O tecido adiposo não é só um órgão de estoque de lipídeos, funcionando como um tecido metabolicamente ativo com funções endócrinas, e que responde a múltiplos estímulos de diversas origens, incluindo o sistema nervoso central. Esse tecido é uma fonte de substâncias metabolicamente ativas, majoritariamente ácidos graxos, que afetam paralelamente as vias de sinalização de insulina no fígado, músculo esquelético e vasos sanguíneos. Nos adipócitos a insulina é responsável por inibir a liberação de ácidos graxos livres, tratando-se de um hormônio anabólico. Em uma baixa resposta ao estímulo insulínico (resistência à insulina) a lipólise deixa de ser suprimida e os ácidos graxos livres atingem a corrente sanguínea ocasionando uma hiperlipidemia. O excesso de lipídeos circulantes é documentadamente o principal agente para a formação de placas de ateroma que é desencadeadora de diversas patologias cardiovasculares. Nem todos os indivíduos obesos ou com sobrepeso são doentes, entretanto a maioria apresenta resistência insulínica. A combinação de obesidade, dieta hiperlipídica e hipercalórica, e sedentarismo é a protagonista da gênese da resistência à insulina.

■ SM e cardiopatias

Diversos estudos, apesar de usarem diferentes critérios diagnósticos da SM, mostraram o aumento do risco de doença coronariana em 2-5 vezes nos pacientes com a síndrome quando comparados a indivíduos saudáveis. Há também aumento de risco para infarto do miocárdio e acidente vascular encefálico, com risco relativo de 2,63 e 2,27 respectivamente, comparando os mesmos grupos. Além disso, alguns estudos mostram que o risco para eventos cardiovasculares é maior do que a soma dos fatores de risco isolados. Isso indica que há sinergismo entre os componentes da SM, que se relacionam, aumentando a morbimortalidade da doença.

■ SM e inflamação

Estudos recentes demonstraram que a SM está associada ao estresse oxidativo e a processos inflamatórios. A relação ocorre por meio da ação do tecido adiposo, que em geral secreta várias adipocinas

SÍNDROME METABÓLICA **213**

(por exemplo, leptina) e citocinas inflamatórias, tais como o fator de necrose tumoral α (TNF-α), a interleucina 6 (IL-6); e a proteína quimioatraente a monócitos e macrófagos (MCP-1). Dessa forma, em situações de excesso de tecido adiposo e obesidade, pode existir uma relação direta entre a SM com o estado pró-inflamatório do paciente. Além disso, a proteína C reativa (PCR) tem sido considerada um biomarcador importante para inflamação em indivíduos portadores dessa síndrome, principalmente em pacientes do sexo feminino. A presença desses marcadores inflamatórios ainda pode estar relacionada com o gênero, com a idade e com o tipo de dieta adotada pelo paciente. O aumento significativo na ingestão de lacticínios atenua o estresse oxidativo e inflamatório em indivíduos com SM, devido à redução da adiposidade e da expressão e secreção de citocinas pelo tecido adiposo. Também é conhecido que mulheres, no período de pós-menopausa, apresentam um maior nível de marcadores inflamatórios devido à diminuição dos níveis de estrogênio, que apresenta um efeito anti-inflamatório de proteção, e também por causa do aumento da deposição de tecido adiposo nas áreas abdominais.

Epidemiologia

A SM está diretamente associada à herança genética, padrões dietéticos e sedentarismo. Além disso, ela foi relacionada com baixa escolaridade, desigualdade e isolamento sociais, tensão psicossocial e estresse. A síndrome é comumente definida pela presença de resistência à insulina, obesidade central, hipertensão e dislipidemia; porém, foi visto que o aumento da idade e mudanças hormonais também podem ter efeito determinante na sua instalação, assim como a ingestão de álcool e o tabagismo.

Não existe um critério universal para o diagnóstico da SM e isso impede a determinação real de sua prevalência mundial. Os critérios mais aceitos e adotados clinicamente são os da Organização Mundial da Saúde (OMS), do National Cholesterol Education Program – Third Adult Treatment Panel (NCEP/ATPIII) e do International Diabetes Federation (IDF). Independente da falta de consenso, é evidente que nos últimos anos a prevalência da SM cresceu substancialmente. Aplicando-se o critério do NCEP/ATPIII (censo do ano de 2000), a prevalência da SM nos Estados Unidos entre adultos era de 22,5%. Em 2005, foi identificada uma discrepância entre as prevalências da síndrome utilizando os critérios do NCEP/ATPIII e da IDF: o primeiro identificou 34,5%, enquanto o segundo, 39,0% na mesma população.

Em 2007 foi verificada em uma população australiana divergência entre os valores de prevalência da SM usando três diferentes critérios diagnósticos. Aplicando o critério da OMS, a prevalência foi de 21,7%; usando os critérios do NCEP/ATPIII e IDF, foi de 22,1% e 30,7%, respectivamente. O mesmo foi observado em 2009 em estudo com população adulta irlandesa: 13,2% quando aplicado o critério do NCEP/ATPIII e 21,4% aplicando o critério da IDF. A divergência entre as prevalências encontradas quando da aplicação desses dois critérios é reflexo direto do que cada um adota como ponto de corte para a circunferência de cintura (CC) que no NCEP-ATPIII é de população norte-americana, enquanto o IDF faz ajustes étnicos que levam em consideração a composição e estrutura corporal de cada população específica.

De acordo com o gênero, na maioria das populações, a prevalência da SM mostra-se maior entre homens. Porém, foi identificada uma relação invertida em populações chinesas aplicando tanto os critérios do NCEP/ATPIII quanto da IDF.

No Brasil, a prevalência da SM cresce a cada dia e, apesar de ainda não existirem estudos populacionais, a prevalência em diversas partes do país varia entre 18 e 30% e aumenta com a idade.

Critérios de diagnóstico da SM

Em 1988, Gerald Reaven descreveu a resistência insulínica associada a anormalidades metabólicas e risco de doenças ateroscleróticas e denominou esse conjunto de achados de "síndrome X". A partir de então, vários grupos de especialistas e diferentes sociedades desenvolveram critérios clínicos

214 LABORATÓRIO COM INTERPRETAÇÕES CLÍNICAS

para o diagnóstico de SM, sendo que os primeiros utilizados mundialmente foram os critérios da OMS (1998), do European Group for the Study of Insulin Resistence (EGIR, 1999) e do NCEP/ATPIII (2001) (Tabela 15.1).

A primeira definição clínica para SM foi implementada em 1998 pela OMS. É baseada na presença de intolerância oral à glicose, ou elevação da glicemia de jejum, ou DM2 e presença de dois de quatro componentes (Tabela 15.1). A definição foca o desenvolvimento de DM2, pois valoriza o distúrbio na homeostase insulínica/glicêmica que tem a gênese de DM2 como principal desfecho.

Segundo o critério EGIR (1999), pequenas modificações na definição da OMS poderiam ser feitas para torná-la mais prática, tanto para investigação epidemiológica quanto para clínica médica. O nome deveria ser mudado para síndrome de resistência à insulina, e o diagnóstico de DM2 deveria ser excluído, pois resistência à insulina é um fator de risco para DM2 (Tabela 15.1). O EGIR considerou resistência insulínica como a protagonista da síndrome, criando uma definição própria, que obviamente requeria a presença de resistência à insulina medida por *clamping* ou glicemia de jejum, e que foi definida arbitrariamente como o quartil superior da população não diabética; mais a presença de pelo menos dois de quatro componentes listados na Tabela 15.1.

As diferenças mais notáveis entre os critérios da EGIR e o da OMS incluem: maior ênfase na adiposidade abdominal do que adiposidade estimada pelo índice de massa corporal (IMC); omissão de microalbuminúria devido ao argumento de que não havia evidência convincente de forte ligação com os níveis de insulina sanguíneos; diferenças no tratamento de hipertensão e dislipidemia, e no tratamento de outras anormalidades. Assim como o critério da OMS, o do EGIR foca o tratamento dos indivíduos com alto risco de desenvolver DM2.

Em 2001, o NCEP-ATPIII propôs uma nova definição para SM. Foi também proposto que o diagnóstico e tratamento da SM fossem uma meta dentro do tratamento para a redução de risco de doença coronariana, devido ao grande envolvimento com colesterol associado à lipoproteína de baixa densidade (LDL-c). O critério da NCEP-ATPIII é baseado na presença de pelo menos três de cinco componentes (Tabela 15.1) e não implica em presença de resistência insulínica, diabetes ou intolerância a glicose descritos. Esse critério é mais simples e de fácil aplicação. Em 2003, a ADA mudou o corte para classificação de tolerância diminuída à glicose da glicemia de jejum para 100 mg/dL. Em 2004, o corte da NCEP-ATPIII foi mudado para enquadrar-se aos valores propostos pela ADA. O NCEP-ATPIII evidencia a preocupação no sentido da redução do risco de doença coronariana. Os pontos de corte para hipertensão, elementos da dislipidemia, e obesidade central são ligeiramente diferentes quando comparados a outras definições (Tabela 15.1).

Outros critérios foram surgindo e modificando os componentes considerados para o diagnóstico da SM (Tabela 15.1). Em 2002, o Grupo Latino-Americano da Oficina Internacional de Informação em Lípides (ILIB), ajustou o critério do NCEP/ATPIII e incluiu os mesmos valores de corte da OMS para o componente obesidade abdominal. A American Association of Clinical Endocrinologists (AACE), em 2003, condicionou o diagnóstico à presença de resistência insulínica como elemento de base e estabeleceu que após o diagnóstico de DM2 o diagnóstico de SM não poderia mais ser aplicado.

Em 2005, a IDF propôs, junto com representantes de outras organizações, uma nova definição universal, que unificasse as já existentes (Tabela 15.1). Foi sugerido que o elemento de base seria a obesidade central, abandonando a resistência insulínica como fator principal e ajustando os valores de CC de acordo com a etnia (Tabela 15.2), o que fez com que os valores de prevalência aumentassem consideravelmente utilizando esse critério.

Naquele mesmo ano, a American Heart Association/National Heart, Lung and Blood Institute (AHA/NHLBI) apresentou novo critério a partir de modificações de componentes do critério do NCEP/ATPIII, não considerando a obesidade central como elemento de base. Finalmente, em 2009, a IDF e a AHA/NHLBI chegaram a um consenso, o Joint Interim Statement (JIS), propondo que a

SÍNDROME METABÓLICA **215**

obesidade central não deveria ser elemento de base, mas que a CC ajustada de acordo com cada etnia iria continuar sendo um dos componentes da SM (Tabela 15.2).

Atualmente, não há unanimidade com relação a qual critério deva ser adotado para o diagnóstico de SM. Assim, seu estudo é dificultado devido à ausência de consenso entre os critérios e os diferentes pontos de corte para os componentes, o que acaba impactando a comparação de dados de diferentes estudos, a prática clínica e as políticas de saúde.

No Brasil, a Sociedade Brasileira de Hipertensão (SBH), a Sociedade Brasileira de Cardiologia (SBC), a Sociedade Brasileira de Endocrinologia e Metabologia (SBEM), a Sociedade Brasileira de Diabetes (SBD) e a Associação Brasileira para o Estudo da Obesidade e da Síndrome Metabólica (ABESO) se juntaram para elaborar I Diretriz Brasileira de Diagnóstico e Tratamento da Síndrome Metabólica em 2001, convencionando o uso do critério da NCEP/ATPIII.

■ Avaliação antropométrica no diagnóstico da SM

Diante da atual epidemia de obesidade, faz-se necessária a aplicação de metodologias para estimar a gordura corporal. A antropometria é um método que consiste da mensuração das variações nas medições físicas e na composição global do corpo humano em diferentes idades e graus de nutrição. Na prática clínica, é muito utilizada para a avaliação do estado nutricional por não ser invasiva, além de sua fácil aplicação e baixo custo. Os parâmetros antropométricos mais utilizados e correlacionados com a SM são o IMC, a CC e a relação cintura/quadril (RCQ). A pressão arterial (PA) também é um componente usado para diagnóstico da SM. O IMC é um indicador simples que é calculado pela divisão do peso atual (kg) pela estatura elevada ao quadrado (m²). Atualmente, existem valores de referência para IMC específicos para cada faixa etária, tornando-o mais preciso. Porém, não deve ser utilizado isoladamente devido ao fato de não diferenciar o peso associado a gordura corporal ou ao músculo. Para observar fatores de risco é preciso, então, associá-lo a outros métodos. Valores de IMC acima de 25 kg/m² (classificação de sobrepeso) estão fortemente associados ao aparecimento de comorbidades como dislipidemias, diabetes, hipertensão arterial sistêmica e SM. A CC é uma medida de fácil aferição e reprodutibilidade, sendo considerada o indicador indireto mais representativo da obesidade central. Para aplicá-la é necessária uma fita métrica inextensível e inelástica e ser realizada ao final da expiração. Atualmente não existe um consenso geral quanto à terminologia e o sítio anatômico para obtenção dessa medida. A aferição pode ser feita: no nível natural da linha da cintura (parte mais estreita entre a crista ilíaca e a última costela); no ponto médio entre o rebordo costal inferior e a crista ilíaca, e na altura da cicatriz umbilical (Tabelas 15.1 e 15.2).

A RCQ foi inicialmente a medida mais comumente usada como indicador da obesidade central e do tipo de distribuição da obesidade (androide ou ginoide). A partir de 1990, reconheceu-se que essa medida pode ser menos válida como uma medida relativa quando há perda de peso e diminuição da medida do quadril. Para seu cálculo, é necessário fazer a razão entre a medição da CC (como já descrito anteriormente) e da circunferência do quadril (CQ, medida entre o ponto de maior protuberância sobre a região glútea).

Com relação à PA, os procedimentos de medida são simples e de fácil realização, entretanto nem sempre são realizados de forma adequada. Algumas condutas podem evitar erros, como, por exemplo, o preparo apropriado do paciente, o uso de técnica padronizada e de equipamento calibrado. O avaliado deve estar na posição sentada, de repouso por pelo menos cinco minutos, com as pernas descruzadas, pés apoiados no chão, dorso recostado na cadeira e relaxado; o braço deve estar na altura do coração (nível do ponto médio do esterno ou quarto espaço intercostal), livre de roupas, apoiado, com a palma da mão voltada para cima e o cotovelo ligeiramente fletido. Em seguida, o manguito deve ser colocado sem deixar folgas, 2 a 3 cm acima da fossa cubital. A aferição da PA deve ser realizada em três medidas, com intervalo sugerido de um minuto entre elas e a média dos valores deve ser considerado como a PA real.

216 LABORATÓRIO COM INTERPRETAÇÕES CLÍNICAS

Tabela 15.1. Critérios diagnósticos da síndrome metabólica

	WHO (1998)	EGIR (1999)	NCEP/ATPIII (2002)	ILIB (2002)
Elementos de base para o diagnóstico	Resistência à insulina* Inclui diabéticos	Resistência a insulina**	–	–
Componentes	+ pelo menos 2	+ pelo menos 2	Pelo menos 3	Pelo menos 3
Obesidade	**IMC** > 30 kg/m² **ou** **RCQ:** ♂ > 0,90 ♀ > 0,85	**CC:** ♂ ≥ 94 cm ♀ ≥ 80 cm	**CC:** ♂ > 102 cm ♀ > 88 cm	**IMC** ≥ 30 kg/m² (ambos os sexos) **ou RCQ:** ♂ > 0,9 ♀ > 0,85
Dislipidemia	**TG** ≥ 150 mg/dL **ou** **HDL-c:** ♂ < 35 mg/dL ♀ < 39 mg/dL	**TG** ≥ 177 mg/dL **ou** **HDL-c:** ♂ e ♀ < 40 mg/dL **ou** tratamento específico	**TG** ≥ 150 mg/dL **HDL-c:** ♂ < 40 mg/dL ♀ < 50 mg/dL **Cada item pontua isolado**	**TG** > 150 mg/dL **HDL-c:** ♂ < 40 mg/dL ♀ < 50 mg/dL **Cada item pontua isolado**
Pressão sanguínea	PA ≥ 140/90 mmHg	PA ≥ 140/90 mmHg **ou** tratamento específico	PA ≥ 130/85 mmHg	PA > 130/85 mmHg
Glicose de jejum	–	≥ 110 mg/dL Não inclui diabéticos	≥ 110 mg/dL Inclui diabéticos[†]	> 110 mg/dL **Este item pontua 2 pontos**
Outros	Microalbuminúria > 20 µg/min ou Albumina/creatina ≥ 30 mg/g	–	–	–

OMS: Organização Mundial de Saúde; EGIR: European Group for the Study of Insulin Resistance; NCEP/ATPIII: Expert Panel on Detection, Evaluation, and Treatment of High Blood Cholesterol in Adults/National Cholesterol Education Program; ILIB: Grupo Latino-Americano da Oficina Internacional de Informação em Lípides; AACE: American Association of Clinical Endocrinologists; IDF: International Diabetes Federation; NHBLI: National Heart Lung and Blood Institute/ American Heart Association; JIS: Joint Interin Statement. IMC: índice de massa corporal; CC: circunferência de cintura; TG: triglicerídeos; RCQ: relação cintura quadril; PA: pressão arterial; PAS: pressão arterial sistólica; PAD: pressão arterial diastólica; HDL-c: colesterol associado à lipoproteína de alta densidade; DM2: diabetes mellitus tipo 2.
*Resistência à insulina definida por presença de DM2, intolerância à glicose de jejum, intolerância ao teste de tolerância oral à glicose e para indivíduos com níveis normais de glicose (≥ 110 mg/dL): primeiro quartil dos níveis de glicose da população em estudo, mensurado por meio do clamp euglicêmico.

SÍNDROME METABÓLICA 217

AACE (2003)	IDF (2005)	NHBLI/AHA (2005)	JIS (2009)
Risco de resistência insulínica a julgamento clínico com pelo menos 1 fator de risco***	Obesidade central (CC) ajustada por etnia**** ♂ ≥ 90 cm ♀ ≥ 80 cm††	–	–
+ pelo menos 2	+ pelo menos 2	Pelo menos 3	Pelo menos 3
–	–	**CC:** ♂ > 102 cm ♀ > 88 cm	**CC** ajustada por etnia††: ♂ ≥ 90 cm ♀ ≥ 80 cm
TG ≥ 150 mg/dL **HDL-c:** ♂ < 40 mg/dL ♀ < 50 mg/dL **Cada item pontua isolado**	**TG** ≥ 150 mg/dL **ou** tratamento específico **HDL-c:** ♂ < 40 mg/dL ♀ < 50 mg/dL **Cada item pontua isolado**	**TG** ≥ 150 mg/dL **ou** tratamento específico **HDL-c:** ♂ < 40 mg/dL ♀ < 50 mg/dL **ou** tratamento específico **Cada item pontua isolado**	**TG** ≥ 150 mg/dL **ou** tratamento específico **HDL-c:** ♂ < 40 mg/dL ♀ < 50 mg/dL **ou** tratamento específico **Cada item pontua isolado**
PA ≥ 130/85 mmHg	PAS ≥ 130 mmHg **ou** PAD ≥ 85 mm Hg **ou** tratamento específico	PAS ≥ 130 mmHg **ou** PAD ≥ 85 mmHg **ou** tratamento específico	PAS ≥ 130 mmHg **ou** PAD ≥ 85 mmHg **ou** tratamento específico
De 110 a 125 mg/dL **ou** 2 h após a alimentação de 140 a 200 mg/dL Não inclui diabéticos	≥ 100 mg/dL **ou** diagnóstico prévio de DM2 Inclui diabéticos	≥ 100 mg/dL **ou** tratamento específico Inclui diabéticos	≥ 100 mg/dL **ou** tratamento específico Inclui diabéticos
–	–	–	–

**Resistência à insulina definida como hiperinsulinemia, considerada como o quarto quartil dos valores da insulinemia de jejum na população de não diabéticos.*

****A AACE considera como fatores de risco: diagnóstico de doenças cardiovasculares, hipertensão, síndrome dos ovários policísticos, esteatose hepática não alcoólica ou acantose nigricans; Histórico familiar de DM2, hipertensão ou doenças cardiovasculares; história de diabetes gestacional ou intolerância à glicose; etnias caucasianas; sedentariamo.*

*****A IDF traz referência dos pontos de corte de CC de acordo com o grupo étnico ou país (Tabela 15.2).*

†Valor alterado para ≥ 100 mg/dL em 2003.

††Valores de CC ajustudos para etnia sul-americana.

218 LABORATÓRIO COM INTERPRETAÇÕES CLÍNICAS

Tabela 15.2. Pontos de corte da circunferência de cintura de acordo com a International Diabetes Federation (2005)

Grupo étnico/país	Gênero	Cincunferência de cintura (cm)
Europeus Nos Estados Unidos, os valores do NCEP/ATPIII continuam sendo usados para propósitos clínicos (♂ 102 cm; ♀ 88 cm)	♂ ♀	≥ 94 cm ≥ 80 cm
Sul-asiáticos	♂ ♀	≥ 90 cm ≥ 80 cm
Chineses	♂ ♀	≥ 90 cm ≥ 80 cm
Japoneses	♂ ♀	≥ 90 cm ≥ 80 cm
Centro e Sul-americanos	♂ ♀	Usar medidas sul-asiáticas até que estejam disponíveis referências específicas
Africanos Subsaarianos	♂ ♀	Usar medidas europeias até que estejam disponíveis referências específicas

Interpretação laboratorial na SM

A SM é definida como uma doença plurimetabólica, geralmente relacionada a obesidade, e que tem como fatores de risco a hipertensão arterial, as dislipidemias, alteração do metabolismo glicídico (intolerância à glicose, hiperinsulinemia, hiperglicemia e DM) e a microalbuminúria.

Acredita-se que a instalação da SM tenha início na infância como ocorre nas doenças cardiovasculares. O excesso de peso associado a alto consumo de carboidratos simples, como a frutose, aliado à inatividade física têm promovido o aumento mundial da obesidade e consequentemente a instalação precoce da SM.

É sabido que uma vez detectado o primeiro componente da SM, o aparecimento do segundo ocorre em cerca de cinco anos, sendo que em menos de dez a síndrome já é diagnosticada. Os exames bioquímicos de rotina (por exemplo, perfil lipídico e glicêmico), além das variáveis relacionadas à composição corporal e pressóricas, são grandes aliados na detecção precoce da SM.

■ Análise do perfil glicídico

A glicemia de jejum deve ser determinada após jejum noturno de 8 h. Os valores de referência de normalidade para glicemia de jejum variam de 70 a 99 mg/dL. A maioria dos critérios diagnósticos assume como ponto de corte glicose de jejum ≥ 100 mg/dL, enquanto somente o da EGIR continua com ponto de corte ≥ 110 mg/dL (Tabela 15.1). A intolerância à glicose é definida como glicemia de jejum acima de 126 mg/dL e abaixo de 200 mg/dL. Nos casos em que a glicemia de jejum estiver entre 100 e 126 mg/dL (glicemia de jejum alterada), deve-se proceder o teste de tolerância oral à glicose (TOTG). O TOTG é um teste em que após jejum de 8 h o indivíduo deve ingerir 75 g de glicose. As coletas de sangue para dosagem da glicose são feitas antes da ingestão de glicose e após 30, 60, 120 e 240 minutos após a ingestão. Os valores de glicemia de 2 h após ingestão de glicose inferiores a 140 mg/dL denotam normalidade, entre 140 e 200 mg/dL, intolerância à glicose, e maior ou igual a 200 mg/dL, diabetes. O diagnóstico de DM tipo 2 é dado por glicemia ao acaso superior a 200 mg/dL associado a sintomas de DM ou por duas dosagens com resultado superior a 126 mg/dL. Estas duas dosagens devem ser feitas no mesmo laboratório e com uma semana de intervalo. Atualmente existe uma tendência para recomendação do uso da hemoglobina glicada como critério diagnóstico para DM, visto que esse exame avalia o grau de exposição à glicemia durante o tempo, além disso os valores apresentam menor variabilidade de um dia para o outro e a coleta dispensa jejum ou coletas de sangue em tempos específicos. A ADA considera valores de hemoglobina glicada ≥ 6,5% como diagnóstico de diabetes.

■ Análise da resistência à insulina

A resistência insulínica caracteriza-se pela associação entre obesidade, hipertensão arterial, dislipidemia, doença aterosclerótica, alteração no metabolismo glicídico e hiperinsulinemia. A fisiopatologia da resistência periférica à ação da insulina é complexa e de modo geral implica em diminuição da sensibilidade dos tecidos à sua ação que resulta em maior produção de insulina pelo pâncreas. O cálculo da resistência insulínica é feito usando modelo matemático que prediz o nível basal dessa resistência a partir dos valores plasmáticos de glicose e insulina em jejum. Esse modelo é chamado de HOMA-IR (*homeostatic model assessment – insulin resistance)*, e é definido como:

$$\text{HOMA-IR} = [\text{glicose (mg/dL)} \times 0{,}0555 \times \text{insulina } (\mu\text{UI/mL})]/22{,}5$$

■ Análise do perfil lipídico

A coleta de sangue venoso para análise do perfil lipídico deve ser realizada preferencialmente após 12 a 14 h de jejum noturno e seguir todas as recomendações da V Diretriz Brasileira sobre Dislipidemias e Prevenção de Aterosclerose. Somente as dosagens de triglicerídeos e colesterol associado à lipoproteína de alta densidade (HDL-c) são utilizadas no rastreio da SM. Todos os critérios diagnósticos da SM adotam valores de triglicerídeos ≥ 150 mg/dL, exceto o da EGIR que adota valores ≥ 177 mg/dL para pontuar o componente da síndrome. Para o componente HDL-c, encontramos a OMS com ponto de corte < 39 mg/dL para ambos os gêneros e a EGIR, com ponto de corte < 40 mg/dL. Já os demais critérios adotam para o sexo masculino ponto de corte < 40 mg/dL e para o sexo feminino, < 50 mg/dL (Tabela 15.1).

■ Análise da microalbuminúria

Somente o critério da OMS utiliza a microalbuminúria no diagnóstico da SM. Essa análise permite avaliar pequenas quantidades de albumina na urina, sendo considerado um marcador precoce de lesão glomerular, sobretudo na avaliação de pacientes hipertensos e diabéticos. A dosagem é feita a partir de coleta de urina de 24 h e devido às dificuldades inerentes a esse tipo de coleta, os demais critérios a desconsideram e por isso eles têm sido mais empregados no diagnóstico da SM.

Perspectivas

Diferentes critérios diagnósticos da SM são utilizados na prática, o que dificulta o trabalho dos médicos e dos epidemiologistas. A unificação dos critérios seria importante pois: 1) funcionaria como uma ferramenta prática para o uso dos clínicos na detecção de populações de alto risco; 2) funcionaria como um método de investigação usado pelos epidemiologistas para estabelecer a associação com ocorrência de obesidade, DM2 e outros fatores; 3) estabelecer-se-ia a prevalência e incidência orientando as políticas públicas para tratamento e prevenção; e 4) o impacto social da doença seria avaliado.

Entretanto, há algumas limitações intrínsecas na criação de um critério único. Cada indivíduo tem suas peculiaridades principalmente características étnicas que limitam a adoção de um único valor de corte universal. O critério universal necessitaria de diversos valores de corte que respeitassem as características de cada etnia. Tendo isso em mente, é necessária uma forte investigação para

220 LABORATÓRIO COM INTERPRETAÇÕES CLÍNICAS

estabelecer os valores adequados. Tudo isso é ainda mais difícil em um país como o Brasil, onde a população é miscigenada.

A SM tornou-se um problema de saúde pública, principalmente pelo alto índice de morbidade e mortalidade, pela pandemia da obesidade, pela concomitante endemia de DM2 e pela falta de estratégias de saúde, além de ser responsável por grande número de mortes prematuras independente dos grupos étnicos.

A avaliação dos fatores que predispõe à gênese da SM, principalmente em população jovem, possibilita avaliar sua incidência e desenvolver estratégias de intervenção que modificariam substancialmente o curso natural doença, visto ser um processo de médio à longo prazo e com incidência aumentada com o avanço da idade, além de diminuir os custos com o tratamento das complicações associadas à SM.

Bibliografia

Ackermann, et al. Waist circumference is Positively Correlated with Markers of Inflammation and Negatively with Adiponectin in Women with Metabolic Syndrome. Nutr Res. 2011; 31:197-204.

Alberti KG, Eckel RH, Grundy SM, Zimmet PZ, Cleeman JI, Donato KA, et al. Harmonizing the metabolic syndrome: a joint interim statement of the International Diabetes Federation Task Force on Epidemiologic and Prevention; National Heart, Lung and Blood Institute; American Heart Association; World Heart Federation; International Atherosclerosis Society and International Association for the Study of Obesity. Circulation. 2009; 120(16):1640-5.

Alberti KG, Zimmet PZ. Definition, diagnosis and classification of diabetes mellitus and its complications. Part 1: diagnosis and classification of diabetes mellitus provisional report of a WHO consultation. Diabet Med. 1998; 15(7):539-53.

Alberti KG, Zimmet PZ. The metabolic syndrome: time to reflect. Curr Diab Rep. 2006; 6:259-61.

Associação Brasileira para o Estudo da Obesidade e da Síndrome Metabólica (ABESO). Diretrizes brasileiras de obesidade 2009/2010. 3 ed. São Paulo: AC Farmacêutica; 2009/2010.

Balkau B, Charles MA. The European Group for the Study of Insulin Resistance (EGIR): Comment on the provisional report from the WHO consultation. Diabet Med. 1999; 16:442-3.

Barbosa PJB, Lessa I, Almeida Filho N, Magalhães LBNC, Araújo J. Critério de obesidade central em população brasileira: impacto sobre a síndrome metabólica. Arq Bras Cardiol. 2006; 87:407-14.

Bom AMX, Leung MCA, Galisa MS, Mesquita DM. Atendimento nutricional: uma visão prática. Adultos e idosos. São Paulo: M. Books do Brasil; 2013.

Bouchard C. Genetics and the metabolic syndrome. Int J Obes Relat Metab Disord. 1995; 19(Suppl 1):S52-S59.

Cameron AJ, Magliano DJ, Zimmet PZ, Welborn T, Shaw JE. The metabolic syndrome in Australia: prevalence using four definitions. Diabetes Res Clin Pract. 2007; 77:471-87.

Chew GT, Gan SK, Watts GF. Revisiting the Metabolic Syndrome. Med J Australia. 2006; 185(8):445-9.

Cornier MA, et al. The Metabolic Syndrome. Endocr Ver. 2008; 29(7):777-822.

Day C. Metabolic Syndrome, or What You Will: Definitions and Epidemiology. Diabetes Vasc Dis Res. 2007; 4(1):32-8.

Desroches S, Lamarche B. The Evolving Definitions and Increasing prevalence of the Metabolic Syndrome. Appl Physiol Nutr Metab. 2007; 32(1):23-32.

Dias NC, Martins S, Fiuza M. Síndrome Metabólica: Um Conceito em Evolução. Rev Port Cardiol. 2007; 26(12):1409-21.

Duvnjak L, Duvnja M. The Metabolic Syndrome - An Ongoing Story. J Physiol Pharmacol. 2009; 60(7):19-24.

Einhorn D, Reaven GM, Cobin RH, Ford E, Ganda OP, Handelsman Y, et al. American College of Endocrinology position statement on the insulin resistance syndrome. Endocrinol Pract. 2003; 9:237-52.

Ervin RB. Prevalence of metabolic syndrome among adults 20 years of age and over, by sex, age, race and ethnicity, and body mass index: United States, 2003-2006. Natl Health Stat Report. 2009; 5:1-7.

Executive Summary of the Third Report of the National Cholesterol Education Program (NCEP) Expert Panel on Detection, Evaluation, And Treatment of High Blood Cholesterol In Adults (Adult Treatment Panel III). JAMA. 2001; 285(19):2486-97.

Ford E, Giles W, Dietz W. Prevalence of the metabolic syndrome among US adults: findings from the third National Health and Nutrition Examination Survey. JAMA. 2002; 287:356-9.

SÍNDROME METABÓLICA 221

Ford ES. Prevalence of the metabolic syndrome defined by the International Diabetes Federation among adults in the U.S. Diabetes Care. 2005; 28:2745-9.

Fujioka S, Matsuzawa Y, Tokunaga K, Tarui S. Contribution of intra-abdominal fat accumulation to the impairment of glucose and lipid metabolism in human obesity. Metabolism. 1987; 36:54-9.

Gottschall CBA, Busnello FM. Nutrição e síndrome metabólica. São Paulo: Editora Atheneu; 2009.

Gu D, Reynolds K, Wu X, et al. Prevalence of the metabolic syndrome and overweight among adults in China. Lancet. 2005; 365:1398-1405.

Guías Ilib Para El Diagnóstico Y Manejo De Las Dislipidemias En Latinoamerica. Rujumen Ejecutivo. Lipid Digest Latinoamerica. 2002; 8:2-8.

Haffner SM. The Metabolic Syndrome: Inflammation, Diabetes Mellitus, and Cardiovascular Disease. Am J Cardiol. 2006; 97(2A):3A-11A.

International Diabetes Federation. Epidemiology Task Force Consensus Group. The IDF Consensus worldwide definition of the metabolic syndrome. International Diabetes Federation. Brussels; 2005.

Isomaa B, et al. Cardiovascular Morbidity and Mortality Associated with the Metabolic Syndrome. Diabetes Care. 2001; 24(2):683-9.

Johnson LW, Weinstock RS. The Metabolic Syndrome: Concepts and Controversy. Mayo Clin Proc. 2006; 8(12):1615-20.

Kassi E, Pervanidou P, Kaltsas G, Chrousos G. Metabolic Syndrome: Definitions and Controversies. BMC Med. 9:48.

Kershaw EE, Flier JS. Adipose Tissue as an Endocrine Organ. J Clin Endocrinol Metab. 2004; 86(6):2548-56.

Lakka HM, Laaksonen DE, Lakka TA, Niskanem LK, Kumpusalo E, Tuomilehto J, et al. The metabolic syndrome and total and cardiovascular disease mortality in middle-aged men. JAMA. 2002; 288:2709-16.

Lakka TA, Laaksonen DE, Lakka H-M, Männikko N, Niskanenn LK, Rauramaa R, et al. Sedentary lifestyle, poor cardiorrespiratory fitness, and the metabolic syndrome. Med Sci Sports Exerc. 2003; 35:1279-86.

Lapidus L, Bengtsson C, Larsson B, Pennert K, Rybo E, Sjostrom L. Distribution of adipose tissue and risk of cardiovascular disease and death: a 12 year follow up of participants in the population study of women in Gothenburg, Sweden. Br Med J. 1984; 289:1257-61.

Leitão MPC, Martins IS. Prevalência e fatores associados à síndrome metabólica em usuários de Unidades Básicas de Saúde em São Paulo - SP. Revista da Associação de Medicina Brasileira. 2011; 58(1):60-9.

Liese AD, Mayer-Davis EJ, Haffner SM. Development of the multiple metabolic syndrome: an epidemiologic perspective. Epidemiol Rev. 1998; 20:157-72.

Marquezine GF, Oliveira CM, Pereira AC, Krieger JE, Mill JG. Metabolic syndrome determinants in an urban population from Brazil: social class and gender-specific interaction. Int J Cardiol. 2007; 129(2):259-65.

Miname MH, Chacra APM. Síndrome metabólica. Rev Soc Cardiol. 2005; 15(6):482-9.

O'Neil S, O'Driscoll L. Metabolic syndrome: a closer look at the growing epidemic and its associated pathologies; 2015.

Ohlson LO, Larsson B, Svardsudd K, Welin L, Eriksson H, Wilhelmsen L, et al. The influence of body fat distribution on the incidence of diabetes mellitus. Diabetes. 1985; 34:1055-58.

Oliveira EP, Souza MLA, Lima MDA. Prevalência de síndrome metabólica em uma área rural do semi-árido baiano. Arq Bras Endocrinol Metab. 2006; 50(3):456-65.

Ouchi N, et al. Adipokines in inflammation and metabolic disease. Nature Reviews. 2011; 11:85-94.

Reaven GM. Role of insulin resistance in human disease. Diabetes. 1988; 37:1595-607.

Reaven GM. The Metabolic Syndrome: Is This Diagnosis Necessary? Am J Clin Nutr. 2006; 83(6):1237-47.

Salaroli LB, Barbosa GC, Mill JG, Molina MCB. Prevalência de síndrome metabólica em estudo de base populacional, Vitória, ES - Brasil. Arq Bras Endocrinol Metab. 2007; 51(7):1143-52.

Santos MJ, Fonseca JE. Metabolic Syndrome, Inflammation and Atherosclerosis - The Role of Adipokines in Health and in Systemic Inflammatory Rheumatic Diseases. Órgão Oficial da Sociedade Portuguesa de Reumatologia - ACTA Reumatol Port. 2009; 34:590-8.

SBC/SBH/SBN. Sociedade Brasileira de Cardiologia. Sociedade Brasileira de Hipertensão, Sociedade Brasileira de Fisiologia. VII Diretrizes Brasileiras de Hipertensão Arterial. Arq Bras Cardiol. 2016; 107(3 Suppl 3):1-102.

Scott M, et al. Diagnosis and Management of the Metabolic Syndrome. Circulation. 2005; 112:2735-52.

Sociedade Brasileira de Hipertensão, Sociedade Brasileira de Cardiologia, Sociedade Brasileira de Endocrinologia e Metabologia, Sociedade Brasileira de Diabetes, Associação Brasileira para Estudos da Obesidade. I Diretriz Brasileira de Diagnóstico e Tratamento da Síndrome Metabólica. Arq Bras Cardiol. 2005; 84(Suppl 1):3-28.

222 LABORATÓRIO COM INTERPRETAÇÕES CLÍNICAS

Souza LJ, et al. Prevalência de obesidade e fatores de risco cardiovascular em Campos, Rio de Janeiro. Arq Bras Endocrinol Metab. 2003; 47(6):669-76.

Stancliffe RA, et al. Dairy Attentuates Oxidative and Inflammatory Stress in Metabolic Syndrome. A J Clin Nutr. 2011; 1-9.

Taslim S, Tai ES. Relevance of the Metabolic Syndrome. Annals, Academy of Medicine, Singapore. 2009; 38(1):29-33.

Waterhouse DF, McLaughlin AM, Sheehan F, O'Shea D. An examination of the prevalence of IDF- and ATPIII-defined metabolic syndrome in an Irish screening population. Ir J Med Sci. 2009; 178:161-6.

World Health Organization. Obesity: preventing and managing the global epidemic. Geneva: WHO; Report of a WHO Consultation on Obesity; 1998.

Zhao Y, Yan H, Yang R, et al. Prevalence and determinants of metabolic syndrome among adults in a rural area of Northwest China. PLoS One. 2014; 9:e91578.

PARTE 5

Rotina Pré-natal, Citopatologia Cervical, Espermograma e Antígeno Prostático Específico

Exames da Rotina Pré-natal

Antônio Braga ▪ *Carlos Antônio Barbosa Montenegro* ▪ *Jorge Rezende-Filho*

Desde que John William Ballantyne publicou artigo sobre conjunto de cuidados destinados às grávidas, em 1899, muito evoluímos em relação à assistência pré-natal. Todavia, e em virtude da medicina judicante que temos vivido, tem-se observado cada vez mais uma postura defensiva dos obstetras durante o pré-natal. Isso tem reflexo na solicitação de cada vez mais exames complementares, muitos deles de indicação discutível, senão desnecessários.

De modo breve, expomos a rotina laboratorial e cuidados que prestamos às nossas pacientes sem risco obstétrico, nas maternidades a que estamos vinculados, e que apelamos os 10 Mandamentos da Assistência Pré-natal – Exames Laboratoriais.

1º Mandamento: solicitar tipo sanguíneo e fator Rh

Nos casos de gestante Rh-negativo e parceiro Rh-positivo, deve-se realizar o teste de Coombs indireto.

Se for negativo, repetir com 28 semanas e realizar profilaxia com imunoglobulina anti-D na 28ª semana de gestação (300 mcg, pois infelizmente não temos disponível dose de 100 mcg que já seria suficiente) e em até 72 h pós-parto (300 mcg).

Nos casos de títulos baixos (≤ 1:8), seguir com teste de Coombs indireto mensalmente até o termo. Nos casos de títulos altos (> 1:8), seguir com Doppler da artéria cerebral média a cada 7-14 dias. Se velocidade sistólica máxima > 1,5 MoM em gestação com menos de 35 semanas, deve-se fazer cordocentese: se hematócrito fetal for < 30%, indicar transfusão intravascular.

2º Mandamento: solicitar hemograma completo

Seleciona as pacientes que devem receber suplementação férrica.

O único suplemento que recomendamos de rotina no pré-natal é o ácido fólico; já o ferro fica reservado às gestantes com hematócrito < 33% ou hemoglobina < 11% no 1º e 3º trimestres ou naquelas com hematócrito < 30% ou hemoglobina < 10,5% no 2º trimestre.

Ferro de rotina só piora a constipação intestinal, náuseas/vômitos (pelo gosto metálico) e a pirose, situações frequentes e molestas na gravidez.

3º Mandamento: solicitar glicemia de jejum

Antes da descoberta da insulina, era excepcional a concepção em mulher diabética tipo I, por via de regra estéril. Ocorrendo a prenhez, a mortalidade materna atingia 30% e a perinatal, 65%.

226 LABORATÓRIO COM INTERPRETAÇÕES CLÍNICAS

Após o emprego da insulina, a mortalidade materna caiu para menos de 1%, embora a perinatal permanecesse em torno de 30%. A utilização do medicamento, desafortunadamente, permitiu o aumento da transmissão hereditária do diabetes tipo I, de tal sorte que a sua incidência na população aumenta em números expressivos. Soma-se a isso verdadeira epidemia representada pela obesidade, que em muito onerou os índices de diabetes tipo II, e teremos grande contingente de mulheres no menacme com diabetes, cujas repercussões gestacionais não são desprezíveis. Além disso, é a gravidez estado diabetogênico, mercê da liberação placentária de hormônios contrainsulares (hPL, cortisol, prolactina, GH placentário), cujo pâncreas de pacientes predispostas pode não suportar maior liberação de insulina, determinando o diabetes gestacional.

O diabetes pré-gestacional (tipos I e II) merece ser identificado na consulta inaugural, pois compromete o binômio materno-fetal diferentemente do DMG, por: aumentar o risco de anomalia congênita; piorar o diabetes (nefropatia e retinopatia), requerendo tratamento durante a gravidez; requerer imediato tratamento a fim de assegurar rápido controle metabólico, vale dizer, normoglicemia materna; determinar confirmação diagnóstica e tratamento do diabetes no pós-parto. Já o diabetes *mellitus* gestacional (DMG), embora de menor repercussão na mortalidade perinatal, pode cursar com macrossomia fetal (aumentando os índices de cesariana nessas pacientes) e distocia de ombros (tocotraumatismo), bem como hipoglicemia neonatal, principalmente em pacientes sem controle glicêmico na gravidez.

Diante da importância em se diferençar essas duas entidades, várias foram as propostas de rastreio do diabetes na gravidez (American Diabetes Association, World Health Organization, Ministério da Saúde do Brasil). Recente publicação do New England Journal of Medicine (Estudo HAPO – Hyperglycemia and Adverse Pregnancy Outcome, 2008), inovou nesse diagnóstico ao relacionar-se valores maternos glicêmicos de corte com o prognóstico perinatal, bem analisando variáveis de confundimento como a idade das pacientes, obesidade e complicações médicas associadas.

Assim, passamos a fazer o rastreio do diabetes na gravidez consoante algoritmo a seguir.

A glicemia de jejum realizada na primeira consulta pré-natal serve para identificar os casos normais (glicemia < 92 mg/dL), os de DMG (glicemia entre 92-125 mg/dL) e os de diabetes pré-gestacional (glicemia ≥ 126 mg/dL). O diabetes pré-gestacional poderá ainda ser diagnosticado pela dosagem de hemoglobina glicada ≥ 6,5% e glicemia ao acaso ≥ 200 mg/dL (esta última devendo ser confirmada pela glicemia de jejum ou pela hemoglobina glicada).

As pacientes com resultado glicêmico normal na 1ª consulta pré-natal deverão ser submetidas a teste oral de tolerância à glicose (TTOG) de 75 g de 2 h entre 24-28 semanas. O TTOG-75 pretende ser diagnóstico e exige dieta livre três dias antes (mínimo de 150 g de carboidratos). Os valores já anormais são jejum ≥ 92 mg/dL, 1 hora ≥ 180 mg/dL e 2 horas ≥ 153 mg/dL. Basta um valor alterado para o teste ser considerado positivo e a paciente classificada como DMG. Se o valor do jejum for ≥ 126 mg/dL, o diabetes já é considerado pré-gestacional.

Bem verdade que, antes do estudo HAPO, a prevalência do DMG era de 4%; adotando-se seus critérios diagnósticos, teremos prevalência de 16% de DMG, fazendo-nos repetir a interrogação de Moses (2010) sobre o tema: "problema resolvido ou aberto a caixa de Pandora?..."

4º Mandamento: solicitar VDRL (repetir trimestralmente, e o último resultado precisa ser avaliado pelo pré-natalista até a 36ª semana de gravidez)

Diagnostica sífilis na gestação, doença ainda com elevada prevalência em nosso país e cujas sequelas neonatais são nefastas; e, por isso, serve como indicador de qualidade pré-natal.

Qualquer valor positivo de VDRL indica tratamento materno.

EXAMES DA ROTINA PRÉ-NATAL **227**

Nos casos de baixos títulos (≤ 1:2) em que se suspeita de VDRL falso-positivo, pode-se solicitar teste treponêmico FTA-ABS (que nunca deixa de ser positivo após a infecção e, por isso, não se presta para acompanhar sorologicamente a cura).

O tratamento é feito com penicilina benzatina IM 2,4 milhões UI, dose única nos casos de sífilis recente (com menos de um ano da doença); três doses espaçadas por uma semana nos casos de sífilis tardia (com mais de um ano da doença) ou quando não se pode precisar sua cronologia. Atentar para cicatriz sorológica (pacientes já tratadas e com níveis decrescentes de VDRL) e realizar controle de cura mensal com VDRL.

5º Mandamento: solicitar anti-HIV ELISA (se positivo, repetir e associar ao *Western blot*)

Sua solicitação deve ser precedida pelo consentimento informado da paciente, que será esclarecida sobre a natureza da investigação e as implicações do resultado.

A transmissão vertical do HIV está quase totalmente prevenida com a combinação da profilaxia antirretroviral durante a gravidez/parto/período neonatal, via de parto adequada (cesárea eletiva com 38 semanas se carga viral ≥ 1.000 cópias/mL, permitindo-se parto vaginal nos casos de carga viral < 1.000 cópias/mL ou bolsa rota ou franco trabalho de parto com dilatação maior que 4 cm) e contraindicação do aleitamento.

Nas pacientes com linfócitos TCD4+ < 200 células/mm³, iniciar terapia combinada com zidovudina, lamivudina e lopinavir-ritonavir.

Pacientes com fatores de risco (comportamento sexual de risco ou usuárias de drogas injetáveis) podem ter que repetir a avaliação no terceiro trimestre.

6º Mandamento: solicitar HBsAg

Prevalência de hepatite B em grávidas é de 0,5 a 1%.

O risco da transmissão vertical determina elevada taxa de cirrose nesses rebentos (± 70-90%), bem como de hepatocarcinoma (± 40-60%), principalmente nos casos de hepatite B com replicação viral na gravidez, atestada pelo HBeAg positivo.

Nos casos de HBsAg positivo, deve-se administrar 0,5 mL de imunoglobulina humana hiperimune anti-hepatite B.

Pacientes com fatores de risco (comportamento sexual de risco ou usuárias de drogas injetáveis) podem ter que repetir a avaliação no terceiro trimestre.

Devemos insistir para a ampla vacinação das mulheres contra hepatite B (3 doses, em 0, 1 e 6 meses), bem como para a avaliação da soroconversão mediante dosagem de anti-HBs (imunidade se ≥ 10 UI/L).

7º Mandamento: solicitar sorologia para toxoplamose

A ocorrência de toxoplasmose na gestação determina 10% de abortamento e 10-20% de toxoplamose congênita (tríade toxoplasmósica): coriorretinite, calcificações intracerebrais e hidrocefalia.

Sorologia IgM e IgG negativas (44% das grávidas na 1ª consulta pré-natal) = suscetível – orientações higiênico-dietéticas e repetição da sorologia mensalmente (diferentemente do Ministério da Saúde, que recomenda sorologia trimestral).

Sorologia IgM negativo e IgG positivo (54% das grávidas na 1ª consulta pré-natal) = imune – não necessita novos rastreios (exceto nos casos de imunodepressão – se CD4 < 500 células/mL), quando deve-se realizar a reação de Sabin-Feldman para pesquisa direta do protozoário no sangue.

228 LABORATÓRIO COM INTERPRETAÇÕES CLÍNICAS

Sorologia IgM positivo e IgG negativo (2-5% das grávidas na 1ª consulta pré-natal) = pesquisar IgA (se positivo = infecção aguda) ou repetir a sorologia em 2 semanas: IgG e IgM positivos = infecção aguda.

Sorologia IgM e IgG positivos (2-5% das grávidas na 1ª consulta pré-natal) = teste de avidez. Se < 30% = infecção aguda.

Tratamento: espiramicina 3 g/dia iniciado até 3 semanas da soroconversão (por isso, fazer a sorologia mensalmente nas suscetíveis). Pesquisar infecção fetal com PCR no líquido amniótico. Se positivo, alternar a cada 3 semanas a espiramicina com pirimetamina (50 mg/dia)/sulfadiazina (3 g/dia)/ácido folínico (15 mg/dia).

8º Mandamento: solicitar EAS/urinocultura

Bacteriúria assintomática ocorre em 2-14% das grávidas e, se não tratada, pode levar a pielonefrite, sepse, parto pré-termo, recém-nascido de baixo peso e morte perinatal.

O exame será positivo se houver crescimento de, no mínimo, 100.000 colônias/mL, do mesmo agente, geralmente *Escherichia coli* (múltiplas bactérias sugerem contaminação e determinam nova cultura).

Tratamento deve ser feito, consoante sensibilidade antibiótica, preferindo-se nitrofurantoína 100 mg VO 6/6 h por 7 dias. Alternativa: ampicilina 500 mg VO 6/6 h por 7 dias ou fosfomicina 3 g diluída em água, dose única.

Repetir urocultura em 30 dias para confirmar cura. Nos casos de infecção urinária persistente, pode ser necessário antibioticoterapia profilática com nitrofurantoína 100 mg diária até o parto. Ainda que seja sugestivo de infecção urinária, não recomendamos iniciar tratamento nos casos de EAS alterado (nitrito e leucócito-estearase positivos ou presença de piócitos), pois tem baixo valor preditivo positivo para bacteriúria assintomática e não atestam a sensibilidade antibiótica.

9º Mandamento: solicitar citologia cervical

O rastreio do câncer de colo do útero, neoplasia mais prevalente na gravidez, deve ser feito durante o pré-natal, que se constitui momento oportuno para o estudo cervical, uma vez que muitas mulheres brasileiras só procuram o tocoginecologista por ocasião da gestação.

Sabe-se que a 1 a 3% das pacientes com câncer de colo do útero estão grávidas. Citologias suspeitas (LSIL de repetição ou HSIL) determinam colposcopia (facilitada pela eversão da junção escamo-colunar).

Deve-se biopsiar com cuidado as zonas iodo-negativas, após o teste de Shiller, pelo maior sangramento determinado pela hipervascularização cervical na gravidez. Atentar para o aspecto deciduótico do colo uterino, fisiológico, mas com aspecto tumor-símile. A curetagem do canal está proscrita na gestação. A conização com bisturi frio deve ser evitada pelo risco de hemorragia e parto pré-termo; devendo ser substituída pela cirurgia de alta frequência, indicada para excluir o câncer invasivo.

Nos casos de carcinoma cervical *in situ* ou carcinoma cervical microinvasivo (estádios 0 e Ia1), deve-se fazer citologia e colposcopia a cada 8-12 semanas; via de parto de indicação obstétrica; reavaliar em 6 semanas de pós-parto: mantido estádio Ia1 = HTA.

Nos casos de carcinoma cervical invasor operável (estádios Ia2 e IIa): < 20 semanas = Werthein-Meigs com útero cheio; > 20 semanas = aguardar a viabildiade fetal e realizar histerectomia-cesárea radical.

Nos casos de carcinoma cervical inoperável: < 20 semanas = quimiorradioterapia (que determinará abortamento, para só então seguir com braquiterapia); > 20 semanas = aguardar a viabilidade fetal e realizar cesariana, seguida por quimiorradioterapia/braquiterapia.

10º Mandamento: solicitar cultura para estreptococo do grupo B (GBS)

Trata-se da principal causa de infecção neonatal e a maior de sepse no recém-nascido, além de promover corionite e, não raro, sepse.

A fim de rastrear as grávidas colonizadas por esse patógeno, todas as gestantes devem ser submetidas à cultura de material vaginorretal entre 35-37 semanas.

Cerca de 10-30% estarão colonizadas por GBS e deverão receber profilaxia antibiótica intraparto com ampicilina 2 g EV, seguido por 1 g EV de 4/4 h até o parto.

Para as alérgicas à penicilina, sugere-se cefazolina 2 g EV dose de ataque, seguida por 1g EV 8/8 h até o parto.

As pacientes que não realizaram cultura para GBS devem submeter-se à profilaxia nos casos de parto pré-termo, mais de 18 h de bolsa rota e febre intraparto (TAx $\geq$ 38º C).

Considerações finais

Fica claro, assim, como procedemos na rotina laboratorial no pré-natal sem risco obstétrico identificado.

Enfatizamos que não faz parte de nosso pré-natal a solicitação dos seguintes exames: sorologia para rubéola (exceto nos casos de exantema maculopapular) e citomegalovirose (reservada para ocorrência de sintomatologia influenza-símile), além de não haver tratamento para esses casos; listeriose (baixa prevalência em nosso meio); hepatite C (além de não indicar cesariana ou contraindicar o aleitamento; o tratamento com PEG-interferon associado à ribavirina não é recomendado na gravidez,); vaginose bacteriana (restrita aos casos de história de parto pré-termos, quando deverá ser rastreada entre 12-16 semanas) e dosagem de TSH/T4 livre (não recomendado pela American Thyroid Association, 2011, nem para pacientes com história de abortamento).

Pré-natal rigoroso, sistemático e pontual não significa a realização da maior quantidade de exames laboratoriais; mas, e acima de tudo, do cuidado permanente, atualizado e humanístico que devemos dispensar às mulheres nesse momento singular de suas vidas.

Bibliografia

Allaire AD, Cefalo RC. Preconceptional health care model. Eur J Obstet Gynecol Reprod Biol. 1998; 78(2):13-8.

American College of Obstetricians and Gynecologists. Clinical management guidelines for obstetrician-gynecologists. ACOG Practice Bulletin. Obstet Gynecol. 2003; 102(1):203-13.

American Diabetes Association: Standards of Medical Care in Diabetes – 2008. Diabetes Care. 2008; 31(Suppl.1):S12.

Ministério da Saúde do Brasil. Pré-natal e puerpério: atenção qualificada e humanizada: manual técnico. Brasília: Ministério da Saúde; 2006.

Ministério da Saúde do Brasil. Programa de humanização no pré-natal e nascimento. Brasília: Ministério da Saúde; 2000.

Chalmers B, Mangiaterra V, Porter R. Principles of perinatal care: the essential antenatal, perinatal and postpartum care course. WHO Birth. 2001; 28(3):202-7.

Citopatologia Cervical

Albino Fonseca Junior

Introdução

Estima-se que no biênio 2018-2019 teremos cerca de 16.370 novos casos de câncer do colo uterino no Brasil, constituindo, dentre todas as neoplasias malignas, aquela com a 3ª maior incidência, excetuando as neoplasias de pele não melanoma. Em algumas regiões do Brasil, essa neoplasia apresenta ainda maior destaque, sendo a região Norte aquela com maior incidência dentre as neoplasias malignas. Com relação à mortalidade total por neoplasias malignas, é a quarta maior causa de morte (6,6%), ficando atrás dos cânceres de mama (16%); traqueias, brônquios e pulmões (10%); e cólon e reto (8,6%).

Até os anos 1940, a ausência de métodos de prevenção do câncer do colo do útero limitou às poucas mulheres a busca do diagnóstico precoce por meio de exames ginecológicos frequentes. Após esse período, com o desenvolvimento da citologia esfoliativa ("teste Papanicolau") e da colposcopia, houve uma mudança do cenário vigente, tornando-se possível a extensão das ações contra a doença a um número maior de mulheres. Neste momento, a citopatologia cervical passa a ser utilizada como teste de triagem para neoplasias malignas do colo uterino. No entanto, o processo de difusão das técnicas de prevenção no Brasil ampliou-se lentamente e de forma desigual, se transformando em ações de maior escala apenas a partir da década de 1970, com a implantação de campanhas de rastreamento e, mais tarde, com o surgimento de um programa nacional de controle da doença.

Nas neoplasias malignas do colo uterino, a citopatologia cervical, por meio do seu método convencional, tem sido o foco central dos programas de detecção precoce e de controle do câncer do colo uterino, com resultados significativos principalmente em países desenvolvidos, onde se notam quedas de incidência e redução considerável da mortalidade. No entanto, em países em vias de desenvolvimento, essa tendência não é tão acentuada, com baixa adesão da população aos programas de detecção da doença, ocasionada por diversos motivos socioeconômicos.

Mesmo com resultados significativos de redução nas taxas de incidência e mortalidade do câncer do colo uterino, a citopatologia cervical, por meio do método convencional, apresenta muita controvérsia em torno de sua efetividade, em razão dos falsos-negativos quando se utiliza exclusivamente este método, o que tem levado a que seja seriamente questionado. Atualmente, o uso da metodologia da citologia líquida, de maior custo em comparação ao método anterior, associada com estudos complementares que podem ser realizados de forma concomitante, como o teste de HPV e outros testes moleculares, mostra um importante aumento na sensibilidade e especificidade do exame. No entanto, existem alguns outros estudos que indicam que a utilização exclusiva do método da citologia líquida, sem o benefício de testes moleculares complementares, mostraria escassa diferença com relação ao método convencional. Em países em vias de desenvolvimento, a utilização de ambos

232 LABORATÓRIO COM INTERPRETAÇÕES CLÍNICAS

os métodos de citopatologia cervical (convencional e citologia líquida) encontra-se prejudicada devido a limitação dos custos, sendo sua utilização em programas de atenção pública não estimulados. Assim, é fundamental que as atenções estejam concentradas em melhorar a qualidade dos métodos disponíveis, garantindo o controle de qualidade e sempre procurando alternativas acessíveis ao maior número de mulheres da população-alvo.

Classificações

Desde que George Papanicolaou observou pela primeira vez o valor diagnóstico de um esfregaço citológico retirado do colo uterino, muitas propostas de classificação foram realizadas, o que ocasionou uma terminologia variável nos últimos 50 anos para a citopatologia cervical.

A partir da classificação de Papanicolaou, em 1943, muitos termos foram empregados em diferentes classificações, nem sempre com significados constantes e reproduzíveis por outro examinador. Atualmente, com base nos avanços do conhecimento da patologia cervical, existe um grande esforço para padronizar os laudos de colpocitologia ginecológica – Sistema Bethesda, revisado periodicamente. No entanto, pode-se observar, ainda hoje, a utilização de componentes de antigas classificações em laudos de citopatologia cervical, o que nos obriga a entender aspectos relevantes na evolução dessas classificações.

Papanicolaou desenvolveu um sistema de classificação dos esfregaços citológicos em cinco categorias (classes), onde a classe I representava os esfregaços sem evidência de malignidade e as demais classes representavam níveis crescentes de suspeita de malignidade. Assim, falava-se em classes I, II, III, IV e V, onde a classe I indicava ausência de células atípicas ou anormais; a classe II, citologia atípica, mas sem evidência de malignidade; a classe III, citologia sugestiva, porém não conclusiva de malignidade; a classe IV, citologia fortemente sugestiva de malignidade; e a classe V, citologia conclusiva de malignidade. Devido à pouca reprodutibilidade e a dificuldade de correlação entre os achados citopatológicos com os achados histopatológicos, essa classificação foi bastante questionada.

Em 1954, Reagan utilizou pela primeira vez os termos displasia e carcinoma *in situ*. Assim, com o avanço das pesquisas e os novos conhecimentos em patologia cervical, Richart propôs uma nova classificação, onde foi empregada o termo "neoplasia intraepitelial cervical (NIC)" para descrever lesões precursoras de carcinoma escamoso do colo uterino.

Em 1988, um pequeno grupo de especialistas em citologia, histopatologia e manejo clínico reuniu-se em Bethesda (EUA), com o propósito de desenvolver um sistema de laudo de citopatologia cervical capaz de expressar a interpretação do exame colpocitológico, ao clínico, de forma clara e relevante. O resultado dessa primeira reunião culminou no Sistema Bethesda 1988, modificado em 1991 e 2001.

Esse sistema de laudos buscou alcançar três princípios fundamentais: 1) uniformidade e razoável reprodutibilidade dos laudos por diferentes patologistas e laboratórios; 2) flexibilidade, para adaptar-se à grande variedade de laboratórios nas diferentes localizações geográficas; e 3) incorporar os novos conhecimentos da patologia cervical.

Laudo citopatológico cervical

A nomenclatura brasileira utilizada para laudos citopatológicos cervicais tem sofrido constantes alterações. A adoção do Sistema Bethesda, ainda que adaptado ao Brasil, facilita a comparação de resultados nacionais com os encontrados em publicações estrangeiras. Assim, neste momento, mostramos os componentes do laudo citopatológico cervical e alguns comentários pertinentes (Quadro 17.1).

Apesar de corresponder a uma pequena fração dos exames de citopatologia cervical, o método de citologia em meio líquido precisa ser notificado no pedido médico, uma vez que a adequabilidade da amostra é avaliada de forma diversa para cada metodologia (convencional e citologia líquida).

CITOPATOLOGIA CERVICAL **233**

Quadro 17.1. Componentes do laudo citopatológico

- Adequabilidade da amostra
- Diagnóstico descritivo
- Microbiologia

Fonte: Elaborado pelo autor.

Quadro 17.2. Adequabilidade da amostra

- Insatisfatório
- Satisfatório

Fonte: Elaborado pelo autor.

Atualmente, utiliza-se para adequação da amostra o sistema binário: satisfatório e insatisfatório, sendo abandonado o termo anterior "satisfatório, mas limitado...", porém, ainda é possível encontrar este termo em muitos laudos citopatológicos cervicais.

Uma amostra definida como "satisfatória" é aquela que apresenta os componentes epiteliais com qualidade e quantidades compatíveis com distribuição, fixação e coloração que permitam uma perfeita conclusão diagnóstica pelo citologista (Quadro 17.2). Os componentes epiteliais (Quadro 17.3) são também mencionados nos laudos citopatológicos cervicais e são alocados em um tópico próprio devendo ser correlacionados com aspectos clínicos, dentre eles a faixa etária, ciclo menstrual, limitações anatômicas etc. Os componentes celulares endometriais devem ser mencionados caso visualizados.

Uma amostra definida como "insatisfatória" é aquela que compromete a conclusão diagnóstica, e este comprometimento pode ser ocasionado por aspectos técnicos e/ou amostragem celular (Quadro 17.4).

É importante ressaltar que, apesar da obrigação do leitor (citologista) dos esfregaços citológicos em mencionar a adequabilidade da amostra e os componentes epiteliais representados, o entendimento e conduta frente a esta informação é de responsabilidade do profissional que realiza a leitura do laudo.

Quadro 17.3. Componentes epiteliais

- Escamoso
- Glandular
- Metaplásico

Fonte: Elaborado pelo autor.

Quadro 17.4. Causas de amostragem insatisfatória

- Material acelular ou hipocelular (menos de 10% do esfregaço)
- Lesão prejudicada (mais de 75% do esfregaço) por presença de:
  - Sangue
  - Piócitos
  - Artefatos de dessecamento
  - Contaminantes externos
  - Intensa superposição celular
  - Outros (especificar)

Fonte: Elaborado pelo autor.

234 LABORATÓRIO COM INTERPRETAÇÕES CLÍNICAS

Tabela 17.1. Diagnóstico descritivo

Dentro dos limites da normalidade
Alterações celulares benignas • Inflamação • Reparo • Atrofia com inflamação • Radiação

Atipias celulares
Células atípicas de significado indeterminado
• Escamosas (ASC/ASCUS)
  – Possivelmente não neoplásico (ASC-US)
  – Não se podendo excluir lesão intraepitelial de alto grau (ASC-H)
• Glandulares (AGS/AGUS)
  – Possivelmente não neoplásico
  – Não se podendo excluir lesão intraepitelial de alto grau
Em células escamosas
• Lesão intraepitelial de baixo grau
• Lesão intraepitelial de alto grau
• Lesão intraepitelial de alto grau, não se podendo excluir microinvasão
• Carcinoma escamoso invasor
Em células glandulares
• Adenocarcinoma *in situ*
• Adenocarcinoma invasor
  – Cervical
  – Endometrial
  – Sem outras especificações
Outras neoplasias malignas

Fonte: Elaborada pelo autor.

O "diagnóstico descritivo" deverá estar presente nos laudos citopatológicos cervicais; porém, muitas vezes, eles estão discriminados com outras denominações: "conclusão", conclusão descritiva" etc. (Tabela 17.1).

Nesse tópico, os diagnósticos serão alocados em três grandes grupos: 1) dentro dos limites da normalidade; 2) alterações celulares benignas; e 3) atipias celulares.

Os laudos "dentro dos limites da normalidade" são aqueles que não apresentam sinais de alterações significativas na amostra examinada.

Os laudos "alterações celulares benignas" são representados em sua grande maioria por alterações inflamatórias, em resposta a algum agente microbiológico. A correlação desse item, geralmente, é complementado com o tópico "microbiologia" visto em seguida.

Os laudos "atipias celulares" guardam grande importância, uma vez que representa o objetivo primário desse exame, isto é, o reconhecimento de lesões pré-neoplásicas e/ou neoplásicas cervicovaginais. Este grupo é então dividido em três subgrupos: a) atipias de significado indeterminado; b) atipias em células escamosas; e c) atipias em células glandulares.

Nos chama a atenção nas "atipias de significado indeterminado", sejam elas de origem escamosa ou glandular, a separação em duas categorias que irão nortear a conduta do médico assistente frente a esta limitação diagnóstica.

Apesar do exame citopatológico cervical ter como principal objetivo a detecção de lesões pré-neoplásicas e/ou neoplásicas do colo uterino, a identificação da microbiologia cervicovaginal pode ser de grande valia, principalmente quando acompanhada de sintomatologia. Assim, a identificação desses agentes microbiológicos, em pacientes com ou sem sintomas, é uma ferramenta de grande

CITOPATOLOGIA CERVICAL 235

Quadro 17.5. Microrganismos comumente encontrados

- *Lactobacillos* sp.
- Bacilos supracitoplasmáticos (sugestivos de *Gardnerella/Mobiluncus*)
- Outros bacilos
- Cocos
- *Candida* sp.
- *Trichomonas vaginalis*
- Sugestivo de *Chlamydia* sp.
- *Actinomyces* sp.
- Efeito citopático compatível com vírus do grupo herpes
- Outros (especificar)

Fonte: Elaborado pelo autor.

ajuda no tratamento de infecções cervicovaginais prevalentes em nosso meio, dentre elas os achados sugestivos de *Gardnerella vaginalis*, *Trichomonas vaginalis* e *Candida* sp., que são os mais comuns (Quadro 17.5).

Bibliografia

Brenna SMF, et al. Conhecimento, atitude e prática do exame de Papanicolau em mulheres com câncer de colo uterino. Rio de Janeiro: Cad Saúde Pública. 2001; 17(4):909-14.

Bethesda Committe. The Bethesda System for Reporting Cervical/vaginal diagnosis. New York: Springer-Verlag; 1994.

Gamboni M, Miziara EF. Manual de citopatologia diagnóstica. São Paulo: Manole: 2013; 44-189.

Ministério da Saúde. Instituto Nacional do Câncer. Estimativas 2018: incidência de câncer no Brasil/Instituto Nacional do Câncer. Rio de Janeiro: Inca; 2018.

Ministério da Saúde. Instituto Nacional do Câncer. Estimativas 2012: incidência de câncer no Brasil/Instituto Nacional do Câncer. Rio de Janeiro: Inca, 2016.

Ministério da Saúde. Instituto Nacional do Câncer. Nomenclatura brasileira para laudos citopatológicos cervicais, 2012. Rio de Janeiro: Inca, 2012.

Papanicolaou G, Traut H. The diagnostic value of vaginal smears in carcinoma of the uterus. Am J Obst Gyn. 1941; 42:193-206.

Papanicolau GN. Atlas of exfoliative Cytology. The Commonwealth Found by Harvard University Press, Cambridge, Mass. 1954 (Supplement 1, 1956; Supplement 1960).

Reagan J. The cellular morphology of carcinoma *in situ*, dysplasia and hyperplasia of the uterine cervix. Cancer. 1953; 6:224.

Richart RM. Cervical Intraepitelial Neoplasia: a review. In: Sommers SC (ed). Pathology Annual. East Norwalk, CT: Appleton-Century-Crofts. 1973; 301-28.

Robles SC, While F, Peruga A. Trends in cervical cancer mortality in the Americas. Bull Pan Am Health Organ. 1996; 30(4):290-301.

Solomon D. Nomenclature for cervical cytology. Tutor Cytol. 1992; 40-3.

Solomon D, Davey D, Kurman R, et al. The 2001 Bethesda System terminology for reporting cervical cytology. JAMA. 2002; 287:2114-9.

Sykes PH, Harker DY, Miller A, Whitehead M, Neal H, Wells JE, et al. A randomized comparison of SurePath liquid-based cytology and conventional smear cytology in a colposcopy clinic setting. D BJOG. 2008; 115(11):1375-81.

Teixeira LA. Dos gabinetes de ginecologia às campanhas de rastreamento: a trajetória da prevenção ao câncer de colo do útero no Brasil. História, Ciência, Saúde – Manguinhos. 2015; 22(1):221-40.

Weber AV, Backes LTH. Análise retrospectiva de inflamações cervicovaginais causadas por agentes microbiológicos no Sul do Brasil. Rev Saúde Integ. 2016; 9(17):28-40.

Workshop NCI. The reviewed Bethesda System for reporting cervical-vaginal cytologic diagnosis. Report of the 1991 Bethesda workshop. JAMA. 1991; 267:1892.

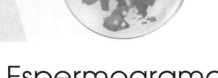

Espermograma

Ana Clara Coelho Esteves ▪ Ivan Andrade de Araujo Penna

Introdução

A análise seminal se resume ao espermograma e tem a função de avaliar a qualidade do sêmen num dado momento, sendo importante ferramenta na propedêutica da infertilidade. Entre os casais inférteis, aproximadamente 30% dos casos são relacionados ao fator masculino e outros 25-40% à combinação dos fatores feminino e masculino. Por essa razão, por ser de baixo custo e de simples execução, o espermograma é o primeiro exame a ser solicitado na investigação da infertilidade conjugal.

Em 1980, a Organização Mundial de Saúde (OMS) lançou o primeiro manual que abordava análise seminal, atendendo à necessidade mundial de padronização dos procedimentos para diagnóstico. Desde então, já foi atualizado três vezes, com o lançamento da versão mais recente em 2010. Esta última edição é dividida em três partes: análise seminal, preparo seminal e garantia de qualidade, e teve seus valores de referência baseados no estudo de Cooper *et al.* Esses autores selecionaram 4.500 homens de 14 diferentes países que haviam conseguido a gestação de suas parceiras num período de até 12 meses. A partir dessa análise, determinaram os valores de normalidade.

Características do sêmen

O sêmen humano é líquido e espesso, branco ou acinzentado, opalescente, com pH alcalino, representando uma mistura de secreções dos testículos, vesículas seminais, próstata e glândulas de Cowper. Imediatamente após a ejaculação, adquire um aspecto gelatinoso devido à atuação de proteínas secretadas pelas vesículas seminais, e transforma-se, após 15 a 30 minutos, num líquido extremamente fluido, de escassa viscosidade (processo de liquefação). A demora na liquefação – mais de 60 minutos – e o aumento da viscosidade impedem a livre movimentação dos espermatozoides, dificultando, assim, sua capacidade migratória e fertilizante.

O volume de sêmen liberado a cada ejaculação deve ser superior a 1,5 mL. O valor normal do pH seminal é ≥ 7,2. A viscosidade é considerada normal quando goteja ou forma um filamento de até 2 cm ao sair da pipeta. São admitidas como normais concentrações de espermatozoide por mililitro superior a 15×10^6 e número total de espermatozoides por ejaculação superior a 39×10^6. A porcentagem de espermatozoides com morfologia normal, seguindo os critérios de Kruger, deve ser igual ou superior a 4% e a porcentagem de espermatozoides móveis progressivos deve ser igual ou superior a 32% (Tabela 18.1).

Estudos recentes mostram que a melhor métrica para avaliação da normalidade do espermograma é a contagem total de espermatozoides móveis (TMSC, *total motile sperm count*). Para tal, multiplica-se o volume pela concentração por mililitro e pela porcentagem de espermatozoides

238 LABORATÓRIO COM INTERPRETAÇÕES CLÍNICAS

Tabela 18.1. Valores normais do espermograma segundo WHO 2010

Parâmetro	Valor de referência
Tempo de liquefação	15-30 min, máximo 60 min
Volume	$\geq 1,5$ mL
pH	$\geq 7,2$
Viscosidade	Filamento ≤ 2 cm
Concentração de espermatozoides por mililitro	15×10^6 sptz/mL
Número total de espermatozoides	39×10^6
Morfologia normal (Kruger)	$\geq 4\%$
Motilidade progressiva	$\geq 32\%$

Fonte: Elaborada pelos autores.

móveis progressivos. Usando os valores mínimos de referência para exemplificar, teríamos: 1,5 mL (volume total) $\times$ 15 $\times$ 10^6 (concentração por mL) $\times$ 32/100 (32% = motilidade progressiva) = 7,2 $\times$ 10^6 (TMSC).

Coleta do líquido espermático

O sêmen deve ser coletado numa sala própria, que deve estar situada próxima ao laboratório de andrologia a fim de evitar exposição a flutuações de temperatura e possibilitar o controle do tempo entre a coleta e o início da análise. A amostra deve ser coletada após um período de 2 a 7 dias de abstinência. As seguintes informações devem estar presentes na ficha de anamnese do paciente: nome, data de nascimento e número do documento de identidade, período de abstinência, data e hora da coleta, se houve perda de algum volume, se houve alguma dificuldade para produzir a amostra, e o tempo entre a coleta e o início da análise. É importante relatar qualquer perda de fração seminal durante a coleta, especialmente a primeira ejaculada, uma vez que é nela que se encontra a maior proporção de espermatozoides. Caso a amostra esteja incompleta, uma segunda deve ser requisitada após novo período de abstinência de 2 a 7 dias.

A amostra deve ser coletada por masturbação e ejaculação em recipiente estéril que não seja tóxico aos espermatozoides. O recipiente deve ser mantido a uma temperatura entre 20 e 37 ºC. A amostra deve ser mantida em placa aquecedora ou incubadora a 37 ºC enquanto o sêmen se liquefaz, e esse tempo deve ser observado.

A coleta domiciliar é permitida em situações excepcionais, tais como inabilidade de coletar na clínica ou na falta de instalações adequadas próximas ao laboratório de andrologia. Para coletar em casa, o paciente recebe um recipiente de coleta e deve entregar a amostra ao laboratório dentro do período máximo de 1 hora, observando que durante o transporte a amostra deve permanecer entre 20 e 37 ºC.

Tipos de exames realizados com sêmen

O espermograma é um exame dinâmico, pois o homem produz os espermatozoides continuamente e sua formação demora cerca de 76 dias. Dessa maneira, indica-se a realização de ao menos 2 espermogramas com o intervalo desse período para que se possa chegar a um diagnóstico.

O espermograma pode ser simples, com capacitação e/ou com teste de fragmentação de DNA espermático. Os quesitos analisados no espermograma são aspecto, volume, cor, viscosidade, concentração de espermatozoides (por mililitro e no volume total do ejaculado), morfologia e motilidade espermáticas. Além disso, ainda podem ser analisados a taxa de sobrevivência e vitalidade dos espermatozoides, seu desempenho após capacitação e sua taxa de fragmentação de DNA.

Espermograma simples
Forma de execução

Após a liquefação total do sêmen, inicia-se a fase de análise macroscópica em que ocorre verificação do volume total da amostra, pH, aspecto, cor e viscosidade. Em seguida, realiza-se a avaliação microscópica, na qual se verifica a presença de outras células no ejaculado (leucócitos ou células redondas), a concentração dos espermatozoides por mililitro e no volume total, a morfologia e a motilidade espermáticas. Os valores de referência para cada característica, conforme citados anteriormente, são definidos pela OMS. Nesse momento, também se calcula a TMSC.

O volume da amostra é aferido com auxílio de pipeta graduada. A determinação do pH normalmente é realizada utilizando-se papel indicador de pH. A presença de células, concentração e motilidade espermáticas são avaliadas na câmara de Makler, podendo a concentração também ser conferida na câmara de Neubauer. Para análise da morfologia, os espermatozoides são fixados e corados em lâmina fosca e são classificados de acordo com o critério estrito de Tygerberg, descrito por Kruger *et al.*, em 1986, conforme recomendado pela OMS (Figura 18.1).

Interpretação

A concentração de espermatozoides pode variar até o valor mínimo normal. Se forem encontrados espermatozoides na amostra em número inferior ao valor de referência, diz-se de um paciente com oligozoospermia. Para fins de tratamento, a oligozoospermia pode ser dividida em leve (concentração entre 5,0 e 14,9 milhões de sptz/mL), moderada (concentração entre 1,0 e 4,9 milhões de sptz/mL) e grave (concentração entre 0,1 e 0,9 milhões de sptz/mL).

Caso não sejam encontrados espermatozoides na amostra, o que pode caracterizar azoospermia, centrifuga-se o sêmen novamente e analisa-se a ressuspensão do *pellet*. Se ainda assim não forem

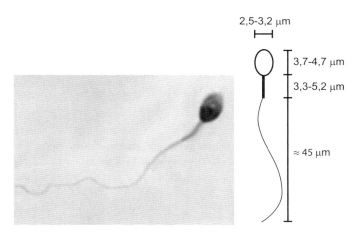

Figura 18.1. Um espermatozoide normal deve ter uma cabeça com tamanho entre 3,7 e 4,7 µm de comprimento e 2,5 a 3,2 µm de largura, peça com tamanho entre 3,3 e 5,2 µm de comprimento e 0,5 a 0,7 µm de largura, e cauda com aproximadamente 45 µm (≈ 10 vezes o tamanho da cabeça). (Fonte: WHO Manual, 2010.)

240 LABORATÓRIO COM INTERPRETAÇÕES CLÍNICAS

encontrados espermatozoides, procede-se com a pesquisa em microgota, no qual o sêmen ultra-centrifugado é analisado num microscópio com maior magnificação. Caracteriza-se criptozoospermia quando são encontrados raros espermatozoides após centrifugação de todo volume ejaculado, e azoospermia quando não são encontrados espermatozoides no sêmen ejaculado, mesmo após ultra-centrifugação e pesquisa em microgota.

Quando a taxa de espermatozoides móveis progressivos for inferior a 32% (astenozoospermia), há a necessidade da realização do teste de vitalidade a fim de descobrir se esses espermatozoides são apenas imóveis ou se estão mortos. O teste de vitalidade pode ser realizado com coloração por eosina-nigrosina, somente eosina ou solução hipo-osmótica. A premissa é que espermatozoides apenas imóveis mantenham a funcionalidade de sua membrana plasmática.

O paciente ainda pode ser diagnosticado com hipospermia (volume ejaculado inferior a 1,5 mL), leucocitospermia (concentração de leucócitos na amostra maior que $1,0 \times 10^6$) e teratozoospermia (morfologia de Kruger abaixo de 4%). No primeiro, as alterações mais frequentes estão relacionadas à próstata. No segundo, existe a possibilidade de infecção e a investigação deve ser aprofundada com espermocultura. No terceiro, quando existe alteração da morfologia, a causa mais comum é idiopática.

■ Espermograma com capacitação

O espermograma com capacitação segue todos os passos do espermograma simples e, além disso, o sêmen passa por um processamento que simula a capacitação espermática que ocorre naturalmente no canal vaginal. Esse processamento é feito por meio da adição de meio de cultura ao sêmen bruto e posterior recuperação dos espermatozoides mais capacitados, ou seja, que conseguiriam sair do ejaculado seminal e migrar em direção ao óvulo.

A capacitação pode ser feita pelo método de camada ou por método de gradiente. No primeiro, é depositada certa quantidade de sêmen bruto sob 1,0 mL de meio de cultura num tubo côncavo para que os espermatozoides possam fazer *swim-up* e migrar para a superfície, deixando no fundo do tubo os espermatozoides imóveis e outras células. No segundo método, o sêmen é centrifugado com duas substâncias de densidades diferentes que separam os espermatozoides dos outros elementos do sêmen, passando posteriormente por uma lavagem com meio de cultura e *swim-up* (Figura 18.2).

A diferença entre o *swim-up* do método de camada e do método de gradiente é que o primeiro é feito com sêmen bruto, enquanto o segundo é realizado com o *pellet* obtido após centrifugação com separação por gradiente. Caso o recuperado do *swim-up* no segundo método contenha uma baixa concentração de espermatozoides, pode-se fazer a ressuspensão do *pellet* para melhorar o resultado, lembrando que deve constar na ficha o método utilizado na capacitação.

■ Fragmentação do DNA

A fragmentação do DNA nuclear é uma alteração funcional dos espermatozoides, relacionada com radicais livres, e é um dos últimos acontecimentos antes da apoptose do espermatozoide. Por essa razão, a viabilidade e funcionalidade espermática está inversamente relacionada à porcentagem de fragmentação do DNA. Indivíduos que apresentam espermograma normal podem ser portadores dessa desordem e, portanto, sua investigação é indicada em casos de abortos recorrentes e repetidas falhas de implantação.

■ *Forma de execução*

O teste de fragmentação de DNA pode ser realizado por diversos métodos, tais como *Sperm Chromatin Structure Assay* (SCSA), *Terminal Deoxynudleotydil Transferase* (TdT)-*Mediated, Deoxyu-*

ESPERMOGRAMA 241

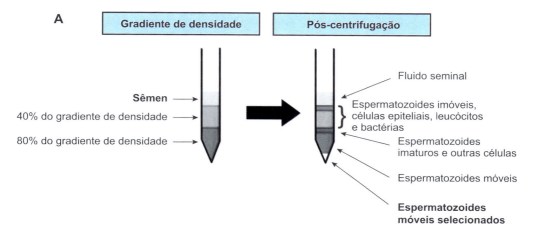

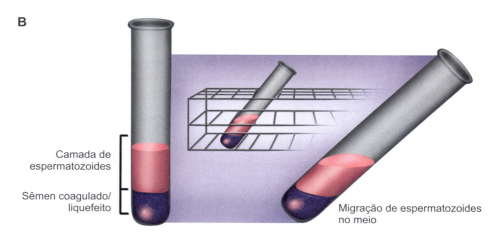

Figura 18.2. *Métodos para capacitação espermática.* **(A)** *Método de gradiente;* **(B)** *Swim-up.*

racil Triphosphate (dUTP) *Nick End-Labeling* (TUNEL), eletroforese de célula única em gel de agarose (Ensaio Cometa) e teste de dispersão da cromatina do espermatozoide (SCD), sendo este último o mais utilizado. Para sua realização, os espermatozoides são suspensos em uma solução de agarose, fixados sobre uma lâmina e submetidos a tratamento com pH ácido e coloração específica.

Interpretação

No caso da técnica de SCD, a preparação da lâmina para análise precisa de tratamento com pH ácido que promove a dispersão do DNA fragmentado ou mal empacotado. As células são, então, lisadas e o DNA íntegro forma um halo ao redor do núcleo, enquanto o DNA fragmentado se dispersa. Estudos sugerem que a probabilidade de concepção é reduzida quando a taxa de fragmentação do DNA espermático é maior que 30%.

242 LABORATÓRIO COM INTERPRETAÇÕES CLÍNICAS

■ Tratamento indicado para cada alteração

No que concerne aos tratamentos de reprodução assistida, supondo que não haja fator feminino, a inseminação intrauterina (IIU) é indicada para casos de fator masculino leve, ou seja, um sêmen com morfologia normal superior a 4%, segundo critérios de Kruger, e concentração de espermatozoides móveis (TMSC) superior a $5,0 \times 10^6$ sptz/mL no espermograma simples, sem capacitação.

Quando a TMSC for menor que 5,0 e maior que $1,0 \times 10^6$ sptz/mL ou houver falha de mais de 3 IIUs, a indicação é a realização de fertilização *in vitro* convencional. A inseminação intracitoplasmática de espermatozoides (ICSI), por sua vez, é indicada em caso de fator masculino severo, ou seja, TMSC menor que $1,0 \times 10^6$ sptz/mL, e/ou morfologia de Kruger menor que 4%.

Bibliografia

Artur DZIK, Donadio NF, Esteves SC, Nagy PZ. Atlas de reprodução humana: volume II. São Paulo: Segmento Farma; 2012.

Borges Jr E. Total motile sperm count: a better way to rate the severity of male factor infertility? JBRA Assisted Repr. 2016; 20(2):47-8.

Cooper TG, Noonan E, Von Eckardstein S, Auger J, Baker HWG, Behre HM, Haugen TB, Kruger T, Wang C, Mbizvo MT, Vogelsong KM. World Health Organization reference values for human semen characteristics. Hum Repr Update. 2010; 16(3):231-45.

ESHRE Guideline ART Facts. Disponível em: https://www.eshre.eu/Guidelines-and-Legal/ART-fact-sheet.aspx. Acessado em: 03/07/2016.

Fernández JL, Muriel L, Goyanes V, Segrelles E, Gonsálvez J, Enciso M, et al. Simple determination of human sperm DNA fragmentation with an improved sperm chromatin dispersion test. Fertil Steril. 2005; 84(4):833-42.

Hamilton JA, Cissen M, Brandes M, Smeenk JM, De Bruin JP, Kremer JA, Nelen WL, Hamilton CJ. Total motile sperm count: a better indicator for the severity of male factor infertility than the WHO sperm classification system. Hum Reprod. 2015; 30:1110-21.

Mehdi M, Khantouche L, Ajina M, Saad A. Detection of DNA fragmentation in human spermatozoa: correlation with semen parameters. Andrologia. 2009; 41(6):383-6.

Samplaski MK, Dimitromanolakis A, Lo KC, Grober ED, Mullen B, Garbens A, Jarvi KA. The relationship between sperm viability and DNA fragmentation rates. Repr Bio Endocr. 2015; 13:42.

SBRH Guideline Andrologia. Edited By: Wolf-Bernhard Schill and Ralf Henkel. ISI Journal Citation Reports © Ranking: 2015: 3/5 (Andrology) Online ISSN: 1439-0272.

World Health Organization. WHO laboratory manual for the examination and processing of human semen. 5 ed. Switzerland: WHO. 2010; 286 p.

PSA (Antígeno Prostático Específico)

Ângelo Maurício Fosse Junior ■ *José Scheikman*

O PSA foi inicialmente identificado e purificado ao final dos anos 1970. Trata-se de uma serina-protease andrógeno-regulada produzida quase exclusivamente nos ductos e epitélio acinar da próstata. O gene responsável por sua decodificação encontra-se no cromossomo 19q. Normalmente, o PSA é encontrado em alta concentração no líquido seminal e em baixa concentração sérica, onde pode apresentar-se na forma livre ou conjugada (complexa). A maior parte do PSA sérico está ligada a α-1-antiquimotripsina e α-2-macroglobulinas. Sua função é a de liquefazer o sêmen.

Embora o PSA possa ser encontrado em pequenas concentrações nos tecidos malignos da mama, tecido mamário normal, leite mamário, soro feminino e carcinomas renais e adrenais, para fins práticos e clínicos é considerado *órgão-específico*, sendo produzido nas células epiteliais do lúmen prostático sem, entretanto, ser considerado *câncer-específico*, como se observa na comparação de valores nos homens com doença prostática benigna ou maligna.

Fatores como a hiperplasia prostática benigna (HPB), prostatite, instrumentação uretral e trauma perineal podem causar aumento significativo nos níveis séricos do PSA. Por motivos semelhantes, alguns estudos citam ainda que a ejaculação provoca aumento do PSA que pode persistir por até 48 horas, bem como a massagem prostática, a biópsia prostática por agulha e ressecção transuretral.

Os fatores mais importantes de elevação do PSA são HPB, câncer de próstata (CaP) e prostatite. O toque retal pode ocasionar uma elevação do PSA, entretanto, esta elevação não parece ter significado clínico, pois esta alteração está dentro dos erros do teste e raramente produz um resultado falso-positivo. A elevação do nível sérico do PSA decorre provavelmente do rompimento da arquitetura celular dentro da glândula prostática. Na ausência de neoplasia prostática, o nível sérico do PSA varia com a idade, raça e volume prostático.

Nos homens sem hiperplasia prostática benigna (HPB), a taxa de alteração do PSA é 0,04 ng/mL/ano. A taxa de alteração do PSA varia de 0,07 a 0,27 ng/mL em homens com HPB com idades entre 60 e 85 anos. Os dados obtidos de um corte transversal sugerem que o PSA aumenta 4%/mm de volume prostático e que 30% desta variação se devem ao aumento prostático, enquanto 5% decorrem da idade. Homens negros sem câncer de próstata têm níveis mais altos de PSA que homens brancos.

As concentrações séricas do PSA podem ser reduzidas pelo tratamento com agentes que reduzem a testosterona sérica, como agonistas do hormônio liberador do hormônio luteinizante (LHRH) e os inibidores da 5α-redutase.

244 LABORATÓRIO COM INTERPRETAÇÕES CLÍNICAS

O uso de inibidores da 5α-redutase, como a finasterida (5 mg/dia) e a dutasterida (0,5 mg/dia), para tratamento da HPB reduzem as taxas de PSA em média de 50% após 6 meses de uso continuado. Portanto, antes de se iniciar a prescrição destas substâncias, deve-se realizar uma dosagem do PSA. Para se calcular o valor do PSA esperado nos pacientes que fazem uso dos inibidores da 5α-redutase deve-se multiplicar o valor obtido por 2. Caso um paciente faça uso destes fármacos por 6 meses ou mais e o valor do PSA não seja reduzido em 50% do valor inicial que antecedeu a prescrição, há suspeição de haver um câncer de próstata oculto. O uso da finasterida para tratamento de calvície masculina (1 mg/dia) pode reduzir o valor do PSA, embora em níveis menores do que quando do uso diário de 5 mg.

Papel do PSA na detecção do câncer de próstata

O câncer de próstata é a quinta maior causa de neoplasia na população em geral e a segunda em homens. Representa também mais de 10% de todos os cânceres diagnosticados recentemente e, consequentemente, um desafio para os clínicos em todo o mundo.

O Instituto Nacional de Câncer (INCA) estimou que no ano de 2012 ocorreram 60.180 casos novos de câncer de próstata no Brasil, o que corresponde uma incidência de 62 casos novos a cada 100 mil homens, com maior incidência na região Sudeste, onde são estimados 78 casos por cada 100 mil homens.

A detecção precoce dessa neoplasia é importante por propiciar chance de tratamento adequado e com baixa taxa de morbidade, além de aumentar a expectativa de vida com qualidade.

O PSA tem sido o biomarcador mais comumente utilizado desde a década de 1980 com a finalidade de diagnosticar precocemente o câncer de próstata, além de aferir a resposta ao tratamento instituído e detectar uma possível recorrência neoplásica em qualquer estágio clínico da doença. Deve ser dosado sem uso de medicamentos que alteram o seu nível, antes de qualquer intervenção cirúrgica, na ausência de prostatite aguda e/ou infecção urinária e sem terapia de reposição androgênica prévia.

A dosagem do PSA sérico passou a ser usada, oficialmente, para detecção precoce do câncer de próstata a partir de 1994, admitindo-se como normal um valor abaixo de 4 nanogramas por mililitro (ng/mL). Acima deste valor, a probabilidade de diagnóstico de um câncer de próstata por biópsia aumenta consideravelmente. Dosagens situadas entre 4 e 10 ng/mL possuem um valor preditivo positivo de aproximadamente 20 a 30%. Em níveis acima de 10 ng/mL, o valor preditivo positivo sobe para 42 a 71,4%. Porém, deve-se sempre observar um mínimo de duas dosagens séricas do PSA antes da tomada de decisão em prosseguir a investigação diagnóstica por meio da biópsia transretal da próstata. Estudo recente sugere que, partindo-se de um PSA inicial variando de 3 a 19,9 ng/mL em homens com idade entre 50-70 anos, a repetição do PSA dentro de 7 semanas permite uma previsão de risco mais acurada. Da mesma maneira, outros estudos mostraram que aproximadamente a metade dos pacientes com níveis suspeitos de PSA e sem sintomas de prostatite sofrem uma diminuição destes níveis após tratamento de 2-4 semanas com antibióticos. De acordo com os dados, essa conduta leva à normalização do PSA em 20-30% dos pacientes.

Podem haver diferenças nos níveis séricos de triagem de PSA até mesmo quando se avalia comparativamente grupos de mesma faixa etária localizados em área rural *versus* urbana.

PSA e suas variantes

Numerosas variações no teste do PSA têm sido propostas a fim de otimizar sua eficácia na detecção do CaP, diminuindo o número de resultados falsos-positivos e de biópsias desnecessárias, bem como reduzindo custos e morbidade. Tais variações do PSA incluem: velocidade, densidade, valor ajustado à faixa etária e isoformas moleculares.

PSA (ANTÍGENO PROSTÁTICO ESPECÍFICO) 245

■ Velocidade do PSA (PSAV)

Refere-se à taxa de alteração do nível sérico do PSA. Pacientes que apresentavam PSAV ≥ 0,75 ng/mL/ano pareciam estar inicialmente sob um maior risco de apresentar CaP. Mas essa medida não melhora a precisão diagnóstica com relação a somente uma única medida de PSA, mesmo em pacientes de alto risco. Tem, por isso, pouca aplicabilidade clínica para diagnóstico de CaP.

■ Densidade do PSA (PSAD)

Consiste na relação do PSA para o volume da glândula prostática, que é estimada por meio da ultrassonografia (US) transretal, técnica invasiva, desconfortável e de custo elevado, que torna a PSAD pouco utilizada. Os valores da PSAD parecem estar diretamente relacionados com a agressividade tumoral e com a taxa de recorrência após o tratamento. Alguns autores preconizam a realização da biópsia de próstata somente quando a PSAD ≥ 0,15. Um estudo específico avaliou um grupo de pacientes com PSA entre 4-20 ng/mL e toque retal negativo, no qual foi realizada US transretal com biópsia. A análise do PSAD mostrou que, se seu resultado tivesse sido utilizado, poderia ter dispensado a realização de 49% das biópsias, mas deixaria de fazer diagnóstico de CaP em 27% dos casos.

■ Relação entre PSA livre e PSA total (%PSALT)

Estudos sugerem que os pacientes com câncer de próstata mostram menor percentagem de PSA livre (não conjugado) que os pacientes com doença benigna. A relação PSA livre/PSA total (%PSALT) aumenta a acurácia diagnóstica de câncer de próstata com relação ao uso isolado de PSA e mantém relação inversa com os achados anatomopatológicos e os volumes prostático e tumoral. A relação entre PSA livre e PSA total deve ser utilizada quando PSA encontra-se entre 4-10 ng/mL; sendo controverso o uso quando o valor for menor que 4 ng/mL. Esta taxa reflete o risco de CaP. Valores abaixo de 10% indicam um risco aumentado de CaP em torno de 56%. Se a relação for > 25%, a probabilidade de CaP é de 8%. Em pacientes com níveis pouco aumentados do PSA, a %PSALT prediz melhor o envolvimento tumoral da próstata.

■ Valor do PSA ajustado à faixa etária

Os níveis séricos do PSA tendem a se elevar com o aumento da idade. É provável que esse aumento resulte de fatores tais como: crescimento prostático por hiperplasia benigna, incidência elevada de prostatite subclínica e prevalência crescente de CaP microscópico e clinicamente insignificante. Os valores de referência do PSA ajustados à idade, conforme mostra a Tabela 19.1, aumentam a sensibilidade em pacientes jovens e a especificidade em pacientes de maior idade.

Tabela 19.1. Valores normais do PSA ajustados à idade

Idade (anos)	Valores normais do PSA (ng/mL)
40 a 49	2,5
50 a 59	3,5
60 a 69	4,5
70 a 79	6,5

Fonte: Adaptada de Oesterling JE et al., 1993.

246 LABORATÓRIO COM INTERPRETAÇÕES CLÍNICAS

■ Isoformas do PSA

O chamado precursor do PSA (proPSA ou pPSA) pode ser avaliado para identificar seu significado na detecção de câncer de próstata. O proPSA tem sido associado ao câncer de próstata e muitos trabalhos demonstraram o benefício desse marcador para diagnosticar câncer de próstata em pacientes que apresentam níveis de PSA entre 2 e 4 ng/mL e entre 4 e 10 ng/mL.

Com o desenvolvimento da técnica de medida da isoforma p2PSA (proPSA) foi criado um índice matemático PHI (*Prostate Healthy Index*) calculado pela fórmula abaixo:

$$PHI = p2PSA / PSA\ livre \times raiz\ quadrada\ de\ PSA\ total$$

O PHI discrimina câncer da hiperplasia benigna de próstata. Valores elevados de PHI falam a favor de câncer, e valores elevados de p2PSA e PHI predizem maior agressividade do tumor.

Papel do PSA no seguimento de pacientes tratados por câncer de próstata

Vários pacientes tratados com cirurgia ou radioterapia para CaP localizado poderão sofrer recorrência da doença, com base na evidência de PSA sérico detectável após o respectivo tratamento.

Segundo a American Society for Therapeutic Radiology and Oncology (ASTRO), a detecção de três dosagens séricas do PSA em elevação acima do PSA nadir (menor valor de PSA alcançado após o tratamento primário) é bastante sugestivo de recorrência neoplásica.

Para fins práticos, em pacientes submetidos a prostatectomia radical é considerado recorrência bioquímica da doença a dosagem de um valor de PSA ≥ 0,2 ng/mL. Os pacientes com níveis de PSA detectáveis logo após a cirurgia, e aqueles cujos níveis duplicam rapidamente, têm maior probabilidade de recidiva sistêmica. Aqueles que apresentam um tempo maior para a detecção sérica (≥ 6 meses) ou tempos de duplicação do PSA prolongados (≥ 12 meses) provavelmente estarão com recorrência localizada da doença.

Quando analisamos pacientes tratados primariamente com radioterapia ou braquiterapia, considera-se um resultado satisfatório valores de PSA nadir em torno de 0,5 a 1 ng/mL, a serem alcançados de maneira paulatina em até 1,5 ano após a terapia. A falha do tratamento se dará com a presença de valores de PSA ≥ 2 ng/mL acima do PSA nadir.

Diretrizes da Associação Americana de Urologia (AUA) para aplicabilidade clínica do PSA

A AUA publicou, em 2013, as diretrizes relacionadas ao emprego do PSA na prática clínica. No Quadro 19.1 estão listadas as orientações de maneira prática para sua utilização.

Outras informações

Não existe ainda um marcador tumoral considerado ideal para diagnóstico de CaP, mas o PSA é o marcador mais utilizado, apesar de baixas especificidade e razão de verossimilhanças positivas.

Seu valor clínico para o diagnóstico, prognóstico e monitoramento de pacientes portadores de CaP está bem estabelecido, em combinação com o exame retal digital. Seu papel na monitorização do CaP é menos importante na doença avançada ou metastática do que na fase inicial. Mais recentemente, sua aplicabilidade está começando a se estender também para outras patologias, tal como a neoplasia mamária. Existe similaridades epidemiológicas, moleculares e genéticas entre essas duas neoplasias. Apesar de melhorar a sensibilidade, a aplicação de variantes do PSA ainda é insuficiente para aumentar a especificidade na detecção do CaP. Por conta disso, há um grande esforço na busca por novos biomarcadores com resultados promissores. Destacam-se o antígeno de membrana pros-

PSA (ANTÍGENO PROSTÁTICO ESPECÍFICO) 247

Quadro 19.1. Recomendações para rastreamento de câncer de próstata

1. Não é recomendado o rastreamento do câncer de próstata com PSA em pacientes < 40 anos porque nesta faixa etária é baixa a prevalência desta patologia clinicamente detectável, além de não haver evidência demonstrando benefício desta triagem
   - Não se recomenda a triagem rotineira em homens com idade variando entre 40 e 55 anos com situação de médio risco
   - Para homens com idade inferior a 55 anos e com maior risco (história familiar positiva para câncer de próstata e da raça afro-americano), as decisões de rastreamento devem ser individualizadas
2. Para homens com idade variando entre os 55 e 69 anos, o Consenso reconhece que a decisão de submeter o paciente ao rastreamento com o PSA envolve o conhecimento dos benefícios de prevenir a mortalidade do câncer de próstata e o potencial risco de lesão associados à seleção e ao tratamento. Portanto, há recomendação expressa de que a tomada de decisão seja compartilhada com o paciente, respeitando seus valores e preferências
   - Para reduzir os riscos do rastreamento, um intervalo de dois anos ou mais deve ser adotado sobre o rastreamento anual naqueles homens que participaram da tomada de decisão compartilhada e decidiu sobre o *screening*
   - Quando se compara o rastreamento bianual com o anual, espera-se que a preferência pelo intervalo de 2 anos preserve a maioria dos benefícios e reduza o risco do diagnóstico excessivo e dos falsos-positivo
   - O intervalo de re-rastreamento pode ser individualizado utilizando-se o nível basal do PSA
   - Não recomendado rastreamento rotineiro para homens com > 70 anos ou homens com expectativa de vida < 10 a 15 anos
3. Alguns homens com mais de 70 anos com excelente estado de saúde podem se beneficiar do rastreamento

Fonte: Adaptado de Guidelines in Prostate Cancer Detection, AUA; 2013.

tático específico (PMSA), a calicreína humana tipo 2 (Hk2) e o antígeno prostático 3 (PCA3) que é um biomarcador específico do tecido prostático dosado na urina após a realização de massagem prostática e que, até o momento, não aumentou a acurácia diagnóstica para CaP.

Bibliografia

Alpaslan A, Abdulmajed MI, Gulpinar MT, Sancak EB. Is PSA still the best marker in diagnosis and monitoring of prostate cancer? Eur J Gen Med. 2015; 12(2):187-93.

Ankerst DP, Till C, Boeck A, Goodman P, Tangen CM, Feng Z, et al. The impact of prostate volume, number of biopsy cores and American Urological Association symptom score on the sensitivity of cancer detection using the Prostate Cancer Prevention Trial risk calculator. J Urol. 2013; 190:70-6.

Associação Americana de Urologia. Disponível em: https://www.auanet.org/education/guidelines/prostate-cancer-detection.cfm. Acesso em: 07/03/2017.

Bradley LA, Palomaki GE, Gutman S, Samson D, Aronson N. Comparative effectiveness review: prostate cancer antigen 3 testing for the diagnosis and management of prostate cancer. J Urol. 2013; 190:389-98.

Catalona WJ, Bartsch G, Rittenhouse HG, et al. Serum pro-prostate specific antigen preferentially detects aggressive prostate cancer in men with 2 to 4 ng/mL prostate specific antigen. J Urol. 2004; 171:2239-44.

Christensson A, Laurell CB, Lilja H. Enzimatic activity of prostate-specific antigen and its reactions with extracellular serine proteinase inhibitors. Eur J Biochem. 1990; 194:755-63.

Cookson MS, Aus G, Burnett AL, et al. Variation in the definition of biochemical recurrence n patients treated for localized prostate cancer: the AUA prostate guidelines for localized prostate cancer update panel report and recommendations for a standard in the report of surgical outcomes. J Urol. 2007; 177(2):540-5.

Cooperberg MR, Prest Jr JC, Shinohara K, Carroll PR. Neoplasias da glândula prostática. In: Urologia Geral. 18 ed. McGraw Hill. 2013; 23:349.

Cox J, Grignon DJ, Kaplan RS, et al. Consensus statement: guidelines for PSA following radiation therapy. Int J Radiat Oncol Biol Phys. 1997; 37:1035-41.

Dellavedora T. Prostatic specific antigen. From its early days untill becoming a prostate cancer biomaker. Arch Esp Urol. 2016; 69(1):19-23.

248 LABORATÓRIO COM INTERPRETAÇÕES CLÍNICAS

Diamandis EP. Prostate-specific antigen or human kallikrein 3? Tumor Biol. 1998; 19:65-8.

Estimativa 2012: Incidência de câncer no Brasil [eletrônica]. Rio de Janeiro: Instituto Nacional de Câncer; 2010. Disponível em: http://www.inca.gov.br/estimativa taxas de incidência ao ano. Acesso em: 22 de julho de 2013.

Fowler JE Jr., Bigler SA, Kilambi NK, Land SA. Relationships between prostate-specific antigen and prostate volume in black and white men with benign prostate biopsies. Urology. 1999; 53(6):1175-8.

Getzenberg RH, Parton AW. Prostate Cancer Tumor Markers in Urology. In: Campbell-Walsh. 10 ed. Saunders. 2011; 98:2748-62.

Gregorakis AK, Holmes EH, Murphy GP. Prostate specific membrane antigen: current and future utility. Semin Urol Oncol. 1998; 16:2-12.

Grossklaus DJ, Smith Jr JA, Shappell SB, Coffey CS, Chang SS, Cookson MS. The free/total prostate-specific antigen ratio (%fPSA) is the best predictor of tumor involvement in the radical prostatectomy specimen among men with an elevated PSA. Urol Oncol. 2002; 7:195-8.

Horwitz EM, Thames HD, Kuban DA, et al. Definitions of biochemical failure that best predict clinical failure in patients with prostate cancer treated with external beam radiation alone: a multi-institucional pooled analysis. J Urol. 2005; 173(3):797-802.

Jansen FH, Roobol M, Jenster G, Schröder FH, Bangma CH. Screening for prostate cancer in 2008 II: the importance of molecular subforms of prostate-specific antigen and tissue kallikreins. Eur Urol. 2009; 55:563-74.

Lilja H. Seminal vesicle-secreted proteins and their reactions during gelation and liquefaction of human semen. J Clin Invest. 1987; 80:281-5.

Loeb S, Kettermann A, Ferrucci L, Landis P, Metter EJ, Carter BH. The Optimal Application of Prostate-Specific Antigen (PSA) Velocity to Predict High-Risk Disease. Eur Urol. 2008; 54:978-9.

Mikolajczik SD, Caatlona WJ, Evans CL, et al. Proenzyme forma of prostate specific antigen in serum improve the detection of prostate cancer. Clin Chem. 2005; 50(6):1017-25.

Obertová S, Hodgson F, Scott-Jones J, Brown C, Lawrensson R. Rural-Urban differences in PSA screening and its outcomes in New Zealand. J Rural Health. 2015; 32(2016):56-62.

Oesterling JE, Jacobsen SJ, Chute CG, Guess HA, Girman CJ, Panser LA, et al. Serum prostate-specific antigen in a community-based population of healthy men. Establishment of age-specific reference ranges. JAMA. 1993; 270:860-4.

Peter J, Unverzagt C, Krogh TN, Vorm O, Hoesel W. Identification of precursor forms of free-prostatespecific antigen in serum of prostate cancer pacients by immuno orption and mass spectrometry. Cancer Res. 2001; 61(3):957-62.

Placer J, Morote J. Usefulness of prostatic specific antigen (PSA) for diagnosis and staging of patients with prostate cancer. Arch Esp Urol. 2011; 64:659-80.

Rittenhouse HG, Finlay JA, Mikolajczik SD, Partin AW. Human kallikrein 2 (hK2) and prostate specific antigen (PSA): two closely related, but distint kallikreins in the prostate. Crit Rev Clin Lab Sci Aug. 1998; 35(4):275-368.

Rosario DJ, Lane JA, Metcalfe C, Catto JW, Dedman D, Donovan JL, Neal DE, Hamdy FC. Contribution of a single repeat PSA test to prostate cancer risk assessment: experience from the ProtecT Study. Eur Urol. 2008; 53(4):777-84.

Scardino PT, Weaver R, Hudson MA. Early detection of prostate cancer. Hum Pathol. 1992; 23:211-22.

Scattoni V, Lazzeri M, Lughezzani G, De Luca S, Passera R, Bollito E, et al. Head-to-head comparison of prostate health index and urinary PCA3 for predicting cancer at initial or repeat biopsy. J Urol. 2013; 190:496-501.

Stamey TA, Yang N, Hay AR, Mcneal JE, Freiha FS, Redwine E. Prostate-specific antigen as a serum marker for adenocarcinoma of the prostate. N Engl J Med. 1987; 317(5):909-16.

Tang P, Sun L, Uhlman MA, Polascik TJ, Freedland SJ, Moul JW. Baseline PSA as a predictor of prostate cancer-specific mortality over the past 2 decades: Duke University experience. Cancer. 2010; 116:4711-7.

Tarcan T, Ozveri H, Biren T, Türkeri L, Akdas A. Evaluation of prostate specific antigen density and transrectal ultrasonography-guided biopsies in 100 consecutive patients with a negative digital rectal examination and intermediate serum prostate specific antigen levels. Int J Urol. 1997; 4:362-7.

Tchetgen MB, Song JT, Strawderman M, Jacobsen SJ, Oesterling JE. Ejaculation increases the serum prostate-specific antigen concentration. Urology. 1996; 47(4):511-6.

Terrone C, Poggio M, Bollito E, Cracco CM, Scarpa RM. Asymptomatic prostatitis: a frequent cause of raising PSA. Recenti Prog Med. 2005; 96(7-8):365-9.

Wang MC, Valenzuela LA, Murphy GP, Chu TM. Purification of a human prostate specific antigen. Invest Urol. 1979; 17:159-63.

Yu H, Giai M, Diamandis EP, Katsaros D, et al. Prostate specific antigen is a new favourable prognostic indicator for women with breast cancer. Cancer Res 1995; 55:2104-10.

PARTE **6**

Laboratório nas Doenças Infecciosas e Parasitárias

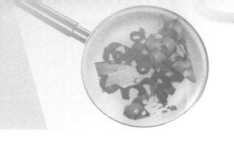
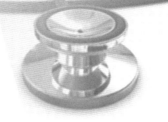

Diagnóstico Bacteriológico, Imunobiológico e Molecular

Pedro Juan José Mondino ▪ Rodrigo Poubel Vieira de Rezende ▪ Haim Cesar Maleh

Bacteriologia – imunologia das Infecções

Ver também Capítulo 23.

Diagnóstico laboratorial das infecções – participação do médico clínico

É grande a responsabilidade do clínico perante os exames bacteriológicos, imunológicos e moleculares executados para fins diagnósticos. Dele depende, em grande parte, o êxito dessas investigações, pois lhe cabem as decisões não somente no que diz respeito à escolha do material a ser examinado e ao tipo de exame a ser solicitado, como também quanto às orientações para colheita desse material e aos cuidados necessários à sua conservação e transporte até a chegada ao laboratório.

Paralelamente, após o recebimento dos resultados, é o clínico que os interpreta e os correlaciona com os dados clínico-epidemiológicos do paciente, tarefa que exige sólidos conhecimentos teóricos, grande tirocínio clínico e o esforço contínuo para acompanhar o avanço das novas metodologias laboratoriais. Para isso deverá conhecer a sensibilidade e a especificidade dos exames solicitados para, junto aos dados clínicos, poder estabelecer o valor preditivo dos resultados fornecidos pelo laboratório. É verdade que pode o médico contar com a colaboração de laboratoristas especializados e a opinião de colegas mais experientes; mas, em muitas ocasiões, tem de valer-se exclusivamente de seus próprios conhecimentos e de sua capacidade de julgamento.

Métodos laboratoriais para o diagnóstico de doenças ou processos infecciosos

No diagnóstico etiológico de um estado infeccioso pode o clínico contar, basicamente, com dois tipos de procedimentos laboratoriais:

- Métodos diretos: que permitem identificar o agente etiológico no próprio material biológico, seja por microscopia direta ou propiciando o seu crescimento em meios de cultura.
- Métodos indiretos: que podem detectar, no material, antígenos ou sequências de DNA e RNA específicos do agente por meio de testes imunológicos (aglutinação do látex, imunocromatografia, contraimunoeletroforese, entre outros) ou moleculares (hibridização *in situ*, reação em cadeia da polimerase – PCR etc.).

252 LABORATÓRIO COM INTERPRETAÇÕES CLÍNICAS

- Outros métodos indiretos: amplamente utilizados são os sorológicos, que titulam, no sangue do paciente, anticorpos específicos contra o agente infeccioso, sejam da classe IgM (na doença ativa) ou IgG (na convalescência ou após a cura ou vacinações) como é o caso dos métodos de ELISA, imunofluorescência e *imunoblot*). Nesse grupo se inclui, também, a detecção e/ou titulação de anticorpos em outros materiais biológicos (por exemplo, no líquor para diagnóstico da neurocisticercose).

■ Interpretação clínica dos exames laboratoriais

O exame visual direto do agente infeccioso por meio da microscopia comum, seja "a fresco" ou após fixação e coloração, representa um recurso diagnóstico de fácil e rápida execução que, em muitos casos, é capaz de orientar imediatamente o início do tratamento. Tal recurso mostra-se, entretanto, de valor relativo quando se trata de material proveniente de pele, mucosas ou no caso das fezes, uma vez que poucas bactérias patogênicas podem ser diferenciadas microscopicamente daquelas que compõem a microbiota normal do local. Mesmo no caso de germens patogênicos com características morfotintoriais peculiares (por exemplo, o bacilo da tuberculose e o da difteria), o potencial de identificação da microscopia é limitado. Em outros casos, o microrganismo simplesmente não pode ser visualizado (vírus em geral ou pequenas bactérias intracelulares como *Chlamydia trachomatis* nas secreções genitais).

A cultura em meios artificiais constitui um dos principais recursos em bacteriologia, tanto mais que só eles permitem a identificação definitiva do agente e a execução do antibiograma, instrumento de valor inestimável em muitos casos, para a escolha do agente antimicrobiano adequado. Mesmo assim, a identificação do agente patogênico pode tornar-se difícil quando a cultura exibe maciça e variada proliferação microbiana como ocorre nas amostras provenientes das fezes e secreções de membranas mucosas.

Por outro lado, é importante lembrar que o crescimento de colônias de um germe patogênico em uma cultura não prova conclusivamente que o mesmo seja o causador da doença, pois ele pode provir de contaminação na colheita ou o paciente ser apenas um portador sadio. Todavia, na grande maioria dos casos, aquelas culturas que revelam crescimento exclusivo ou de grande número de um determinado microrganismo patogênico, deixam poucas dúvidas quanto à sua significação, especialmente se o material cultivado for normalmente isento de germens (p. ex., LCR, sangue, medula óssea) ou se o quadro clínico exibido pelo doente coincidir com o que o gérmen identificado for capaz de causar. Para maior certeza, pode-se repetir a cultura ou recorrer a testes sorológicos complementares.

Embora os resultados dos exames sorológicos se mostrem de grande utilidade, também aqui é amiúde difícil fazer uma interpretação segura, especialmente quando se trata de virose. Um nível elevado de anticorpos, por exemplo, não faz distinção entre infecção atual e antiga. Para esclarecer essa dúvida, dispõe-se de dois recursos: 1) a verificação de uma subida do título de anticorpos no soro do paciente; e 2) a detecção de anticorpos específicos da fração IgM.

A verificação da elevação do título de anticorpos requer uma análise comparativa de duas amostras de sangue. A primeira deve ser obtida assim que formulada a hipótese diagnóstica, bem no início da doença. A segunda deve ser colhida duas ou três semanas depois. A redução desse intervalo ou um atraso de alguns dias na obtenção do primeiro soro pode invalidar o resultado do exame. Um aspecto importante é que o primeiro e o segundo soros precisam ser examinados simultaneamente, em uma mesma sessão (daí a denominação "soros pareados"), já que os resultados da análise podem diferir no mesmo soro de uma manipulação para outra. Assim sendo, é dispensável, na maioria das vezes, efetuar a análise do primeiro soro na ocasião de sua colheita. Deve ele ser mantido congelado até o recebimento do segundo soro. Só se considera que houve um aumento significativo de anticorpos se o título quadruplicar, isto é, se houver um desvio de duas

DIAGNÓSTICO BACTERIOLÓGICO, IMUNOBIOLÓGICO E MOLECULAR 253

diluições (p. ex., passar de 1/20 para 1/80). A titulação de anticorpos totais em um único soro tem valor limitado, a não ser para avaliar o estado de imunidade.

A detecção de anticorpos específicos da fração IgM em uma única amostra, hoje acessível para a maioria das doenças infecciosas, permite, de modo mais simplificado, caracterizar uma infecção recente no adulto, bem como demonstrar, no recém-nascido, a existência de infecção congênita.

Como antes citado, testes imunológicos podem ser utilizados também para identificar antígenos bacterianos ou de outros agentes infecciosos no próprio material biológico, tendo a positividade maior valor que a sorologia, que indica apenas a resposta imunológica e não a presença do microrganismo.

Bacterioscopia direta

Muitas vezes é possível identificar o agente causal de uma infecção por meio de bacterioscopia direta feita no mesmo material biológico utilizado para cultura. Esse exame consiste na observação microscópica de material obtido diretamente da lesão. A preparação pode ser levada ao microscópio com ou sem fixação do material à lâmina de vidro. No exame sem fixação (exame "a fresco"), o material é usualmente colocado entre a lâmina e a lamínula, podendo ser corado ou não.

A microscopia fornece informações morfológicas e tintoriais das células bacterianas, como: a) forma das células, b) arranjo apresentado e c) afinidade pelos corantes. Ao contrário dos fungos, cuja identificação se baseia, em grande parte, nos métodos microscópicos, as bactérias não podem, na maioria dos casos, ser identificadas a nível de espécie, permitindo a microscopia apenas a identificação a nível de gênero (p. ex., estafilococos, estreptococos) ou pelas características morfotintoriais (bacilo ou coco Gram-negativo, bacilo Gram-positivo etc.). Somente a cultura, seguida de identificação bioquímica ou mediante a utilização de outras tecnologias mais avançadas, tem valor para esse propósito. Não obstante, a bacterioscopia direta não deve ser negligenciada como recurso diagnóstico, já que pode revelar-se valiosa fonte de informações, com a vantagem de estas serem imediatas e permitirem o início precoce da terapêutica específica. É o caso de microrganismos com morfologia típica encontrados em materiais relacionados às infecções por elas provocadas; por exemplo, a infecção meningocócica evidenciada pelo achado do meningococo no líquor e/ou em lesões cutâneas, da septicemia estafilocócica evidenciada pelo achado do gérmen nos leucócitos, da meningite por *H. influenzae* pelo achado do gérmen no esfregaço corado do líquor ou da pneumonia pneumocócica pelo achado de diplocos Gram-positivos na secreção respiratória.

O exame direto de esfregaços de medula óssea constitui excelente método para por em evidência agentes causadores de certas doenças, tais como calazar, histoplasmose e tuberculose. Em doenças parasitárias (esquistossomose, filariose) ou causadas por protozoários (amebíase, giardíase, malária, tricomoníase), o exame direto de fezes, sangue ou urina representa, às vezes, o único método possível para firmar o diagnóstico.

Na candidíase sistêmica, um problema cada vez mais frequente em doentes debilitados, podem ser visualizados os blastoconídeos e as pseudo-hifas da *Candida* sp. em esfregaços de sangue dois ou três dias antes da hemocultura se revelar positiva. Há, ademais, infecções cujo método mais rápido de diagnóstico é o achado de alterações citológicas características ou mesmo germens causais nos esfregaços ou cortes histológicos de material de biópsia. É o caso, por exemplo, do bacilo de Koch encontrado em biópsias de linfonodos ou de fígado, bacilos da lepra em raspagens cutâneas ou nasais ou de ovos de *Schistosoma mansoni* em biópsia de mucosa retal. A identificação de células citomegálicas (com inclusões intranucleares tipo "olho de coruja") na urina recentemente emitida constitui recurso de grande valor no diagnóstico da doença de inclusão citomegálica (citomegalia), mesmo quando hoje existam testes imunológicos e moleculares mais específicos.

São os seguintes os métodos mais comuns de coloração utilizados na bacterioscopia direta:

254 LABORATÓRIO COM INTERPRETAÇÕES CLÍNICAS

■ Método de Gram

É um método de coloração efetuado após a preparação do esfregaço em lâmina de vidro e fixação pelo calor. O corante de Gram é resultante da reação do cristal violeta com o lugol, com os quais se recobre sucessivamente a preparação (cada uma das soluções é deixada sobre a lâmina por um ou dois minutos). Forma-se, então, o complexo iodo-pararrosanilina, de cor roxa, sobre a parede celular bacteriana. Tanto as bactérias Gram-positivas como as Gram-negativas retêm o corante nessa fase. No entanto, após lavar a lâmina e submetê-la a uma solução de álcool-cetona ou álcool-éter, devido à diferente constituição da parede bacteriana, as Gram-negativas perdem o corante e tornam-se incolores, enquanto as Gram-positivas permanecem roxas. Para tornar visíveis as bactérias que não retiveram o corante, isto é, as Gram-negativas, lava-se a preparação em água e recobre-se com fucsina diluída por 30 segundos. Assim, as Gram-negativas ficarão vermelhas, e as Gram-positivas, roxas. Para observar o esfregaço corado, lava-se cuidadosamente a lâmina, seca-se com papel de filtro, pinga-se uma gota de óleo de cedro ou de óleo mineral e examina-se no microscópio com a objetiva de imersão.

São as seguintes as características das células bacterianas a serem definidas: morfologia (coco, bacilo ou cocobacilo), arranjos observados nos grupamentos (diplococos, cocos em cacho ou em cadeia) e afinidade pelo corante de Gram (Gram-positivo e Gram-negativo). Em certas ocasiões, o patologista clínico pode acrescentar uma impressão ou sugestão de algum grupo bacteriano mais característico, ficando, porém, subentendido que se trata unicamente de suspeita. Como já foi comentado, o método não se presta para diagnosticar bactérias no nível de espécie, incorrendo em grave erro afirmações taxativas do tipo "*Streptococcus* beta-hemolíticos de grupo A" ou "*Staphylococcus aureus*".

O método de Gram é de grande utilidade no exame de materiais provenientes de locais que são estéreis em condições normais, já que nessas condições estarão presentes no esfregaço apenas os agentes causais da doença. Enquadram-se nessa situação materiais como o LCR, líquidos de derrame pericárdico, pleural, peritoneal, articular ou secreções de abscessos fechados. Situação muito diversa prevalece na pesquisa do agente infeccioso em sítios onde existe normalmente uma população microbiana instalada, como é o caso da pele e das mucosas. Frequentemente, germens patogênicos presentes nessas áreas exibem morfologia celular, arranjos e afinidade pelo Gram idênticos aos germens da microbiota normal, colocando, assim, em dúvida o valor diagnóstico do achado.

As bactérias Gram-positivas e Gram-negativas não se diferenciam apenas na afinidade diversa pelo corante de Gram. A retenção do corante pelas Gram-positivas e a liberação pelas Gram-negativas dependem da maior riqueza de lipídeos destas últimas. Tais diferenças guardam estreita relação com a presença de endotoxina nas Gram-negativas (lipopolissacarídeo da parede celular), responsável por múltiplos fenômenos biológicos em infecções por Gram-negativos. A maior riqueza lipídica, que torna as células menos permeáveis, está associada à maior frequência de resistência a antibióticos encontrada nas Gram-negativas. Assim, o método de Gram tem significação mais ampla do que a ligada ao simples aspecto tintorial, exibindo estreita relação com o quadro clínico e a escolha da terapêutica antimicrobiana.

■ Método de Ziehl-Neelsen

Esse método divide as bactérias em dois grupos: as álcool-ácido-resistentes e as não álcool-ácido-resistentes. *Mycobacterium tuberculosis* e *Mycobacterium leprae* são bacilos álcool-ácido-resistentes (BAAR).

A técnica de coloração consiste no preparo do esfregaço com o material a examinar, fixação pelo calor e posterior cobertura da lâmina com fucsina de Ziehl, aquecendo-se a preparação até a emissão de vapores. O aquecimento é repetido periodicamente até completar-se o tempo de cinco minutos, com o cuidado de não ferver a solução do corante. Lava-se, então, cuidadosamente a lâmina, ficando, nessas fases todas, as bactérias coradas em vermelho. Expõe-se, a seguir, o material à descoloração por

DIAGNÓSTICO BACTERIOLÓGICO, IMUNOBIOLÓGICO E MOLECULAR **255**

uma solução de ácido clorídrico a 3% em álcool etílico; feito isso, lava-se a lâmina em água corrente. Nessa fase, as bactérias álcool-ácido-resistentes permanecem vermelhas, pois resistem à descoloração pela solução álcool-ácido, ao passo que as não álcool-ácido-resistentes ficam incolores. Cobre-se, então, o esfregaço com solução de azul de metileno por três minutos, quando as não álcool-ácido-resistentes se coram em azul. Após lavar e secar a lâmina, observa-se ao microscópio com objetiva de imersão.

O método de Ziehl-Neelsen é simples, econômico e rápido, fatores muito importantes quando se considera que a cultura para o bacilo da tuberculose demora de 20 a 40 dias. Com referência ao bacilo de Hansen, até hoje não foi possível obtê-lo em meios de cultura, tendo-se como único recurso diagnóstico o exame direto.

O pedido de exame deve conter indicações precisas sobre a doença e o uso de antimicrobianos.

Os materiais adequados para a pesquisa do bacilo da tuberculose são o escarro (colhido com boa técnica, evitando saliva), material de gânglio, lavado brônquico e a secreção peritoneal. A pesquisa direta em urina pode levar a resultados falso-positivos pela presença de micobactérias saprófitas da uretra, na mesma situação estando as pesquisas de BAAR nas fezes e na secreção de ouvido. A pesquisa direta no LCR é procedimento demorado e a maioria das vezes inútil pela pobreza de bacilos nesse material em casos de meningite tuberculosa.

O grau de riqueza em BAAR em materiais clínicos é sugerido pela obediência à seguinte convenção, expressa em número de bacilos por campo, em 100, 50 ou 20 campos microscópicos examinados (c.m.e.):

- Bacterioscopia negativa: ausência de BAAR em 100 c.m.e.
- Bacterioscopia +: menos de um BAAR por campo em 100 c.m.e.
- Bacterioscopia ++: 1 a 10 BAAR por campo em 50 c.m.e.
- Bacterioscopia +++: mais de 10 BAAR por campo em 20 c.m.e.

Essa convenção permite o acompanhamento do tratamento e avalia sua eficácia ou a ocorrência de resistência às drogas.

No âmbito do diagnóstico microscópico do mal de Hansen, pode-se utilizar o muco nasal, linfa e material de lesões cutâneas suspeitas. O esfregaço preparado é submetido à coloração de Ziehl-Neelsen e observado ao microscópio com a objetiva de imersão. Procura-se encontrar BAAR isolados e formadores de globias (aglomerados de bacilos). Pacientes submetidos a tratamento, com resposta satisfatória, apresentam fragmentação das globias com aumento dos bacilos dispersos.

■ Método de Albert-Laybourn

Este método de coloração visa à evidenciação das granulações metacromáticas, que são grânulos de reserva encontrados no citoplasma do bacilo diftérico (*Corynebacterium diphteriae*), mas nem sempre nos "difteroides" (outras espécies de *Corynebacterium*).

O emprego dessa coloração tem início pela preparação do esfregaço e fixação pelo calor, seguindo-se a aplicação do corante de Albert-Laybourn por cinco minutos, lavagem da preparação com água e exposição ao lugol por um minuto. Retirado o lugol e lavada a lâmina, submete-se o material à secagem com papel e observação em microscópio com objetiva de imersão.

O bacilo diftérico apresenta-se azul ou verde, com granulações escuras, às vezes castanhas, dependendo essas variações do tempo de estocagem do corante. Os "difteroides" não apresentam granulações.

Os materiais clínicos mais comumente pesquisados quanto à presença do bacilo diftérico são secreções da oro e rinofaringe. Eventualmente, outros materiais são levados a exame, como secreções de ferida cutânea, aspirados de traqueostomia etc.

É sempre conveniente a realização paralela do método de Gram em materiais encaminhados para a coloração de Albert-Laybourn. Na lâmina corada pelo método de Gram, devem-se encontrar

256 LABORATÓRIO COM INTERPRETAÇÕES CLÍNICAS

bacilos Gram-positivos, eventualmente com forma de "halteres" ou "clavas" e arranjos em "letra chinesa" ou "paliçada". Todo cuidado deve ser tomado na descoloração da lâmina, já que existe uma tendência à perda da Gram-positividade do bacilo diftérico. A ausência de bacilos Gram-positivos, paralela à observação de granulações metacromáticas no Albert-Laybourn, dificulta a avaliação do resultado. Essa dificuldade decorre da possibilidade de outros grupos bacterianos, como *Pseudomonas* e certos anaeróbios, possuírem grânulos evidenciados pela coloração.

A presença de bacilos Gram-positivos na lâmina corada pelo método de Gram e a detecção de bacilos com granulações metacromáticas na lâmina submetida à coloração de Albert-Laybourn valem por um diagnóstico de suspeita de difteria. Somente a cultura em meios adequados, com o isolamento do bacilo diftérico e posterior execução do teste de virulência, comprovando a produção de toxina pela amostra, permite um diagnóstico de certeza de que a amostra isolada é "*Corynebacterium diphteriae*" e que o mesmo está causando difteria. Ainda deve ser lembrada a ocorrência de bacilo diftérico em portadores, o que ocasiona alarme quando da vigência de faringites devidas a outras etiologias, pois, nessas ocasiões, examinar-se-á o material da orofaringe, encontrando resultado compatível com o diagnóstico de difteria, embora a causa da doença seja outra. Esse fato é mais comum em adultos e vacinados, e a avaliação clínica judiciosa é de importância decisiva no esclarecimento dessas situações.

Sob hipótese alguma os pacientes devem ser internados ou liberados, em unidades que prestam assistência a casos de difteria, com base apenas na bacterioscopia direta. Os dados clínicos e epidemiológicos são de fundamental importância para o diagnóstico da enfermidade.

■ Outros métodos de microscopia

Em situações especiais podem-se empregar outros métodos de pesquisa microscópica. Entre os mais importantes, destacam-se:

■ Exame a fresco

Nesta técnica, geralmente não se emprega qualquer tipo de coloração, colocando-se simplesmente o material entre lâmina e lamínula e levando ao microscópio. Destina-se à pesquisa de *Trichomonas vaginalis*, podendo ser utilizado em outras situações.

■ Método de impregnação pela prata

Alguns métodos de evidenciação de microrganismos baseiam-se na impregnação por sais de prata, como é o caso do método de Fontana-Tribondeau. Essas técnicas dispensam a utilização de microscópios com dispositivos especiais e permitem a visualização de germes dos gêneros *Treponema* e *Leptospira*, microrganismos não detectados pelo método de Gram. Exige-se cuidadosa observação das preparações, devido à possibilidade da formação de artefatos que podem levar a resultados falso-positivos.

■ Pesquisa em campo escuro

É uma técnica microscópica "a fresco", mas realizada com a utilização de um condensador especial que permite a visualização de *Leptospira* em urina de pacientes com leptospirose, assim como *Treponema pallidum* em materiais de lesões luéticas.

■ Método da "tinta nanquim"

É uma técnica simples de coloração, pela qual se junta uma gota do material a examinar com uma gota de "tinta nanquim", sendo a mistura colocada entre lâmina e lamínula e observada "a fresco" ao microscópio. Mostra-se útil para pesquisa de *Cryptococcus neoformans* no LCR em casos de meningite por esse agente. Por essa técnica, pode-se evidenciar a cápsula do fungo com muita nitidez, o que permite a suspeição da etiologia.

■ Método de imunofluorescência direta

Emprega-se, neste método, um anticorpo fluorescente que reage diretamente com o antígeno que existe na célula bacteriana. Sua utilidade consiste habitualmente em identificar bactérias em cortes de tecidos, sangue, LCR, urina, fezes ou outro material clínico. As preparações positivas são reconhecidas pela observação de bactérias fluorescentes livres ou intracelulares na lâmina em que se fez o esfregaço.

■ Cultura e inoculação em animal

A cultura em meio artificial visando obter o crescimento do gérmen responsável por um processo infeccioso representa a pedra angular do diagnóstico bacteriológico. Os materiais submetidos a exame em um laboratório clínico provêm, em sua grande maioria, de seis áreas principais do organismo. É surpreendente como as espécies bacterianas encontradas nessas áreas tendem a se repetir, o que permite deduzir que se podem utilizar praticamente os mesmos meios de isolamento para a identificação desses agentes. São os seguintes os exames microbiológicos realizados nas amostras provenientes das seis áreas principais do organismo:

- *Coprocultura:* a principal preocupação reside na identificação dos chamados germens enteropatogênicos.
- *Cultura de material do trato geniturinário:* podem-se examinar aqui a urina (com contagem de colônias), secreção uretral e outras.
- *Cultura de material do trato respiratório:* é comum a cultura de escarro ou lavado bronco-alveolar (tuberculose, micoses etc.), de exsudato faríngeo e nasal (difteria etc.).
- *Cultura de exsudatos e transudatos em geral:* esses termos são empregados aqui em sentido amplo, incluindo materiais de lesões cutâneas, dos espaços peritoneal e pleural etc.
- *Hemocultura:* destinada ao diagnóstico de bacteriemias e septicemias.
- *Cultura do LCR:* a despeito do limitado número de bactérias capazes de produzir meningite, a cultura do LCR é importantíssima, tendo em vista suas conotações terapêuticas.

Um cuidado essencial é que o material destinado à cultura seja colhido sob os mais rigorosos preceitos de assepsia e antes do início da administração de antimicrobianos.

Mostrando-se a cultura positiva, o primeiro passo para identificação do germen consiste em uma coloração de Gram, seguindo-se, então, a rotina laboratorial, que deve incluir os meios de cultura com fatores de crescimento indispensáveis ao desenvolvimento de determinados microrganismos, ampliando a sensibilidade e a especificidade dos exames.

Em várias infecções (p. ex., leptospirose, tuberculose, algumas micoses e riquetsioses), o gérmen causal pode ser isolado por meio de inoculação do material em animal de laboratório (camundongo, cobaia). Tal processo é excessivamente incômodo e demorado, mas deve ser utilizado em casos selecionados.

Os vírus e as riquétsias não podem ser cultivados a não ser em tecido vivo, de maneira que o virologista tem de valer-se de organismos vivos para fins de isolamento, como embrião de pinto, várias espécies de animais de laboratório ou células de origem animal ou humana desenvolvidas em cultura de tecido.

258 LABORATÓRIO COM INTERPRETAÇÕES CLÍNICAS

Métodos modernos

Como já foi mencionado, métodos modernos e rápidos têm ultimamente engrossado o arsenal de exames laboratoriais para diagnósticos das infecções.

Métodos imunológicos que utilizam anticorpos monoclonais passaram a ter grande importância no diagnóstico rápido. Um dos métodos mais utilizados era o de ELISA.

Porém, testes mais simples como os de aglutinação de partículas de látex sensibilizadas com anticorpos específicos quando está presente o antígeno pesquisado surgiram com muito sucesso, como no caso da pesquisa no líquor dos agentes etiológicos mais frequentes de meningites, ou a pesquisa de rotavírus em fezes diarreicas.

Mais recentemente, testes imunocromatográficos rápidos têm sido muito difundidos. Consistem no aparecimento de uma linha colorida sobre uma tira de papel contida em um pequeno suporte plástico quando o antígeno do microrganismo pesquisado está presente no material biológico colocado em contato com a tira. Uma outra linha colorida deverá sempre aparecer, servindo de controle. Nesse formato, são muito utilizados os testes para *Streptococcus pyogenes* em secreção de orofaringe, para *Chlamydia trachomatis* em secreção uretral ou endocervical, para *Giardia lamblia*, *Entamoeba histolytica* e rotavírus nas fezes, para *Wuchereria bancrofti* no sangue de pacientes com filariose. Testes sorológicos rápidos também no formato de imunocromatografia têm sido de grande utilidade no diagnóstico de dengue, HIV, lues etc.

Métodos moleculares, mesmo com custo mais elevado, têm surgido como alternativa em muitos casos. Detectam sequências de DNA ou RNA, específicas de determinados microrganismos ou de genes que outorgam resistência a certos antimicrobianos. Como exemplos temos a reação em cadeia da polimerase (PCR) clássica e a PCR em tempo real, que permitem a quantificação da viremia por HIV e o diagnóstico rápido de *Mycobacterium tuberculosis* e a sua eventual resistência à rifampicina diretamente no escarro ou material respiratório.

Assim, aliando métodos clássicos e modernos, o médico clínico conta com diversas opções para definir ou afastar as suspeitas clínicas de processos ou doenças infecciosas. Cabe a ele a escolha criteriosa dos mesmos, levando em conta o momento evolutivo da doença, a urgência do diagnóstico, o prognóstico e a gravidade da infecção, assim como o custo e a disponibilidade dos testes.

Identificação de anticorpos

O organismo infectado produz anticorpos como resposta a uma infecção, mesmo que esta não se exteriorize clinicamente (infecções subclínicas). A quantidade de anticorpos depende, entre outros fatores, da natureza do agente infectante. Os bacilos entéricos Gram-negativos, os germes produtores de exotoxinas, os vírus e as riquétsias funcionam como excelentes antígenos, ao passo que os cogumelos e os parasitas animais são deficientes sob esse aspecto.

Os anticorpos são frequentemente classificados como precipitantes, aglutinantes, fixadores do complemento, hemolíticos, inibidores da hemaglutinação etc. Esses termos indicam apenas o método empregado para demonstrar ou medir a atividade dos anticorpos. Na realidade, os anticorpos podem ser evidenciados de muitas maneiras; apenas o bacteriologista escolhe o método que melhor reflete as propriedades particulares do anticorpo que lhe interessa no momento.

■ Reações de fixação do complemento

Um exemplo típico deste grupo é a reação de Wassermann. Como em toda reação de fixação de complemento, são necessários os seguintes elementos: a) soro do doente (inativado pelo aquecimento a fim de destruir o complemento); b) antígeno (extrato alcoólico de coração bovino adicionado de colesterina; o lipoide ativo no coração bovino é a cardiolipina, substância afim das lecitinas); c) complemento (soro fresco ou liofilizado de cobaia); d) sistema indicador da reação (glóbulos de carneiro + soro hemolítico de coelho anticarneiro).

A prova qualitativa é feita em dois tempos: no primeiro, mistura-se o soro do doente (inativado) com o antígeno e o complemento. Deixa-se em contato durante uma hora a 37 °C ou, o que é preferível, 24 horas na geladeira, a 3-5 °C. Em seguida, adiciona-se o indicador (glóbulos de carneiro + soro de coelho anticarneiro): não havendo hemólise, a reação é positiva (presença de anticorpos no soro-problema → fixação do complemento → ausência de hemólise por falta de complemento livre); havendo hemólise total, a reação é negativa (ausência de anticorpos no soro-problema → ausência de fixação do complemento → hemólise causada pela presença de complemento livre).

Os resultados eram expressos em cruzes: + a ++++, de acordo, no caso das reações de hemólise, com a intensidade da mesma (++++ correspondia à ausência de hemólise, ao passo que +++, ++ e + correspondiam, respectivamente, a 25, 50 e 75% de hemólise). Posteriormente, os resultados passaram a ser expressos geralmente da seguinte maneira: reação negativa (–), reação fracamente reativa (+) e reação reativa (++, +++ e ++++).

■ Reações de precipitação

No tipo de reação acima descrito, o complemento é fixado porque é adsorvido sobre as partículas finamente divididas do precipitado antígeno-anticorpo. Tais partículas são invisíveis, contrariamente ao que acontece nas reações de precipitação, em que se pode ver diretamente o precipitado, o que facilita a leitura do resultado. As reações de precipitinas são utilizadas nas reações de floculação para soro diagnóstico da lues, tais como as de Kahn, Kline e VDRL (*venereal diseases research laboratory*), na determinação dos "grupos" de estreptococos segundo Lancefield, bem como nas técnicas de imuno-hematologia, que serão vistas mais adiante.

Nas reações de floculação para diagnóstico da lues, utiliza-se um antígeno alcoólico especialmente preparado e muito concentrado no qual as substâncias reativas estão presentes sob a forma de grandes e instáveis complexos coloidais. Esses são levados, por meio de uma apropriada diluição com solução salina, a um estado em que o contato com o soro sifilítico os faz precipitar de forma visível.

■ Reações de aglutinação

Em muitos casos, os antígenos se associam com partículas que são demasiadamente grandes para formar soluções ou suspensões coloidais nos meios aquosos. Tais partículas (bactérias, hemácias, partículas de látex etc.) podem ficar suspensas em uma solução salina e misturar-se com anticorpos específicos. Denomina-se reação de aglutinação o fenômeno em que a mistura das partículas de antígeno com os anticorpos específicos provoca uma agregação dessas partículas antigênicas. Em geral, a aglutinação é perceptível à vista desarmada; mas, em alguns casos, se torna necessário o exame microscópico da preparação estudada.

A única diferença entre uma reação de precipitação e outra de aglutinação é que os antígenos precipitantes são moléculas pequenas, ao passo que os antígenos aglutinantes estão associados a partículas de maior tamanho. Da mesma forma que as reações de precipitação, as provas de aglutinação exigem pH apropriado e a molaridade de amortecedores salinos, bem como deve existir uma proporção adequada do antígeno relativamente ao anticorpo.

As provas de aglutinação encontram muitos empregos no laboratório clínico, tanto para medir antígenos como para dosar concentrações de anticorpos. A concentração do anticorpo aglutinante é definida como a maior diluição de antissoro capaz de aglutinar o antígeno examinado nas condições empregadas na prova. Em geral, as provas de aglutinação mostram-se de fácil execução, satisfatoriamente reproduzíveis e extremamente sensíveis. De fato, essas provas permitem habitualmente descobrir até 0,1 μg de anticorpo/mL de soro.

260 LABORATÓRIO COM INTERPRETAÇÕES CLÍNICAS

Recorre-se principalmente aos anticorpos aglutinantes para diagnóstico de infecções bacterianas; o antígeno sendo, nesse caso, as células intactas do germe (p. ex., reação de Widal) ou uma fração delas adsorvida por um portador em forma de partícula, como, por exemplo, hemácias humanas de tipo O ou partículas de látex. Uma modificação da prova de aglutinação, a aglutinação-lise, é o método-padrão para o diagnóstico de infecções por leptospiras. As infecções por riquétsias podem igualmente ser diagnosticadas por meio de anticorpos aglutinantes, utilizando-se antígenos preparados a partir de sacos vitelinos infectados.

Outras reações de aglutinação importantes nas clínicas são as de Paul-Bunnell-Davidsohn (para a mononucleose infecciosa), do látex e de Waaler-Rose (para artrite reumatoide), de hemaglutinação para grupos sanguíneos etc.

Vários fatores desempenham papel importante na determinação do título aglutinante, destacando-se, entre eles, a temperatura. No caso da aglutinação microbiana, a temperatura ótima para a execução da prova é de 37 °C para a maioria dos germens. No caso de hemaglutinação (p. ex., no estudo dos grupos sanguíneos ABO ou Rh), é conveniente discriminar entre os anticorpos imunes, que reagem melhor a 37 °C (aglutininas quentes) e os anticorpos naturais, que aglutinam melhor a 20 °C, havendo mesmo hemaglutininas, como as das infecções pelo *Mycoplasma pneumoniae* e de certas anemias hemolíticas adquiridas, que só reagem intensamente a 4 °C (crioaglutininas).

■ Reações de inibição da hemaglutinação

A pesquisa de anticorpos inibidores da hemaglutinação baseia-se na propriedade que certos vírus possuem (mixovírus, vaccinia, vírus da rubéola) de aglutinar hemácias. A presença de anticorpos contra esses vírus pode ser avaliada pela intensidade com que um determinado soro inibe especificamente a hemaglutinação. Esse tipo de prova foi muito utilizado no diagnóstico da rubéola.

■ Imunoensaios

Os métodos incluídos nesse grupo põem em evidência a ligação de um anticorpo a um antígeno do paciente ou a fixação de um antígeno a um anticorpo do paciente. Torna-se necessário um sistema de leitura ou indicador para evidenciar a reação e quantificar o antígeno ou anticorpo do paciente. O indicador pode consistir em uma molécula fluorescente (FIA – imunoensaio fluorescente), de uma molécula radioativa (RIA – radioimunoensaio), de uma molécula com uma enzima a ela ligada (ELISA ou EIA) ou algum outro recurso (p. ex., AL – aglutinação do látex). Alguns imunoensaios atingem uma precisão equivalente à da cultura (p. ex., o método de anticorpos fluorescentes para }*C. diphtheriae*).

■ Métodos inespecíficos

Alguns agentes infecciosos são capazes de provocar a formação de anticorpos contra antígenos inespecíficos, podendo a pesquisa desses anticorpos ser utilizada para fins diagnósticos. Descreveremos três exemplos: reação das crioglutininas, reação de Paul-Bunnell e reação de Weil-Felix.

■ *Dosagem das crioaglutininas*

A infecção por *Mycoplasma pneumoniae* provoca o aparecimento de crioaglutininas, que são anticorpos IgM dirigidos contra o antígeno "I" e o sistema antigênico "I-i" das hemácias. O antígeno I, que falta nas hemácias do feto e do sangue do cordão, está presente nas hemácias de 97% dos adultos. As crioglutininas têm a propriedade de aglutinar hemácias fortemente a 4 °C e fracamente à temperatura ambiente.

■ Reação de Paul-Bunnell

O soro de doentes afetados de mononucleose infecciosa contém teores elevados de anticorpos heterófilos, que, no caso, são aglutininas contra hemácias de carneiro. Tais anticorpos, embora inespecíficos, são muito característicos da mononucleose, de modo que sua identificação é de grande valor no diagnóstico laboratorial da doença (reação de Paul-Bunnell).

Entretanto, essas aglutininas próprias da mononucleose infecciosa devem ser diferenciadas de outras aglutininas também capazes de aglutinar hemácias de carneiro. Por exemplo, no soro da grande maioria dos indivíduos sãos existe, embora em baixos títulos (abaixo de 1:56), o anticorpo de Forssman, que é capaz de aglutinar hemácias de carneiro em condições normais. Outro tipo de aglutinina anti-hemácia de carneiro é encontrado, por vezes em títulos elevados, nos pacientes que apresentaram doença sérica consecutiva à injeção de soro de cavalo.

É fácil distinguir laboratorialmente esses três tipos de aglutininas, o que se consegue por meio de reações de adsorção, utilizando extrato de rim de cobaia e hemácias de boi. O extrato de rim de cobaia contém o antígeno de Forssman, capaz, portanto, de remover por adsorção os anticorpos de Forssman do soro normal quando misturado a ele. As hemácias de boi removem a aglutinina anti-hemácia de carneiro própria da mononucleose.

Assim, pois, a prova de Paul-Bunnell, que consiste em determinar o título máximo em que o soro de um caso suspeito de mononucleose é capaz de provocar aglutinação nas hemácias de carneiro, deve ser repetida em duas alíquotas do mesmo soro, uma das quais foi tratada pelo antígeno de Forssman (extrato de rim de cobaia), e a outra pelo antígeno não Forssman (hemácias de boi). Essa segunda fase é chamada prova de Paul-Bunnell-Davidsohn, cujos resultados têm a seguinte significação:

- Mononucleose: reação positiva na alíquota tratada pelo antígeno de Forssman e negativa na tratada pelo antígeno não Forssman.
- Soro normal: reação positiva na alíquota tratada pelo antígeno não Forssman e negativa na tratada pelo antígeno de Forssman.
- Doença do soro: reação negativa em ambas as alíquotas.

É importante assinalar que altos títulos de aglutininas anti-hemácia de carneiro (reação de Paul-Bunnell positiva) podem ser encontrados em casos de linfogranulomatose inguinal e em outras infecções que não a mononucleose. Tais aglutininas deixam-se adsorver pelo rim de cobaia, comportando-se, portanto, como os anticorpos de Forssman existentes em baixos títulos nos soros normais.

■ *Reação de Weil-Felix*

Os dois pesquisadores que dão nome a essa reação descobriram fortuitamente que o anticorpo formado no decurso da maioria das riquetsioses podia aglutinar certas variedades de *Proteus*. Esse achado foi interpretado inicialmente como um indício da participação do *Proteus* na etiologia da doença. Na realidade, trata-se de uma reação cruzada, cuja ocorrência se deve ao fato de as riquétsias possuírem, nas paredes celulares, antígenos que são semelhantes aos antígenos polissacarídicos O existentes em certas variedades de *Proteus*. Tais variedades denominam-se OX.

As reações obtidas com soros de pacientes com riquetsiose, usando-se as três cepas de *Proteus* OX-2, OX-19 e OX-K, podem ser de grande utilidade no diagnóstico diferencial entre os vários tipos de doença. Cabe levar em conta, entretanto, que podem existir *Proteus* no organismo humano como germens saprófitas ou causadores de infecção urinária. Portanto, a presença de anticorpos contra cepas de *Proteus* não pode, por si só, ser interpretada como uma prova absoluta da existência de riquetsiose.

262 LABORATÓRIO COM INTERPRETAÇÕES CLÍNICAS

■ Provas cutâneas

A existência de hipersensibilidade específica a agentes infecciosos pode ser evidenciada também por procedimentos imunológicos nos quais o antígeno suspeito é injetado na pele do paciente. Essas provas cutâneas mostram-se úteis no diagnóstico de infecção pelo bacilo de Koch (tuberculina), por alguns cogumelos (p. ex., histoplasmose), alguns parasitas (p. ex., triquinose) e certos vírus (p. ex., linfogranuloma venéreo e caxumba).

Identificação de antígenos e produtos

■ Microbianos

Novas perspectivas no diagnóstico das doenças infecciosas foram abertas ao se constatar ser possível reconhecer, nos líquidos corporais, substâncias antigênicas oriundas de organismos microbianos. Uma das primeiras aplicações desse método foi a demonstração da presença no LCR de pacientes com meningite criptocócica de um polissacarídeo solúvel produzido pelo *Cryptococcus neoformanso*. O mesmo princípio foi aplicado a outros agentes infecciosos no SNC, tais como os antígenos capsulares polissacarídicos de pneumococos, meningococos e bactérias hemofílicas. É possível a existência de antígenos solúveis onde quer que microrganismos estejam se multiplicando ou que antígenos estejam sendo eliminados do corpo. O antígeno criptocócico é encontrado habitualmente tanto no soro como no LCR de pacientes com meningite criptocócica. A presença de polissacarídeos na urina pode significar infecção urinária ou, então, eliminação do antígeno a partir de algum foco de infecção situado em outro local.

Até 1980, a identificação de antígenos bacterianos no LCR era feita por contraimunoeletroforese (CIE). Posteriormente, tornaram-se disponíveis provas de aglutinação rápidas do látex em lâmina para identificar antígenos de *Cryptococcus*, *Haemophilus* tipo B, *Histoplasma*, *Neisseria*, *Vibrio*, *Pneumococcus*, *Meningococcus* e *Streptococcus* do grupo B. Os kits de aglutinação do látex são muito mais rápidos e proporcionam maiores índices de positividade. Existem também kits com base em um método de coaglutinação com resultados semelhantes aos da aglutinação do látex para *H. influenzae* e menor sensibilidade para pneumococos e meningococos. O método ELISA tem sido utilizado para detectar a presença de *Chlamydia* em secreções genitais e meningococo no LCR.

Imuno-hematologia

É muito complexa no homem a composição antigênica de seus tecidos, e tal composição difere amplamente de um indivíduo para outro. Assim, cada indivíduo possui uma combinação de antígenos que lhe é absolutamente peculiar e que não será encontrada em nenhum outro, a menos que se esteja diante de dois gêmeos idênticos (ou monozigotos). Tal diversidade antigênica individual explica por que os enxertos heterólogos tissulares no homem se acompanham virtualmente sempre do fenômeno de rejeição, o que torna obrigatório o uso de imunossupressores no pós-operatório dos transplantes.

Mas, afortunadamente, a complexidade antigênica das hemácias humanas é menor que a dos demais tecidos, e isso permite, na prática, a possibilidade de transfundir hemácias sem utilizar a terapia imunossupressora.

Os antígenos existentes nas membranas das hemácias humanas constituem o que se chama de "grupos sanguíneos". Seu estudo é da maior importância prática porque eles representam a causa de reações às transfusões de sangue ou das reações materno-fetais que dão origem à doença hemolítica do recém-nascido (eritroblastose fetal). Na Tabela 20.1 estão incluídos 14 sistemas de grupos sanguíneos, mas somente os sistemas ABO e Rh são de grande importância como causas de reações transfusionais ou de doença hemolítica do recém-nascido.

Portanto, antes de se efetuar uma transfusão, é indispensável verificar se o sangue do doador e o do receptor são compatíveis entre si; isto é, se os dois sangues podem ser reunidos sem que ocorra

DIAGNÓSTICO BACTERIOLÓGICO, IMUNOBIOLÓGICO E MOLECULAR 263

Tabela 20.1. Sistemas de grupos sanguíneos humanos

Sistema	Antígenos (lista incompleta)
1. ABO	A_1, A_z, B, H
2. MNSs	M, N, S, rs
3. P	P" P_z, Pk
4. Rh (*rhesus*)	C, C^W, c, D, D^U, d, E, e
5. Luterano	Lua, Lu^b
6. Kell-Sutter	K, k, Kpa, Kpb, Js^a, Js^b
7. Lewis	Le^a, Le^b
8. Duffy	Fl, Fl
9. Kidd	Jk^a, Jk^b
10. Diego	Dia
11. I	I, i
12. Auberger	Au^a
13. Xg	Xg^a (ligado ao sexo)
14. Dombrock	Doa

Fonte: Elaborada pelos autores.

a destruição das hemácias do doador e do receptor, principalmente do doador. A possibilidade de tal ocorrência deve-se sobretudo à presença, no soro do receptor, de um anticorpo específico contra os antígenos eritrocitários do doador. Esses anticorpos podem ser naturais ou imunes. Entre os primeiros, destacam-se, como os mais importantes, os relativos ao sistema ABO; dos imunes, 99% são devidos ao sistema Rh. Os anticorpos naturais, como o nome indica, ocorrem normalmente sem qualquer estímulo anterior, ao passo que os imunes só aparecem após um estímulo antigênico prévio, representado por transfusões, injeções 1M de sangue ou ainda pela gestação de filhos possuidores de antígenos ausentes no organismo materno.

Sistema ABO dos grupos sanguíneos

Os anticorpos contra os antígenos ABO são iso-hemaglutininas, pois os antígenos são de origem humana (iso = da mesma espécie) e evidenciam-se, habitualmente, por meio de uma reação de aglutinação com hemácias de um tipo ABO conhecido. Em outras palavras, o soro que contém anticorpo contra os antígenos A ou B faz aglutinar as hemácias que possuem esses antígenos em suas superfícies (para um breve esclarecimento sobre o mecanismo da aglutinação das hemácias, ver prova de Coombs, adiante).

Existem quatro fenótipos ABO básicos, conhecidos como tipo O (hemácias sem antígeno), tipo A (hemácias com antígeno A), tipo B (hemácias com antígeno B) e tipo AB (hemácias com antígenos A e B). O antígeno A divide-se em dois subtipos denominados A_1 e A_2, diferenciáveis por testes de adsorção. Por conseguinte, os tipos sanguíneos passam a ser em número de seis: A_1, A_2, A_1B, A_2B, B e O. Como, na clínica, os subtipos não são habitualmente identificados, manteremos neste capítulo os tipos básicos A, B, AB e O.

Como se vê, o sangue é classificado de acordo com os antígenos existentes em suas hemácias, que são, basicamente, de dois tipos: A e B. No plasma existem os anticorpos correspondentes, que se denominam anti-A (α) e anti-B β).

264 LABORATÓRIO COM INTERPRETAÇÕES CLÍNICAS

Tabela 20.2. Os quatro grupos sanguíneos com seus aglutinógenos e suas aglutininas

Grupos	Aglutinógenos (antígenos) nas hemácias	Aglutininas (anticorpos) no soro
A	A	Anti-B
B	B	Anti-A
AB	AeB	Nem uma, nem outra
O	Nem um, nem outro	Anti-A e Anti-B

Fonte: Elaborada pelos autores.

O assunto assim exposto não passa de uma simplificação. Os antígenos A e B são relativamente fortes e comportam-se, do ponto de vista sorológico, como genes dominantes. O antígeno O comporta-se sorologicamente como um gene recessivo, não sendo detectado pelos soros comerciais de tipagem; ele é tão fraco que, para fins práticos, é considerado inexistente, donde a expressão alemã *Ohne Antigen*, origem da denominação O. Os genes dos três antígenos A, B e O localizam-se em um lócus em cada cromossoma. Esses genes são alelos, o que significa que são intercambiáveis em sua localização cromossômica. Portanto, cada cromossoma do par transporta qualquer um dos três genes antigênicos.

Os anticorpos anti-A e anti-B não são evidenciáveis por ocasião do nascimento, tornam-se fracamente perceptíveis entre três e seis meses de vida e alcançam potência máxima aos cinco anos de idade. No cordão umbilical eles são geralmente de origem materna.

Um antígeno jamais coexiste com seu anticorpo no mesmo sangue (regra de Landsteiner), pois tal concomitância seria incompatível com a vida. Como se pode verificar na Tabela 20.2, o sangue do grupo A caracteriza-se pela presença de antígeno A em suas hemácias e anticorpo anti-B em seu plasma; o do grupo B, pela presença de antígeno B em suas hemácias e anticorpo anti-A em seu plasma; o do grupo AB, pela presença de antígenos A e B em suas hemácias e nenhum anticorpo em seu plasma; e, finalmente, o do grupo O, pela ausência de antígenos em suas hemácias e presença de anticorpos anti-A e anti-B em seu plasma.

Quando ocorre a mistura de hemácias possuidoras de antígeno A, por exemplo, com soro (ou plasma) contendo anticorpo anti-A (isto é, sangue dos grupos B ou O), resulta em aglutinação (ou hemólise) das hemácias, fenômeno que é responsável pelas reações transfusionais ligadas ao sistema ABO e que serve igualmente de base à determinação dos grupos sanguíneos.

Na determinação dos grupos sanguíneos, pode-se investigar: a) antígenos A e B nas hemácias; b) anticorpos (aglutininas) anti-A e anti-B no soro. No primeiro caso, utilizam-se soros aglutinantes padrões anti-A e anti-B, que podem ser preparados pelo próprio banco de sangue ou obtidos de laboratórios farmacêuticos de confiança. No segundo caso, utilizam-se suspensões de hemácias A e de hemácias B, que representam produtos da reunião de dez sangues do mesmo tipo, devendo ser recentemente preparados. Comumente se investiga apenas o antígeno nas hemácias.

■ Determinação de antígenos nas hemácias

Podem ser usadas lâminas ou tubos de ensaio apropriados. No caso de determinação em lâmina, coloca-se, na sua extremidade esquerda uma gota de soro-padrão anti-A e, na parte central, uma gota de soro-padrão anti-B (a extremidade direita pode servir para determinar o fator Rh, ver adiante). Adiciona-se, sobre cada uma dessas duas gotas, uma gota pequena da suspensão a 3-5% das hemácias a testar, misturando-as em movimentos circulares com um bastão diferente para cada gota. Observa-se, então, macroscopicamente, se há ou não aglutinação, que atinge seu máximo em cerca de dois minutos. Conforme a combinação obtida, classifica-se o sangue testado nos grupos A, B, AB ou O (Figura 20.1).

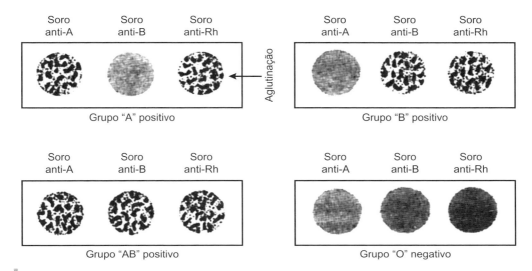

Figura 20.1. *Interpretação da prova para determinação do grupo sanguíneo e do fator Rh.*

Sistema Rh dos grupos sanguíneos

Os antígenos Rh dos grupos sanguíneos receberam esse nome por terem sido identificados inicialmente nas hemácias do macaco *rhesus*. Existem vários fatores Rh, os quais exibem capacidades muito diferentes de produzir aglutininas (Tabela 20.3).

A pesquisa do fator Rh é de extrema importância em obstetrícia, já que uma mulher Rh negativa pode sensibilizar-se pela hemácias de um feto Rh positivo, produzindo aglutininas anti-Rh, que, em gestações ulteriores, poderão passar através da placenta para o organismo fetal, destruindo suas hemácias e conduzindo à chamada doença hemolítica do recém-nascido. Além disso, qualquer indivíduo Rh negativo pode sensibilizar-se ao receber uma transfusão de sangue Rh positivo e vir a sofrer acidentes por ocasião de outras transfusões. Tal fato assume significação especial em pacientes do sexo feminino, pois a sensibilização assim adquirida poderá provocar a doença hemolítica do recém-nascido já na primeira gestação de um feto Rh positivo.

Inegavelmente, só o fator Rh_o (D) é altamente antigênico e da maior importância no que se refere à doença hemolítica do recém-nascido e às reações transfusionais. Portanto, na rotina clínica,

Tabela 20.3. Seis fatores Rh-Hr básicos

Sistema Wiener	Sistema Fisher-Race
rh'	C
Rh_o	D
rh"	E
hr'	c
Hr_o	d
hr"	e

Nota: *O fator Hr_o (d) é presumido, pois seu antissoro não foi obtido.*
Fonte: *Elaborada pelos autores.*

266 LABORATÓRIO COM INTERPRETAÇÕES CLÍNICAS

basta classificar os pacientes em Rh positivos e Rh negativos de acordo com suas reações ao soro anti-Rh_o (D). Em estudos antropológicos ou em medicina legal, entretanto, é importante a diferenciação não só dos diferentes fenótipos, como também dos genótipos, sendo particularmente relevante a diferenciação dos tipos homozigotos e heterozigotos, assegurada pelo emprego dos soros anti-hr (anti-c e anti-e).

O fator anti-Rh_o (D) é encontrado em cerca de 85% dos indivíduos de uma população branca e cerca de 93% dos indivíduos de uma população negra. A presença de tal fator é pesquisada mediante um soro-padrão anti-Rh_o, também conhecido como soro anti-D ou 85%, que provoca aglutinação das hemácias Rh_o positivas.

■ Variantes antigênicas

Os fatores Rh apresentam numerosas variantes antigênicas, como D^u, D^W, C^u, E^U, E^W etc., das quais a primeira merece menção especial. Não existe um antissoro especial para esta variante, porém as hemácias D^u reagem, embora fracamente, com anti-D, dando reações de intensidade variável (D^u fortes e D_u fracas). Estas últimas requerem, para sua demonstração, a prova de antiglobulina e, em provas rotineiras, podem ser falsamente identificadas como Rh negativas.

No terreno da hemoterapia, a variante D^u é da maior importância e tem de ser pesquisada em todos os doadores, pois, do contrário, alguns sangues Rh positivos poderão ser usados como negativos. Em obstetrícia e neonatologia, essa variante possui também certa importância, já que as mulheres e os recém-nascidos poderão ser erroneamente rotulados de Rh negativos, o que falseará a avaliação quanto à possibilidade da presença de incompatibilidade Rh.

Possibilidades teóricas de uma transfusão

De conformidade com a regra de Ottenberg, "a transfusão de sangue será teoricamente possível sempre que as hemácias do doador não forem aglutinadas pelo soro do receptor". Por conseguinte, as seguintes combinações são possíveis ou impossíveis (Tabelas 20.4 e 20.5).

Observa-se que os indivíduos O podem doar sangue para qualquer tipo de receptor, sendo chamados, por isso, de "doadores universais". Por outro lado, os indivíduos AB podem receber de qualquer tipo de doador, sendo chamados, por isso, "receptores universais".

O plasma do doador tipo O contém tanto aglutininas anti-A como anti-B, que poderiam hemolisar as hemácias do receptor não O. O que ocorre é que, durante a transfusão, essas aglutininas vão sendo diluídas pelo plasma do receptor e não chegam, assim, a atingir a concentração necessária

Tabela 20.4. Presença ou ausência de aglutinação das hemácias do doador nas diversas combinações de tipos de sangue

α = anti-A	β = anti-B	$\alpha\beta$ = anti-AB		o = sem aglutininas
Doador (aglutinógenos nas hemácias)	$A\beta$	Receptor		$O\alpha\beta$
		$B\alpha$	ABo	
A	−	+	−	+
B	+	−	−	+
AB	+	+	−	+
O	−	−	−	−

+: presença de aglutinação; −: ausência de aglutinação.
Fonte: Elaborada pelos autores.

DIAGNÓSTICO BACTERIOLÓGICO, IMUNOBIOLÓGICO E MOLECULAR   267

Tabela 20.5. Compatibilidade entre doadores

Receptor	Doador compatível	
	Homólogo	*Heterólogo*
O	O	Não há
A	A	O
B	B	O
AB	AB	A (mais indicado), B O (menos indicado)

Fonte: Elaborada pelos autores.

para aglutinar suas hemácias. Todavia, os doadores do tipo A devem ser estudados por meio de dosagens de aglutininas anti-A e anti-B e, se as possuírem em títulos elevados, devem ser rotulados de "doadores perigosos". Tais sangues nunca deverão ser utilizados em pacientes A, B ou AB, já que poderão destruir rapidamente as hemácias do receptor, especialmente se apresentarem hemolisinas. Mesmo o sangue tipo A com baixos títulos de aglutininas não deve ser aplicado em receptores de outro grupo, a não ser em casos de necessidade imperiosa. Vemos, portanto, que, em uma transfusão, o perigo capital reside na destruição das hemácias do doador pelo soro do receptor, mas não deixa de existir também risco na destruição das hemácias do receptor pelo soro do doador.

O sangue mais seguro é aquele que mais se aproxime do tipo do receptor quanto aos sistemas ABO e Rh, ou seja, o compatível homólogo; assim, o paciente A positivo deve receber sangue A positivo, o paciente O negativo deve receber sangue O negativo e assim por diante.

O sangue heterólogo compatível deve ser utilizado apenas quando não houver alternativa; teremos, então, as possibilidades constantes da Tabela 20.5, obedecendo ao critério de escolha mais adotado.

Vale repisar a importância do sistema Rh nas transfusões. Indivíduos Rh negativos politransfundidos com sangue Rh positivo ou mulheres Rh negativas, grávidas de feto Rh positivo, podem adquirir altos títulos de anticorpo Rh, geralmente do tipo incompleto, e apresentar reações graves à transfusão de sangue Rh positivo ou ter filhos com eritroblastose fetal.

Prova cruzada

Mesmo existindo perfeita compatibilidade teórica quanto aos sistemas ABO e Rh entre os sangues do doador e do receptor, podem ocorrer reações resultantes de incompatibilidades ocasionais relacionadas com outros sistemas, subgrupos, aglutininas atípicas etc. Por essa razão, é conveniente fazer a prova de compatibilidade pré-transfusional ou prova cruzada. Esta consta de duas partes, conhecidas como fase maior e fase menor. A fase maior, de importância capital, consiste em misturar as hemácias do doador com o soro do receptor, tanto na presença como na ausência de soro de Coombs. A fase menor, de importância secundária, consiste em misturar as hemácias do receptor com o soro do doador, com ou sem o soro de Coombs.

Nas atividades clínicas de rotina, efetua-se apenas a fase maior, cuja execução dura cerca de 20 minutos.

Prova de Coombs

Como se sabe, as hemácias se comportam como partículas eletronegativas nos estudos de migração eletroforética, sendo justamente essa eletronegatividade de sua membrana que gera a forte repulsão existente entre elas e as impede de se aglutinarem quando em suspensão em meio salino,

268 LABORATÓRIO COM INTERPRETAÇÕES CLÍNICAS

onde se acham envoltas em uma nuvem de íons Na⁺. A diminuição da carga elétrica das hemácias, bem como a elevação da força iônica do meio salino ou da constante dielétrica do sistema são fatores que podem causar sua aglutinação. Um fenômeno que possui a capacidade de diminuir a carga elétrica das hemácias, a ponto de levá-las à aglutinação, é sua ligação com determinados anticorpos.

Um anticorpo é chamado de aglutinante quando sua fixação à membrana eritrocitária causa aglutinação das hemácias suspensas em solução de C1Na a 0,85%; é chamado de não aglutinante quando incapaz de provocar a aglutinação *in vitro*. Os anticorpos da classe IgM são, em geral, aglutinantes, e os anticorpos da classe IgG são, em geral, não aglutinantes. Exemplo de anticorpos aglutinantes: IgM anti-A; exemplo de anticorpos não aglutinantes: IgG anti-D. Mas essa regra não possui valor absoluto: certos anticorpos da classe IgG (p. ex., anti-A, B) são aglutinantes, enquanto outros de classe IgM não são (p. ex., anti-Jka).

Os anticorpos não aglutinantes fixam-se sobre as membranas das hemácias sem aglutiná-las. A visualização das reações desses anticorpos com seus respectivos antígenos depende, então, de certos artifícios de técnica, como o tratamento das hemácias por enzimas proteolíticas (tripsina, papaína, bromelina etc.), adição de substâncias macromoleculares (albumina, dextran, PVP etc.) ou alteração da força iônica do meio. O melhor recurso para esse fim, porém, é a prova da antiglobulina humana, ou prova de Coombs, que representa a mais importante forma de aglutinação artificial em imuno-hematologia. Conforme já ficou claro, essa reação permite revelar a existência de anticorpos não aglutinantes na membrana iritrocitária (anticorpos incompletos, como já foram chamados).

Os soros de Coombs utilizados nas provas são anticorpos antianticorpos humanos, produzidos pela injeção de globulinas humanas em animais (coelhos, cabras), que formam anticorpos contra as frações "Fc" (cristalizáveis) das globulinas humanas. Como esses anticorpos podem reagir com qualquer globulina humana, é necessário, na execução da prova, lavar as hemácias antes de se acrescentar o soro de Coombs, a fim de remover todo e qualquer vestígio de soro ou plasma, deixando-as recobertas apenas com os anticorpos específicos que estão sendo pesquisados.

Os soros de Coombs podem ser poliespecíficos ou monoespecíficos. Os poliespecíficos contêm, além de anticorpos contra as imunoglobulinas humanas, anticorpos contra a fração C3 (C3b + C3d) do complemento, que pode também sensibilizar a membrana eritrocitária. Os soros monoespecíficos contêm anticorpos contra apenas um tipo de imunoglobulina (lgG, IgM ou IgA) ou então contra frações do complemento (C3b, C3d ou C4). Esse soro monoespecífico que contém exclusivamente anticorpos contra frações do complemento é chamado de "soro anti-não-gama", em contraposição aos outros, que são chamados de "soro antigama".

Existem duas modalidades de prova de Coombs: a direta e a indireta. A prova direta demonstra hemácias sensibilizadas por anticorpos e/ou frações do complemento e é utilizada no estudo da doença hemolítica do RN, na anemia hemolítica autoimune, na hemólise induzida por drogas e ainda no diagnóstico das reações hemolíticas pós-transfusonais. A prova indireta permite a pesquisa e identificação de anticorpos antieritrocitários (p. ex., no soro de uma gestante Rh negativa suspeita de estar sensibilizada pelos antígenos do sistema Rh), provas de compatibilidade pré-transfusionais e determinação de antígenos eritrocitários que não são evidenciados por aglutinação direta (p. ex., variáveis fracas de Rh_o, antígenos Duffy, Kidd, Kell e outros).

■ Prova de Coombs direta

Consiste em lavar cuidadosamente os glóbulos, preparar uma solução a 2% e misturar uma gota dessa suspensão a uma ou duas gotas de soro de Coombs poliespecífico (contendo soro IgG – antigama – e soro C3 – anti-não-gama). Na presença de aglutinação, a prova é positiva, o que indica que a antiglobulina reagiu com determinantes antigênicas do anticorpo não aglutinante aderido às hemácias.

DIAGNÓSTICO BACTERIOLÓGICO, IMUNOBIOLÓGICO E MOLECULAR **269**

Na leitura do resultado da prova direta, se a aglutinação não for visível macroscopicamente, deve-se colocar uma gota da amostra sobre uma lâmina de vidro e examiná-la ao microscópio. O resultado é dado conforme a intensidade da aglutinação:

- 4 + aglutinação intensa;
- 3 + grandes grumos aglutinados;
- 2 + pequenos grumos aglutinados visíveis a olho nu;
- 1 + raros grumos aglutinados visíveis ao microscópio;
- Traços – grupos de 4-6 glóbulos aglutinados visíveis ao microscópio.

■ Prova de Coombs indireta

Consiste em incubar o soro suspeito na presença de hemácias conhecidas suspensas em solução fisiológica. Em casos positivos, as aglutininas do soro fixar-se-ão à superfície das hemácias que, lavadas e expostas à ação do soro de Coombs, sofrerão aglutinação. A positividade da reação demonstra a existência de anticorpos não aglutinantes no soro do paciente.

A verificação de aglutinação é feita da mesma forma que na prova direta. Pode-se determinar o título do anticorpo, fazendo-se diluições progressivas do soro (1:2,1:4,1:8,1:16 etc.) e repetindo a prova. O título da prova corresponde à maior diluição de soro onde se verificou ainda aglutinação. No sangue de uma gestante Rh negativa, considera-se que o título de 1:64 já é significativo para sensibilização pelo fator Rh.

A sensibilidade da prova de Coombs indireta pode ser aumentada por procedimentos que modificam a primeira etapa da reação, ou seja, da fixação dos anticorpos durante a incubação. Os mais empregados são: adição de albumina ao meio, uso de meios de baixa força iônica (LISS) e utilização de hemácias tratadas por enzimas proteolíticas.

Laboratório em doenças reumáticas autominunes

A reumatologia é sem dúvida umas das áreas da medicina em que mais se avançou nas últimas duas décadas em relação ao entendimento da fisiopatologia, classificação e tratamento das doenças autoimunes. Novos testes laboratoriais foram padronizados e comercializados, permitindo ao médico uma melhor capacidade diagnóstica. Este capítulo tem, portanto, a finalidade de revisar os principais exames laboratoriais utilizados na prática do reumatologista, com ênfase na correlação clínica.

Anticorpos anticelulares

Os autoanticorpos são uma característica marcante dos estados de autoimunidade (p. ex., lúpus eritematoso sistêmico, artrite reumatoide etc.), cuja presença no soro, no entanto, não implica necessariamente na existência de alguma doença autoimune. Classicamente, utiliza-se a denominação anticorpos antinucleares ou FAN (ANA, em inglês) à pesquisa dos autoanticorpos. Entretanto, essa nomenclatura tradicional é ultrapassada e confusa, considerando que o teste do FAN é capaz de detectar anticorpos contra vários compartimentos celulares, a saber: núcleo; envelope nuclear; aparelho mitótico; citosol; organelas citoplasmáticas e membranas celulares. Conforme recomendação internacional, sugere-se, portanto, a substituição da nomenclatura "anticorpos antinucleares" para "anticorpos anticelulares".

Métodos, diluição de triagem e titulação dos soros

Atualmente, os ensaios de imunofluorescência indireta (IFI) consistem na técnica padrão-ouro para a triagem dos autoanticorpos, empregando-se como substrato as células HEp-2. A realização

270 LABORATÓRIO COM INTERPRETAÇÕES CLÍNICAS

do teste é bastante trabalhosa, requerendo diluições seriadas das amostras positivas, além de exigir elevada qualificação do corpo técnico a fim de garantir uma adequada interpretação visual do padrão morfológico observado à imunofluorescência. Entretanto, a pesquisa do FAN pela técnica de IFI carece de especificidade. Dependendo da população estudada, da diluição de corte e de outras variáveis do ensaio, até 25% das amostras de soro obtidas de indivíduos aparentemente saudáveis podem ser positivas para o FAN.

Atenção deve ser dada quando da triagem dos autoanticorpos por ensaios automatizados de mais rápida execução (imunoensaio enzimático [ELISA] e quimioluminescência), haja vista que esses métodos possuem menor sensibilidade para certas doenças (p. ex., LES e esclerose sistêmica), comparado à técnica de IFI, por utilizarem um número limitado de autoantígenos purificados e/ou sintéticos. Sendo assim, torna-se necessária a determinação do FAN por IFI quando houver elevada suspeição clínica de doença reumática autoimune e o resultado da triagem por método automatizado for negativo.

De acordo o 4º consenso brasileiro para a pesquisa de autoanticorpos em células HEp-2, estabeleceu-se em 1/80 como sendo a diluição de triagem ou de corte das amostras de soro a ser utilizado pelos laboratórios nacionais. Em geral, indivíduos hígidos tendem a apresentar títulos baixos de autoanticorpos (1/40 e 1/80), ao passo que a maioria dos pacientes com doença reumática autoimune possuem títulos de autoanticorpos em células HEp-2 de moderado (1/160 e 1/320) a elevado (≥ 1/640). Ainda segundo o consenso nacional, não há ganho adicional em termos de valor preditivo positivo para o diagnóstico das doenças reumáticas autoimunes ao continuar a diluição das amostras positivas além de 1/640, podendo o resultado ser liberado como ≥ 1/640.

Interpretação clínica do FAN

A pesquisa do FAN é utilizada apenas com propósito diagnóstico, destacadamente das doenças reumáticas autoimunes, não sendo, portanto, recomendada a avaliação seriada dos títulos do FAN com o intuito de monitorar a progressão da doença reumática de base. Diversas condições não imunes, entretanto, também podem apresentar positividade para o FAN (Tabela 20.6). Tendo em vista essas considerações, deve-se portanto evitar a solicitação indiscriminada do teste, cabendo requisitá-lo apenas quando houver forte suspeição clínica de doenças autoimunes associadas à elevada sensibilidade do FAN, notadamente LES, esclerose sistêmica e doença mista do tecido conjuntivo. A requisição do teste em contexto clínico inadequado, isto é, de baixa probabilidade pré-teste, pode provocar grande confusão diagnóstica, trazendo angústia ao paciente e seus familiares, além de onerar o sistema de saúde com a solicitação desnecessária de uma série de novos exames e procedimentos em busca do diagnóstico de uma improvável doença autoimune.

Houve, recentemente, a incorporação de novos padrões de fluorescência ao algoritmo de classificação dos padrões morfológicos em células HEp-2 (Figura 20.2). Cada padrão, por sua vez, representa a distribuição celular dos autoantígenos reconhecidos pelos respectivos anticorpos presentes no soro do paciente (Tabela 20.7). No que tange à identificação dos autoanticorpos específicos (p. ex., anti-DNA nativo, anti-Sm etc.), alguns dos quais considerados como biomarcadores (p. ex., anti-Sm, anti-DNA nativo e lúpus sistêmico; anti-RNA polimerase e esclerose sistêmica), é fundamental atentar para o método laboratorial escolhido para tal detecção, haja vista que as correlações clínicas conhecidas foram originalmente estabelecidas com base nos métodos de imunodifusão dupla e contraimunoeletroforese. Entretanto, ocorre que a crescente utilização de métodos automatizados (p. ex., ELISA) para a detecção de autoanticorpos específicos, mais simples de operar porém mais sensíveis para o reconhecimento de tais anticorpos, pode potencialmente prejudicar o processo diagnóstico ao produzir resultados positivos em contextos inapropriados. Dada a menor especificidade dos métodos automatizados, recomenda-se nova dosagem dos autoanticorpos específicos por testes confirmatórios (p. ex., IFI em *Crithidia luciliae*, imunodifusão dupla, contraimunoeletroforese, *immunoblotting* etc.) caso sejam inicialmente utilizados imunoensaios de fase sólida, garantindo assim alta especificidade ao resultado final.

DIAGNÓSTICO BACTERIOLÓGICO, IMUNOBIOLÓGICO E MOLECULAR **271**

Tabela 20.6. Condições associadas à positividade do FAN por imunofluorescência indireta

Doenças reumáticas
• Lúpus eritematoso sistêmico • Lúpus eritematoso sistêmico induzido por fármaco • Doença mista do tecido conjuntivo • Lúpus discoide • Esclerose sistêmica • Síndrome de Sjögren • Artrite reumatoide • Miopatia inflamatória idiopática • Vasculites
Doenças não reumáticas
• Tireoidite de Hashimoto • Doença de Graves • Hepatite autoimune • Cirrose biliar primária • Colangite autoimune • Doença inflamatória intestinal • Infecções crônicas (viral, bacteriana e parasitária) • Fibrose pulmonar idiopática • Hipertensão arterial pulmonar primária • Esclerose múltipla • Malignidades

Fonte: Elaborada pelos autores.

Tabela 20.7. Principais condições associadas à presença do FR

Doenças autoimunes	Artrite reumatoide, síndrome de Sjögren, doença mista do tecido conjuntivo, crioglobulinemia mista, lúpus sistêmico, esclerodermia, polimiosite/dermatomiosite, vasculite associada ao ANCA, poliarterite nodosa, cirrose biliar primária
Doenças infecciosas	Tuberculose, hepatites B e C, endocardite bacteriana subaguda, sífilis, hanseníase, infecções parasitárias
Outras condições	Neoplasias, asma, sarcoidose, asbestose, silicose, fibrose pulmonar idiopática, idade acima de 65 anos

Fonte: Elaborada pelos autores.

Fator reumatoide

O fator reumatoide (FR) é um autoanticorpo dirigido contra a fração Fc da molécula de imunoglobulina G (IgG), podendo ser de qualquer classe de imunoglobulina, mais comumente IgM. Os métodos laboratoriais quantitativos, com destaque para a nefelometria e a imunoturbidimetria, são os mais utilizados na atualidade para determinação do FR. Outras técnicas usadas para detecção do FR são a fixação do látex, usando partículas de látex revestidas com IgG humana, e a reação de Waaler-Rose, baseada na aglutinação de eritrócitos de carneiro recobertos com IgG de coelho.

Apesar do nome, o FR não é específico para a artrite reumatoide (AR), sendo encontrado em uma série de outras condições imunes e não imunes (Tabela 20.8), além de indivíduos saudáveis. A prevalência do FR na população geral aumenta com a idade. Em idosos, por exemplo, até 25% podem apresentar positividade para o teste, geralmente em baixos(as) títulos/concentrações.

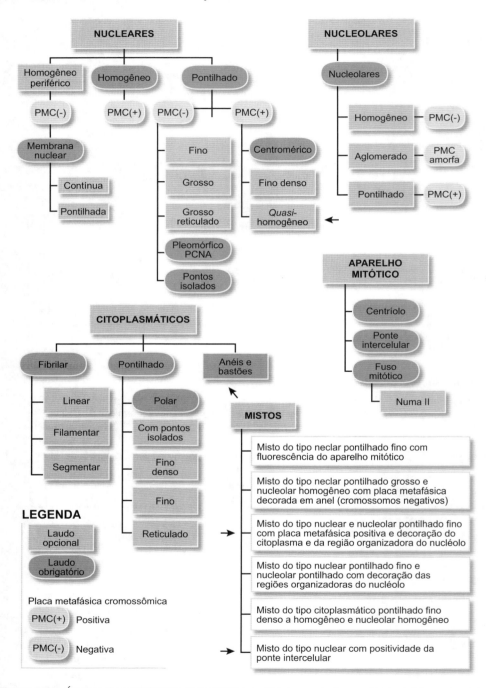

Figura 20.2. Árvores de classificação dos padrões nucleares, nucleolares, citoplasmáticos, do aparelho mitótico e mistos. As setas indicam as inclusões dos novos padrões reconhecidos. (Fonte: Extraída de Francescantonio PL et al. IV Brazilian guidelines for autoantibodies on HEp-2 cells. Rev Bras Reumatol. 2014; 54:44-50.)

DIAGNÓSTICO BACTERIOLÓGICO, IMUNOBIOLÓGICO E MOLECULAR 273

Tabela 20.8. Principais padrões de FAN-HEp-2 e devidas correlações

Padrão de FAN-HEp2	Autoantígeno(s) mais frequentemente relacionado(s)	Correlação clínica
Nuclear homogêneo	DNA de cadeia dupla (nativo), histonas, nucleossomo (cromatina)	LES, LES induzido por drogas, vasculites e AIJ
Nuclear pontilhado grosso	U1 snRNP, U2-6 snRNP (Sm)	DMTC, LES, síndrome de Raynaud, ES, SSj, DITC
Nuclear pontilhado fino	SSA/Ro, SSB/La, topoisomerase 1	LES, SSj, ES, MII, DMTC
Nuclear centromérico	Cinetocoro: CENP-A, B, C, F	ES, síndrome de Raynaud
Nuclear pontilhado fino denso	LEDGF/p75	Indivíduos hígidos e outras condições inflamatórias
Nuclear pontilhado pleomórfico	PCNA	LES, SSj, doenças linfoproliferativas
Nuclear tipo membrana nuclear	Laminas	LES, AR, cirrose biliar primária, MII, hepatite autoimune
Nucleolar	PM/Scl, RNA polimerase, U3 RNP (fibrilarina), To/Th	ES, síndrome de Raynaud, MII, síndrome de superposição ES + MII
Citoplasmático pontilhado fino	Jo-1, SRP, PDH (mitocôndria)	MII, cirrose biliar primária, doença intersticial pulmonar
Aparelho mitótico tipo fuso mitótico	NuMA (centrofilina	AR, condições inflamatórias, pneumonia por micoplasma

AIJ: artrite idiopática juvenil; AR: artrite reumatoide; CENP: proteína centromérica; DITC: doença indiferenciada do tecido conjuntivo; DMTC: doença mista do tecido conjuntivo; ES: esclerose sistêmica; LEDGF-p75: lens epithelium-derived growth factor; LES: lúpus eritematoso sistêmico; MII: miopatia inflamatória idiopática; NuMA: nuclear mitotic apparatus; PCNA: antígeno de proliferação celular; PDH: piruvato desidrogenase; RNP: ribonucleoproteína; SRP: partícula de reconhecimento de sinal; SSj: síndrome de Sjögren.
Fonte: Elaborada pelos autores.

Com relação à artrite reumatoide (AR), até 70-90% dos pacientes podem positivar o FR ao longo da evolução da doença. À abertura do quadro clínico, no entanto, em torno de 50% dos pacientes diagnosticados com AR são positivos para o FR. Além da relevância para o diagnóstico da doença, fazendo inclusive parte do atual critério de classificação para AR, o FR também tem implicação prognóstica, com títulos elevados associados à evolução clínica mais complicada. Além da AR, o FR também faz parte do critério imunológico para o diagnóstico da síndrome de Sjögren (SSj), juntamente com o FAN e os autoanticorpos anti-SSA/Ro e anti-SSB/La. Desse modo, conclui-se que a pesquisa no soro do FR é especialmente útil quando da suspeita clínica tanto da AR quanto da SSj.

Anticorpos antipeptídeos citrulinados

A pesquisa no soro de autoanticorpos contra peptídeos citrulinados (anti-CCP) é especialmente útil quando da suspeita clínica de AR. A sensibilidade do teste é comparável à do FR (em torno de 60-70%), porém a especificidade é bastante elevada (96-98%), conferindo assim alto valor preditivo positivo ao ensaio. Quanto à detecção desses autoanticorpos, utilizam-se ensaios imunoenzimáticos (ELISA) cujo alvo comum são proteínas que sofreram modificação pós-traducional (p. ex., filagrina, vimentina, fibrinogênio), havendo, especificamente, conversão enzimática de resíduos de arginina em citrulina.

Além da alta especificidade para o diagnóstico de AR, os anticorpos anti-CCP também são marcadores de pior prognóstico, principalmente em altos títulos, à semelhança do FR. Entretanto, baixos títulos de anti-CCP podem ser encontrados em outras doenças reumáticas, a saber: SSj; LES; dermatomiosite/polimiosite e esclerose sistêmica.

274 LABORATÓRIO COM INTERPRETAÇÕES CLÍNICAS

Anticorpos anticitoplasma de neutrófilos

Os anticorpos anticitoplasma de neutrófilos (ANCA), geralmente da classe IgG, dirigem-se contra antígenos localizados em grânulos citoplasmáticos de neutrófilos e monócitos. A pesquisa desses anticorpos ocorre principalmente quando há suspeita clínica de vasculite sistêmica primária envolvendo vasos predominantemente de pequeno e médio calibres, principalmente no contexto de uma síndrome pulmão-rim (insuficiência renal aguda + hemorragia alveolar).

Dois testes devem ser solicitados na investigação de pacientes com suspeita de vasculite sistêmica ANCA-associado: ANCA por imunofluorescência indireta (IFI) e ELISA específico para mieloperoxidade (MPO) e proteinase 3 (PR3). Com relação ao ensaio de IFI, três são os padrões reconhecidos: citoplasmático (c-ANCA); perinuclear (p-ANCA) e atípico. O padrão c-ANCA está geralmente associado à presença de anticorpos anti-PR3, tendo o encontro dessa combinação de resultados um alto valor preditivo positivo para o diagnóstico da granulomatose com poliangiíte (GPA, em inglês), anteriormente conhecida como granulomatose de Wegener. O padrão p-ANCA, por sua vez, correlaciona-se mais comumente com a presença de anticorpos anti-MPO, sendo a positividade de ambos os testes sugestiva de uma das seguintes possibilidades: poliangeíte microscópica (MPA); granulomatose eosinofílica com poliangeíte (EGPA), classicamente conhecida como síndrome de Churg-Strauss, e glomerulonefrite necrosante com crescentes (vasculite ANCA limitada aos rins). Com relação aos padrões atípicos de ANCA por IFI, estes não estão associados à vasculites, sendo encontrados, por exemplo, em doença inflamatória intestinal, colangite esclerosante, hepatite autoimune, certas doenças do tecido conjuntivo (p. ex., lúpus sistêmico e AR) e após o uso de alguns fármacos, principalmente hidralazina, minociclina e propilltiouracil. As principais enzimas-alvo (presentes no citoplasma de neutrófilos) são a elastase, lactoferrina e a catepsina G.

Crioglobulinas

Crioglobulinemia ou crioimunoglobulinemia é o nome dado ao fenômeno *in vitro* de precipitação sérica de uma ou mais imunoglobulinas quando expostas a temperaturas inferiores a 37 °C, seguido de dissolução destas quando reaquecidas. A principal indicação da pesquisa sérica de crioglobulina(s) consiste na suspeita de vasculite crioglobulinêmica, geralmente no contexto de infecção crônica pelo vírus da hepatite C (HCV). Outras condições relacionadas ao desenvolvimento de vasculite crioglobulinêmica são distúrbios hematológicos e doenças reumáticas autoimunes (Tabela 20.9). As principais manifestações clínicas associadas à vasculite crioglobulinêmica (envolvimento predominante de vasos de pequeno e médio calibres) são: púrpura (vasculite leucocitoclástica) e úlceras cutâneas, artrite, neuropatia periférica e glomerulonefrite. É comum também encontrarmos positividade para o FR e níveis baixos do componente C4 do sistema complemento.

Tabela 20.9. Tipos de crioglobulinemia, composição de imunoglobulinas e correlações

Tipo	Monoclonal	Policlonal	Associações clínicas
I	IgM ou IgG	–	Distúrbios linfoproliferativos (macroglobulinemia de Waldenström, mieloma múltipo, linfoma não Hodgkin de célula B, leucemia linfocítica crônica
II (mista)	IgM	IgG	Infecções (HCV principalmente), distúrbios linfoproliferativos, doenças reumáticas autoimunes (LES, SSj, ES, AR), "essencial" (raramente)
III (mista)	–	IgM ou IgG	Infecções (HCV principalmente), doenças reumáticas autoimunes (LES, SSj, ES, AR), "essencial" (raramente)

Fonte: Elaborada pelos autores.

Sistema complemento

O sistema complemento é constituído por um conjunto de proteínas que desempenham importante papel nos mecanismos de defesa inatos e adquiridos. As funções efetoras do sistema complemento incluem, entre outras, a opsonização, fagocitose e a depuração de complexos imunes e de células apoptóticas. A ativação do complemento, necessária para a sua ação efetora, pode ocorrer pelas vias clássica ou alternativa. Apesar do início da ativação ser diferente para cada uma das vias, estas convergem para uma via efetora comum a partir da formação de C3b, culminando na lise osmótica da célula-alvo por meio da formação de "poros" na membrana celular pelo complexo de ataque à membrana (C5b-9).

A deficiência homozigótica dos primeiros componentes da via clássica do sistema complemento está associada à suscetibilidade aumentada para o desenvolvimento de LES. O risco é substancialmente elevado para a deficiência homozigótica de C1q (> 90% dos pacientes) e de C4 (> 75%), sendo menor para a deficiência homozigótica de C2 (10-30%). Ainda com relação ao LES, é comum observarmos redução dos níveis séricos dos componentes C3 e C4 durante o período de atividade clínica, principalmente no contexto de nefrite, quando também podemos notar elevação dos títulos séricos de anti-DNA de cadeia dupla (ou nativo). Outras condições imunes menos comuns como vasculite reumatoide e vasculite crioglobulinêmica também podem estar associadas à redução dos componentes C3 e/ou C4. É interessante ressaltar que o melhor controle da doença de base costuma resultar em elevação/normalização do complemento.

Ferritina

Forma-se pela ligação do íon ferro à proteína denominada apoferritina. A ferritina está presente em todas as células, especialmente naquelas envolvidas na síntese de compostos férricos (p. ex., precursores eritroides na medula óssea) e no metabolismo e reserva do ferro (macrófagos e hepatócitos). Por ser uma das proteínas de fase aguda, a concentração sérica de ferritina eleva-se em resposta a infecções, trauma e outros estados inflamatórios. Níveis elevados de ferritina sérica, determinados principalmente por nefelometria e quimioluminescência, podem ser observados, por exemplo, na hemocromatose, em pacientes transfundidos, hepatopatias, anemia hemolítica, anemia sideroblástica e em neoplasias sólidas e hematológicas (leucemias e linfomas).

No tocante às doenças reumáticas, níveis séricos elevados de ferritina são reportados principalmente na artrite idiopática juvenil (AIJ) sistêmica (idade de início dos sintomas < 16 anos) e na doença de Still do adulto (cerca de 30% com níveis > 10.000 µg/L). Ambas as condições inflamatórias destacam-se pela ocorrência de febre alta persistente, poliartralgia inflamatória/artrite, exantema macular/maculopapular de cor salmão, linfadenopatia, faringite não supurativa, serosite, hepatoesplenomegalia, leucocitose, trombocitose e elevação das enzimas hepáticas. Em alguns casos, podem complicar com a instalação de uma condição potencialmente fatal conhecida como síndrome de ativação macrofágica (SAM) ou linfo-histiocitose hemofagocítica secundária. Devido à ativação excessiva de macrófagos e linfócitos T, há uma produção anormal de diversas citocinas pró-inflamatórias (p. ex., interleucinas 1 e 6, fator de necrose tumoral alfa), perpetuando-se e amplificando a cascata inflamatória. As alterações clínico-laboratoriais sugestivas dessa complicação seriam a ocorrência de citopenia(s), hipofibrinogenemia e hipertrigliceridemia. Cabe ressaltar que a SAM também cursa com hiperferritinemia e pode complicar a evolução de outras doenças reumáticas (p. ex., lúpus sistêmico).

Anticorpos antifosfolípides

Os anticorpos antifosfolípides (APL) consistem em imunoglobulinas (IgA, IgM e IgG) reconhecedoras principalmente de proteínas ligadoras de fosfolípides aniônicos (Tabela 20.10). Além da cardiolipina, os demais fosfolípides aniônicos de interesse são a fosfatidilserina, fosfatidilinositol, fosfatidiletanolamina, fosfatidilcolina e ácido fosfatídico.

276 LABORATÓRIO COM INTERPRETAÇÕES CLÍNICAS

Tabela 20.10. Principais proteínas ligadoras de fosfolípides

Principais proteínas	
Beta-2-glicoproteína I	Fator XII
Protrombina	Proteína ligadora de C4b
Anexina V	Frações C4 e C5 do sistema complemento
Proteína C	Sulfato de heparina
Proteína S	Trombina
Cininogênio de alto e baixo peso molecular	Outras

Fonte: Elaborada pelos autores.

A dosagem dos anticorpos antifosfolípides é indicada principalmente quando há suspeita de síndrome antifosfolípide (SAF), condição autoimune sistêmica caracterizada pela ocorrência de trombose recorrente (arterial e/ou venosa) e morbidade gestacional (abortamento de repetição, morte fetal intraútero e prematuridade). Entretanto, a presença de anticorpos antifosfolípides não é exclusiva de pacientes com SAF, podendo ser detectados em outras condições imunes e não imunes, além de indivíduos sadios (Tabela 20.11).

Ainda com relação aos anticorpos antifosfolípides, é interessante observar que as condições não imunes geralmente cursam com baixos títulos de anticorpos anticardiolipina IgM (autoanticorpos não patogênicos), os quais não estão associados com as manifestações clínicas relacionadas aos anticorpos antifosfolípides (trombose vascular e/ou morbidade obstétrica). Estudos mostram também que o risco de trombose conferido pela presença de anticorpos antibeta-2-glicoproteína I é superior ao risco associado à presença de anticorpos anticardiolipina (principalmente IgG).

Com relação ao diagnóstico da SAF, é necessário que o paciente possua, além do critério clínico, pelo menos uma das seguintes alterações laboratoriais: presença no soro de anticorpos anticardiolipina IgM e/ou IgG (mensurado por ELISA) em título médio ou alto (> 40 MPL ou GPL, respectivamente) em duas ou mais ocasiões intervaladas por no mínimo 12 semanas; presença no soro de anticorpos antibeta-2-glicoproteína I IgM e/ou IgG (mensurado por ELISA) cujo título esteja acima do percentil 99 em duas ou mais ocasiões intervaladas por no mínimo 12 semanas e/ou presença no soro do anticoagulante lúpico em duas ou mais ocasiões intervaladas pelo período mínimo de 12 semanas.

Tabela 20.11. Condições associadas à presença de anticorpos antifosfolípides

Doenças autoimunes	Drogas	Infecções	Outras
Lúpus eritematoso sistêmico	Hidralazina	Hanseníase	Malignidades
Artrite reumatoide	Procainamida	Sífilis	Sarcoidose
Síndrome de Sjögren	Fenitoína	HIV	Diabetes *mellitus*
Esclerose sistêmica	Interferon α	Hepatite C	Adultos e crianças saudáveis
Miopatia inflamatória idiopática	Quinina/quinidina	Citomegalovírus	–
Doença de Crohn	–	Parvovírus	–
Vasculite sistêmica	–	Mycoplasma	–

Fonte: Elaborada pelos autores.

HLA-B27

O HLA-B27 é um marcador genético reconhecidamente associado à família das espondiloartrites, principalmente com a espondilite anquilosante, protótipo desse grupo de doenças inflamatórias. A pesquisa do HLA-B27, cuja tipagem é geralmente feita pela reação em cadeia da polimerase e pela citometria de fluxo, é útil naqueles pacientes jovens (idade de início dos sintomas geralmente < 45 anos), principalmente homens, com queixa persistente de dor lombar de ritmo inflamatório, por vezes também com manifestações articulares periféricas (principalmente de membros inferiores), história de uveíte (vermelhidão ocular), dactilite (edema difuso de dedo da mão e/ou do pé), entesite de Aquileu (calcâneo), psoríase e doença inflamatória intestinal. Além da solicitação do HLA-B27, é fundamental avaliarmos as articulações sacroilíacas em busca sinais indicativos de inflamação ativa, sendo a ressonância magnética o método de eleição naqueles indivíduos com sintomas de início recente.

Velocidade de hemossedimentação

A velocidade de hemossedimentação (VHS) é considerada um marcador inflamatório, refletindo o aumento da concentração plasmática de certas proteínas (principalmente o fibrinogênio) em resposta a processos inflamatórios agudos ou crônicos de natureza diversa (p. ex., malignidades, doenças autoimunes e infecciosas).

A técnica de Westergren é a mais utilizada para determinação da VHS. Durante 1 h, mede-se a velocidade de precipitação das hemácias em tubo de ensaio com adição de anticoagulante. Os limites superiores da normalidade atingem até 10-15 mm/h, aumentando geralmente com o avançar da idade. Na presença de fibrinogênio (efeito semelhante obtido com a albumina e a globulina), molécula com carga positiva, as hemácias, que possuem carga negativa, passam a agregar-se, empilhando ao longo de um mesmo eixo (fenômeno de *rouleaux*) e assim precipitando-se mais rapidamente.

Com relação às doenças reumáticas autoimunes, é comum observarmos uma correlação direta entre a medida da VHS e o nível de atividade dessas enfermidades. O encontro de uma VHS elevada é especialmente útil quando da suspeita tanto de polimialgia reumática quanto de arterite temporal (ou de células gigantes). Na primeira condição imune, a presença de algum marcador inflamatório alterado (VHS ou proteína C reativa) constitui exigência para o diagnóstico, assim como a presença de dor em ambos os ombros e a idade de apresentação igual ou superior a 50 anos. Com relação à vasculite de grandes vasos, o encontro de VHS ≥ 50 mm/h representa um dos cinco itens do critério de classificação a serem avaliados.

Proteína C reativa

Assim como a VHS, a proteína C reativa (PCR) é um biomarcador de fase aguda sintetizado no fígado que carece de especificidade, ocorrendo, portanto, elevação dos níveis séricos em uma ampla gama de condições inflamatórias (p. ex., trauma, infecções em geral, malignidades, artrite reumatoide etc.). Durante a resposta de fase aguda, há um rápido aumento dos níveis séricos da PCR (medida principalmente por nefelometria), seguido de um rápido declínio com a resolução da condição inflamatória.

No campo das doenças reumáticas autoimunes, observa-se que a concentração sérica da PCR apresenta, em geral, boa correlação direta com o nível de atividade da doença de base, principalmente em pacientes com artrite reumatoide e espondiloartrite axial. Ambas as doenças, por exemplo, incluem o nível sérico da PCR na fórmula de cálculo dos respectivos índices que avaliam o nível de atividade da doença (DAS28 e ASDAS, respectivamente). Por outro lado, pouca ou nenhuma ele-

278 LABORATÓRIO COM INTERPRETAÇÕES CLÍNICAS

vação na concentração sérica da PCR ocorre em pacientes com esclerose sistêmica ativa. Em suma, não se deve julgar se a doença reumática de base está ativa ou não com base apenas no nível sérico da PCR. Para tanto, o principal instrumento consiste na avaliação clínica global feita pelo médico, o qual deve levar em consideração a percepção da doença pelo paciente.

Eletroforese de proteínas

Trata-se de um exame que permite a separação das proteínas do soro de acordo com o peso molecular e carga elétrica. Em condições normais, as seguintes bandas são identificadas: albumina; α-1-globulinas; α-2-globulinas; β-globulinas e γ-globulinas (predominantemente IgG). A principal indicação do teste consiste na pesquisa de bandas ou picos monoclonais, comumente encontrados em paraproteinemias como mieloma múltiplo, macroglobulinemia de Waldenström, gamopatia de significado indeterminado etc.

Em pacientes com doenças inflamatórias crônicas (p. ex., doenças reumáticas autoimunes) nota-se, frequentemente, a ocorrência de diminuição da fração correspondente à albumina (inibição da produção hepática por citocinas pró-inflamatórias) e aumento relativo das demais frações, resultando em inversão da relação albumina/globulinas. Vale ressaltar que a albumina é a proteína mais abundante no plasma, aproximando-se de 60% da concentração total de proteínas.

Bibliografia

Agmon-Levin N, Damoiseaux J, Kallenberg C, Sack U, Witte T, Herold M, et al. International recommendations for the assessment of autoantibodies to cellular antigens referred to as anti-nuclear antibodies. Ann Rheum Dis. 2014; 73:17-23.

Bonaci-Nikolic B, Nikolic MM, Andrejevic S, Zoric S, Bikilica M. Antineutrophil cytoplasmic antibody (ANCA)-associated autoimmune diseases induced by antithyroid drugs: comparison with idiopathic ANCA vasculitides. Arthritis Res Ther. 2005; 7(5):R1072-81.

Bossuyt XMG. False-negative results in detection of monoclonal proteins by capillary zone electrophoresis. A prospective study. Clin Chem. 2001; 47:1477-79.

Choi HK, Merkel PA, Walker AM, Niles JL. Drug associated antineutrophil cytoplasmic antibody positive vasculitis: prevalence among patients with high titers of antimyeloperoxidase antibodies. Arthritis Rheum 2000; 43:405-13.

Dubost JJ, Soubrier M, Meunier MN, Sauvezie B. De la vitesse de sedimentation au profil inflammatoire. Rev Med Interne. 1994; 15:727-33.

Ferreira W, Ávila SLM. Diagnóstico Laboratorial das Principais Doenças Infecciosas e Autoimunes. 3 ed. Guanabara Koogan; 2013.

Francescantonio PL, de Melo Cruvinel W, Dellavance A, Andrade LE, Taliberti BH, et al. IV Brazilian guidelines for autoantibodies on HEp-2 cells. Rev Bras Reumatol. 2014; 54:44-50.

Gillespie S. Diagnóstico Microbiológico. Stephen Gillespie. Editorial Premier; 2006.

Guimaraes RXG. Clínica e laboratório: interpretação clínica de provas laboratoriais. 3 ed. São Paulo: Sarvier; 1983. p. 147-64.

Haber HL, Leavy JA, Kessler PD, et al. The erythrocyte sedimentation rate in congestive heart failure. N Engl J Med. 1991; 324:353-8.

Jawetz/Melnick/Adelberg. Microbiologia Médica. 26 ed. AMGH Editora Ltda; 2014.

Kenneth M. Imunobiologia de Janeway. 8 ed. Editora Artmed; 2014.

Koneman/Allen/Janda/Schreckenberg/Win Jr. Diagnóstico Microbiológico. 5 ed. Editora Medsi; 2001.

Larson PH. Serum proteins: diagnostic significance of electrophoretic patterns. Hum Pathol. 1974 nov; 5(6):629-40.

Mahon/Manuselis. Textbook of Diagnostic Microbiology. W.B. Saunders Company; 1995.

Mims/Playfair/Roitt/Wakelin/Williams. Microbiologia Médica. Editora Manole LTDA; 1997.

Moore TL. Clin Biochem. 1993; 26:75-84.

Murray/Rosenthal/Pfaller. Microbiologia Médica. 5 ed. Elsevier Editora Ltda; 2006.

Patel VB, Robbins MA, Topol EJ. C-reactive protein: a golden marker' for inflammation and coronary artery disease. Cleve Clin J Med. 2001; 68:521-34.

DIAGNÓSTICO BACTERIOLÓGICO, IMUNOBIOLÓGICO E MOLECULAR 279

Raza K, Breese M, Nightingale P, Kumar K, Potter T, Carruthers DM, et al. Predictive value of antibodies to cyclic citrullinated peptides in patients with very early inflammatory arthritis. J Rheumatol. 2005; 32:231-8.

Renaudineau Y, Jasmin C, Saraux A, Youinou P. Rheumatoid factor on a daily basis, Autoimmunity. 2005; 38:11-6.

Roitt/Male/Brostoff. Immunology. 4 ed. Mosby; 1998.

Sox HC, Liang MH. The erythrocyte sedimentation rate. Ann Int Med. 1986; 104:515-23.

van der Helm-van Mil AH, Verpoort KN, Breedveld FC, Toes RE, Huizinga TW. Antibodies citrullinated proteins and differences in clinical progression of rheumatoid arthritis. Arthritis Res Ter. 2005; 7:R949-58.

Visser H, Gelink LB, Kampfraath AH, Breedveld FC, Hazes JM. Diagnostic and prognostic characteristics of the enzyme linked immunosorbent rheumatoid factor assays in rheumatoid arthritis. Ann Rheum Dis. 1996; 55:157-61.

Wolfe F, Cathey MA, Roberts FK. The latex test revised rheumatoid factor testing in 8287 rheumatic disease patients. Arthritis Rheum. 1991; 34:951-60.

Yeh ET, Willerson JT. Coming of age of C-reactive protein: using inflammation markers in cardiology. Circulation. 2003; 107:370-1.

21

Estudo Funcional do Sistema Imune

Andrea Alice da Silva ▪ *Daniella Campelo Batalha Cox Moore* ▪ *José Laerte Junior Boechat Morandi* ▪
Natalia Fonseca do Rosário ▪ *Rossana Oliveira Cavalcanti Rabelo* ▪ *Simone Pestana da Silva*

Revisão do sistema imunológico

Nos dias atuais, o termo imunologia pode ser descrito como o somatório de todos os processos fisiológicos que conferem ao hospedeiro a capacidade de reconhecer materiais como estranhos a si mesmo, neutralizando, eliminando ou metabolizando os mesmos, com ou sem injúria tecidual. Essa capacidade de diferenciar o próprio do não próprio constitui a característica central e marcante da resposta imune, sendo a base para o entendimento da imunologia clínica na saúde e na doença.

Se uma substância estranha não puder ser bloqueada pelas barreiras naturais, tais como a pele ou secreções mucosas, entrará em contato com o sistema imune. Este encontro com uma substância estranha pode levar tanto a uma resposta imune como a uma ausência de resposta, condição esta conhecida como tolerância imunológica.

Os mecanismos que permitem o reconhecimento de uma estrutura como não própria, levando a uma resposta imunológica, podem ser divididos em duas categorias gerais: imunidade inata (antigamente chamada imunidade inespecífica) e imunidade adaptativa (também conhecida como imunidade específica).

Imunidade inata

A imunidade inata é a primeira linha de defesa do organismo contra infecções ou danos celulares de qualquer natureza. Este mecanismo de defesa existe mesmo antes do encontro com qualquer antígeno e é rapidamente ativado pela presença deste, antes do desenvolvimento da resposta imune adaptativa.

A imunidade inata é coordenada pelas barreiras epiteliais que barram a entrada dos micróbios, proteínas plasmáticas protetoras e leucócitos circulantes e residentes nos tecidos que são na sua maioria macrófagos, neutrófilos, células dendríticas e células *natural killer* (NK).

▪ Características de reconhecimento do sistema imune inato

As células do sistema imune inato reconhecem a invasão de um patógeno ou um dano celular por meio de receptores de reconhecimento de padrões (PRRs) intracelulares ou expressos na superfície das células. Esses receptores detectam direta ou indiretamente padrões moleculares associados aos patógenos (PAMPs) como ácidos nucleicos microbianos, lipoproteínas e carboidratos ou padrões moleculares associados a dano (DAMPs) liberados das células que sofreram injúria. O entendimento

282 LABORATÓRIO COM INTERPRETAÇÕES CLÍNICAS

sobre os DAMPs veio do trabalho original de Matzinger que, em 1994, contrariando a ideia que o sistema imune inato só reconheceria moléculas não próprias, sugeriu que o sistema imune inato detectaria e reagiria ao "perigo" por meio da liberação de mediadores derivados do hospedeiro chamadas DAMPs. As DAMPs são, em geral, proteínas nucleares ou endógenas do citosol que exercem papel no meio intracelular, na ausência de estresse, e que são liberadas durante necrose ou injúria celular contribuindo para a inflamação estéril. Incluem ATP, IL-1α, ácido úrico, proteínas citoplasmáticas s100A8 e S100A9, e a proteína HMGB1.

A ativação dos PRRs leva à iniciação de uma cascata de sinalização que libera fatores que promovem recrutamento de leucócitos para a região.

Os membros da família do *Toll-like receptor* (TLRs) constituem os principais PRRs nas células. São proteínas transmembranas que contêm repetições ricas em leucinas que reconhecem PAMPs bacterianos e virais no ambiente extracelular (TLR1, TLR2, TLR4, TLR5, TLR6 e TLR11) ou nos endolisossomas (TLR3, TLR7, TLR8, TLR9 e TLR10).

Além dos membros da família dos TLRs, vários outros receptores de membrana ou citoplasmáticos reconhecem padrões como: lecitinas tipo C, receptores de limpeza, receptores N-formyl Met-Leu-Phe, moléculas da família NLRs, dentre outros.

■ Componentes da imunidade inata

■ Barreiras epiteliais

Existem três interfaces entre o ambiente e o hospedeiro garantidos por uma barreira epitelial contínua que previne contra a entrada de microrganismos, que são: a barreira cutânea, a barreira respiratória e a barreira gastrointestinal.

• Defensinas e catelicidinas

O epitélio, assim como alguns leucócitos, produz peptídeos que têm propriedades antimicrobianas: as defensinas e catelicidinas. As ações protetoras incluem toxicidade direta a micróbios, incluindo bactérias e fungos, e a ativação das células envolvidas na resposta inflamatória aos micróbios.

• Linfócitos T intraepiteliais e B tipo B1

São linfócitos presentes nas barreiras epiteliais e que constituem a primeira linha de defesa. Apesar de serem linfócitos e apresentarem receptores como os demais, sua especificidade é limitada. Eles reconhecem basicamente PAMPs. Os linfócitos T intraepiteliais estão presentes na pele e nas superfícies epiteliais e funcionam secretando citocinas, ativando fagócitos e matando células infectadas. As células B1 estão na cavidade peritoneal, têm pouca diversidade e produzem IgM específico para antígenos polissacarídeos e lipídicos como fosforilcolina e lipopolissacarídeos (LPS) que estão presentes em várias bactérias, mesmo sem nenhum sinal de infecção. São chamados anticorpos naturais.

■ Fagócitos

Os macrófagos estão presentes na proporção de 10-15% na maioria dos tecidos e são necessários para a remoção das células apoptóticas, controle da reposição de células epiteliais e auxílio na adaptação dos tecidos a condições de estresse. A habilidade de fagocitose de debris celulares e microrganismos é compartilhada também por neutrófilos, que são granulócitos polimorfonucleares produtores de substâncias antimicrobicidas altamente potentes, assim como mediadores inflamatórios. Os neutrófilos são leucócitos de vida curta gerados em grande número na medula óssea durante o estado de repouso. Eles circulam na corrente sanguínea não mais que algumas horas e são bastante regulados nos tecidos para evitar dano colateral. A liberação da carga granular de proteínas antimicrobianas e proteases dos neutrófilos aumenta ainda mais o recrutamento de monócitos inflamatórios por vários mecanismos. Os monócitos no sítio de inflamação, juntamente com neutrófilos e macrófagos, ajudam a eliminar a fonte geradora de dano ao tecido.

■ *Células dendríticas*

As células dendríticas (DC) têm um papel importante na interação entre a resposta imune inata e adaptativa. São conhecidas como células apresentadoras de antígeno profissionais (APC) e têm também a capacidade de ativar células T virgens e, dessa maneira, iniciar a resposta imune adaptativa. O principal papel das DC é capturar antígenos próprios e não próprios, processar e apresentar na forma de peptídeos complexados a MHC para células do sistema imune adaptativo. Dependendo do tipo de antígeno encontrado, as DC podem apresentá-lo complexado a MHC classe I e/ou classe II. As células T CD4+ são ativadas através das moléculas de MHC classe II, enquanto as células T CD8+ são ativadas através das moléculas de MHC classe I. Em geral, antígenos extracelulares são apresentados via MHC classe II e reconhecidos pelas células T CD4+ e antígenos virais ou tumorais via MHC classe I, sendo reconhecidos pelas células T CD8+.

■ *Células linfoides inatas (ILC)*

As células linfoides inatas são uma família de células que estão envolvidas na imunidade e no desenvolvimento e remodelamento tecidual, e que recentemente foram agrupadas sob essa nomenclatura.

As ILC são caracterizadas pela ausência de receptores RAG dependentes e sem marcadores fenotípicos de células mieloides e células DC. As ILC são divididas em 3 grupos baseados nas características fenotípicas e funcionais:

- ILC1: produzem interferon-γ e o fator de transcrição T-bet. As células *natural killer* (NK) são os membros protótipicos deste grupo. Têm função crucial durante infecções de patógenos intracelulares.
- ILC2: produzem IL5 e IL13 e expressam GATA3. Têm papel importante na asma, infecções parasitárias, mas também na homeostase tecidual e fibrose, por exemplo, através da secreção de anfiregulina.
- ILC3: expressam IL17a, IL22 e fator de transcrição RORγt. Têm função crucial durante infecções bacterianas, particularmente no intestino. ILC3 pode também apresentar antígenos e contribuir para tolerância imunológica a micróbios simbióticos.

Em geral, as ILCs são fontes de citocinas em um momento bem precoce de infecção ou dano tecidual e, desta maneira, tem um papel crítico na ativação do sistema imune mediado por citocina e promoção da integridade da barreira epitelial.

■ *Componentes humorais da resposta imune inata*

Os principais componentes humorais da resposta imune inata são: o sistema complemento, as pentraxinas, as colectinas e as ficolinas.

- Sistema complemento: consiste em várias proteínas plasmáticas que são ativadas por micróbios e promovem sua destruição e inflamação. A Figura 21.1 mostra a ativação do complemento pelas três vias (clássica, alternativa e das lectinas) com a formação do C3b até a formação do complexo de ataque à membrana que vai culminar na lise do micróbio. Pela sua importância, este sistema será descrito em maiores detalhes a seguir.

284 LABORATÓRIO COM INTERPRETAÇÕES CLÍNICAS

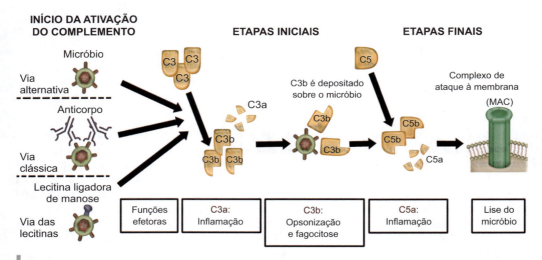

Figura 21.1. Ativação do complemento e formação do complexo de ataque à membrana. (Adaptada de Abbas AK, Lichtman AH, Pillai S. Celular and molecular immunology. 7 ed. Saunders Elsevier; 2017.)

- Pentraxinas: são membros proeminentes da família das pentraxinas, a proteína C reativa (PCR), a substância amiloide P (SAP) e a pentraxina 3 (PTX3). Os níveis de PCR em indivíduos saudáveis costumam ser bastante baixos, mas podem aumentar 1.000 vezes durante infecções e em resposta a outros estímulos inflamatórios. Os níveis elevados de PCR são o resultado do aumento da síntese pelo fígado, induzido pelas citocinas IL-1 e IL-6, produzidas pelos fagócitos da resposta inata. São chamados reagentes de fase aguda. PCR e SAP reconhecem fosforilcolina e fosfatidiletanolamina presentes nas membranas bacterianas e de células apoptóticas, respectivamente.
- Colectinas e ficolinas: três membros da família das colectinas servem como receptores solúveis de padrões de reconhecimento: MBL (age ativando a via das lecitinas, se ligando a carboidratos com terminal manose e fucose que estão presentes nos microrganismos e não se ligando a células de mamíferos) e as proteínas do surfactante pulmonar SP-A e SP-D (modulam a resposta imune no pulmão, ligando-se a microrganismos e agindo como opsoninas, facilitando a ingestão por macrófagos alveolares). As ficolinas se ligam a vários tipos de bactérias opsonizando-as e ativando o complemento de forma similar à MBL.

■ Inflamação

Uma das principais funções da imunidade inata é mediar a inflamação, o processo no qual as células presentes na corrente sanguínea e os componentes plasmáticos são levados aos sítios que tiveram sua homeostase perturbada, como no caso de uma infecção ou injúria. Os sinais básicos da inflamação são: edema, rubor, calor, dor e perda da função.

O recrutamento de leucócitos circulantes para sítios de infecção, e também em resposta a vários estímulos não infecciosos, envolve um processo de múltiplas etapas (Figura 21.2):
- Rolamento de leucócitos mediada por selectina: em resposta a micróbios e citocinas produzidas pelos fagócitos, as células endoteliais aumentam a expressão na superfície de selectinas. A ligação dos leucócitos com as selectinas é de baixa afinidade e pode ser interrompida pela

ESTUDO FUNCIONAL DO SISTEMA IMUNE 285

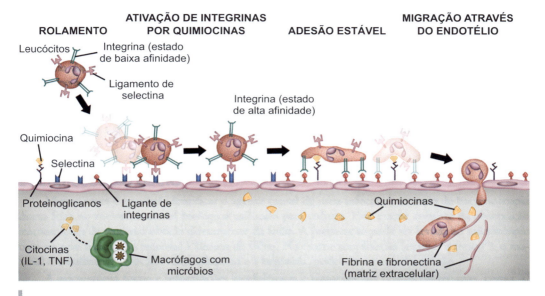

Figura 21.2. Recrutamento de leucócitos. (Adaptada de Abbas AK, Lichtman AH, Pillai S. Celular and molecular immunology. 7 ed. Saunders Elsevier; 2017.)

força do fluxo sanguíneo. Dessa maneira, ela serve para aumentar o tempo de contato do leucócito com o endotélio, propiciando assim a próxima etapa.
- Aumento da afinidade das integrinas mediada por quimiocinas: as quimiocinas produzidas no sítio da infecção são transportadas para a superfície luminal das células endoteliais, onde são expostas em altas concentrações. Nesta localização, as quimiocinas se ligam a receptores nos leucócitos em rolamento. As quimiocinas aumentam a afinidade das integrinas (presentes em um estado de baixa afinidade nos leucócitos) por seus ligantes no endotélio.
- Adesão estável dos leucócitos ao endotélio mediada por integrinas: em paralelo com o aumento da afinidade das integrinas nos leucócitos, as quimiocinas também aumentam a expressão endotelial dos ligantes de integrinas, principalmente VCAM1 (ligante da integrina VLA-4) e ICAM-1 (ligante da integrina LFA-1). A ligação das integrinas com seus ligantes faz com que haja uma firme adesão do leucócito ao endotélio.
- Transmigração dos leucócitos através do endotélio: a fase final é a diapedese, a passagem do leucócito através do endotélio, estimulado por um gradiente de quimiocinas.

■ Sistema do complemento

É um sistema de proteínas do soro que interage entre si e com outras moléculas do sistema imunológico para gerar respostas imunes efetoras e importantes. As vias clássica, alternativa e da lecitina do sistema do complemento são ativadas por complexo antígeno e anticorpo, superfícies microbianas e lecitinas plasmáticas de ligação a microrganismos, respectivamente, e desencadeiam uma cascata de enzimas proteolíticas que geram mediadores inflamatórios e opsoninas. Todas as três rotas levam à formação de um complexo lítico celular terminal comum que é inserido nas membranas celulares.

286 LABORATÓRIO COM INTERPRETAÇÕES CLÍNICAS

■ MAC

É o complexo lítico dos componentes terminais da cascata do complemento, incluindo múltiplas cópias de C9, que se formam na membrana das células-alvo. O MAC causa alterações iônicas e osmóticas letais nas células.

Quando o sistema complemento é direcionado contra microrganismos invasores, sua ativação tem um importante papel no controle de infecções e o paciente é beneficiado. Ao contrário, quando a ativação do complemento se faz de maneira descontrolada ou é dirigida contra o próprio indivíduo, o paciente é prejudicado.

■ Via clássica do complemento

O componente C1 do complemento é composto de três subunidades distintas: C1q, C1r, e C1s. A via clássica, ou via adaptativa, se inicia pela ativação do componente C1q. As imunoglobulinas capazes de ativar a via clássica do complemento são a IgM, IgG1, IgG3 e IgG2 (esta última, em pequena escala). A IgM é a imunoglobulina que melhor ativa o complemento, devido à sua estrutura pentamérica. Em algumas condições, a via clássica pode ser ativada na presença de proteína C reativa, ácaros, micoplasma e retrovírus. A subunidade C1q une-se ao domínio CH2 da fração Fc da molécula de IgG ou ao domínio CH3 da molécula de IgM, estando um antígeno ligado ao anticorpo por sua fração Fab (complexo antígeno-anticorpo). Após essa união, ocorre a ativação do componente seguinte, o C1r, cuja ação é ativar o componente C1s, formando o complexo C1qrs, havendo para essa formação a necessidade da presença de cálcio e magnésio. O C1qrs ativado atua sobre o componente C4 que é ativado e clivado em C4a e C4b. O C4b une-se ao complexo C1qrs ativando o C2, que também é clivado em C2a (fragmento menor e solúvel) e C2b (fragmento maior). *Nota*: em textos antigos, o fragmento menor é frequentemente chamado C2b e o maior de C2a, por razões históricas. O C2b (fragmento maior) continua a cascata unindo-se ao C4b e formando o complexo C4b2b. O complexo C1qrs-C4b2b (C3-convertase) ativa o componente C3, clivando-o nas frações C3a e C3b. O componente C3a tem várias funções, é um fator quimiotático, uma anafilatoxina, que ativa a fosfolipase A2 (causando vasodilatação periférica, aumento da permeabilidade capilar e broncoconstrição). O C3b é uma opsonina, facilitando a fagocitose. O complexo C4b2b3b é uma C5 convertase, clivando o C5 em C5a, que é uma anafilatoxina, e em C5b, que ativa o C6, que ativa o C7, que ativa o C8, o qual ativa o C9. Forma-se então C5bC6C7C8C9, conhecido como complexo de ataque à membrana (MAC). O MAC promove uma alteração funcional dos fosfolipídeos da membrana citoplasmática. O resultado final será a livre passagem de moléculas provenientes do meio externo através do canal formado, ocorrendo ruptura da célula infectada.

■ Via alternativa do complemento

A via alternativa do complemento é iniciada pelo componente C3, que pode ser ativado por lipopolissacarídeos de toxinas bacterianas, manose presente em várias bactérias, veneno de cobra etc. Devido ao fato da via alternativa poder ser ativada na ausência do anticorpo, ela geralmente é vista como importante mecanismo da imunidade natural.

A fração C3 ativada é clivada em C3a e C3b. O componente C3b continua a cascata, unindo-se ao fator B do complemento, com formação de C3bB. Na presença de fator D (serinoprotease serica), B é clivado em Ba e Bb. O componente Bb mantém-se unido ao complexo, dando origem a C3bBb. A proteína plasmática properdina, na presença de magnésio, estabiliza o complexo C3bBb, formando C3bBbP que é a C3 convertase da via alternativa. Esta C3 convertase ativa uma nova molécula de C3, originando novos componentes C3a e C3b com as mesmas atividades biológicas. O C3b une-se ao complexo C3bBb, formando C3bBbC3b (C5 convertase), clivando C5 em C5a e C5b. O componente C5b continua a cascata com ativação sequencial de C6, C7, C8 e C9, levando à formação do complexo de ataque a membrana (MAC), com consequente lise celular.

Como podemos perceber, a via efetora final (formação do MAC) tanto na via alternativa como na clássica é a mesma.

- *Via das lecitinas*

Ativação do complemento na ausência de anticorpos através da ligação de polissacarídeos microbianos a lecitinas circulantes.

As lecitinas são proteínas ligantes da manose (MBL), ou seja, podem se unir a resíduos de manose terminal em polissacarídeos da parede celular de muitas bactérias Gram-negativas e Gram-positivas. A MBL é estruturalmente similar ao C1q, e pode iniciar a cascata do complemento tanto pela ativação direta do complexo C1r-C1s, como pela associação com outra esterase sérica (MASP – serino proteinase associada a proteína ligadora de manose). A MASP ativada cliva C4. O restante da via é semelhante ao descrito na via clássica de ativação.

Imunidade adaptativa (humoral e celular)

A imunidade adaptativa, específica ou adquirida, em contraste com a imunidade inata, é associada a uma reação específica e progressiva na infecção.

A imunidade adaptativa vai se desenvolvendo durante a infância, tornando-se mais eficiente com o passar da idade, sendo necessário o contato com o antígeno para a sua aquisição, havendo uma reação específica para cada antígeno variando quanto a qualidade e quantidade.

Esse tipo de imunidade é dependente da função de duas classes de linfócitos, T e B, que são oriundos da célula progenitora linfoide na medula óssea; alguns permanecem na medula óssea (MO) e outros dirigem-se ao timo, dando origem aos linfócitos B e T, respectivamente. Estas células, posteriormente, migram para os órgãos linfoides secundários, como linfonodos, baço e tecido linfoide associado às mucosas (MALT). Os linfócitos B produzem anticorpos (imunidade humoral) e os linfócitos T são responsáveis pela imunidade celular (Figura 21.3).

A ativação dos linfócitos através do reconhecimento específico de antígenos exógenos é o evento central na resposta imune adaptativa. A ativação do linfócito T (LT) e linfócito B (LB) ocorre após a ligação dos receptores de superfície da célula T (TCR) ou da célula B (BCR) e outras moléculas coestimuladoras ao antígeno, resultando em expansão clonal dos linfócitos ativados.

A resposta imune humoral se faz, principalmente, por meio das imunoglobulinas (Ig) sintetizadas pelo linfócito B; a resposta imune celular ocorre por ação direta de células, os linfócitos timo-dependentes (linfócito T).

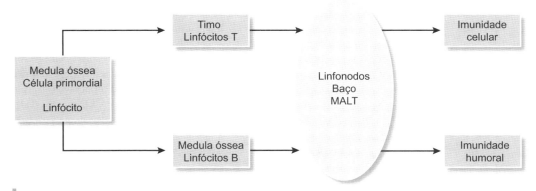

Figura 21.3. *Origem dos linfócitos T e B. (Fonte: Elaborada pelos autores.)*

288 LABORATÓRIO COM INTERPRETAÇÕES CLÍNICAS

A imunidade adquirida é, portanto, estimulada pela exposição a agentes infecciosos ou a qualquer substância estranha ao organismo, e sua magnitude e capacidade de defesa aumentam com exposições sucessivas. Tais substâncias estranhas ao organismo (*non self*) que induzem respostas imunológicas específicas, e que são reconhecidas como estranhas pelos linfócitos ou por anticorpos, são denominadas antígenos.

■ Linfócito B

Os anticorpos são proteínas circulantes produzidas em resposta à exposição a estruturas não próprias conhecidas como antígenos; os anticorpos são extremamente diversos e específicos em sua capacidade de reconhecimento de estruturas moleculares não próprias e são os mediadores primários da imunidade humoral.

As células B, após a exposição a um antígeno, se diferenciam em plasmócitos que secretam anticorpos ou imunoglobulinas. Dois tipos de antígenos microbianos podem produzir respostas robustas de anticorpos: os antígenos multivalentes, que podem ativar as células B por meio do receptor das células B (BCR) mas sem o auxílio de células T (antígenos T independentes), e os antígenos proteicos microbianos que podem ser apresentados por células apresentadoras de antígenos (APC) para as células T auxiliares (LT *helper*), resultando em respostas dependentes de linfócitos T em que células T auxiliares ativam células B. Em ambos os casos, os anticorpos são secretados e se ligam aos antígenos de bactérias extracelulares, vírus e outros microrganismos, e têm a função de neutralizar e/ou eliminar esses patógenos. Em geral, os anticorpos produzidos com a ajuda de células T se ligam mais firmemente aos antígenos e desempenham funções mais diversificadas que aqueles produzidos sem o auxílio de células T; por isso que os anticorpos contra antígenos proteicos (os estimuladores de células T) são os mediadores mais eficazes da imunidade humoral.

■ *Estrutura e função das imunoglobulinas (anticorpos)*

As moléculas de anticorpo são constituídas por uma estrutura simétrica composta de duas cadeias leves idênticas, referidas pela letra "L" – *ligth* (23 KD), e duas cadeias pesadas idênticas, referidas pela letra "H" – *heavy* (50 a 70 KD). A cadeia leve liga-se covalentemente a uma cadeia pesada por uma ponte de dissulfeto, e as duas cadeias pesadas estão ligadas entre si também por pontes de dissulfeto. Tanto as cadeias pesadas quanto as leves possuem regiões constantes carboxiterminais (C) e regiões aminoterminais variáveis (V) que participam do reconhecimento do antígeno. Estas regiões variáveis são assim denominadas porque contêm regiões em que a sequência de aminoácidos é variável, e distinguem os anticorpos feitos por um clone de células B dos anticorpos feitos por outros clones.

A região V de uma cadeia pesada (VH) é justaposta com a região V de uma cadeia leve (VL) para formar o local de ligação de antígenos (Fab), enquanto o restante da cadeia pesada está contido no fragmento cristalizado (Fc). Como a unidade estrutural central de cada molécula de anticorpo contêm duas cadeias pesadas e duas leves, ela tem dois locais de ligação com o antígeno. Na molécula do anticorpo, a maior parte de suas diferenças sequenciais está confinada a três pequenas extensões nas regiões variáveis nas cadeias pesadas (VH) e leves (VL) chamadas segmentos hipervariáveis, que também são chamadas regiões determinantes de complementariedade (CDR1, CDR2 e CDR3), sendo a região CDR3 a mais variável; regiões determinantes de complementariedade são encontradas em ambas as cadeias, leves e pesadas.

Na molécula de anticorpo temos também a região da dobradiça, que é importante por conferir uma elasticidade à molécula, que de uma forma inicial "Y" pode assumir a forma de um "T", conforme a necessidade espacial determinada pelo tamanho do antígeno (Figura 21.4).

As cinco classes ou isótipos de imunoglobulinas diferem entre si na estrutura (sequência primária de aminoácidos) das cadeias pesadas, sendo as cadeias leves iguais para todas as classes

ESTUDO FUNCIONAL DO SISTEMA IMUNE

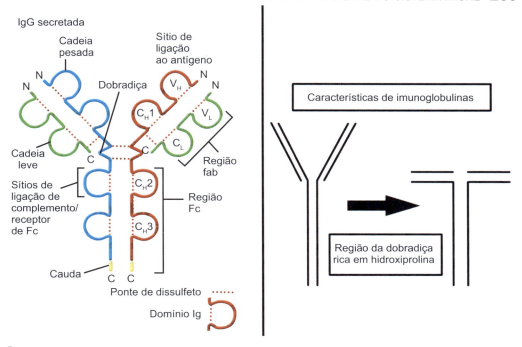

Figura 21.4. *Estrutura das imunoglobulinas. (Adaptada de Abbas AK, Lichtman AH, Pillai S. Celular and molecular immunology. 7 ed. Saunders Elsevier; 2017 e Forte WCN. Imunologia: Do básico ao aplicado. 2 ed. Artmed; 2007.)*

de anticorpos. Os polipeptídeos das cadeias pesadas têm diferenças sequenciais de aminoácidos, dando origem às distintas cadeias, conhecidas pelas letras μ (mu), γ (gama), α (alfa), ε (épsilon) e δ (delta). Duas cadeias μ unidas por pontes dissulfídicas a duas cadeias κ (kappa) ou λ (lambda) dão a origem à imunoglobulina M (IgM); duas cadeias γ e duas cadeias κ ou λ formam a IgG; duas cadeias α e duas cadeias κ ou λ dão origem à IgA; duas ε e duas κ ou λ dão origem à IgE; e duas δ unidas a duas κ ou λ dão origem à IgD, resultando nas distintas classes de imunoglobulinas: IgM, IgG, IgA, IgE e IgD.

Existem duas classes de isótipos de cadeias leves chamadas κ e λ que se diferenciam por duas regiões constantes (C) na porção aminoterminal. Uma molécula de anticorpo tem duas cadeias leves κ ou duas cadeias leves λ, mas nunca uma de cada. Nos seres humanos, cerca de 60% das moléculas de anticorpo possuem cadeias leves κ e cerca de 40% possuem cadeias leves λ.

As moléculas de anticorpos podem ser divididas em classes e subclasses distintas, com base nas diferenças nas estruturas das regiões C das cadeias pesadas, e encontram-se no soro em proporções distintas (Figura 21.5)

Os isótipos IgA e IgG podem ainda ser subdivididos em subclasses ou subtipos conhecidos como IgA1, IgA2, IgG1, IgG2, IgG3 e IgG4.

As regiões C das cadeias pesadas de todos os anticorpos de um isótipo ou subtipo apresentam essencialmente a mesma sequência de aminoácidos. As regiões C das cadeias pesadas são distintas entre as diferentes classes de anticorpos e, consequentemente, se ligam a diferentes substratos e desempenham funções efetoras diversas (Tabela 21.1).

290 LABORATÓRIO COM INTERPRETAÇÕES CLÍNICAS

	Classes de imunoglobulinas	
	Cadeias pesadas	Cadeias leves
IgG	Υ	k ou λ
IgM	μ	k ou λ
IgD	δ	k ou λ
IgE	ε	k ou λ
IgA	α	k ou λ

Porcentagem das concentrações séricas das classes de imunoglobulinas
IgG – 80 a 90% IgA – 7 a 15% IgM – 4 a 7% IgE – 1% IgD – 0,002%

Porcentagem das concentrações séricas das subclasses da IgG
IgG1 – 60 a 70% da IgG total IgG2 – 20 a 30% da IgG total IgG3 – 6% da IgG total IgG4 – 4% da IgG total

Concentrações absolutas dependem da idade

Figura 21.5. *Classes e concentrações séricas das imunoglobulinas. (Fonte: Elaborada pelos autores.)*

Tabela 21.1. Características das classes de imunoglobulinas

Isótipo do anticorpo	Subtipos	Concentração sérica (mg/mL)	Meia-vida no soro (dias)	Forma secretada	Funções
IgA	IgA 1, 2	3,5	6	IgA (dímero)	Imunidade das mucosas
IgD	Nenhum	Traço	3	Nenhuma	Receptor de antígenos das células B inativas
IgE	Nenhum	0,05	2	IgE	Hipersensibilidade imediata
IgG	IgG 1-4	13,5	23	IgG 1	Opsonização, ativação de complemento, citotoxicidade celular dependente de anticorpo, imunidade neonatal, inibição por *feedback* das células B
IgM	Nenhum	1,5	5	IgM	Receptor de antígenos das células B inativas, ativação do complemento

Fonte: Elaborada pelos autores.

■ Linfócito T

Os linfócitos T (LT), as células da imunidade celular, não produzem anticorpos. Seus receptores de antígenos (TCR, receptor de linfócito T) são moléculas presentes na membrana, distinta dos anticorpos, porém estruturalmente relacionadas a eles. Os LT são células restritas ao complexo principal de histocompatibilidade (MHC), ou seja, só são ativadas mediante apresentação antigênica por células apresentadoras no contexto do MHC.

ESTUDO FUNCIONAL DO SISTEMA IMUNE 291

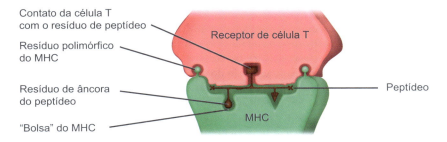

Figura 21.6. *Receptor de células T e MHC. (Adaptada de Abbas AK, Lichtman AH, Pillai S. Celular and molecular immunology. 7 ed. Saunders Elsevier; 2017.)*

O receptor de linfócito T (TCR) localiza-se na superfície da membrana celular, dando especificidade ao linfócito. Seus correceptores são antígenos peptídicos associados às proteínas de superfície codificadas pelo complexo principal de histocompatibilidade (MHC). Como resultado dessa apresentação antigênica, ocorre o início da ativação das células T. As moléculas de TCR e Ig (imunoglobulinas) são estruturalmente similares, porém o TCR não é produzido na forma secretada e não tem uma função efetora por si só; o mesmo se ativa apenas quando ligado ao MHC, dando início às funções efetoras das células T.

As moléculas do MHC tem a tarefa de apresentar antígenos para o reconhecimento antigênico por células T $CD4^+$ e células T $CD8^+$. Estas moléculas são proteínas especializadas expressas na superfície das células do hospedeiro. As moléculas do MHC de classe I apresentam peptídeos que são reconhecidas pelas células T $CD8^+$, enquanto as moléculas do MHC de classe II apresentam peptídeos às células T $CD4^+$; cada um destes tipos de células desempenha diferentes funções na proteção contra microrganismos. As moléculas de classe I são expressas de modo constitutivo em praticamente todas as células nucleadas, enquanto as moléculas de classe II são expressas apenas nas células dendríticas, nos linfócitos B, nos macrófagos e em outros tipos de células apresentadoras de antígenos. Esse padrão de expressão do MHC está ligado às funções das células T restritas às classes I e II. Cada molécula do MHC possui uma fenda ou sulco de ligação de peptídeo extracelular, além de domínios semelhantes à imunoglobulina (Ig) e aos domínios transmembrana e citoplasmático (Figura 21.6).

Os linfócitos T, após estímulo antigênico apropriado, completam sua diferenciação final em linfócitos T citotóxicos ou citolíticos, linfócitos T auxiliares, linfócitos T reguladores, linfócitos produtores de citocinas e linfócitos T de memória. Os linfócitos T são células restritas, isto é, só são ativadas dentro do contexto do MHC de classes I ou II.

■ Tipos de resposta imune adaptativa

Historicamente, os imunologistas dividem a imunidade adaptativa em: imunidade humoral, que pode ser transferida de um doador imunizado a um hospedeiro não imunizado por anticorpos na ausência de células, e em imunidade celular, mediada por células, que pode ser transferida apenas por linfócitos T viáveis.

O sistema imune adaptativo utiliza como estratégia de defesa os anticorpos, as células T auxiliares e os linfócitos T citotóxicos. Embora as reações imunes humoral e celular ocorram muitas vezes ao mesmo tempo, e tenham a função de eliminar microrganismos ou antígenos estranhos ao organismo, as mesmas serão consideradas, a seguir, separadamente, pois as respostas e as funções dos linfócitos B e dos linfócitos T diferem de maneira importante.

- Imunidade humoral

A imunidade humoral é o principal mecanismo de defesa contra microrganismos extracelulares e suas toxinas, visto que os anticorpos secretados podem ligar-se a esses microrganismos e toxinas e ajudar na sua eliminação. A interação entre as células T auxiliares e os linfócitos B é iniciada pelo reconhecimento de antígenos proteicos; a ligação do antígeno ao receptor de superfície do linfócito B (IgM ou IgD) fornece sinais bioquímicos para que as células B iniciem o processo de ativação. O receptor internaliza o antígeno e este é processado e, posteriormente, apresentado na superfície da célula B no contexto do MHC classe II para que seja reconhecido pelas células T auxiliares. As respostas de anticorpos contra antígenos proteicos necessitam que o antígeno seja expressamente reconhecido e internalizado pelas células B, e que um fragmento da proteína internalizada seja apresentado aos linfócitos T CD4 auxiliares que, por sua vez, ativarão células B. Por essa razão, as proteínas são classificadas como antígenos timo-dependentes.

A resposta de anticorpos a antígenos não proteicos multivalentes com determinantes (epítopos) que se repetem, como polissacarídeos e lipídeos, não necessitam de linfócitos T auxiliares específicos para o antígeno. Esse antígeno multivalente é, portanto, chamado antígeno timo-independente ou antígeno independente de células T.

Os polissacarídeos e os lipídeos estimulam a secreção, principalmente de anticorpos da classe IgM. Já os antígenos proteicos, após induzirem uma produção inicial de IgM, induzem a produção de anticorpos de classes funcionalmente distintas (IgG, IgM ou IgE). Este processo, chamado mudança de isótipo (classe) da cadeia pesada, exige a ação das células T auxiliares e leva à produção de anticorpos específicos de diferentes classes para o antígeno em questão. A capacidade de células B ativadas (chamadas plasmócitos) de produzirem diferentes isótipos de anticorpos proporciona uma plasticidade marcante nas respostas imunes humorais, pois são gerados anticorpos que desempenham funções efetoras diferentes, envolvidas na defesa contra diferentes tipos de agentes infecciosos (Figura 21.7).

Alguns anticorpos desempenham papéis especiais em locais específicos. A IgA secretada neutraliza os microrganismos presentes no lúmen dos tratos respiratórios e gastrointestinal. A IgG materna é transportada ativamente através da placenta, e protege o recém-nato até que o sistema imunológico do lactente amadureça.

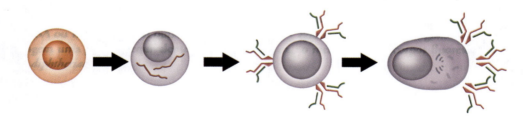

Estágio de desenvolvimento	Célula-tronco	Pré-célula B	Célula B imatura	Célula B madura	Célula B ativada	Plasmócito
Padrão de produção de imunoglobulina	Nenhuma	Cadeia pesada μ citoplasmática	IgM ligada à membrana	IgM, IgD ligadas à membrana	Secreção de pouca quantidade de Ig; recombinação de troca da cadeia pesada; amadurecimento por afinidade	Secreção de grande quantidade de Ig; redução da quantidade de Ig ligada à membrana

Figura 21.7. *Expressão das imunoglobulinas durante o desenvolvimento do linfócito B. (Adaptada de Abbas AK, Lichtman AH, Pillai S. Celular and molecular immunology. 7 ed. Saunders Elsevier; 2017.)*

ESTUDO FUNCIONAL DO SISTEMA IMUNE **293**

A ativação inicial dos linfócitos gera células de memória de vida longa, que podem sobreviver durante anos, sendo mais efetivas no combate aos microrganismos que os linfócitos virgens.

• Imunidade celular

A imunidade celular, também denominada imunidade mediada por células, é mediada pelo linfócito T e responde pela defesa contra microrganismos intracelulares, como vírus e algumas bactérias.

Na imunidade mediada por células, a fase efetora é iniciada pelo reconhecimento dos antígenos pela célula T; os linfócitos T reconhecem os antígenos proteicos dos microrganismos, que são exibidos nas superfícies das células infectadas, como peptídeos ligados às moléculas do complexo principal de histocompatibilidade (MHC). Portanto, a imunidade mediada pelo linfócito T é específica para microrganismos associados às células, e os defeitos na imunidade celular resultam no aumento da suscetibilidade às infecções por vírus e bactérias intracelulares, bem como por algumas bactérias extracelulares e fungos que são ingeridos por fagócitos. As reações mediadas pelas células T também são importantes na rejeição a aloenxerto, imunidade antitumoral e doenças inflamatórias mediadas pela imunidade.

As células T CD4$^+$ e as células T CD8$^+$ contribuem para a imunidade mediada por células, porém cada subgrupo tem funções efetoras únicas para a erradicação de infecções; os linfócitos T CD4$^+$ auxiliares ativados proliferam e diferenciam-se em células efetoras cujas funções são mediadas por citocinas secretadas, como a interleucina 2 (IL2) que atua sobre os linfócitos ativados por antígenos e que estimula a sua proliferação (expansão clonal); células TH1 CD4$^+$ reconhecem os antígenos de microrganismos que foram ingeridos pelos fagócitos e os ativa para matar estes microrganismos; as células TH2 CD4$^+$ reconhecem os antígenos produzidos por helmintos e outros microrganismos, assim como os antígenos ambientais que induzem a processos alérgicos.

Os linfócitos T CD8$^+$ ativados proliferam e diferenciam-se em linfócitos T citotóxicos (CTL) que destroem as células que expressam peptídeos derivados dos antígenos citosólicos (p. ex., antígenos virais) e que são apresentados em associação com as moléculas do MHC de classe I.

■ *Principais características da resposta imune adaptativa*

As respostas humorais ou celulares possuem características que refletem as propriedades dos linfócitos que medeiam essas respostas.

- Especificidade e diversidade: as respostas imunológicas são específicas para diferentes antígenos e, na verdade, para diferentes porções de uma proteína complexa, polissacarídeo ou outra macromolécula. Essa especificidade apurada ocorre porque os linfócitos expressam receptores de membrana que são capazes de distinguir diferenças sutis na estrutura de diferentes antígenos.
- Memória: a exposição do sistema imunológico a um antígeno estranho aumenta a sua capacidade de responder àquele antígeno específico. A memória imunológica deve-se ao fato de que cada exposição a um antígeno gera células de memória de vida longa específica para o mesmo, que são mais númerosas que células T virgens específicas para o antígeno, as quais existem antes da exposição ao antígeno específico. Os linfócitos B de memória produzem anticorpos que se ligam ao antígeno com maior afinidade que os anticorpos produzidos nas respostas imunes primárias, e as células T de memória reagem muito mais rapidamente e com mais vigor a estímulo antigênico que as células T virgens.
- Expansão clonal: a expansão clonal refere-se ao aumento no número de células que expressam receptores idênticos para o mesmo antígeno (pertencem a um mesmo clone).
- Especialização: o sistema imune responde de maneira distinta e especial a diferentes microrganismos, maximizando a eficiência dos mecanismos de defesa antimicrobianos.

- Contração e homeostasia: todas as respostas imunológicas normais diminuem com o passar do tempo após a cessação do estímulo antigênico, e o sistema imunológico retorna ao seu estado basal denominado homeostasia.
- Tolerância: capacidade de não reagir de modo prejudicial às substâncias antigênicas próprias (distinção entre o *self* e o *non-self*).

■ Mecanismos de doença envolvendo a imunidade adaptativa: reações de hipersensibilidade

Os mecanismos de reação imunológica existem primariamente para proteger o organismo contra a presença de agentes estranhos (*non-self*), sejam os mesmos um corpo estranho, um microrganismo ou uma célula tumoral.

Dependendo da natureza desse antígeno estranho ao organismo, sua eliminação será mais ou menos fácil, e a persistência ao longo do tempo determinará o tipo de reação a ser montada para sua destruição.

Essa é a base do conceito de balanço imunológico (Figura 21.8). A função primordial do sistema imune é manter a homeostase entre os meios externo e interno, por meio das respostas imunológicas.

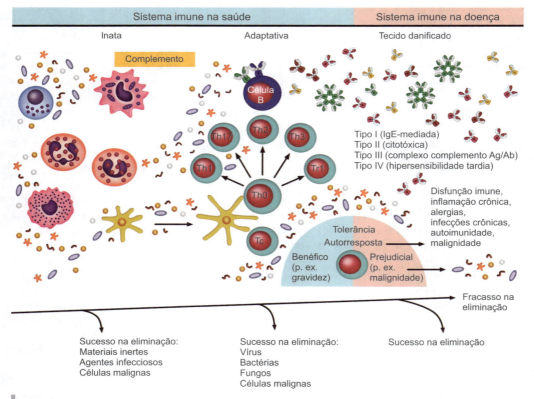

Figura 21.8. *Balanço imunológico. (Adaptada de Bellanti JA, Escobar-Gutierrez A. Mechanisms of immunology injury. In: Immunology IV Clinical applications in health and disease. Washington: I Care Press. 2012; 661-84.)*

Uma resposta imune ativa ocorre somente enquanto a substância (antígeno) está presente, cessando após a sua remoção. Existem três estágios na remoção de um antígeno: resposta imune inata, resposta imune adaptativa e lesão tecidual. A progressão em maior ou menor grau por meio destas três fases é determinada tanto pela natureza do antígeno como pela genética do indivíduo, assim como pelo balanço gerado por mecanismos regulatórios. A lesão tecidual ocorre quando o sistema imune passa a gerar doença, agredindo o organismo através de reações exageradas, conhecidas como reações de hipersensibilidade.

As reações de hipersensibilidade foram, originalmente, classificadas por Gell e Coombs em quatro tipos: tipo I, imediata (mediada por IgE); tipo II, citotóxica (mediada por IgG e IgM); tipo III, imunocomplexos (mediada por imunocomplexos de antígenos com IgG ou IgM); e tipo IV, hipersensibilidade tardia (mediada por células T). Esta classificação foi posteriormente expandida, como descreveremos a seguir.

- Classificação de Gell e Coombs expandida
  - Tipo I – anafilático (hipersensibilidade imediata).
  - Tipo II – mediado por anticorpo:
    - IIA – citotóxico (citolítico);
    - IIB – neutralizador;
    - IIC – estimulatório.
  - Tipo III – mediado por imunocomplexos:
    - IIIA – local;
    - IIIB – sistêmico.
  - Tipo IV – mediado por células (hipersensibilidade tardia):
    - IVA – Th1 CD4+;
    - IVB – Th2 CD4+;
    - IVC – Th17 CD4+;
    - IVD – CD8+ (citotóxico).

- Reação do tipo I (imediata)

Envolve a liberação de mediadores de mastócitos e basófilos através de uma reação mediada por IgE, em resposta ao contato com antígenos aos quais o paciente se sensibilizou. Esta reação apresenta uma fase imediata e uma fase tardia (após 4 a 8 horas) (Figura 21.9).

Anticorpos da classe E específicos para o antígeno ligam-se a receptores de alta afinidade (Fc RI) na superfície de mastócitos e basófilos. Em um segundo contato com o antígeno, por meio de um mecanismo de ligação cruzada, ocorre a degranulação destas células, com a liberação de quantidades significativas de mediadores pré-formados, tais como a histamina e a heparina. A fase tardia da reação do tipo I deve-se à produção de mediadores neoformados, tais como os leucotrienos, antigamente conhecidos como substâncias de reação lenta da anafilaxia. Como consequência desta degranulação mastocitária teremos, entre outros eventos, vasodilatação, estímulo à secreção de glândulas mucosas e constricção da musculatura lisa. Dependendo do sítio de localização dos mastócitos, observaremos clinicamente o surgimento de quadro de urticária, angioedema, rinite alérgica, asma ou anafilaxia.

- Reação do tipo II (reações citotóxicas mediadas por anticorpos)

É uma reação de ligação de um anticorpo (geralmente IgG ou IgM) a um antígeno na superfície de uma célula-alvo ou a um antígeno tecidual (p. ex., membrana basal). Estes antígenos sensibilizantes, de acordo com sua origem, podem ser: 1) antígenos constitucionais próprios do organismo

296 LABORATÓRIO COM INTERPRETAÇÕES CLÍNICAS

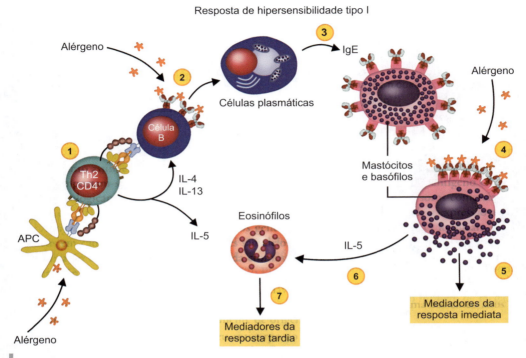

Figura 21.9. *Reação do tipo I. (Adaptada de Bellanti JA, Escobar-Gutierrez A. Mechanisms of immunology injury. In: Immunology IV Clinical applications in health and disease. Washington: I Care Press. 2012; 661-84.)*

(como observados em algumas doenças autoimunes); 2) moléculas derivadas de agentes infecciosos intracelulares (vírus ou bactérias); 3) neoantígenos (células transformadas por infecções, neoplasias, carcinógenos etc.); e 4) moléculas originadas de agentes químicos (principalmente drogas – haptenos) ou infecção extracelular, que são passivamente adsorvidas ou quimicamente ligadas às membranas celulares (Figura 21.10).

A reação citotóxica clássica (tipo IIA), como descrita por Gell e Coombs, pode ocorrer por quatro mecanismos diferentes: 1) opsonização mediada pela ligação de fragmentos Fc de IgG na célula-alvo através de receptores de alta ou de baixa afinidade (FcγRI, FcγRII e FcγRIII) ou opsonização mediada pela ligação de fragmentos C3b na superfície da célula-alvo através de receptores do complemento (CR1, CR2 e CR4). Em ambas as situações, o resultado final será o aumento da fagocitose das células-alvo por neutrófilos e macrófagos; 2) ativação do sistema do complemento por anticorpo (IgG ou IgM) na superfície celular, levando à citólise pela ativação do complexo de ataque à membrana (MAC); 3) citotoxicidade como resultado da liberação extracelular pelas células fagocíticas de espécies reativas de O_2 e enzimas proteolíticas; e 4) citotoxicidade celular dependente de anticorpo (ADCC), na qual ocorre a interação entre uma célula NK e a célula-alvo através dos receptores para complemento ou para fração Fc de IgG, gerando morte celular pela liberação de granzimas e pela ativação do sistema FAS/FAZ ligante.

As reações tipo IIB (neutralizadora) e IIC (estimulatória) estão ligadas à presença de autoanticorpos. No tipo IIB, este autoanticorpo compete pelo receptor celular com o ligante natural, gerando um

ESTUDO FUNCIONAL DO SISTEMA IMUNE 297

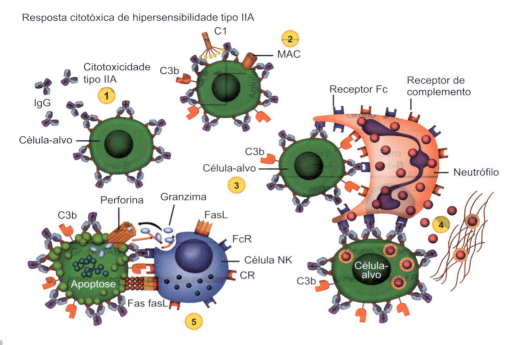

Figura 21.10. *Reações citotóxicas mediadas por anticorpos. (Adaptada de Bellanti JA, Escobar-Gutierrez A. Mechanisms of immunology injury. In: Immunology IV Clinical applications in health and disease. Washington: I Care Press. 2012; 661-84.)*

antagonismo e consequente bloqueio da resposta fisiológica do ligante com seu receptor. O exemplo clássico desta reação é a miastenia *gravis*. No tipo IIC, ocorre o contrário: um autoanticorpo direcionado para um receptor celular normal gera um efeito exacerbado (citoestimulação), com superprodução patológica do produto celular. Exemplos são a urticária autoimune e a doença de Graves.

- Reações do tipo III (mediadas por imunocomplexos)

Nesse tipo de reação, ocorre a participação de anticorpos IgG e IgM, ativação do complemento e quimiotaxia de neutrófilos (Figura 21.11).

O evento básico é a formação de imunocomplexos antígeno-anticorpo, quando o antígeno é encontrado na circulação ou nos tecidos em moderado excesso, o que favorece a deposição do complexo e consequente ativação do complemento. Pode ser localizada (tipo IIIA ou reação de Arthus) ou generalizada (tipo IIIB ou doença do soro). A lesão principal é a vasculite, devido à ativação do sistema do complemento no endotélio vascular.

A reação localizada, descrita por Nicolas Maurice Arthus em 1903, ocorre no sítio de vacinações ou de aplicação de testes cutâneos. O que observamos é uma vasculite localizada (dor, edema, induração, hemorragia e, ocasionalmente, necrose), ocorrendo 4 a 10 horas após a vacinação ou inoculação de um antígeno.

A reação generalizada, conhecida classicamente como doença do soro, ocorre 4 a 10 dias após a injeção intravenosa de grandes quantidades de antígenos (proteínas hierólogas). Recebe este nome porque foi descrita no início do século XX quando se iniciou a utilização de soros hiperimunes de

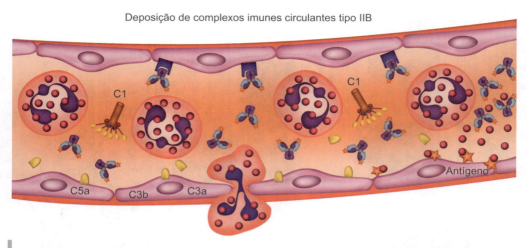

Figura 21.11. *Reações do tipo III (mediadas por imunocomplexos). (Adaptada de Bellanti JA, Escobar-Gutierrez A. Mechanisms of immunology injury. In: Immunology IV Clinical applications in health and disease. Washington: I Care Press. 2012; 661-84.)*

origem animal (equino principalmente) no tratamento de diversas doenças. Os sintomas observados são febre, *rash* cutâneo, artrite e edema. Atualmente, não vemos mais pacientes com a doença do soro tradicional, devido ao uso disseminado de soro humanizado, e não mais de origem animal. O que observamos na prática clínica são os casos de reações a drogas (p. ex., penicilinas) com um padrão de reação por imunocomplexos, conhecida atualmente como doença do soro-símile.

- Reações do tipo IV (mediadas por células)

Os linfócitos T podem causar lesão tecidual por meio de reações tardias de hipersensibilidade. Estas reações são desencadeadas por células T $CD4^+$ do subtipo Th1 e por células T $CD8^+$. Ambas secretam citocinas que ativam os macrófagos (interferon-γ) e induzem inflamação (fator de necrose tumoral) (Figura 21.12).

A lesão tecidual resulta da liberação de produtos pelos macrófagos ativados, tais como enzimas hidrolíticas, partículas reativas de oxigênio, óxido nítrico e citocinas pró-inflamatórias. As células endoteliais vasculares nas lesões podem expressar níveis aumentados de proteínas de superfície reguladas por citocinas, tais como moléculas de adesão e moléculas de MHC classe II. Reações de hipersensibilidade tardia crônicas frequentemente resultam em fibrose, como resultado da secreção de citocinas e fatores de crescimento pelos macrófagos.

As reações mais conhecidas envolvem a pele (eczema de contato), embora outros sistemas possam ser envolvidos (p. ex., doenças autoimunes órgão-específicas, como o diabetes *mellitus* tipo I).

Avaliação funcional das reações de hipersensibilidade
■ Reações imediatas (mediadas por IgE)
■ *Testes* in vivo
• Testes cutâneos de leitura imediata (TCLI): vantagens e desvantagens

Os testes cutâneos de leitura imediata (por puntura ou intradérmico) avaliam reações mediadas por IgE, reações imediatas induzidas essencialmente pela degranulação mastocitária após provocação

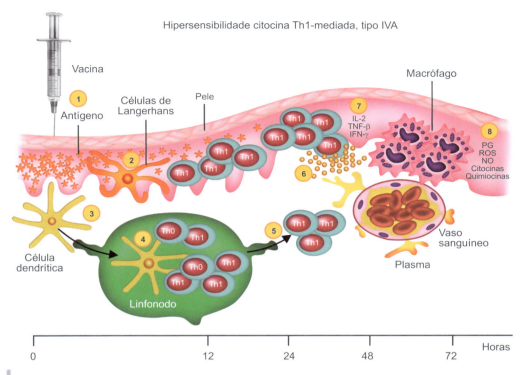

Figura 21.12. Reações do tipo IV (mediadas por células). PG: prostaglandinas; ROS: espécies reativas de oxigênio; NO: óxido nítrico. (Adaptada de Bellanti JA, Escobar-Gutierrez A. Mechanisms of immunology injury. In: Immunology IV Clinical applications in health and disease. Washington: I Care Press. 2012; 661-84.)

com um alérgeno. A liberação de histamina e de triptase inicia-se 5 minutos após o contato com o alérgeno e o pico da reação se dá em 30 minutos.

A seleção de alérgenos para esse tipo de teste baseia-se na anamnese, exame físico e no conhecimento do ambiente onde o paciente vive. São exames complementares que auxiliam na identificação da etiologia da doença alérgica, na avaliação do grau de sensibilização e na instituição de terapêutica apropriada (imunoterapia e/ou controle ambiental, por exemplo). A correta interpretação dos resultados está diretamente ligada ao conhecimento do médico sobre os alérgenos mais prevalentes no local e sua importância clínica. Os TCLI podem ser utilizados na avaliação de pacientes com diagnóstico de rinite, asma, dermatite atópica, alergia alimentar, urticária ou qualquer outra doença que envolva reações do tipo I da Classificação de Gell e Coombs.

Princípios gerais

A potência dos extratos alergênicos diminui com o tempo, diluição e exposição a temperaturas elevadas. Os reagentes devem ser mantidos refrigerados (entre 2 e 8 °C), mas nunca congelados.

Não há limite de idade para a realização de TCLI, embora a reatividade cutânea seja menor em lactentes e idosos.

Não devem ser realizados em áreas da pele com dermatite ativa, assim como em pacientes com dermografismo, nos quais a interpretação dos resultados deve ser cuidadosa.

300 LABORATÓRIO COM INTERPRETAÇÕES CLÍNICAS

Tabela 21.2. Efeito inibitório de drogas sobre os testes cutâneos de leitura imediata

Droga	Grau de supressão	Duração da supressão (dias)	Significado clínico
Anti-histamínicos H1			
Bilastina	++++	3-10	Sim
Cetirizina	++++	3-10	Sim
Cetotifeno	++++	> 5	Sim
Ciproeptadina	+	1-8	Sim
Clemastina	+++	1-10	Sim
Desloratadina	++++	3-10	Sim
Dextroclorfeniramina	++	1-3	Sim
Doxepina	++	3-11	Sim
Ebastina	++++	3-10	Sim
Hidroxizina	+++	1-10	Sim
Levocetirizina	++++	3-10	Sim
Loratadina	++++	3-10	Sim
Prometazina	++	1-3	Sim
Anti-histamínico H2			
Cimetidina	0 a +		Não
Ranitidina	+		Não
Imipramina	++++	> 10	Sim
Fenotiazina	++		Sim
Corticosteroides			
Sistêmicos, curso curto	0		
Sistêmicos, curso prolongado	Possível		Sim
Inalatórios	0		
Tópicos na pele	0 a ++		Sim
Teofilina	0 a +		Não
Beta2-agonistas			
Inalados	0 a +		Não
Oral, injetável	0 a ++		Não
Formoterol	Desconhecido		
Salmeterol	Desconhecido		
Montelucaste	0		
Imunoterapia alérgeno-específica	0 a ++		Não

+: leve; ++: moderado; +++: alto; ++++: muito alto.
Modificada de Chiriac AM, Bousquet J, Demoly P. In vivo methods for the study and diagnosis of allergy. In: Adkinson Jr NF, Bochner BS, Burks AW, Busse W, Holgate ST, Lemanske Jr RF, O'Hehir RE (ed.). Middleton's Allergy Principles and Practice. 4 ed. Philadelphia: Elsevier Saunders. 2014; 1119-32.

Para a correta interpretação, o paciente deve evitar o uso de anti-histamínicos ou outras drogas que potencialmente interfiram com o exame (p. ex., antidepressivos tricíclicos) e utilizar controles positivo (histamina) e negativo (diluente). O tempo entre a interrupção da droga e a realização do TCLI varia de acordo com o medicamento em questão (Tabela 21.2).

- Teste de puntura

Indicações
- Condições mediadas por IgE.
- Avaliação de IgE específica antiaeroalérgenos nos casos de asma, rinite alérgica e conjuntivite alérgica.
- Avaliação de IgE específica antidrogas (antibióticos betalactâmicos como penicilinas e cefalosporinas, anestésicos locais, relaxantes neuromusculares, insulina, protamina, heparina, estreptoquinase e quimopapaína).
- Avaliação de IgE específica anti-insetos (pernilongo e formiga) e venenos (veneno de abelhas, vespas e marimbondos).
- Avaliação de IgE específica antialimentos e aditivos alimentares.

Técnica

O teste cutâneo de puntura é realizado segundo a técnica de puntura de Pepys modificada da seguinte maneira:
- O teste é realizado na superfície volar do antebraço; o dorso pode ser utilizado como alternativa.
- É feita antissepsia da pele com álcool etílico a 70%, devendo-se secá-la completamente antes do teste.
- Uma gota de cada substância antigênica testada será aplicada sobre a pele da região anterior do antebraço, mantendo um espaço de 3 cm entre cada gota do extrato e uma distância de 5 cm com relação ao pulso e de 3 cm para a fossa antecubital. Além da aplicação dos extratos dos alérgenos a serem pesquisados, são incluídos nos testes o controle positivo (histamina) e o controle negativo (solução salina). O controle positivo é a histamina na concentração de 1 a 10 mg/mL para o teste por puntura e de 0,01 mg/mL para o teste intradérmico. O controle negativo deve conter o diluente usado no extrato alergênico.
- Os reagentes (antígenos) para o teste cutâneo podem ser na forma de concentrado glicerinado (teste por puntura) ou extrato diluído (teste intradérmico).
- Através de cada gota, a pele é transpassada num ângulo de 45-60° por uma agulha hipodérmica que atinge a camada superior da pele e rompe a epiderme, deixando um pequeno orifício por onde penetra o antígeno. Caso se utilize uma lanceta ou puntor, o ângulo com a pele através da gota será de 90° (Figura 21.13).

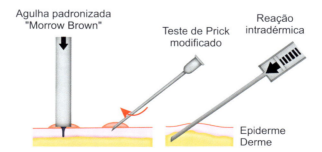

Figura 21.13. Métodos para realização de testes cutâneos de leitura imediata. (Modificada de Chiriac AM, Bousquet J, Demoly P. In vivo methods for the study and diagnosis of allergy. In: Adkinson Jr NF, Bochner BS, Burks AW, Busse W, Holgate ST, Lemanske Jr RF, O'Hehir RE (ed.). Middleton's Allergy Principles and Practice. 4 ed. Philadelphia: Elsevier Saunders. 2014; 1119-32.)

302 LABORATÓRIO COM INTERPRETAÇÕES CLÍNICAS

- O paciente é orientado a não tocar ou coçar a região.
- A leitura do teste é feita 15-20 minutos após (tempo médio para o pico de reação). A pápula é medida em milímetros nos seus diâmetros maior e menor e comparados com os controles negativo e positivo. A positividade do teste é dada com uma pápula maior que 3 mm com relação ao controle negativo. Quanto maior a pápula e eritema provocados pelo antígeno, maior a sensibilidade do indivíduo àquele alérgeno. Uma resposta positiva, com controles positivo e negativo apropriados, indica a presença de sensibilização alérgica a um antígeno particular, mas não necessariamente a presença de doença clinicamente significativa. Correlacionar os resultados dos testes cutâneos com a história do paciente é essencial na interpretação do significado clínico do procedimento.

Teste cutâneo *prick to prick*

Independentemente da boa técnica utilizada, a realização de testes de puntura com extratos alimentares comerciais geralmente leva a resultados pouco significativos, devido à degradação enzimática de proteínas relevantes presentes nestes extratos. Uma alternativa é a utilização da técnica *prick to prick*, que consiste em utilizar um mesmo dispositivo (agulha ou puntor) no alimento fresco *in natura* e então na pele do paciente a ser testado. Em 1983, Dreborg e Foucard relataram essa variação dos testes cutâneos convencionais. É um método considerado útil quando a história clínica é bastante sugestiva com relação a um alérgeno alimentar e não há disponibilidade de extrato comercial padronizado.

Considerações a respeito do teste de puntura (*prick test*)

- O teste de puntura deve ser realizado por um médico habilitado para a sua execução. Apesar de pouco comum, a exposição ao paciente de um alérgeno sensibilizante, mesmo que em quantidades pequenas oferece risco de reação sistêmica e, dessa maneira, deve ser realizado em local onde haja equipamento de emergência disponível e equipe treinada para possível reação adversa. Embora considerado um teste seguro, um estudo estimou 33 reações sistêmicas em 100.000 testes realizados, apesar de nenhuma fatalidade.
- Para que o teste cutâneo seja eficiente, é importante a utilização de extratos padronizados, o que limita um pouco o seu uso em virtude da não padronização de alguns alérgenos.
- O valor preditivo positivo do teste cutâneo para alimentos é de aproximadamente 60%, entretanto o valor preditivo negativo é de até 95%. Isso significa que muitos pacientes apresentam testes positivos, indicando a presença de anticorpos IgE específicos sem apresentarem sintomas quando expostos ao alimento testado. Por outro lado, o resultado negativo do teste cutâneo praticamente exclui a possibilidade de aquele alimento ser o responsável pelas reações alérgicas quando mediadas por IgE. Caso o teste cutâneo seja negativo em presença de uma história clínica altamente sugestiva, o teste de provocação oral deve ser considerado.
- Os níveis de acurácia do teste cutâneo de leitura imediata para aeroalérgenos, avaliados em uma meta-análise, mostrou sensibilidade de 68-100% e especificidade de 70-91% para o diagnóstico de rinite alérgica.

- Testes intradérmicos

Testes descritos, por Mantoux, em 1908. O extrato alergênico é injetado por via intradérmica, utilizando-se uma seringa de tuberculina e agulha hipodérmica de medida 26 ou 27. Antes da injeção, todas as bolhas devem ser eliminadas, para se evitar erros de interpretação. A seringa é posicionada em um ângulo inferior a 45° com a pele, com o bisel da agulha voltado para cima, e a penetração da agulha não pode ir além das camadas superficiais da pele. Um volume de aproximadamente 0,02

ESTUDO FUNCIONAL DO SISTEMA IMUNE **303**

a 0,05 mL é cuidadosamente injetado, produzindo uma pápula pequena e superficial de aproximadamente 5 mm de diâmetro.

Os testes intradérmicos podem ser dolorosos e provocar reações locais extensas (imediatas e tardias) e/ou reações sistêmicas, com uma taxa de incidência de 0,02 a 1,4%. Fatalidades foram relatadas. De modo geral, o teste intradérmico é realizado após um resultado negativo no teste de puntura, e a dose inicial da solução a ser testada varia entre uma diluição de 100 a 1.000 vezes do concentrado utilizado para o *prick teste*.

• Comparação entre teste por puntura e intradérmico

O valor do teste por puntura é limitado devido ao fato de extratos de baixa potência poderem induzir resultados falsos-negativos. Entretanto, com extratos potentes e padronizados, o teste por puntura parece ser mais vantajoso que o intradérmico: economia de tempo, maior conforto para o paciente e melhor perfil de segurança. Logo, apesar de serem menos sensíveis e menos reprodutíveis, os testes por puntura são mais específicos que os intradérmicos, e se correlacionam melhor com os sintomas dos pacientes.

Com base nessas observações, os testes cutâneos por puntura são recomendados como os testes primários para o diagnóstico de doenças alérgicas mediadas por IgE. Em algumas situações específicas (p. ex., pacientes com suspeita de reações adversas a drogas ou em investigação para aspergilose broncopulmonar alérgica), o teste intradérmico deve necessariamente ser realizado em caso de negatividade no teste por puntura.

• Teste de provocação

Os testes de provocação com alimentos ou drogas devem sempre ser realizados em ambiente hospitalar e por profissional habilitado para tal, devido à possibilidade de ocorrência de reações graves. Descrevemos, a seguir, a metodologia e interpretação do teste de provocação oral com alimentos. Os testes de provocação com drogas podem ser feitos por via oral ou venosa. As linhas gerais são semelhantes àquelas descritas para os alimentos, mas a metodologia específica pode variar de acordo com o medicamento a ser testado, não cabendo a descrição detalhada dos mesmos no escopo deste livro.

Teste de provocação oral com alimentos

O diagnóstico de hipersensibilidade a alimentos é feito utilizando-se uma combinação de história clínica, exame físico e testes alergológicos. O teste de provocação oral (TPO) com alimentos (especialmente o duplo-cego placebo-controlado) representa o padrão-ouro na investigação diagnóstica das reações alérgicas imediatas e tardias induzidas por alimentos. Seu objetivo principal é estabelecer a presença de tolerância (propiciando uma expansão segura da dieta) ou de alergia (e consequentemente uma apropriada exclusão do alimento envolvido).

O TPO, além de trabalhoso, não é isento de riscos, podendo ocasionalmente induzir reações graves com risco para a vida, apesar de reações leves a moderadas serem as mais comuns. Por esse motivo, a coleta de uma história clínica detalhada e a utilização de testes cutâneos de leitura imediata e/ou determinação de IgE específica devem ser realizados com o objetivo de se chegar ao diagnóstico. Quando, apesar desses esforços, a dúvida persiste, o TPO torna-se necessário para o diagnóstico de certeza. Pelo exposto antes, o TPO deve ser considerado uma investigação médica invasiva formal e o termo de consentimento informado deve ser lido e assinado pelo paciente ou responsável antes do início do procedimento.

Essencialmente, o TPO consiste na exposição segura do paciente a doses crescentes do alérgeno alimentar. As variáveis associadas ao TPO para reações IgE mediadas estão resumidas na Tabela 21.3.

304 LABORATÓRIO COM INTERPRETAÇÕES CLÍNICAS

Tabela 21.3. Variáveis associadas ao teste de provocação oral

Desenho • Aberto (dose única ou doses crescentes) • Cego (simples ou duplo)	*Aberto:* realização mais simples, reproduzindo uma exposição "real" ao alimento. Possui alto valor preditivo negativo. Em caso de resultado duvidoso (risco de viés), realizar teste-cego. *Duplo-cego placebo controlado:* considerado o padrão-ouro para o diagnóstico. Entretanto, como envolve algumas dificuldades práticas (manipulação do alimento, necessidade de pessoal de apoio – enfermagem e nutrição etc.) é utilizado em casos selecionados
Apresentação do alimento testado	Deve ser representativa da forma do alimento implicado na reação alérgica, pois o processamento pode influenciar na alergenicidade do mesmo (alimento fresco × alimento processado ou cozido)
Escolha do veículo utilizado para mascarar o alimento	Necessário tanto em testes abertos como fechados. Em ambos, o veículo deve ser livre de ingredientes alergênicos. As características alergênicas do alimento também podem ser alteradas por interações entre gorduras, carboidratos e proteínas presentes no veículo. A utilização de cápsulas para mascarar antígenos e placebos é conveniente, mas pode comprometer a segurança ao favorecer o reconhecimento do alérgeno direto em nível intestinal
Doses	*Número:* depende do desfecho esperado e de aspectos de segurança, podendo variar de uma dose única a doses crescentes (exposição gradual) *Doses inicial, de incremento e máxima:* devem ser individualizadas, maximizando a confiabilidade do desfecho e minimizando o risco de reações graves. Na prática clínica, uma dose inicial apropriada seria uma inferior àquela que o paciente conhecidamente reage. A dose máxima deve ser equivalente a uma porção do alimento testado apropriada para a idade *Tempo entre as doses:* pelo menos 15 minutos para sintomas imediatos ou 24-48 horas para sintomas tardios. Ajustes ficam na dependência da história clínica *Duração total da provocação:* entre 2 horas (sintomas imediatos) e 1 a 4 semanas (sintomas tardios)
Local de realização: a escolha depende do risco associado e da capacidade de identificação e tratamento de reações graves (anafilaxia). Aspectos logísticos também devem ser considerados (p. ex., um teste duplo-cego dificilmente poderia ser realizado em ambiente domiciliar)	*Admissão-dia (one day clinic):* baixo risco, paciente cooperativo *Internação hospitalar:* provocação de alto risco *Domiciliar:* baixo risco, sintomas tardios
Variáveis associadas ao paciente	
Indicação do procedimento	Demonstrar tolerância, alergia ou monitorar resposta ao tratamento
Fatores que afetam a gravidade da reação alérgica	História clínica da última reação conhecida, sintomas imediatos ou tardios, gravidade dos sintomas, associação com outras condições (p. ex., asma)
Idade	Afeta o tipo de alimento, volume do mesmo e número de porções. Em crianças < 3 anos, o disfarce dos alimentos ("cego") é menos necessário

Modificada de Lack G, Du Toit D, Feeney M. Oral food challenge procedures. In: James JM, Burks W, Eigenmann P (eds). Food Allergy. Oxford: Elsevier Saunders. 2012; 185-204.

ESTUDO FUNCIONAL DO SISTEMA IMUNE **305**

- TPO para avaliação de reação não IgE mediada

Considerações sobre o desenho do estudo, tipo de alimento, placebo e doses são semelhantes aos descritos para reações mediadas por IgE. As principais diferenças estão na duração e local de realização do procedimento, e na interpretação dos sinais e sintomas. Geralmente, os TPOs são desnecessários quando uma dieta de exclusão supervisionada por nutricionista não resulta em melhora dos sintomas após 4 semanas, e o paciente pode progressivamente reintroduzir o alimento. Quando ocorre melhora, o TPO é recomendado para afastar fatores de confusão e confirmar o diagnóstico. Nesses casos, há necessidade de provocação repetitiva com o alimento por um período de 2 a 7 dias. Se não há risco de reação imediata, o teste pode ser realizado em ambiente domiciliar. É importante destacar a necessidade de tempo suficiente de observação para o surgimento dos sintomas. Por exemplo, reações eczematosas podem levar mais de 48 horas para se desenvolverem.

Determinação dos desfechos do TPO

- Reações mediadas por IgE: a avaliação dos resultados do TPO é fácil de ser realizada nos extremos das apresentações clínicas, ou seja, quando uma criança ingere tranquilamente uma porção do alimento suspeito apropriada para a idade em um teste aberto e não apresenta sintomas (tolerância) ou, por outro lado, quando sintomas alérgicos de início imediato ocorrem na vigência de um teste duplo-cego placebo-controlado (alergia). Os cenários mais complicados ocorrem quando os sinais e sintomas são leves/moderados, subjetivos ou atípicos. Critérios mais rigorosos podem ser necessários em protocolos de pesquisa.
- Reações não mediadas por IgE: quando possível, os sintomas tardios devem ser interpretados de forma sistemática. Esses critérios de interpretação são melhor descritos e validados em casos de dermatite atópica.

Cuidados pós-procedimento

- TPO positivo: pacientes devem permanecer sob observação por, pelo menos, 4 horas após a provocação ou até que os sintomas tenham desaparecido. Em casos de reações graves, o paciente deve permanecer internado por, pelo menos, 12 horas. Providenciar educação sobre a identificação e manejo apropriado das reações para os pais ou responsáveis. Avaliação com nutricionista para estabelecimento de dieta de exclusão adequada. Revisão 24 horas pós-TPO via telefone para avaliação de sintomas tardios.
- TPO negativo: pacientes devem permanecer sob observação por, pelo menos, 2 horas após a provocação. Providenciar educação sobre a identificação e manejo apropriado das reações para os pais ou responsáveis, incluindo as de fase tardia. Avaliação com nutricionista para auxiliar na reintrodução do alimento, particularmente naqueles pacientes que têm aversão ao mesmo. Revisão 24 horas pós-TPO via telefone para avaliação de sintomas tardios.

- ■ *Testes* in vitro*: interpretação da dosagem de IgE sérica total e específica nas doenças alérgicas*

Em 1967, a quinta classe de imunoglobulina foi detectada contendo uma cadeia pesada ε, denominada IgE. A IgE existe como um monômero com peso molecular de cerca de 190.000 Da, e sua concentração no soro é altamente dependente de idade, constituindo aproximadamente 0,0005% do total das imunoglobulinas séricas do adulto. Devido ao fato da IgE não conseguir cruzar a barreira placentária em quantidades significativas, os níveis de IgE no sangue de cordão costumam ser baixos (< 2 KU/L). Os níveis médios de IgE aumentam progressivamente em crianças saudáveis até os 15 anos quando então começa a declinar da 2ª a 8ª décadas de vida.

306 LABORATÓRIO COM INTERPRETAÇÕES CLÍNICAS

Indivíduos atópicos produzem altos níveis de IgE em resposta a alérgenos ambientais, enquanto indivíduos não atópicos sintetizam outros isótipos de imunoglobulinas como IgM e IgG, e apenas uma pequena quantidade de IgE. A IgE é a imunoglobulina mais eficiente em se ligar aos receptores FcεR1 na superfície de mastócitos e basófilos, e está envolvida na imunidade contra parasitas e nas reações de hipersensibilidade imediata. Dentre as condições alérgicas associadas com reações de hipersensibilidade imediata, temos: asma, rinite alérgica, conjuntivite alérgica, dermatite atópica, alergia alimentar, reação alérgica a drogas e venenos, urticária e anafilaxia. Para essas condições, a pronta identificação do agente causal é fundamental para o estabelecimento de um tratamento efetivo.

Em particular, tanto para dermatite atópica como para alergia alimentar, é fundamental para a solicitação dos exames que o médico tenha uma compreensão do sistema imune e das características clínicas das reações alérgicas, para dessa maneira entender quando uma reação IgE mediada é esperada.

■ IgE sérica total

Apesar da IgE ser o principal anticorpo relacionado a reações de hipersensibilidade imediata, nível elevado de IgE não é sinônimo de presença de doença alérgica. Mesmo indivíduos não atópicos podem apresentar níveis elevados de IgE sérica total. Um aumento da IgE total pode ser observada em outras condições como parasitoses, imunodeficiências primárias (p. ex., síndrome de Wiskott-Aldrich e síndrome de hiper-IgE), infecção pelo HIV e neoplasias.

A avaliação de IgE específica pode ser feita por meio do teste de puntura (*in vivo*) ou da dosagem de IgE sérica.

A determinação de IgE total é realizada por ensaio imunoenzimático (ELISA). Os níveis séricos de IgE total, em geral, são expressos em unidades internacionais por mililitro (1 UI/mL) ou quilo unidades (1 kU/L) com base no padrão da Organização Mundial de Saúde (WHO). A conversão dos níveis de IgE para unidades de massa por volume (micrograma por litro) é feita multiplicando o valor de KU/L por 2,4 (1 KU/L = 2,4 μg/L = 2,4 ng/mL).

■ Testes de determinação de IgE específica sérica

Desde a primeira descrição de método para avaliar a concentração periférica no sangue da IgE, em 1967, vários métodos têm sido avaliados para avaliar a concentração da IgE específica para um determinado alérgeno. Inicialmente, os níveis de IgE específica sérica eram obtidos por meio de teste de radioalergosorvente (RAST) que foi substituído por outros métodos de maior sensibilidade (fluorescência enzimática). Atualmente, existem sistemas para detecção de IgE específica dos tipos monoplex e multiplex.

■ *Indicações*

O teste para identificação de IgE específica sérica, ou seja, o teste *in vitro*, apresenta algumas desvantagens com relação ao teste cutâneo, que são: o tempo maior para obtenção do resultado, custo mais elevado e menor sensibilidade para alguns alérgenos. Entretanto, a dosagem de IgE específica sérica é preferível ao teste cutâneo, especialmente em algumas situações: a) em lactentes com baixa reatividade cutânea; b) em pacientes com extensas lesões de pele ou com dermografismo; c) em uso de algumas medicações (em especial anti-histamínicos, antidepressivos tricíclicos e betabloqueadores); d) pacientes com distúrbios de coagulação; e) pós-quadro de anafilaxia (até 6 semanas); f) risco de reações sistêmicas graves como anafilaxia; g) em situações em que é importante confirmar o teste cutâneo e quando não há extrato alergênico disponível para o teste cutâneo.

ESTUDO FUNCIONAL DO SISTEMA IMUNE **307**

▪ *Técnicas de identificação da IgE específica*

• Sistemas monoplex

Esses sistemas foram implementados em algumas plataformas, em particular o ImmunoCAP Phadia Immunosystem (Thermofisher) e o Immulite (Siemens). O sistema da Phadia utiliza um ensaio imunoenzimático caracterizado por uma grande quantidade de alérgeno conjugado com uma fase sólida. Dessa maneira, o ImmunoCAP é capaz de detectar tanto doses extremamente baixas como extremamente altas de IgE específica. O Immulite é baseado na quimioluminescência, e também utiliza uma grande quantidade de alérgeno conjugado a uma fase sólida por uma "ponte molecular".

• Sistemas multiplex

A abordagem multiplex é baseada em alérgenos (moléculas naturais altamente purificadas e componentes recombinantes) combinados em um painel fixo. Por isso, a lista de moléculas incluídas nos ensaios multiplex depende da relevância dos alérgenos, do valor real no processo diagnóstico e na capacidade daquela molécula se ligar à fase sólida. Isso foi possibilitado pelos avanços na nanotecnologia e biologia molecular. Como importante avanço da biologia molecular, temos uma identificação mais precisa das frações proteicas capazes de estimular o sistema imunológico do paciente alérgico. O termo "componentes proteicos para diagnóstico" (CRD) designa o painel de alérgenos purificados, naturais ou recombinantes, biologicamente identificados como responsáveis pela sensibilização a determinada fonte alergênica. O CRD possibilita a identificação de um perfil individual de sensibilização a diferentes proteínas da mesma fonte alergênica, adicionando informações como padrão de sensibilização em diferentes áreas geográficas, sensibilização a proteínas associadas a maior chance de reações graves e sensibilização a proteínas homólogas em diferentes fontes alergênicas, com possível chance de reação cruzada.

O primeiro *microarray* ou *biochips* para alérgenos foi o ISAC (Immuno Solid-Phase Allergen Chip), que foi descrito em 2002 e encontra-se disponível no nosso meio. O ImmunoCAP-ISAC System permite a determinação simultânea de IgE específica para 112 alérgenos com apenas 30 μL de soro. Recentemente, outras plataformas foram desenvolvidas, como a MedALL e a Microtest.

▪ *Considerações sobre os testes* in vitro

É de vital importância entender que a IgE específica só deve ser solicitada na presença de uma história clínica sugestiva de envolvimento daquele alérgeno. Para esta avaliação, a anamnese detalhada é a grande aliada do médico. A presença de IgE específica para um determinado alérgeno pode significar apenas sensibilização e não ter impacto na fisiopatologia do seu quadro alérgico.

É essencial, também, evitar o pedido indiscriminado ou inadequado desses exames. Em especial, os testes do tipo *microarray* que disponibilizam resultados simultâneos de uma ampla gama de alérgenos requerem uma expertise especial por parte do médico imunologista para interpretação dos seus resultados. Dessa maneira, algumas considerações de atitudes que podem ser considerados como má prática: a) solicitação de IgE específica para reações que não são mediadas por IgE; b) para alérgenos que o paciente não tem contato ou história clínica positiva ou mesmo para agentes que não induzem a produção de IgE (p. ex., corantes, analgésicos e anti-inflamatórios).

▪ Interpretação dos testes de hipersensibilidade imediata

Os testes de avaliação de hipersensibilidade imediata são aqueles que identificam a IgE específica a um determinado alérgeno. A informação mais importante a qual o médico tem que estar atento é que a presença de uma IgE específica positiva não é sinônimo de doença alérgica quando não apoiada por uma história clínica sugestiva ou teste de provocação oral positivo, podendo refletir apenas sensibilização.

Vários estudos vêm tentando estabelecer um tamanho de pápula ou um limite de nível sérico de IgE específica capaz de prever reações clínicas. Existem limitações importantes nessas determinações, principalmente no que se refere à população estudada.

Sporik e colaboradores mostraram que os pacientes apresentavam 100% de chance de apresentar reação clínica na provocação oral quando apresentavam diâmetro de pápula acima de 8 mm para leite de vaca, 7 mm para ovo e 8 mm para amendoim.

Um estudo mostrou que, a partir de determinados níveis séricos de IgE específica, a chance de apresentar reações clínicas chegaria a 90%, sendo estes níveis: 7 KU/L para ovo; 15 KU/L para leite de vaca, 14 KU/L para amendoim; 3 KU/L para peixe; 30 KU/L para soja e 26 KU/L para trigo.

Outro estudo avaliou 163 crianças com alergia ao leite de vaca, analisou se a tolerância ao leite de vaca poderia ser prevista pelo teste cutâneo ou IgE específica e mostrando pápulas menores que 5 mm e valores de IgE específica menores que 2 KU/L para leite de vaca, identificou 83 e 82% das crianças que se tornavam tolerantes aos 4 anos de idade, respectivamente. Um estudo avaliou a capacidade do teste cutâneo de leitura imediata para alimentos ser capaz de prever a positividade do teste de provocação oral e mostrou predição de probabilidade de 99% para pápulas maiores que 17,8 mm para ovo e 17,3 para leite de vaca.

O padrão-ouro para diagnóstico de anafilaxia ao trigo, induzida pelo exercício, é a provocação com exercício duplo-cego placebo-controlado; entretanto, este teste consome tempo e é potencialmente perigoso, fazendo com que seja desejado um teste laboratorial capaz de prever reações sistêmicas. Estudos prévios mostraram que apenas 41% dos pacientes com anafilaxia ao trigo, induzida pelo exercício, apresentavam IgE específica para o trigo detectada pelo ImmunoCAP. Porém, a IgE anti ômega-5-gliadina mostrou uma sensibilidade de 80% em adultos com especificidade de 96% com valor de corte de 0,89 KU/L, confirmada em estudo recente com valor de corte de 0,83 KU/L. Um teste negativo de IgE anti ômega-5-gliadina não afasta completamente a alergia ao trigo induzida por exercício, pois ainda há a possibilidade do indivíduo ser alérgico a gluteninas de alto peso molecular.

■ Reações mediadas por imunocomplexos e ativação do complemento

■ *Doença por imunocomplexos*

São reações de hipersensibilidade do tipo III nas quais complexos formados por antígeno-anticorpo-complemento são responsáveis pela lesão tecidual.

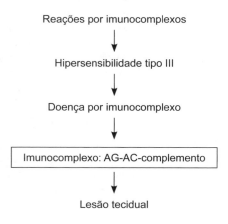

ESTUDO FUNCIONAL DO SISTEMA IMUNE 309

Nas reações de hipersensibilidade do tipo III há a formação de imunocomplexos solúveis circulantes de tamanho intermediário que são capazes de ativar o complemento. Quando antígenos solúveis são introduzidos continuamente ou em larga quantidade, o catabolismo normal fica sobrecarregado. Frente a obstáculos como alvéolos ou membranas basais glomerulares, os imunocomplexos se depositam e determinam lise nas proximidades, que causam alterações funcionais locais. Além disso, os imunocomplexos ativam o sistema complemento provocando aumento da permeabilidade vascular e edema local. Isto induz a variadas consequências clínicas como vasculite cutânea, glomerulonefrite, sinovite.

Em linhas gerais, as reações por imunocomplexos são semelhantes, variando o quadro clínico de acordo com o sítio acometido. Ocorre sempre um período de latência de 3 a 4 semanas entre o primeiro contato antigênico e o aparecimento dos sintomas. Em um segundo contato com mesmo antígeno, o período de latência pode ser de 4 a 5 dias. O paciente, após esse período, começa a apresentar febre baixa ou alta, adenomegalias, esplenomegalia, erupções cutâneas e dores articulares. Quando ocorre comprometimento pulmonar ou renal há sintomatologia específica, podendo ocasionalmente evoluir para óbito por insuficiência respiratória ou renal.

- Doença do soro

Soros heterólogos, como soro equino antiveneno de cobra, podem ter alto poder antigênico, e a formação de imunocomplexos é favorecida quando há moderado excesso de antígenos com relação aos anticorpos circulantes. Na maioria dos casos, não há deposição importante de imunocomplexos e a evolução é boa. Classicamente, a doença do soro é o resultado da presença de grande quantidade de antígenos circulantes em um indivíduo previamente sensibilizado, ou em um paciente no qual o antígeno continua a circular até que uma resposta de anticorpos vigorosa se desenvolva. Atualmente, ocorre mais frequentemente com drogas (p. ex., penicilina), já que o uso de soros heterólogos vem diminuindo ao longo do tempo. O início da formação do complexo imune é marcado pela evidência laboratorial do consumo do complemento, presença de urticária e erupções morbiliformes, febre, linfadenopatia, sinovite e proteinúria. Histologicamente, observa-se vasculite leucocitoclástica e deposição de IgM/IgG e fragmentos de C3.

- Pneumonites ou alveolites por hipersensibilidade

Consiste em doença pulmonar na qual os imunocomplexos depositam-se nos pulmões. Na maioria das vezes, estão associadas a exposições ocupacionais. Na doença pulmonar de criadores de pombo, os antígenos encontram-se em proteínas desta ave; no caso de doença pulmonar dos tratadores de cobaias (ratos, camundongos etc.), os antígenos que provocam esta patologia encontram-se no pelo ou urina desses roedores.

É importante destacar que, em pacientes com asma, podemos observar uma reação mediada por imunocomplexo associada à presença de antígenos fúngicos, principalmente esporos e hifas de *Aspergillus fumigatus*, caracterizando uma doença conhecida como aspergilose broncopulmonar alérgica (ABPA).

- Infecções persistentes

Na hanseníase, malária, dengue, endocardite infecciosa e outras doenças infecciosas crônicas ou persistentes, podem ocorrer reações mediadas por deposição tecidual de imunocomplexos.

- Drogas

Alguns fármacos agem como antígenos ou haptenos unindo-se a proteínas do organismo. Após três semanas da administração, o paciente apresenta exantema, febre, dores articulares, adenoesple-

310 LABORATÓRIO COM INTERPRETAÇÕES CLÍNICAS

nomegalia. Com a interrupção do uso dessas drogas, quase sempre não há progressão para o comprometimento renal ou pulmonar.

O tratamento da doença por imunocomplexos consiste na retirada do antígeno, o que no caso de reação a drogas é relativamente mais simples. A evolução geralmente é boa. Em caso de infecção, é necessário o tratamento da mesma. É importante não permitir que o quadro evolua para o comprometimento pulmonar ou renal.

■ Doenças autoimunes

Os imunocomplexos podem ser compostos por antígenos heterólogos ou por antígenos do próprio indivíduo (autoimunidade).

Algumas doenças autoimunes cursam com depósitos de imunocomplexos. Na artrite reumatoide há deposição de imunocomplexos em sinóvia, na dermatomiosite há depósito na derme e no músculo, e no lúpus eritematoso sistêmico há depósitos em diferentes locais como pele, pulmões, articulações e rins. Em doenças autoimunes, pode haver persistência da formação de imunocomplexos, por vezes indicação do uso de corticoesteroides na tentativa de diminuir o processo inflamatório e a formação de complexos imunes.

• Avaliação laboratorial da presença de imunocomplexos

Na maioria dos casos, a lesão tecidual mediada por imunocomplexos é diagnosticada usando uma combinação dos achados clínicos e laboratoriais. É importante lembrar que imunocomplexos circulantes são encontrados em diversas situações clínicas, e frequentemente sua simples presença não indica doença induzida por complexos imunes. Em algumas situações, a participação dos imunocomplexos é importante apenas no início da patologia, não sendo mais relevante após o estabelecimento do processo inflamatório. Em outras situações, eles podem se formar apenas localmente nos tecidos, nunca sendo detectados na circulação.

Os testes utilizados na avaliação da presença de imunocomplexos circulantes ou teciduais são:

1. Testes de avaliação da atividade do complemento: indisponíveis na maioria dos hospitais, sendo mais utilizados em protocolos de pesquisa.
   - Dosagem dos níveis dos fragmentos de clivagem dos componentes do complemento, tais como C3d;
   - Avaliação da presença de neoantígenos formados somente quando o complemento é ativado, tais como poli-C9 (estrutura multimérica de C9 polimerizado quando da formação do MAC);
   - Presença de complexos entre componentes, tais como C3b e properdina, ou C1 e inibidor de C1, cuja presença sugere ativação do complemento *in vivo*, já que estes complexos não existem normalmente na circulação.

2. Avaliação dos níveis de componentes do complemento: a redução dos níveis dos componentes do complemento indica ativação imunológica. Quedas nos níveis de C4 e C3 sugerem ativação da via clássica (padrão comumente observado no lúpus eritematoso sistêmico – LES). Diminuições nos níveis de C3 e fator B ou properdina sugerem ativação da via alternativa, como observado, por exemplo, na glomerulonefrite membranoproliferativa. A diminuição dos níveis de C1q também é um indicativo da presença de imunocomplexos, pois o mesmo é consumido durante a ativação mediada por complexos imunes. É importante destacar que, a avaliação dos níveis dos componentes do complemento constitui-se em um parâmetro útil no monitoramento de algumas doenças, como o LES, nas quais os níveis baixos são indicativos de atividade da doença. Entretanto, os níveis dos componentes do complemento são menos úteis em outras patologias, tais como as vasculites, nas quais

ESTUDO FUNCIONAL DO SISTEMA IMUNE **311**

o complemento pode participar da lesão tecidual em curso, mas uma queda nos níveis de complemento no plasma não é regularmente observada.

3. Testes indiretos da presença de imunocomplexos:
   - Dosagem de crioprecipitados contendo IgG/IgM;
   - Presença de vários anticorpos tecido-específicos, tais como anti-DNA, sugerem a presença de autoimunidade;
   - Presença de antígenos específicos, tais como HBsAg, em situações clínicas apropriadas, podem sugerir a presença de ativação de complexos imunes.

■ Regulação do complemento/deficiência de inibidor de C1 esterase (C1-INH)

A via clássica é estimulada intensamente quando ocorre a formação de anticorpos em excesso, assim como pode acontecer em doenças autoimunes. A via alternativa pode ser continuamente ativada por agentes extrínsecos. Existem mecanismos reguladores para que não ocorra ativação constante do complemento.

- Reguladores do sistema do complemento
   - Inibidor da C1 esterase.
   - Protectina (CD59): impede a inserção do MAC.
   - DAF (CD55 ou fator de aceleração do decaimento): aumenta a clivagem de C3 convertase.
   - Proteína cofator de membrana (MCP ou CD46): impede a clivagem de C3b e C4b.
   - Proteína ligante de C4 (CD52): inibe o catabolismo de C4b.
   - Fibronectina: impede a inserção de C5b67 na superfície.

Inibidor de C1 esterase

O inibidor da C1 esterase (C1-INH) atua como um dos principais mecanismos inibitórios. Trata-se de uma glicoproteína com síntese geneticamente definida. Pode ligar-se ao local de atividade de C1r e C1s ou ao C1q livre, ou inativar o MASP (serina proteinase associada a manose), impedindo a ativação de C1 da via clássica e a via das lecitinas. Inibe também o fator de Hageman ativado, ocasionando inibição do sistema de coagulação, do sistema fibrinolítico e do sistema gerador de cininas. A deficiência quantitativa ou qualitativa do inibidor de C1-INH leva a uma exacerbação da atividade e do consumo do complemento, tendo menores consequências na coagulação e fibrinólise.

A deficiência quantitativa ou funcional do C1-INH leva a uma doença chamada angioedema hereditário (AEH), transmitida por herança autossômica dominante com os sintomas sendo decorrentes de crises de edema em diversos órgãos. O AEH pode causar óbito por edema de laringe e asfixia, com taxa de mortalidade estimada em 25 a 40% nos pacientes que não são identificados e corretamente tratados. A morbidade do AEH está associada principalmente ao edema de laringe e ao edema de alças intestinais; este último pode simular abdome agudo cirúrgico, sendo muitas vezes o paciente submetido a laparotomia desnecessária. Os pacientes com AEH apresentam deficiência (quantitativa e/ou qualitativa) do C1-INH, que é uma enzima inibidora das proteases da classe das serpinas (serina protease inibidora). O C1-INH inibe as esterases C1r e C1s do sistema do complemento, que se ligam e ativam C1q. Sem a inibição, a ativação do sistema complemento encontra-se exacerbada. O C1-INH também atua na inibição de outras vias de ativação do sistema complemento e participa na regulação dos sistemas de coagulação e da fibrinose. A deficiência de C1-INH acarreta aumento na produção de bradicinina.

312 LABORATÓRIO COM INTERPRETAÇÕES CLÍNICAS

O AEH é dividido em três grupos:

1. Tipo I: diminuição quantitativa da síntese de C1-INH (80-85% dos casos).
2. Tipo II: a produção de C1-INH ocorre em quantidades adequadas, porém com função alterada – qualitativa (15-20%).
3. Tipo III: raro – C1-INH está em níveis normais tanto em quantidade quanto funcionalmente. Acomete principalmente mulheres e engloba doenças com diferentes etiopatogenias e apresentação clínica comum.

O angioedema por deficiência adquirida de C1-INH é uma doença rara, não familiar, que ocorre predominantemente em pacientes idosos de ambos os sexos, associada ao consumo excessivo do C1-INH, secundário a uma doença de base (geralmente tumores). A clínica é semelhante à da forma hereditária.

O diagnóstico de AEH baseia-se na história clínica, exame físico e investigação laboratorial. O principal exame de triagem é a dosagem dos níveis séricos de C4. Com a deficiência, ocorre a ativação permanente do sistema do complemento, com consumo elevado de C4, mesmo quando o paciente não está em crise de angioedema. Apenas em 2-5% dos casos o nível de C4 normaliza no período intercrise. Concomitantemente à dosagem sérica de C4, as determinações quantitativa e funcional do C1-INH devem ser realizadas. É importante salientar que a avaliação funcional só é necessária quando a determinação quantitativa estiver normal e houver clínica sugestiva da doença. Se as dosagens de C4 e do C1-INH (quantitativa e qualitativa) estiverem normais e a suspeita clínica permanecer, esses exames devem ser repetidos durante uma crise de angioedema. Exames normais podem indicar o diagnóstico de AEH tipo III.

No angioedema adquirido, observamos níveis baixos de C4, de C1-INH quantitativo e funcional e de C1q. A dosagem de C1q nestes casos auxilia no diagnóstico diferencial.

■ Reações mediadas por células

■ *Testes* in vivo

• Testes cutâneos de hipersensibilidade tardia

Os testes cutâneos de hipersensibilidade aos antígenos de memória são clinicamente relevantes na investigação da integridade do sistema de apresentação antigênica e da resposta imune celular. Por isso, os testes intradérmicos permanecem como um recurso útil e de baixo custo na avaliação de imunodeficiências e de exposição a doenças infecciosas.

Técnica

O teste de Mantoux é o mais utilizado. Consiste na administração, por via intradérmica, de 0,1 mL de tuberculina bruta diluída 1:1.000. É um teste qualitativo, que revela se houve ou não contato prévio com o bacilo da tuberculose.

Um aspecto característico da injeção por via intradérmica é o "sinal em casca de laranja", gerado pelo abaulamento e dilatação dos poros da pele. A injeção subcutânea favorece uma absorção mais rápida da tuberculina, com risco de um resultado falso-negativo por falha técnica.

É considerada como reação inespecífica a formação de uma pápula de 5 a 10 mm de diâmetro no ponto de inoculação e/ou sensação transitória de queimação. A enduração local é o que caracteriza a reatividade à tuberculina.

Antígenos de memória

A reatividade aos antígenos de memória resulta da sensibilização prévia decorrente de imunizações na infância ou de contatos com microrganismos aos quais estamos naturalmente expostos.

ESTUDO FUNCIONAL DO SISTEMA IMUNE **313**

Cerca de 95% dos adultos sadios apresentam reatividade positiva a pelo menos um dos antígenos de memória, tais como PPD, candidina, tricofitina ou toxoide tetânico.

Interpretação dos resultados

Um infiltrado inflamatório composto basicamente por células mononucleares ocorre 24 a 48 horas após a injeção intradérmica do antígeno de memória. Esse infiltrado, associado ao edema local, resulta na enduração da pele. O diâmetro da enduração, e não do eritema, determina o índice de hipersensibilidade. A sua medida deve ser realizada 48 a 72 horas após a inoculação do antígeno. Quando testes com múltiplos antígenos são interpretados coletivamente, a identificação de dois ou mais testes com diâmetro de 2 mm pode ser considerado como evidência de hipersensibilidade tardia intacta. Quando apenas um antígeno é usado, uma enduração de diâmetro igual ou superior a 5 mm é indicativa de teste positivo.

Resultados falsos-negativos podem ocorrer durante o uso de corticosteroides, anti-inflamatórios e drogas imunossupressoras. Os testes cutâneos de hipersensibilidade tardia possuem valor limitado na avaliação da imunidade celular em crianças abaixo de 5 anos e em idosos.

* Testes de contato

Os testes de contato foram introduzidos por J. Jadassohn, em 1894, mas coube a Cooke, a partir de 1916, a sua utilização como método rotineiro para o diagnóstico da dermatite de contato. Desde então, diversas modificações foram implementadas, com o objetivo de aperfeiçoamento da técnica.

O teste de contato é uma reprodução, em miniatura, de um eczema de contato, onde os supostos agentes desencadeadores são aplicados diretamente sobre a pele, com o objetivo de se identificar o antígeno responsável pela lesão. É um procedimento diagnóstico seguro, de custo relativamente baixo, de fácil execução, de boa sensibilidade e especificidade média de 70% quando realizado por profissional adequadamente treinado.

Indicação

Se há suspeita de alergia, o teste de contato deve ser considerado em qualquer paciente com quadros de dermatite aguda ou crônica, independentemente da idade.

Técnica de realização

O teste de contato consiste na aplicação tópica de quantidades ótimas de alérgenos diluídos em veículo apropriado, por um período suficiente para elicitar uma reação alérgica de contato. Os testes devem ser realizados em uma área de pele sadia e sem lesões residuais. A região dorsal é mais frequentemente utilizada, reservando-se o braço para testes com poucos elementos ou quando há algum impedimento para a aplicação do teste no dorso (lesões cutâneas, grandes tatuagens, sudorese excessiva etc.). A leitura deve ser realizada entre 48 e 96 horas na dermatite de contato e 20 a 30 minutos na urticária de contato.

É fundamental o emprego de baterias de testes de contato padronizadas e dentro do prazo de validade. Uma substância muito concentrada atua como irritante primário, ocasionando reação falso-positiva; quando muito diluída, pode não induzir respostas, resultando em reação falso-negativa.

Um grupo de estudos em dermatite de contato elaborou uma bateria-padrão brasileira, composta por 30 substâncias, a partir da realização de testes de contato em 967 pacientes (Quadro 21.1). A posição de algumas substâncias na bateria-padrão brasileira foi posteriormente modificada com o objetivo de evitar resultados falsos-positivos.

Baterias específicas, tais como baterias de cosméticos, também estão disponíveis comercialmente.

314 LABORATÓRIO COM INTERPRETAÇÕES CLÍNICAS

Quadro 21.1. Composição da bateria-padrão brasileira de teste de contato

1.	Antraquinona	16.	Mercapto-mix
2.	Bálsamo do Peru	17.	Neomicina
3.	Benzocaína	18.	Nitrofurazona
4.	Bicromato de potássio	19.	Parabeno-mix
5.	Butil fenol paraterciário	20.	Parafenilenodiamina
6.	Carba-mix	21.	Perfume-mix
7.	Cloreto de cobalto	22.	PPD-mix
8.	Colofônia	23.	Prometazina
9.	Epóxi-resina	24.	Propilenoglicol
10.	Etilenodiamina	25.	Quartenium 15
11.	Formaldeído	26.	Quinolina-mix
12.	Hidroquinona	27.	Sulfato de níquel
13.	Irgasan	28.	Terebintina
14.	Kathon CG	29.	Timerosol
15.	Lanolina	30.	Tiuran-mix

Procedimento técnico nos testes de contato (Figura 21.14)

1. Limpeza da pele no local de aplicação do teste, de preferência com éter.
2. Montagem do teste, utilizando-se fita adesiva com discos contensores de alumínio de 8 mm de diâmetro afixados em sua parte central. Pequena quantidade de cada alérgeno a ser testado é colocada na parte central dos discos de alumínio.
3. Colocar as substâncias em contato com a pele, fazendo pequena pressão sobre cada um dos discos. Ocluir o conjunto com fita adesiva.
4. Não molhar, não coçar e evitar exercícios durante o período de teste.
5. O teste deve ser mantido sobre a pele por 48 horas. Na ocorrência de reações intensas, deverá ser retirado precocemente. Depois deste período, retirar os testes e limpar a pele com álcool. Fazer a primeira leitura após descanso de 30 minutos para redução do eritema.
6. Reforçar os limites dos testes com tinta especial para pele.
7. Em caso de suspeita de fotossensibilização, e tomando as devidas precauções, recomendar ao paciente que exponha à luz solar o local dos testes por, aproximadamente, 30 minutos.
8. Segunda leitura após 24 a 48 horas da retirada dos testes (ou seja, 72 a 96 horas após o início do procedimento).

Leitura dos testes

Todas as substâncias aplicadas devem ser removidas em 48 horas após a aplicação, para que seja realizada a primeira leitura. Entre a retirada do contensor e a leitura, deve-se aguardar 30 minutos para que a vermelhidão inespecífica provocada pela pressão do contensor desapareça. A reação positiva é um eczema de intensidade variável. A gradação da intensidade pode ser feita em cruzes, de acordo com os seguintes critérios:

- Reação negativa (–) = ausência de resposta.
- Reação duvidosa (?) = eritema pálido.
- Reação fraca (+) = eritema não vesicular, infiltração, pápulas discretas, prurido.

ESTUDO FUNCIONAL DO SISTEMA IMUNE 315

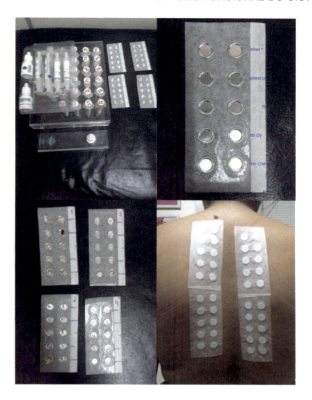

Figura 21.14. *Técnica de montagem e aplicação do teste de contato. (Fonte: Serviço de Imunologia Clínica – UFF.)*

- Reação moderada (++) = eritema, vesiculação, infiltração, pápulas, prurido.
- Reação forte (+++) = eritema e infiltração intensos, edema, vesículas coalescentes, reação bolhosa ocasional, prurido.

Em casos de reação irritativa (irritante primário), as alterações cutâneas são observadas principalmente na borda do disco contensor, caracterizadas por eritema que tende a desaparecer na leitura de 72 ou 96 horas.

A maioria dos alérgenos, mesmo aqueles presentes nas baterias padronizadas, pode atuar como irritantes primários. A distinção entre reações irritativas e alérgicas pode ser difícil. De modo geral, as reações alérgicas são mais pruriginosas, de duração mais prolongada e tipicamente se estendem para além dos limites dos discos. Nos quadros irritativos, os pacientes relatam sensação de queimação, as reações tendem a ser delimitadas e mais pronunciadas nos limites do disco, local de maior acúmulo da substância, e após a retirada do teste as lesões desaparecem rapidamente.

Devido ao fato de até 30% das substâncias sensibilizantes poderem apresentar um resultado falso-negativo em 48 horas, uma segunda leitura deve ser realizada entre 3 e 7 dias após a aplicação inicial. Não há um consenso sobre qual o intervalo ótimo para esta segunda leitura, mas sugere-se que a mesma seja feita em 96 horas. É importante destacar que algumas substâncias, tais como metais, antibióticos tópicos (neomicina), corticosteroides tópicos, colas e preservativos podem apresentar uma positividade tardia, em 7 ou mais dias após a aplicação dos testes.

316 LABORATÓRIO COM INTERPRETAÇÕES CLÍNICAS

Interpretação de resultados positivos no teste de contato

A interpretação do teste de contato deve ser criteriosa. A presença de um teste positivo indica que há reação de hipersensibilidade tardia àquele alérgeno. Contudo, isso não significa que seja ele o agente desencadeante da dermatite de contato. Essa conclusão depende da relevância do alérgeno em função do quadro clínico atual, o que pode ser estabelecido pela história e pelo exame físico, procurando-se estabelecer a presença ou não de nexo causal. Se a história for compatível, o alérgeno poderá ser considerado causa primária da dermatite ou fator secundário de agravamento. Uma reação positiva para um determinada substância na leitura de 48 horas, com posterior negativação na leitura de 72 ou 96 horas indica a presença de provável reação por irritante primário. Mas quando observamos o oposto (teste negativo na leitura de 48 horas com positividade na leitura de 72 ou 96 horas), geralmente estamos diante de uma reação de hipersensibilidade tardia.

Reações falsos-positivas podem ocorrer na "síndrome da pele excitada", um estado de hiperreatividade cutânea resultante de um teste fortemente positivo a determinada substância ou de uma doença inflamatória crônica da pele. A ocorrência de múltiplas positividades em um indivíduo decorre provavelmente do efeito irritativo primário sobre pele hiper-reativa. Nesse caso, está indicada uma retestagem posterior, utilizando-se isoladamente as substâncias suspeitas ou anteriormente reveladas reatoras.

Além dos irritantes primários, resultados falsos-positivos podem estar associados a testes em área de irritação traumática da pele, sensibilização ao material utilizado como contensor, em áreas de coloração anormal da pele e na presença de impurezas no material testado.

Interpretação de resultados negativos no teste de contato

Se a técnica de realização do teste for corretamente executada e o resultado for negativo, é necessário rever o diagnóstico de dermatite de contato ou incluir novas substâncias não presentes na bateria-padrão utilizada. Contudo, em muitas ocasiões, o teste de contato não consegue reproduzir fielmente todas as condições que levaram ao surgimento da dermatite. Fatores locais, tais como sudorese, calor, atrito e pressão, podem não ser reprodutíveis, levando a um resultado falso-negativo.

Resultados falsos-negativos

1. Utilização de alérgeno com baixa concentração ou diferenças no pH.
2. Veículo incompatível com o alérgeno testado.
3. Não observância da leitura tardia (72 ou 96 horas).
4. Não exposição à luz solar ou ultravioleta (dermatites fotoalérgicas).
5. Diminuição da reatividade cutânea devida ao uso de corticosteroides.
6. Testes realizados logo após quadro de eczema intenso.

• Teste de contato aberto

É uma variação do teste de contato, utilizada quando se suspeita que o indivíduo é muito sensível a determinada substância ou quando a mesma não se encontra disponível em baterias padronizadas. Também é recomendado no diagnóstico da urticária de contato.

Consiste em aplicar a substância suspeita duas vezes ao dia, durante 7 dias, na face interna da prega cubital ou na região retroauricular, sem oclusão. O local do teste pode ser delimitado com o uso de vaselina. A leitura é feita após esse período, observando-se a presença ou não de eczema.

Esse tipo de procedimento é utilizado principalmente com cosméticos, cremes, perfumes e desodorantes, não devendo ser utilizado com substâncias cujo potencial irritativo seja desconhecido.

Nos casos de suspeita de urticária de contato, a leitura é feita 30 minutos após a aplicação da substância.

ESTUDO FUNCIONAL DO SISTEMA IMUNE **317**

Complicações dos testes de contato

São pouco comuns. A possibilidade de indução de sensibilização existe, mas é muito rara. Discromias cutâneas (hipocromia ou hipercromia), infecções secundárias, ulceração ou necrose da pele, formação de queloide ou cicatriz, e exacerbação da dermatite de contato são complicações potenciais, porém incomuns.

- ## Teste de contato atópico (TCA, Atopy Patch Test)

O teste de contato atópico é realizado seguindo raciocínio semelhante ao do teste de contato, descrito anteriormente, para o diagnóstico da dermatite de contato. Entretanto, são utilizados antígenos visando diagnosticar hipersensibilidade tardia a alimentos, aeroalérgenos e medicamentos. O uso desse método ainda não é muito difundido na prática clínica por existirem dúvidas referentes à concentração ideal do alérgeno, ao tempo que este deve ficar em contato com a pele, bem como controvérsias na interpretação dos resultados obtidos.

O TCA parece ter maior sensibilidade em crianças que em adultos, podendo ser realizado em menores de 2 anos. Este dado é relevante uma vez que o teste foi desenvolvido, inicialmente, para diagnosticar reações cutâneas tardias em crianças com dermatite atópica e forte suspeita de alergia alimentar à proteína do leite de vaca e do ovo. Burcks demonstrou que 35% de 165 crianças com dermatite atópica tiveram diagnóstico de alergia alimentar. O teste de contato atópico, juntamente com o teste de puntura ou pesquisa de IgE específica, principalmente para proteínas do leite de vaca, ovo e trigo, pode ser método substitutivo à dieta de exclusão na avaliação de alergia em casos de dermatite atópica.

Vale ressaltar também a utilização desse método diagnóstico quando há suspeita de esofagite eosinofílica, onde tem-se a presença de eosinófilos no esôfago (> 15/campo de observação) e associação frequente com alergia alimentar. O TCA, em associação com a história clínica, pode ser utilizado para orientar a dieta de exclusão.

A técnica recomendada é a colocação do alérgeno na placa adesiva do teste de contato, em diluições que variam de 1/1 a 1/1.000, em solução aquosa ou vaselina. Esta última induz respostas mais intensas. Alguns pesquisadores chamam a atenção para o fato de que concentrações maiores do alérgeno podem levar a irritação cutânea, gerando um resultado falso-positivo. O alérgeno é aplicado em disco de papel de filtro ou alumínio de diâmetros de 8 ou 12 mm. O disco de alumínio normalmente disponível em nosso meio é o de 8 mm.

Estudo nacional para padronização da técnica do TCA utilizou a seguinte metodologia: foram aplicados dois testes idênticos no dorso do paciente. Uma primeira leitura foi feita após 24 horas, retirando-se um dos contensores aplicados. A segunda leitura foi após 48 horas, em ambos os testes aplicados. Uma leitura tardia foi realizada em 72 horas. Os resultados foram semelhantes, não havendo, portanto, um consenso do tempo mínimo de permanência do teste oclusivo. Outro estudo brasileiro fez a primeira leitura em 48 horas e uma leitura com 96 horas, de acordo com os critérios estabelecidos pelo Grupo Brasileiro de Estudos de Dermatite de Contato (GBEDC), aplicando as substâncias com 5 cm de distância entre si.

Em conclusão, o TCA é um método promissor no diagnóstico de alergias IgE mediadas (imediatas) ou não IgE mediadas (tardias), sobretudo para os casos em que há forte suspeita de alergia alimentar associada a quadros de dermatite atópica e esofagite eosinofílica.

- ## Testes in vitro: citometria de fluxo

A citometria de fluxo é uma tecnologia baseada no emprego de radiação laser e substâncias fluorescentes (fluorocromos), utilizada para determinar algumas características estruturais e funcionais de vários tipos de células e microrganismos. Esta tecnologia é usada para determinar componentes e propriedades de células e organelas celulares que fluem em uma suspensão celular.

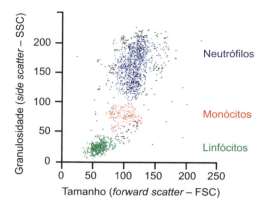

Figura 21.15. Gráfico representativo de granulosidade (SSC) e tamanho (FSC) de células polimorfonucleares de sangue periférico humano. (Adaptada de https://www.labome.com/method/Flow-Cytometry-A-Survey-and-the-Basics.html.)

Primeiro, o citômetro de fluxo fornece informações sobre as características morfológicas e estruturais da célula, o *forward scatter* (FS) que se relaciona com o tamanho e o *side scatter* (SS) com a granulosidade da célula ou partícula, e a combinação desses dois parâmetros permite uma diferenciação em três grupos de leucócitos (linfócitos, monócitos e granulócitos) em sangue total em situações de não malignidade (Figura 21.15). Segundo, as células previamente marcadas com anticorpo monoclonal conjugado a fluorocromos, uma vez excitadas pelo laser, emitem luz de acordo com suas características fluorescentes e são utilizadas para examinar aspectos bioquímicos, biofísicos e moleculares das células.

O citômetro de fluxo fornece, ainda, gráficos de frequência de células *versus* intensidade de luz como histograma de um único parâmetro (Figura 21.16). Geralmente, vários parâmetros em um estudo policromático são avaliados utilizando um gráfico que representa duas "cores" sequenciais que se subdividem progressivamente em subpopulações de células específicas (Figura 21.17).

Dessa maneira, a citometria de fluxo é uma ferramenta clínica para avaliação do sistema imune, podendo identificar ausência de populações ou subpopulações celulares específicas, pesquisar alteração de expressão de proteínas extracelulares ou intracelulares, avaliar alterações biológicas associadas a defeitos imunes específicos e características funcionais imunológicas específicas.

Imunodeficiências primárias

- Avaliação clínica e funcional

Imunodeficiência primária (IDP) corresponde a um grupo de doenças de natureza genética nas quais ocorre alguma falha no desenvolvimento ou função do sistema imune. Este grupo aumentou significativamente nas últimas duas décadas, englobando atualmente cerca de 300 doenças. Para a maioria delas são conhecidos os defeitos moleculares. As IDP sintomáticas têm prevalência estimada de 1:10.000 a 1:12.000 na população geral. As deficiências predominantemente de anticorpos são os tipos mais comum de IDP, correspondendo a cerca de 50% dos casos.

Bianualmente, o Comitê Especialista em IDP da IUIS (The International Union of Immunological Societies) publica uma extensa classificação das doenças, incluindo as recém-descobertas. Elas são organizadas em tabelas que compartilham patogênese ou manifestações clínicas similares, de acordo com o principal defeito imunológico envolvido, com intuito de facilitar o entendimento e orientar diagnóstico (Tabela 21.4).

ESTUDO FUNCIONAL DO SISTEMA IMUNE 319

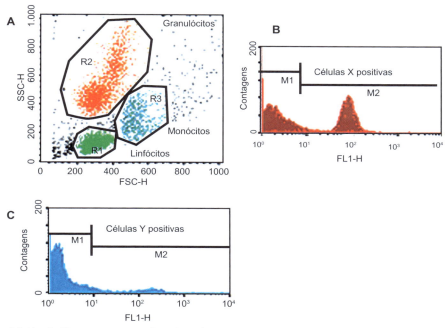

Figura 21.16. *Gráficos representando a frequência de células positivas para determinada proteína de superfície celular versus a intensidade de fluorescência de uma única proteína de superfície analisada.* **(A)** *Gráfico representativo de granulosidade (SSC) e tamanho (FSC) de células polimorfonucleares de sangue periférico;* **(B)** *Frequência de células positivas para o marcador de superfície X obtida a partir da área de seleção indicada no gráfico A;* **(C)** *Frequência de células positivas para o marcador de superfície Y obtida a partir da área de seleção representada no gráfico A. (Adaptada de http://www.vet.cornell.edu/labs/equineimmuno/phenotyping.cfm.)*

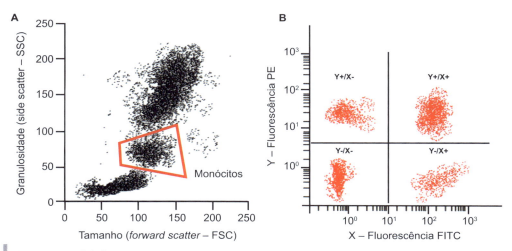

Figura 21.17. (A) *Seleção na região de população de monócitos em uma amostra de sangue periférico;* **(B)** *Dados de fluorescência da região selecionada de monócitos subdividindo em subpopulações de acordo com a expressão de proteínas de superfície específicas (X e Y). (Adaptada de https://www.labome.com/method/Flow-Cytometry-A-Survey-and-the-Basics.html.)*

320 LABORATÓRIO COM INTERPRETAÇÕES CLÍNICAS

Tabela 21.4. Classificação das IDP pela IUIS (The International Union of Immunological Societies)

Imunodeficiências afetando imunidade celular e humoral (combinadas) • Imunodeficiências combinadas severas (SCID) • Imunodeficiências combinadas geralmente menos profundas que as severas • Deficiência do ligante de CD40 (síndrome de hiper-IgM XL) • Síndrome de Omenn (*leaky* SCID)
Imunodeficiências combinadas com características associadas ou sindrômicas • Síndrome de Wiskott-Aldrich, ataxia-telangectasia, síndrome de DiGeorge • Síndrome de hiper-IgE AD (síndrome de Job)
Deficiências predominantemente de anticorpos • Redução severa em todos os isótipos de Ig com células B ausentes ou muito diminuídas • Deficiência de BTK (doença de Bruton – agamaglobulinemia congênita XL) • Redução severa em pelo menos 2 tipos de Ig com células B normais ou baixas • Imunodeficiência comum variável • Redução severa de IgG e IgA, com IgM normal ou elevada e número normal de células B • Síndrome de hiper-IgM AR • Deficiência de cadeia leve ou isótipo com número geralmente normal de células B • Deficiência isolada de subclasse de IgG; deficiência de IgA associada a subclasse de IgG • Deficiência específica de anticorpo; hipogamaglobulinemia transitória da infância
Doenças de desregulação imune • Síndromes de linfo-histiocitose fagocítica (HLH) familiar • HLH familiar sem hipopigmentação (deficiência de perforina, UNC13D/Munc13-4) • HLH familiar com hipopigmentação (síndrome de Chediak-Higash, síndrome de Griscelli) • Defeitos genéticos de células T regulatórias (T-Reg) • IPEX (imunodesregulação, poliendocrinopatia, enteropatia XL) • Autoimunidade com ou sem linfoproliferação • Síndrome linfoproliferativa autoimune (ALPS)
Defeitos congênitos no número e/ou função dos fagócitos • Neutropenias congênitas (doença de Kostmann; neutropenia cíclica) • Defeitos na motilidade (defeito de adesão leucocitária – LAD) • Defeito da explosão respiratória (doença granulomatosa crônica – DGC XL; DGC AR)
Defeitos na imunidade intrínseca ou inata • Suscetibilidade mendeliana a doença micobacteriana (MSMD) • Predisposição a infecções virais severas • Encefalite por vírus Herpes (deficiência de *Toll like receptor* 3 – TLR3) • Deficiência do caminho da sinalização de TLR (deficiência de IRAK4, MYD88)
Desordens autoinflamatórias • Defeitos afetando o inflamassoma (febre familiar do Mediterrâneo) • Defeitos não relacionado ao inflamassoma
Deficiências do complemento • Defeitos de componentes da cascata integral • Defeitos de reguladores do complemento (angioedema hereditário, defeito de fator B, D, properdina)
Fenocópias de IDP • Associadas com mutações somáticas • Associadas a autoanticorpos (angioedema adquirido)

XL: ligada ao X; AD: autossômica dominante; AR: autossômica recessiva.
Adaptada de Picardi C, et al. J Clin Immunol. 2015; 36:696-726.

ESTUDO FUNCIONAL DO SISTEMA IMUNE 321

Tabela 21.5. Sinais de alerta para IDP em crianças

10 Sinais de alerta para IDP na criança
1. Duas ou mais pneumonias no último ano
2. Quatro ou mais novas otites no último ano
3. Estomatites de repetição ou monilíase por mais de 2 meses
4. Abcessos de repetição ou ectima
5. Um episódio de infecção sistêmica grave (meningite, osteoartrite, septicemia)
6. Infecções intestinais de repetição / diarreia crônica
7. Asma grave, doença do colágeno ou doença autoimune
8. Efeito adverso ao BCG e/ou infecção por micobactéria
9. Fenótipo clínico sugestivo de síndrome associada à imunodeficiência
10. História familiar de imunodeficiência

Adaptada de BRAGID. Fundação Jeffrey Modell.

Tabela 21.6. Sinais de alerta para IDP nos adultos

10 Sinais de alerta para IDP no adulto
1. Duas ou mais novas otites no período de 1 ano
2. Duas ou mais novas sinusites no período de 1 ano na ausência de alergia
3. Uma pneumonia por ano por mais que 1 ano
4. Diarreia crônica com perda de peso
5. Infecções virais de repetição (resfriados, herpes, verrugas, condiloma)
6. Uso de antibiótico intravenoso de repetição para tratar infecção
7. Abcessos profundos de repetição na pele ou órgãos internos
8. Monilíase persistente ou infecção fúngica na pele ou qualquer lugar
9. Infecção por *Mycobacterium tuberculosis* ou micobactéria atípica
10. História familiar de imunodeficiência

Adaptada de BRAGID. Fundação Jeffrey Modell.

Característicamente, os quadros clínicos de infecções de repetição, graves, de longa duração, difícil tratamento, por organismos não usuais ou oportunistas devem levar à hipótese diagnóstica de IDP. Entretanto, autoimunidade, malignidade, atopia, linfoproliferação, granulomatose e inflamação estão frequentemente presentes, denotando desregulação do sistema imune. Os sinais de alerta que despertam a atenção para a possibilidade do diagnóstico de IDP em crianças e adultos são amplamente divulgados pelo Grupo Brasileiro de Imunodeficiências (BRAGID) (Tabelas 21.5 e 21.6).

O paciente com IDP apresenta maior suscetibilidade a determinado tipo de patógeno, de acordo com o compartimento da resposta imune que esteja comprometido (Tabela 21.7). A história médica, com particular atenção ao tipo, localização e gravidade das infecções, além de idade de início e história familiar, exame físico e identificação dos germes envolvidos devem fornecer as pistas quanto ao provável mecanismo subjacente da imunodeficiência, guiando assim a pesquisa laboratorial a ser realizada.

322 LABORATÓRIO COM INTERPRETAÇÕES CLÍNICAS

Tabela 21.7. Patógenos comuns e sítios de infecção de acordo com o defeito imune

Defeito imune	Sítios típicos de infecção	Patógenos comuns
Células B/ anticorpos	Sinopulmonar, gastrointestinal, articular, sistema nervoso central	Bactérias piogênicas: *Streptococcus pneumoniae, Haemophilus influenzae, Moraxella catarrhalis, Staphylococcus aureus* Enterovírus: echovírus, poliovírus Espécies de *Mycoplasma* Protozoários: *Giardia lamblia*
Células T	Generalizado (sepse), pulmonar, gastrointestinal, cutâneo	Vírus: CMV, adenovírus, *Molluscum* Fungos: espécies de *Candida* e *Aspergillus, Cryptococcus neoformans, Histoplasma capsulatum, Pneumocystis jirovecii* Bactérias piogênicas Protozoários: *Cryptosporidium parvum, Toxoplasma gondii*
Fagócitos	Cutâneo, linfonodal, hepático, pulmonar, ósseo, gastrointestinal, gengival/ periodontal	Bactéria: *Staphylococcus aureus, Serratia marcescens, Burkholderia cepacia, Pseudomonas aeruginosa, Escherichia coli, Klebsiella, Salmonella* Fungos: espécies de *Candida, Aspergillus* e *Nocardia*
Complemento	Generalizado (sepse), meníngeo	Bactérias piogênicas: *Streptococcus pneumoniae, Haemophilus influenzae*, espécies de *Neisseria*

Adaptada de Oliveira JB. JACI, 2010.

Exames laboratoriais de triagem são aplicáveis e seguidos de testes avançados, conforme indicado. Nesse contexto, as causas secundárias de imunodeficiência devem ser descartadas, como infecção pelo HIV, desnutrição, doenças gastrointestinais ou renais com perda proteica, hipoesplenismo secundário, doenças infiltrativas ou malignidade e uso de tratamento imunossupressor.

Na interpretação do quadro clínico em conjunto com as alterações laboratoriais, é interessante consultar os critérios para diagnóstico dos diversos tipos de IDP estabelecidos pela Sociedade Europeia para Imunodeficiências (ESID), os quais foram traduzidos e adaptados pelo BRAGID, ou podem ser consultados no endereço http://esid.org/ Working-Parties/Registry/Diagnosis-criteria.

▪ Avaliação da suspeita de defeitos em células B e resposta de anticorpos

Os pacientes, frequentemente, se apresentam com infecções bacterianas recorrentes do trato sinopulmonar e otite média por bactérias extracelulares.

• Dosagem das principais classes de imunoglobulinas: IgG, IgA, IgM e IgE

Os resultados devem ser comparados com os intervalos de referência para mesma faixa etária, sendo a curva de normalidade para população brasileira divulgada pelo Grupo Brasileiro de Imunodeficiências (BRAGID) (Tabela 21.8).

Valores de IgG, IgM e IgA abaixo do percentil 3 são considerados baixos. Porém, pelo fato de alguns indivíduos normais só atingirem integralmente a habilidade de produzir IgA após os primeiros anos de vida, a deficiência seletiva de IgA é definida como níveis de IgA < 7 mg/dL após os 4 anos de idade, com níveis de IgG e IgM normais. Na avaliação das imunoglobulinas séricas é importante lembrar que, nos primeiros meses de vida, a IgG é predominantemente de origem materna, transferida via transplacentária da mãe ao feto no último trimestre da gestação. Sendo assim, níveis normais de IgG podem ser detectados nos primeiros 2 a 3 meses de vida, mesmo nos pacientes com diminuição da capacidade de produção de anticorpos. Pelo mesmo motivo, as manifestações clínicas das doenças com deficiência predominantemente de anticorpos começam entre 4 e 6 meses de idade, quando ocorre o declínio da IgG materna, sem que haja produção própria de IgG pela criança. Em alguns lactentes, a produção de IgG é apenas atrasada, não atingindo o nível normal até os primeiros 4 anos da infância. Nestes casos, quando os níveis de IgG são corrigidos, o diagnóstico de hipogamaglobulinemia transitória da infância pode ser firmado.

Na avaliação dos níveis de imunoglobulinas para triagem de IDP, podem ser detectados níveis muito elevados de IgE (> 2.000 UI/mL, ou mesmo > 10.000 UI/mL), o que deve chamar atenção para possibilidade do diagnóstico de síndrome de hiper-IgE. Esta IDP é caracterizada por infecções repetidas de pele e pulmões, por bactérias, especialmente *Staphylococcus aureus* e, também, por fungos. Anormalidades ósseas, dentárias e do tecido conectivo ocorrem na forma autossômica dominante da doença, com fácies típica, grosseira e assimétrica, fronte proeminente, olhos profundos, pele rugosa e ponte nasal alargada, escoliose, atraso na troca dentária, hiperextensibilidade articular e fraturas ósseas aos mínimos traumas. Ocorre, nesses casos, mutação genética no transdutor de sinal e ativador da transcrição 3 (STAT3), com inabilidade na produção de células TH17.

- Dosagem de subclasses de IgG: IgG1, IgG2, IgG3 e IgG4

Não é considerado exame de triagem, por seu valor limitado. É mais útil para avaliação dos casos com deficiência de IgA que apresentem infecções bacterianas significativas, muito frequentes ou mais graves, o que não é o comum. Esses pacientes podem ter deficiência de subclasse associada, especialmente de IgG2, a qual é responsável pelo combate aos antígenos polissacarídeos. A maioria dos casos em que se detecta deficiência isolada de alguma subclasse de IgG requer avaliação funcional específica na produção de anticorpos, pois este achado pode não estar realmente relacionado à presença de imunodeficiência.

- Avaliação da resposta específica de anticorpos

Útil para verificar a produção de anticorpos *in vivo*. Os métodos mais simples para avaliação dessa resposta são a dosagem de anticorpos específicos IgG circulantes para imunizações ou infecções prévias documentadas e a dosagem de anticorpos específicos naturais, as iso-hemaglutininas. Estas são anticorpos principalmente do tipo IgM contra antígenos polissacarídeos do grupo sanguíneo ABO. Desse modo, não têm valor para pacientes do grupo sanguíneo AB, nos quais estão ausentes. Além disso, mesmo as crianças normais menores de 1 ano podem ter títulos abaixo do valor mínimo 1:8, dificultando a interpretação do resultado.

O método definitivo para avaliar a produção de anticorpo *in vivo* envolve a imunização do paciente, com a comparação dos níveis de IgG específica pré e pós-vacinais, aferidos antes e 4 semanas após à vacinação. As vacinas de antígenos proteicos, como toxoide tetânico e diftérico, podem ser testadas, assim como as vacinas de antígenos polissacarídeos, como a pneumocócica não conjugada 23. São considerados normais o aumento de, pelo menos, quatro vezes no título dos anticorpos após imunização para os antígenos proteicos. Quanto aos antígenos polissacarídeos pneumocócicos, a concentração de anticorpos considerada protetora para infecção e colonização após a imunização é ≥ 1,3 µg/mL. Para o paciente que recebeu previamente a vacina conjugada, devem ser testados pelo menos seis antígenos pneumocócicos exclusivos da vacina não conjugada. A detecção da titulação protetora para mais de 70% dos antígenos testados nos pacientes maiores de 6 anos ou 50% nos menores, com aumento nestes títulos de pelo menos duas vezes com relação aos níveis pré-vacinais, denota imunocompetência e resposta normal à vacinação. Caso contrário, fica configurado deficiência na formação de anticorpos polissacarídeos. Para pacientes maiores de 2 anos com níveis normais de IgG, IgA, IgM e subclasses de IgG, deve ser feito o diagnóstico de deficiência específica de anticorpo, de grau leve, moderado ou grave

324 LABORATÓRIO COM INTERPRETAÇÕES CLÍNICAS

Tabela 21.8. Valores de normalidade das imunoglobulinas (A, G e M) e subclasses de IgG (mg/dL) para população brasileira

3 a 6 m	IgG	IgA	IgM	IgG1	IgG2	IgG3	IgG4
Percentil 3	338	4	25	119	9	1	2
P10	338	4	29	147	10	3	2
P25	406	7	32	192	16	17	3
P50	491	16	38	249	32	22	6
P75	589	22	42	369	43	42	9
P97	698	27	52	426	58	55	12

6 a 9 m	IgG	IgA	IgM	IgG1	IgG2	IgG3	IgG4
Percentil 3	338	4	30	192	4	1	2
P10	365	7	35	239	9	3	2
P25	428	14	47	274	26	23	3
P50	540	30	61	319	43	33	5
P75	693	42	73	406	65	47	7
P97	764	73	86	436	82	59	11

9 a 12 m	IgG	IgA	IgM	IgG1	IgG2	IgG3	IgG4
Percentil 3	364	7	37	169	22	2	3
P10	425	7	44	231	30	2	3
P25	532	21	51	343	44	8	5
P50	711	38	59	412	55	25	6
P75	792	66	78	466	85	41	9
P97	918	83	87	543	112	65	13

4 a 4,9 a	IgG	IgA	IgM	IgG1	IgG2	IgG3	IgG4
Percentil 3	564	28	58	288	58	15	3
P10	616	40	64	423	72	33	4
P25	799	56	87	496	112	40	7
P50	892	85	103	599	167	50	12
P75	1.051	123	138	732	187	82	23
P97	1.318	215	176	857	247	118	67

5 a 5,9 a	IgG	IgA	IgM	IgG1	IgG2	IgG3	IgG4
Percentil 3	562	50	59	306	27	19	10
P10	616	64	74	410	37	22	11
P25	799	88	86	530	90	29	13
P50	892	124	114	628	151	53	20
P75	1.116	155	133	760	227	90	25
P97	1.318	191	166	834	242	140	30

6 a 7,9 a	IgG	IgA	IgM	IgG1	IgG2	IgG3	IgG4
Percentil 3	665	47	49	204	89	19	19
P10	680	66	54	347	102	26	22
P25	799	85	75	496	112	50	28
P50	892	127	86	597	173	62	38
P75	1.100	174	120	791	217	86	49
P97	1.465	267	218	1.065	261	110	63

Tabela 21.8. Valores de normalidade das imunoglobulinas (A, G e M) e subclasses de IgG (mg/dL) para população brasileira (cont.)

12 a 18 m	IgG	IgA	IgM	IgG1	IgG2	IgG3	IgG4
Percentil 3	520	7	47	323	22	4	3
P10	586	7	54	349	22	7	3
P25	667	21	78	369	34	23	6
P50	746	48	99	483	83	25	7
P75	829	84	113	559	97	40	13
P97	875	130	138	643	128	52	16

18 a 24 m	IgG	IgA	IgM	IgG1	IgG2	IgG3	IgG4
Percentil 3	526	7	40	399	14	14	3
P10	586	7	67	439	28	15	5
P25	693	30	76	479	45	25	6
P50	820	55	103	499	62	33	11
P75	875	77	126	533	139	35	14
P97	951	149	154	543	208	49	16

3 a 3,9 a	IgG	IgA	IgM	IgG1	IgG2	IgG3	IgG4
Percentil 3	513	29	43	169	18	1	5
P10	651	35	44	439	18	1	7
P25	773	51	73	504	27	12	10
P50	838	68	97	574	142	44	17
P75	951	118	120	689	198	63	22
P97	1.046	142	158	818	272	87	34

8 a 9,9 a	IgG	IgA	IgM	IgG1	IgG2	IgG3	IgG4
Percentil 3	672	70	67	439	95	28	0
P10	680	98	69	482	112	28	10
P25	799	112	80	531	180	41	21
P50	892	153	91	619	189	65	43
P75	1.166	203	114	799	242	81	59
P97	1.537	311	139	917	331	105	75

10 a 11,9 a	IgG	IgA	IgM	IgG1	IgG2	IgG3	IgG4
Percentil 3	739	113	65	256	86	19	16
P10	793	150	76	467	112	24	22
P25	860	166	82	545	125	36	24
P50	923	192	103	661	218	65	45
P75	1.182	213	125	757	277	80	51
P97	1.475	248	134	844	368	104	66

Adultos	IgG	IgA	IgM	IgG1	IgG2	IgG3	IgG4
Percentil 3	739	84	81	256	180	12	13
P10	793	99	92	256	192	29	23
P25	860	132	103	401	214	43	30
P50	986	179	124	579	266	55	45
P75	1.116	255	144	756	304	72	71
P97	1.390	354	167	877	372	92	78

Fonte: BRAGID (Fujimura MD. Tese de Doutorado. FMUSP, 1991).

326 LABORATÓRIO COM INTERPRETAÇÕES CLÍNICAS

- Caracterização de células B por citometria de fluxo

Particularmente útil para avaliação da possibilidade de agamaglobulinemia congênita, protótipo da imunodeficiência humoral, em que ocorre redução grave em todos os isótipos de imunoglobulinas com quadros infecciosos desde a infância. Neste caso, tipicamente, as células B circulantes, que são identificadas pelos marcadores de superfície CD19+ e CD20+, estão ausentes ou extremamente baixas (< 2% dos linfócitos).

Mais recentemente, a caracterização de subtipos de células B como de memória com troca de classe (IgD- IgM- CD27+), da zona marginal (IgD+ IgM+ CD27+) e células B transitórias (CD38hi IgMhi) tem sido realizada, a fim de subdividir pacientes com imunodeficiência comum variável, correlacionando os resultados com seus diferentes fenótipos. Esta é a mais comum das IDP sintomáticas dos adultos, com manifestações clínicas muito variadas, como infecções, autoimunidade, granulomas e linfoproliferação, cursando com níveis muito baixos de IgG e IgA e/ou IgM.

- Testes avançados

Testes da sinalização das células B *in vitro*, de biossíntese de imunoglobulinas e de mudança de classes são, geralmente, realizados apenas em centros de pesquisa.

■ Avaliação da suspeita de defeitos em células T ou combinados de T e B

As infecções por germes oportunistas, fungos e vírus chamam a atenção. As crianças acometidas cursam com grande comprometimento das curvas de crescimento. Diarreia crônica e infecções bacterianas recorrentes em múltiplos sítios são também comuns.

- Contagem de células brancas e diferencial no sangue periférico

É de extrema importância na avaliação de pacientes com suspeita de imunodeficiência de células T, devendo ser cuidadosamente analisada a contagem absoluta de linfócitos em comparação à faixa de referência para mesma idade. De modo geral, em crianças, é considerada linfopenia a contagem de linfócitos < 3.000 cél/mm³ e em adultos < 1.000 cél/mm³. No caso de alteração, o exame deve ser repetido e se confirmado linfopenia severa, particularmente em um lactente, deve ser prontamente iniciada investigação imunológica, pela probabilidade do diagnóstico de imunodeficiência combinada severa (SCID). Linfopenia com contagem de linfócito T (CD3) baixa são características da SCID, protótipo da imunodeficiência celular. Nesta doença, a resposta imune do paciente encontra-se extremamente debilitada para uma grande variedade de patógenos, o que exige cuidados imediatos. É uma situação de emergência médica, tendo no transplante de células-tronco hematopoéticas a possibilidade de cura. Há, porém, restrições na utilização da linfopenia como triagem de lactentes com SCID. Uma variante dessa imunodeficiência, denominada *leaky SCID*, apresenta número caracteristicamente aumentado ou normal de linfócitos circulantes perante a uma profunda deficiência celular, pois ocorre expansão apenas oligoclonal de células T. Além disso, a contagem de linfócitos normais em alguns casos de SCID pode resultar de transfusão materna.

- Imunofenotipagem de células T com citometria de fluxo

O objetivo é a contagem de linfócitos T totais CD3+ e dos seus subtipos CD4+ e CD8+, todos devendo ser comparados à faixa de normalidade para a idade (Tabela 21.9). Também pode ser avaliada a presença de linfócitos T *naive* CD45RA+ com relação àqueles de memória CD45RO+. A caracterização destes linfócitos no lactente diferencia, respectivamente, seus linfócitos próprios daqueles recebidos a partir da mãe. Na avaliação do paciente com SCID, constatado os baixos níveis de linfócitos T, a análise das células NK e B pela citometria de fluxo contribuem com o diagnóstico,

ESTUDO FUNCIONAL DO SISTEMA IMUNE 327

Tabela 21.9. Valores de referência de linfócitos/mm^3 em população brasileira saudável

		Cordão	0-3 m	3-6 m	6-12 m	1-2 a	2-6 a	6-12 a	12-18 a	19-44 a
CD3	p10	798	2.438	1.919	2.156	1.969	1.515	1.280	1.161	844
	p50	1.532	3.352	3.404	3.413	3.209	2.180	1.845	1.505	1.331
	p90	2.994	5.247	5.368	5.004	4.392	3.701	2.413	2.077	1.943
CD4	p10	485	1.686	1.358	1.360	957	780	618	630	476
	p50	1.115	2.282	2.248	2.064	1.620	1.178	907	837	813
	p90	2.263	3.417	3.375	3.066	2.727	2.086	1.348	1.182	1.136
CD8	p10	264	486	523	560	563	453	390	332	248
	p50	421	877	881	1.108	1.030	730	612	449	418
	p90	982	1.615	1.798	1.803	1.753	1.700	1.024	776	724
CD19	p10	278	395	955	811	711	631	471	460	138
	p50	548	1.053	1.795	1.278	1.184	962	728	690	234
	p90	1.228	1.697	2.596	1.792	1.553	1.283	1.031	1.143	544
CD 15/56	p10	279	239	199	164	153	135	127	114	134
	p50	674	499	379	416	318	269	236	228	235
	p90	2.151	1.020	731	801	703	601	515	446	545

Fonte: BRAGID (Moraes-Pinto MI, 2005).

podendo cada uma estar em número baixo ou normal, caracterizando diferentes fenótipos de SCID, os quais podem apontar os potenciais defeitos genéticos.

- Teste funcional *in vitro* (proliferação, produção de citocinas, ensaios citotóxicos)

São realizados em laboratórios especializados. O ensaio de linfoproliferação pode avaliar diretamente a função das células T, por meio da análise da resposta proliferativa aos estímulos fortes com mitógenos inespecíficos (fito-hemaglutinina, concanavalina A), o que pode ser feito em qualquer idade, mesmo para neonatos. Porém, o uso de estímulos específicos (antígeno de cândida ou toxoide tetânico) devem tornar o teste mais sensível para avaliação da imunodeficiência celular, sendo útil apenas para crianças já imunizadas, acima de 6 a 12 meses de idade.

- Teste funcional *in vivo* – teste cutâneo de hipersensibilidade retardada

Aplicáveis na avaliação da imunidade celular em maiores de 2 anos de idade, baseia-se na administração intradérmica de antígenos aos quais tenha ocorrido exposição prévia, sendo observada a resposta inflamatória local. Podem ser utilizados o PPD, a estreptoquinase-estreptodornase, candidina e tricofitina, com injeção de 0,1 mL de cada antígeno, distando 4 cm entre as aplicações. Após 48 horas, é feita a leitura da área de enduração, sendo considerada evidência de imunidade a presença de área ≥ 2 mm. A presença de dois ou mais resultados ≥ 2 mm de diâmetro mostra que a hipersensibilidade tardia está intacta. Se apenas um agente é testado, este resultado deve ser ≥ 5 mm.

- Outras aplicações para citometria de fluxo na avaliação de defeitos de células T

Neste contexto, associando dados clínicos com os exames laboratoriais prévios, a citometria pode ajudar ainda mais na avaliação de proteínas específicas expressas na superfície celular

328 LABORATÓRIO COM INTERPRETAÇÕES CLÍNICAS

(IL7Rα-CD127, IL-2Rγ-CD132, CD40L-CD154), assim como aquelas com expressão intracelular (proteína WAS relacionada à síndrome de Wiskott-Aldrich). A detecção da expressão de uma proteína não exclui que esta esteja funcionalmente deficiente. Assim sendo, será necessário estudo funcional para finalizar o diagnóstico.

- Quantificação de TRECs (círculos de excisão do receptor de células T)

Exame recentemente desenvolvido, reflete a presença de células T *naive* que acabaram de deixar o timo, as quais contêm altos níveis de TRECs. Estes são formados no processo de rearranjo dos genes do receptor de células T (TCR), durante a diferenciação e maturação dos linfócitos T dentro do timo. Os TRECs correspondem às peças de DNA circulares excluídas neste processo e que persistem dentro das células emigrantes recentes do timo, podendo ser quantificados por PCR em tempo real. Este exame está sendo utilizado como triagem neonatal para SCID e outros defeitos significativos de células T, como síndrome de DiGeorge. O material pode ser colhido num papel filtro do tipo Teste do Pezinho do recém-nascido.

■ Avaliação da suspeita de distúrbios de células fagocíticas

Frequentemente, ocorrem infecções recorrentes por bactérias ou fungos, acometendo a pele, linfonodos, pulmões, fígado, ossos e gengiva.

- Contagem total e diferencial dos leucócitos e avaliação morfológica

A deficiência no número dos fagócitos pode ser rapidamente detectada com a contagem de neutrófilos no sangue periférico. A neutropenia pode ser leve: < 1.500-1.000 neutrófilos/mm³; moderada: 1.000-500 neutrófilos/mm³; ou grave: < 500 neutrófilos/mm³. A valorização dos resultados requer a consistência com a história clínica de infecções e patógenos envolvidos. Causas extrínsecas de neutropenia devem ser descartadas, como infecções, medicamentos, autoimunidade, infiltração da medula óssea. O diagnóstico de neutropenia cíclica, a qual ocorre em média a cada 21 dias, requer contagens no número absoluto de neutrófilos duas a três vezes por semana, por pelo menos 4 a 6 semanas. O diagnóstico de neutropenia congênita severa (síndrome de Kostmann) é feito com a contagem de neutrófilos < 500/mm³ em várias ocasiões. A hematoscopia, com avaliação morfológica das células brancas, permite a visualização de grânulos azurófilos gigantes intracitoplasmáticos, formados pela fusão de múltiplos grânulos primários, tanto nos neutrófilos quanto nos eosinófilos e basófilos. Tal alteração ocorre nos defeitos da formação de grânulos, como na síndrome de Chediak-Higashi.

- Aspirado de medula óssea

Útil nos casos de neutropenia, para exclusão de neoplasia ou outras doenças infiltrativas da medula óssea como causa da diminuição da produção de neutrófilos. Na neutropenia congênita grave (síndrome de Kostmann), documenta a característica interrupção da maturação dos precursores de neutrófilos na fase promielocítica.

- Avaliação funcional dos neutrófilos

Os defeitos da motilidade podem ser avaliados por citometria de fluxo para análise da expressão das moléculas de adesão CD11 e CD18 nos neutrófilos, a qual estará ausente ou diminuída no defeito de adesão leucocitária tipo 1 (LAD1). Neste caso, ocorre a deficiência de neutrófilos nos tecidos, porém no sangue periférico é característica a presença de leucocitose com contagem absoluta de neutrófilos elevada. Na história clínica, pelo baixo afluxo de neutrófilos, ocorre atraso na queda do coto umbilical do recém-nascido e as feridas cutâneas são de difícil cicatrização e com ausência de pus.

Para avaliação da explosão oxidativa, pode ser utilizada a prova do *nitroblue tetrazolium* (NBT) ou citometria de fluxo com di-hidrorodamina (DHR), cujos resultados estarão alterados nos pacientes com doença granulomatosa crônica (DGC). Nesta doença, os germes são normalmente fagocitados, porém há um defeito na atividade microbicida intracelular. O que ocorre é uma disfunção do sistema NADPH oxidase, impedindo a formação do superóxido e outras espécies reativas do oxigênio, como o peróxido de hidrogênio. Desse modo, ocorrem infecções recorrentes por bactérias catalase positivas e fungos, acometendo especialmente pulmões e com típica formação de abscessos em ossos e fígado. O NBT é um corante amarelo que, na presença de ânion superóxido O_2^- gerado em ensaios com ativação dos fagócitos, é reduzido e toma a cor azul-escura. Assim, ele pode ser detectado como precipitado citosólico pela microscopia óptica. Os pacientes portadores da doença, assim como as mulheres carreadoras do defeito recessivo ligado ao X, poderão ser reconhecidos com a ausência ou diminuição da redução do NBT. Entretanto, o melhor teste de triagem para o diagnóstico de DGC é a citometria de fluxo com o corante intracelular DHR 123, o qual é convertido a um composto fluorescente após a ativação do granulócito. Os pacientes com DGC apresentam fluorescência marcadamente diminuída ou ausente neste ensaio. As mães carreadoras podem também ser identificadas pela demonstração de duas populações de células, apenas uma delas capaz de mediar a oxidação da DHR.

Testes funcionais para a quimiotaxia e para a atividade bactericida são de difícil execução e não padronizados, realizados em poucos laboratórios especializados de pesquisa.

■ Avaliação da suspeita de distúrbios do complemento

Anormalidades nos componentes iniciais da via clássica (C1, C4 e C2) podem levar a manifestações de autoimunidade lúpus eritematoso-*like*. Defeitos no C3 e também no C2 levam a infecções bacterianas recorrentes, com fenótipo semelhante às deficiências de anticorpos. Defeitos nos componentes finais (C5-C9) cursam com suscetibilidade aumentada a infecções por espécies de *Neisseria*, com meningite e sepse.

• Testes de atividade hemolítica do complemento

São realizados os testes CH50 (via clássica) e AP50 (via alternativa). O melhor teste de triagem para detectar anormalidades no complemento é o CH50. Sua atividade baixa ou diminuída implica que pelo menos um dos componentes envolvidos esteja em falta ou baixo. O teste AP50 não é tão amplamente realizado como rotina pelos laboratórios. Se o AP50 for avaliado em conjunto com o CH50, o número de testes adicionais necessários para determinar qual o componente que está deficiente torna-se mais restrito. Os dois testes incluem os mesmos seis componentes terminais (C3, C5, C6, C7, C8 e C9). Os resultados serão baixos ou ausentes em ambos os testes se um ou mais destes componentes estiverem faltando. Se um componente exclusivo da via clássica estiver faltando (C1q, C1r, C1s, C4, C2), o resultado do CH50 estará alterado, mas o AP50 será normal. Do mesmo modo, o contrário será verdadeiro. Uma diminuição apenas no AP50 sugere deficiência do fator B, fator D ou properdina. Com base no resultado dos testes de triagem, novos testes podem ser feitos para avaliação dos componentes individuais.

• Dosagem do inibidor de C1 esterase (C1-INH) e avaliação funcional

Na avaliação dos pacientes com suspeita de angioedema hereditário é necessária a avaliação quantitativa do C1-INH. Se seu nível é normal, a probabilidade de uma proteína disfuncional só pode ser descartada por meio da avaliação qualitativa do C1-INH, aferindo sua atividade.

330 LABORATÓRIO COM INTERPRETAÇÕES CLÍNICAS

- Avaliação da função da via da lecitina ligadora de manose (MBL)

É realizada por meio de ensaios em que se testa a clivagem de C4, após contato do soro do paciente com placas contendo manose. Então C4b e C4d são aferidos através de anticorpos monoclonais conjugados à enzima.

- Imunoensaios para componentes selecionados e testes funcionais específicos

Disponíveis apenas em laboratórios maiores e especializados.

■ Avaliação da suspeita de defeitos em células NK e NKT

Aplicável para pacientes com suscetibilidade aumentada a infecções virais, particularmente pela família do vírus herpes e papiloma humano. Para os casos de linfo-histiocitose hemofagocítica (HLH), defeitos nas células NK e também T CD8 resultam em inflamação descontrolada e hipercitocinemia, com dano em múltiplos órgãos.

- Avaliação das células NK pela citometria de fluxo (CD3-CD16/56+)

Pela citometria de fluxo, as células NK podem ser subdivididas em várias populações, com características próprias. Células NK CD56^{bright} são produtoras de citocinas mais eficientes, especialmente IFN-γ. Já as células CD56^{dim} contêm grande quantidade de perforinas, granzimas e grânulos citolíticos, os quais aumentam sua atividade citotóxica. Por outro lado, alta expressão de CD16 confere a capacidade de efetuar eficientemente a citotoxicidade celular dependente de anticorpo.

- Ensaios de citotoxicidade

Esses ensaios medem a lise das células-alvo, tanto para citotoxicidade padrão (com células K562 – eritroleucemia humana) quanto para citotoxicidade celular dependente de anticorpo (com células B cobertas com anticorpo humanizado anti-CD20). A atividade citotóxica também pode ser medida por citometria de fluxo para células NK e CD8 por meio da avaliação da expressão de CD107a na superfície celular, o qual é mobilizado a partir das membranas das vesículas durante a interação das células citotóxicas com a célula-alvo. Na HLH familiar com deficiência de perforina, o ensaio citotóxico se encontra alterado, porém a expressão de CD107a permanece normal, pois não ocorre defeito na formação da sinapse entre célula efetora e alvo.

■ Avaliação dos defeitos imunes envolvendo a interface adaptativa-inata do eixo IL-12/23-IFN-γ

Os pacientes com infecções severas e invasivas envolvendo espécies de *Mycobacteria* e *Samonella*, de baixa virulência ou ambientais, devem ser avaliados quanto a defeitos genéticos direta ou indiretamente relacionados ao funcionamento do eixo IL-12/23-IFN-γ. Os defeitos genéticos mais prevalentes envolvem IL12RB1(gene do receptor β1 de IL-12) e IFNGR1 (gene do receptor 1 de IFN-γ), o que resulta na ausência da expressão da proteína de superfície celular correspondente na citometria de fluxo.

Triagem para outros defeitos na sinalização pelo IFN-γ pode ser realizada por meio da avaliação da fosforilação de STAT1 em monócitos, *ex vivo*, em resposta ao IFN-γ ou BCG. Defeitos na produção de IL-12 podem ser testados através da mensuração de IL-12 em resposta à estimulação *ex vivo* de células mononucleares com LPS e IFN-γ.

ESTUDO FUNCIONAL DO SISTEMA IMUNE 331

■ *Avaliação do receptor Toll-like (TLR) e defeitos de sinalização NF-κB*

Infecções repetidas por *S. pneumoniae* e *Staphylococcus* podem estar associadas com defeitos que envolvem moléculas da via do TLR, incluindo IRAK4, MYD88 e NEMO. Caracteristicamente, as infecções ocorrem com menor resposta inflamatória, sem muita febre e sem grande aumento dos reagentes de fase aguda. A suscetibilidade à encefalite pelo vírus herpes simples tem sido ligada a mutações no gene do TLR3. Defeitos adicionais na função de TLR associados com fenótipos clínicos específicos deverão ser identificados e representam um campo em expansão na imunologia clínica. Atualmente, a avaliação da função de TLR é restrita a alguns centros de pesquisa que fazem estimulação de células mononucleares com vários ligantes específicos dos diversos TLR, sendo, então, aferida a resposta de cada um na produção de citocinas.

■ *Avaliação de distúrbios de desregulação imune*
• Aplicações da citometria de fluxo

Na imunofenotipagem, o aumento de uma população de células T duplo-negativas características, CD3⁺ TCRαβ⁺CD4⁻CD8⁻, corrobora o diagnóstico de síndrome linfoproliferativa autoimune (ALPS) naqueles pacientes com linfoadenopatia não maligna persistente e esplenomegalia. Vale ressaltar que a maior parte das células T duplo-negativas encontradas em amostras normais são TCRγδ⁺, não sendo relevantes para este diagnóstico.

Na avaliação de IPEX (imunodesregulação, poliendocrinopatia, enteropatia ligada ao X), que tipicamente é apresentada no período neonatal com diarreia aquosa, eczema cutâneo e diabetes tipo I, a identificação de níveis baixos ou ausência de células T CD4 Foxp3⁺ no sangue periférico, por citometria de fluxo intracelular, reforça o diagnóstico.

Concluindo, a pronta e acurada identificação de um diagnóstico específico de IDP é de importância crítica, pois possibilita o início precoce do tratamento apropriado para o paciente, permitindo a prevenção de significante morbidade associada à doença. A análise das mutações genéticas já reconhecidas para os genes envolvidos nas diversas IDP pode ser realizada em laboratórios especializados, porém muitas vezes não são indispensáveis para a abordagem clínica. Uma síntese da investigação laboratorial pode ser vista na Tabela 21.10, e será mais bem detalhada a seguir.

■ Investigação laboratorial das IDP

A investigação laboratorial das IDP varia desde exames de baixa complexidade, como o hemograma e a quantificação das imunoglobulinas séricas, até exames de maior complexidade, como as imunofenotipagens, testes funcionais e exames moleculares para identificação do gene. Ainda, alguns diagnósticos são determinados pela exclusão de causas secundárias. Abordaremos, a seguir, os resultados para o diagnóstico laboratorial das principais IDP.

■ *Imunodeficiências humorais*
• Agamaglobulinemias

Para o diagnóstico, é necessário encontrar níveis bem reduzidos ou indetectáveis de IgG, IgM e IgA que podem ser mensurados por nefelometria. O diagnóstico provável mostra concentrações de IgG sérica abaixo de 200 mg/dL em crianças com idade < 12 meses ou valores abaixo de 500 mg/dL em crianças com idade ≥ 12 meses de idade. Não se pode descartar o perfil de exames no qual a IgG está normal com IgA e IgM abaixo de dois desvios-padrão dos valores de normalidade.

Acentuada diminuição de linfócitos B (< 2% de células B circulantes) em duas determinações separadas é observada nas agamaglobulinemias. A imunofenotipagem é realizada por meio da

332 LABORATÓRIO COM INTERPRETAÇÕES CLÍNICAS

Tabela 21.10. Visão geral dos testes laboratoriais para IDP

	Testes de triagem	Testes secundários	Testes avançados
Células B/Ac	• IgG, IgA, IgM, IgE • Anticorpos específicos (infecções, vacinais) • Anticorpos naturais (iso-hemaglutininas) • Anticorpos pré/pós-vacinação (proteína, polissacarídeo)	• Subclasses IgG (utilidade restrita) • Imunofenotipagem de células B (CD19/20, naive, memória)	• Mudança de classe • Produção de Ig in vitro • Análise da mutação
Células T	• Leucometria/diferencial • Imunofenotipagem de células T (CD3, CD4, CD8, CD45RA/RO)	• Imunofenotipagem estendida (células B, NK, CD40L, CD 132, CD127) • TCHR • Linfoproliferação	• TRECs • Produção de citocina • Atividade enzimática • Análise da mutação
Fagócitos	• Leucometria/diferencial • Hematoscopia • NBT	• DHR • Imunofenotipagem de fagócitos (CD18, CD11)	• Quimiotaxia • Atividade bactericida • Produção IL-12 em resposta a IFN-γ • Análise de mutação
Complemento	• CH50 • C3, C4	• AP50 • C1-INH • MBL	• Avaliação de componentes individuais • Função C1-INH
Célula NK/NKT	• Imunofenotipagem de células NK/NKT (CD3, CD16, CD56)	• Atividade citotóxica em células K562	• Atividade citotóxica NK e CD8 por CD107a • ADCC de células NK • Produção citocinas
Sinalização TLR	• CD62 ligante após ativação TLR	• Sinalização TLR	• Análise de mutação (IRAK4, MYD88, NEMO, TLR3)
Desregulação imune	ALPS: imunofenotipagem CD3+ TCR$\alpha\beta$+CD4-CD8- IPEX: citometria intracelular cel T CD4 Foxp3+		• Análise de mutação

Ig: imunoglobulina; TCHR: teste cutâneo de hipersensibilidade retardada; ADCC: citotoxicidade celular dependente de anticorpo.
Adaptada de Rosenzweig SD, Fleisher TA; 2014.

citometria de fluxo e permite obter informações sobre o número de linfócitos B, sua maturação e diferenciação, além de determinar a existência de troca de isótipo de imunoglobulina. Na agamaglobulinemia, a quantidade de linfócitos B pode ser determinada rapidamente por citometria de fluxo, observando-se a ausência de células expressando CD20 e/ou CD19.

A mutação no gene que codifica a proteína tirosina quinase de Bruton (*Btk*) é a etiologia mais comum da agamaglobulinemia congênita (agamaglobulinemia ligada ao X – XLA). Uma vez que a contagem de células B está baixa, pode ser realizada uma triagem rápida, por meio da citometria de fluxo, da expressão intracelular da proteína *Btk* em monócitos ou plaquetas, visto que nos pacientes XLA as células B estão ausentes (Figura 21.18).

A ausência de *Btk* sugere fortemente agamaglobulinemia XLA, entretanto um resultado positivo para *Btk* por citometria de fluxo não exclui o diagnóstico, já que em alguns pacientes esta proteína está presente, mas não é funcional.

ESTUDO FUNCIONAL DO SISTEMA IMUNE

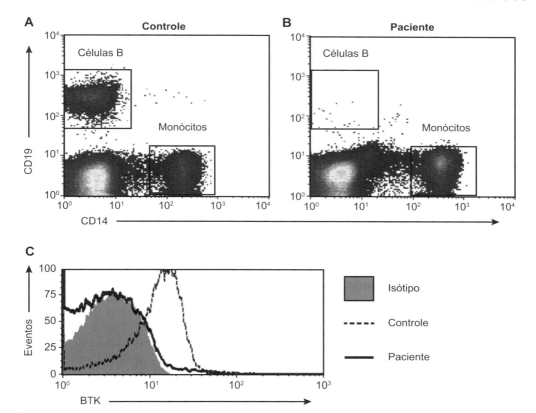

Figura 21.18. Avaliação da expressão de Btk em monócitos para avaliação da agamaglobulinemia ligada ao X. Análise de sangue total com anticorpos para CD14 (marcador de monócito), CD19 e proteína Btk. **(A)** Detecção de monócitos e células B em amostra controle; **(B)** População de célula B indetectável em paciente com XLA; **(C)** Expressão da proteína Btk em monócitos controle versus paciente com XLA. (Adaptada de Locke BA, Dasu T, Verbsky JW. Laboratory diagnosis of primary immunodeficiencies. Clin Rev Aller Immunol. 2014; 46:154-68.)

- Imunodeficiência comum variável (ICV)

Nessa imunodeficiência as imunoglobulinas estão baixas, em especial as IgG juntamente com a IgA e/ou IgM em duas quantificações separadas e com valores duas vezes menores que os valores normais para a idade. Se inclui, também, uma produção de anticorpos anormal em resposta à vacinação.

É importante determinar o estágio de maturação das células B e quantificá-las (Figura 21.19). Assim, a imunofenotipagem baseada na expressão de IgD, IgM, CD27 e CD38 pode classificar os pacientes com ICV em subgrupos de acordo com os subtipos de células B. As populações avaliadas são linfócito B *naive*, linfócito B de zona marginal, linfócito B de memória com troca de isótipo, linfócito B transitório, plasmoblastos e linfócito B $CD38^{low}CD21^{low}$. Em aproximadamente 50-75% das vezes, a imunofenotipagem apresenta número reduzido de células B de memória com troca de isótipo ($CD27^+$ IgM^- IgD^-) com quantidades < 70% do valor normal para a idade.

Numa investigação laboratorial mais avançada, pode-se realizar pesquisas por defeitos genéticos associados com ICV, como deficiência das moléculas ICOS, CD19 e BAFF-R. A deficiência

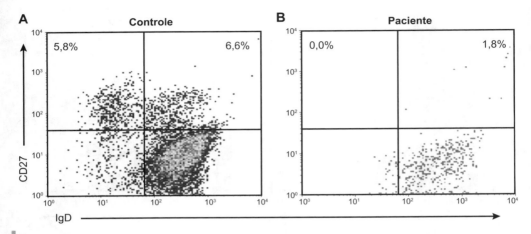

Figura 21.19. Maturação anormal de células B na imunodeficiência comum variável. Análise de sangue total com os anticorpos para CD19, CD27 e IgD. **(A)** Distribuição normal de células B (CD19⁺) naive (IgD⁺ CD27⁻), de memória sem troca de isótipo (IgD⁺ CD27⁺) e de memória com troca de isótipo (IgD⁻ CD27⁺) em indivíduos saudáveis; **(B)** Diminuição da distribuição de células B de memória com troca de isótipo em casos de imunodeficiência comum variável. (Adaptada de Locke BA, Dasu T, Verbsky JW. Laboratory diagnosis of primary immunodeficiencies. Clin Rev Aller Immunol. 2014; 46:154-68.)

de ICOS pode ser detectada pela ausência do aumento de expressão de ICOS nas células T após ativação, diminuição de células B de memória com troca de isótipo e redução de células T CD4⁺ CXCR5⁺. A deficiência de BAFF-R é caracterizada pela diminuição do número de linfócitos B com uma expansão proporcional de células B transicionais. A deficiência de CD19 caracteriza-se pela ausência de CD19 na superfície das células B, porém com expressão normal dos outros marcadores da linhagem de células B (CD20, CD21, IgM).

- Síndrome de hiper-IgM (HIGM)

Espera-se que pacientes com esse tipo de imunodeficiência apresentem IgM sérico normal ou elevado, mas com concentrações de IgA e IgG circulantes baixos. A investigação do perfil humoral precisa ocorrer em duas quantificações separadas.

A forma mais comum é a ligada ao X, causada pela mutação no gene do CD40L (CD154). O CD40 ligante (CD40L) é expresso nas células T ativadas e se liga ao CD40 presente constitutivamente nas células B, monócitos e células dendríticas. Assim, a citometria se baseia na avaliação da expressão do CD40L na superfície de células T ativadas. Em pacientes com HIGM ligada ao X não é detectada a expressão do CD40L (Figura 21.20).

Esse método pode também avaliar a expressão do CD40 na superfície dos linfócitos B, uma possível causa de HIGM autossômica recessiva.

Imunodeficiências celular e combinada
- Síndrome de DiGeorge

É caracterizada por uma aplasia/hipoplasia tímica que resulta em diminuição das células T. Assim, a citometria de fluxo revela células T CD3⁺ CD4⁺ CD8⁺ diminuídas com redução do número de células Tαβ e número normal de células Tγδ. Também pode-se investigar a microdeleção de

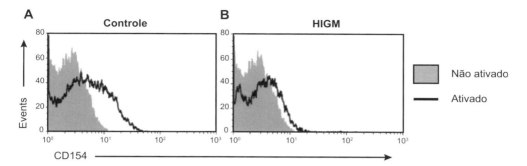

Figura 21.20. *Expressão de CD40 em síndrome de hiper IgM. Células sanguíneas periféricas são ativadas farmacologicamente e a expressão do ligante CD40 (CD154) é medida.* **(A)** *Comparação da expressão de ligante CD40L em uma amostra controle, inativada (histograma cheio), e sangue periférico ativado (histograma vazio);* **(B)** *Ausência de expressão de CD40L após ativação, como é visto em casos de HIGM. (Adaptada de Locke BA, Dasu T, Verbsky JW. Laboratory diagnosis of primary immunodeficiencies. Clin Rev Aller Immunol. 2014; 46:154-68.)*

22q11 ou 10p por hibridização *in situ* (FISH) ou pela técnica de *real time*-PCR quantitativo, o qual apresenta 100% de sensibilidade e especificidade.

- Síndrome de Wiskott-Aldrich (XLT/WAS)

Nessa síndrome pode-se observar plaquetas pequenas com volume plaquetário < 7,5 fL. A suspeita fica maior se o paciente for do sexo masculino com trombocitopenia < 100.000 plaquetas/mm³ em duas medidas isoladas. Como é causada por defeito no gene que codifica a proteína intracelular WAS (WASp), a citometria de fluxo se baseia na pesquisa da deficiência de WASp com anticorpos monoclonais (Figura 21.21). Vale ressaltar que a presença de WASp não exclui a doença.

- Imunodeficiência combinada grave (SCID)

O hemograma pode evidenciar ausência das populações de linfócitos, sendo necessária a imunofenotipagem, e eliminar a hipótese de infecção por HIV. Em geral, para validar o diagnóstico são necessários dois critérios dos quatros que envolvem as células T: 1) redução ou ausência de células T CD3 ou CD4 ou CD8; 2) redução de células T *naive* CD4 e/ou CD8; 3) aumento de células Tγδ; 4) redução da proliferação celular após estímulo com mitógeno ou TCR (Figura 21.22). A imunofenotipagem ainda pode ser utilizada para classificar os pacientes de acordo com a presença/ausência das principais populações de linfócitos que apontam para as principais causas genéticas, lembrando que se deve avaliar os resultados considerando os valores de referência para cada idade:
- Ausência de células T, B e NK (T⁻B⁻NK⁻ SCID) indica deficiência de adenosina deaminase.
- Ausência de células T e NK (T⁻B⁺NK⁻ SCID) indica deficiência de cadeia gama comum (CD132) ou Jak3.
- Ausência de células T e B (T⁻B⁻NK⁺ SCID) indica deficiência de RAG1/2, proteína Artemis, DNA-ligase 4 e da proteína Cernunnos.
- Ausência de células T (T⁻B⁺NK⁺ SCID) indica deficiência de IL-7Rα (CD127) e de cadeias CD3.

Nos casos de mutações na expressão de CD132, CD127 e cadeias CD3, a citometria de fluxo tem grande utilidade no esclarecimento do defeito genético ao avaliar a ausência desses marcadores na superfície celular.

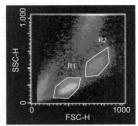

R1: linfócitos; R2: monócitos

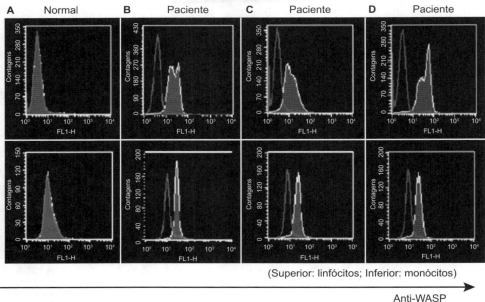

(Superior: linfócitos; Inferior: monócitos)

Anti-WASP

Figura 21.21. Análise da proteína WASP nos linfócitos e monócitos por citometria de fluxo em um indivíduo normal **(A)** e em 3 pacientes com WAS **(B-D)**. (Adaptada de Nakajima M, Yamada M, Yamaguchi K, Sakiyama Y, Oda A, Nelson DL, Yamaka Y, Ariga T. Possible application of flow cytometry for evaluation of the structure and functional status of WASP in peripheral blood mononuclear cells. Eur J Haematol. 2009; 82:223-30.)

■ Defeitos da imunidade inata e adaptativa

• Suscetibilidade mendeliana a micobactérias

Alguns pacientes têm mutações nos genes da via IL-12/23-IFN-γ. Neste caso, a citometria é útil na triagem de defeitos no IL-12Rβ1 e IFN-γR1, revelando a ausência de expressão dessas proteínas de superfície (Figura 21.23).

Essa técnica também pode auxiliar na avaliação da fosforilação do transdutor de sinal intracelular e ativador de transcrição 1 (STAT1) em monócitos após estimulação com IFN-γ. A identificação de fosforilação diminuída de STAT1 sugere que o defeito envolve IFN-γR1, IFN-γR2 ou STAT1 (Figura 21.24).

Da mesma maneira, a sinalização pela IL-12 também pode ser avaliada por meio da fosforilação do STAT4 pelas células T ativadas em resposta à IL-12.

ESTUDO FUNCIONAL DO SISTEMA IMUNE 337

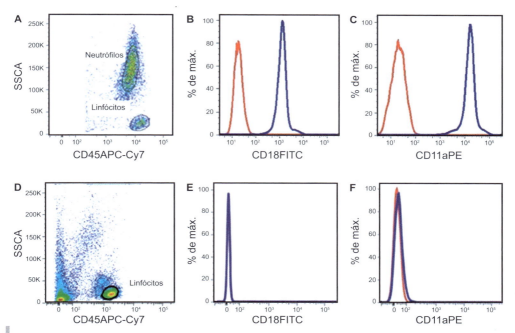

Figura 21.22. *Análise de CD18 e CD11 por citometria de fluxo em amostra de cordocentese.* **(A)** *Seleção dos linfócitos usando SSC/CD45 em amostra normal de cordocentese;* **(B-C)** *Expressão normal de CD18 e CD11 em linfócitos em amostra normal de cordocentese (azul) e controle (vermelho);* **(D)** *Seleção dos linfócitos usando SSC/CD45 em amostra normal de cordocentese;* **(E-F)** *Expressão anormal de CD18 e CD11 em linfócitos em amostra normal de cordocentese (azul) e controle (vermelho). Nota: devido à baixa contagem de neutrófilos na amostra de cordocentese, a análise de CD18 e CD11 foi estudada nos linfócitos. (Adaptada de Mishra A, Gupta M, Dalvi A, Ghosh K, Madkajkar M. Rapid Flow cytometric prenatal diagnosis of primary immunodeficiency (PID) disorders. J Clin Immunol. 2014; 34:316-22.)*

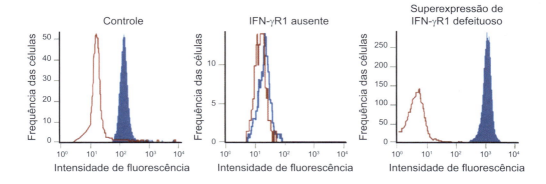

Figura 21.23. *Defeito no IFN-γR1 associado com suscetibilidade mendeliana a micobactérias. São mostradas a expressão de IFN-γR1 em um controle saudável* **(A)**, *um paciente com mutação autossômica recessiva levando à ausência de expressão do receptor* **(B)** *e um paciente mutação dominante causando acúmulo de receptor defeituoso na superfície celular* **(C)**. *(Adaptada de Oliveira JB, Fleisher TA. Molecular and flow cytometry-based diagnosis of primary immunodeficiency disorders. Curr Allergy Asthma Rep. 2010; 10:460-7.)*

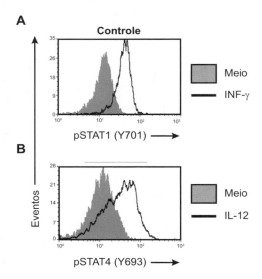

Figura 21.24. Avaliação dos defeitos de STAT1 e STAT4 na suscetibilidade mendeliana a micobactérias. Medida de STAT1 e STAT4 fosforilados. **(A)** Fosforilação normal de STAT1 (Y701) em resposta a estimulação de IFN-γ em monócitos; **(B)** Fosforilação normal de STAT4 (Y693) em resposta a IL-12 em linfócitos. (Adaptada de Locke BA, Dasu T, Verbsky JW. Laboratory diagnosis of primary immunodeficiencies. Clin Rev Aller Immunol. 2014; 46:154-68.)

- ## Desordens fagocíticas
- ### Defeito de adesão leucocitária

É caracterizada por defeitos no gene que codifica CD18 e, por isso, resulta na expressão diminuída ou ausente da proteína β2-integrina CD18, compartilhada por um número de integrinas, incluindo CD11a/CD18 (LFA-1), CD11b/CD18 (Mac-1) e CD11c/CD18 (p150/95). A citometria de fluxo é considerada um teste de triagem para avaliar a expressão de CD18, bem como CD11a, CD11b e CD11c, na superfície dos granulócitos.

A deficiência de adesão leucocitária tipo I geralmente se apresenta com baixa expressão de CD18 (< 10%) e CD11, ou ausência de expressão desses marcadores acompanhada por uma acentuada leucocitose periférica.

- ### Doença crônica granulomatosa (DCG)

É caracterizada pela ausência de NADPH oxidase e, assim, os pacientes possuem diminuição ou ausência do *burst* oxidativo e produção de intermediários reativos de oxigênio. A análise rápida do *burst* oxidativo em neutrófilos por meio da citometria de fluxo pode ser feita usando o corante intracelular di-hidrorodamina 123 (DHR), que normalmente se converte em um composto fluorescente após ativação dos granulócitos com o componente acetato miristato de forbol (PMA). Os pacientes com DCG apresentam diminuição acentuada ou ausência de fluorescência neste teste (pouca ou nenhuma resposta à estimulação com PMA).

Esse teste também pode ser útil na determinação do estado carreador de mães (ou parentes maternas) de meninos afetados com a forma ligada ao X, uma vez que a inativação aleatória do cromossomo X resulta em metade dos neutrófilos com falha em produzir a fluorescência e outra metade saudável (Figura 21.25).

ESTUDO FUNCIONAL DO SISTEMA IMUNE 339

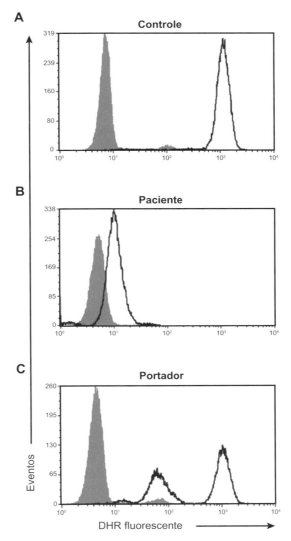

Figura 21.25. Avaliação do burst oxidativo de neutrófilos em doença granulomatosa crônica. **(A)** Neutrófilos normais ativados produzem superóxidos que oxidam DHR resultando em aumento da fluorescência, como demonstrado pelo deslocamento do histograma para a direita; **(B)** Pacientes com DCG não conseguem gerar o burst oxidativo e, portanto, não oxidam DHR; **(C)** Indivíduos carreadores de DCG (geralmente mães de pacientes masculinos afetados) demonstram uma indução bimodal do burst oxidativo de neutrófilos devido à inativação aleatória do cromossomo X. (Adaptada de Locke BA, Dasu T, Verbsky JW. Laboratory diagnosis of primary immunodeficiencies. Clin Rev Aller Immunol. 2014; 46:154-68.)

- Síndrome de hiper-IgE (SHIE)

Nos pacientes com SHIE, a quantificação de IgE é dez vezes maior que os valores normais de acordo com a idade, sendo este o primeiro exame a sugerir o diagnóstico de SHIE. Entretanto, esta síndrome pode se confundir com outras doenças que possuem elevados níveis de IgE, como alergia, síndrome de IPEX, entre outras. Os indivíduos não possuem deficiência de células T e de célula B ou hipogamaglobunemia. Um diferencial possível é investigar a deficiência em STAT3 e DOCK8, que leva a uma diminuição de células Th17. Assim, a citometria de fluxo é útil na avaliação do percentual de células Th17 no sangue periférico, mas pode-se também avaliar a capacidade das células T produzirem IL-17 por meio de ensaios funcionais (Figura 21.26).

■ Desordens da regulação imune
- Síndrome de imunodeficiência, poliendocrinopatia, enteropatia, ligada ao X (IPEX)

Em geral, esses pacientes apresentam níveis elevados de IgA e IgE, nenhuma alteração nas células T que pode ser investigada pelo ensaio de proliferação celular que se apresenta normal. Essa doença é causada por defeitos que afetam a proteína Foxp3, sendo a citometria de fluxo usada como triagem para identificar células T CD4$^+$ CD25$^+$ que expressam Foxp3, usando uma combinação de marcadores de superfície e intracelulares. O resultado esperado na expressão de Foxp3 nas células CD4$^+$ CD25$^+$ é baixa ou ausente. Vale observar que a expressão da molécula CD25 estará normal (Figura 21.27).

Outras proteínas que também afetam o desenvolvimento e a função de células T regulatórias (Tregs), como CD25 e STAT5, também podem resultar em um fenótipo semelhante a IPEX.

Um cuidado necessário é a atenção entre o tempo de coleta da amostra de sangue e a análise, não devendo exceder 36 horas devido a uma perda espontânea das células Tregs com o passar do tempo.

- Síndrome linfoproliferativa autoimune (ALPS)

A maioria dos casos é causada por mutação no gene que codifica FAS e a minoria dos casos causada por mutação nos genes que codificam ligante FAS e caspase-10. Esses genes são responsáveis pela indução da apoptose de linfócitos.

Na imunofenotipagem observa-se aumento de células T duplo-negativas CD4$^-$ CD8$^-$ TCRα/β$^+$ circulantes num percentual abaixo de 6%. Estas células devem ser claramente distinguidas das células T duplo-negativas TCRγ/δ$^+$ (Figura 21.28). Outros biomarcadores podem ser investigados, como o ligante de FAS (sFASL), pelo ensaio imunoenzimático no qual observa-se valores maiores que 200 pg/mL. A IL-10, uma citocina de perfil anti-inflamatório, mostra valores maiores que 20 pg/mL, e a vitamina B12 sérica, valores superiores a 1.500 ng/mL. As dosagens destes biomarcadores devem ser realizados pelo menos duas vezes.

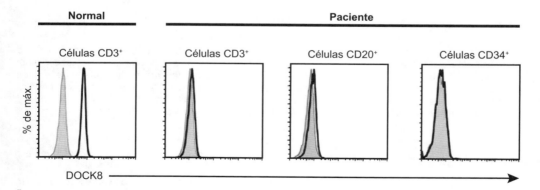

Figura 21.26. Expressão de DOCK8 por citometria em um indivíduo normal e um paciente. Histograma sombreado corresponde ao controle isótipo. (Adaptada de PAI et al. 2014.)

ESTUDO FUNCIONAL DO SISTEMA IMUNE 341

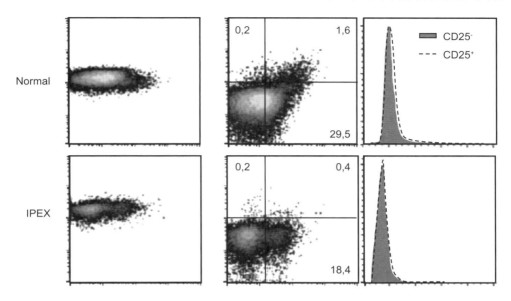

Figura 21.27. Análise da expressão de Foxp3 em um indivíduo normal e um paciente com síndrome de IPEX. (Adaptada de Gavin MA, Ocheltree EL, Torgerson TR, Houston E, Deroos P, Ho WY, Stray-Pedersen A, Greenberg PD, Ochs HD, Rudensky AY. Single-cell analysis of normal and FOXP3-mutant human T cells: FOXP3 expression without regulatory T cell development. Proc Nat Acad Sci USA. 2006; 103:6659-64.)

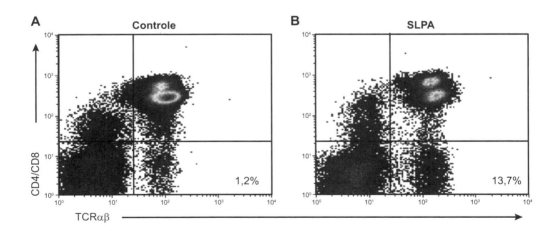

Figura 21.28. Avaliação de células T duplo-negativas na síndrome linfoproliferativa autoimune. Normalmente, menos de 2% de células T TCRα/β+ não expressam os correceptores CD4 e CD8. Essas células duplo-negativas aumentam em número na síndrome linfoproliferativa autoimune. (A) Detecção de células duplo-negativas em um indivíduo normal; (B) Células duplo-negativas aumentadas em pacientes com síndrome linfoproliferativa autoimune. (Adaptada de Locke BA, Dasu T, Verbsky JW. Laboratory diagnosis of primary immunodeficiencies. Clin Rev Aller Immunol. 2014; 46:154-68.)

342 LABORATÓRIO COM INTERPRETAÇÕES CLÍNICAS

Ainda, pode-se avaliar reduções (~50%) na expressão do receptor FAS. Outras possíveis avaliações são diminuição de células T CD4$^+$ CD25$^+$, expansão da população de células CD3$^+$ HLA-DR$^+$, diminuição de células B CD27$^+$ e aumento do número de células CD8$^+$ CD57$^+$.

Bibliografia

Abbas AK, Lichtman AH, Pillai S. Celular and molecular immunology. 7 ed. Saunders Elsevier; 2017.

Al-Mughales JA. Diagnostic utility of total ige in foods, inhalant, and multiple allergies in Saudi Arabia. J Immunol Res. 2016; Epub 2016 May 25.

Bellanti JA, Escobar-Gutierrez A. Mechanisms of immunology injury. In: Immunology IV Clinical applications in health and disease. Washington: I Care Press. 2012; 661-84.

Bernstein DI. Contact dermatitis for the practcing allergist. J Allergy Clin Immunol Pract. 2015; 3:652-8.

Bernstein IL, Storms WW. Practice parameters for allergy diagnostic testing. Joint Task Force on Practice Parameters for the diagnosis and treatment of Asthma. The American Academy of Allergy, Asthma and Immunology and the American College of Allergy, Asthma and Immunology. Ann Allergy Asthma Immunol. 1995; 75:543-625.

Boldt A, Borte S, Fricke S, Kentouche K, Emmrich F, Borte M, Kahlenberg F, Sack U. Eight-color immunophenotyping of T-, B-, and NK-cell subpopulations for characterization of chronic immunodeficiencies. Cytometry B Clin Cytom. 2014; 86:191-206.

Bonilla FA, Khan DA, Ballas ZK, Chimen J, Frank MM, Hsu JT, et al. Practice parameter for the diagnosis and management of primary immunodeficiency. J Allergy Clin Immunol. 2015; 136:1205.e2-78.

Bousfiha A, Jeddane L, Al-Herz W, Ailal F, Casanova JL, Chatila T, et al. The 2015 IUIS Phenotypic Classification for Primary Immunodeficiencies. J Clin Immunol. 2015; 35:727-38.

BRAGID [Homepage na Internet]. Os 10 sinais de Alerta para Imunodeficiência Primária. Disponível em: http://www.imunopediatria.org.br/; Acesso em: 15 out 2016.

Burcks W. Skin manifestations of food allergy. Pediatrics. 2003; 111:1617-24.

Carvalho LCP, Rios JBM. Dermatite de contato – diagnóstico e tratamento. Rio de Janeiro: Revinter; 2004.

Chen H, Huang N, Li WJ, Dong X, Qi SS, Wang YN, Liu GH, Zhu RF. Clinical and laboratory features, and quality of life assessment in wheat dependent exercise-induced anaphylaxis patients from central China. J Huazhong Univ Sci Technolog Med Sci. 2016; 36:410-5.

Chiriac AM, Bousquet J, Demoly P. In vivo methods for the study and diagnosis of allergy. In: Adkinson Jr NF, Bochner BS, Burks AW, Busse W, Holgate ST, Lemanske Jr RF, O'Hehir RE (ed.). Middleton's Allergy Principles and Practice. 4 ed. Philadelphia: Elsevier Saunders. 2014; 1119-32.

Cocco RR, Camelo-Nunes IC, Pastorino AC, Silva L, Oselka R, Rosario Filho NA, Solé D. Abordagem laboratorial no diagnóstico da alergia alimentar. Rev Paul Pediatr. 2007; 25:258-65.

Cocco RR, De Souza FI, Sarni RO, Solé D. Terapia nutricional na alergia alimentar em pediatria. Atheneu; 2013.

Daher S, Galvão C, Abe A, Cocco R. Diagnosis in IgE-mediated allergic diseases. Rev Bras Alerg Imunopatol. 2009; 32:1.

Dreborg S, Foucard T. Allergy to apple, carrot and potato in children with birch pollen allergy. Allergy. 1983; 38:167-72.

Duarte I, Lazzarini R, Buense R. Interference of the posítíon of substances in epicutaneous patch test battery with the occurrence of false-positive results. Am J Contact Dermat. 2002; 13:125-32.

ESDI registry. Working definitions for clinical diagnosis of PID. 2015; 11:1-15.

Forte WCN. Imunologia: do básico ao aplicado. 2 ed. Artmed; 2007.

Gasteiger G, Rudensky AY. Opinion: Interactions of innate and adaptive lymphocytes. Nat Rev Immunol. 2014; 14:631-9.

Gavin MA, Ocheltree EL, Torgerson TR, Houston E, Deroos P, Ho WY, Stray-Pedersen A, Greenberg PD, Ochs HD, Rudensky AY. Single-cell analysis of normal and FOXP3-mutant human T cells: FOXP3 expression without regulatory T cell development. Proc Nat Acad Sci USA. 2006; 103:6659-64.

Giavina-Bianchi P, França AT, Grumach AS, et al. Diretrizes do Diagnóstico e Tratamento do Angioedema Hereditário. Rev Bras Alerg Imunopatol. 2010; 33:6.

Grumach AS. Alergia e imunologia na infância e na adolescencia. 2 ed rev ampl. Atheneu; 2008.

Grupo Brasileiro de Estudo em Dermatite de Contato. Estudo multicêntrico para elaboração de uma bateria-padrão brasileira de teste de contato. An Bras Dermatol. 2000, 75:147-56.

Hamilton RG, Adkinson NF. Clinical laboratory assessment of IgE-dependent hypersensitivity. J Allergy Clin Immunol. 2003; 111:S687-701.

ESTUDO FUNCIONAL DO SISTEMA IMUNE 343

Hamilton RG, Kleine-Tebbe J. Molecular allergy diagnostics: analytical features that support clinical decisions. Curr Allergy Asthma Rep. 2015; 15:57.

Heine RG, Verstege A, Mehl A, Staden U, Rolinck-Werninghaus C, Niggemann B. Proposal for a standardized interpretation of the atopy patch test in children with atopic dermatitis and suspected food allergy. Ped Allergy Immunol. 2006; 17: 213-7.

Helby J, Boiesen SE, Nielsen SF, Nordestgaard BG. Ige and risk of cancer in 37 747 individuals from the general population. Ann Oncol. 2015; 26:1784-90.

Hiller R, Laffer S, Harwanegg C. Microarrayed allergen molecules: diagnostic gatekeepers for allergy treatment. FASEB J. 2002; 16:414-6.

Johansson SG. Raised levels of a new immunoglobulin class (IgND) in asthma. Lancet. 1967; 2:951-3.

Kumar V, Abbas AK, Aster JC. Robbins – Patologia básica. 9 ed. Elsevier; 2013.

Lack G, Du Toit D, Feeney M. Oral food challenge procedures. In: James JM, Burks W, Eigenmann P (eds). Food Allergy. Oxford: Elsevier Saunders. 2012; 185-204.

Levy AS, Dortas Junior SD, Pires AH, Abe AT, Valle SOR, Coelho VP, Hahnstadt LR, Franca AT. Teste de contato atopico (TCA) no diagnóstico de alergia alimentar em crianças com dermatite atópica. An Bras Dermatol. 2012; 87:724-8.

Lieberman JA, Sicherer SH. Diagnosis of food allergy: epicutaneous skin tests, in vitro tests, and oral food challenge. Curr Allergy Asthma Rep. 2011; 11:58-64.

Locke BA, Dasu T, Verbsky JW. Laboratory diagnosis of primary immunodeficiencies. Clin Rev Aller Immunol. 2014; 46:154-68.

Lupinek C, Wollmann E, Baar A, Banerjee S, Breiteneder H, Broecker BM, et al. Advances in allergen-microarray technology for diagnosis and monitoring of allergy: The MeDALL allergen-chip. Methods. 2013; 66:106-19.

Manea I, Ailene E, Deleanu D. Overview of food allergy diagnosis. Clujul Medical. 2016; 89:5-10.

Matsuo H, Dahlström J, Tanaka A, et al. Sensitivity and specificity of recombinant omega-5 gliadin-specific IgE measurement for the diagnosis of wheat-dependent exercise-induced anaphylaxis. Allergy. 2008; 63:233-6.

Matzinger P. Tolerance, danger, and the extended family. Ann Rev Immunol. 1994; 12:991-1045.

Mayer G. Imunologia – Imunoglobulinas: estrutura e função. Escola de Medicina da Universidade de Carolina do Sul; 2017.

Mishra A, Gupta M, Dalvi A, Ghosh K, Madkajkar M. Rapid Flow cytometric prenatal diagnosis of primary immunodeficiency (PID) disorders. J Clin Immunol. 2014; 34:316-22.

Moneret-Vautrin DA, Kenny G, Halpern G. Detection of antifood IgE by in vitro tests and diagnosis of food allergy. Allerg Immunol. 1993; 25:198-204.

Morgensen TH. Pathogen recognition and inflammatory signalling in Innate immune defenses. Clin Microbiol Rev. 2009; 22:240-73.

Morita E, Matsuo H, Chinuki Y, et al. Food-dependent exercise-induced anaphylaxis – importance of omega-5 gliadin and HMW-glutenin as causative antigens for wheat-dependent exercise-induced anaphylaxis. Allergol Int. 2009; 58:493-8.

Nakajima M, Yamada M, Yamaguchi K, Sakiyama Y, Oda A, Nelson DL, Yamaka Y, Ariga T. Possible application of flow cytometry for evaluation of the structure and functional status of WASP in peripheral blood mononuclear cells. Eur J Haematol. 2009; 82:223-30.

Nevis IF, Binkley K, Kabali C. Diagnostic accuracy of skin-prick testing for allergic rhinitis: a systematic review and meta-analysis. Allergy Asthma Clin Immunol. 2016; 12:20.

Newton K, Dixit VM. Signaling in Innate Immunity and Inflammation. Cold Spring Harb Perspect Biol. 2012; 4.

Notarangelo LD. Primary immunodeficiencies. J Allergy Clin Immunol. 2010; 125:S182-94.

Nowarski R, Gagliani N, Huber S, Flavell RA. Innate immune cells in inflammation and cancer. Cancer Immunol Res. 2013; 1:77-84.

Oliveira JB, Fleisher TA. Laboratory evaluation of primary immunodeficiencies. J Allergy Clin Immunol. 2010; 125:S297-305.

Oliveira JB, Fleisher TA. Molecular and flow cytometry-based diagnosis of primary immunodeficiency disorders. Curr Allergy Asthma Rep. 2010; 10:460-7.

Patella V, Florio G, Petraroli A, Marone G. HIV-1 gp120 Induces IL-4 and IL-13 Release from Human Fc RI$^+$ Cells Through Interaction with the V_H3 Region of IgE. J Immunol. 2000; 164:589-95.

Pepys J. Skin testing. Br J Hosp Med. 1975; 14:412.

344 LABORATÓRIO COM INTERPRETAÇÕES CLÍNICAS

Picard C, Al-Herz W, Bousfiha A, Casanova JL, Chatila T, Conley ME, et al. Primary immunodeficiency diseases: an update on the Classification from the International Union of Immunological Societies Expert Committee for Primary Immunodeficiency 2015. J Clin Immunol. 2015; 35:696-726.

Rao KS, Menon PK, Hilman BC. Duration of the suppressive effect of tricyclic antidepressants on histamine-induced wheal and flare reactions in human skin. J Allergy Clin Immunol. 1988; 82:752-7.

Riccio AM, De Ferrari L, Chiappori A, Ledda S, Passalacqua G, Melioli G, Canonica GW. Molecular diagnosis and precision medicine in allergy management. Clin Chem Lab Med. 2016; 54:1705-14.

Roberts G, Ollert M, Aalberse R, Austin M, Custovic A, Dunngalvin A, Eigenmann PA, Fassio F, Grattan C, Hellings P, Hourihane J, Knol E, Muraro A, Papadopoulos N, Santos AF, Schnadt S, Tzeli K. A new framework for the interpretation of IgE sensitization tests. Allergy. 2016; 71:1540-51.

Rodrigues RN, Melo JF, Montealegre F, Hahnstadt RL, Pires MC. Avaliação do teste de contato com aeroalérgenos em pacientes com dermatite atópica. An Bras Dermatol. 2011; 86:37-43.

Roehr CC, Reibel S, Ziegert M, Sommerfeld C, Wahn U, Niggemann B. Atopy patch tests, together with determination of specific IgE levels, reduce the need for oral food challenges in children with atopic dermatitis. J Allergy Clin Immunol. 2001; 107:548-53.

Rosenzweig SD, Fleisher TA. Overview of laboratory studies for evaluating primary immune deficiency disorders. In: Sullivan KE, Sthiem ER (ed.). Stiehm's Immune Deficiencies. Londres: Elsevier; 2014.

Sampson HA. Utility of food-specific IgE concentrations in predicting symptomatic food allergy. J Allergy Clin Immunol. 2001; 107:891-6.

Scheman AJ. Contact Dermatitis. In: Grammer LC, Greenberger PA (eds.). Patterson's Allergic Diseases. 7 ed. Philadelphia: Lippincott Williams & Wilkins; 2009.

Seba J, Boechat JL, Seba A. Testes diagnósticos em alergia: in vivo. In: Geller M, Scheinberg M (ed.). Diagnóstico e tratamento das doenças imunológicas. 2 ed. Rio de Janeiro: Elsevier; 2015.

Spits H, Artis D, Colonna M, Diefenbach A, Di Santo JP, Eberl G, Koyasu S, Locksley RM, Mckenzie AN, Mebius RE, Powrie F, Vivier E. Innate lymphoid cells – a proposal for uniform nomenclature. Nat Rev Immunol. 2013; 13:145-9.

Sporik R, Hill DJ, Hosking CS. Specificity of allergen skin testing in predicting positive open food challenges to milk, egg, and peanut in children. Clin Exp Allergy. 2000; 30:1540-6.

Stiehm R, Ochs HD, Winkelstein JA. Immunologic disorders in infants & children. Philadelphia: Elsevier Saunders; 2004.

Suri D, Raqwat A, Singh S. X-linked agammaglobulinemia. Ind J Ped. 2016; 4:331-7.

Treudler R, Simon JC. Overview of component resolved diagnostics. Curr Allergy Asthma Rep. 2013; 13:110-7.

Valyasevi MA, Maddox DE, Li JT. Systemic reactions to allergy skin tests. Ann Allergy Asthma Immunol. 1999; 83:132-6.

Vanto T, Helppilä S, Juntunen-Backman K, Kalimo K, Klemola T, Korpela R, et al. Prediction of the development of tolerance to milk in children with cow's milk hypersensitivity. J Pediatr. 2004; 144:218-22.

Verstege A, Mehl A, Rolick-Werninghaus C, Staden U, Noconw M, Beyer K, Niggemann B. The predictive value of the skin prick test weal size for the outcome of oral food challenges. Clin Exp Allergy. 2005; 35:1220-6.

Williams P, Onell A, Baldracchini F, Hui V, Jolles S, El-Shanawany T. Evaluation of a novel automated allergy microarray platform compared with three other allergy test methods. Clin Exp Immunol. 2015; 184:1-10.

Yang H, Wang H, Chavan SS, Andersson U. High mobility group box protein 1 (HMGB1): the prototypical endogenous danger molecule. Mol Med. 2015; 21(Suppl 1):S6-S12.

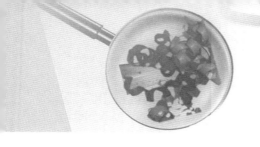
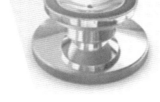

Exame de Fezes

Fernando Campos Sodré ■ *Yara Leite Adami Rodrigues*

Exame macroscópico

O clínico deve iniciar o exame das fezes pela inspeção desarmada, isto é, pelo chamado exame macroscópico. Este consiste na avaliação de aspectos gerais, tais como forma, consistência, cor, cheiro, além da presença de elementos estranhos, tais como muco, pus, sangue, formas evolutivas macroscópicas de parasitos, fibras de celulose etc. Normalmente, as fezes são moldadas, de consistência pastosa, de cor castanho-clara, com cheiro *sui generis,* numa quantidade não superior a 150 gramas, em indivíduos com funcionamento intestinal normal e na dependência da alimentação ingerida no dia anterior. Recentemente, foi feita uma padronização que resultou na Escala de Bristol para Consistência das Fezes (EBCF). Nesta escala, são descritas e avaliadas as formas pelas quais as fezes podem se apresentar, com um gráfico representando sete aspectos de acordo com sua forma e consistência. A representação gráfica ilustrada serve de modelo para que os pacientes visualizem e reconheçam a morfologia de suas próprias fezes podendo auxiliar na caracterização de doenças que envolvam alteração do trânsito intestinal.

Cabe lembrar que alguns aspectos das fezes são sugestivos de determinadas doenças ou síndromes. Nas inflamações intestinais, as evacuações não são em grande número, mas se mostram volumosas, líquidas ou semilíquidas e, mesmo nas diarreias moderadas, acompanham-se frequentemente de comprometimento mais ou menos acentuado do estado nutritivo. Em caso de esteatorreia, as fezes apresentam coloração mais acinzentada, com odor fétido e aspecto engordurado – bolhas de gordura no vaso sanitário juntamente com as evacuações podem ser relatadas por alguns pacientes. Nas inflamações predominando nas porções terminais do intestino grosso – região dos cólons – pelo contrário, as evacuações são muito numerosas, ricas em muco, às vezes com sangue e pus, mas de pequeno volume e de baixo teor hidroeletrolítico, acarretando menor repercussão sobre o estado geral.

As fezes enegrecidas, pastosas e pegajosas, semelhantes a piche, são típicas de melena, ou seja, das hemorragias digestivas altas. Nas chamadas enterorragias, há eliminação de sangue vivo – ainda vermelho, em grande volume e geralmente associado a dor abdominal. É sinal de hemorragia digestiva grave, podendo ter origem em qualquer ponto do trato gastrointestinal. As hemorragias subclínicas ou ocultas, particularmente as causadas por câncer colorretal, que não se evidenciam pela inspeção ou simples observação, podem ser descobertas através da pesquisa de sangue oculto nas fezes.

A pesquisa de sangue oculto nas fezes é um teste simples, de baixo custo e tem provado ser efetiva na prevenção da mortalidade pelo câncer colorretal, e para tal podem ser empregados os métodos imunoquímico e/ou o método do guáiaco e suas modificações. Estes últimos se baseiam na detecção de hemoglobina nas amostras fecais por meio da atividade pseudoperoxidase de compostos do heme sobre substâncias orgânicas. O guáiaco é uma resina incolor extraída da planta *Guaiacum officinale,*

346 LABORATÓRIO COM INTERPRETAÇÕES CLÍNICAS

rica em um composto fenólico (ácido alfa-guaiacônico) cuja oxidação resulta na formação de quinona de coloração azul ou azul-esverdeada, razão pela qual o método também recebe a denominação de "colorimétrico".

O método consiste em colocar a amostra fecal sobre um pedaço de papel de filtro, adicionar duas gotas de ácido acético glacial, mais duas gotas de solução de álcool etílico saturada com goma guáiaco em pó e, posteriormente, duas gotas de peróxido de hidrogênio a 3%. A mistura é homogeneizada e se observa o desenvolvimento ou não de cor, na dependência da presença/ausência de hemoglobina na amostra. O controle positivo é feito com uma gota de sangue adicionada a uma parte da amostra fecal sob a ação dos reagentes.

A presença de coloração azulada ou azul-esverdeada na mistura reacional juntamente com a amostra fecal é característica de reações positivas, enquanto uma coloração esverdeada ou ausência de coloração caracterizam a negatividade da reação.

O uso da reação do guáiaco tem algumas limitações, principalmente no que se refere a adoção de uma dieta restritiva e rigorosa antes da coleta da amostra. Isso se deve ao fato de o teste ser baseado na atividade heme peroxidase, sensível à presença de peroxidases presentes em alimentos, as quais têm impacto sobre a especificidade do teste e podem resultar em resultados falsos-positivos. Portanto, nos sete dias que antecedem a realização do exame, o paciente deve adotar dieta específica com restrição da ingestão de certos alimentos como carne vermelha, banana e melão, rabanete, nabo, brócolis, couve-flor, espinafre e tomate. Medicamentos com ação irritativa e que possam provocar pequenos sangramentos também devem ser evitados, tais como corticosteroides, quimioterápicos, aspirina, anti-inflamatórios não esteroides, suplementos contendo ferro e altas doses de vitamina C. A amostra não deve ser colhida durante o período menstrual, e durante o período que antecede a coleta a ingestão de bebidas alcoólicas deve ser evitada. O teste é capaz de detectar 0,3 mg de Hb/g de fezes e como tumores podem ter sangramentos de pequeno volume e intermitentes, é recomendado realizar o teste em duplicata utilizando amostras de três defecações. A sensibilidade descrita na literatura varia de 30-50%, entretanto apresenta boa especificidade, que varia entre 96,8 e 98,9%.

Algumas variações do teste – baseadas sempre no mesmo princípio, que é o da atividade heme peroxidase, ainda são disponíveis, tais como Teste Haemocult®, Hexagon Obsgreen®, Reação da Benzidina e Reação de Meyer-Johannessen.

Entretanto, como explicado anteriormente, todos esses testes requerem dieta especial por parte do paciente antes da coleta da amostra, sob o risco de resultados falsos-positivos. A pesquisa de hemoglobina nas fezes por meio de ensaio imunocromatográfico dispensa a necessidade de preparação dos pacientes – tais como as restrições alimentares – que não interferem com o resultado do teste. Mesmo assim, alguns fabricantes de *kits* comerciais recomendam a interrupção por um mínimo de 72 horas no uso de drogas, tais como anti-inflamatórios, corticoides, compostos a base de ferro e vitamina C, bem como a ingestão de bebidas alcoólicas.

Os *kits* comerciais para pesquisa de sangue oculto disponíveis no mercado se baseiam na mesma premissa básica, que é a utilização de membranas pré-cobertas com anticorpos monoclonais para identificar seletivamente hemoglobina humana em amostras fecais. Se estiver presente na amostra, a hemoglobina humana se liga a um anticorpo monoclonal de camundongo anti-hemoglobina conjugado com ouro coloidal, e migra pela membrana por capilaridade até encontrar um segundo anticorpo anti-hemoglobina humana fixo na região da linha-teste da membrana. Como resultado, será observado o aparecimento de uma linha vermelha nessa região. Ao contrário, na ausência de hemoglobina humana, não se forma linha na região-teste. Todavia, o conjugado não capturado continua seu fluxo até a linha-controle, e essa marcação atesta o correto funcionamento do teste. Dependendo do *kit* empregado e do fabricante, pode se ter uma sensibilidade de 100% e especificidade acima de 98%. Alguns fabricantes indicam que o teste é capaz de detectar concentrações de hemoglobina $\geq$ 50 ng/mL de amostra.

EXAME DE FEZES **347**

Os pigmentos existentes normalmente nas fezes, e responsáveis por sua coloração característica, são o urobilinogênio, que resulta da hidrólise de moléculas de bilirrubina operada por beta-glicuronidases (enzimas bacterianas intestinais) e seu produto de oxidação, de cor laranja – a urobilina. As fezes normais de um indivíduo adulto contêm uma mistura de urobilinogênio e urobilina. Nas icterícias obstrutivas, extra ou intra-hepáticas, as fezes se tornam descoradas por falta de pigmento biliar sendo, a grosso modo, comparáveis à massa de vidraceiro. A diminuição ou ausência de excreção de bilirrubina na luz intestinal provoca alteração na coloração das fezes tornando-as mais claras (hipocolia fecal) ou esbranquiçadas (acolia fecal) e indicam deficiência de excreção de bilirrubina para o intestino. Em casos de obstrução completa, as fezes se tornam acólicas e tanto o urobilinogênio fecal quanto o urinário não são detectados. Acolia persistente sugere obstrução biliar extra-hepática.

Por outro lado, havendo suspeita de esteatorreia, é muito importante a dosagem de gordura nas fezes de 24 horas, realizada em material colhido pelo menos durante três dias e conservado em geladeira. Adultos normais excretam menos de 6-7 g de gordura nas 24 horas. Com uma ingestão de 150 g, isso corresponde a uma absorção superior a 95%. Em crianças com mais de 18 meses, a absorção é superior a 90% da gordura ingerida, o que corresponde a uma gordura fecal inferior a 4 g/24 h, caso a ingestão seja de pelo menos 36 g de gordura. Na criança com menos de 18 meses, a absorção é normalmente superior a 80% da gordura ingerida. É desejável que a mãe forneça informações minuciosas relativas à dieta da criança durante a colheita das fezes, o que permitirá estabelecer uma relação entre a ingestão e a eliminação fecal.

Exame microscópico

Pela microscopia, assinala-se a presença aumentada de fibras musculares mal digeridas, de grãos de amido e gorduras, em material a fresco e após coloração pelo Lugol e Sudan III.

Uma prática que tem demonstrado grande utilidade clínica é a pesquisa de piócitos nas fezes, que, sendo positiva, pode indicar: a) infecção bacteriana aguda; b) doença inflamatória crônica do cólon; ou c) neoplasia ulcerada e infectada dessa região. Cabe advertir, entretanto, quanto à utilidade desse exame, que as bactérias capazes de causar aparecimento de leucócitos nas fezes não o fazem em 100% dos casos. Algumas (p. ex., *E. coli* enteropatogênicas clássicas) nunca promovem o aparecimento de leucócitos nas fezes, nem mesmo de sangue.

■ Métodos de diagnóstico para detecção de protozoários e helmintos parasitos do intestino

Os protozoários e helmintos eliminados nas fezes podem ser encontrados sob a forma de estruturas diversas. Os protozoários podem formar estruturas denominadas trofozoítos e cistos, as quais podem ser detectadas em amostras fecais. Por outro lado, os helmintos – popularmente denominados "vermes" – podem ser eliminados como adultos e segmentos de formas adultas muitas vezes visíveis a olho nu (p. ex., proglotes de tênia), além de larvas e ovos. Assim, dependendo da suspeita diagnóstica, da forma das evacuações e do volume de material encaminhado ao laboratório, será definido o método diagnóstico mais adequado a ser empregado. Contudo, deve-se ter em mente que o emprego de apenas uma única técnica coprológica pode não ser eficaz o suficiente para o diagnóstico de todas as helmintoses e protozooses.

Antes de iniciarmos o estudo dos métodos habituais usados na identificação de helmintos e protozoários, faremos uma referência especial ao diagnóstico da oxiuríase e da teníase. Na infecção pelo *Enterobius vermicularis*, as fêmeas não fazem a postura de ovos no intestino, mas sim no tegumento perianal e perineal, onde esses ovos podem ser recolhidos pelo método da fita gomada, por isso o exame de fezes muitas vezes não é indicado por sua baixa sensibilidade. Nos casos de parasitismo pela

348 LABORATÓRIO COM INTERPRETAÇÕES CLÍNICAS

Taenia saginata, em virtude de seu vigoroso aparelho muscular, os anéis abandonam ativamente o interior do intestino, de modo a poderem ser percebidos pelo hospedeiro sob a forma de um corpo viscoso serpeando pelo períneo ou pela raiz das coxas, aderido às peças íntimas do vestuário ou depositados sobre o lençol. É rara a presença de ovos de *Taenia* sp. nas fezes, mas, quando isso acontece, os ovos são revelados por meio de qualquer um dos métodos de sedimentação mencionados adiante. O método da fita gomada tem sido usado com bons resultados na pesquisa da teníase, sobretudo na infestação pela *T. saginata.*

■ *Coleta de amostras fecais*

Alguns cuidados devem ser tomados pelos pacientes durante a coleta de amostras fecais. Um erro grosseiro, e que algumas pessoas ainda cometem, é coletar as amostras de dentro do vaso sanitário. As fezes devem ser preferencialmente colhidas em urinol seco, pois a água do vaso e a urina podem contaminar a amostra com formas de vida livre de alguns parasitos, comprometendo o resultado do exame.

As fezes não devem ser coletadas após o uso de purgativo. Somente em casos excepcionais, quando fezes liquefeitas são usadas para estabelecer e confirmar diagnóstico de amebíase, giardíase e estrongiloidíase. A coleta de amostras fecais liquefeitas, obtidas com uso de laxantes, só é indicada quando uma série de exames forem negativos e haja uma forte suspeita clínica de infecção parasitária. Para que não ocorram danos morfológicos aos parasitos, são recomendados laxantes salinos como fosfato e sulfato de sódio tamponado. O uso de óleos minerais, contrastes radiológicos, bem como compostos a base de bismuto e magnésio são contraindicados, pois podem dificultar a visualização (no caso dos óleos) ou alterar a morfologia dos parasitos por precipitação de cristais sobre as formas evolutivas dos parasitos.

Além disso, fezes liquefeitas devem ser examinadas rapidamente, sob o risco de não se visualizarem parasitos viáveis. Portanto, o emprego de laxantes é mais recomendado para pacientes que estejam internados em clínicas e hospitais, onde o material fecal pode ser imediatamente levado ao laboratório. As fezes liquefeitas frescas, sem preservadores, são muito importantes para o achado de trofozoítos de protozoários. O material obtido dessa forma pode ser examinado a fresco – permitindo a observação de trofozoítos vivos e em franca movimentação – ou pode ser fixado e corado, por exemplo, pela hematoxilina férrica.

No caso de coleta de fezes liquefeitas pelo paciente, recomenda-se que as mesmas sejam acondicionadas em frascos com preservador SAF (acetato de sódio-ácido acético-formaldeído), que não possui toxicidade e tem grande valor na preservação de trofozoítos.

O uso de medicamentos como antibióticos, antidiarreicos e antiácidos interferem no resultado do exame, pois provocam redução ou negativação, mesmo que temporária, de parasitos.

Sabe-se que as diferentes estruturas parasitárias, dependendo das características biológicas de cada parasito, têm eliminação irregular, não sendo encontradas todos os dias em amostras fecais. Assim, um único exame pode não ser suficiente para um diagnóstico satisfatório, havendo necessidade de se repetirem os exames em dias diferentes. Dessa maneira, com a coleta de amostras em dias alternados são aumentadas as chances de serem detectadas formas evolutivas de protozoários principalmente, e evita-se que os pacientes tenham de voltar ao laboratório para repetição de exames.

Atualmente, são utilizados dois frascos: o primeiro encerra uma solução conservadora que é comumente de formol 10%, e um segundo, vazio, para coleta de amostra fresca. Em laboratórios de análises clínicas, os pacientes recebem uma pequena sacola plástica com os dois frascos, as instruções por escrito e uma colherzinha. No frasco com preservador formol 10%, colocam-se amostras de fezes recolhidas em três dias consecutivos ou preferencialmente em dias alternados, homogeneizando

EXAME DE FEZES **349**

bem para que o líquido preservador cubra a amostra que deverá ser guardada em local fresco (a refrigeração não é obrigatória, mas melhorará a qualidade da conservação). No segundo frasco (vazio), coloca-se uma amostra de fezes frescas, colhida após coletadas as amostras anteriores, guardando-a também em lugar fresco (mas não em refrigerador, pois o frio poderia matar as larvas de *Strongyloides stercoralis* por ventura presentes).

Fica a critério clínico a coleta de três amostras frescas seriadas ou colhidas em dias alternados. Mas deve-se ter em mente que as mesmas deverão ser encaminhadas ao laboratório em, no máximo, 2 horas, sob o risco de que a fermentação das fezes possa destruir ou danificar formas evolutivas de parasitos presentes na amostra.

Dependendo da rotina do setor de parasitologia do laboratório, os procedimentos técnicos adotados deverão compreender um método geral que detecte formas evolutivas de protozoários e helmintos, um método específico para pesquisa de larvas e outro específico para pesquisa de protozoários que também possa detectar ovos leves de helmintos.

Adicionalmente, quando necessário e a suspeita clínica assim o indicar, o clínico poderá solicitar a pesquisa de coccídios (p. ex., *Cryptosporidium* spp.) e a pesquisa de ovos de *Schistosoma mansoni*, nos quais são indicados métodos de concentração diferenciados.

Em pacientes imunodeprimidos com quadro clínico de diarreia persistente, é indicada a pesquisa de *Cryptosporidium* spp. – protozoários que ocorrem como agentes oportunistas em tais pacientes. A pesquisa é feita pelos métodos de coloração de Kinyoun (uma variante do método de Ziehl-Neelsen) e da safranina-azul de metileno.

■ *Procedimentos técnicos*

1. O material contido em frasco com formol 10% pode ser submetido a métodos de concentração tais como centrifugoflutuação (Método de Faust *et al.*, 1938); sedimentação por centrifugação (Método de Ritchie, 1948) e sedimentação espontânea em cálice (Método de Hoffman *et al.*, 1934). O recolhimento de várias amostras de fezes (de 3 a 10) em líquido preservador, com posterior processamento de parte dessa mistura por métodos de concentração, aumenta consideravelmente a possibilidade de resultados positivos. Além disso, são minimizados os resultados falsos-negativos, causados pela natural irregularidade na eliminação de estruturas parasitárias pelas fezes.

   Os métodos de flutuação e sedimentação, que se praticam no material colhido no formol, permitem identificar ovos e larvas de parasitos, bem como cistos de protozoários. A solução conservadora mata as estruturas vivas, inclusive as larvas de estrongiloides.

2. O material colhido em frasco sem líquido conservador deve ser submetido a métodos de concentração: um método de flutuação, um de sedimentação (a escolha do método adotado na rotina laboratorial pode variar dependendo de cada laboratório) e o método de Kato (padrão-ouro na pesquisa de ovos de *Schistosoma mansoni*). Dependendo do laboratório, podem ser empregados na pesquisa de larvas de estrongiloides/nematoides os métodos de Baermann ou de Rugai. A repetição dos métodos de flutuação e de sedimentação nesse material tem por objetivo aumentar o número de exames, o que amplia as possibilidades diagnósticas. Além disso, tratando-se de fezes recentes e sem líquido preservador, existe a possibilidade de visualização de formas evolutivas de parasitos ainda vivas e móveis.

   Todavia, a maior utilidade dessa amostra recente de fezes, colhida sem qualquer líquido preservador, reside na possibilidade de submetê-la a um método de extração de larvas, o que é indispensável para o diagnóstico da estrongiloidíase. Com efeito, sabe-se que normalmente os ovos do *S. stercoralis* se rompem no interior do intestino, dando saída às larvas. Assim,

350 LABORATÓRIO COM INTERPRETAÇÕES CLÍNICAS

utilizando-se, no exame coprológico, apenas métodos que evidenciam ovos, é quase certo deixar de diagnosticar a infecção em indivíduos infestados por estrongiloides.

O diagnóstico da infecção pelo *S. stercoralis* é feito pela detecção de larvas rabditoides do parasito nas fezes. Entretanto, como a eliminação dessas formas evolutivas pode ser reduzida e/ou irregular, um método de sedimentação comum com apenas uma amostra fecal pode ter reduzida sensibilidade.

A sensibilidade dos métodos de diagnóstico parasitológico para investigação de larvas parece ser diretamente proporcional ao número de amostras coletadas, variando de 30% com apenas uma amostra, 50% com três e atingindo um ápice de 100% quando sete amostras são empregadas. Entretanto, o exame de múltiplas amostras fecais é bastante inconveniente e terá de se amparar na cooperação irrestrita do paciente, sendo por tal razão que muitos clínicos relutam em solicitá-lo.

Várias são as técnicas que podem ser recomendadas para a detecção de larvas de *S. stercoralis* em amostras fecais, entre as quais destacam-se o exame direto com salina e lugol, e a sedimentação espontânea em água. A concentração específica de larvas nas fezes é alcançada com a metodologia descrita por Baermann, em 1917, cujo objetivo era a pesquisa de larvas de nematoides do solo com base em seu termo/hidrotropismo. O método foi adaptado para pesquisa de larvas de nematoides parasitos humanos e, posteriormente, simplificado por Moraes, sendo chamado de Baermann-Moraes, além de receber algumas modificações por Coutinho e Rugai. As larvas de *S. stercoralis* também podem ser isoladas a partir de cultura em placa de ágar e pela coprocultura (Método de Harada-Mori) sendo que, nesse caso, é possível o desenvolvimento das larvas até o estágio filarioide e a diferenciação com larvas de ancilostomídeos. A cultura de larvas, quando empregada para fins de diagnóstico, procura amplificar o número de larvas rabditoides, por meio da reprodução das formas de vida livre adultas e, dessa maneira, aumentar a probabilidade de se fazer o diagnóstico de estrongiloidíase. Entretanto, acredita-se que algumas larvas não consigam evoluir até a fase adulta *in vitro*, o que pode explicar a menor sensibilidade encontrada em trabalhos com o método de Harada-Mori comparado com resultados obtidos com o de Baermann.

No estudo das fezes de indivíduos em que a epidemiologia ou a clínica indiquem a presença de *Schistosoma mansoni*, deve-se incluir obrigatoriamente o método de Kato. Seu valor se estende à pesquisa de outras helmintoses; não se presta, porém, à detecção de protozoários. Por motivos técnicos, fezes líquidas ou semilíquidas não podem ser examinadas pelo método de Kato.

3. No terceiro frasco, contendo material liquefeito (por diarreia ou uso de purgativo) recolhido em líquido conservador de Schaudinn, executa-se a coloração pela hematoxilina férrica. Essa é a melhor maneira de detectar os protozoários, principalmente as amebas, mais difíceis de perceber do que as giárdias. Vamos encontrá-las, em geral, sob a forma de trofozoítos, o que permite um diagnóstico mais preciso. Se os cistos, que aparecem nas preparações úmidas dos métodos de flutuação e sedimentação, coradas pelo Lugol, podem ser de identificação difícil às vezes, os trofozoítos, vistos em preparações montadas após coloração pela hematoxilina férrica, praticamente, nunca deixam dúvida sobre a que amebídeo pertencem. A hematoxilina férrica é, portanto, o método de coloração ideal para o diagnóstico da amebíase e para o controle mais rigoroso do tratamento. Além disso, somente com esta técnica se torna possível o achado da *Dientamoeba fragilis,* um protozoário da ordem Trichomonadida, considerado patogênico por alguns autores, e encontrado na forma de trofozoíta, cuja identificação é facilitada após fixação e coloração pela hematoxilina férrica (Tabela 22.1)

EXAME DE FEZES **351**

Tabela 22.1. Métodos mais eficazes para diagnóstico das diversas parasitoses

	Faust	Kato	Sedimentação por centrif.	Baermann	Hematoxilina férrica
Entamoeba histolytica	+		+		+
Entamoeba coli	+		+		+
Dientamoeba fragilis					+
Iodamoeba butschlii	+		+		+
Endolimax nana	+		+		+
Giardia lamblia	++		+		+
Chilomastix mesnili	+		+		+
Trichuris trichiura	++		++		
Ancilostomídeos	++		++		
Strongyloides stercoralis	+		+	+++	
Ascaris lumbricoides	++		++		
Schistosoma mansoni		+++	+		
Isospora spp.	+				

Coprocultura

O exame bacteriológico de fezes encontra sua utilização máxima no diagnóstico etiológico da gastroenterite aguda. Entretanto, em situações menos frequentes, as bactérias que respondem por esta patologia podem ser responsabilizadas por diarreias de evolução crônica, o que amplia as indicações da coprocultura.

As bactérias capazes de provocar diarreia podem ser classificadas em dois grupos principais, de acordo com seu mecanismo básico de patogenicidade: invasor e toxigênico (ver item Enterobactérias no Capítulo 23).

■ Bactérias invasoras

Essas bactérias colonizam o tubo gastrointestinal do hospedeiro, onde crescem, daí podendo invadir outros tecidos ou secretar toxinas. Nesse tipo de patogenicidade, é indispensável que as bactérias se repliquem no intestino do hospedeiro. Esse grupo é exemplificado pela *Shigella*, *Salmonella*, *Yersinia enterocolitica*, *Campylobacter jejuni* e alguns sorotipos de *Escherichia coli*.

■ Bactérias toxigênicas

Essas bactérias atuam através de uma exotoxina que é secretada nos alimentos e que será, posteriormente, ingerida juntamente com eles, indo, então, exercer sua atividade patogênica no organismo humano. Tal mecanismo poderia ser classificado com mais propriedade como "intoxicação", pois não requer a presença de bactérias vivas no tubo gastrointestinal. São exemplos deste tipo de bactérias o *Clostridium difficile*, *Clostridium perfringens*, *Vibrio parahemolyticus*, *Staphylococcus aureus* e *Escherichia coli* enterotoxigênicas (enterotoxinas LT e ST).

Alguns sorotipos da *Escherichia coli* enteropatogênica clássica não podem ser incluídos em nenhum dos grupos acima, já que seu mecanismo de patogenicidade não está definido.

352 LABORATÓRIO COM INTERPRETAÇÕES CLÍNICAS

Não possui significação clínica em adultos, o isolamento nas fezes de diversos gêneros da família das enterobacteríaceas, como *Enterobacter (Hajnia), Citrobacter, Proteus, Serratia* e *Klebsiella*, já que tais germes não são patogênicos sobre a mucosa intestinal, ocorrendo como meros saprófitas na luz intestinal.

Durante muito tempo, numerosos pacientes, exibindo quadro clínico altamente sugestivo de infecção intestinal, até com abundante eliminação de muco, pus e sangue nas fezes, tinham sua coprocultura negativa. Com o advento de novas técnicas laboratoriais, passou-se a isolar, das fezes de tais pacientes, bactérias como *Campylobacter jejuni* e *Yersinia* enterocolitica, às quais se passou a atribuir a capacidade de produzir quadros clínicos muito semelhantes aos de outros patógenos intestinais. Sua importância vai além dos quadros intestinais agudos, pois são capazes de ocasionar uma série de alterações patológicas subsequentes. Apenas como um exemplo, citamos o fato de que em torno de 5% das "apendicites" que levam os pacientes à sala de operação representam, na realidade, infecção por *Yersinia enterocolitica.*

Cumpre salientar também a importância crescente que vem assumindo o *Clostridium difficile* como causa de colite pseudomembranosa induzida por medicamento. Todavia, o isolamento desse germe e a avaliação laboratorial de seu poder toxigênico não chegaram ainda à rotina dos laboratórios, o que não deverá tardar muito em vista dos trabalhos que se aceleram nesse sentido. O mesmo pode ser dito quanto à caracterização das *E. coli* enterotoxigênicas, visto que elas são responsáveis por inúmeros casos de diarreia aguda.

Finalmente, não podemos deixar de citar a grande importância hoje atribuída ao *Rotavirus* como causa de gastroenterite infantil, chegando a ser responsabilizados por praticamente 50% dos casos desta patologia. Vale dizer que seu diagnóstico é perfeitamente exequível em laboratório clínico recorrendo-se ao método imunoenzimático.

Seguem-se algumas considerações a serem levadas em conta quando da solicitação e avaliação de um exame bacteriológico de fezes.

1. As fezes devem chegar o mais rapidamente possível ao laboratório. Não podendo ser satisfeita esta condição, deve o material ser preservado e transportado em meio adequado, fornecido pelo laboratório.

2. Sempre que possível, não administrar antibióticos ou quimioterápicos antes de colher o material para exame.

3. Alguns laboratórios fornecem resultados da pesquisa de *Escherichia coli* enteropatogênica clássica com base apenas no diagnóstico feito com soros polivalentes. Tal prática é desaconselhável, pois leva a um grande número de resultados falsos-positivos. Tal diagnóstico deve ser definido por meio de sorotipagem específica com soros monovalentes.

4. Toda bactéria patogênica é sempre submetida a teste de sensibilidade aos antibióticos (antibiograma).

5. Se o quadro clínico sugerir infecção por *Yersinia* ou *Campylobacter,* seria conveniente uma informação do clínico nesse sentido, pois é possível que nem todos os laboratórios estejam adaptados para seu isolamento.

6. É sabido que muitos clínicos, especialmente pediatras, deixam de solicitar coprocultura, alegando demora em sua execução. Entretanto, em cerca de 90% dos casos de infecção por *Salmonella, Shigella* etc., o laboratório pode fornecer um diagnóstico com antibiograma já ao cabo de 36 horas; no caso do *Campylobacter,* em 24 ou, no máximo, em 48 horas. Para *Yersinia enterocolitica,* dadas suas peculiaridades de cultivo, seu isolamento poderá ser mais prolongado.

Bibliografia

Achcar E, Moayyedi P. Colorectal cancer screening with fecal occult blood testing (FOBT): An international perspective. Am J Gastroenterol. 2006; 101:212.

Baermann G. Eineeinfache Methodezur Auffindung von Ankylostomum (Nematoden) Larven in Erdproben. Mededeelmith. H. Geneesk. Batavia: Lab Weltvedren Feestbundel. 1917; 41-7.

Brasil. Ministério da Saúde. Manual de Diagnóstico dos Agentes Oportunistas: Parasitos Intestinais e *Pneumocystis jirovecii*. Brasília, DF, 2012; 60 p.

Coutinho JO, Campos R, Amato Neto V. Nota sobre o diagnóstico e prevalência da estrongiloidose em São Paulo. Rev Clin São Paulo. 1951; 12:11-20.

De Carli GA. Parasitologia clínica. Seleção de métodos e técnicas de laboratório para o diagnóstico das parasitoses humanas. 2 ed. Rio de Janeiro: Atheneu. 2007; 906 p.

Faust EC, D'Antonni JS, Odom V, Miller MJ, Peres C, Sawitz W, Thomen LF, Tobie J, Walker JH. A critical study of clinical laboratory techniques for the diagnosis of protozoan cysts and helminth eggs in feces. I. Preliminary communication. Am J Trop Med. 1938; 18:169-83.

Greenwald B. A comparison of three stool tests for colorectal cancer screening. Mersurg Nursing. 2005; 14:292-9.

Harada Y, Mori O. A new method for culture in ghook worm. Yonago Acta Med. 1955; 1:177-9.

Hoffmann WA, Pons JA, Janer JL. The sedimentation concentration method in schistosomiasis. Puerto Rico J Pub Health. 1934; 9:281-98.

Honório JC, Tizzot MRP. Análise dos métodos na pesquisa de sangue oculto nas fezes. Cad Esc Saúde. 2010; 3:1-11.

Kato K, Miura M. Comparative examinations. Jap J Parasitology. 1954; 3:35.

Ko CW, Dominitz JA, Nguyen TD. Fecal occult blood testing in a general medical clinic: comparison between guaiac-based and immunochemical-based tests. Am J Med. 2003; 115:111-4.

Labtest. Informação Continuada para Laboratórios Clínicos (INFOTEC). Pesquisa de sangue oculto nas fezes e prevenção do câncer colorretal. Disponível em: www.labtest.com.br. Acesso em: 1/8/2016.

Mariano ML, Mariano APM, Silva MM. Manual de Parasitologia Humana. 2 ed. Ilhéus: Ed Univ Est Santa Cruz. 2007; 110 p.

Martinelli ALC. Icterícia. Ribeirão Preto: Medicina. 2004; 37:246-52.

Martinez AP, Azevedo GR. Tradução, adaptação cultural e validação da Bristol Stool Form Scale para a população brasileira. Rev Latino-Am Enf. 2012; 20(3).

Minuzzi TTCS, Cuba Cuba CA. Identificação fenotípica de Dientamoeba fragilis e Blastocystis hominis em pacientes atendidos no ambulatório do Hospital Universitário de Brasília: Caracterização molecular preliminar de isolados diagnosticados. Rev Ibero-Lat Am Parasitol. 2010; 69(2):124-33.

Moraes RG. Contribuição para o estudo de Strongyloides stercoralis e da estrongiloidíase no Brasil. Rev Saúde Pub. 1948; 1:507-624.

Nagata N, Marriott D, Harkness J, Ellis JT, Stark D. Current treatment options for *Dientamoeba fragilis* infections. Int J Parasitol: Drugs and Drug Res. 2012; 2:204-15.

Nielsen PB, Mojon M. Improved diagnosis of Strongyloides stercoralis by seven consecutives tool specimens. Zentral bl Bakteriol Mikrobiol Hyg. 1987; 263:616-8.

Paula FM, Costa-Cruz JM. Epidemiological aspects of strongyloidiasis in Brazil. Parasitology. 2011; 138:1331-40.

Rey L. Parasitologia. 4 ed. Rio de Janeiro: Guanabara Koogan. 2008; 883 p.

Ritchie LS. An other sedimentation technique for routines tool samples. Bull US Army Med Dept. 1948; 8:326.

Rugai E, Mattos T, Brisola AP. Nova Técnica para Isolar Larvas de Nematóides das Fezes – Modificação do Método de Baermann. Rev Inst Adolfo Lutz. 1954; 14:5-8.

Santos JI, Padilha OP. Baixa Sensibilidade do Método de Cultura de Larvas (Harada-Mori) no Diagnóstico da Estrongiloidíase. Rev Soc Bras Med Trop. 1996; 29(1):51-2.

Sudré AP, Macedo HW, Peralta RHS, Peralta JM. Diagnóstico da estrongiloidíase humana: importância e técnicas. Rev Patol Trop. 2006; 35(3):173-84.

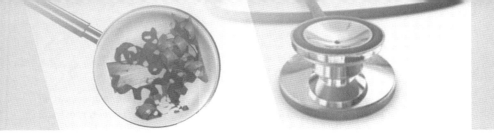

Doenças Infecciosas e Parasitárias

Andrea Alice da Silva ▪ *Fabiana Rabe Carvalho* ▪ *Fernando Campos Sodré* ▪
Natalia Fonseca do Rosário ▪ *Regina Helena Saramago Peralta* ▪ *Rosa Maria Ribeiro Vieira*
▪ *Yara Leite Adami Rodrigues*

DOENÇAS INFECCIOSAS
Diagnóstico laboratorial da infecção por citomegalovírus humano

O citomegalovírus humano (HCMV) é um membro da família *Herpesviridae*, juntamente com os vírus Epstein-Barr (EBV), herpes-vírus simples tipos 1 e 2 (HSV-1 e HSV-2), o vírus varicela-zóster (HHV-3) o herpes-vírus humano 6 e 7 (HHV-6, HHV-7), e o HHV-8 (vírus associado ao sarcoma de Kaposi). Todos possuem propriedades estruturais semelhantes, incluindo um genoma linear duplo de DNA, capsídeo icosaédrico e envelope viral. Partilham também propriedades biológicas importantes como a latência e a reativação, sendo responsáveis por infecções recorrentes em hospedeiros imunossuprimidos. Não existem sorotipos distintos, contudo algumas diferenças genotípicas podem ser encontradas e classificadas por meio da análise de amplificação molecular do DNA.

O citomegalovírus, também conhecido como vírus da inclusão citomegálica, em alusão à morfologia citopática encontrada nas células epiteliais infectadas, é um vírus ubíquo, que atinge pessoas de todas as idades, raças e etnias. A infecção pelo HCMV tem grande importância clínica em gestantes, causa de aborto, natimortalidade e infecção neonatal de alta gravidade. A transmissão vertical (da mãe para o concepto) pode ocorrer nos períodos pré-natal, perinatal ou pós-natal. Tem sido relatada também a transmissão através de contatos com cuidadores materno-infantis, entre os membros de uma família e da escola primária; depois, na adolescência, pelo contato sexual e também, muito particularmente, através de hemoderivados ou do transplante de órgãos. Outra importância clínica da infecção por HCMV é em pacientes imunossuprimidos, como aqueles com Aids, câncer e transplantados de órgãos, onde, neste caso, a infecção pode tornar-se invasiva, manifestando-se nos pulmões e na região gastrointestinal.

Entre os ensaios laboratoriais que permitem o diagnóstico da infecção pelo HCMV, se destacam a pesquisa direta do vírus via microscopia eletrônica, histopatologia e citologia, imuno-histoquímica e imunocitologia, antigenemia pp65, o isolamento viral em cultura de fibroblastos humanos, a sorologia e a detecção do DNA viral por meio da reação em cadeia da polimerase (PCR). Em geral, estes ensaios utilizam soro, plasma ou sangue do paciente.

▪ Pesquisa de células citomegálicas

O citomegalovírus é assim chamado pela propriedade que possui de ocasionar o aparecimento de volumosos corpos de inclusão intranucleares em células epiteliais situadas em diversos órgãos,

356 LABORATÓRIO COM INTERPRETAÇÕES CLÍNICAS

especialmente fígado e rim. As principais características morfológicas das células citomegálicas são: a) volume celular aumentado; b) núcleo volumoso; c) inclusão intranuclear volumosa hipercromática; d) halo claro separando a inclusão da membrana nuclear; e) inclusões citoplasmáticas; f) áreas focais de espessamento da membrana nuclear. Nesse sentido, tais células citomegálicas (chamadas "em olho de coruja", pelo seu aspecto característico) podem ser pesquisadas diretamente no sedimento urinário, em fragmentos de tecidos (fígado, rim, pulmão, etc.), lavado gástrico e broncoalveolar. Na pesquisa direta pode-se utilizar a microscopia eletrônica e obter resultados em 15-30 minutos, embora tenha alto custo, não sendo usual em laboratório de rotina. Já os exames histopatológico e citológico utilizam colorações de hematoxilina-eosina, Papanicolau ou Giemsa. Possuem baixo custo, rapidez e considerável valor diagnóstico. Entretanto, estes métodos possuem elevados resultados falsos-negativos e devem ser acompanhados de outras técnicas mais sensíveis. A imuno-histoquímica e a imunocitologia possuem grande valor diagnóstico utilizando anticorpos monoclonais na detecção de antígenos do HCMV.

■ Diagnóstico laboratorial de HCMV na gestante

A sorologia, detecção de anticorpos (IgG e IgM) contra partículas virais anti-HCMV no soro de indivíduos infectados, está disponível em uma grande variedade de centros, sendo a técnica mais utilizada para a triagem sorológica de gestantes. A presença de anticorpos IgM anti-HCMV com um aumento isolado de até quatro vezes nos títulos de IgG anti-HCMV, em um período de até quatro semanas, sugere infecção aguda (Tabela 23.1). Entretanto, para se caracterizar infecção primária, a primeira amostra coletada deve ser negativa para citomegalovírus.

A IgM pode permanecer elevada por mais de seis meses após infecção, significando que a infecção poderia ser anterior à concepção. Nesse sentido, a sorologia isolada impossibilita a diferenciação entre infecção crônica, reativação viral ou reinfecção por cepa distinta. Ainda, numa fase inicial da infecção primária na gestante, a concentração de IgM pode ser muito baixa. Uma alternativa para resolver esta questão seria a realização do ensaio de avidez para IgG. Este ensaio é baseado no princípio do processo de maturação dos anticorpos da classe IgG dirigidos contra o HCMV em amostras de soro ou plasma, e pode ser quantificado por quimioluminescência (CLIA). Durante os três primeiros meses após a infecção primária, as IgG produzidas apresentam uma baixa avidez, evidenciando infecção recente (Tabela 23.2). Ao ser detectada alta avidez, simultaneamente, a IgM-HCMV caracteriza-se como infecção antiga, com a presença de IgM residual. A avidez de IgG tem valor preditivo negativo de infecção primária de 100% em casos de IgM positiva, mas possui valor preditivo positivo para infecção congênita de 25%, ou seja, ter infecção primária não significa infecção fetal.

■ Diagnóstico laboratorial da infecção congênita

Quando se observa a infecção por HCMV em gestantes, ainda é necessário confirmar a infecção congênita e afastar a infecção perinatal. Assim, o clássico isolamento viral em fibroblastos humanos e a técnica de *Shell-vial* tem sido substituída por técnicas moleculares, seja por PCR em tempo real

Tabela 23.1. Interpretação da sorologia para HCMV

Resultados da sorologia	Interpretação
IgG negativo IgM negativo	Sem a infecção por CMV Risco de infecção primária durante a gestação
IgG positivo IgM negativo	Contato prévio com o CMV
IgG negativo IgM positivo	Infecção aguda ou IgM residual (falso-positivo)
IgG positivo IgM positivo	Infecção aguda

DOENÇAS INFECCIOSAS E PARASITÁRIAS **357**

Tabela 23.2. Interpretação do ensaio de avidez para IgG anti-HCMV

Índice de avidez	Interpretação	Conclusão
Inferior a 30%	Baixa avidez	Sugestivo de infecção primária recente (< 2 meses)
Entre 30 e 60%	Inconclusivo	Não permite definir primo-infecção ou infecção recorrente
Maior que 60%	Alta avidez	Sugere infecção em um período maior que 2 meses

(qPCR), seja por hibridização *in situ*, ou qualquer técnica de amplificação molecular (p. ex., NAS-BA), são relativamente mais rápidas e fidedignas, além de quantificarem o DNA viral. Sua detecção pode ser realizada em amostras de urina, soro, plasma e sangue total, em amostras congeladas ou frescas. Embora apresentem sensibilidade e especificidade máximas, os resultados obtidos com as diferentes técnicas moleculares são ainda conflitantes e, por isso, a aplicação prática clínica tem sido muito questionada. Aparentemente, assim como nos estudos de culturas em fibroblastos, onde sua utilização se encontra restrita a lavado broncoalveolar (LBA), a positividade não tem força em predizer a citomegalovirose. O ensaio se apresenta positivo até meses após o tratamento e a resolução do quadro clínico, sendo assim, sua positividade se torna ineficaz quando realizada sem a correlação clínica do paciente.

A sorologia no recém-nascido pode ajudar a determinar a infecção intrauterina, especificamente a técnica de ELISA de captura da IgM. Esta possui força diagnóstica, evitando possíveis falsos-negativos diante da competitividade do IgM do RN com IgG da mãe, ou mesmo da presença de fator reumatoide. Similar à excreção viral, IgM positivo pode persistir por meses.

■ Diagnóstico laboratorial da infecção perinatal

Nesse caso, as técnicas mais utilizadas são o isolamento viral ou a PCR em amostras de urina. Para esta investigação, se faz necessário urina do RN nas duas primeiras semanas de vida (negativa para o HCMV) e outra amostra de urina coletada na quarta semana de vida, com resultado positivo.

■ Diagnóstico laboratorial da infecção adquirida

No caso da infecção adquirida, a sorologia é a técnica mais indicada para a triagem, sendo necessário somente observar a viragem sorológica, ou seja, um resultado negativo na primeira amostra e outro positivo ou aumento de, no mínimo, quatro vezes na segunda amostra coletada. Para IgM, basta uma única amostra positiva para determinar infecção adquirida.

■ Diagnóstico laboratorial em pacientes imunossuprimidos

O diagnóstico laboratorial de HCMV em pacientes imunossuprimidos não é linear e é dependente, por exemplo, nos casos de transplante de órgão, do sistema imune do receptor, entre outros fatores que contribuem para o desenvolvimento ou não da citomegalovirose. Sabe-se que, em algum momento da evolução, o imunossuprimido irá apresentar replicação viral sem necessariamente ter a citomegalovirose. Nos imunossuprimidos pode ocorrer infecção primária, reativação e reinfecção do HCMV. Diante da possibilidade de infecção sem citomegalovirose, é fundamental detectar o HCMV no órgão-alvo e, assim, técnicas como histopatologia e exame imuno-histoquímico com anticorpos anti-HCMV são necessárias. Mais nem sempre possuímos a biópsia, então a detecção do HCMV e de antígenos virais no sangue podem ser úteis, visto existir relação direta entre a presença da doença e aumento da carga viral no sangue. As técnicas utilizadas, em sua maioria, são a sorologia e a detecção do vírus no sangue, na qual incluímos: a PCR quantitativa competitiva, NASBA para o

RNAm de pp67 (fosfoproteína do tegumento viral), captura híbrida, a PCR em tempo real e antigenemia pp65, sendo estes dois últimos mais usuais.

A sorologia nos indica se o doador e/ou receptor no pré-transplante já entraram em contato prévio com o HCMV, classificando de tipo doador e receptor (D/R). Entretanto, trabalhos recentes mostram que nem sempre um R+ tem imunidade para HCMV, como constatado na ausência de resposta específica das células T CD8+. No pós-transplante, a IgM pode ser positiva sem que o receptor manifeste a citomegalovirose, não sendo útil na identificação de infecção primária, reativação ou reinfecção.

A antigenemia objetiva identificar antígenos específicos de replicação viral em neutrófilos infectados pelo HCMV, sendo possível sua detecção por meio do teste de antigenemia contra a proteína pp65 do HCMV. A pp65 é uma fosfoproteína matriz que se apresenta precocemente na fase inicial de replicação do vírus HCMV (4 horas após a infecção).

O ensaio utiliza dois anticorpos monoclonais primários específicos para marcação da proteína pp65, e um anticorpo secundário conjugado fluorescente, o isocianato de fluoresceína (FITC). Duas etapas são necessárias para realização deste ensaio laboratorial; 1) o isolamento dos leucócitos do sangue periférico do transplantado de forma que se obtenha 2×10^5 células/mL via citocentrifugado e 2) a imunomarcação com os anticorpos monoclonais.

Os resultados geralmente estão disponíveis no mesmo dia, e o ensaio já provou ser sensível em transplantados de órgãos e tecidos, tendo diferentes pontos de corte estabelecidos dependendo do tipo de órgão transplantado. Assim, em transplante renal utiliza-se o *cutoff* para indicação de tratamento de 10 células positivas/200.000 leucócitos (Figura 23.1). Já em transplante de pulmão e medula óssea utiliza-se 1 célula positiva/200.000 leucócitos para iniciar o tratamento. Sugere-se que o tratamento com ganciclovir ou similar deve ser suspenso após dois resultados consecutivos de antigenemia negativa. Em outras doenças como o lúpus eritematoso sistêmico (LES) e HIV, estudos têm evidenciado uma ótima correlação com a viremia, porém ainda não foi estabelecido um ponto de corte para tratamento neste grupo de pacientes.

O uso da PCR em tempo real quantitativo (qPCR) tem sido muito útil no diagnóstico de pacientes imunossuprimidos, mas ainda não há um ponto de corte universal, sendo necessário estabelecer o ponto de corte para os diferentes tipos de transplante (rim, pulmão, medula óssea, entre

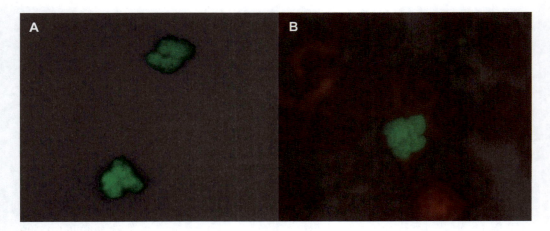

Figura 23.1. *Núcleo polilobulado de células polimorfonucleares positivas infectadas pelo HCMV. A coloração verde representa o antígeno pp65 localizado no interior dos neutrófilos. Células obtidas de sangue periférico de paciente após transplante renal. Imagem observada em microscópio de fluorescência em objetiva de 100×. (Fonte: Imagem de própria autoria.)*

DOENÇAS INFECCIOSAS E PARASITÁRIAS **359**

outros). Ainda não há boa correlação em resposta ao tratamento, sendo observado positividade mesmo em casos onde o paciente obteve boa resposta terapêutica. Assim, a sugestão tem sido que cada instituição responsável pelo transplante defina a melhor técnica e o ponto de corte, de acordo com o seu serviço.

Diagnóstico laboratorial da infecção por HIV-1 e HIV-2

O HIV pertence ao gênero *Lentivirinae* e família *Retroviridae* e se apresenta como uma partícula esférica de 100 a 120 nm de diâmetro. É um vírus RNA de cadeia simples com duas cópias encapsuladas pelo núcleo-capsídeo, capsídeo e um envelope externo composto por uma bicamada fosfolipídica. No genoma viral encontra-se os genes que codificam as principais proteínas estruturais e enzimas. O gene *gag* codifica a proteína precursora de 55 kDa (p55), que dá origem a outras quatro proteínas estruturais do capsídeo (p6, p9, p17 e p24). O gene *env* (envelope) codifica as glicoproteínas gp160, gp120 e gp41. A gp160 é clivada para formar a gp120 e a gp41, ambas envolvidas na fusão e ligação dos receptores de HIV nas células do hospedeiro. O terceiro gene estrutural, *pol*, codifica as enzimas p66 e p51, que compõem a enzima transcriptase reversa (RT), necessária à replicação do HIV. Sua subunidade p31, ou integrase, medeia a integração do DNA viral no genoma das células do hospedeiro, e a p10 (uma protease) cliva precursores proteicos em unidades ativas menores. A proteína p66 também está envolvida na degradação do RNA original do HIV. Essas proteínas estão localizadas no núcleo, sendo associadas ao RNA do HIV. O HIV-1 e o HIV-2 são tipos distintos do vírus distantes filogeneticamente.

O diagnóstico laboratorial da infecção pelo HIV segue estratégias com o objetivo de melhorar a qualidade desse diagnóstico com segurança e concluído em tempo hábil. No manual elaborado pelo Ministério da Saúde foram estabelecidos fluxogramas empregando como referência a classificação de Fiebig, um sistema de estagiamento laboratorial da infecção aguda pelo HIV. Uma novidade nesses fluxogramas é a introdução de ensaios ELISA de terceira geração, que permitiram a detecção de IgM e IgG e representaram um avanço no diagnóstico da infecção recente pelo HIV, e também os de quarta geração, que detectam antígenos e anticorpos num mesmo ensaio, permitindo diminuir ainda mais o período de janela imunológica. Alguns fluxogramas para o diagnóstico laboratorial foram elaborados para abranger as diferentes situações observadas na infecção pelo HIV. Assim, casos de infecção recente são melhor identificados com a utilização de um teste de quarta geração como teste de triagem e um teste molecular como teste confirmatório, enquanto os controladores de elite são facilmente identificados com imunoensaios de terceira ou quarta geração, e um *Western blot* como teste confirmatório. Indivíduos na fase crônica da infecção são identificados com sucesso com qualquer combinação de testes de triagem, seguido por um teste confirmatório (*Western blot* ou teste molecular).

O diagnóstico da infecção pelo HIV compreende a realização de teste de triagem e teste confirmatório, por meio da detecção de anticorpos produzidos contra o HIV tipos 1 e 2, detecção de antígenos virais e também por métodos moleculares na detecção de material genético do vírus. Os testes de triagem para detecção de anticorpos ou antígenos virais, em geral, são realizados por imunoensaios convencionais, ELISA como principal, ou *imunoblots* rápidos, e os testes confirmatório por meio do *Western blot* ou *imunoblots* rápidos. Os testes moleculares para detecção de material genético do vírus podem ser usados, em fase inicial de viremia alta, como teste confirmatório.

Tendo em vista que os testes rápidos são desenvolvidos para detectar anticorpos anti-HIV em até 30 minutos, em comparação com o ELISA que podem levar até 4 horas, esses testes são padronizados com excesso de antígenos para acelerar a interação antígeno/anticorpo e reagentes de detecção de alta sensibilidade (p. ex., ouro coloidal). O Ministério da Saúde, Departamento de DST, Aids e Hepatites Virais (Manual Técnico para o Diagnóstico da Infecção pelo HIV), recomenda o uso desses testes em algumas situações especiais e não como primeira escolha para triagem da infecção.

360 LABORATÓRIO COM INTERPRETAÇÕES CLÍNICAS

Embora os testes rápidos e os ELISA sejam sensíveis e específicos, resultados falsos-positivos podem ocorrer; sendo necessária a utilização de testes complementares ou confirmatórios. Estes testes são: *Western blot* (WB), *imunoblot* (IB) ou imunoensaios em linha (LIA, *Line Immuno Assay*), *imunoblot* rápido (IBR) e imunofluorescência indireta (IFI). Sendo WB e *imunoblot* os mais utilizados atualmente.

Para o acompanhamento laboratorial da infecção pelo HIV, lança-se mão da detecção quantitativa do vírus (carga viral) e a contagem das células CD4⁺ do sistema imune, importantes na integridade do indivíduo e que são alvo do vírus. O equilíbrio entre esses dois parâmetros vai determinar a progressão da infecção.

A carga viral é útil para avaliar a progressão da doença, indicar o início da terapia e determinar a eficácia dos antirretrovirais. O método mais utilizado é o RT-PCR em tempo real, mas outras metodologias são descritas. Os genes mais utilizados para detecção são *gag* e *pol*. A técnica de RT-PCR em tempo real é uma técnica *in vitro* que reproduz a capacidade natural de replicação do DNA, e gera múltiplas cópias de uma sequência específica de nucleotídeos de um determinado organismo. Detecta, com alta especificidade, concentrações extremamente baixas desse organismo.

Diagnóstico laboratorial das hepatites virais

As hepatites virais agudas e crônicas são doenças provocadas por diferentes agentes etiológicos, com tropismo primário pelo tecido hepático, apresentando características epidemiológicas, clínicas e laboratoriais semelhantes, porém com importantes particularidades.

As hepatites virais são causadas por cinco vírus: o vírus da hepatite A (HAV, *hepatitis A virus*), o vírus da hepatite B (HBV, *hepatitis B virus*), o vírus da hepatite C (HCV, *hepatitis C virus*), o vírus da hepatite D (HDV, *hepatitis D virus*) e o vírus da hepatite E (HEV, *hepatitis E virus*).

O diagnóstico das hepatites virais é baseado na detecção dos marcadores presentes no sangue, soro, plasma ou fluido oral da pessoa infectada, por meio de imunoensaios e/ou na detecção do ácido nucleico viral, empregando técnicas de biologia molecular. O constante avanço tecnológico na área de diagnóstico permitiu o desenvolvimento de técnicas avançadas de imunoensaios, incluindo o de fluxo lateral, que são atualmente empregadas na fabricação de testes rápidos (TR). Os TR são de fácil execução, não exigem infraestrutura laboratorial para a sua realização e podem gerar resultados em até 30 minutos, permitindo ampliar o acesso ao diagnóstico.

Os testes de função hepática, especialmente os níveis séricos da ALT/TGP e AST/TGO, apesar de serem indicadores sensíveis do dano do parênquima hepático e ainda são solicitados, não são específicos para hepatites. Ainda, incluímos a elastografia hepática, um exame de imagem incluído para a determinação do *status* hepático cuja característica principal é não ser invasivo, se comparado a biópsia.

Os exames específicos para o diagnóstico do tipo de infecção são os sorológicos e os de biologia molecular. As Tabelas 23.3, 23.4, 23.5 e 23.6 exemplificam a interpretação dos exames sorológicos para as hepatites A, B, coinfecção D e B, e hepatite E.

Tabela 23.3. Interpretação dos resultados sorológicos para suspeita clínica de hepatite A

Anti-HAV total	Anti-HAV IgM	Interpretação
(+)	(+)	Infecção recente pelo vírus da hepatite A
(+)	(−)	Infecção passada pelo vírus da hepatite A
(−)	(−)	Ausência de contato com o vírus da hepatite A, não imune

DOENÇAS INFECCIOSAS E PARASITÁRIAS **361**

Tabela 23.4. Interpretação dos resultados sorológicos para suspeita clínica de hepatite B

HBsAg	HBeAg	Anti-HBc IgM	Anti-HBc IgG*	Anti-HBe	Anti-HBs	Interpretação
Neg	Neg	Neg	Neg	Neg	Neg	Suscetível
Pos	Neg	Neg	Neg	Neg	Neg	Incubação
Pos	Pos	Pos	Pos	Neg	Neg	Fase aguda
Pos	Pos	Neg	Pos	Neg	Neg	Fase aguda final ou hepatite crônica
Pos	Neg	Neg	Pos	Pos	Neg	
Pos	Neg	neg	Pos	Neg	Neg	
Neg	Neg	Pos	Pos	Neg	Neg	Início da fase convalescente
Neg	Neg	Neg	Pos	Pos	Pos	Imunidade, infecção passada recente
Neg	Neg	Neg	Pos	Neg	Pos	Imunidade, infecção passada
Neg	Neg	Neg	Pos	Neg	Neg**	Imunidade, infecção passada
Neg	Neg	Neg	Neg	Neg	Pos	Imunidade passiva (vacina)

*Devido à indisponibilidade comercial deste marcador, utiliza-se o anti-HBc total como teste de triagem.
**Com o passar do tempo, o anti-HBs pode estar em níveis indetectáveis pelos testes de laboratórios.
Neg: resultado negativo; Pos: resultado positivo.

Tabela 23.5. Interpretação dos resultados sorológicos na suspeita clínica da hepatite Delta e da coinfecção com a hepatite B

HBsAg	Anti-HBc IgM	HDVAg	Anti-delta IgM	Anti-delta IgG	Interpretação
Pos	Neg	Pos	Neg	Neg	Co-infecção* ou superinfecção** recente
Pos	Pos	Neg	Pos	Pos	Co-infecção recente
Pos	Neg	Pos	Pos	Neg	Superinfecção recente
Pos	Neg	Neg	Pos	Neg	
Pos	Neg	Neg	Neg	Pos	Superinfecção antiga
Neg	Neg	Neg	Neg	Pos	Imunidade

*Coinfecção: infecção aguda simultânea pelos vírus B e delta da hepatite.
**Superinfecção: infecção pelo vírus delta da hepatite em paciente portador crônico do vírus B da hepatite.
Neg: resultado negativo; Pos: resultado positivo.

Tabela 23.6. Interpretação dos resultados sorológicos na suspeita clínica de hepatite E

Anti-HEV total	Anti-HEV IgM	Interpretação
(+)/(−)	(+)	Infecção recente pelo vírus da hepatite E
(+)	(−)	Exposição prévia ao vírus da hepatite E
(−)	(−)	Nunca teve contato com o vírus da hepatite E

362 LABORATÓRIO COM INTERPRETAÇÕES CLÍNICAS

■ Interpretação dos exames sorológicos na suspeita clínica de hepatite C

O diagnóstico laboratorial da hepatite C se baseia na obtenção de um resultado positivo na pesquisa de anticorpos anti-HCV realizada, geralmente, via ensaio imunoenzimático automatizado. Estes resultados indicam contato prévio com o HCV, mas não define se recente ou tardio. Isso ocorre porque o indivíduo, quando infectado pelo HCV, só manifesta sinais/sintomas em cerca de 20-30 anos depois, caracterizando a hepatite C crônica. Já o diagnóstico de infecção aguda pelo HCV só pode ser feito com viragem sorológica documentada. Após a confirmação sorológica da infecção pelo HCV, são solicitados testes moleculares como: genotipagem do vírus identificando dentre os cinco genótipos mais importantes, e a carga viral para a escolha do tratamento e de seu monitoramento terapêutico. Ainda, incluímos exames para investigar a funcionalidade hepática, seja pela determinação das aminotransferases, ALT e AST, bem como exames de imagem (elastografia hepática), mais comum nos tempos atuais que a biópsia hepática, pela sua característica não invasiva.

■ *Investigação com biologia molecular*

Os testes de biologia molecular são utilizados para detectar a presença do ácido nucleico do vírus (DNA para o vírus da hepatite B e RNA para os demais vírus da hepatite). Os testes podem ser qualitativos (indicam a presença ou ausência do vírus na amostra pesquisada), quantitativos (indicam a carga viral presente na amostra) ou de genotipagem (indicam o genótipo do vírus).

Para realização dos testes de biologia molecular, existem várias técnicas: *polimerase chain reaction* (PCR), hibridização, *branched*-DNA (bDNA), sequenciamento, *transcription-mediated amplification* (TMA). A definição da técnica a ser utilizada depende da informação clínica que se quer obter – presença ou ausência do vírus, replicação viral, genótipo do vírus, pesquisa de mutações no genoma viral etc.

Na prática, os testes de biologia molecular são utilizados para:

- Confirmação diagnóstica;
- Genotipagem;
- Detecção da viremia;
- Monitoramento terapêutico;
- Avaliação de resposta virológica sustentada da hepatite C crônica;
- Diagnóstico de acidente ocupacional;
- Diagnóstico de transmissão vertical do HCV;
- Diagnóstico em imunossuprimidos;
- Na suspeita de mutação pré-core do HBV (pacientes HBeAg não reagentes para diferenciar portador inativo de pacientes com hepatite crônica).

O HBV-DNA deve ser utilizado em situações onde há indicação de agressão hepatocelular e suspeita que os pacientes desenvolveram cepas mutantes do vírus (pré-core) ou no curso de terapia antiviral. Nestas circunstâncias, os marcadores sorológicos de replicação viral são negativos, sendo necessário fazer exames de biologia molecular, onde poderá ser detectado o DNA viral em alta circulação no soro, o que caracteriza replicação viral ativa.

Diagnóstico laboratorial das arboviroses – dengue, zika e chikungunya

As arboviroses responsáveis pelas doenças dengue, zika e chikungunya, se espalharam rapidamente através do mundo, em anos recentes, com surtos em larga escala, acontecendo em territórios do Hemisfério Ocidental. Em 2016 o "Centers for Disease Control and Prevention (CDC) expandiram o mapa relacionado aos locais onde se encontra o *Aedes aegypti* e o *A. albopictus*, que são os mosquitos vetores dessas arboviroses, responsáveis pela transmissão dos vírus em todo o mundo. Apesar

DOENÇAS INFECCIOSAS E PARASITÁRIAS **363**

do caráter zoonótico dessas viroses na sua origem, os humanos tornaram-se o principal hospedeiro desses vírus, particularmente nos pontos urbanizados. A transmissão ocorre quando o mosquito fêmea se alimenta do sangue contaminado em um indivíduo e carreia o vírus para outra pessoa.

■ Dengue

A dengue é a mais prevalente e perigosa das arboviroses emergentes, se espalha de forma mais rápida ao redor do mundo e é endêmica na maior parte das regiões habitadas do mundo, com exceção da Europa. O vírus da dengue é um membro do gênero *Flavivirus*, que também incluem os vírus da febre amarela, da febre do Oeste do Nilo e da zika. Apresenta quatro sorotipos (1 a 4), sendo o tipo 2 considerado o mais virulento. A via de transmissão mais comum é o ciclo humano-mosquito-humano, mas a dengue pode ser transmitida verticalmente durante a gravidez e por transmissão sanguínea. A infecção por dengue é sintomática em 50% dos casos, com uma apresentação muito variável e seu curso ocorrendo sem possibilidade de previsão, tornando o diagnóstico e o tratamento um desafio. Existem três fases distintas para a dengue sintomática: febril, crítica e de recuperação.

O diagnóstico pode ser feito pelo isolamento do vírus ou detecção do material genético do vírus no início da infecção (em torno dos cinco primeiros dias de sintomas) ou pela detecção de anticorpos IgM e IgG, respeitando o tempo necessário à formação desses, e aparecimento no soro do paciente (em torno de 14 a 21 dias). Na infecção primária, durante a fase de viremia, as técnicas mais utilizadas são a reação em cadeia da polimerase, com transcrição reversa (RT-PCR) e, mais recentemente, o RT-PCR em tempo real e a plataforma Luminex, permitindo a detecção e diferenciação dos tipos do vírus da dengue. A detecção de componentes antigênicos (p. ex., NS1) nesta fase também pode ser feita por métodos imunológicos – ELISA, imunocromatográfico. Os anticorpos IgM e IgG serão observados a partir da primeira semana de infecção. Na infecção secundária, o aumento dos anticorpos IgG é maior e mais precoce, enquanto a IgM não aparece ou é detectado em baixos níveis. O ELISA, a inibição da hemoaglutinação e as técnicas de neutralização são as mais utilizadas na detecção de anticorpos no soro.

O hemograma é importante como triagem da doença hemorrágica. Na dengue clássica surge leucopenia no segundo dia de febre; no quarto ou quinto dia a leucopenia já desceu a 2.000-4.000 com apenas 20-40% de granulócitos. Na dengue hemorrágica há intensa hemoconcentração durante o estado de choque (hematócrito acima de 50), com leucocitose em cerca de 30% dos casos. Trombocitopenia, sinal do laço positivo e tempo de protrombina prolongado são achados típicos, indicativos de distúrbios da coagulação.

■ Zika

O Zika vírus recebeu este nome de uma floresta da Uganda, onde foi descoberto. É um flavivírus relacionado com o vírus Dengue, que foi isolado pela primeira vez em macacos e depois foi observada a infecção em humanos, que se apresenta assintomática ou como uma doença febril. Foi por década pouco considerada pelos clínicos, mas a recente associação da infecção com o Zika vírus e a microcefalia fetal, fez com que a comunidade médica e científica se mobilizasse para estudar e diagnosticar esta infecção. O primeiro caso no Brasil foi notificado em março de 2015, e se tornou epidêmico com milhares de casos suspeitos. O mecanismo de transmissão primária é o mosquito, mas também pode ser transmitida por via sexual, transfusão sanguínea e via transplacentária. Caracteriza-se clinicamente como uma síndrome febril aguda "tipo dengue", com aparecimento precoce de exantema evanescente muitas vezes pruriginoso; ocasionalmente a doença tem sido associada à síndrome de Guillain-Barré. A rápida disseminação do vírus e seu potencial epidémico são preocupantes, especialmente em territórios com circulação de outras arboviroses, pela dificuldade no diagnóstico diferencial e na sobrecarga dos serviços de saúde. A associação entre a infecção por Zika

364 LABORATÓRIO COM INTERPRETAÇÕES CLÍNICAS

vírus durante a gravidez e a presença de microcefalia no feto foi determinada pelo número de casos em recém-natos, no Brasil, em 2015. Durante o surto de zika foi feita a correlação pelo aparecimento de malformação fetal pela transmissão materno-fetal do vírus.

Em virtude da não existência, até ao presente, de testes comerciais que permitam o diagnóstico sorológico de infecções por ZIKV, o diagnóstico da infecção aguda por este vírus pode ser realizado por meio de RT-PCR, a partir de RNA diretamente extraído do soro do paciente, preferencialmente colhido até o sexto dia de doença. No entanto, o vírus tem sido detectado até o 11º dia após o início dos sintomas. O vírus também pode ser detectado por meio de técnicas moleculares aplicadas em outros fluidos corporais como a saliva e a urina. Anticorpos IgM podem ser encontrados a partir do terceiro dia de doença, e anticorpos IgG devem ser pesquisados no soro agudo e convalescente. Um problema com relação aos testes sorológicos é a possibilidade de reação cruzada como resultado de infecções prévias por outros flavivírus. Informações acerca das alterações hematológicas e bioquímicas na doença pelo ZIKV são escassas na literatura, e também conflitantes. Em alguns relatos de casos, são descritos aumento da desidrogenase lática e da proteína C reativa. Pode haver leucopenia e trombocitopenia discretas.

■ Chikungunya

O vírus Chikungunya é um *Alphavirus* da família *Togaviridae*, transmitido pelos mesmos vetores da dengue e da zika, também causando uma doença febril com apresentação clínica similar a essas arboviroses, mas apresentando como característica principal uma artralgia severa. Após um período de incubação de 1 a 12 dias (na maioria, 3 a 7 dias), ocorre uma viremia e o aparecimento dos sintomas. A artralgia está presente em praticamente todos os casos e pode ser incapacitante. Complicações neurológicas incluem meningoencefalite, convulsões e encefalopatia aguda, sendo mais comuns em crianças. A transmissão vertical tem sido descrita e está associada a uma apresentação mais severa nos neonatos.

O diagnóstico da infecção aguda por esse vírus pode ser realizado por meio de RT-PCR, a partir de RNA diretamente extraído do soro ou urina do paciente. O RT-PCR em tempo real propicia a detecção e diferenciação simultânea entre os vírus da dengue, zika e chikungunya. Por ser de família distinta dos outros dois vírus, o desenvolvimento de testes imunológicos para pesquisa de antígenos na fase aguda e anticorpos IgM e IgG pôde ser desenvolvido mais rapidamente que para o Zika vírus. Testes do tipo ELISA e testes imunocromatográficos estão disponíveis no mercado como *kits* comerciais.

Infecção por rubéola

Doença infecciosa da infância causada por vírus de RNA pertencente à família *Togaviridae* e ao gênero *Rubivirus* do qual é seu único membro. A doença foi descoberta por dois pesquisadores alemães que a denominaram sarampo alemão. A infecção na infância é, na maioria das vezes benigna e autolimitada, mas pode ser severa em adultos. O período de incubação do vírus é de, aproximadamente, 14 dias antes do aparecimento do *rash* com característica maculopapular e que dura em média 3 dias. A linfadenopatia geralmente está presente antes do *rash* e pode persistir por até duas semanas. Cerca de 20 a 50% dos casos de rubéola são subclínicos, e os sintomas incluem febre baixa, cefaleia, cansaço, dor de garganta tosse e conjuntivite. A viremia dura em média sete dias e antecede o *rash*, e a excreção viral acorre de 7 dias antes a 12 dias após o *rash*. As complicações são raras e, quando acontecem, se manifestam com artralgia, artrite, encefalopatia e plaquetopenia.

A rubéola foi descoberta no século XVIII, embora o vírus só tenha sido isolado em 1962, o que permitiu um maior conhecimento das suas características, tais como: viremia, forma de excreção e resposta imune. É uma doença prevenível por vacina. A infecção pelo vírus da rubéola pode causar aborto espontâneo em gestantes e anomalias congênitas nos fetos. A capacidade teratogênica do vírus da rubéola foi inicialmente descrita por Norman McAlister, oftalmologista australiano que descreveu suas observações a respeito do aumento significativo de casos de catarata congênita, além de outras anomalias, em crianças nascidas de mães infectadas pelo vírus da rubéola durante o período gestacional e, principalmente, no primeiro trimestre da gravidez. Ele estabeleceu então a ligação entre infecção materna e a síndrome da rubéola congênita (SRC), caracterizada por infecção da placenta se espalhando para os tecidos fetais e interferindo na formação de órgãos, levando a malformações e mesmo à morte fetal. São sintomas da SRC: catarata e outros problemas oftalmológicos, perda da audição e da visão, problemas cardíacos e retardo mental.

O vírus da rubéola é transmitido pelo trato respiratório através de aerossóis, e é encontrado somente em seres humanos. Contém RNA circundado por capsídeo icosaédrico e possui envelope lipoproteico. Duas glicoproteínas do envelope (E1 e E2) induzem resposta imune.

- Diagnóstico diferencial

Clinicamente, é difícil distinguir a rubéola de outras infecções que se manifestam com *rash* cutâneo, como parvovirose B19, sarampo, herpes-vírus tipos 6 e 7, enterovírus, infecções por *Streptococcus* do grupo A e, em países tropicais, dengue, febre do Oeste do Nilo e chikungunya.

- Diagnóstico laboratorial

Baseia-se no isolamento do vírus em cultura de células, na pesquisa sorológica de anticorpos IgM e IgG específicos e em métodos moleculares como o RT-PCR.

- Isolamento do vírus

É um teste laborioso, que demanda tempo e é restrito aos laboratórios de virologia.

- Sorologia

No que se refere à pesquisa de anticorpos por métodos sorológicos, é importante que se observe o melhor momento para a coleta da amostra de sangue, que, para a pesquisa da IgM, é de 5 dias após o aparecimento do *rash* cutâneo onde, na maioria das vezes, a IgM é detectável. Somente 50% das amostras coletadas no dia em que o *rash* aparece apresentam IgM detectável. A detecção do vírus é possível no dia do início do *rash* e nos 7 a 10 dias que se seguem. Crianças com rubéola congênita permanecem vírus e IgM detectáveis por meses. Anticorpos IgM estão presentes, na maioria das vezes, por 8 a 12 semanas, embora, quando metodologias altamente sensíveis são utilizadas, baixas concentrações de IgM são detectadas por muito mais tempo após a infecção. Resultados falsos-positivos podem ocorrer por interferência do fator reumatoide ou por reatividade cruzada com outras IgM presentes na amostra analisada. No caso de IgM reativa em gestantes, o teste de avidez deve ser realizado para avaliar o tempo de infecção. Na investigação de infecção fetal, outros testes e materiais biológicos devem ser utilizados para confirmar infecção, e estes incluem a pesquisa de IgM no sangue fetal obtido por cordocentese, detecção do RNA viral no líquido amniótico e RT-PCR nas vilosidades coriônicas.

Pesquisa de anticorpos IgM e IgG em amostras de soro, plasma e fluidos orais

Os testes imunoenzimáticos (ELISA) são os mais utilizados atualmente, e substituíram com vantagem os testes de neutralização, inibição da hemaglutinação e, até mesmo, a imunofluorescência. O ELISA é sensível e específico, de fácil execução, automatizado e permite pesquisar separadamente a IgM e a IgG. Na pesquisa da IgM, alguns testes comerciais utilizam a remoção do fator reumatoide,

366 LABORATÓRIO COM INTERPRETAÇÕES CLÍNICAS

que pode interferir na reação levando a resultados falsos-positivos, e também utilizam a metodologia de imunocaptura da IgM reduzindo assim a possibilidade de resultados falsos-negativos por competição dos anticorpos IgG, sobretudo nos recém-natos, onde altas concentrações de IgG materna acabam por ocultar os anticorpos IgM por eles produzidos.

Teste de avidez dos anticorpos IgG

Importante no diagnóstico de infecção aguda na gravidez. É baseado na evidência que anticorpos IgM podem persistir e serem detectados por longo período após a ocorrência de infecção na forma de anticorpo residual e, nesses casos, a avidez pode ser uma ferramenta diagnóstica importante, uma vez que anticorpos de IgG de alta avidez durante o período gestacional indicam infecção com tempo superior a quatro meses e a baixa avidez indica infecção recente (menos de quatro meses). A avidez média não permite uma boa interpretação.

No que se refere à pesquisa de anticorpos por métodos sorológicos, é importante que se observe o melhor momento para a coleta da amostra de sangue que, para a pesquisa da IgM, é de 5 dias após o aparecimento do *rash* cutâneo onde, na maioria das vezes, a IgM é detectável.

- Métodos moleculares

Permitem a detecção do RNA viral. A PCR e o RT-PCR são testes rápidos, de execução simples e automatizados. As limitações desses testes incluem a possibilidade de resultados falsos-positivos por contaminação da amostra ou por detectar vírus latente.

■ Roteiro para testagem sorológica em pacientes com clínica de rubéola ou exposição a pacientes com a doença

■ *Pesquisar IgM e IgG*

- IgM reativa e IgG não reativa: a suspeita é de infecção primária e uma segunda amostra deve ser coletada e testada duas a três semanas após a coleta da primeira amostra. Se persistir IgM reativa e IgG não reativa, interpretar como IgM falso-reativa. Se IgM e IgG reativas, houve soroconversão e a infecção é recente.
- IgM e IgG reativas: uma segunda amostra deve ser coletada com intervalo de tempo de duas a três semanas. Se nessa amostra o valor da IgG aumentar quatro ou mais vezes o valor da primeira a infecção, é recente, e o teste de avidez pode também ser realizado e interpretado: avidez alta indica infecção passada ou reinfecção, avidez baixa indica infecção recente.
- IgM não reativa e IgG reativa: a infecção é antiga e o paciente é imune por vacinação ou reinfecção. A vacinação tornou rara a transmissão.
- IgM e IgG não reativas: é indicativo de suscetibilidade à doença.

Na suspeita de rubéola congênita, testar para IgM no soro do recém-nascido ou no sangue fetal durante o período gestacional. A vacinação tornou rara a transmissão materno-fetal.

■ *Interpretação dos testes laboratoriais para rubéola que pesquisam IgM e IgG*

- IgM não reativa e IgG reativa: paciente imune ao vírus por vacina ou infecção prévia.
- IgM e IgG não reativas: paciente suscetível à infecção. No caso de gestantes não imunes e, portanto suscetíveis à doença, estas devem ser testadas periodicamente até o quinto mês de gestação para avaliar a possibilidade de soroconversão.

DOENÇAS INFECCIOSAS E PARASITÁRIAS **367**

- IgM e IgG reativas: solicitar o teste de avidez da IgG na mesma amostra para avaliação do tempo de infecção. O índice de avidez baixo sugere infecção recente e alto indica infecção passada ou recorrente. Quando no teste de avidez se obtém um índice médio, o resultado é inconclusivo e uma nova amostra deve ser coletada após 15 a 20 dias para repetição dos testes.
- IgM reativa e IgG não reativa: este resultado sugere infecção recente e nova amostra deve ser coletada após 15 a 20 dias para avaliação do soroconversão da IgG. Se os resultados se repetirem na segunda amostra, a IgM é considerada inespecífica indicando que não há infecção. Por outro lado, se a segunda amostra apresentar reatividade para IgG, a infecção é confirmada.

A pesquisa da IgM no sangue do cordão umbilical tem alto valor prognóstico para infecção congênita. A rubéola na gravidez é rara nos dias atuais em países que mantém programas de vacinação, mas a realidade em países em desenvolvimento é que a síndrome da rubéola congênita (SRC) ainda é uma das principais causas de anomalias, como surdez e cegueira.

Diagnóstico laboratorial de outras doenças eruptivas infantis

Incluem-se aqui o sarampo, o exantema súbito (*Roseola infantum*) e o eritema infeccioso (quinta moléstia). O diagnóstico clínico dessas doenças não oferece habitualmente dificuldades, o que torna dispensável, quase sempre, o auxílio do laboratório. Este sendo necessário, recorre-se principalmente ao hemograma. No sarampo, observa-se leucopenia granulocítica ao surgir o exatema, que atinge seu auge no segundo ou terceiro dia (3.000 a 4.000/mm³). Sobrevindo complicações bacterianas, pode ocorrer leucocitose neutrófila. No exantema súbito há, igualmente, leucopenia granulocítica. Atualmente, na nossa população, o sarampo ocorre em casos esporádicos, devido a vacinação, mas em casos de confirmação utiliza-se, frequentemente, a sorologia pelos ensaios imunoenzimáticos na detecção de IgM e IgG em amostras pareadas (aumento de 4 vezes) ou a detecção de IgM em saliva. Estes podem ser detectados 103 dias após o aparecimento do exantema, mas em 2-4 semanas atingem o pico sérico máximo. Durante o eritema infeccioso, observa-se ligeira linfocitose e eosinofilia. As técnicas de RT-PCR ou hibridização *in situ* também podem ser utilizadas quando há acometimento do sistema nervoso central, sendo úteis na síndrome do sarampo atípico, que acomete especialmente adultos jovens previamente imunizados.

Em ensaios moleculares, podem ser usadas amostras de urina, *swab* orofaringe ou nasofaringe, LCR e tecidos infectados.

Diagnóstico laboratorial de vírus respiratórios

A doenças respiratórias causadas por vírus estão entre aquelas que mais acometem adultos e crianças, sendo de importância na saúde pública. Os vírus respiratórios que estão mais associados a doenças no homem são: os vírus de influenza (gripe, tipos A e B), vírus sincicial respiratório humano, adenovírus humano, parainfluenza humano (tipos 1, 2, 3), metapneumovírus humano (A1, A2a, A2), rinovírus humanos (A, B, C), bocavírus, coronavírus.

Em geral, o diagnóstico laboratorial desses vírus pode ocorrer com isolamento do vírus em sistema de cultivo celular, mas a técnica é demorada. Atualmente, o diagnóstico é mais clínico que laboratorial, porém, frente a uma necessidade de confirmação diagnóstica, pode-se solicitar ensaio de imunofluorescência direta ou indireta, métodos de biologia molecular como a PCR em tempo real (RT-PCT) em sistema multiparamétrico ou não, NASBA (*nucleic acid sequence-based amplification*) e PCR associado a ELISA (PCR-ELISA). Associados a estes ensaios, pode-se ainda solicitar a sorologia para anticorpos específicos IgM e IgA ou pesquisa de anticorpos totais (Influenza vírus) em soros pareados de fase aguda e de fase convalescente utilizando teste de inibição da hemaglutinação, teste de neutralização e ensaio imunoenzimático (EIA).

368 LABORATÓRIO COM INTERPRETAÇÕES CLÍNICAS

Algumas particularidades virais se focam em determinados tipos de ensaios para o diagnóstico laboratorial. Em alguns casos, como nos vírus sincicial respiratório e no metapneumovírus, a sorologia perde a importância devido a necessidade do diagnóstico rápido. No caso das infecções por coronavírus, os ensaios moleculares têm sido padrão se comparados a outros ensaios, sendo propostos, em caso suspeito, a realização do RT-PCR para a região upE do vírus e, se positivo, realizar o RT-PCT para regiões 1a e 1b para confirmação da suspeita de MERS-CoV. Muitas vezes, é necessário solicitar ensaios de ampliação e sequenciamento do gene RpRd ou da proteína N para confirmação de casos negativos no RT-PCR das regiões 1a e 1b.

Em geral, as amostras biológicas utilizadas para o diagnóstico laboratorial são os lavados ou *swab* de garganta, saliva ou aspirado de sistema respiratório inferior que devem ser obtidos na fase aguda. É essencial o correto transporte e manutenção destas amostras biológicas até o laboratório. Algumas amostras, como a secreção orofaringe e nasofaringe, devem ser coletadas até o terceiro dia após os sintomas (máximo de 7 dias após os sintomas). O aspirado de nasofaringe deve ser coletado até o terceiro dia após o início dos sintomas (máximo de 7 dias após início dos sintomas).

Diagnóstico laboratorial das enteroviroses

Os enterovírus são da família dos *Picornaviridae* e se dividem-se em pólio, coxsackie e echovírus. Os coxsackie, divididos em grupos A (23 tipos) e B (6 tipos), podem causar as seguintes doenças ou síndromes: herpangina, pleurodinia epidêmica, meningite séptica, paralisias, miocardite, pericardite, exantemas (acompanhados ou não de febre), infecções respiratórias (em geral benignas, infantis), conjuntivite.

Os vírus ECHO (*enteric cytopathogenic human orphan*) podem causar: meningite asséptica, paralisia, miocardite, pericardite, doenças febris exantemáticas, infecções respiratórias (geralmente benignas, infantis), gastroenterite (principalmente em recém-nascidos e pacientes imunodeprimidos) e conjuntivite.

* Isolamento do vírus e sorologia

O estudo sorológico desses vírus geralmente oferece grandes dificuldades, sendo necessário soro pareado na fase aguda e na fase convalescente até 3 semanas. O padrão-ouro neste caso é o teste de neutralização com soros pareados em dose estabelecida de $100TCID_{50}$. Neste caso, para efeito de diagnóstico, os títulos de soro na fase convalescente devem ser até quatro vezes maiores que na fase aguda. Além deste, é útil a detecção de IgM em associação ao teste de neutralização, mas deve-se ter um olhar crítico, pois não se descarta reação cruzada com infecções pelos EV-70 e CV-B. O isolamento do vírus, seguindo o esquema habitual, é mais fácil, frequentemente positivo no prazo de poucos dias. Vale relatar que, é importante o diagnóstico diferencial de outras infecções virais como bacterianas e, nestes casos, algumas manifestações clínicas são importantes.

Muitos materiais biológicos podem ser utilizados como fezes, urina, *swab* retal, lavado ou *swab* de garganta, além do exame do LCR, em casos de meningite. Na meningite séptica, o exame do LCR mostra ligeira elevação do teor de proteínas (abaixo de 100 mg/dL) e pleocitose moderada (raramente acima de $1.000/mm^3$), com predomínio de monócitos e linfócitos; glicose normal. Na miocardite séptica, o ECG evidencia sinais de comprometimento miocárdico grave.

Herpes simples (HSV-1 e HSV-2)

O HSV é um vírus neurotrópico que estabelece infecção latente após a primoinfecção, o que pode levar a muitas reativações. A transmissão se dá por contato direto das lesões com a pele ou mucosas. O HSV-1 costuma causar o herpes labial, queratite e afta, e o HSV-2 causa o herpes genital, mas infecções recorrentes por um dos tipos após infecção primária pelo outro são comuns.

DOENÇAS INFECCIOSAS E PARASITÁRIAS 369

As consequências da infecção por HSV variam desde doença assintomática até situações graves como encefalites e herpes neonatal com sérias consequências para o feto e neonato. Abortos podem ocorrer em infecções transplacentárias quando estas acontecem antes de 20 semanas de gestação, e as infecções mais tardias não estão relacionadas com abortamento espontâneo. Primoinfecções sintomáticas ou assintomáticas de herpes genital estão associadas com prematuridade e retardo no crescimento fetal.

- Diagnóstico laboratorial

É baseado em testes sorológicos, virológicos e moleculares. O padrão-ouro para confirmar a infecção é a cultura do vírus a partir de amostras de lesões cutâneas ou mucosas. Infecções recorrentes e reativações representam um desafio para a sorologia. Na infecção primária, os anticorpos aparecem em 4 a 7 dias após a infecção, alcançando o pico em 2 a 4 semanas, e permanecem detectáveis pelo resto da vida do indivíduo. Anticorpos da classe IgM aparecem durante a infecção primária, mas podem ser detectados nas recorrências da infecção.

- Testes laboratoriais
  - Pesquisa de anticorpos IgM por ELISA ou imunofluorescência: devido à natureza persistente da infecção viral pelo HSV e pelos episódios de recorrência, a interpretação da presença da IgM fica bastante dificultada.
  - Pesquisa de anticorpos IgG: várias metodologias foram, e ainda são, utilizadas para a pesquisa da IgG específica para o HSV como, por exemplo, a reação de fixação de complemento (RFC), a neutralização, a imunofluorescência e o ELISA. Alguns métodos não distinguem IgG para HSV-1 ou HSV-2. Outros testes, porém, são tipo-específicos podendo distinguir HSV-1 de HSV-2, embora a interpretação dos resultados deva ser feita no contexto da história clínica do indivíduo.
  - Isolamento do vírus: é feito em cultura de tecidos. O HSV é um vírus lábil e o sucesso da cultura depende de coleta e armazenamento apropriados da amostra, da rapidez do transporte e da execução do teste.
  - Detecção direta do antígeno do HSV: a metodologia é a imunofluorescência direta, utilizando como amostra clínica material obtido das lesões.
  - *Western blot*: método sorológico que é tipo-específico e considerado padrão-ouro, mas que não é realizado pela maioria dos laboratórios. É um teste caro e trabalhoso.
  - Detecção do DNA do HSV: PCR, *nested*-PCR e RT-PCR são bastante sensíveis, especialmente em amostras com baixas concentrações de vírus. A sensibilidade reportada é de 75 a 100%, especialmente em amostras com baixas concentrações de vírus. O desempenho da PCR é dependente da qualidade da amostra clínica.

Varicela-zóster (VZV)

É um vírus comum na natureza, da família *Herpesviridae*. A infecção primária é comum na infância e é denominada catapora ou varicela. O reservatório do vírus é o homem, e a transmissão ocorre de pessoa a pessoa por meio de secreções respiratórias e também por contato com secreções de vesículas. O vírus pode produzir infecção latente com reativações subsequentes em indivíduos com comprometimento do sistema imune por doenças como Aids, neoplasias, uso de drogas imunossupressoras etc.

O período de incubação varia entre 10 e 20 dias após o contato, e a transmissão entre 1 e 2 dias que antecedem o início das lesões cutâneas, caracterizadas por vesículas, e por até 5 dias depois. Na

370 LABORATÓRIO COM INTERPRETAÇÕES CLÍNICAS

infecção primária, o VZV causa a catapora e, na reativação, o herpes-zóster. Durante a gravidez, a infecção primária pode levar a complicações para a mãe e para o feto, tais como: pneumonia, abortos, síndrome da varicela congênita (SVC), varicela neonatal, herpes-zóster no primeiro ano de vida do bebê e, raramente, morte. O risco para a mãe é maior no terceiro trimestre da gravidez e para o feto nos dois primeiros trimestres. Quando a infecção materna ocorre após 20 semanas de gestação, não está associada a efeitos adversos para o feto. Uma gestante suscetível ao VZV deve ser tratada profilaticamente com imunoglobulina hiperimune para o vírus.

- Diagnóstico laboratorial

O diagnóstico laboratorial na gravidez deve ser feito sempre que a gestante apresentar sintomas clínicos compatíveis com varicela ou catapora e herpes-zóster, ou quando a gestante tiver sido exposta a estas doenças. Na presença de sintomas, a infecção deve ser confirmada por testes laboratoriais sorológicos, virológicos e moleculares.

- Sorologia

Em recém-nascidos, o diagnóstico é mais especificamente baseado na pesquisa da IgM. No passado, os testes sorológicos incluíam a reação de fixação de complemento (RFC) e aglutinação em látex. Atualmente, dispomos de metodologias de alta sensibilidade e especificidade como a imunofluorescência indireta e os ensaios imunoenzimáticos (ELISA), que pesquisam anticorpos IgM e IgG específicos. A presença da IgM é indicativa de infecção aguda, embora haja possibilidade de resultados falsos-positivos por interferência da concentração da IgG e também pela produção de IgM nas reativações.

A pesquisa da IgG e sua soroconversão, bem como o aumento de quatro vezes a sua concentração ou título entre duas amostras, devem sempre acompanhar a pesquisa da IgM.

Em gestante, da qual não se conheça o perfil sorológico e exposta a caso de varicela-zóster, o seguinte algoritmo deve ser seguido: pesquisa de IgM e IgG imediatamente após o contato e dentro de no máximo 96 horas. Se IgG positiva, a interpretação é de imunidade ao vírus, e se IgG negativa, não imune; então, essa gestante deve ser tratada com imunoglobulina hiperimune para varicela-zóster (VZ Ig) dentro de, no máximo, 96 horas após o contato.

- Isolamento do vírus em cultura

Teste laborioso, de custo elevado e que demanda tempo. É utilizado em laboratórios de virologia, mas não para diagnóstico de rotina.

- Testes moleculares

A PCR, *nested*-PCR, *real time*-PCR e a hibridização detectam sequências do DNA viral e são muito sensíveis e específicas.

Caxumba

A caxumba, também conhecida como parotidite ou papeira, é uma doença infectocontagiosa aguda causada por vírus e caracterizada por inflamação das glândulas salivares, sobretudo, as parótidas, e também das submandibulares e sublinguais. A doença é assintomática em 30% dos casos e mais frequente na infância, acometendo crianças e adolescentes em idade escolar variando entre 5 e 16 anos. Sua principal característica é o inchaço e dor nas glândulas salivares e a dificuldade para mastigar e deglutir os alimentos. O vírus da caxumba pertence ao gênero *Rubulavirus* e à família

DOENÇAS INFECCIOSAS E PARASITÁRIAS 371

Paramyxoviridae, a qual também fazem parte os vírus da parainfluenza e da doença de Newcastle. Quando observado ao microscópio eletrônico, se apresenta como partícula de forma entre esférica e pleiomórfica, com diâmetro aproximado de 200 nm. O genoma contém uma molécula de RNA linear de cadeia simples e sentido negativo e 15.348 nucleotídeos que codificam seis proteínas estruturais e, pelo menos, duas não estruturais, e possui 12 genótipos designados A a L.

A caxumba pode ser evitada pela vacina tríplice viral que protege contra sarampo, caxumba e rubéola, que confere imunidade para toda a vida, embora infecções subclínicas possam ocorrer.

■ Transmissão e patogênese

A caxumba é uma doença restrita ao ser humano, transmitida por secreções respiratórias de pessoas infectadas por meio de gotículas de saliva produzidas por espirro ou tosse. O período de incubação varia de 15 a 24 dias e os indivíduos tornam-se infecciosos a partir dos dois dias que antecedem o aparecimento dos sintomas e, assim, permanecem por até duas semanas após. Entre o 7° e o 10° dia que antecedem o aparecimento dos sintomas, o vírus já é detectável na saliva. O indivíduo adquire o vírus por inoculação e replicação na mucosa nasofaríngea e nos linfonodos regionais, a viremia é transitória e ocorre no final do período de incubação, durando de 3 a 5 dias e propagando o vírus para outros tecidos, tais como meninges, glândulas salivares, pâncreas, testículos, ovários e trato urinário. Os sintomas são inespecíficos e incluem febre baixa, anorexia, mialgia, cefaleia e cansaço. Complicações podem ocorrer e a mais comum é a orquite, embora a esterilidade, nesses casos, seja pouco frequente. Ooforite, pancreatite, surdez, meningite asséptica, encefalite e abortos no início da gravidez são complicações que também podem ocorrer.

• Diagnóstico clínico

É feito no consultório médico, baseado no inchaço uni ou bilateral das parótidas ou demais glândulas salivares, mas que não está presente em todos os casos e que também pode ser observado em outras doenças.

• Diagnóstico laboratorial

É baseado no isolamento do vírus em cultura de células, na detecção do RNA viral por testes moleculares e na sorologia por meio da pesquisa de anticorpos IgM e IgG específicos e suas concentrações.

• Isolamento do vírus em cultura de células

O vírus da caxumba pode ser mais facilmente isolado da saliva, líquor, urina e líquido seminal dentro da primeira semana em que os sintomas aparecem, uma vez que a replicação viral é transitória e decresce a partir da primeira semana. Apesar da aparente frequência de viremia, o vírus raramente é isolado no sangue.

• Detecção do RNA viral

O RT-PCR na amostra clínica é mais sensível que o isolamento do vírus.

• Sorologia

Detecção de anticorpos IgM e a soroconversão da IgG ou aumento significativo de sua concentração sugerem infecção recente. O melhor momento para a coleta de amostra de sangue para sorologia é de 7 a 10 dias após o aparecimento de sintomas. Os testes de ELISA, por serem mais sensíveis e específicos, substituíram os testes de fixação de complemento, neutralização, imunofluorescência etc.

372 LABORATÓRIO COM INTERPRETAÇÕES CLÍNICAS

A IgM está presente em aproximadamente 70% dos indivíduos no início da doença e pode permanecer detectável por semanas a meses, e pode não ser detectável em indivíduos previamente infectados e que apresentam reinfecção porque, nesses casos, a resposta imune é do tipo secundária, onde o anticorpo IgM não é o principal constituinte da resposta. Falso resultado negativo pode ocorrer quando a coleta é feita em momento inadequado (janela imunológica) e falso-positivo pode ocorre por reatividade cruzada com vírus da parainfluenza, Epstein-Barr, parvovírus B19 e doença de Newcastle.

Se a IgM for negativa, a infecção pode ser confirmada pela soroconversão da IgG ou pelo aumento de quatro vezes na sua concentração, considerando duas amostras colhidas na fase aguda e na convalescente.

IgM e IgG também podem ser pesquisadas no líquor em pacientes com meningite e encefalite.

Mononucleose infecciosa

Síndrome mais comumente associada com a infecção primária pelo vírus Epstein-Barr (EBV), um gama herpes-vírus com genoma de DNA de fita dupla, que ocorre somente em humanos e causa infecção para toda a vida uma vez que, como os demais herpes-vírus, estabelece infecção latente permanecendo no organismo do indivíduo para sempre e podendo reativar de acordo com o *status* imunológico da pessoa infectada. Levantamentos soro-epidemiológicos demonstram que cerca de 90% da população adulta mundial já tenha sido infectada pelo EBV ao longo da vida, e a maioria delas na infância. O período de incubação é de 4 a 8 semanas e, geralmente, apresenta resolução espontânea.

Cerca de 10 a 20% dos indivíduos que apresentam quadro de mononucleose infecciosa não estão infectados pelo EBV, e podem estar infectados por citomegalovírus (CMV), HIV, vírus da rubéola, *Toxoplasma gondii*, *Streptococcus* beta-hemolítico, micoplasma etc. Doenças malignas hematológicas também devem ser incluídas no diagnóstico diferencial. A mononucleose é mais frequentemente encontrada em crianças e adultos jovens, a maioria dos indivíduos que soroconverte apresenta quadro de mononucleose infecciosa, porém, na infância, a infecção é assintomática.

O EBV é um herpes-vírus comum na população humana, infecta células epiteliais da nasofaringe e linfócitos B e pode estabelecer infecção crônica em mais de 90% dos indivíduos infectados, o que é demonstrado sorologicamente.

A transmissão ocorre de pessoa a pessoa por meio de fluidos corporais, principalmente pela saliva, e por isso a MNI é chamada doença do beijo. É também transmitida mais raramente por muco, sangue, sêmen e secreção vaginal. A excreção oral do EBV pode chegar a 18 meses após o início da doença.

Os sinais e sintomas incluem: febre, linfoadenopatia (principalmente cervical posterior), exsudato faringeal e tonsilar, hepatoesplenomegalia, *rash*, petéquias palatinas, dor na garganta, mialgia, artralgia, cefaleia, anorexia, náuseas e vômitos, e fadiga.

As complicações são raras, mas, quando ocorrem, podem produzir quadro neurológico, hematológico e ruptura de baço. Algumas formas de câncer têm sido associadas à infecção pelo EBV como o linfoma de Burkitt, doença de Hodgkin, carcinoma nasofaríngeo, linfomas do SNC, outros linfomas etc. Não há associação entre infecção ativa pelo EBV na gravidez e abortos ou malformações. Em crianças com idade inferior a 5 anos, a infecção primária não apresenta alterações clínico-laboratoriais típicas da patologia.

- Diagnóstico laboratorial

Hemograma completo

Leucocitose com linfocitose absoluta e relativa com atipia linfocitária, neutropenia e plaquetopenia, VHS aumentado, aminotransferases aumentadas, hiperuricemia, bilirrubinas aumentadas.

DOENÇAS INFECCIOSAS E PARASITÁRIAS 373

- Diagnóstico imunológico

Após o isolamento do EBV, alguns testes sorológicos foram desenvolvidos para demonstrar a presença de anticorpos heterófilos e de anticorpos específicos para antígenos virais. Os anticorpos heterófilos reagem com antígenos da superfície de eritrócitos de carneiro e cavalo, e não reagem com antígenos de células renais de cobaia. Estão presentes em cerca de 90% dos indivíduos com MNI causada por EBV durante algum momento da infecção. Após a fase aguda, os títulos diminuem podendo, porém, ser ainda detectados por cerca de 9 meses após o início da doença. Resultados falsos-negativos podem ser observados em cerca de 40% das crianças e 10% dos adultos e, por esse motivo, utiliza-se a pesquisa de anticorpos específicos para o EBV.

- Pesquisa de anticorpos heterófilos

Monoteste e reação de Paul-Bunnel Davidsohn que baseiam-se na aglutinação dos anticorpos com hemácias de carneiro e cavalo.

Paul e Bunnel demonstraram a presença de anticorpos heterófilos da classe IgM no soro de pacientes com MNI que aglutinavam hemácias de carneiro e cavalo. Forssmann descobriu outro grupo de anticorpos heterófilos que aglutinavam com as mesmas hemácias, mas não se relacionavam com a MNI. Os anticorpos de Forssmann são absorvidos do soro por extrato de rim de cobaia, e os anticorpos heterófilos da MNI são absorvidos por hemácias de boi. Davidsohn, a partir dessas observações, introduziu uma modificação na reação de Paul-Bunnel para melhor definir a presença dos anticorpos heterófilos.

Na reação de Paul-Bunnel, quando o título for igual ou superior a 1:56, que é sugestivo de MNI, a reação de Paul-Bunnel Davidsohn deve ser realizada. Na MNI, há redução de cerca de 90% no título de anticorpos quando o soro é absorvido com as hemácias de boi, e isso permite diferenciar os anticorpos heterófilos da MNI dos anticorpos naturais de Forssmann e, também, dos anticorpos encontrados na doença do soro.

O monoteste é um teste de aglutinação rápida para pesquisa de anticorpos heterófilos. Tem sensibilidade entre 60 e 80% e especificidade entre 80 e 100%.

As crianças e os indivíduos imunossuprimidos, geralmente, apresentam monoteste e reação de Paul-Bunnel negativos por não produzirem anticorpos heterófilos, mas apresentam reações positivas para anticorpos específicos.

- Pesquisa de anticorpos específicos contra antígenos virais

Quatro marcadores sorológicos são utilizados:
- IgM anti-VCA: anticorpos IgM anticapsídeo viral tornam-se positivos dentro de 1 a 2 semanas da infecção e indectáveis em torno de 6 meses, e sua presença está geralmente associada à infecção pelo EBV, embora seja possível a ocorrência de reações cruzadas com IgM de outras infecções recentes ou ainda por infecção aguda por outros herpes-vírus, que podem levar à produção de anticorpos IgM anti-VCA por células de indivíduos infectados na forma latente.
- IgG anti-VCA: surgem ainda na fase aguda alcançando pico entre 2 e 4 semanas, declina lentamente, estabiliza e persiste pelo resto da vida do indivíduo.
- Anticorpos IgM anti-antígeno precoce D (anti- EA-D): aparece na fase aguda e tende ao desaparecimento, embora em torno de 20% dos indivíduos infectados continuem a apresentar concentrações detectáveis por vários anos após a resolução da infecção.
- Anticorpos totais anti-antígeno nuclear (anti-EBNA): normalmente não são detectados na fase aguda. Surgem após 2 a 4 meses da infecção inicial e persistem por toda a vida, juntamente com os anticorpos IgG anti-VCA.

374 LABORATÓRIO COM INTERPRETAÇÕES CLÍNICAS

Os testes imunoenzimáticos (ELISA) substituíram os testes fluorescentes; são reprodutíveis e apresentam ótima sensibilidade e especificidade.

- Pesquisa do DNA viral do EBV

    Interpretação do PCR:
    - Ausência de marcadores sorológicos e EBV DNA – indivíduo suscetível.
    - IgM e IgG anti-VCA positivos, anti-EA positivo e anti-EBNA negativo e EBV-DNA positivo – infecção primária.
    - Anti-EBNA positivo e EBV-DNA geralmente negativo – infecção passada.
    - Anti-EBNA positivo, anti-EA positivo e EBV DNA normalmente positivo – reativação.

Parvovírus B19

É o agente causador do eritema infeccioso e artropatia em indivíduos saudáveis. Pertence ao gênero *Erytrovirus* e à família *Parvoviridae* e infecta indivíduos de todas as idades. É um vírus pequeno, encapsulado e não envelopado, que possui DNA de fita simples. Duas proteínas do capsídeo viral (VP1 e VP2) são os principais alvos da resposta imune humoral.

O parvovírus B19 é um vírus exclusivamente humano, transmitido por contato com secreções das vias aéreas e encontrado também na saliva, podendo ser transmitido pelo beijo, gotículas de saliva, copos e talheres contaminados, e roupas de cama. Acomete principalmente crianças com idade entre 5 e 15 anos. Quando a infecção ocorre na infância, é geralmente branda; porém, em adultos os sintomas variam desde doença assintomática até sintomas graves como, por exemplo, doença exantemática, artropatias, crise aplástica em indivíduos com anemias hemolíticas hereditárias como a falciforme e a talassemia, e anemia crônica em indivíduos imunocomprometidos.

Diagnóstico laboratorial da raiva

A raiva é zoonose transmitida ao homem pela inoculação do vírus RNA da raiva, contido em saliva de animais infectados, sendo sua transmissão mais frequente via mordeduras (caninos, felinos, equinos, bovinos, morcegos). O período de incubação, na maioria dos casos, é de 2 a 12 semanas, podendo variar de 10 dias até 4 a 6 anos. Durante o período de incubação, o paciente apresenta-se absolutamente assintomático. Porém, quando sintomático, induz uma encefalite grave que geralmente leva ao óbito em 100% dos casos. A raiva apresenta-se em forma de hiperatividade, seguido de síndrome paralítica com progressão para coma, sem possibilidade de diagnóstico laboratorial, mas com antecedente de exposição à provável fonte de infecção. Assim, na suspeita de raiva, deve-se orientar a vacinação ou sorovacinação. O diagnóstico laboratorial da raiva pode ser confirmado por uma das técnicas abaixo:

1. Técnica de soroneutralização em cultura celular que detecta anticorpos específicos no soro ou líquido cefalorraquidiano em pacientes sem antecedentes de vacinação contra a raiva.
2. Técnica de imunofluorescência direta (IFD), nos quais os antígenos virais dos corpúsculos de Negri são detectados no interior do citoplasma de neurônios em esfregaços preparados com fragmentos de tecido cerebral.
3. Detecção de antígeno viral em tecido nervoso ou saliva.
4. Prova biológica em camundongos ou células (PB), ou por meio da PCR se objetiva detectar o isolamento viral.

Atualmente, um importante instrumento de vigilância epidemiológica é a tipificação antigênica, por meio da imunofluorescência indireta com anticorpos monoclonais (técnica específica e rápida) e da caracterização genética dos isolados, por meio de técnicas de biologia molecular. Reco-

DOENÇAS INFECCIOSAS E PARASITÁRIAS **375**

menda-se a realização dessas provas em 100% das amostras suspeitas e de isolados de vírus da raiva de humanos, de cães e gatos, de áreas livres ou controladas, e de animais silvestres.

Infecções por clamídias

O gênero *Chlamydia* (considerado antes como vírus) possui três espécies: *C. psitacci, C. trachomatis* e *C. pneumoniae*.

- *C. psitacci* é o agente causal da psitacose e da pneumonia por clamídia. Esta espécie infecta muitos animais, mas a infecção humana prende-se apenas ao contato com pássaros.
- *C. pneumoniae* (considerada originalmente como sorotipo da *C. psitacci*) pode causar pneumonia, especialmente em crianças e adultos jovens; pneumonia que é clinicamente indistinguível da causada por *Mycoplasma pneumoniae* (pneumonia primária atípica).
- *C. trachomatis* é o agente causal do tracoma, conjuntivite de inclusão, linfogranuloma venéreo e de diversas outras doenças sexualmente transmissíveis. Esta espécie inclui 15 sorotipos, dos quais: A, B, Ba e C – causam o tracoma e a conjuntivite de inclusão; D a K – causam as doenças sexualmente transmissíveis, que incluem uretrite não gonocócica e epididimite, no homem, e cervicite, uretrite e doença inflamatória pélvica, na mulher, e causam também síndrome de Reiter, conjuntivite neonatal e pneumonia por transmissão materna; L1 e L2 – causam linfogranuloma venéreo.

Não raro, por causa da inexistência de provas laboratoriais ou impossibilidade de acesso a elas, as infecções por clamídias são diagnosticadas com base apenas nas manifestações clínicas, nos dados epidemiológicos e na negatividade dos exames para outras etiologias possíveis (diagnóstico de exclusão).

- ## Microscopia

É usada apenas no diagnóstico do tracoma e na conjuntivite de inclusão. No estágio inicial da doença, a presença de diminutos corpos de inclusão citoplasmáticos basófilos no material obtido por raspagem conjuntival, corado pelo Giemsa, mostra-se útil na diferenciação entre o tracoma e as conjuntivites agudas. Esses corpúsculos de inclusão são observados também na chamada conjuntivite de inclusão, mas a evolução do quadro clínico distingue as duas doenças.

- ## Técnica de imunofluorescência

Kits de imunofluorescência produzidos comercialmente, utilizando anticorpos monoclonais, permitem corar as clamídias presentes em secreções purulentas, permitindo o diagnóstico etiológico de uretrites não gonocócicas e outras doenças sexualmente transmissíveis, de linfogranuloma venéreo (material obtido por punção ganglionar) e conjuntivite de inclusão (raspagem conjuntival).

- ## Sorologia

A comprovação de anticorpos fixadores do complemento podem levar ao diagnóstico de psitacose, linfogranuloma venéreo e infecções por *C. pneumoniae*. No caso de *C. pneumoniae*, a RFC é substituída por uma prova microfluorescente específica que utiliza antígenos de cultura tecidual.

Infecções por micoplasmas

Os micoplasmas são microrganismos que se situam bem próximos dos vírus, seja no tocante ao tamanho, seja quanto à estrutura celular. Já foram denominados PPO (*pleuro-pneumonia organisms*) e, em seguida, PPLO (*pleuro-pneumonia like organisms*), isto é, microrganismos semelhantes aos da pleuropneumonia. Apenas duas espécies se destacam como causadoras de infecção no homem:

376 LABORATÓRIO COM INTERPRETAÇÕES CLÍNICAS

Mycoplasma pneumoniae e *Ureaplama urealyticum*. O *M. pneumoniae* é patogênico para o trato respiratório, sendo o causador da chamada pneumonia primária atípica. E o *Ureaplasma urealyticum* é um dos causadores de uretrites não gonocócicas.

Posteriormente, foram identificadas outras espécies de *Mycoplasma* capazes de infectar o homem, destacando-se o *M. hominis* e *M. genitalium* que, com frequência, colonizam o trato urogenital.

Chlamydia pneumoniae, C. psitacci, Streptococcus pneumoniae, H. influenzae, Moraxella catarrhalis, Francisella tularensis, Bordetella pertussis, Coxiella burnetii, Legionella sp., bem como diversos vírus (inclusive adenovírus) podem produzir infecções clinicamente indistinguíveis da causada por *Mycoplasma pneumoniae,* sendo possível até que ocorram simultaneamente com a infecção micoplásmica.

- Sorologia

Na pneumonia primária atípica, pode-se evidenciar a elevação do título de anticorpos específicos fixadores do complemento ou anticorpos inespecíficos, que são as crioaglutininas, isto é, hemaglutininas que só reagem intensamente a 4 °C.

Riquetsioses

As riquétsias são bacilos ou cocobacilos Gram-negativos que se distribuem em três gêneros: *Rickettsia, Coxiella* e *Rochalimaea*. A maioria exibe características tanto de bactérias (p. ex., possuem enzimas e parede celular) como de vírus (p. ex., precisam de células vivas para se desenvolverem). As espécies do gênero *Rickettsia* podem, do ponto de vista patológico, dividir-se em dois grupos: da febre maculosa e do tifo exantemático. Os gêneros *Coxiella* e *Rochalimaea* possuem apenas uma espécie cada um, a *C. burnetii* e a *R. quintana,* causadoras, respectivamente, da febre Q e febre das trincheiras. As riquétsias podem ser consideradas como doenças raras no Brasil, onde foram registrados casos de febre maculosa (*Rickettsia rickettsii*), tifo exantemático (*R. prowazekii*), febre Q (*Coxiella burnetii*) e tifo murino (*R. tiphy*).

- Reação de Weil-Felix

Essa reação já foi estudada no Capítulo 20. As reações obtidas com soro de pacientes com febres tifo-exantemáticas, usando-se as três cepas de *Proteus* OX-19, OX-2, OX-K, podem ser de grande utilidade no diagnóstico diferencial entre os vários tipos da doença. O soro humano normal não aglutina os antígenos preparados com as mencionadas cepas em diluição superiores a 1:25 ou 1:50. Na maior parte dos casos de tifo exantemático, o título de aglutininas sobe até diluições de vários milhares no final da segunda semana. Geralmente, a reação se torna negativa cinco meses depois da cura, mas às vezes persiste positiva durante vários anos.

Por ser o *Proteus* um germe saprófita do homem e causa comum de infecção urinária, os resultados da reação de Weil-Felix devem ser interpretados com cautela. Em estudos mais rigorosos há necessidade de confirmar seus resultados, por meio de reações que empregam antígenos específicos.

- Hemograma

Evidencia alterações inespecíficas próprias de um estado infeccioso agudo.

- Microscopia

A técnica de imunofluorescência direta em cortes de tecidos infectados, incluindo a pele, pode revelar a presença de riquétsias de maneira rápida e precisa.

Infecções por estafilococos

O gênero *Staphylococcus* inclui quatro espécies de interesse médico: *S. aureus, S. epidermidis, S. saprophyticus* e *S. haemolyticus*. Na prática, essas espécies são diferenciadas entre si por dois testes, o de coagulase e o de sensibilidade à novobiocina (o *S. aureus* é o único coagulase-positivo e o *S. saprophyticus* é o único resistente à novobiocina).

O *S. aureus* é o agente causal mais comum das infecções piogênicas, como o impetigo bolhoso, foliculite, sicose da barba, furúnculo, hidradenite supurada (infecção das glândulas sudoríparas auxiliares), antraz, abscessos, osteomielite, pneumonia, bacteriemia (que pode acompanhar-se de meningite e endocardite). Além dessas infecções piogênicas, o *S. aureus* pode causar vários tipos de intoxicação, destacando-se a intoxicação alimentar, provocada pela ingestão de enterotoxinas preformadas (A, B, C, D e E), e a síndrome do choque tóxico.

O *S. aureus* pode ser subdivido em numerosos fagotipos, conforme a sensibilidade das amostras a uma série de bacteriófagos líticos. Tal classificação mostra-se útil em surtos de infecção hospitalar ou de intoxicação alimentar, para a identificação do foco de infecção ou de outro elo da cadeia de transmissão.

O *S. saprophytieus* é um agente importante de infecção urinária. O *S. epidermidis* é um habitante normal da pele e das mucosas, mas tem sido isolado de infecções ligadas a próteses cardíacas, vasculares e articulares, bem como de casos de endocardite, mesmo independentes de prótese.

- Cultura

O isolamento do germe é feito nos meios de cultura e a diferenciação das espécies pelos testes de coagulase e de sensibilidade à novobiocina.

Infecções por estreptococos

Usualmente, os estreptococos são divididos em obediência a dois critérios, embora nenhum deles se mostre inteiramente satisfatório. O primeiro tem por base o comportamento do germe frente às hemácias, quando cultivado em ágar-sangue. Havendo hemólise total, o estreptococo é designado beta-hemolítico (havendo hemólise parcial), alfa-hemolítico (quando não há hemólise), tipo gama ou não hemolítico. Como os alfa-hemolíticos são capazes de produzir uma coloração esverdeada na área de hemólise, são conhecidos também como *S. viridans*.

Os estreptococos alfa e beta-hemolíticos formam o chamado grupo piogênico, que se mostra altamente patogênico para a espécie humana. Os não hemolíticos distribuem-se em dois grupos potencialmente patogênicos: o fecal e o não fecal. O grupo fecal (*Enterococci*) inclui comensais encontrados normalmente nas fezes, mas que podem causar infecção, geralmente de caráter subagudo ou crônico. O grupo não fecal inclui o *Streptococcus bovis*, isolado de pacientes com endocardite.

O segundo critério usado na classificação dos estreptococos diz respeito às características antigênicas de polissacarídeos da parede celular. Foram classificados 20 grupos sorológicos (grupos de Lancefield), designados por letras maiúsculas que vão de A a H e de K a V. Esta classificação se aplica principalmente aos estreptococos beta-hemolíticos, mas alguns alfa-hemolíticos, bem como outros microrganismos, possuem também esses antígenos (p. ex., o *S. faecalis*, um estreptococo do grupo fecal, e o *S. bovis*, do grupo não fecal, possuem o antígeno D; o *Streptococcus lactis*, não patogênico, contém o antígeno N).

O grupo A dos estreptococos beta-hemolíticos é o mais importante do ponto de vista da patologia humana, a ele se referindo a designação *Streptococcus pyogenes*, que é o germe causador da amigdalite estreptocócica, escarlatina, erisipela e muitas outras infecções piogênicas agudas. Graças

378 LABORATÓRIO COM INTERPRETAÇÕES CLÍNICAS

à presença na célula de duas proteínas, designadas M e T, pode o *S. pyogenes* ser subdivido em cerca de 60 (M) e 26 (T) sorotipos. Alguns sorotipos M mostram-se caracteristicamente nefritogênicos. A presença da proteína M confere ao germe particular resistência aos efeitos da fagocitose.

O *Streptococcus viridans* e o *E. facealis* podem causar graves infecções, quase sempre de cará-ter subagudo ou crônico (p. ex., endocardite, infecção urinária). Numa infecção estreptocócica, a identificação do estreptococo do grupo A é de importância fundamental na clínica, porque só infecções causadas por este grupo são capazes de produzir, como sequelas, febre reumática e glo-merulonefrite aguda.

• Bacteriologia

O exame bacteriológico pode ser efetuado em material colhido diretamente das lesões, no san-gue ou em outros líquidos corporais. De particular importância é a cultura de exsudato faríngeo nos casos de amigdalofaringite aguda, o que objetiva a identificação de estreptococo beta-hemolítico do grupo A.

• Sorologia

O estreptococo beta-hemolítico do grupo A (*S. pyogenes*) sintetiza uma série de substâncias dotadas, em maior ou menor grau, de atividades patogênicas e, por isso, chamadas "fatores de vi-rulência". Algumas dessas substâncias gozam da capacidade imunogênica, estando aptas a induzir à síntese de anticorpos específicos, que podem ser evidenciados por meio de técnicas sorológicas adequadas. Tal pesquisa é efetuada na clínica com o fito de comprovar uma infecção anterior por esse grupo de estreptococo, o que se mostra de grande utilidade diante de um quadro de febre reumática ou glomerulonefrite aguda.

Visto que 5-10% das pessoas normais abrigam *S. pyogenes* na garganta, é da maior importância que a responsabilidade deste germe pela infecção seja confirmada pela demonstração de anticorpos específicos no soro, a partir de duas ou três semanas após o início da doença. Vários desses anti-corpos são tituláveis, tais como a antiestreptolisina O, anti-hialuronidase, antidesoxirribonuclease, antiestreptoquinase e antidifosfopiridinanucleotidase. A dosagem da antiestreptolisina O (ASLO) é a mais usada na clínica, em razão de sua fácil execução e regularidade dos resultados pelos diversos métodos disponíveis (pode-se dizer que estes representam sempre pequenas modificações da técnica original de Todd). Na prática, podemos considerar anormais taxas superiores a 333 U/mL até 5 anos de idade e acima de 500 U/mL depois desta idade. Cerca de 80% dos pacientes que sofreram infecção pelo *S. pyogenes* exibem títulos elevados de ASLO. Esses títulos começam a elevar-se no final da primeira semana ou início da segunda semana da infecção estreptocócica e atingem seus valores máximos entre a quarta e a sexta semana. A queda dos títulos é geralmente lenta na febre reumática; nas outras formas de estreptococcias a queda é mais rápida, além de os títulos serem mais baixos. Após piodermites, os títulos em geral não sobem, provavelmente porque a antiestreptolisina O é inativada pelos lipídeos cutâneos.

Embora menos utilizadas em razão de dificuldades técnicas, as dosagens da anti-hialuronidase e da antidesoxirribonuclease-B representam valioso auxílio na complementação diagnóstica da fe-bre reumática e da glomerulonefrite. Por sofrerem negativação mais tardia, podem ser úteis para o diagnóstico da coreia. Cerca de 95% dos pacientes que sofreram infecção pelo *S. pyogenes* exibem títulos elevados desses dois anticorpos. Para estudo da resposta sorológica de pacientes com pioder-mite (causa importante de glomerulonefrite em nosso meio), a prova mais indicada é a dosagem da antidesoxirribonuclease.

O teste da estreptozima emprega cinco antígenos numa única prova e se mostra muito sensível e específico.

Infecções por pneumococo

O *Streptococcus pneumoniae* já foi conhecido como *Diplococcus pneumoniae*; embora pertencente ao gênero *Streptococcus*, exibe forma de "chama de vela" e agrupa-se aos pares. Com base nos complexos polissacarídicos existentes em sua cápsula (reação de intumescimento capsular de Neufeld com imunossoros tipo-específicos), pode o *S. pneumoniae* ser classificado em 84 diferentes sorotipos. Tal classificação não exibe, entretanto, grande interesse de ordem clínica, já que todos os tipos exibem a mesma sensibilidade aos antibióticos. Quando cultivado em ágar-sangue, forma colônias alfa-hemolíticas.

O pneumococo existe normalmente no trato respiratório superior do homem, sendo encontrado em até 60% da população em geral. Dentre as doenças por ele causadas, destacam-se pneumonia aguda, otite, sinusite e meningite; como complicações dessas infecções podem surgir empiema, pericardite, artrite, peritonite e endocardite.

- Bacterioscopia

Pode ser praticada no escarro, no LCR ou em material purulento de outra origem, mas seus resultados são falhos, por isso não se deve prescindir jamais da cultura, que permite, inclusive, a execução do antibiograma.

- Cultura

Para isolamento do germe usa-se, em geral, o ágar-sangue, no qual o germe forma colônias alfa-hemolíticas. A distinção entre pneumococo e outros estreptococos que formam colônias idênticas é feita pela prova de solubilidade em bile e de sensibilidade à optoquina, pois os demais estreptococos são resistentes aos sais biliares e à optoquina.

- Imunologia

O diagnóstico de uma infecção pneumocócica pode ser feito pela investigação imunológica do polissacarídeo capsular no sangue ou no LCR, nos casos de bacteriemia ou meningite.

Infecção por meningococos

O gênero *Neisseria* possui várias espécies, das quais apenas duas são patogênicas para a espécie humana: *N. meningitides* (meningococo) e *N. gonorrhoeae* (gonococo). As principais condições patológicas causadas pelo meningococo são a meningite e a meningococcemia fulminante. Outras espécies de *Neisseria,* bem como alguns outros tipos de microrganismos são, por vezes, identificados no material clínico remetido para exame, de modo que pode tornar-se necessária a caracterização laboratorial do meningococo, o que se consegue por métodos bioquímicos (fermentação de glicose, maltose, lactose etc.) e imunológicos.

O meningococo é classificado em serogrupos e identificado, em seguida, em serotipos. Existem 13 serogrupos (A, B, C, D, X, Y, 29E, W135 etc.), que diferem entre si pela estrutura de seus polissacarídeos capsulares, identificados por reações de aglutinação frente a antissoros específicos. As infecções meningocócicas se devem, em sua maioria, a cepas pertencentes aos grupos A, B, C e Y. Antígenos proteicos subcapsulares, situados na membrana mais externa da bactéria, são utilizados para identificar 20 serotipos entre os vários serogrupos, o que permite uma classificação útil nos estudos epidemiológicos.

- Exame bacteriológico

O diagnóstico bacteriológico é obtido pelo achado de diplococos Gram-negativos intra ou extracelulares em esfregaços do sedimento do LCR e pelo isolamento do *N. meningitides* em cultura de

380 LABORATÓRIO COM INTERPRETAÇÕES CLÍNICAS

sangue, de LCR ou de outro líquido corporal infectado. Tais exames falham em numerosos casos, a ponto de considerar-se que pesquisas bacteriológicas negativas numa meningite purulenta advogam a favor de meningococo. Por esse motivo, diante de um caso suspeito de meningite meningocócica (p. ex., durante uma epidemia) deve-se iniciar a administração do antibiótico antes mesmo do resultado do exame bacteriológico.

Outro recurso diagnóstico bastante prático reside na demonstração no sangue ou no LCR, por meio de látex-aglutinação ou de contraimunoeletroforese, de antígeno polissacarídico dos grupo A, B, C ou Y.

Infecções por gonococo

O gênero *Neisseria* possui várias espécies, das quais apenas duas são patogênicas para o homem: *N. gonorrhoeae* (gonococo) e *N. meningitides* (meningococo). A manifestação mais comum da infecção gonocócica consiste no comprometimento genital, tanto do homem como da mulher (gonorreia ou blenorragia). A artrite ocorre em cerca de 1% dos pacientes com infecção genital. A *ophtalmia neonatorum* (oftalmite gonocócica do RN), contraída durante o parto, é ocorrência rara hoje em dia. A gonococcemia e a endocardite são de observação muito rara. Nas mulheres e nos homens homossexuais a retite é comum.

A infecção que acomete a mucosa do aparelho geniturinário tem início pelo comprometimento da uretra anterior e pode estender-se, no homem, para uretra posterior, próstata e epidídimo, e na mulher, para vagina, colo uterino, glândulas de Bartholin e Skeene, útero, trompas e estruturas pélvicas vizinhas.

• Bacterioscopia

Nos casos agudos masculinos, os esfregaços da secreção uretral corados pelo Gram permitem, na grande maioria dos casos (90-98%), identificar o gonococo em seu aspecto típico: diplococos Gram-negativos intracelulares acompanhados de grande número de leucócitos. À medida que a doença evolui vão surgindo diplococos extracelulares, as células epiteliais aumentam em número e uma infecção mista obscurece os raros gonococos remanescentes, o que dificulta o diagnóstico. Na mulher, o material para esfregaço deve ser colhido da uretra e do colo uterino; a sensibilidade do exame é muito inferior àquela observada no homem.

• Cultura

Deve ser feita em todas as mulheres suspeitas e até naquelas em que a coloração de Gram for positiva. No homem, está indicada nos casos suspeitos assintomáticos e nas formas crônicas. Suspeitando-se da prática de coito anal ou oral, está indicada a cultura de secreção anal e faríngea. Caso sejam positivas, evitar a confusão entre gonococo e meningococo.

Difteria

Dentre as relativamente numerosas espécies do gênero *Corynebacterium*, a única de interesse médico é a *G. diphtheriae*, bacilo Gram-positivo que produz uma exotoxina altamente potente, responsável praticamente por todas as manifestações da doença. Este bacilo pode ocorrer sob a forma de três biotipos, denominados *gravis*, *intermedius* e *mitis*, que se distinguem por características bioquímicas e tipos de colônias em meio apropriado. As três denominações indicavam suas relativas virulências mas, atualmente, ao que parece, não se observa mais essa correspondência.

DOENÇAS INFECCIOSAS E PARASITÁRIAS **381**

- Exame bacteriológico

A confirmação do diagnóstico de difteria, levantada clinicamente, obtém-se pela cultura de secreção da orofaringe e das fossas nasais para identificação de seu agente etiológico, o *Corynebacterium diphtheriae*. A colheita de material deve abranger sempre esses dois locais, pois isso aumenta a possibilidade de se surpreender o bacilo. Ela é efetuada por meio de *swabs,* um para cultura e outro para esfregaço, estes a serem corados pelo método de Albert-Layborn.

Esse método de coloração visa à evidenciação das granulações metacromáticas, que são grânulos de reserva encontrados no citoplasma do bacilo diftérico (*G. diphtheriae*), mas nem sempre nos difteroides (outras espécies, não patogênicas, de *Corynebacterium*). É sempre conveniente a realização paralela do método de Gram em materiais suspeitos de conterem bacilos diftéricos. Na lâmina corada pelo método de Gram devem ser encontrados bacilos Gram-positivos, eventualmente com forma de halteres ou clava e arranjos em letra chinesa ou paliçada. A ausência de bacilos Gram-positivos, paralela à observação de granulações metacromáticas no Albert-Layborn, dificulta a avaliação do resultado. Esta dificuldade decorre da possibilidade de outros grupos bacterianos, como *Pseudomonas* e certos anaeróbios, possuírem grânulos evidenciados pela coloração.

A presença de bacilos Gram-positivos na lâmina corada pelo método de Gram e a detecção de bacilos com granulações metacromáticas na lâmina submetida à coloração de Albert-Layborn valem por um "diagnóstico de suspeita" de difteria. Entretanto, somente a cultura em meios adequados com o isolamento do bacilo diftérico e posterior execução da prova de virulência, comprovando a produção de toxinas pela amostra, permitem um "diagnóstico de certeza" que a amostra isolada é um bacilo diftérico. Cabe ainda lembrar a ocorrência de bacilo diftérico em portadores, o que ocasiona alarme quando da vigência de amigdalites devidas a outras etiologias, pois nessas ocasiões examina-se material da orofaringe e encontra-se resultado compatível com o diagnóstico de difteria, embora a causa da doença seja outra. Este fato é mais comum em adultos ou em vacinados, e a avaliação clínica é de importância decisiva no esclarecimento dessas situações.

Com vistas à conduta terapêutica, cabe assinalar que a confirmação da presença de colônias típicas no meio de cultura demora de 1 a 4 dias, sendo que alguns dias mais serão necessários para a prova de virulência. O atraso no tratamento por um período tão longo pode ter consequências fatais, de modo que, diante de uma forte suspeita clínica de difteria, a conduta correta consiste em recolher material para exame e aplicar soro imediatamente.

- Hemograma

O número de leucócitos está geralmente em nível normal ou baixo, havendo, entretanto, neutrofilia e desvio para esquerda. Nas formas hipertóxicas pode-se observar leucocitose intensa.

Listeriose

O gênero *Listeria* possui várias espécies, mas a única patogênica para o homem é a *L. monocytogenes*. Esta pode ser subdividida em grupos e tipos sorológicos, graças a seus antígenos somáticos e flagelares. Possui a capacidade de causar beta-hemólise, quando cultivada em ágar-sangue. A forma mais importante de listeriose é a septicemia que acomete os recém-nascidos (granulomatose infantiséptica), resultante de infecção transplacentária ou proveniente da flora do colo uterino ou da vagina. Meningite pode ocorrer em pacientes com leucemia e outros estados de imunoincompetência.

- Bacterioscopia

Um esfregaço feito com LCR, aspirado de medula óssea, secreção da garganta etc., corado pelo Gram, pode revelar pequenos bacilos Gram-positivos passíveis de confusão com difteroides. Tal

382 LABORATÓRIO COM INTERPRETAÇÕES CLÍNICAS

confusão é desastrosa, já que a listeriose é curável pelo uso de antibióticos. O clínico deve, portanto, avisar ao laboratório sempre que houver suspeita de listeriose.

- Cultura

Pode ser obtida a partir de macerado de tecido (p. ex., gânglio linfático), LCR, sangue e outros líquidos corporais. O material que restar deve ser conservado em geladeira, a 4 °C, e subcultivado periodicamente durante 2 a 3 meses se a tentativa inicial falhar. Tal conduta se justifica pelo fato de a *Listeria* ser muito delicada e de difícil isolamento em laboratório clínico.

- Sorologia

O soro diagnóstico da listeriose tem por finalidade evidenciar a necessidade ou não de hemoculturas repetidas (ou cultura de outros líquidos corporais) para isolamento do germe e diagnóstico definitivo. Utiliza-se a soroaglutinação em tubos com os antígenos H (flagelar) e O (somático) da *L. monocytogenes* dos tipos 1 e 4B. Títulos até 1:8 devem ser considerados negativos, uma vez que o germe possui alguns determinantes antigênicos semelhantes aos de outras bactérias, especialmente *Staphylococus* e *Streptococcus faecalis.* Título de 1:160 já deve alertar para hemocultura; iguais ou superiores a 1:320 devem ser considerados altamente suspeitos.

Infecções por *Haemophilus influenzae*

O gênero *Haemophilus* caracteriza-se por exigir, nos meios de cultura, a presença de dois fatores de crescimento, designados por X e V, ambos existentes no sangue. Compreende várias espécies, dentre as quais destacam-se *H. influenzae, H. parainfluenzae* e *H. ducreyi.* O *H. influenzae,* isolado pela primeira vez durante a pandemia de gripe ocorrida em 1890, foi considerado, na época, o agente etiológico da doença. As infecções mais comuns causadas por ele, ocorrendo principalmente em crianças, são faringite, epiglotite, laringotraqueíte, bronquite, bronquiolite, pneumonia, otite média e meningite.

O *H. influenzae* possui antígenos capsulares específicos (polissacarídeos) que permitem identificar, mediante a prova de intumescimento capsular com soros tipo-específicos, seis tipos sorológicos (a, b, c, d, e, f), dos quais o b, isolado de casos de meningite, é o mais virulento.

Há formas não tipáveis de *H. influenzae* que, tais como o tipo b, são altamente patogênicas, tanto para adultos como para crianças. O anticorpo anticapsular é um polímero do fosfato de ribose poli-ribitol (PRP). Ele é importante na proteção contra a infecção por raças de *H. influenzae* tipo b (Hib). No RN, seu teor sérico (adquirido do organismo materno) declina do nascimento até os 6 meses de idade e, na ausência de vacinação, permanece baixo até os 2 ou 3 anos. A idade em que o teor de anticorpos atinge o ponto mais baixo corresponde ao pico da incidência do tipo b da doença. Daí por diante, os anticorpos anti-PRP surgem como resultado da exposição ao Hib ou de reações cruzadas contra outros antígenos. Doença sistêmica causada pelo Hib é rara após a idade de 6 anos, o que se deve à presença de anticorpos protetores.

- Bacterioscopia

O exame de esfregaços corados pelo Gram evidencia a bactéria, que se apresenta geralmente como pequenos cocobacilos Gram-negativos.

- Cultura

A diferenciação do *H. influenzae* de outras espécies baseia-se geralmente na verificação das necessidades dos fatores X e V.

DOENÇAS INFECCIOSAS E PARASITÁRIAS **383**

- Sorologia

A identificação do anticorpo anticapsular (PRP) representa um importante complemento à cultura para um rápido diagnóstico. Imunoeletroforese, látex-aglutinação, coaglutinação e ELISA são métodos eficazes para detecção do PRP. Tais ensaios mostram-se particularmente úteis em pacientes que já receberam terapia antimicrobiana e que, por isso, tendem a exibir cultura negativas.

Coqueluche

O gênero *Bordetella* inclui duas espécies patogênicas para a espécie humana: *B. pertussis* e *B. parapertussis*. A primeira constitui o agente causal da coqueluche e a segunda provoca uma infecção respiratória semelhante a essa doença, mas sem que o paciente apresente os acessos paroxísticos.

- Cultura

Na maioria dos pacientes, pode-se isolar a *Bordetella pertussis* de secreções da nasofaringe nas duas primeiras semanas de doença (fase catarral) e, ainda, no início da fase paroxística. Pode-se fazer o paciente tossir sobre uma placa de Petri, contendo meio de Bordet-Gengou ou então recolher as secreções por aspiração ou *swab*. Nos casos positivos, observa-se o crescimento das colônias após 2 ou 3 dias, o que ocorre, entretanto, apenas em 70 a 75% dos casos de coqueluche.

- Hemograma

Evidencia, no período paroxístico, leucocitose intensa (entre 20.000 e 40.000/mm^3), com 70 a 90% de linfócitos. Pode-se observar em certos casos uma reação leucemoide, na qual o total de leucócitos chega a 100.000/mm^3 ou ainda mais, o que justifica, às vezes, a suspeita de leucemia. Não há, entretanto, atipia de linfócitos, anemia ou plaquetopenia.

- Hemossedimentação

É geralmente normal.

- Sorologia

Não possui importância clínica.

Brucelose

Encontrado principalmente em animais, o gênero *Brucella* possui várias espécies, das quais somente três têm importância para a patologia humana: *B. abortus, B. melitensis* e *B. suis* (*B. canis* raramente é causa de infecção humana). Externando-se quase sempre por uma sintomatologia vaga e proteiforme, é uma doença de diagnóstico difícil, baseado quase exclusivamente nos achados laboratoriais que, por sua vez, nem sempre logram comprovar de maneira convincente a suspeita clínica.

- Isolamento do germe

A hemocultura é prova de maior confiança no diagnóstico da brucelose humana. Ela se apresenta positiva mais frequentemente no período inicial da doença que nos avançados. Deve ser repetida várias vezes ainda que se obtenham resultados negativos.

- Reações sorológicas

As reações de aglutinação em lâmina, aglutinação em tubo e prova de Coombs indireta são as mais usadas. As três espécies envolvidas em patologia humana (*B. abortus, B. melitensis* e *B. suis*)

384 LABORATÓRIO COM INTERPRETAÇÕES CLÍNICAS

possuem os antígenos A e M em comum, o que permite que se utilize apenas uma amostra como antígeno visando à detecção de anticorpos. Habitualmente, emprega-se amostra-padrão de *B. abortus* com essa finalidade.

Quando infectado recentemente, o organismo responde pela produção de anticorpos IgM, seguindo-se a produção de IgG, que poderá surgir ainda na vigência de produção de anticorpos IgM. São também produzidos anticorpos IgA. Em casos raros, a produção de IgM se estende por períodos maiores, podendo ser detectada em doentes crônicos. Estes anticorpos têm importância variável, de acordo com a reação sorológica empregada.

Os anticorpos IgM e IgG presentes na fase aguda são aglutinantes, porém os anticorpos IgG e IgA, que surgem na fase crônica, não têm capacidade aglutinante (são anticorpos chamados bloqueadores), podendo ser demonstrados pela prova de Coombs indireta.

Durante a infecção, a maioria dos pacientes desenvolve também hipersensibilidade retardada aos produtos bacterianos, que pode ser evidenciada pela prova intradérmica.

A prova de aglutinação em lâmina é de execução fácil e rápida, sendo útil como prova de triagem, mas carece de precisão com relação aos títulos encontrados. Estes deverão ser determinados pela prova de aglutinação em tubo. Nos pacientes com infecção aguda, as reações de aglutinação mostram-se geralmente positivas. Os títulos costumam ser iguais ou superiores a 1:320, mas são considerados suspeitos a partir de 1:80 e positivos a partir de 1:160, quando se trata da população em geral. Quando se estudam grupos de indivíduos constantemente expostos a contatos com *Brucella,* como é o caso de veterinários, tratadores de gado etc., a interpretação dos mesmos resultados deve ser feita com maior cautela.

À medida que a infecção evolui, os títulos encontrados na reação de aglutinação decrescem, até se tornarem negativos. Geralmente, nesta fase os anticorpos presentes são do tipo bloqueador, evidenciados pela reação de Coombs indireta. Os títulos significativos para essa reação são os mesmos da prova de aglutinação em tubo.

* Reação intradérmica

Essa reação deverá ser feita sempre com extrato proteico purificado e padronizado, sendo contraindicado o uso de suspensões de microrganismos, por resultarem em reações de difícil interpretação. A leitura da prova intradérmica é feita como para o PPD. Trata-se de prova bastante específica; no entanto, não distingue infecção presente ou passada, podendo ocorrer provas positivas muitos anos após a infecção, mesmo que subclínica. Além disso, cerca de 5% dos pacientes com brucelose, comprovada por meio de cultura, exibem prova intradérmica negativa. Vale lembrar que alguns pacientes mostram positivação de provas sorológicas *in vitro* para brucelose após execução de prova intradérmica.

* Hemograma

Geralmente, evidencia leucopenia com linfocitose relativa.

Enterobactérias

As enterobactérias (família *Enterobacteriaceae*), também conhecidas como bactérias "coliformes", integram um extenso grupo de bacilos Gram-negativos que, embora possam ser encontrados em variadas localizações no corpo, em sua maioria, habitam o intestino do homem e dos animais, onde podem existir como simples componentes da flora normal ou exercer atividade patogênica. Chegam a 14 os principais gêneros desta família: *Escherichia* (*coli*), *Shigella* (*dysenteriae, f1exneri, boydii, sonnei*), *Salmonella, Citrobacter, Klebsiella* (*pneumoniae* e outras), *Enterobacter* (*aerogenes* e

DOENÇAS INFECCIOSAS E PARASITÁRIAS 385

outras), *Hafnia*, *Serratia* (*marcescens* e outras), *Proteus* (*vulgaris, mirabilis*), *Morganella* (*morganii*), *Providencia* (*rettgeri* e outras), *Yersinia* (*enterocolitica* e outras) e *Erwinia*.

A diferenciação dos gêneros é feita pelo comportamento bioquímico, ao passo que a diferenciação das espécies baseia-se sobretudo em caracteres sorológicos. Certos sorotipos são subdivididos em biotipos (bioquimicamente) ou em lisotipos (pela reação frente a fagos específicos).

A sorotipagem das enterobactérias baseia-se nos chamados antígenos O (somáticos), K (capsulares) e H (flagelares). Tais antígenos são identificados por meio de provas de aglutinação, utilizando-se antissoros, que podem ser mono ou polivalentes (p. ex., várias espécies de *Salmonella*). Na prática, a sorotipagem é feita apenas para *E. coli, Shigella, Salmonella* e *Yersinia enterocolitica*, sendo que nos casos de *E. coli* e *Y. enterocolitica* a finalidade é caracterizar os sorotipos enteropatogênicos.

Nem todas as amostras de enterobactérias possuem sempre os antígenos O, K e H. Os antígenos O podem ser perdidos por dois tipos de mutação, chamadas: lisas, as enterobactérias possuidoras de antígeno O completo; e rugosas, as que não o possuem (a passagem da forma lisa para a rugosa é conhecida como variação S-R – S, *smooth* e R, *rough*). Os antígenos K são pouco desenvolvidos em vários gêneros ou mesmo ausentes. Os antígenos H, sendo proteínas flagelares, só existem, obviamente, nas enterobactérias móveis.

Infecções por *Escherichia coli*

Única espécie de importância prática do gênero *Escherichia,* a *E. coli* é um dos coliformes predominantes no cólon normal e ocupa um lugar de destaque em patologia humana. Distingue-se pela multiplicidade de seus perfis biossorológicos e pelas maneiras variadas de exercer sua atividade patogênica sobre a mucosa intestinal. São numerosos os grupos e tipos sorológicos identificados pelos antissoros preparados contra os antígenos O, K e H: conhecem-se 174 antígenos O, 100 antígenos K e 57 antígenos H. Por convenção internacional, os sorotipos são designados pelas letras dos antígenos acompanhadas, cada uma, com números arábicos correspondentes aos antissoros (exemplo hipotético: O157:K99:H7). Esta tipificação completa, utilizando todos os soros (anti-O, anti-K e anti-H) só é utilizada para fins de pesquisa. Comumente, no diagnóstico de infecções intestinais, que é a única indicação clínica de rotina do estudo sorológico de amostras de *E. coli,* utilizam-se somente antissoros preparados contra os antígenos O. Quando presentes (amostras móveis), os antígenos H podem ser identificados (p. ex., sorotipo O119:H2); quando ausentes (amostras imóveis), o sorotipo pode ser designado como O119:H-.

A diarreia causada pela *E. coli* pode ser aquosa, inflamatória ou sanguinolenta, na dependência do traço de virulência que o germe porventura possua: enterotoxigênico, enteroinvasor, enteroaderente ou entero-hemorrágico. Cada uma dessas categorias pode ainda ser subdividida com base no tipo de enterotoxina (Shiga-*like,* termolábil-LT, termoestável-ST) ou de aderência (focal, difusa) que produza.

Dos sorogrupos O conhecidos, cerca de 60 estão relacionados com a espécie humana. Destes, 35 atuam como agentes de infecção intestinal (enteropatogênicos) e os restantes integram o grupo que participa da flora intestinal normal e que podem causar infecções extraintestinais (urinária, meningite do RN, bacteriemia). A *E. coli* enteropatogênica (35 sorotipos) pode ser distribuída em quatro categorias principais, consoante o traço de virulência que a amostra possui: EPEC (*E. coli* enteropatogênica clássica), ETEC (*E. coli* enterotoxigênica), EIEC (*E. coli* enteroinvasora) e EHEC (*E. coli* entero-hemorrágica).

A *E. coli* enteropatogênica clássica (EPEC) é a causa mais comum de diarreia infantil em nosso meio, especialmente nos primeiros seis meses de vida. Os sorotipos predominantes nesta categoria são O111:H-, O111:H2 e O119:H6. A patogenicidade envolve aderência à mucosa intestinal. A

386 LABORATÓRIO COM INTERPRETAÇÕES CLÍNICAS

E. coli enterotoxigênica (ETEC) está vinculada à diarreia aquosa e à diarreia do viajante. A *E. coli* enteroinvasora (EIEC) está vinculada a um quadro disenteriforme. A *E. coli* entero-hemorrágica (EHEC) provoca colite hemorrágica, agindo mediante toxinas Shiga-*like*; o sorotipo mais comum é o O157-H7.

- Diagnóstico

Consiste fundamentalmente na coprocultura, que se baseia no cultivo da *E. coli* em meios de MacConkey e SS, e na caracterização dos biossorotipos por meio de provas bioquímicas e sorológicas (EPEC, EIEC). As infecções por ETEC e EHEC são diagnosticadas pela identificação ou dosagem das toxinas. As sondas genéticas detectam todas as categorias de *E. coli* enteropatogênicas.

Infecções por salmonelas

As salmonelas são enterobactérias largamente distribuídas no tubo intestinal do homem e de muitos outros animais, tais como aves domésticas, porcos, vacas, cães, gatos, ratos, répteis e insetos, todos podendo servir de fontes de infecção.

Com base na presença de antígenos somáticos e flagelares, já se diferenciaram mais de 1.200 sorotipos (chamados, às vezes, impropriamente, de espécies). Do ponto de vista médico, agrupados segundo o esquema abreviado de Kauffmann-White, destacam-se os seguintes:

- Grupo A: *Salmonella paratyphi A.*
- Grupo B: *Salmonella paratyphi B, S. Derby, S. typhimurium, S. agona.*
- Grupo C1: *Salmonella paratyphi C, S. oranienburg, S. choleraesuis, S. infantis.*
- Grupo C2: *Salmonella newport.*
- Grupo D1: *Salmonella typhi, S. enteritidis, S. dublin.*
- Grupo E1: *Salmonella anatum.*

Podem ser classificadas em quatro tipos as infecções causadas pelas salmonelas:

a) Febres entéricas: febre tifoide, febre paratifoide.
b) Gastroenterites ou intoxicações alimentares.
c) Septicemia.
d) Infecções piogênicas localizadas (muitas vezes complicando a septicemia), tais como abscessos, osteomielite, artrite, meningite, endocardite e outras.

A febre tifoide, descrita adiante, é causada pela *S. typhi*, ao passo que a febre paratifoide é causada pela *S. paratyphi* A, B e C. As gastroenterites ou toxinfecções alimentares, bem como as demais patologias citadas, são causadas pelos outros sorotipos, dos quais o mais prevalente em todo o mundo é o *typhimurium.*

- Isolamento e identificação do germe

A coprocultura é fundamental para o diagnóstico etiológico das intoxicações alimentares, gastroenterites e diarreias agudas, em cuja etiologia desempenham papel destacado numerosas espécies de salmonelas, especialmente a *S. choleraesuis* e a *S. typhimurium*. Em infecções extraintestinais, o material clínico depende da sede da infecção, ou seja, LCR nas meningites, sangue nas septicemias etc.

- Hemocultura, sorologia e hemograma

Ver o item Febre tifoide, a seguir.

Febres tifoide e paratifoide

O hemograma é um recurso de grande utilidade no sentido de orientar o diagnóstico para febre tifoide. Quanto à confirmação laboratorial, a hemocultura constitui o melhor método durante as duas primeiras semanas da doença. Desde o final da segunda semana até o início da quarta, a coprocultura passa a representar o principal recurso para se firmar o diagnóstico. Além da coprocultura pode-se recorrer à sorologia (reação de Widal), que é capaz de detectar anticorpos anti-O e anti-H a partir, respectivamente, do início e do fim da segunda semana.

- Isolamento do germe

A hemocultura é o único recurso de valor absoluto na identificação da *Salmonella typhi* ou da *S. paratyphi* A, B ou C. A execução da hemocultura durante a primeira semana de doença possibilita o diagnóstico etiológico em praticamente 100% dos casos, desde que as condições técnicas tenham sido satisfatórias. Um resultado negativo não permite, entretanto, excluir a possibilidade da doença.

- Reação de Widal

Trata-se de uma reação de aglutinação destinada a avaliar a presença de anticorpos contra os antígenos O (somáticos) e H (flagelares) da *Salmonella typhi* e da *Salmonella paratyphy* A e B. Utiliza-se correntemente uma suspensão das citadas bactérias, mortas pelo calor ou pelo formol.

Os antígenos O existem em qualquer espécie de salmonela e permitem separá-las em grupos sorológicos, sendo designados por números que vão de 1 a 61. Os antígenos R e Vi, também somáticos, não exibem importância do ponto de vista diagnóstico. Os antígenos flagelares, ditos H, podem ser específicos ou inespecíficos, sendo que apenas os primeiros, designados por letras (a, b, c, d e assim por diante), exibem interesse diagnóstico.

Ao executar a reação, o soro é diluído inicialmente a 1:25. A escala de diluições, depois de juntar as suspensões de antígenos, ficará estabelecida da seguinte forma: 1:50, 1:100, 1:200, 1:400 e assim por diante. É difícil precisar os limites acima dos quais a reação terá valor diagnóstico. A interpretação só poderá ser feita conhecendo-se: 1) a média de aglutininas naturais existentes normalmente no soro dos indivíduos sãos, não vacinados e que nunca contraíram febre tifoide ou paratifoide (o que depende do grau de endemicidade dos diversos tipos de salmoneloses na região); 2) o estágio da doença no qual foi praticada a colheita; e 3) o período de tempo que separa a colheita da vacinação, caso o indivíduo tenha sido vacinado anteriormente.

As aglutininas naturais atingem, quase sempre, um título pouco elevado, que na prática não ultrapassa 1:50 para os antígenos O e 1:100 para os antígenos H.

De maneira geral, título elevado anti-O com baixo título anti-H denota infecção ativa, ao passo que título anti-H elevado com título baixo anti-O sugere infecção passada ou vacinação anterior.

Durante a evolução da doença, as aglutininas anti-O surgem a partir do início da segunda semana, isto é, mais precocemente que as aglutininas anti-H, que não se formam até o final da segunda semana. A aglutininas anti-O atingem seu máximo durante a terceira semana, que corresponde ao período sorológico clássico de febre tifoide. No curso da quarta semana as aglutininas anti-O começam a decrescer; esta diminuição prossegue ao longo da quinta e da sexta semana, período em que as aglutininas anti-H permanecem ainda elevadas, mas em fase de lento declínio.

A imunização com a vacina TAB provoca a elaboração quase constante de aglutininas, que podem alcançar níveis muito elevados durante os quatro meses subsequentes. Ao longo deste período, os resultados do soro diagnóstico não são utilizáveis, em razão da relativa frequência com que se observam títulos elevados.

As aglutininas anti-O persistem longo tempo no soro dos indivíduos vacinados, mas em títulos baixos (até 1:100). As aglutininas anti-H persistem com títulos mais elevados, podendo alcançar ainda 1:200, um ano depois da vacinação.

388 LABORATÓRIO COM INTERPRETAÇÕES CLÍNICAS

Em caso de dúvida, recomenda-se praticar nova reação com outra amostra de soro extraída alguns dias mais tarde. Tratando-se de aglutininas naturais ou vacinais, os títulos permanecerão estáveis; em caso de doença evolutiva, vai-se observar um aumento.

Cabe assinalar que infecções diferentes da febre tifoide podem estimular inespecificamente a formação de aglutininas anti-O e anti-H. Entretanto, tal estímulo inespecífico é efêmero e uma nova reação praticada alguns dias mais tarde revela amiúde normalização dos títulos.

- Coprocultura

Para isolamento da *Salmonella typhi*, o meio ideal é o de Wilson Blair, que deve ser o preferido quando da ocorrência de surtos de febre tifoide. A identificação da *Salmonella* é obtida por meio de provas sorológicas e bioquímicas; a identificação dos diversos sorotipos (inclusive os da *S. typhi* e *S. paratyphi* A, B e C) só pode ser feita em laboratórios de referência.

- Hemograma

A febre tifoide é uma das mais importantes doenças leucopenizantes, correndo a leucopenia por conta de uma neutropenia absoluta e relativa. Existe acentuado desvio para esquerda. Nos casos em que os leucócitos estão acima de 6.000 pode-se verificar leve neutrofilia; nestes casos, a desproporção entre o acentuado desvio para esquerda e a leve neutrofilia já é sinal diagnóstico útil para fazer pensar na possibilidade de doença leucopenizante. Os eosinófilos desaparecem na maior parte dos casos (aneosinofilia). Há linfocitose relativa. Observam-se abundantes granulações tóxicas e sinais degenerativos.

Infecções por *Shigella*

As quatro espécies do gênero *Shigella* (*dysenteriae, flexneri, boydii* e *sonnei*) são desprovidas de antígenos K e H, de modo que seus sorotipos são caracterizados apenas pelo antígeno O (somático). Todos os sorotipos dessas espécies são responsáveis pelo aparecimento do mesmo quadro mórbido – a disenteria bacilar (shigelose), o que restringe consideravelmente o valor prático da identificação desses sorotipos. É interessante observar que a *E. coli* enteroinvasora (EIEC) é uma bactéria praticamente idêntica às espécies do gênero *Shigella* no tocante aos seus mecanismos de virulência. A *Shigella* não costuma invadir a corrente sanguínea, raramente tendo sido responsabilizada por infecções extraintestinais.

- Coprocultura

Uma coprocultura positiva é elemento decisivo no diagnóstico de uma síndrome disentérica. Quanto mais precocemente efetuada, tanto maiores são as possibilidades de ser positiva a coprocultura. À medida que a doença evolui, torna-se menor a eliminação de *Shigellas*. Por conseguinte, é aconselhável, diante de um caso suspeito, colher material o mais precocemente possível. A não ser que seja colocada em solução conservadora, a amostra perderá o valor 5 a 6 horas após a evacuação. O principal interesse da coprocultura consiste em possibilitar a realização do antibiograma, já que este virá orientar a terapêutica etiológica nos casos que se prolonguem até a chegada desses resultados.

- Sorologia

O teste EUSA, que identifica antígenos codificados pelo plasmídeo de virulência, bem como sondas genéticas ou de PCR, representa excelente recurso para identificar a *Shigella* isolada na cultura. Está demonstrado que o método de PCR pode ser usado diretamente nas fezes para a identificação de *Shigella*.

DOENÇAS INFECCIOSAS E PARASITÁRIAS **389**

- Hemograma

Costuma revelar desvio para esquerda nos casos agudos leucocitose e neutrofilia.

- Ionograma

É de grande valor nos casos acompanhados de profusa diarreia, possibilitando uma correta reposição hidroeletrolítica, conforme os déficits encontrados.

Infecções por *Yersinia enterocolitica*

Ignorada por muito tempo como causa de doença, a *Yersinia enterocolitica* é reconhecida como capaz de produzir quadros diarreicos mucopurulentos ou aquosos muito semelhantes aos de outros patógenos intestinais, acompanhados de dor abdominal e febre que podem simular apendicite. Pode causar também adenite mesentérica aguda ou subaguda.

- Coprocultura

É feita pela semeadura das fezes em meios de MacConkey e SS, com identificação bioquímica e sorológica da bactéria. No Brasil, tem sido isolado o sorotipo O3.

- Sorologia

A identificação de aglutininas no soro é praticada no esclarecimento diagnóstico de complicações.

Infecções por *Proteus, Morganella e Providencia*

O gênero *Proteus* possuía quatro espécie patogênicas: *P. mirabilis, P. vulgaris, P. morganii* e *P. rettgeri*. O *P. mirabilis* é o mais comum como causa de doença, distinguindo-se dos demais pela incapacidade de formar indol no meio de cultura. Assim, consoante essa característica, os *Proteus* eram divididos em dois grupos: indol-positivo (*vulgaris, morganii, rettgeri*) e indol-negativo (*mirabilis*). Tal classificação é de importância terapêutica, pois a sensibilidade aos antibióticos difere de um grupo para outro.

Com o desdobramento sofrido pelo gênero *Proteus,* a espécie *P. morganii* transformou-se no gênero *Morganella* e a espécie *P. rettgeri* passou para o gênero *Providencia*. Assim, o gênero *Proteus* ficou com uma espécie indol-negativa (*P. mirabilis*) e uma indol-positiva (*P. vulgaris*). As outras espécies indol-negativa são a *Morganella morganii* e *Providencia rettgeri*.

Todas essas espécies são encontradas regularmente no interior do intestino humano, sendo mais frequentes o *Proteus mirabilis* e a *Morganella morganii.* Tal assiduidade torna difícil atribuir-lhes alguma importância como causa de infecção intestinal. Elas acometem principalmente o trato urinário, podendo causar também, geralmente na qualidade de invasores secundários, infecções da pele, ouvido, mastoide, olhos, vias biliares e peritônio. Enquanto o *P. mirabilis* ocorre em infecções contraídas fora do hospital, as outras espécies estão quase sempre associadas a infecções hospitalares.

O *P. mirabilis* está presente com grande frequência na mucosa prepucial de crianças, o que ocasiona, amiúde, o aparecimento de mais de 100.000 bactérias por mL nas uroculturas de crianças do sexo masculino.

Algumas cepas de *P. vulgaris* possuem um antígeno que está presente também em certas *Rickettsiae,* o que explica o aparecimento nas riquetsioses de anticorpos anti-*Proteus*, o que constitui o fundamento da reação de Weil-Felix.

390 LABORATÓRIO COM INTERPRETAÇÕES CLÍNICAS

- Isolamento e identificação do germe

Os esfregaços de material patológico corado pelo Gram mostram-se úteis, mas os bacilos aeróbicos Gram-negativos não possuem características morfológicas suficientes, de modo que a cultura é indispensável para a identificação do gênero e da espécie.

Outras enterobactérias

Incluem-se aqui os gêneros *Klebsiella, Citrobacter, Enterobacter, Serratia, Hafnia* e *Edwardsiella.* A espécie mais conhecida deste grupo é a *Klebsiella pneumoniae,* há muito tempo reconhecida como importante agente patogênico pulmonar, cujas lesões atingem tipicamente os lobos superiores e levam à cavitação e formação de abscesso. Embora essas lesões pulmonares tenham sido sempre as mais conhecidas, as infecções urinárias contribuem, atualmente, com a maior parcela dos casos em que esse germe é isolado. As infecções das vias biliares, cavidade peritoneal, ouvido médio, mastoide, seios paranasais e meninges também não são raras.

A atuação patogênica dos gêneros *Enterobacter, Citrobacter, Serratia* e *Hafnia* é menos frequente, mas eles podem intervir como agentes patogênicos em múltiplos setores do organismo, especialmente na qualidade de invasores "oportunistas" em pacientes hospitalizados já infectados por outros microrganismos. A *Serratia marcescens,* tal como a *K. pneumoniae*, é uma bactéria causadora de infecção hospitalar.

- Isolamento e identificação do germe

Os esfregaços de material patológico corados pelo Gram mostram-se úteis, mas os bacilos aeróbios Gram-negativos não possuem características morfológicas da bactéria.

Infecções por *Vibrio*

O *Vibrio cholerae* é um bacilo Gram-negativo dotado de características bioquímicas, sorológicas e patogênicas complexas. Compreende vários grupos sorológicos associados aos antígenos O (somáticos), sendo que apenas as amostras pertencentes ao sorogrupo O1 estão vinculados à cólera. As amostras de *V. choleme* não pertencentes a este sorogrupo, conhecidas como NAG (*non-aglutinable*) ou NCV (*non-cholerae vibrio*), são incapazes de causar cólera, muito embora algumas delas tenham sido identificadas nas fezes de pacientes portadores de diarreia.

Reconhecem-se no grupo O1 três frações antigênicas, denominadas A, B e C, cujas diversas combinações permitem dividir o sorogrupo em três sorotipos: Ogawa (A+B), Inaba (A+C) e Hikojima (A+B+C). De conformidade com um conjunto de características bioquímicas e ecológicas, o *V. cholerae* é dividido em dois biotipos: o clássico e o El Tor, ambos podendo incluir qualquer dos três sorotipos acima citados. Talvez por ser mais resistente, o biotipo El Tor é encontrado na maioria dos casos, atualmente.

- Isolamento e identificação do germe

A coprocultura é o único recurso para o isolamento do *V. cholerae* e a subsequente determinação de seu sorogrupo e produção da toxina colérica, a qual é identificada por meio de ELISA, sondas moleculares ou PCR. As amostras não aglutináveis (NAG) devem ser discriminadas das enterobactérias e do *Vibrio parahaemolyticus,* espécie de atividade patogênica mal definida, encontrada na água do mar e nos animais marinhos.

Infecções por *Campylobacter*

A atividade patogênica do gênero *Campylobacter*, tal como aconteceu com a *Yersinia enterocolitica*, passou completamente despercebida até a década de 1980, época em que, graças ao advento de

DOENÇAS INFECCIOSAS E PARASITÁRIAS **391**

novas técnicas laboratoriais, começou a ser claramente reconhecida. Quatro espécies são consideradas patogênicas para o homem: o *C. fetus* está envolvido principalmente em bacteriemias de pacientes adultos, em geral debilitados; o *C. jejuni* e o *C. coli,* ambos muito semelhantes, provocam um quadro de gastroenterite aguda com fezes mucossanguinolentas, febre e dor abdominal (que pode simular apendicite) e é causa também de colite ulcerativa inespecífica; e o *C. jejuni* é apontado, ao lado do *Clostridium difficile,* como causa de exacerbação de doença de Crohn. Está implicado como agente causal de meningite em lactente.

Outra espécie, originalmente chamada *Campylobacter pylori,* mas rebatizada *Helicobacter pylori,* foi identificada em material de biópsia de pacientes com gastrite e úlcera péptica, e passou a ser considerada envolvida na etiologia dessas patologias.

- Isolamento e identificação do germe

O *Campylobacter* pode ser isolado do sangue e de diversos líquidos corporais, usando-se meios de cultura padrão, mas o isolamento a partir das fezes exige meio de cultura seletivo adicionado de antibiótico e quimioterápicos destinados a suprimir o crescimento de outros microrganismos da flora intestinal. O *C. jejuni* pode ser identificado também por meio de aglutinação em lâmina, utilizando-se partículas de látex sensibilizadas com anticorpos contra os tipos sorológicos mais frequentes.

Infecções por *Pseudomonas*

O gênero *Pseudomonas* possui numerosas espécies, mas apenas três envolvidas com infecções humanas: *P. aeruginosa, P. malthophilia* e *P. cepacia.* Dentre estas, a primeira se destaca pela frequência, caracterizando-se pela capacidade de produzir um pigmento azul-esverdeado (piocianina), o que justifica também ser chamada bacilo piociânico (pus azul).

Na qualidade de contaminante secundário avirulento, é identificado frequentemente em feridas superficiais ou no escarro de pacientes submetidos a tratamentos prolongados por antibióticos. Infecções graves por *Pseudomonas* estão ligadas, quase invariavelmente, a lesões tissulares locais ou a baixa resistência do hospedeiro, o que justifica o epíteto de "oportunista" a ele conferido. O germe é cultivado a partir de várias fontes em hospitais, como soluções antissépticas, sabões, incubadoras, cateteres, seringas e muitas outras, o que explica a grande frequência de infecção hospitalar pelo *Pseudomonas*, que pode acometer praticamente todos os órgãos e tecidos humanos e até próteses cardíacas e vasculares.

- Isolamento e identificação do germe

É conseguido pela cultura de material patológico em meios de cultura comuns. A identificação é garantida pelas características bioquímicas e pela produção de pigmento.

Granuloma inguinal (donovanose)

Infecção granulomatosa crônica da região anorretal, pouco contagiosa mas autoinoculável, devido ao bacilo Gram-negativo *Calymmatobacterium granulomatis,* geralmente considerada doença venérea.

- Identificação do germe

Deve-se lavar bem a lesão com soro fisiológico, de modo a remover a secreção acumulada, fazer esfregaços do produto de raspagem do fundo das ulcerações (preferir as lesões evolutivas) e corar pelo Giemsa. O germe apresenta-se corado em violeta-escuro, com cápsula rósea. Corresponde aos corpúsculos descritos por Donovan (1905), tendo sido, por isso, inicialmente chamado *Donovania granulomatis*, depois rebatizado para *Calymmatobacterium.*

392 LABORATÓRIO COM INTERPRETAÇÕES CLÍNICAS

- Reações sorológicas para a lues

Devem ser feitas com a finalidade de afastar a possibilidade de etiologia luética das lesões.

- Exame histológico

O quadro histológico do granuloma inguinal pode simular o do carcinoma, daí a importância da identificação do germe, e mesmo da prova terapêutica, antes de firmar-se o diagnóstico de carcinoma do pênis.

Linfogranuloma venéreo

Também conhecido com doença de Nicolas-Fabre, é uma infecção causada por *Chlamydia trachomatis* tipos L1, L2 e L3, transmitida por contato sexual.

- Identificação do germe

A *Chlamydia trachomatis* pode ser evidenciada no material obtido por punção de gânglios afetados, utilizando-se para esse fim o exame direto por imunofluorescência ou a cultura celular ou em saco vitelino.

- Sorologia

O método mais utilizado é o da reação de fixação do complemento. Na presença de um quadro clínico compatível, um título igual ou superior a 1:16 é fortemente sugestivo da doença.

Cancro mole

Infecção aguda, localizada, produzida pelo bacilo Gram-negativo *Haemophilus ducreyi,* contraída por contato sexual direto.

- Esfregaço corado

Deve-se lavar a lesão com soro fisiológico e colher o material junto às bordas. O esfregaço é corado pelo Gram. A presença de estreptobacilos Gram-negativos formando cadeias paralelas confirma o diagnóstico clínico, mas é muito frequente que esse exame direto não proporcione resultados convincentes.

- Cultura

O isolamento do *Haemophilus ducreyi* pela semeadura direta do pus é muito dificultado pela abundância de microrganismos de infecção secundária, mas na prática é pouco importante a confirmação bacteriológica do diagnóstico, já que a cura do cancro mole é facilmente obtida pelo emprego de antibióticos ou quimioterápicos. Essencial é afastar-se a possibilidade de etiologia luética (ou mista), o que se consegue pela pesquisa do treponema em campo escuro e pela realização de reações sorológicas quatro semanas após o aparecimento da lesão.

Infecções por anaeróbios

As bactérias anaeróbias são as que vivem fora do contato do ar ou do oxigênio livre, utilizando compostos inorgânicos que não o oxigênio (p. ex., sulfatos, nitratos, CO_2) como receptores finais dos elétrons liberados na oxidação de compostos químicos que lhe fornecem energia. Tais germes só

DOENÇAS INFECCIOSAS E PARASITÁRIAS **393**

podem ser cultivados em jarras de anaerobiose ou em meios líquidos contendo substâncias redutoras de O_2. A colheita do material não precisa, entretanto, ser feita na ausência total de ar atmosférico, se bem que seja aconselhável utilizar punção, sempre que possível.

Dentre as bactérias anaeróbias de maior significação clínica destacam-se os seguintes gêneros: *Peptococcus, Peptostreptococcus, Bacteroides, Fusobacterium, Actinomyces* e *Clostridium.*

• Diagnóstico

Com exceção do tétano e do botulismo, o diagnóstico de uma infecção por germe anaeróbio baseia-se no exame bacteriológico do material infectado. A bacterioscopia direta de esfregaços corados pelo Gram demonstra, na maioria das vezes, um tipo polimórfico de flora que é sugestivo de infecção por anaeróbios. Alguns desses microrganismos exibem ao microscópio uma aparência característica, o que ocorre principalmente com *Clostridium, Fusobacterium, Actinomyces* e algumas cepas de *Bacteroides.* Recorrendo a técnicas adequadas, a cultura permite sempre identificar o gênero implicado na infecção, mas não a espécie, o que na grande maioria dos casos é perfeitamente satisfatório do ponto de vista clínico.

Tétano

Infecção aguda causada pelo *Clostridium tetani,* cuja exotoxina, extremamente potente, possui elevada afinidade pelo sistema nervoso, determinando alterações dos centros motores do cérebro e da medula (especialmente cornos anteriores), que se traduzem pelo quadro neurológico típico da doença.

• Exames laboratoriais

O diagnóstico do tétano repousa em bases exclusivamente clínicas, já que não existe nenhuma prova laboratorial capaz de comprovar com segurança e regularidade a existência da doença. A própria cultura do material da ferida suspeita é inútil, pois raramente permite a recuperação do bacilo, além de não se poder aguardar o resultado do exame para iniciar o tratamento específico. O quadro hematológico do tétano nada tem de característico. Os exames bioquímicos servem apenas para acompanhar o caso, com vistas à terapêutica de apoio.

Botulismo

Intoxicação resultante da absorção de toxinas produzidas pelo *Clostridium botulinum*, que representa uns dos mais potentes venenos conhecidos. Identificam-se sete tipos toxigênicos, designados por letras maiúsculas de A a G, mas apenas quatro mostram-se ativos contra o homem: A, B, E e F, especialmente o A (sua dose letal no adulto é inferior a 0,0001 mg). O botulismo ocorre sob três formas: 1) por ingestão da toxina pré-formada contida em algum alimento; 2) infecção de ferimento com produção local de toxina e sua absorção; e 3) botulismo infantil (menos de seis meses) por infecção intestinal e absorção da toxina aí formada.

• Exames laboratoriais

O diagnóstico clínico deve ser confirmado pela demonstração da toxina no alimento ingerido, vômitos, fezes e sangue. A toxina é identificada pela inoculação do material suspeito em camundongos protegidos e não protegidos pelo antissoro. No botulismo infantil, o bacilo pode ser isolado a partir das fezes.

394 LABORATÓRIO COM INTERPRETAÇÕES CLÍNICAS

Gangrena gasosa

Necrose progressiva dos músculos (inclusive do útero) acompanhada de edema e formação de gás (provocando crepitação). O agente causal é o *Clostridium perfringens*, ao qual se associam outras espécies do gênero, principalmente o *C. novyi* (*B. oedematiens*), *C. septicum* e *C. bifermentans*.

O *C. perfringens* pode ocasionar outros tipos de infecção, tais como supurações intra-abdominais, colangite, celulite etc. A bibliografia estrangeira descreve casos de intoxicação alimentar, que pode assumir alta gravidade.

- Cultura

O gênero *Clostridium* pode ser identificado em cultura feita em meios especiais para anaeróbios, podendo identificar-se ao microscópio grandes bastonetes Gram-positivos de aspecto característico.

- Hemograma

Evidencia leucocitose intensa com desvio para esquerda e anemia progressiva.

- Estudo radiológico

Revela, geralmente, presença de gás na profundidade dos tecidos.

Actinomicose/micetomas

Micetomas são tumefações inflamatórias de uma região ou de um órgão onde se formam fístulas que drenam pus contendo, caracteristicamente, minúsculos grânulos constituídos de aglomerados de colônias de bactérias ou fungos. Elemento essencial ao diagnóstico é a observação desses grânulos patognomônicos, pelo exame microscópico, do material que se elimina pelas fístulas.

Os micetomas dividem-se em dois grupos: actinomicósicos e maduromicósicos. No Brasil, predomina o grupo actinomicósico, causado por bactérias dos gêneros *Actinomyces* (anaeróbio) e *Nocardia* (aeróbio), outrora considerados cogumelos. O grupo maduromicósico pode ser causado por eumicetos de vários gêneros: *Madurella, Cephalosporium, Monosporium* e outros.

■ *Actinomyces*

São bacilos Gram-positivos que se apresentam sob a forma de bacilos difteroides ou de filamentos, possuindo cinco espécies, das quais *A. israelis* é a mais importante como agente causal da actinomicose (micetoma endógeno), em suas formas cervicofacial, torácica e abdominal.

■ *Identificação*

O exame microscópico pode ser praticado a fresco, posto o material entre lâmina e lamínula, em solução de potassa a 10%, ou em preparado histopatológico colhido por biópsia. Pode-se obter boa coloração dos grãos pelo método de Gram. Sendo necessário distinguir os micetomas em seus dois grandes grupos, o exame microscópico deve ser feito com grande aumento para bem se diferenciar a morfologia diversa dos grãos.

A obtenção de culturas é fácil se o pus estiver livre de outras bactérias, mas torna-se difícil se houver contaminação; por isso, o pus deve ser retirado de uma lesão fechada, semeando-se os grãos, depois de lavados em solução fisiológica e triturados, em gelose glicosada a 2%, à temperatura ambiente, depois da adição de antibióticos. O aspecto da cultura varia de acordo com a espécie do agente causal.

Outras bactérias anaeróbias

- *Clostridium difficile*: é o agente patogênico mais frequentemente identificado nos casos de diarreia induzida por antibióticos, particularmente nos casos mais graves, que configuram o quadro da colite pseudomembranosa. Os antibióticos mais vezes implicados são a clindamicina, ampicilina e cefalosporina. O diagnóstico bacteriológico baseia-se no isolamento do *C. difficile* ou comprovação de suas toxinas nas fezes.
- *Arachnia propionica*: anteriormente denominada *Actinomyces propionica*, vem logo após o *A. israeli* em importância clínica como causa de actinomicose.
- *Bacteroides*: são numerosas as espécies deste gênero, destacando-se o *B. fragilis*, não só pela frequência com que é encontrado nas infecções anaeróbicas como também pela resistência que oferece a inúmeros antibióticos. É facilmente cultivável.
- *Fusobacterium*: suas várias espécies representam o agente causal mais frequente de abscessos cerebrais e meningites por microrganismos anaeróbios, podendo ser encontrado também em muitos outros locais do corpo.

Diagnóstico laboratorial da sífilis

A sífilis é um doença milenar sexualmente transmissível, causada pelo *Treponema pallidum* que se manifesta de maneira intermitente por lesões mucocutâneas, causando tardiamente lesões viscerais e nervosas (neurossífilis) que podem se manifestar extremamente graves. Após a contaminação, ocorre o aparecimento de um cancro cutâneo de consistência dura acompanhado sempre de adenite-satélite não supurativa que sobrevém por três semanas. Por vezes, pode vir acompanhado de bacteremia, cujas manifestações cutaneomucosas surgem de 4 a 12 semanas após o aparecimento da lesão inicial. Sem tratamento, tais manifestações desaparecem espontaneamente caracterizando a sífilis latente, mas podem recidivar diversas vezes.

Em época mais tardia, há formação de lesões fortemente infiltradas, que sofrem degeneração caseosa (gomas), capazes de destruir profundamente os tecidos.

Essa evolução disciplinada da sífilis possibilitou sua clássica divisão em três períodos: primário (a partir do cancro inicial), secundário (a partir das primeiras manifestações cutâneas difusas) e, alguns anos mais tarde, terciário (a partir do aparecimento das gomas).

Ao lado dessa forma adquirida há a forma congênita, causada pela passagem do espiroqueta do organismo materno para o do feto, através da placenta, o que só ocorre durante a segunda metade da gravidez.

A sífilis primária, determinada pelo aparecimento do cancro, pode ser comprovada laboratorialmente por meio da pesquisa do treponema em campo escuro. Na sífilis secundária e na tardia, a sintomatologia e o sorologia identificam a causa da doença. Na sífilis latente, o sorodiagnóstico representa o único recurso capaz de conduzir ao diagnóstico.

O diagnóstico laboratorial da sífilis é simples e o tratamento eficaz, assim, é oportuno a redução de sua transmissão vertical e de sua morbimortalidade. A Portaria nº 3.242, de 30 de dezembro de 2011, estabelece o fluxograma para o diagnóstico laboratorial da sífilis em indivíduos acima de 18 meses. As amostras podem ser de soro, plasma, sangue total, líquido cefalorraquidiano ou amostras obtidas em papel de filtro. Esta última deve ser utilizada somente com *kits* comerciais específicos para tal. Não se pode usar *pool* de amostras.

As metodologias laboratoriais para detecção da sífilis foram divididas em métodos não treponêmicos e métodos treponêmicos. Os métodos treponêmicos incluem os testes de VDRL, RPR, USR e TRUST. Já os métodos treponêmicos são os ELISA/EIA, ensaio imunológico com revelação quimioluminescente (EQL), FTA-Abs por imunofluorescência, teste rápido (imunocromatográfico) e o método de *Western blot* (WB). As recomendações de quais testes utilizar podem ser escolhidas pelo

396 LABORATÓRIO COM INTERPRETAÇÕES CLÍNICAS

Tabela 23.7. Descrição dos principais fluxogramas no diagnóstico laboratorial da sífilis, recomendado pelo Ministério da Saúde (Portaria nº 3.242, 2011)

Etapas	Fluxogramas e seus testes	
	Fluxograma 1-A	Fluxograma 1-B
I	Teste não treponêmico • Reagente: etapa II • Não reagente: resultado liberado	Teste treponêmico • Reagente: etapa II • Não reagente: resultado liberado • Indeterminado:[b] teste treponêmico diferente da etapa I
II	Teste treponêmico • Reagente: liberar os resultados das etapas I e II • Não reagente ou indeterminado: realizar etapa III	Teste não treponêmico • Reagente: liberar resultado das etapas I e II • Não reagente: etapa III
III	Teste treponêmico[a] • Reagente: liberar resultados das etapas I, II e III • Não reagente: indeterminado (liberar resultados das etapas I, II e III	Outro teste treponêmico[c] • Reagente: liberar laudo de todas as etapas • Não reagente ou indeterminado: liberar laudo de todas as etapas

[a]Teste treponêmico diferente da etapa II.
[b]Coletar nova amostra após 30 dias, se resultado indeterminado persistir após nova testagem em teste treponêmico.
[c]Teste treponêmico diferente da etapa I.

laboratório, assim, existem três diferentes fluxogramas para o diagnóstico laboratorial da sífilis segundo a técnica de escolha (Tabela 23.7). Não existe teste com 100% de sensibilidade e especificidade, logo poderá ocorrer resultados indeterminados ou discrepantes, falsos-positivos e falsos-negativos. Amostra reagente em teste não treponêmico e não reagente em teste treponêmicos exclui diagnóstico de sífilis. Outras doenças devem ser investigadas como doenças autoimunes, virais, bacterianas e por protozoários, entre outras.

Ainda, no diagnóstico laboratorial da sífilis, pode-se utilizar o teste rápido treponêmico. Neste caso, o uso do teste rápido é válido em locais sem infraestrutura laboratorial ou regiões de difícil acesso, em centros de testagem e aconselhamento, segmento populacional mais vulneráveis, população indígena, gestantes e parceiros em unidades básicas de saúde, entre outras. Um resultado reagente no teste rápido possui forte recomendação de coleta por punção venosa e seguimento de um dos fluxogramas laboratoriais descritos antes. O mesmo se aplica a resultado reagente obtido em amostras coletadas em papel de filtro. Há necessidade de submeter a amostra obtida por punção venosa ao teste não treponêmico quantitativo e depois liberação do laudo.

O teste não treponêmico, VDRL, torna-se positivo uma a duas semanas após o início do cancro. Em uma grande série de pacientes com sífilis primária, um terço mostra resultado negativo, demonstrando que esse resultado não exclui a possibilidade de existência da doença, especialmente quando o cancro tem menos de duas semanas de duração. No período secundário, a reação é quase que invariavelmente (99%) positiva. Nos raríssimos casos negativos, a explicação é que os títulos são tão elevados que o excesso de anticorpos inibe a floculação; a diluição do soro leva, paradoxalmente, à conversão de negativo para positivo. Na sífilis terciária, os resultados podem ser negativos em até 25% dos casos sem lesões ativas e, em raros casos, com lesões ativas.

Para pesquisa de neurossífilis, é recomendado o teste não treponêmico utilizando o LCR, mas é permitido o uso da técnica de FTA-Abs. Reações falsos-positivas ocorrem, principalmente, em presença de meningite aguda por bactérias ou vírus. As reações praticadas no sangue ou no LCR são sempre positivas na presença de paralisia geral, e geralmente positivas (50-75%) na *tabes dorsalis*.

Para seguimento de tratamento, recomenda-se informar na solicitação, pois será utilizado o teste não treponêmico quantitativo, e o seguimento deve ser realizado com a mesma técnica não treponêmica inicial e, preferencialmente, no mesmo local. Resultados com títulos muito baixos podem significar infecção recente ou muito antiga, tratada ou não, devendo ser investigada junto a situação clínica e/ou epidemiológica. É importante lembrar que um tratamento penicilínico insuficiente (p. ex., feito para tratar a gonorreia) pode negativar temporariamente o VDRL, dificultando o diagnóstico da sífilis.

Na sífilis recente, o controle sorológico quantitativo periódico deve ser mensal; em geral a negativação ocorre seis meses após o início do tratamento, podendo, entretanto, tardar um pouco mais, embora com títulos mais baixos. O controle sorológico é espaçado, então, a cada três meses e continuado até um ano após a negativação que, se persistente, permite considerar o paciente curado. Na sífilis tardia, o controle sorológico quantitativo é feito com intervalos de seis meses; em caso de elevação do título o intervalo é reduzido e, acentuando-se a elevação, o tratamento é reiniciado.

O teste FTA-ABS é muito sensível e possui alto grau de especificidade (apenas 1% de resultados falsos-positivos). O resultado é positivo em 85% dos pacientes com sífilis primária, 99% com sífilis secundária e pelo menos 95% com sífilis tardia, podendo ser a única prova positiva na sífilis cardiovascular ou na neurossífilis. Em casos de sífilis tardiam seus resultados permanecem positivos por toda a vida, a despeito de tratamento adequado. Tal como acontece com VDRL, seus resultados são positivos em outras treponemoses, como a bouba e a pinta.

Na sífilis congênita, é muito importante o diagnóstico laboratorial, clínico-epidemiológico na gestante e clínico-epidemiológico e de imagem na criança (menores de 6 meses de idade). Cerca de 50% das crianças podem ser assintomáticas ao nascer, com aparecimento dos sintomas somente 3 meses após o nascimento. A sífilis congênita se apresenta em três estágios: precoce, diagnosticada até dois anos e tardia. No início, os sinais são inespecíficos e as alterações laboratoriais encontradas podem ser: anemia, trombocitopenia, leucocitose (pode ocorrer reação leucemoide, linfocitose e monocitose) ou leucopenia. Quando possível, pode-se examinar a presença do *T. pallidum* por imuno-histoquímica ou por microscopia de campo escuro na placenta ou em tecidos do natimorto. Análises histopatológicas devem ser realizadas sempre, se possível.

Na sífilis congênita, os testes não treponêmicos, como o VDRL, são úteis na triagem e seguimento dos filhos de mães com resultado reagente no teste não treponêmico. Neste contexto, se os anticorpos diminuírem até a negativação, significa ausência da doença na criança. Ainda, estes testes servem para comparar os títulos da mãe com o da criança, pois se forem maiores que os da mãe, há forte evidência de infecção congênita. Por último, o VDRL pode ser útil no seguimento durante o tratamento.

Os testes treponêmicos no diagnóstico da sífilis congênita têm limitação, pois a IgM pode resultar em 10% de falsos-positivos e 20-40% de falsos-negativos.

Bouba

Infecção causada pelo *Treponema pertenue,* muito semelhante ao espiroqueta da sífilis. De contágio extragenital, evolui, como aquela doença, em três períodos, não havendo a forma congênita. Limita-se às áreas tropicais, abrangendo no Brasil apenas a Amazônia.

- Diagnóstico laboratorial

Os espiroquetas são encontrados facilmente no suco das pápulas pelo exame em campo escuro. A sorologia para a sífilis é sempre positiva na bouba não tratada.

398 LABORATÓRIO COM INTERPRETAÇÕES CLÍNICAS

Leptospirose

É a infecção pela *Leptospira interrogans*, contraída através da pele ou conjuntivas ao entrarem em contato com água poluída pela urina ou fezes de ratos infectados. A forma conhecida como doença de Weil é de alta gravidade, mas a maioria dos sorotipos produzem uma doença de cura espontânea, que raramente dura mais de uma semana.

- Bacteriologia

Consiste na pesquisa do espiroqueta em líquidos ou tecidos orgânicos, bem como em hemocultura, urocultura e cultura de LCR. O isolamento da leptospira, a partir de líquidos ou tecidos corporais, não oferece dificuldades, mas deve ser feito em laboratório familiarizado com este procedimento. O isolamento, a partir do sangue ou LCR, poderá ser feito nos 10 primeiros dias de doença. Na urina, a leptospira costuma aparecer no segundo septenário, e aí persiste por quatro semanas ou mais, permitindo que o diagnóstico em pacientes não tratados seja firmado por urocultura mesmo depois do desaparecimento dos sintomas.

- Sorologia

Na prática, o diagnóstico laboratorial de leptospirose baseia-se em provas soroimunológicas. A soroaglutinação pode ser constatada a olho nu (prova macroscópica) ou com auxílio de microscópio de campo escuro (prova microscópica). As aglutininas aparecem habitualmente entre o 6º e o 12º dia de doença, com título máximo na 3ª ou 4ª semana.

A soroaglutinação macroscópica, feita em lâmina com soro não diluído, utiliza antígeno morto (mistura de todos os sorogrupos de leptospira) e só serve para triagem, não sendo específica. A soroaglutinação microscópica, utilizando antígeno vivo padronizado, é mais específica e, por isso, a reação de escolha para o diagnóstico. Tais antígenos são obtidos de laboratórios especializados e devem abranger os sorotipos representativos da região. Considera-se positiva a prova quando a aglutinação ocorre em título igual ou superior a 1:50. Cabe lembrar que a prova deve ser executada mais de uma vez, para que se esclareça se houve ou não conversão sorológica. O pareamento sorológico é indispensável quando o título de aglutinação é baixo (p. ex., 1:100).

Os testes de microaglutinação (MAT), que usa uma bateria de raça de leptospiras vivas, e de ELISA, que usa antígeno de ampla capacidade de reação, constituem os procedimentos sorológicos-padrão, mas além desses dois foram criados diversos outros testes dotados de valor diagnóstico, como o de hemaglutinação indireta e ELISA IgM.

- Hemograma

Revela leucocitose com neutrofilia e desvios para a esquerda, e hemossedimentação acelerada. Na fase ictérica, o tempo de protrombina é elevado.

- Exame de urina

Põe em evidência o comprometimento renal, mediante a presença de albuminúria e cilindrúria (cilindros hialinos, granulosos e hemáticos); em presença de icterícia, observa-se bilirrubinúria.

- Bioquímica do sangue

Na fase de localização da forma hepatorrenal há elevação da ureia, creatinina e potássio. A bilirrubinemia pode elevar-se à custa principalmente da fração direta. Há aumento, geralmente moderado, das transaminases. Depois, na fase de regressão, em que há poliúria, as taxas de ureia, creatinina e potássio tendem a normalizar-se.

DOENÇAS INFECCIOSAS E PARASITÁRIAS 399

- ECG

Observa-se, na fase inicial, sinais de miocardite e de hiperpotassemia; na fase poliúrica pode surgir padrão de hipopotassemia e mesmo de hipocalcemia.

- Líquor

Há, frequentemente, pleocitose à custa de mononucleares, a partir da primeira semana; é comum a elevação da taxa de proteína com glicose normal.

DOENÇAS PARASITÁRIAS – PROTOZOÁRIOS
Amebíase

A amebíase representa um sério problema de saúde pública, uma vez que tem elevados índices entre indivíduos de baixo nível socioeconômico e higiênico-sanitário. As estimativas mais recentes se referem a 500 milhões de infectados no mundo, com até 100 mil óbitos anuais devido a complicações da amebíase – como os abscessos amebianos do fígado e pulmão – só perdendo no quesito mortalidade de infecções por protozoários para a malária. A prevalência de infecções por *Entamoeba histolytica* nos países em desenvolvimento é considerada alta, embora haja uma carência de dados epidemiológicos concretos que suportem essa assertiva. No Brasil, estima se que a prevalência de infecções gire em torno de 5,6 a 40%, variando de região para região, mas predominando nas regiões Norte, Nordeste e Sudeste do país.

A amebíase era, por definição, dita como "infecção pela *Entamoeba histolytica,* com ou sem manifestações clínicas". Isso se devia ao fato que a maioria dos indivíduos com exame parasitológico de fezes positivo não apresentava manifestações clínicas da infecção, com um pequeno percentual apresentando sintomatologia branda ou quadros mais importantes de diarreia com disenteria. No início do século XX, Brumpt (1925) sugeriu que a *E. histolytica* era, na verdade, um complexo de duas espécies morfologicamente idênticas (*E. histolytica* e *E. dispar*), porém com comportamento biológico distinto. Assim, aqueles casos nos quais o protozoário colonizava o grosso intestino e permanecia como comensal inofensivo, assintomático, poderiam se tratar, na verdade, de infecções por *E. dispar*. De fato, já é bem estabelecido que *E. histolytica* e *E. dispar* são duas espécies distintas, com comportamento biológico diferente e características bioquímicas, moleculares e imunológicas próprias. Paradoxalmente, sabe-se que, em 90% dos casos, a *E. histolytica* também pode colonizar o trato intestinal – e comportar-se como um comensal – sem agredir a mucosa do hospedeiro. Por outro lado, embora seja dez vezes mais prevalente que a *E. histolytica*, a *E. dispar* produz um estado de portador assintomático, e em animais de laboratório, como gatos, gerbilos e cobaias, pode provocar o aparecimento de lesões focais na mucosa intestinal. Entretanto, por convenção, ficou estabelecido que *E. histolytica* é um parasito patogênico e *E. dispar* não patogênico.

- Exame parasitológico de fezes

Representa o recurso laboratorial de maior utilidade no diagnóstico da doença e na avaliação da resposta terapêutica. Para melhores resultados, são necessárias pelo menos três amostras fecais, coletadas em dias alternados, uma vez que a eliminação de cistos pelo parasito é irregular. Deve se atentar para cuidados elementares como coleta em urinol limpo, evitar a contaminação com água e terra, bem como evitar a coleta durante tratamento com antibióticos, laxantes, contrastes etc. As amostras fecais coletadas devem ser armazenadas em local fresco, independente de estarem em contato com solução preservadora ou não. É recomendado que sejam coletadas três amostras em líquido preservador e que na véspera ou no dia da entrega ao laboratório uma amostra fresca, sem qualquer preservador, seja coletada e entregue também. Em caso de coleta na véspera, a amostra sem líquido preservador deve ser armazenada em geladeira antes de ser entregue ao laboratório.

400 LABORATÓRIO COM INTERPRETAÇÕES CLÍNICAS

Uma vez no laboratório, as amostras fecais deverão ser processadas por meio de métodos de concentração antes de criteriosa avaliação coproscópica. As técnicas mais utilizadas para pesquisa de cistos de protozoários em rotina de laboratório de parasitologia são:

- Técnica de Ritchie ou centrífugo-sedimentação em formol-éter: por fornecer um sedimento limpo, com poucos artefatos fecais facilitando a visualização de formas evolutivas, é bastante indicado para pesquisa de cistos de protozoários.
- Técnica de Faust: baseia-se no enriquecimento do material por meio de centrífugo-flutuação com sulfato de zinco: indicado para a pesquisa da ameba em fezes moldadas, devendo a procura dos cistos ser feita rapidamente após processamento do material.
- Técnica de Lutz ou sedimentação espontânea em água: é o mais empregado em laboratórios de rotina parasitológica por conta de sua praticidade e facilidade de execução, além do baixo custo. O grande inconveniente deste método é a obtenção de um sedimento rico em artefatos, os quais podem dificultar a visualização de cistos de protozoários.
- Exame microscópico de fezes liquefeitas: se necessário, provocar evacuação por meio de purgativo salino, usando-se fixador de Schaudinn para conservação do material e coloração pela hematoxilina férrica.

A microscopia de preparações fecais coradas pelo lugol para pesquisa de cistos (Figura 23.2) é a ferramenta mais utilizada no diagnóstico da amebíase. Apesar de sua execução ser simples e barata, o diagnóstico morfológico é incapaz de diferenciar as duas espécies, tornando o diagnóstico presuntivo e invalidando seu emprego em estudos epidemiológicos. O diagnóstico por meio de trofozoítos só é possível em amostras disentéricas, e a demora no processamento do material pode levar a desintegração dessa forma evolutiva, cuja viabilidade está em torno de 20 minutos. Todavia, o armazenamento em geladeira por até 4 horas pode preservar os trofozoítos, e a manutenção em líquidos preservadores para posterior coloração – apesar de não preservar a motilidade dos parasitos – impede sua desintegração e permite sua posterior coloração para identificação microscópica.

Embora essas técnicas sejam eficientes, o percentual de positividade em indivíduos infectados não passa de 70 a 85% quando se efetua um só exame; assim sendo, caso a pesquisa seja negativa e existam fortes indícios de infecção por protozoários, aconselha-se a repetição dos exames, se necessário, até três vezes.

Adicionalmente, o laboratório deve apresentar no laudo uma avaliação da amostra fecal enviada, explicitando suas características macroscópicas como odor, cor, consistência, presença de muco e

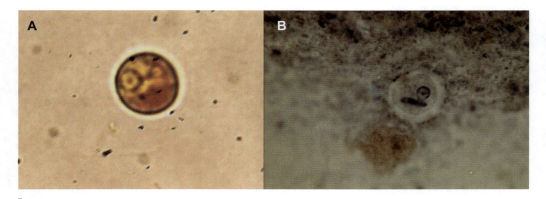

Figura 23.2. *Formas císticas de* Entamoeba histolytica/dispar *coradas pelo lugol* **(A)** *e hematoxilina férrica* **(B)** *(1.000×). (Fonte: Material cedido pelo setor de Parasitologia do Hospital Universitário Antônio Pedro/UFF.)*

DOENÇAS INFECCIOSAS E PARASITÁRIAS 401

sangue. O laudo deve conter também a data em que a amostra deu entrada no laboratório, o número de amostras enviadas e a metodologia empregada na concentração das mesmas.

O resultado do exame parasitológico deve ser expresso como:

a) Em caso de fezes formadas, com amostra positiva: "Presença de cistos de *Entamoeba histolytica/dispar* na(s) amostra(s) enviada(s)".

b) Em casos de fezes liquefeitas, com amostra positiva: "Presença de trofozoítos/cistos de *Entamoeba histolytica/dispar* na amostra enviada".

c) Em casos de amostras negativas, reportar: "Não foram detectadas formas evolutivas de protozoários/helmintos nas amostras enviadas". De fato, isso não exclui a possibilidade que o paciente em questão possa efetivamente estar infectado, apenas que formas evolutivas de parasitos não foram encontradas nas amostras analisadas.

Em síntese, o diagnóstico laboratorial diferencial entre *E. histolytica* e *E. dispar* não pode ser feito tomando como base a morfologia entre os dois organismos, mesmo empregando esfregaços permanentes corados com hematoxilina férrica, a não ser que sejam observados eritrócitos fagocitados pelos trofozoítos de *E. histolytica*. A diferenciação deve ser baseada no emprego de testes isoenzimáticos, imunológicos e pela biologia molecular (reação em cadeia da polimerase).

A cultura de amebas pode ser feita com alguns meios disponíveis como o meio de Diamond, Harlow e Cunnick (TYI-S-33 ou TYSGM-9), associada (xênica) ou não (axênica) a outros microrganismos. O cultivo de amostras fecais ou aquelas obtidas de abscessos hepáticos produziram resultados insatisfatórios na análise de isoenzimas e não são empregadas na prática em laboratórios clínicos. Além disso, a cultura é considerada de difícil execução, complexidade, tem custo elevado e frequentemente não produz resultados no sentido de diferenciar as espécies do complexo. Assim, deve ser compreendido que técnicas de cultura para *Entamoeba* spp. são ferramentas utilizadas principalmente em laboratórios de pesquisa e não naqueles destinados ao diagnóstico clínico.

- Métodos imunológicos

Detecção de anticorpos

Testes sorológicos para identificar infecções por *E. histolytica* podem apresentar grande utilidade em nações industrializadas e desenvolvidas, onde as infecções por esse parasito não são comuns. Em regiões endêmicas, onde a exposição ao parasito é mais frequente, os testes sorológicos mostram-se incapazes de diferenciar infecções passadas daquelas recentes, tornando o diagnóstico inconclusivo, devido a persistência de anticorpos circulantes. O teste ELISA, por exemplo, permanece positivo por períodos compreendidos entre 6-18 meses, enquanto a hemaglutinação indireta pode permanecer positiva por até 10 anos.

Em casos de abscesso amebiano do fígado, onde a pesquisa do parasito em amostras fecais for constantemente negativa, os testes sorológicos apresentam sensibilidade em torno de 100%. De qualquer modo, a combinação de testes sorológicos com a detecção do parasito por pesquisa de antígenos ou PCR pode significar um excelente recurso para o diagnóstico. Anticorpos séricos para *E. histolytica* podem ser detectados em 75-85% dos pacientes com infecção sintomática.

Vários ensaios têm sido desenvolvidos e aperfeiçoados para a pesquisa de anticorpos, entre eles a hemaglutinação indireta, a aglutinação pelo látex, imunoeletroforese, contraimunoeletroforese, imunodifusão em gel, reação de fixação do complemento, imunofluorescência indireta e ELISA (*enzyme linked imunossorbent assay*).

A introdução do teste ELISA representou um grande avanço para a determinação da etiologia das infecções por amebas e, como outras metodologias, tem vantagens e restrições quando comparada com os métodos convencionais de diagnóstico. Pode ser utilizado para a pesquisa de anticorpos no soro e coproantígenos em amostras fecais frescas. Adicionalmente, alguns *kits* permitem a diferen-

402 LABORATÓRIO COM INTERPRETAÇÕES CLÍNICAS

ciação entre as espécies *E. histolytica* e *E. dispar*, possuem excelente sensibilidade e especificidade, são de fácil execução e dispensam o uso de microscopia ótica. Além disso, o uso de placas de 96 poços permite o processamento de várias amostras simultaneamente, o que facilita seu uso em inquéritos epidemiológicos, como nos surtos de amebíase por contaminação da água. O teste ELISA é um dos mais populares entre os laboratórios clínicos, e tem sido empregado para estudar a epidemiologia da doença assintomática e o diagnóstico da amebíase sintomática onde os organismos não são detectados em exames de fezes. Diversos *kits* de diferentes fabricantes estão disponíveis no mercado com sensibilidade e especificidade acima de 90%. Na infecção pela *E. histolytica*, os anticorpos da classe IgG persistem por anos, enquanto a presença de anticorpos IgM é passageira no soro, indicando infecção atual ou recente. Entretanto, os títulos de anticorpos no soro não parecem ter correlação com a gravidade da doença, ou mesmo resposta à terapia. O uso do ELISA no suporte ao diagnóstico é bastante interessante, quando altos títulos de anticorpos são encontrados por meio do teste e ao mesmo tempo o paciente tem amostra fecal positiva. Desde que não sejam descritas reações cruzadas com outros parasitos, o teste pode se mostrar bastante útil no suporte ao diagnóstico clínico.

Além disso, existem testes ELISA para detecção de antígenos do parasito em amostras fecais – coproantígenos – os quais possuem alta sensibilidade e são de execução rápida e fácil. Alguns testes são capazes de diferenciar *E. histolytica* de *E. dispar*; entretanto, possuem como limitação o fato que amostras fecais preservadas ou que passaram por sucessivos congelamentos não são adequadas para uso, em vista que os antígenos sofrem fácil desnaturação nessas condições. O ELISA, que detecta a presença da lectina de aderência Gal/GalNac, é uma das técnicas mais utilizadas no diagnóstico da amebíase. Dentro dessa linha, existem alguns *kits* comerciais como o *E. histolytica* IITest® (TechLab Inc., Blacksburg, VA) que detecta a lectina de aderência Gal/GalNac a qual, por possuir epítopos distintos daquela presente nos trofozoítos de *E. dispar*, pode especificamente ser detectada em amostras fecais. Apesar do nível de detecção de antígenos ser muito alto, ou seja, 1.000 trofozoítos por poço, o teste tem apresentado boas sensibilidade e especificidade para detecção de antígenos de *E. histolytica* em amostras fecais de pessoas com colite amebiana e infecções intestinais assintomáticas. Alguns desses *kits* também podem ser usados para pesquisa de antígenos do parasito em amostras de abscesso e no soro de pacientes com doença hepática.

• Imunocromatografia

Mais recentemente, foram introduzidos no mercado testes imunocromatográficos os quais podem representar uma nova opção ao diagnóstico. Vários *kits* para pesquisa de antígenos por meio de imunocromatografia foram introduzidos para a detecção qualitativa de *Entamoeba histolytica*, *Cryptosporidium parvum* e *Giardia lamblia* em amostras fecais. De fato, esses testes podem ser úteis como ferramentas adicionais ao diagnóstico, mas não devem ser empregados visando substituir a tradicional coproscopia. Alguns deles, como o *Entamoeba histolytica* Quik Chek® detectam exclusivamente *Entamoeba histolytica* e, segundo o fabricante, não produz reações cruzadas com *Entamoeba dispar*. Além de ser descrito como mais sensível e específico que a microscopia, possui a vantagem de fornecer resultados em 30 minutos, dispensando o uso de instrumentação. De acordo com suas especificações, esse teste é capaz de detectar quantidades tão pequenas de antígenos como 0,2 ng/mL.

Adicionalmente, estão disponíveis testes imunocromatográficos capazes de diagnosticar simultaneamente – além de *E. histolytica* – *C. parvum* e *G. lamblia* na mesma coluna de cromatografia. Nesse caso, a coluna é revestida com anticorpos monoclonais específicos para um antígeno de superfície de 29 kDa de *E. histolytica/dispar*, alfa-1-giardina (*G. lamblia*) e uma proteína dissulfeto isomerase de *C. parvum*.

Em síntese, testes para detecção de antígenos nas fezes são uma alternativa prática, sensível e, segundo alguns autores, específica para o laboratório clínico na detecção de infecções por *E. histolytica*. A limitação dos testes com antígenos está relacionada a sua desnaturação pela fixação com preservadores, limitando seu uso para amostras frescas ou congeladas.

DOENÇAS INFECCIOSAS E PARASITÁRIAS **403**

- **Métodos moleculares**

A fim de evitar problemas como resultados falsos-negativos na microscopia ótica ou mesmo a possibilidade de resultados inconclusivos por meio de métodos imunológicos, técnicas baseadas em biologia molecular vêm sendo cada vez mais empregadas. Como material biológico para diagnóstico, as amostras fecais são consideradas extremamente complexas para serem submetidas à reação em cadeia da polimerase, por conta da presença de inibidores da PCR, tais como heme, bilirrubina, sais biliares e carboidratos complexos, os quais são frequentemente extraídos junto com o material genético do parasito. Portanto, a padronização correta da extração do DNA, a partir de matéria-prima fecal, é uma etapa crucial para o sucesso de estudos/diagnóstico usando a PCR.

A PCR possui elevadas sensibilidade e especificidade no diagnóstico da amebíase intestinal quando comparada com métodos de detecção antigênica, entretanto, o procedimento é longo, tecnicamente complexo e de custo elevado. Assim, em países em desenvolvimento – onde a amebíase é endêmica – seu uso em diagnóstico clínico é limitado, sendo mais empregado em laboratórios de pesquisa.

- **Pesquisa de amebas nos tecidos**

É realizada por meio de exame histopatológico de material obtido por biópsia ou necropsia, observando-se as formas trofozoíticas do parasita e as lesões por ele produzidas.

- **Pesquisa de amebas nos exsudatos**

O material é examinado a fresco após fixação e coloração.

- **Retossigmoidoscopia**

Quando há suspeita clínica de amebíase, mas o exame de fezes é seguidamente negativo e não se dispõe de outras metodologias, está indicado o exame endoscópico do reto e sigmoide, que não somente poderá evidenciar as lesões típicas da parasitose, como também permitirá a coleta direta de material (raspagem das lesões) para exame a fresco, depois fixado em Schaudinn e corado pela hematoxilina férrica.

- **Diagnóstico por imagem**

O clister opaco e o trânsito intestinal permitem demonstrar a existência de ulcerações e amebomas no trato intestinal. Na presença de abscesso hepático, os raios X podem evidenciar elevação e fixação (ou motilidade diminuída) da cúpula diafragmática direita, obliteração dos seios costofrênicos e cardiofrênicos direitos e atelectasia à direita. A cintilografia e a tomografia computadorizada podem definir a extensão do abscesso, ao passo que a ultrassonografia pode evidenciar seu conteúdo líquido.

- **Punção do fígado**

A aspiração com agulha é reservada habitualmente para os abscessos maiores que 10 cm, suspeita de rotura iminente ou falta de resposta satisfatória a um tratamento de cinco dias. Uma biópsia por agulha pode evidenciar tecido necrosado, mas é difícil encontrar amebas móveis nesse material. Cistos nunca são achados.

- **Outros exames**

As localizações extraintestinais serão vistas em outras partes deste livro.

404 LABORATÓRIO COM INTERPRETAÇÕES CLÍNICAS

Malária

Trata-se de infecção produzida por protozoários do gênero *Plasmodium*, parasitos de eritrócitos humanos que são transmitidos durante o repasto sanguíneo de mosquitos fêmeas do gênero *Anopheles* spp. As espécies que parasitam o homem são: a) *P. falciparum,* causador da febre"terça maligna", responsável pelas formas graves da doença, com comprometimento pulmonar e cerebral; b) *P. vivax,* causador da febre "terça benigna", espécie mais prevalente no Brasil; c) *P. malariae,* causador da "febre quartã"; d) *P. ovale,* espécie que não ocorre no Brasil – até o momento restrita a África Subsaariana, Oriente Médio e Papua-Nova Guiné – e que guarda semelhanças morfológicas e biológicas com *P. vivax*; e) *P. knowlesi,* parasito que ocorre no Sudeste Asiático, e tem como hospedeiros naturais macacos e espécies de símios do gênero *Trachypithecus* spp. Com um ciclo eritrocítico de apenas 24 horas, essa espécie de *Plasmodium* atinge rapidamente altas cargas parasitárias no sangue, aumentando consideravelmente as chances de óbito do indivíduo parasitado.

No Brasil, a malária é endêmica na região da Amazônia Legal, a qual concentra 99% dos casos registrados no país. Portanto, é encontrada em todos os estados da região Norte (Acre, Amapá, Amazonas, Pará, Rondônia, Roraima e Tocantins), além do Mato Grosso e oeste do Maranhão. Em 2015, foram notificados em torno de 142.989 casos de malária na Amazônia Legal, dentre os quais *P. vivax* foi o agente etiológico mais prevalente, com 83,9% dos casos, enquanto *P. falciparum* e *P. malariae* foram responsáveis por 15,5 e 0,025%, respectivamente.

A infecção tem início quando os esporozoítos inoculados durante o repasto sanguíneo do mosquito são carreados pelo sangue ou linfa e chegam ao fígado, onde irão invadir os hepatócitos, iniciando uma primeira etapa de reprodução assexuada por esquizogonia. Durante esta fase, denominada pré-eritrocítica, o paciente permanece assintomático e seu sangue não é infectante. Após certo número de gerações, correspondente à duração de cerca de uma semana, os hepatócitos se rompem deixando em liberdade os elementos filhos – merozoítos. Essas formas, por sua vez, ao alcançarem a circulação, invadem sua célula-alvo – os eritrócitos, em cujo interior vai ter prosseguimento o processo esquizônico (esquizogonia eritrocítica). Portanto, nos eritrócitos, os parasitos crescem e se multiplicam constantemente, e suas formas jovens aparecem em lâminas coradas exibindo uma forma anelar; este ciclo pode transcorrer com uma periodicidade regular, diferente para cada espécie de *Plasmodium* (48-72 horas). O eritrócito parasitado, muito deformado ao final de um ciclo esquizogônico (que ocorre, no caso de *P. falciparum*, no sangue de capilares profundos de vísceras), se rompe liberando os merozoítos, que alcançam novamente a corrente sanguínea e voltam a infectar novos eritrócitos. Depois de algum tempo de evolução da infecção, aparecem no interior dos eritrócitos formas que já não se dividem mais – gamontes ou gametócitos. Essas formas evolutivas também se desenvolvem no sangue de capilares profundos, e logo aparecem na circulação geral. Os gametócitos possuem caracteres sexuais diferenciados, isto é, masculinos e femininos, que só podem prosseguir seu desenvolvimento no mosquito.

Nas infecções por *P. vivax* e *P. ovale,* alguns merozoítos podem permanecer latentes nas células hepáticas – sendo por isso denominados hipnozoítos. Depois de um certo tempo, que pode corresponder a meses ou anos, essas formas evolutivas podem retomar o ciclo esquizogônico no fígado. Assim, serão produzidos novos merozoítos que, ao alcançar a corrente sanguínea, invadirão eritrócitos, provocando as chamadas "recaídas" de malária. Por outro lado, o termo recrudescência se refere a permanência de um ciclo eritrocítico após redução ou negativação temporária da parasitemia, o que nas infecções por *P. falciparum* também pode caracterizar resistência à droga antimalárica empregada no tratamento (mais comum e bem documentada com a cloroquina).

O período de incubação na primoinfecção malárica varia de 10 a 20 dias para o *P. vivax* e *P. ovale*, 20 a 40 dias para o *P. malariae* e de 9 a 15 para o *P. falciparum.*

A correta identificação da espécie de *Plasmodium* responsável por uma infecção é extremamente importante. Além de nortear decisões terapêuticas também terá impacto sobre o prognóstico da do-

DOENÇAS INFECCIOSAS E PARASITÁRIAS **405**

ença. Lembrando que as infecções por *P. falciparum* podem ser extremamente severas em indivíduos que visitam áreas endêmicas pela primeira vez, e as infecções por *P. malariae* podem determinar lesões renais importantes. Nas infecções por *P. vivax*, a possibilidade de um ciclo tardio é determinante para que se faça – no tratamento – a associação de uma droga esquizonticida tecidual com uma esquizonticida sanguínea, impedindo a possibilidade de recaídas. É recomendada a coleta de amostras de sangue durante ou imediatamente após o paroxismo febril, ocasião em que é mais elevada a parasitemia, por coincidir com um ciclo final de esquizogonia eritrocitária.

Quando se examina o sangue de um indivíduo parasitado por *P. falciparum*, podem ser vistas as formas jovens ou trofozoítos (anelares) e os gametócitos. Como a esquizogonia ocorre no sangue dos capilares profundos de órgãos viscerais, essas formas – esquizontes – a não ser em casos graves, não são normalmente encontradas em amostras de sangue periférico. No diagnóstico pelo exame hematoscópico deve ser salientado, quanto à infecção pelo *Plasmodium falciparum*, que embora essa espécie produza grande número de merozoítos em curto espaço de tempo, só realiza uma parte de sua evolução no sangue periférico.

Nas infecções por *P. vivax*, *P. malariae*, *P. ovale* e *P. knowlesi*, todas as formas evolutivas do parasito (trofozoítos jovens, maduros, esquizontes e gametócitos) podem ser detectadas nas amostras de sangue periférico.

- • Diagnóstico parasitológico

A pesquisa do *Plasmodium* no sangue é feita em gota espessa ou preparação distendida (antigamente denominado "esfregaço"). A gota espessa, corada frequentemente pelo método de Giemsa, é vista como o instrumento mais adequado de diagnóstico, pois é de execução simples e barata, além de permitir a diferenciação e quantificação das espécies de *Plasmodium* spp. Além disso, quando comparada com a amostra sanguínea distendida apresenta sensibilidade superior, em vista de proporcionar uma maior concentração de formas evolutivas em uma pequena área da lâmina a ser pesquisada. Com limite de detecção de 4-20 parasitos/µL de sangue, a gota espessa é considerada padrão-ouro no diagnóstico da malária e outros hemoparasitos. A leitura de lâminas pela gota espessa está sujeita a variáveis, como a possibilidade de viés por pouco treinamento de pessoal, infecções mistas, artefatos, outros parasitos, como fungos e bactérias, precipitação de corante ou debris celulares sendo confundidos com os plasmódios humanos e gerando resultados falsos-positivos. Além disso, podem haver problemas de sensibilidade em indivíduos com carga parasitária baixa, com menos de 1 parasito/µL de sangue, demandando – por parte do microscopista – que se faça a verificação em número maior de campos microscópicos a fim de reduzir a chance de resultados falsos-negativos. Também devem ser mencionados os erros que podem acontecer devido a dificuldades na identificação da espécie. Um microscopista bem treinado deve ser capaz de diferenciar as espécies de *Plasmodium* spp. em gota espessa, com cargas parasitárias baixas. Por outro lado, faz-se necessária a preparação de uma distensão sanguínea, a qual permite um melhor estudo da morfologia dos parasitos e das alterações características dos eritrócitos parasitados e, por passarem por uma etapa de fixação pelo metanol, são amostras mais duráveis que conservam por mais tempo a coloração original.

- • Testes de diagnóstico rápido (RDT ou *rapid diagnostic tests*)

São assim denominados por fornecerem resultados em curto espaço de tempo (15-20 minutos). Os testes rápidos são baseados no princípio da imunocromatografia e são realizados em fitas de nitrocelulose contendo anticorpos monoclonais contra antígenos específicos do parasito. Empregam como antígeno-alvo a proteína 2 rica em histidina (PfHRP-2, *histidine-rich protein 2 of P. falciparum*) produzida por trofozoítos e gametócitos jovens e específica de *P. falciparum*. Existem RDTs que associam a PfHRP-2 com enzimas específicas para o gênero *Plasmodium* spp., como aldolase e

406 LABORATÓRIO COM INTERPRETAÇÕES CLÍNICAS

desidrogenase lática (pLDH), sendo capazes de detectar infecções por outras espécies de *Plasmodium* spp. inespecificamente. Os testes rápidos com PfHRP-2 e pHDL não devem ser usados no controle de cura, uma vez que esses antígenos persistem na circulação por semanas após o tratamento.

Apesar desses testes apresentarem sensibilidade inferior à gota espessa, representam uma ferramenta adicional para o diagnóstico da doença, por seu fácil manuseio e transporte, principalmente para uso em regiões de difícil acesso.

Os resultados descritos na literatura, comparando a sensibilidade de RDTs com a microscopia, apresentam variações, as quais se relacionam com as características clínicas e epidemiológicas da população de estudo, variações na parasitemia, variações nos padrões e regras de leitura de lâminas, bem como a competência do microscopista. Além disso, produtos de lotes diferentes podem ser de qualidade diferente ou estarem comprometidos por danos no transporte ou estocagem.

De maneira geral, a sensibilidade dos testes rápidos giram em torno de 85-100% e não se deve excluir a possibilidade de resultados falsos-positivos em um pequeno percentual de testes, como a reatividade cruzada com o fator reumatoide, por exemplo. Por outro lado, resultados falsos-negativos podem ocorrer por depleção ou mutação do gene que codifica a HRP-2. A presença de anticorpos anti-HRP-2 em seres humanos foi incriminada em resultados falsos-negativos eventualmente encontrados no teste.

Os testes rápidos são recomendados para uso em áreas malarígenas de difícil acesso e que não tenham o auxílio de bons microscopistas. Também são recomendados para uso em surtos de malária, em pessoas expostas ao risco de infecção por questões ocupacionais, além de serem úteis, em países desenvolvidos, na avaliação de febres atípicas de turistas que visitam áreas endêmicas.

A pesquisa de anticorpos na malária não é empregada rotineiramente no diagnóstico e nem mesmo no controle de cura, uma vez que os anticorpos persistem por longo tempo na circulação dos pacientes. Entre os métodos já descritos para detecção de anticorpos destacam-se o ELISA (*enzyme linked imunosorbent assay*), imunofluorescência indireta, hemaglutinação e o radioimunoensaio.

• Testes moleculares

A PCR destinada ao diagnóstico das infecções por plasmódios humanos foi, inicialmente, descrita em 1989 por Waters & McCutchan, baseada em sequências de gênero e espécie específicas dentro da região codificadora da subunidade menor do RNA ribossomal dos plasmódios, o gene 18S. A partir de 1990, vários estudos vêm sendo publicados destacando a aplicação do uso da reação em cadeia da polimerase para diagnóstico da malária, seja em inquéritos epidemiológicos, na determinação de portadores assintomáticos e no monitoramento da resposta terapêutica. Tem sido demonstrada com muita frequência que a PCR apresenta maior sensibilidade que o exame microscópico, especialmente quando o indivíduo tem carga parasitária baixa ou infecções mistas. Além disso, na seleção de doadores em bancos de sangue, o emprego da PCR pode ser de extrema importância na profilaxia da malária transfusional.

Todavia, apesar de bastante sensíveis e específicos, os métodos baseados na PCR não devem substituir as análises convencionais por microscopia para uso de rotina, uma vez que não permitem uma quantificação de formas parasitárias. Além disso, são técnicas complexas, com várias etapas, que necessitam de equipamentos específicos e que têm, consequentemente, um impacto sobre seu custo. Assim, em países em desenvolvimento, seu uso deve ser associado à gota espessa, atuando como ferramenta complementar para melhoria do diagnóstico da infecção.

• Hemograma

O quadro hemático da malária é característico. No começo do acesso há neutrofilia, a seguir, no auge da febre, neutropenia com mononucleose (até 60% de grandes mononucleares) e leve lin-

DOENÇAS INFECCIOSAS E PARASITÁRIAS **407**

focitose. No intervalo das crises, é comum a leucopenia com linfomonocitose relativa ou absoluta e plasmocitose. Com a repetição dos acessos permanece o predomínio dos mononucleares, com a presença de macrófagos cheios de pigmentos (hemozoína), diferente da hemossiderina, resultante da decomposição da hemoglobina. A presença desse pigmento no citoplasma dos grandes mononucleares serve para assegurar o diagnóstico do impaludismo, ainda mesmo na ausência do hematozoário no sangue periférico.

Quanto à série vermelha, há sinais de anemia de tipo hipocrômico, com policromasia e, às vezes, normoblastos. Após os paroxismos, surge sempre crise reticulocitária.

Doença de Chagas

Trata-se de uma zoonose que afeta 16 a 18 milhões de pessoas na América Latina onde mais de 100 milhões de indivíduos estão expostos ao risco de infecção. É causada pelo protozoário *Trypanosoma cruzi*, o qual é comumente transmitido ao homem e a outros vertebrados por meio das dejeções de algumas espécies de triatomíneos, conhecidos vulgarmente como "barbeiros". Outras formas de transmissão descritas incluem a transfusional, congênita, acidentes de laboratório, transplantes e a oral, responsável por surtos da doença em Santa Catarina, Pará e, mais recentemente, no Rio Grande do Norte.

A infecção chagásica apresenta duas fases bem distintas: a fase aguda ou inicial, assintomática/oligossintomática ou sintomática, com febre, adenomegalia, hepatoesplenomegalia, edema bipalpebral unilateral (sinal de Romaña) ou chagoma de inoculação, miocardite e meningoencefalite. Essa fase pode se estender por um período de 4 a 12 semanas, seguindo-se então uma fase de latência ou transição praticamente assintomática (forma indeterminada) que pode durar 10-15 anos, durante a qual os parasitos não são detectados na circulação. A fase crônica se caracteriza pela evolução e desenvolvimento de diferentes formas clínicas, as quais vão ocorrendo lentamente, e se exteriorizam principalmente por manifestações cardíacas e digestivas. A doença de Chagas, por sua evolução crônica com diferentes perfis de morbimortalidade nas formas cardíaca e digestiva, tem elevado impacto econômico devido a gastos decorrentes com internação, absenteísmo, licença saúde e óbito precoce.

Durante sua evolução em vertebrados, o parasito apresenta duas formas evolutivas: 1) forma tripomastigota sanguícola, que é extracelular e infectante para células e pode ser detectada no sangue durante a fase proliferativa (que corresponde ao período da fase aguda); e 2) forma amastigota, pela qual se reproduzem assexuadamente no interior da célula hospedeira. Na fase crônica, os parasitos tendem a se reproduzir em pseudocistos celulares, mantendo-se isolados da ação do sistema imune do hospedeiro, ou seja, formando ninhos de amastigotas em tecidos. O *T. cruzi* pode parasitar células de qualquer tecido ou órgão mas, dependendo da cepa envolvida, pode ser observado o tropismo por células do sistema fagocítico mononuclear (SFM) do baço, fígado e medula óssea ou por células da musculatura lisa, cardíaca e esquelética (cepas miotrópicas). Todas as formas são descritas em pacientes de áreas endêmicas no Brasil, mas entre os indivíduos sintomáticos a cardiopatia chagásica predomina, seguida das alterações digestivas (megas).

- Diagnóstico parasitológico

O diagnóstico da doença de Chagas pode ser mais fácil no início da fase aguda, pois o *T. cruzi* é facilmente detectável na circulação periférica durante seis a oito semanas após a infecção (Figura 23.3). A pesquisa a fresco de tripanossomatídeos, ou seja, o exame direto, é considerado padrão-ouro para diagnóstico dessa fase da doença. O exame é a fresco, com uma gota de sangue entre lâmina e lamínula, o qual permitirá a visualização e a identificação dos tripanossomas móveis ao microscópio em objetiva de 40×. A situação ideal é que a coleta do sangue seja feita com o paciente febril. Se for negativa, devem ser coletadas 5-6 amostras de sangue diariamente, por pelo menos 7 dias, a fim de

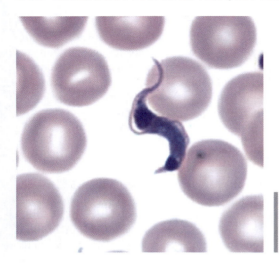

Figura 23.3. *Forma tripomastigota sanguícola do Trypanosoma cruzi detectada em amostra de sangue periférico. (Fonte: cdc.gov/dpdx in www.cdc.gov/parasites/.)*

excluir a possibilidade de resultados falsos-negativos. Ao mesmo tempo, a preparação de gota espessa e distensão delgada corada pelo Giemsa é extremamente importante para a confirmação do diagnóstico e identificação morfológica acurada dos parasitos encontrados. Deve se distinguir o *T. cruzi* do *T. rangeli*, parasito encontrado no sangue humano em algumas regiões endêmicas da América Central e no norte da América do Sul, mediante fixação e coloração dos parasitos.

Em caso de história clínica sugestiva de doença aguda, com sintomatologia perdurando por mais de 30 dias e exames parasitológicos a fresco negativos, recomenda-se o isolamento de tripanossomas do sangue por meio de métodos de concentração. Esse procedimento pode ser feito através da coleta de 10 mL de sangue por punção venosa em um tubo sem anticoagulante, aguarda-se a retração do coágulo e o soro assim obtido é coletado e centrifugado a 1.200 rpm para separação dos componentes. O sobrenadante é aliquotado e novamente centrifugado para a obtenção de um *pellet* rico em leucócitos e parasitos – creme leucocitário (método de Strout). Este deve ser coletado com pipeta e depositado sobre uma lâmina de microscopia para preparação de uma distensão delgada corada pelo Giemsa. Também pode ser feita a coleta de 20 mL de sangue em tubo com 2 mL de solução de citrato de sódio a 4%, centrifugação rápida em pequena velocidade e coleta do plasma. Os leucócitos se acumulam em uma fina e estreita faixa que se situa entre o plasma sobrenadante e o sedimento de eritrócitos, constituindo o creme leucocitário. O plasma deverá ser aliquotado e centrifugado em alta rotação durante 15 minutos, e o *pellet* obtido dessa maneira deverá ser examinado entre lâmina e lamínula. Uma variação dessa metodologia, que pode ser empregada no diagnóstico, é a coleta de sangue em tubo capilar, seguido de centrifugação em baixa velocidade e exame da interface entre a camada de eritrócitos e o soro (micro-hematócrito). Os tubos podem ser cortados na altura da interface, e o material examinado entre lâmina e lamínula. Essas mesmas técnicas também podem ser empregadas para detecção dos parasitas no líquor.

- Métodos sorológicos

O diagnóstico sorológico da doença de Chagas baseia-se na detecção de anticorpos anti-*T. cruzi* das classes IgM e IgG no soro do paciente. São testes que geralmente apresentam alta sensibilidade e especificidade no diagnóstico laboratorial da doença. Não se deve descartar, entretanto, a possibilidade de reações cruzadas com *Leishmania* spp., *Toxoplasma gondii* e *T. rangeli*, e a possibilidade de resultados falsos-positivos.

DOENÇAS INFECCIOSAS E PARASITÁRIAS   409

O diagnóstico por testes sorológicos deve ser solicitado toda vez que for necessário estabelecer ou afastar a etiologia chagásica em paciente portador de cardiopatia de causa indeterminada, em casos de megaesôfago e megacólon, durante o pré-natal, seleção de doadores em bancos de sangue, em inquéritos epidemiológicos e no acompanhamento de pacientes chagásicos. Deve-se destacar que caberá ao clínico estabelecer as devidas correlações, ou seja, entre o encontro de resultado positivo na sorologia – que caracteriza o estado de chagásico – e as alterações orgânicas detectadas no paciente. Por outro lado, está demonstrado que títulos de anticorpos não possuem relação direta com parasitemia.

Fase aguda

Os métodos sorológicos, nessa fase, são empregados quando a pesquisa do parasito for negativa, mas a suspeita clínica persistir.

- Detecção de anticorpos IgM anti-*T. cruzi:* pode ser efetuada a reação de IFI anti-IgM humana para *T. cruzi* (IFI-IgM), cujo valor reside na possibilidade de caracterizar infecções recentes e esclarecer infecções congênitas. Entretanto, é considerada uma técnica difícil, com resultados falsos-positivos em várias doenças febris. O Ministério da Saúde do Brasil recomenda que, para sua realização, o paciente deva apresentar condição clínica compatível com doença de Chagas aguda (DCA) e história epidemiológica pregressa sugestiva. Os resultados considerados válidos para fins de saúde pública são aqueles obtidos pelo laboratório de referência nacional do Ministério da Saúde (Fundação Ezequiel Dias – FUNED) ou por laboratório de saúde pública capacitado pela FUNED e autorizado pela CGLAB.
- Detecção de anticorpos IgG anti-*T. cruzi*: o Ministério da Saúde do Brasil recomenda que se façam duas coletas com intervalo mínimo de 21 dias entre uma e outra. Para confirmação dos resultados, é necessária a execução pareada (inclusão das 1ª e 2ª amostras para fins comparativos) possibilitando avaliar a soroconversão, que vai indicar infecção recente. Para tal fim, podem ser usados o método imunoenzimático (ELISA), reação de imunofluorescência indireta (RIFI) ou hemaglutinação indireta (HAI).

Fase crônica

Caracteriza-se por baixa parasitemia e elevado nível de anticorpos. Assim, por ser difícil a detecção de parasitos no sangue circulante, o diagnóstico é essencialmente sorológico e deve ser realizado um teste de elevada sensibilidade em conjunto com outro de elevada especificidade. O diagnóstico preciso nessa fase da doença é muito importante tanto à nível individual quanto coletivo, em vista da possibilidade da transmissão transfusional e por transplante de órgãos em regiões endêmicas e não endêmicas.

Os testes de ELISA, HAI e a RIFI são bastante indicados nesse caso. A Organização Mundial da Saúde recomenda o uso de pelo menos dois testes sorológicos diferentes, em paralelo, para o diagnóstico sorológico da infecção. A confirmação ocorre quando pelo menos dois testes são reagentes, sendo o ELISA preferencialmente um deles. Com relação aos métodos sorológicos empregados nessa fase, deve-se ter em mente que:

- Os títulos de anticorpos não possuem relação direta com a gravidade da doença e nem mesmo com carga parasitária.
- Os resultados obtidos com o uso de duas técnicas podem ser conclusivos (as duas técnicas positivas ou negativas) ou incongruentes (uma técnica positiva e outra negativa).
- Podem ocorrer reações cruzadas com outros agentes de infecção parasitária ou bacteriana.
- Cada laboratório deve estabelecer os títulos de anticorpos considerados não reagentes para a população sadia, assim como o título a partir do qual o resultado é considerado positivo, ou seja, de indivíduos infectados. Valores para títulos limítrofes ou *borderline* devem ser incluídos também e podem significar que nova amostra deverá ser coletada e processada por

410 LABORATÓRIO COM INTERPRETAÇÕES CLÍNICAS

técnicas diferentes.Os valores usuais detectados pelas técnicas e aplicados por laboratórios recomendados em nosso país são:

- RIFI: infectados – títulos iguais ou maiores que 1/80-1/160 ou acima; títulos duvidosos: 1/20-1/40; não infectados: menores que 1/10-1/10;
- ELISA (valores para densidade ótica): infectados – 1,2 ou superiores; duvidosos: 0,9-1,1; não infectados: 0,1-0,8.
- HAI e AD com absorção por 2-ME: infectados – títulos iguais ou superiores a 1/32; duvidosos: 1/8-1/16; não infectados: menores que 1/2-1/2-1/4.

Resultados inconclusivos ou duvidosos devem ser repetidos com nova amostra de sangue. Em caso de persistência, ou seja, uma técnica mostrando resultado positivo e outra um resultado negativo, a amostra de sangue deve ser encaminhada para um laboratório de referência.

• Transmissão congênita

É recomendado que seja realizada uma triagem sorológica em todas as gestantes que vivam ou sejam procedentes de áreas endêmicas, preferencialmente na primeira consulta do pré-natal. Também devem ser avaliadas gestantes que já tenham recebido transfusões de sangue realizadas em áreas endêmicas.

Em casos suspeitos de transmissão congênita, é importante que se realizem testes sorológicos para o diagnóstico da infecção materna. Se confirmada a infecção, com resultados positivos, deve se proceder ao diagnóstico parasitológico do recém-nascido. Se a criança estiver infectada, o tratamento etiológico deve ser instituído rapidamente, em vista da elevada taxa de cura nessa fase da infecção. Por outro lado, crianças nascidas de mães chagásicas e com exames negativos devem ser novamente avaliadas dentro de nove meses, visando a realização de novos testes diagnósticos a fim de detectar anticorpos específicos da classe IgG anti-*T. cruzi*. Se o resultado da sorologia for negativo, pode ser descartada a possibilidade de transmissão vertical. Os testes para detectar IgM anti-*T. cruzi* não são recomendados nessa fase, devido a grande quantidade de resultados falsos-negativos.

• Métodos de diagnóstico sorológico

Reação de fixação de complemento (RFC)

Esta prova foi instituída em 1913, por Astrogildo Machado e Cesar Guerreiro, sendo por isso chamada reação de Machado-Guerreiro. Foi durante muito tempo a única metodologia disponível no mercado para o diagnóstico da doença. Todavia, variações de sensibilidade e especificidade foram descritas entre diferentes autores, em virtude de dificuldades técnicas, problemas na padronização de antígenos, além de discordância de resultados entre diferentes laboratórios. Esses fatores foram determinantes para que a mesma caísse em desuso em laboratórios de rotina, sendo ainda empregada em alguns centros de pesquisa.

Reação de imunofluorescência indireta (RIFI)

Tem sido apontada como a mais sensível das provas sorológicas na doença de Chagas. O antígeno é o próprio parasito, fixado em lâminas de microscopia. A execução da prova é simples, com pouco dispêndio de tempo, além dos resultados positivos serem mais precoces em comparação com RFC e HAI (hemaglutinação indireta) e por permitir a avaliação da eficácia terapêutica. Mais de 70% dos casos na fase aguda podem ser diagnosticados pela RIFI, após a segunda ou terceira semana da doença. As amostras de sangue podem ser coletadas da polpa digital em papel de filtro, conservando-se – após secagem – por vários meses sob refrigeração.

Como desvantagem temos a reatividade cruzada observada com soros de pacientes com *Trypanosoma* rangeli, hanseníase ou leishmaniose.

Esta reação torna-se positiva, aproximadamente, um mês antes das outras provas nos casos agudos.

Reação de hemaglutinação indireta (HAI)

Esta reação se baseia na aglutinação de eritrócitos de carneiro sensibilizados com antígenos de *T. cruzi*. Se a amostra de soro possuir anticorpos contra o parasito, provocará a aglutinação dos eritrócitos, uma reação que pode ser realizada em microplacas de 96 poços e visualizada a olho nu. A reação é qualitativa, permite distinguir se a amostra é reagente ou não reagente. As amostras de soro podem ser tituladas para realização do teste quantitativo, cujo maior valor se encontra em confirmar os resultados das amostras reagentes ou indeterminadas no teste qualitativo e definir o título das amostras reagentes. Com as modificações introduzidas no decorrer dos anos, houve melhoria da qualidade, além de maior facilidade de execução, sendo mesmo sugerido como método adequado para triagem de grande número de soros. Foi, ainda, proposto seu uso em conjunto com RFC e RIFI na rotina de diagnóstico da doença de Chagas.

Testes rápidos

Alguns *kits* de testes rápidos empregando antígenos recombinantes vêm sendo desenvolvidos e avaliados, e indicam o potencial desses métodos, todavia mais estudos devem ser conduzidos no campo e em laboratório antes que os mesmos possam ser liberados como mais uma opção no diagnóstico da doença.

Se o clínico se deparar com resultados reiteradamente duvidosos ou inconclusivos e diante de forte suspeita clínica e epidemiológica, pode lançar mão de métodos de diagnóstico indireto a fim de tentar detectar *T. cruzi* circulante, tais como:

- **Xenodiagnóstico:** consiste em fazer o triatomíneo ingerir o sangue suspeito, seja diretamente do paciente (xenodiagnóstico natural), seja após coleta e colocação do sangue em um frasco ou recipiente especial. Posteriormente, as fezes e urina dos triatomíneos são examinadas para pesquisa de formas tripomastigotas metacíclicas. No xenodiagnóstico natural, 5-6 insetos criados em laboratório e em jejum alimentar são acondicionados em caixas cobertas com tela, as quais são aplicadas diretamente sobre a pele do paciente – preferencialmente no antebraço – por 30 a 60 minutos. O exame das dejeções dos insetos para pesquisa de tripomastigotas de *T. cruzi* é realizado periodicamente a partir do final da primeira semana e aos 30, 60 e 120 dias após o repasto sanguíneo. As fezes ou urina dos triatomíneos, obtidas após leve compressão com auxílio de uma pinça sobre o abdome do inseto, são examinadas ao microscópio ótico com uma gota de soro fisiológico entre lâmina e lamínula. Na fase aguda, o xenodiagnóstico é positivo na quase totalidade dos casos, enquanto na crônica, embora negativo em muitos casos, este método deve ser tentado, podendo revelar a presença do *T. cruzi* no sangue, indicativo de atividade parasitária.

  O xenodiagnóstico *in vitro* é recomendado quando o paciente faz objeção ou revela incômodo com o contato direto de triatomíneos na sua pele para alimentação. Assim, os insetos podem ser alimentados indiretamente, ou seja, com o sangue do paciente coletado em anticoagulante e acondicionado adequadamente. Para tal, o sangue pode ser armazenado em um preservativo de látex sem lubrificante, e o mesmo colocado, preso por uma fita adesiva, dentro de um frasco contendo vários triatomíneos. Este procedimento permitirá a alimentação dos insetos e, se houver parasitos circulando e presentes na amostra, ocorrerá posterior desenvolvimento dos mesmos no aparelho digestivo dos triatomíneos.

  O emprego rotineiro do xenodiagnóstico fica restrito devido a sua baixa sensibilidade e outras limitações, tais como tempo prolongado até obtenção do resultado final, necessidade de criação dos triatomíneos em laboratório, perda ou morte de insetos durante o período do teste e rejeição do paciente à aplicação do exame natural.

- **Hemocultura:** baseia-se no mesmo princípio do xenodiagnóstico, ou seja, parasitos eventualmente presentes no sangue periférico dos pacientes poderão ser mais facilmente encontrados

412 LABORATÓRIO COM INTERPRETAÇÕES CLÍNICAS

após uma etapa de multiplicação sob a forma epimastigota *in vitro* em meio LIT (*liver infusion tryptose*). Um volume de 5 mL de sangue coletado em anticoagulante é centrifugado e o plasma desprezado. O sedimento é lavado em LIT ou PBS (tampão fosfato-salino) e semeado em, pelo menos, 5 tubos. O período para leitura dos resultados é o mesmo do xenodiagnóstico. A técnica tem elevada sensibilidade na fase aguda da infecção, entretanto, seus resultados na fase crônica apresentam variações. Uma das sugestões a fim de aumentar a sensibilidade do método é a coleta de um volume maior de sangue (30 mL) e retirada imediata do plasma após centrifugação por 400 rpm durante 10 minutos em temperatura ambiente. O sedimento de eritrócitos é lavado em meio de cultura LIT ou PBS a 4 °C e centrifugado a 1.000 × g, por 30 minutos. Segue-se então a distribuição do sedimento lavado em seis tubos contendo 6 mL de meio de cultura LIT e incubação a 26-28 °C, homogeneização de três em três dias e exame mensal por até 120 dias. Esses procedimentos permitem produzir um aumento significativo da sensibilidade do método, quando comparado ao xenodiagnóstico.

A hemocultura, além de seu uso em diagnóstico da doença de Chagas, encontra aplicação no isolamento de cepas de *T. cruzi* de seres humanos, animais domésticos ou silvestres, a fim de permitir sua caracterização bioquímica ou para estudos em biologia molecular.

Além disso, alguns estudos vêm demonstrando que a associação do xenodiagnóstico e da hemocultura repetidas vezes, aumenta consideravelmente a sensibilidade das duas técnicas.

- **Western blot e PCR:** o ensaio empregando antígenos de excreção/secreção de tripomastigotas (TESA, *trypomastigote excreted-secreted antigens*) demonstrou elevadas sensibilidade e especificidade, e tem sido proposto seu emprego em casos de suspeita de doença aguda ou congênita e como teste confirmatório para resultados da sorologia convencional. Adicionalmente, vale lembrar que, devido a questões operacionais e de custos, o *Western blot* não apresenta um formato compatível com o teste de amostras em larga escala e juntamente com a reação em cadeia da polimerase, seu uso encontra-se disponível apenas em laboratórios de pesquisa ou de referência.
- **Radiologia:** pode mostrar sinais de cardiopatia chagásica crônica ou comprovar a existência de megaesôfago ou megacólon.
- **ECG:** na cardiopatia chagásica crônica sobressaem as anomalias de excitabilidade e de condutibilidade, tais como extrassistolia ventricular, bloqueio completo de ramo direito, diversos graus de bloqueio auriculoventricular e alteração de repolarização ventricular.

Leishmaniose visceral

Também conhecida como calazar (kala-azar), é uma infecção generalizada do sistema fagocítico mononuclear causada por três espécies de *Leishmania*: *Leishmania (L.) donovani* na Ásia, *Leishmania (L.) infantum* na Ásia, Europa e África, e *Leishmania (L.) chagasi* nas Américas – incluindo o Brasil, onde a afecção por ela causada recebeu o nome leishmaniose visceral americana (LVA) ou calazar neotropical. Os vetores são insetos flebotomíneos, conhecidos popularmente como mosquito-palha, tatuquira e birigui, entre outros. No Brasil, duas espécies de mosquitos do gênero *Lutzomyia* estão incriminadas na transmissão de *L. chagasi*: *Lutzomyia longipalpis*, considerada a principal espécie transmissora, e *Lutzomyia cruzi*, incriminada como transmissora no Estado de Mato Grosso do Sul. Na América Latina, a doença já foi descrita em 12 países, mas infelizmente, 90% dos casos ocorrem no Brasil, com predomínio na região Nordeste do país.

Considerada uma zoonose, os hospedeiros invertebrados se infectam a partir de vertebrados que funcionam como reservatórios do parasito, tais como os cães (em áreas rurais e no peridomicílio), raposas e gambás (reservatórios silvestres).

As leishmânias vivem e se multiplicam no organismo humano e de outros vertebrados sob a forma amastigota (sem flagelo); em cultura, ou no inseto vetor, se desenvolvem e se multiplicam sob a forma promastigota, a qual é provida de flagelo anterior.

A LVA é uma doença de notificação compulsória, possui características de amplo espectro clínico – desde manifestações discretas (oligossintomáticas) até quadros de evolução grave, e o prognóstico torna-se mais favorável quando o diagnóstico é feito de forma precisa e o tratamento é instituído o mais precocemente possível. O diagnóstico clínico da leishmaniose visceral deve ser suspeitado quando o paciente apresentar febre e esplenomegalia associada ou não à hepatomegalia. Deve-se ter sempre em mente que em áreas endêmicas, a maioria dos habitantes, quando infectados, apresentam infecções subclínicas, podendo permanecer assintomáticos ou oligossintomáticos.

As várias fases da LVA foram divididas em três períodos pelo MSB, a fim de facilitar sua identificação e diagnóstico: período inicial, período de estado e período final.

Período inicial

Também denominado fase aguda, inclui febre com duração inferior a quatro semanas, palidez cutaneomucosa e hepatoesplenomegalia. Muitos indivíduos parasitados se referem a tosse e diarreia que não responde a tratamento com antimicrobianos, e apresentam estado geral preservado com o aumento do baço não superior a 5 cm. É importante ter em mente que, em áreas endêmicas, alguns indivíduos apresentam quadro clínico discreto, de curta duração que frequentemente evolui para cura espontânea (forma oligossintomática).

Caracteristicamente, pode ser observado: febre, hepatoesplenomegalia, além de hiperglobulinemia. O hemograma denota discreta anemia, número de leucócitos praticamente sem alterações, mas com predomínio de linfócitos e monócitos; as plaquetas podem estar normais. A velocidade de hemossedimentação encontra-se elevada (> 50 mm) e ocorre alteração, muitas vezes discreta, nas dosagens de proteínas totais e frações.

As pesquisas de parasitos em aspirado de medula óssea são positivas, bem como os testes sorológicos como a RIFI e o ELISA; entretanto, nessa fase, a IDRM apresenta-se negativa. Na forma oligossintomática, a punção aspirativa de medula óssea pode ou não detectar a presença de formas amastigotas do parasito, pelo qual não se indica sua realização nessa fase.

Período de estado

Presença de febre irregular, palidez cutaneomucosa, aumento da hepatoesplenomegalia, acentuado emagrecimento e comprometimento do estado geral. O indivíduo, em geral, não consegue determinar exatamente o início da doença, mas estudos sugerem períodos entre 2 a 8 meses.

Os exames denotam anemia com trombocitopenia e leucopenia, com predomínio de células linfomonocitárias e inversão da relação albumina/globulina. As dosagens de aminotransferases e de bilirrubinas estão aumentadas, além de geralmente ocorrer uma discreta elevação nas dosagens de ureia e creatinina.

Nessa fase, a dosagem de anticorpos por meio de testes sorológicos é invariavelmente positiva, enquanto a IDRM é negativa. O diagnóstico parasitológico por meio de punção aspirativa de medula óssea é positivo, demonstrando a presença de formas amastigotas.

Período final

Essa etapa acontece geralmente quando a doença não foi diagnosticada e tratada, e, nesse caso, o indivíduo apresenta febre contínua e comprometimento intenso do estado geral. Nota-se um quadro importante de desnutrição e edema de membros inferiores que pode evoluir para anasarca. Os indivíduos apresentam tendência a hemorragias, muito frequentemente gengivais, mas também podem ser notadas epistaxes, icterícia e ascite pronunciada. O óbito se dá, em geral, por

414 LABORATÓRIO COM INTERPRETAÇÕES CLÍNICAS

infecções associadas, hemorragia grave ou caquexia, e pode ocorrer por início tardio do tratamento ou ausência de resposta ao mesmo.

■ Métodos de diagnóstico

• Diagnóstico parasitológico

Trata-se do método mais específico e considerado padrão-ouro no diagnóstico da infecção. Os testes de primeira linha são a pesquisa de amastigotas em amostras de sangue e no creme leucocitário, e em vista de não serem muito invasivos, são mais bem tolerados. Em caso de resultados negativos, a pesquisa dos parasitos é realizada por meio de punção aspirativa do baço, fígado ou medula óssea, a qual permite revelar a presença de formas amastigotas em indivíduos parasitados. Entretanto, por restrições quanto ao procedimento, recomenda-se a punção aspirativa de medula óssea – no esterno e na crista ilíaca para indivíduos com idade ≥ 2 anos e na tíbia para crianças com idade ≤ 2 anos. A pesquisa de parasitos em aspirado de medula óssea é um método muito praticado no Brasil.

• Exame direto para pesquisa de amastigotas

Com o material aspirado, é preparada uma distensão sobre lâmina, a qual – após secagem – é fixada em álcool metílico, e pode ser corada pelos corantes Giemsa ou Wright, Leishman ou Panoptico para posterior exame ao microscópio. É de extrema importância que todos os campos microscópicos sejam cuidadosamente investigados para encontro de formas amastigotas antes de se declarar a lâmina como negativa.

• Pesquisa de amastigotas em amostras de sangue

Essas formas evolutivas podem ser encontradas, eventualmente, no interior de leucócitos. Portanto, a pesquisa de amastigotas deve ser feita em creme leucocitário, obtido por meio de centrifugação do sangue em tubo capilar (micro-hematócrito). O creme leucocitário deve ser fixado e corado em lâmina de microscopia para pesquisa de amastigotas, mas também pode ser semeado em meio NNN (Novy-MacNeal-Nicolle).

• Cultura

Uma gota do material obtido por punção deve ser misturada com 0,5 mL de soro fisiológico ou PBS na própria seringa, e 0,1 mL dessa mistura pode ser semeada – em condições estéreis – em dois tubos com meio de cultura contendo ágar e sangue de coelho. O mais frequentemente empregado é o meio NNN, no qual os parasitos se desenvolvem sob a forma promastigota. Para se acelerar o crescimento dos parasitos em meio NNN, pode ser adicionado um meio líquido ao sistema, como o LIT (*liver infusion tryptose*) ou Schneider, fornecendo melhores resultados. As culturas devem ser mantidas em temperatura entre 24-26 °C e observadas em microscopia ótica ou invertida a partir do quinto dia, e daí em diante, semanalmente, por até 4 semanas. Recomenda-se que os tubos positivos sejam enviados para laboratórios de referência, a fim de que seja feita a identificação da espécie.

• Exames sorológicos

São baseados na detecção de antígenos de leishmânia ou anticorpos antileishmania em amostras de sangue. Têm a vantagem de fornecer resultados rápidos e não serem invasivos, entretanto, a sensibilidade e a especificidade desses testes pode variar com o antígeno empregado. Atualmente, são usados o teste de aglutinação direta (*direct aglutination test*), a reação de imunofluorescência indireta (RIFI), os testes imunocromatográficos e o ensaio imunoenzimático. A reação de imunofluorescência

DOENÇAS INFECCIOSAS E PARASITÁRIAS **415**

indireta com formas promastigotas de leishmânia fixadas em lâminas e o teste imunoenzimático com antígenos do parasito, são os mais empregados em nosso país. Na RIFI, são considerados positivos títulos acima de 1:80. Nos soros com títulos iguais a 1:40 recomenda-se nova coleta de amostra num intervalo de 30 dias.

Um teste sorológico reagente reforça o diagnóstico de leishmaniose visceral, porém um indivíduo com teste reagente, mas sem sintomatologia clínica, não deve ser submetido a tratamento específico. Além disso, deve se ter em mente que os testes sorológicos não devem ser empregados como controle de cura.

• Intradermorreação de Montenegro (IDRM)

Também chamada teste da leishmanina, baseia-se na resposta celular de indivíduos após a injeção, no antebraço, de 0,1-0,2 mL de antígenos de *Leishmania* com o aparecimento, após 48 horas, de uma pápula eritematosa caracterizando uma reação de hipersensibilidade tardia. Atualmente, os antígenos mais utilizados são extratos multiparticulados de diferentes espécies de *Leishmania*, diluídos em solução salina contendo timerosal a 1:10.000 ou fenol a 0,4% como preservadores. A solução se apresenta acondicionada em frascos multidose (10 a 50 doses de 0,1 mL/frasco).

A IDRM é positiva nas infecções inaparentes ou assintomáticas, mas com a depressão da resposta celular durante o curso da infecção pela *L. (L.) chagasi*, pode ou não estar positiva na fase aguda da doença e torna-se negativa na fase crônica (ou período de estado). Nos indivíduos com cura clínica, ela volta a se tornar positiva em um período de 6 a 36 meses após o tratamento.

• Teste de aglutinação direta (DAT)

Trata-se de um teste semiquantitativo no qual os antígenos são formas promastigotas de cultura ou glicoproteínas de membrana dessas formas, corados pelo corante azul de Coomassie. Os soros em teste são diluídos seriadamente em placas de microtitulação com fundo em "U" e, após a diluição, o antígeno é adicionado a cada poço. A leitura do teste pode ser feita visualmente, uma vez que, se houver anticorpos suficientes, forma-se uma película no fundo do poço, enquanto nos testes negativos as células precipitam escorregando pelas paredes inclinadas do orifício, formando um botão no fundo do mesmo. Nesse teste, são considerados positivos títulos ≥ 1/6.400.

• Reação de imunofluorescência indireta (RIFI)

A metodologia consiste em uma reação antígeno-anticorpo visualizada com o auxílio de um conjugado fluorescente, e os resultados são expressos em diluições. Nos Laboratórios Centrais de Saúde Pública do Brasil (LACENS), o único *kit* disponível para uso é produzido por Bio-Manguinhos (FIOCRUZ), que utiliza como antígeno promastigotas de *Leishmania* (*Viannia*) *major-like*. São considerados reagentes títulos ≥ 1/80. Todavia, além de necessitar de um microscópio de fluorescência, o que muitas vezes impede o uso dessa técnica em trabalhos de campo e em alguns laboratórios, estudos têm demonstrado uma grande variação com relação à sensibilidade e especificidade da mesma em algumas regiões do país. Reações cruzadas, mesmo que fracas, já foram descritas em pacientes com infecções por *T. cruzi*, *Plasmodium* spp., *Schistosoma mansoni*, *Onchocerca volvulus*, *Mycobacterium leprae* e pacientes com LTA, entre outros.

• Testes imunocromatográficos

O princípio do método consiste em uma ligação entre os anticorpos com antígenos recombinantes, fixados em fita teste, e quando ocorre essa reação, a mesma é visualizada através de uma reação colorida. O teste faz uma determinação qualitativa de anticorpos no soro e o antígeno mais

416 LABORATÓRIO COM INTERPRETAÇÕES CLÍNICAS

empregado é a proteína recombinante rk39 adsorvida em fitas de nitrocelulose, específica para o complexo Donovani. São testes de fácil execução e interpretação de resultados, podendo ser feitos sem infraestrutura laboratorial e sem necessitar de profissionais extremamente especializados para sua execução. Para a OMS, testes rápidos devem realizados em regiões rurais endêmicas e, em indivíduos com clínica suspeita e teste positivo, o tratamento específico deve ser instituído.

- ELISA

Amplamente empregado no diagnóstico da LVA. Nesse caso, a reação antígeno-anticorpo é identificada empregando-se um anticorpo anti-imunoglobulina humana conjugado a uma enzima que, uma vez ligado ao complexo Ag-Ac, será revelada pela adição ao meio racional de um substrato para a enzima – um cromógeno, levando a uma mudança de coloração. O teste, em geral, permite a detecção de títulos baixos de anticorpos e é de execução relativamente fácil. Apesar de revelar alta sensibilidade em alguns ensaios, podem ocorrer reações cruzadas com outros tripanossomatídeos (*Leishmania* spp. e *T. cruzi*).

■ Métodos moleculares

Desde o aparecimento da reação em cadeia da polimerase e suas variações, estudos vêm sendo desenvolvidos voltados para a detecção de espécies de *Leishmania* spp. para finalidades que vão além do diagnóstico, tais como controle de cura e epidemiológico. Entretanto, apesar de ser uma técnica de elevada sensibilidade e especificidade na detecção de parasitos de seres humanos e na infecção canina, seus custos de execução impedem seu uso na rotina laboratorial, sendo mais empregada em laboratórios de pesquisa.

■ Outros exames laboratoriais

Os exames inespecíficos auxiliam muito diante de uma suspeita diagnóstica e definem o grau de evolução da doença. O hemograma revela desde acentuada anemia e leucopenia até pancitopenia. A eletroforese de proteínas revela grande inversão albumina/globulina. As provas de função hepática mostram-se amiúde discretamente alteradas. Outros exames podem mostrar-se alterados, como o de urina, o ECG e as provas de função renal, além das dosagens imunológicas.

Leishmaniose tegumentar

Também conhecida como ferida brava ou úlcera de Bauru, é uma infecção produzida por protozoários do gênero *Leishmania,* com várias espécies capazes de infectar o homem. No Brasil, podem ser encontradas infecções causadas por espécies do subgênero *Viannia* como *L. (V.) braziliensis, L. (V) guyanensis,* bem como do subgênero *Leishmania,* como a *L. (L.) amazonensis.* Outras espécies como *L. (V) panamensis, L. (V.) peruviana, L. (V.) shawi, L. (V.) naiffi, L. (V.) lainsoni, L. (L.) mexicana* e *L. (L.) pifanoi,* podem ser encontradas causando infecção humana na Região Amazônica e em outros países da América do Sul e Central. O parasito é transmitido ao homem no Novo Mundo por mosquitos do gênero *Lutzomyia* spp., a partir de diferentes gêneros e espécies de vertebrados que podem atuar como hospedeiros e/ou potenciais reservatórios dos parasitos como marsupiais (gambás), preguiça-real, tatu-galinha, diversos gêneros e espécies de roedores, canídeos, primatas e quirópteros (morcegos).

Dados epidemiológicos da Organização Mundial da Saúde descrevem uma prevalência global de 12 milhões de pessoas infectadas com 400.000 novas ocorrências anualmente. Nas Américas, a LTA é endêmica em 18 países, estando os casos distribuídos desde o México até a Argentina. A média anual de casos na região ultrapassa 45.000 notificações, e do total de casos, 78,8% ocorrem no Brasil.

DOENÇAS INFECCIOSAS E PARASITÁRIAS **417**

A transmissão da infecção ao homem se dá durante o repasto sanguíneo de mosquitos do gênero *Lutzomyia* spp. por meio do qual são inoculadas, na derme, formas promastigotas dos parasitos. Essas formas são fagocitadas por histiócitos e, por serem incapazes de se desenvolver e resistir aos mecanismos oxidativos e digestivos dessa célula, transformam-se em uma forma mais resistente e adaptada, a forma amastigota. Os parasitos que causam a LTA tem grande afinidade pelos macrófagos residentes da pele – histiócitos, onde vivem e se reproduzem assexuadamente sob a forma amastigota. Ao final de um ciclo reprodutivo, o histiócito se rompe liberando as formas amastigotas no espaço intersticial que, uma vez livres, serão fagocitadas por novos histiócitos, estabelecendo a infecção.

A doença pode ter três formas clínicas: forma cutânea, caracterizada pela presença de lesões cutâneas ulceradas ou não; forma cutaneomucosa, com lesões ulceradas acometendo pele e mucosas; e forma difusa, na qual as lesões apresentam-se de forma nodular e sem ulceração e podem estar disseminadas por toda a pele do paciente.

- Diagnóstico clínico e laboratorial

É feito inicialmente com base na morfologia da lesão, dados epidemiológicos do paciente e pela reação intradérmica de Montenegro positiva. Deve-se ter em mente que outras afecções podem causar lesões cutâneas com aspecto semelhante ao observado na LTA, tais como sífilis, impetigo, tuberculose cutânea, hanseníase, histoplasmose, esporotricose, lobomicose, piodermites, lúpus erimatematoso discoide, vasculites, úlceras de estase venosa, tumores, entre outras; portanto, necessitando de comprovação parasitológica para determinação da etiologia da lesão.

- Diagnóstico parasitológico

O diagnóstico definitivo da leishmaniose tegumentar é realizado por meio da pesquisa de formas amastigotas, especialmente na borda da lesão, junto à base, após assepsia local. A evidenciação do parasito pode ser feita através dos seguintes procedimentos: escarificação, punção aspirativa e biópsia. A obtenção de fragmento da borda da lesão é feita com uso de bisturi ou *punch* após anestesia local para realização de biópsia e preparações histopatológicas. O material obtido deverá ser usado para realização de *imprinting* sobre lâmina de microscopia. Em lesões ulcerosas, o procedimento deve ser executado nas bordas infiltradas e eritematosas com pinça de biópsia tipo sacabocado (*punch*). Outra alternativa é a punção aspirativa após injeção de 3 mL de solução salina estéril na borda da lesão ou linfonodo, utilizando seringa de 5 mL e agulha estéril 25×8. A punção aspirativa permite a obtenção de material que pode ser semeado em meio de cultura específico ou mesmo a aspiração com auxílio do sistema Vacutainer® acoplado a um tubo com meio de cultura NNN + LIT. Neste caso, o material é aspirado diretamente no tubo, o que diminui bastante os riscos de contaminação. Os tubos são mantidos a 26 °C e examinados semanalmente. Uma vez que os meios de cultura disponíveis mimetizam as condições encontradas pelos parasitos no inseto vetor, neste sistema vai ocorrer a transformação para forma promastigota, sob a qual os parasitos irão proliferar.

O isolamento por meio do cultivo *in vitro* pode fornecer material para comprovação de casos examinados, bem como fornecer matéria-prima para preparação de antígenos para testes imunológicos e diagnóstico pela reação em cadeia da polimerase.

Para pesquisa do parasito, o material obtido em *imprinting* deve ser fixado em metanol e corado pelo Giemsa ou Leishman para observação de amastigotas em objetiva de imersão. Lesões recentes ainda são ricas em formas amastigotas, entretanto, a sensibilidade do método parasitológico vai se reduzindo em lesões mais avançadas e antigas, onde o número de parasitos invariavelmente é menor e o mesmo pode não ser detectado. Deve ser ressaltado, entretanto, que encontrar formas amastigotas em preparações coradas, livre ou no interior de macrófagos, pode ser uma tarefa árdua, além disso, o encontro dos parasitos não permite a identificação a nível de espécie, visto que as formas amastigotas são muito semelhantes dentro do gênero *Leishmania* spp.

418 LABORATÓRIO COM INTERPRETAÇÕES CLÍNICAS

O fragmento de tecido obtido por biópsia pode ser triturado e suspenso em solução fisiológica – bem como o material proveniente de cultura – os quais podem ser usados para a inoculação em animais, preferencialmente o *hamster* (*Mesocricetus auratus*), animal mais suscetível ao parasito. Em geral, a inoculação é feita por via subcutânea na superfície dorsal das patas traseiras e no focinho, mas o tempo para o aparecimento de lesões supera 60 dias, o que exclui a inoculação em animais como método de diagnóstico. Esse procedimento é mais adotado em laboratórios de pesquisa.

• Intradermorreação de Montenegro

Também chamada teste da leishmanina, baseia-se na resposta celular de indivíduos após a injeção, no antebraço, de 0,1-0,2 mL de uma preparação antigênica a partir de formas promastigotas de *Leishmania*. Após 48-72 horas, o aparecimento de uma pápula eritematosa endurecida ≥ 5 mm caracteriza uma reação positiva. Essa enduração deverá ser marcada com caneta esferográfica e decalcada em papel umedecido para, posteriormente, ser medida em milímetros. Atualmente, os antígenos mais utilizados são extratos multiparticulados de diferentes espécies de *Leishmania*, diluídos em solução salina contendo timerosal a 1:10.000 ou fenol a 0,4% como preservadores. A solução se apresenta acondicionada em frascos multidose (10 a 50 doses de 0,1 mL/frasco). Nos pacientes com a forma difusa de leishmaniose, que se caracteriza pela ausência ou redução da resposta celular, a IDRM é frequentemente negativa. A intensidade da IDRM é maior em pacientes que apresentam a forma cutânea localizada por longo período de tempo e em pacientes com a forma mucocutânea.

Por outro lado, o teste tende a produzir resultados positivos em geral após 3 meses de infecção e, nas formas cutânea e cutaneomucosa, a resposta é positiva mesmo após o tratamento bem-sucedido, razão pela qual a IDRM não deve ser empregada para controle de cura. O teste é considerado sensível, minimamente invasivo e de baixo custo.

Em áreas onde a doença é endêmica, é comum encontrar indivíduos sem lesão ativa ou cicatricial com IDRM positiva, o que pode indicar infecção subclínica ou que houve contato com o parasito.

• Testes sorológicos

Dentre os métodos de diagnóstico para pesquisa de anticorpos, a reação de imunofluorescência indireta (RIFI) com antígeno total de *L. major* produzido por Bio-Manguinhos é o mais usado. Os resultados com RIFI são muito variáveis na LTA, pela baixa antigenicidade do parasito ou pelos baixos níveis de anticorpos circulantes. A reação é negativa na forma difusa da doença, mas a sensibilidade na forma cutânea é de 71%, alcançando 100% na forma mucosa.

A positividade do teste está associada ao tempo de evolução da doença, sendo mais frequente quando o indivíduo tem lesão nas mucosas. As reações são consideradas positivas a partir da diluição 1/40. Em pacientes com a forma cutânea, são observados anticorpos IgM, principalmente nos casos com evolução inferior a quatro meses, enquanto títulos elevados de IgG são encontrados em pacientes com mais de uma lesão. A RIFI apresenta reação cruzada com outros tripanossomatídeos, como *T. cruzi*, além de casos de pênfigo foliáceo, paracoccidioidomicose e micoses profundas. Assim, a recomendação da Secretaria de Vigilância em Saúde (SVS) é que a RIFI não deve ser utilizada como critério isolado para diagnóstico de LTA, devendo ser associada a IDRM ou técnicas parasitológicas no diagnóstico diferencial com outras doenças, especialmente nos casos onde não ocorrer demonstração do agente etiológico.

Testes baseados no ensaio imunoenzimático (ELISA) e *Western blot* já foram descritos para diagnóstico da LTA, mas alguns estão disponíveis apenas em laboratórios de pesquisa e centros de referência. O uso do *Western blot* adiciona grande sensibilidade ao processo, chegando mesmo a atingir 100% de sensibilidade, todavia, o teste tem custo elevado e requer infraestrutura laboratorial adequada, o que impede seu uso em rotina laboratorial. Por outro lado, alguns ensaios realizados nas regiões Norte e Nordeste do Brasil obtiveram resultados promissores com o sistema ELISA, todavia, tem sido demonstrado que a sensibilidade do teste varia com a preparação antigênica empregada, além de estar relacionada com a espécie do parasito empregada como antígeno. Por isso, uma alternativa que vem se mostrando viável é o emprego de antígenos recombinantes, cuja obtenção independe do cultivo do parasito e com a vantagem adicional de uma produção mais uniforme e padronizada. Alguns desses antígenos, como *L. major* Hsp60, *L. braziliensis* Hsp70 e *L. infantum* Hsp83, já foram testados e apresentaram resultados promissores.

Tanto a sensibilidade quanto a especificidade dos testes sorológicos apresentam grande variabilidade dependendo da técnica usada e do estágio da doença, e tendem a fornecer resultados negativos mesmo após três meses do surgimento de lesões cutâneas. Os testes sorológicos podem ser empregados a fim de complementar o diagnóstico clínico em conjunto com outros testes, fornecendo ao médico dados adicionais.

É importante destacar que, na LTA, os títulos de anticorpos circulantes não se mantêm elevados após o tratamento da doença, o que faz com que resultados positivos possam significar infecção ativa. Daí é consenso que os testes imunológicos devam ser empregados para o diagnósticos de infecções, e que esses testes merecem maior atenção no que se refere a pesquisa e desenvolvimento.

O critério de cura é clínico, dado pela completa cicatrização da lesão ulcerada ou não e pela total regressão da infiltração e eritema observada, geralmente, três meses após o tratamento da forma cutânea.

- • Métodos moleculares

Tem por objetivo a detecção de *Leishmania* spp., como nos métodos parasitológicos, e a definição da espécie do parasito – que não pode ser definida por outros métodos, a não ser quando promastigotas de cultura são analisados com o uso de anticorpos monoclonais ou perfil isoenzimático. A PCR (e suas variações) é a técnica mais empregada atualmente para esse fim, e tem a vantagem de detectar pequenas quantidades de DNA do parasito (em casos de carga parasitária baixa), além de produzir resultados rápidos e permitir o emprego de diferentes amostras de material biológico.

A caracterização da espécie causadora de infecção é um objetivo importante no diagnóstico e não pode ser encontrada por meio de métodos sorológicos e parasitológicos. Embora esse objetivo já tenha sido atingido para algumas espécies de *Leishmania* spp. usando, por exemplo, o gene da glicose-6-fosfato-desidrogenase para *L. braziliensis*, o desafio futuro é um teste capaz de discriminar as várias espécies presentes no Novo Mundo e obter amostras testes sem a necessidade de cultura do parasito.

Os testes moleculares – por questões operacionais e de custo – ainda não são empregados na rotina clínica, mas o diagnóstico molecular é um procedimento de rotina em alguns laboratórios de pesquisa e centros de referência.

Toxoplasmose

Infecção produzida pelo *Toxoplasma gondii,* pequeno protozoário largamente difundido em todo o mundo, capaz de infectar qualquer animal de sangue quente. Estudos sorológicos demonstram a existência de títulos significativos de anticorpos em elevada percentagem da população adulta em geral, mas a infecção sintomática é rara. Em indivíduos adultos, pode determinar um quadro febril com linfadenopatia, enquanto em crianças pode ocorrer uma forma subaguda de encefalomielite e coriorretinite. A doença pode ser particularmente grave no feto em desenvolvimento e em pacientes imunodeprimidos. Na fase proliferativa, o parasito invade células nucleadas, onde se multiplica assexuadamente por endodiogenia no interior de um vacúolo parasitóforo e, ao final de um ciclo

420 LABORATÓRIO COM INTERPRETAÇÕES CLÍNICAS

reprodutivo, a célula parasitada se rompe liberando os taquizoítas no meio extracelular. O parasito demonstra tropismo considerável por células do sistema fagocítico mononuclear, leucócitos e células parenquimatosas. A disseminação do parasito é controlada pelo desenvolvimento de resposta imune pelo hospedeiro, resultando na formação de pseudocistos celulares contendo formas que se multiplicam lentamente no interior de um vacúolo – os bradizoítas. A fase de reprodução sexuada ocorre apenas no intestino delgado de felinos – principalmente gatos, em cujas fezes podem ser encontrados os oocistos, forma evolutiva importante na disseminação do parasito no meio ambiente.

A transmissão da toxoplasmose pode ocorrer através da ingestão acidental de oocistos eliminados no ambiente por felinos que estejam contaminando a água e alimentos, pela ingestão de cistos presentes em carnes ou seus derivados crus ou mal cozidos e por meio do contato com felinos e suas fezes. A transmissão pela forma proliferativa – o taquizoíta – pode ocorrer da mãe para o feto através da placenta, através da transfusão de leucócitos e por acidentes laboratoriais. Os taquizoítas já foram descritos no sêmen e na saliva, mas a transmissão venérea e pelo beijo é considerada sem importância epidemiológica. Existe o risco de transmissão através de transplante de órgãos ou medula óssea de doador parasitado e de reagudização da infecção em indivíduos com infecção latente que estejam recebendo órgãos pelos próprios procedimentos inerentes ao transplante – como a imunossupressão. A possibilidade de transmissão dessa forma evolutiva pelo leite de vaca ou cabra já foi descrita, mas o parasito é destruído durante o processo de pasteurização.

- Métodos diretos de diagnóstico

São assim denominados aqueles métodos que incluem a detecção do próprio parasito ou suas partes constitutivas, tais como proteínas e ácidos nucleicos.

- Diagnóstico laboratorial

O diagnostico laboratorial da toxoplasmose é baseado no isolamento do parasito em cultura de células e inoculação em camundongos, na pesquisa de anticorpos séricos e em testes moleculares como hibridização e PCR.

- Isolamento do *Toxoplasma gondii* a partir de amostras biológicas

Pode ser no sangue, líquor, líquido amniótico e outros fluidos biológicos (ascítico, pleural, peritoneal e ocular), material obtido por meio de biópsia, placenta etc. O isolamento pode ser feito por inoculação intraperitoneal em camundongos, onde é avaliada a soroconversão desses animais e a evidência de parasitos nos tecidos, e em cultura de células, como fibroblastos, e posterior avaliação do desenvolvimento por meio da técnica de imunofluorescência. O isolamento do parasito denota infecção aguda.

- Testes sorológicos nos quais podem ser pesquisados os anticorpos IgM, IgG, IgA e IgE

Quando o indivíduo é exposto ao *Toxoplasma gondii*, o seu sistema imune responde produzindo anticorpos para o parasito, e duas classes principalmente pesquisadas são a IgM e a IgG. A IgM aparece em 1 a 2 semanas após a infecção, aumenta em curto espaço de tempo e depois declina. A IgG aparece algumas semanas após a infecção, seus níveis aumentam durante a infecção aguda, estabilizam com a resolução da doença e o indivíduo exposto apresentará sempre concentrações detectáveis de IgG ao longo da vida. Os métodos utilizados para a pesquisa de anticorpos incluem a aglutinação, hemaglutinação, imunofluorescência indireta (IFI) e ensaios imunoenzimáticos (ELISA).

A clássica reação de Sabin e Feldman, considerada padrão-ouro no diagnóstico da toxoplasmose, foi substituída pela técnica de imunofluorescência indireta e pelos testes imunoenzimáticos.

DOENÇAS INFECCIOSAS E PARASITÁRIAS 421

- ● Reação de imunofluorescência indireta (RIFI)

Emprega toxoplasmas preservados, fixados em lâmina de microscopia, sendo mais prática e segura na prática laboratorial, quando comparada ao *dye test*. É comumente empregada na detecção de anticorpos IgM e IgG, mas resultados falsos-positivos para IgM já foram descritos em consequência da interferência de fatores reumatoides eventualmente presentes no soro.

- ● Ensaio imunoenzimático (ELISA)

A técnica é empregada para detecção de enticorpos IgM e IgG, porém foi observada a possibilidade de resultados falsos-positivos para IgM em pacientes portadores de fator reumatoide. Por isso, foi desenvolvida uma técnica para detecção de IgM denominada ELISA duplo sanduíche (DS- Ig-M-ELISA) ou teste de captura de IgM. Com o emprego dessa técnica, é possível detectar a presença de IgM específica para *T. gondii* em indivíduos com toxoplasmose recentemente adquirida e cujos resultados tenham sido negativos na RIFI.

- ● ELFA (*enzyme linked fluorescent assay*)

Trata-se de um teste automatizado do sistema VIDAS, da empresa Bio-Mérieux, usado para detectar anticorpos IgM e IgG anti-*T. gondii*. Aqui, ocorre uma associação do método imunoenzimático com uma etapa de detecção final com fluorescência. Os anticorpos IgM são detectados por um complexo imune marcado com fosfatase alcalina.

- ● MEIA (*microparticle enzyme immunoassay*)

Técnica empregada para a determinação quantitativa de anticorpos IgM e IgG anti-*T. gondii* no soro ou plasma. A reação é feita no analisador de imunoensaio – AXSYM – da empresa Abbott. As amostras submetidas a pesquisa de anticorpos IgM são previamente tratadas com tampão de neutralização do fator reumatoide, a fim de evitar resultados falsos-positivos por interferência desses anticorpos. Ao término da reação, o complexo Ag-Ac ligado ao conjugado marcado com fosfatase alcalina reage com o substrato, e a quantidade de fluorescência emitida é proporcional à concentração de anticorpos na amostra.

A avidez da IgG pode ser avaliada pela maior ou menor capacidade de quebra de ligações do anticorpo com o antígeno através de substâncias caotrópicas como a ureia 6M, uma vez que a interação antígeno-anticorpo não decorre de ligações covalentes, mas sim de forças que se somam, tais como pontes de hidrogênio, forças coulômbicas, Van der Waals e interações hidrofóbicas. A avidez aumenta com o tempo de infecção, portanto, quanto maior é a avidez do anticorpo, mais antiga é a infecção. Avidez baixa se refere a infecções recentes de até cinco meses. O teste de avidez da IgG é imunoenzimático.

Testes de hemaglutinação ainda são utilizados, e neles, hemácias de aves sensibilizadas com antígenos toxoplásmicos reagem com anticorpos do paciente testado. É útil na avaliação de prevalência, mas não para diagnóstico neonatal e infecções recentes em gestantes, por apresentar maior probabilidade de reações falsos-positivas.

Anticorpos IgA e IgE são pesquisados por métodos imunoenzimáticos para avalição de infecção recente, incluindo a infecção congênita.

Outros testes sorológicos incluem o *imunoblot*, *Western blot* e aglutinação em látex.

- ● Testes moleculares por identificação do ácido nucleico

A PCR é utilizada em fluidos corporais e em tecidos para diagnosticar doença congênita, ocular, cerebral e disseminada. Tem especificidade e valor preditivo positivo de aproximadamente 100%.

422 LABORATÓRIO COM INTERPRETAÇÕES CLÍNICAS

Sangue periférico, líquor e urina devem ser considerados materiais para realização de PCR em recém-natos suspeitos de doença congênita.

■ Toxoplasmose na gravidez: infecção materna e fetal

A pesquisa de anticorpos IgG e IgM em gestantes levanta a questão sobre o tempo infecção: se antes ou depois de engravidar. Dependendo do tempo de infecção ocorrida antes da concepção, não há risco para o feto. O problema é que a IgM pode ser detectada em vários testes comerciais por mais de um ano após o seu aparecimento no soro, limitando a sua interpretação. Nesses casos, o teste de avidez da IgG pode ajudar a definir o tempo de infecção.

Uma gestante soronegativa para IgM e IgG no pré-natal deve ser acompanhada sorologicamente todo mês, uma vez que, quando uma mulher se infecta durante a gravidez, a chance de transmissão da infecção para o feto através da placenta é em média de 30 a 40%. Nos estágios iniciais da gravidez, a probabilidade de infecção é de 1 a 2% no primeiro mês, 10% no primeiro trimestre, e atingindo percentuais de 70 a 90% no terceiro trimestre, porém as lesões são tão mais graves quanto mais precoce é a infecção do feto, podendo levar à morte fetal intra-útero e abortamento espontâneo. Nessa fase, a infecção pode ser pesquisada por meio da PCR no líquido amniótico com sensibilidade de até 100%. A partir da 20ª semana de gestação, o parasito pode ser pesquisado no sangue do cordão obtido por cordocentese para realização da PCR e/ou de sorologia para pesquisa da IgM. Nessa fase, a IgA também é um bom marcador apresentando sensibilidade superior à IgM.

■ Toxoplasmose no recém-nato

As manifestações clínicas no recém-nato infectado incluem a hidrocefalia, microcefalia, calcificações intracranianas, coriorretinite, estrabismo, cegueira, epilepsia, retardo mental e físico-motor, plaquetopenia e anemia.

A toxoplasmose congênita no recém-nato pode ser evidenciada no sangue pela pesquisa de anticorpos IgM e por PCR, além da análise da placenta onde a cultura de células e a inoculação em camundongos permite o isolamento do parasito. É importante ressaltar que a infecção da placenta não necessariamente reflete infecção no bebê. A presença de anticorpos IgM pesquisados por teste imunoenzimático de captura de IgM permite diagnosticar a infecção congênita. Como a IgM tem uma meia-vida de cinco dias e, diante da possibilidade de contaminação de IgM materna no sangue do recém-nato, a pesquisa da IgM deve ocorrer após os dez primeiros dias de vida. É sugerida também a pesquisa da IgA como marcador de fase aguda, e apresenta sensibilidade superior à da IgM.

■ Toxoplasmose no imunocomprometido

A infecção em indivíduos imunocompetentes geralmente é assintomática em adultos e crianças, é autolimitada e não requer tratamento. No indivíduo imunodeficiente, a infecção geralmente ocorre por reativação de infecção latente e os sintomas se assemelham aos de uma gripe. IgG reativa nesses pacientes chama a atenção para o risco de reativação da doença e, nesses casos, o teste de avidez da IgG pode discriminar entre infecção recente ou passada. Nesses pacientes, quando há suspeita de toxoplasmose localizada ou disseminada, a PCR pode ser realizada em diferentes materiais biológicos como sangue, lavado brônquio alveolar, líquido ascítico, pleural, peritoneal e ocular, líquor, aspirado de medula etc. O isolamento do vírus também está indicado (Tabela 23.8).

É importante salientar que podem ocorrer reações cruzadas em testes imunológicos e a IgM reativa deve ser confirmada por outras metodologias. Também é importante lembrar que os anticorpos IgM maternos não atravessam a barreira placentária, são os únicos anticorpos produzidos pelo feto e que, quando a IgM está presente no soro de recém-natos, indica infecção congênita. Nenhum teste

DOENÇAS INFECCIOSAS E PARASITÁRIAS 423

Tabela 23.8. Interpretação de resultados de sorologia: pesquisa de IgM e IgG

IgM	IgG	Interpretação
Não reativa	Reativa	Infecção passada
Não reativa	Não reativa	Indivíduo não exposto e suscetível à infecção ou infecção muito recente sem soroconversão
Reativa	Não reativa	Infecção recente. A detecção somente da IgM em recém-nato traduz infecção congênita
Reativa	Reativa	Infecção recente, infecção crônica ou reativação

isoladamente confirma ou afasta o diagnóstico de infecção aguda ou tardia e, portanto, a análise dos resultados deve ser cautelosa e criteriosa.

Giardíase

Infecção causada pela *Giardia lamblia* (sinonímia *G. intestinalis, G. duodenalis*), protozoário flagelado cujo hábitat normal é o duodeno e jejuno. A giardíase é considerada a principal causa de diarreia não viral e o parasito tem distribuição mundial, ocorrendo tanto em países desenvolvidos quanto naqueles em desenvolvimento, onde o número de casos é maior. Aproximadamente 200 milhões de pessoas na Ásia, África e América Latina apresentam doença sintomática, e a estimativa é que 500.000 casos ocorram anualmente. Mais recentemente, sólidas evidências vêm demonstrando que a giardíase é uma zoonose que pode ser transmitida entre homens e animais domésticos. Vale ressaltar que, morfologicamente, as espécies de *Giardia* spp. encontradas em seres humanos e animais são idênticas e só podem ser separadas em genótipos com base em características moleculares.

A grande maioria dos indivíduos parasitados pela *G. lamblia* são assintomáticos e podem descobrir a infecção durante um exame de fezes de rotina. A infecção pode ter um impacto significativo na saúde e no desenvolvimento quando ocorre em crianças e adolescentes. Em um pequeno percentual de indivíduos a infecção é sintomática, e sua forma aguda se apresenta com diarreia de aspecto pastoso ou líquido, com coloração acinzentada, odor fétido e, às vezes, com presença de bolhas. Alguns pacientes se queixam de gases e distensão abdominal. A presença de muco e sangue nas fezes é rara. A forma aguda é frequentemente encontrada em indivíduos de áreas não endêmicas que viajam para regiões endêmicas. Em geral, essa fase é autolimitante em indivíduos imunocompetentes, mas algumas pessoas evoluem para uma forma crônica, na qual episódios de diarreia frequente estão presentes e podem estar acompanhados de esteatorreia, perda de peso e um grau extremo – a síndrome de má absorção. Esta última, representada pela dificuldade de absorção de vitaminas lipossolúveis, vitamina B12, ferro, xilose e lactose.

A infecção é transmitida por meio de água e alimentos contaminados pelas formas de resistência do parasito, os cistos. O desencistamento ocorre no início do intestino delgado e libera os trofozoítos, que iniciam um processo de colonização intestinal, se reproduzindo assexuadamente e aumentando a população no local. Os trofozoítos de *G. lamblia* aderem a mucosa intestinal através de uma estrutura chamada disco ventral, e experimentos em cães indicam que essa ligação tem o efeito de provocar lesão nas microvilosidades, resultando daí o comprometimento da absorção. Em indivíduos com cargas parasitárias extremamente elevadas, os trofozoítos são capazes de provocar um verdadeiro "atapetamento" da mucosa. Essas formas evolutivas só aparecem em amostras fecais diarreicas, enquanto nas evacuações regulares e normais, aparece a forma cística. A eliminação de cistos é intermitente e irregular, e um exame de fezes negativo não exclui a possibilidade de parasitismo. Assim, em caso de forte suspeita de infecção por *Giardia*, é recomendada a coleta de pelo menos três amostras fecais em dias alternados, em frascos coletores com formol a 10% (Figura 23.4).

424 LABORATÓRIO COM INTERPRETAÇÕES CLÍNICAS

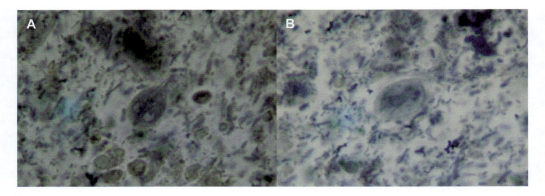

Figura 23.4. *Forma trofozoíta* **(A)** *e cística* **(B)** *de* Giardia lamblia *em sedimento fecal positivo corado pela hematoxilina férrica (400×). (Fonte: Material cedido pelo setor de Parasitologia do Hospital Universitário Antônio Pedro/UFF.)*

- Exame parasitológico de fezes

O objetivo do EPF é a demonstração do parasito – em suas formas evolutivas, cistos ou trofozoítos, em amostras de fezes. Pela consistência da amostra, pode-se inferir qual a forma evolutiva poderá estar presente, uma vez que os cistos predominam em fezes formadas e os trofozoítos em dejeções diarreicas. Tanto os cistos quanto os trofozoítos podem ser detectados por meio de método direto, mas como os mesmos podem estar presentes em pequenas quantidades na amostra fecal, é indicado o processamento por meio de métodos de concentração. Podem ser empregados a técnica de Ritchie (centrífugo-sedimentação em formol éter) ou mesmo a técnica de Faust (centrífugo-flutuação em sulfato de zinco a 33%). Em alguns laboratórios, algumas dessas técnicas não fazem parte da rotina de bancada, sendo substituídas pela técnica de Hoffman, Pons e Janer (sedimentação espontânea em água). Apesar de não ser difícil identificar e visualizar cistos e trofozoítos de *Giardia* sem auxílio de coloração, a visualização dos mesmos pode ser facilitada pelo uso de lugol, além de coloração pelo tricrômico ou pela hematoxilina férrica.

Nos casos crônicos, a eliminação de formas císticas é irregular, o que pode exigir repetições do exame ou o uso de métodos diferenciados para comprovação e determinação da infecção.

- Métodos imunológicos

Um teste usando o sistema ELISA para detecção de antígenos fecais – "coproantígenos" – já se encontra disponível para pesquisa de infecções por *G. lamblia*. O teste é mais sensível que a coproscopia e o antígeno detectado pode ser o cisto, trofozoítos e frações de glicoproteínas dos cistos nas fezes, e o resultado é qualitativo, ou seja, a magnitude da absorbância encontrada não tem relação com carga parasitária. Adicionalmente, resultados falsos-negativos já foram descritos com o uso do teste, e podem ter relação com a existência de vários genótipos e subgenótipos de *G. lamblia*, os quais podem interferir no preparo dos anticorpos policlonais utilizados para captura de antígenos específicos no ELISA. Alguns estudos propõe que o método ELISA deva ser uma alternativa nos casos em que os resultados de exames parasitológicos de fezes sejam repetidamente negativos em pacientes com clínica compatível com giardíase. Além disso, como o diagnóstico empregando o ELISA é de fácil execução e permite o processamento de várias amostras, pode ser empregado também em inquéritos epidemiológicos.

Outro método alternativo à microscopia para detecção de *Giardia lamblia* é o teste imunocromatográfico, com uso de anticorpos monoclonais que, segundo os fabricantes, garantem elevadas sensibilidade e especificidade, além de fornecer resultados rapidamente. Adicionalmente, estão disponíveis no mercado testes rápidos para detecção de *G. lamblia* e *Cryptosporidium* spp., e testes para detectar simultaneamente *G. lamblia*, *Cryptosporidium* e *Entamoeba histolytica*.

- Métodos moleculares

O uso da PCR para detecção do gene β-giardina vem sendo usado em laboratórios de pesquisa para detecção e genotipagem dos vários genótipos de *G. lamblia* com potencial zoonótico que circulam em nosso meio.

- Conteúdo duodenal

Pode ser usado para o exame, colhido por meio de aspiração endoscópica ou por cápsula duodenal (Entero-test), que é um procedimento para coleta de conteúdo duodenal com máxima simplicidade e menor desconforto para o paciente. Inclusive, já foi demonstrado que esse método é comparável em eficiência à tubagem duodenal para recuperação de trofozoítos de *G. lamblia*.

Blastocystis spp.

Trata-se do protozoário entérico mais encontrado nas pesquisas coproparasitológicas recentes, e é um parasito que infecta humanos e muitos animais. Sua distribuição é mundial, com prevalência de cerca de 60% em países em desenvolvimento, tropicais e subtropicais, enquanto em países como o Japão, é menor de 0,5%. A alta prevalência está associada a baixos índices socioeconômicos, o que sugere que a transmissão seja aumentada com a falta de saneamento básico, proximidade com animais domésticos e gado, e abastecimento de água de poços artesianos e rios. Acredita-se que a transmissão de *Blastocystis* spp. seja pela via fecal-oral, por exemplo, por água e alimentos contaminados por cistos do parasito e cujas fontes podem ser humanas e animais.

Apesar de já ter sido descrito há 100 anos, até hoje – surpreendentemente – sabe-se pouco sobre seu potencial patogênico, diversidade genética, interações com hospedeiro e tratamento. Apenas na última década, avanços sobre a sua biologia foram alcançados. Porém, sua natureza pleomórfica e a dificuldade na padronização das técnicas laboratoriais ainda levam a resultados errôneos e falsos-negativos.

Formas evolutivas de *Blastocystis* spp. são comumente achadas em amostras fecais de indivíduos sem sintomas gastrointestinais. Porém, também são implicados como único agente causal em algumas infecções gastrointestinais e de pele em que os pacientes reclamam de sintomas como dor abdominal, diarreia, náusea, vômito, inchaço e anorexia. Nas infecções dermatológicas, as queixas mais frequentes são urticária e coceira. Em pacientes imunocomprometidos, como portadores do vírus da Aids, pacientes com câncer e transplantados, tem sido apontado como agente de doença diarreica.

Inicialmente, chamado *Blastocystis hominis*, esse protista anaeróbico passou a ser reconhecido como *Blastocystis* spp. devido à sua extensa diversidade genética. Estudos moleculares baseados na técnica de PCR levaram à identificação de 17 subgrupos, dentre esses, nove foram encontrados em humanos com uma prevalência variante. De fato, apenas quatro são frequentes (ST1, ST2, ST3 e ST4) e representam cerca de 90% dos subtipos isolados. A grande maioria das infecções em humanos é atribuída ao subtipo ST3.

- Morfologia

O *Blastocystis* spp. apresenta formas bastante variáveis, o que dificulta estudos da sua biologia celular.

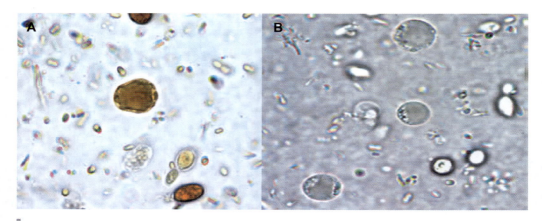

Figura 23.5. *Formas vacuolares de* Blastocystis *spp. em amostras fecais coradas pelo lugol* **(A)** *e sem coloração* **(B)**. *(Fonte: https://www.cdc.gov/dpdx/blastocystis/index.html.)*

A forma com vacúolo central é a mais observada nas amostras fecais. É caracterizada por um grande vacúolo central que ocupa 90% do volume celular, o que afasta o citoplasma e organelas para a parede celular, e pode, algumas vezes, dificultar o diagnóstico microscópico. Núcleos e organelas semelhantes a mitocôndrias são geralmente localizados em regiões citoplasmáticas espessas em extremidades opostas da célula. O vacúolo central pode parecer vazio ou conter material delicado. Seu tamanho varia de 3 a 120 µm.

A forma granular assemelha-se à forma vacuolar, exceto pela presença de grânulos no citoplasma ou, mais comumente, dentro do vacúolo central do organismo.

A forma ameboide de *Blastocystis* spp. é raramente relatada, e há descrições contraditórias sobre esse tipo morfológico, com tamanhos variados, poucos ou numerosos pseudópodes e presença, ou não, de bactérias ingeridas. Considerando a diversidade genética do organismo, é plausível que as diferentes descrições sejam devidas às variações genotípicas entre os isolados de *Blastocystis* spp.

A forma cística, geralmente ovoide ou esférica, é a mais recentemente descrita, e sua descoberta tardia deve-se ao pequeno tamanho (2 a 5 µm), o que pode confundir com detritos fecais. O cisto está protegido por uma parede de várias camadas, que pode ou não ser coberta por um revestimento superficial solto. O citoplasma pode conter de um a quatro núcleos, mitocôndrias, depósitos de glicogênio e pequenos vacúolos (Figura 23.5).

- Diagnóstico laboratorial

Técnicas de sedimentação espontânea (técnica de Hoffman) e por centrifugação (técnica de Ritchie) podem ser empregadas para pesquisa de formas evolutivas de *Blastocystis* spp. Múltiplos espécimes de fezes devem ser examinados, uma vez que a eliminação de cistos pode ser irregular. Técnicas de coloração com lugol, coloração permanente com Giemsa, Fields e tricômico são as mais empregadas.

- Sorologia

As infecções por *Blastocystis* spp. levam à resposta por IgG e IgA, que podem ser detectadas por técnicas com anticorpos com imunofluorescência indireta ou por ensaios imunoenzimáticos (ELISA).

DOENÇAS INFECCIOSAS E PARASITÁRIAS   427

- Técnicas moleculares

Abordagens diagnósticas moleculares baseadas em PCR para identificação de *Blastocystis* spp. utilizam iniciadores para diagnóstico de subtipos específicos – iniciadores STS – que foram desenvolvidos a partir da amplificação aleatória da análise de DNA polimórfico de isolados de *Blastocystis* spp.

Esse método tem demonstrado ser útil para estudos epidemiológicos, fornecendo informações sobre a distribuição de genótipos entre populações humanas e animais, e sobre a natureza zoonótica de certos genótipos.

Fungos e leveduras

A identificação e classificação dos fungos parasitas do homem baseiam-se no conhecimento de sua morfologia, não só em condições de parasitismo, como também quando proliferam em meios apropriados de culturas no laboratório. Os aspectos morfológicos que assumem no organismo hospedeiro são, em geral, muito diferentes dos que se observam em culturas (denominam-se, por isso, agentes dimórficos). Em sua maioria, as espécies de fungos causadores de doenças humanas são cultivadas com relativa facilidade, o que torna possível o estudo das características de cada uma delas, tanto em vida parasitária, como em cultura. Em vida parasitária, os fungos podem ser apreciados em cortes histológicos, nos exsudatos, nas excreções, no LCR, nos pelos, nos fragmentos de unha, em indutos cutâneos e mucosos, e em escamas da pele. Partindo-se desse material, procede-se ao isolamento do fungo em meios adequados e, isolado em cultura, são estudadas as micro e macromorfologia das colônias.

A orientação técnica a ser seguida no diagnóstico etiológico das micoses varia de acordo com certas características de cada uma delas. Há micoses em que seu agente etiológico é reconhecido logo de início pela sua morfologia em vida parasitária, como é o caso, por exemplo, do *Cryptococcus neoformans,* agente causal da criptococose, e do *Paracoccidioides brasiliensis,* causador da blastomicose sul-americana. Nesses casos, o estudo das colônias em meios de cultura constitui apenas medida complementar. Inúmeras espécies patogênicas, no entanto, só podem ser identificadas após seu isolamento em cultura pura, como ocorre com os dermatófitos e as leveduras do gênero *Candida.*

Portanto, são os seguintes os recursos laboratoriais à disposição da clínica para o diagnóstico das infecções micóticas:

Dispõem-se de provas imunossorológicas para muitas micoses sistêmicas, mas poucas garantem diagnóstico definitivo por si mesmas. Entre os ensaios mais úteis, estão os que identificam produtos antigênicos específicos do fungo, especialmente do *Cryptococcus neoformans* e *Histoplasma capsulatum.* Alguns testes, tais como reações fixadoras do complemento (RFC) para anticorpos anticoccidioídicos, são específicos e não exigem prova de elevação de nível, podendo, assim, fornecer indício confirmatório de grande valor para o diagnóstico, bem como uma indicação do risco de disseminação extrapulmonar (trata-se do *Coccidioides immitis,* inexistente no Brasil). Entretanto, a maioria dos anticorpos antifúngicos exibe uma utilidade muito limitada. Muitos possuem baixa sensibilidade e/ou especificidade e, já que a dosagem de títulos elevados ou crescentes de anticorpos toma muito tempo, são inúteis como guias de terapêutica inicial.

Os diagnósticos são habitualmente confirmados pelo isolamento do fungo causal a partir de escarro, urina, sangue, medula óssea ou material retirado de tecidos infectados. A significação clínica de culturas positivas de escarro pode ser difícil de interpretar no que diz respeito a fungos comensais (p. ex., *Candida albicans*) ou àqueles que são prevalentes no ambiente (p. ex., *Aspergillus* sp.). Portanto, um papel etiológico só poderá ser estabelecido com certeza pela confirmação de invasão tecidual.

428 LABORATÓRIO COM INTERPRETAÇÕES CLÍNICAS

Contrariamente ao que ocorre nas doenças viróticas e bacterianas, as infecções fúngicas podem, com frequência, ser diagnosticadas com elevado grau de segurança pela histopatologia com base nos aspectos morfológicos característicos, em vez da pesquisa de anticorpos específicos. Entretanto, a identificação definitiva pode tornar-se difícil, especialmente se apenas alguns poucos fungos forem observados. Assim, o diagnóstico histopatológico deve ser confirmado pela cultura sempre que possível.

A avaliação da atividade da infecção baseia-se em culturas feitas a partir de múltiplos focos, na existência de febre, nas características do hemograma, em provas funcionais de órgãos comprometidos (p. ex., fígado) e, no caso de certas micoses, em provas sorológicas.

Micoses observadas no Brasil

■ Micoses superficiais

As lesões situam-se na pele, fâneros e mucosas das cavidades naturais. As reações inflamatórias são em geral pouco acentuadas, não atingindo os planos profundos dos tegumentos cutâneo e mucoso. Classificam-se em:

1. Dermatofitoses: são causadas por fungos dos gêneros *Microsporum, Trichophyton, Epidermophyton.*
2. Dermatomicoses discrômicas:
   - *Pityriasis versicolor – Malassezia furfur*;
   - *Tinea nigra* – Cladosporium werneckii;
   - Eritrasma – *Nocardia minutissima*;
3. Tricomicoses nodulares:
   - Piedra negra – *Piedraia hortae*;
   - Piedra branca – *Trichosporon beigelii*;
   - Triconocardiose – *Nocardia tenuis.*
4. Candidíases superficiais: são causadas por *Candida albicans* e espécies próximas:
   - Candidíase cutânea;
   - Candidíase ungueal ou periungueal;
   - Candidíase mucosa.

■ Micoses profundas

As lesões atingem os planos profundos da pele e mucosas, e todos os órgãos internos dos aparelhos e sistemas. As reações inflamatórias ou degenerativas são intensas, exsudativas ou granulomatosas, e classificam-se em:

1. Actinomicetoma: *Actinomyces israelii, Nocardia brasiliensis, Nocardia asteroides, Streptomyces madurae* etc.
2. Eumicetoma: *Monosporium, Madurella, Aspergillus, Gephalosporium, Acremoniella.*
3. Esporotricose: *Sporotrichum* (Schenfeld).
4. Cromoblastomicose: *Phialophora pedrosoi.*
5. Blastomicose sul-americana: *Paracoccidioides brasiliensis.*
6. Criptococose: *Cryptococcus neoformans.*
7. Histoplasmose: *Histoplasma capsulatum.*
8. Rinosporidiose: *Rhinosporidium seeberi.*
9. Candidíases profundas: espécies de *Candida.*

Actinomicose e micetomas

■ Micetomas

São tumefações inflamatórias de uma região ou de um órgão, onde se formam fístulas que drenam pus, contendo, caracteristicamente, minúsculos grânulos constituídos de aglomerados de colônias de bactérias ou fungos. Elemento essencial ao diagnóstico é a observação desses grânulos patognomônicos pelo exame microscópico do material que se elimina pelas fístulas.

Dividem-se os micetomas em dois grupos: actinomicósico e maduromicósico. No Brasil, predomina o grupo actinomicósico, causado por bactérias dos gêneros *Actinomyces* (anaeróbico) e *Nocardia* (aeróbico), outrora considerados cogumelos. O grupo maduromicósico pode ser causado por eumicetos de vários gêneros: *Madurella, Cephaloporium, Monosporium* e outros.

■ *Actinomyces*

São bacilos Gram-positivos que se apresentam sob a forma de bacilos difteroides ou de filamentos, possuindo cinco espécies, das quais *A. israelii* é a mais importante como agente causal da actinomicose (micetoma endógeno), em suas formas cervicofacial, torácica e abdominal.

• Identificação dos grãos

O exame microscópico pode ser praticado a fresco, colocado o material entre lâmina e lamínula, em solução de potassa a 10%, ou em preparação histopatológica colhida por biópsia. Pode-se obter boa coloração dos grãos pelo método de Gram. Sendo necessário distinguir os micetomas em seus dois grandes grupos, o exame microscópico deve ser feito com grande aumento para bem diferenciar a morfologia diversa dos grãos.

A obtenção de culturas é fácil se o pus estiver livre de outras bactérias, mas torna-se difícil se houver contaminação; por isso, o pus deve ser retirado de uma lesão fechada, semeando-se os grãos, depois de lavados em solução fisiológica e triturados, em gelose glicosada a 2%, à temperatura ambiente, depois da adição de antibióticos. O aspecto da cultura varia com a espécie do agente causal.

Blastomicose sul-americana

Infecção causada pelo cogumelo *Paracoccidioides brasiliensis,* manifestando-se por lesões de tipo granulomatoso da pele, mucosas, linfonodos, vísceras e sistema nervoso. Atinge particularmente adultos, trabalhadores rurais, sobretudo do sexo masculino. Em alguns casos, a anamnese revela o hábito de usar, como palito, espinhos ou farpas de madeira que serviriam de instrumento inoculador do fungo, o que explicaria o fato das lesões iniciais serem frequentes na boca.

• Microscopia direta

A pesquisa direta pode ser praticada no pus das ulcerações ou dos gânglios, ou no escarro, por simples exame a fresco do material posto entre lâmina e lamínula ou em gota pendente, em solução fisiológica, seja diretamente, seja depois de tratá-lo com um pouco de solução de potassa a 10%, brandamente aquecida para não alterar o cogumelo.

Deve-se examinar, de preferência, o pus das lesões fechadas, pois nas lesões abertas há quase sempre germes que mascaram os cogumelos, que aparecem como discos refringentes de vários tamanhos. Depois, com maior aumento, ver melhor a membrana espessa, de duplo contorno, típica e refringente. Na forma queloideana, fazer a escarificação de um nódulo e examinar o sangue obtido.

Em caso de dúvida, fazer a pesquisa histológica, por biópsia da lesão tegumentar. A lesão principal da blastomicose, infecção granulomatosa, é o folículo, muito semelhante ao da tuberculose, com

430 LABORATÓRIO COM INTERPRETAÇÕES CLÍNICAS

a célula gigante multinucleada no centro. A diferença é que esta contém os parasitos, em maior ou menor quantidade, em se tratando de blastomicose.

Tanto no exame direto como nos cortes histológicos, observam-se formas de brotamento múltiplo, o que é muito característico: em torno da célula central, várias células menores, globosas, alongadas ou piriformes.

• Cultura

As culturas devem ser feitas de preferência com o pus dos gânglios amolecidos e fechados, colhido com seringa. No meio de Sabouraud-glicose, em temperatura ambiente, os cogumelos germinam lentamente em 20 a 30 dias, em colônias de aspecto penugento, brancas ou ligeiramente creme. Examinando-se o cogumelo entre lâmina e lamínula, com líquido de Ammann, encontram-se filamentos espessos e algumas formas redondas.

- Reações sorológicas: não são utilizadas na prática.
- Estudos radiológicos: permite o diagnóstico das lesões pulmonares, ósseas e digestivas.
- Hemossedimentação: mostra-se útil para avaliação da resposta à terapêutica.

Criptococose

Infecção de distribuição mundial produzida pelo fungo *Cryptococcus neoformans,* com um foco primário no pulmão e disseminação característica para as meninges e, ocasionalmente, para o rim, ossos e pele.

• Microscopia direta

O cogumelo responsável pode ser identificado por exame microscópico (com iluminação fraca, pois a cápsula do parasito é transparente) do material extraído de lesões cutâneas e mucosas, escarro, LCR, linfonodos etc., corando-se com tinta-da-China, que destaca bem a cápsula com um halo claro.

• Cultura

O cogumelo é facilmente cultivável em ágar-sangue, a 37 °C, ou em Sabouraud-glicose na temperatura ambiente, onde dá lugar a colônias cremosas, úmidas, lisas, brilhantes, bordas regulares, de coloração esbranquiçada a princípio e, depois, de coloração creme.

• Inoculação em animal

O camundongo é sensível à inoculação por via peritoneal.

Cromoblastomicose

Dermatite de caráter verrucosa e evolução tórpida, com localização preferencial podálica, provocada pelos cogumelos *Phialophora verrucosa, Hormodendrum pedrosoi* e *H. compactum.*

• Identificação do fungo

O exame direto do material retirado por escarificação ou punção, e tratado por potassa a 10%, pode revelar a presença do fungo, geralmente em pequeno número, cujo aspecto é patognomônico. Se essa pesquisa for negativa, proceder ao exame histológico do tecido suspeito, colhido por meio de biópsia. Nos cortes de pele encontram-se, logo abaixo da epiderme, ninhos de células gigantes em cujo protoplasma podem ser notados os parasitos, de coloração parda especial, que não se modificam

DOENÇAS INFECCIOSAS E PARASITÁRIAS **431**

com os corantes. O pigmento existe predominantemente na membrana dos parasitos, que assim podem ser facilmente descobertos pelo exame microscópico.

Pode-se realizar a cultura do cogumelo semeando em ágar-Sabouraud, em temperatura ambiente, um fragmento de tecido lesado ou serosidade retirada por punção asséptica. Ao cabo de uma ou duas semanas aparecem as colônias sob a forma de pequenos pontos penugentos. No caso de tratar-se de *Hormodendrum pedrosoi,* os parasitos se desenvolvem bem em todos os meios de cultura, e já no terceiro dia, a 37 °C, aparecem como manchas pequenas e escuras, mais tarde com aspectos característicos sob a forma de massas granulosas escuras que se recobrem de uma lanugem curta e fina, como veludo.

Esporotricose

Infecção causada pelo cogumelo *Sporothrix schenckii,* que mostra predileção pela pele e gânglios linfáticos superficiais, manifestando-se por nódulos, gomas, abscessos, vegetações e pápulas.

- Isolamento do fungo

Pela raridade dos parasitos na infecção humana, é difícil sua pesquisa direta no pus das lesões ou nos cortes de tecidos; só por um verdadeiro acaso é possível encontrar o cogumelo. O melhor processo para sua demonstração é a cultura, semeando o pus em estrias em tubos de ágar-Sabouraud, à temperatura ambiente. Em três a cinco dias se reconhecem as colônias, pequenas e inicialmente brancas, que mais tarde se tornam úmidas, enrugadas e membranosas, variando de cor à medida que crescem, desde o creme até o negro. O exame macroscópico da cultura já permite, assim, um diagnóstico no quinto ou sexto dia, pela cor e pelo aspecto membranoso, o cogumelo aparecendo ao exame microscópico em forma de cacho de uvas. Na falta de meio de cultura, pode-se deixar o pus em tubo seco e estéril onde, muitas vezes, o cogumelo se desenvolve perfeitamente em três ou quatro dias. Pode-se também fazer a cultura do pus em gota pendente, mantendo-se a lâmina em câmara úmida (placa de Petri com um pouco de água), observando-se, no fim de dois ou três dias, o desenvolvimento típico de cogumelo, com disposição dos esporos em forma de "margarida".

Histoplasmose

Doença causada pelo cogumelo *Histoplasma capsulatum,* de gravidade muito variável, indo desde leve comprometimento pulmonar de cura espontânea até grave infecção largamente disseminada. A forma pulmonar crônica lembra a tuberculose em todos os seus aspectos.

- Identificação

O diagnóstico inequívoco da histoplasmose só pode ser firmado pelo laboratório por meio da identificação direta do parasito, corado pelo Giemsa, no sangue (onde é muito raro), no escarro e nas fezes, por biópsia de gânglio ou de ulceração da pele ou da mucosa, punção do baço ou do esterno, e por cultura. O *Histoplasma capsulatum* presta-se à confusão com leishmânia e com o toxoplasma. Pode ele ser cultivado, em duas a quatro semanas, em vários meios; diversos animais são suscetíveis a ele, especialmente camundongos, que podem ser inoculados por via peritoneal mostrando, a seguir, lesões em vários órgãos.

- Provas imunológicas

A injeção intradérmica do filtrado estéril do caldo de cultura do *H. capsulatum* (histoplasmina) pode causar uma reação cutânea com edema e eritema em 48 horas. A reação positiva é de pequena

432 LABORATÓRIO COM INTERPRETAÇÕES CLÍNICAS

ou nula importância, porque pode haver sensibilização do organismo por outros antígenos de grupo, mas a reação negativa serve para eliminar histoplasmose como possibilidade diagnóstica.

Há uma estreita relação entre a sensibilidade à histoplasmina e a existência de pequenas áreas de infiltração ou de calcificação pulmonar nos indivíduos que não reagem à tuberculina, o que faz crer que o tipo mais comum de histoplasmas seja um ataque pulmonar benigno, com tendência à calcificação. Cabe advertir, entretanto, que esta reação intradérmica não pode servir de base diagnóstica, pois não passa de reação de grupo, correspondendo a uma sensibilidade gerada por cogumelos afins. É, entretanto, de valor no estudo epidemiológico da infecção.

Muitos métodos sorológicos e imunoquímicos estão sendo usados para o estudo da estrutura antigênica do *H. capsulatum,* podendo servir, na prática, para o diagnóstico da histoplasmose. Os mais estudados dentre eles são os de fixação do complemento, soroaglutinação, soroprecipitação e imunofluorescência, especialmente a soroaglutinação em lâmina, com partículas de poliestireno sensibilizadas com antígeno histoplásmicos, cujos resultados são expressos como negativo ou positivo, sem quantificação.

- Radiologia

O aspecto radiológico pulmonar da histoplasmose, constituído de nódulos disseminados, lembra muito o da tuberculose miliar. Tais lesões evoluem quase sempre para a cura por um processo de calcificação, mas podem assumir uma evolução mais grave, com escavação, instalando-se um processo de evolução crônica, semelhante também à tuberculose.

Dermatofitoses
- Identificação do fungo

O diagnóstico laboratorial das diversas formas de dermatofitose é feito, na prática, por meio da pesquisa microscópica direta do fungo no material das lesões e de seu isolamento em meio de cultura para sua identificação específica. Nas tinhas tonsurantes e favosas, bem como na sicose, o material a ser examinado é constituído pelos cabelos; nas formas cutâneas, examinam-se as escamas, e nas unhas, um fragmento comprometido. Em presença de supuração (foliculite, quérion) ou formação de vesículas, deve-se examinar o material purulento ou seroso dessas lesões.

Esquistossomose

A esquistossomose é uma doença causada por trematódeos do gênero *Schistosoma mansoni*, que possuem habitat endovenoso. Observa-se alta incidência na África, Antilhas e América do Sul. A denominação da espécie foi dada por Sambom, em 1907.

A parasitose é um dos mais importantes problemas de saúde pública no Brasil, considerado o maior foco endêmico do mundo. É conhecida popularmente por xistose, barriga-d'água, entre outras. Foi introduzida no país com a vinda dos escravos da África, e aqui desenvolveu-se devido à existência de grande quantidade de moluscos de água doce do gênero *Biomphalaria*, hospedeiros intermediários do parasito, e condições ambientais semelhantes à região de origem.

- Morfologia

O *Schistosoma mansoni* possui sexos separados. O macho, medindo cerca de 1 cm de comprimento, tem corpo alongado e recoberto por tubérculos (projeções), e se curva nas bordas formando um canal ginecóforo onde transporta a fêmea. Esta, é um pouco maior e tem formato cilíndrico. Na porção anterior do corpo possuem duas ventosas (oral e ventral). Os ovos são bem característi-

DOENÇAS INFECCIOSAS E PARASITÁRIAS **433**

cos, medem cerca de 150 μ de comprimento por 60 μ de largura, e possuem um formato oval com presença de uma espícula voltada para trás, na sua parte mais longa. Dentro do ovo encontra-se o miracídeo, que possui tegumento ciliado, glândulas (adesiva e de penetração) e quatro solenócitos (células excretoras). O miracídeo tem um formato oval, o tegumento é recoberto por cílios, e possui numerosas células germinativas que darão origem aos esporocistos. Os esporocistos contêm ±200 células germinativas que originarão os esporocistos secundários que, por sua vez, originarão as cercárias. As cercárias medem cerca de 500 μ, têm um corpo e uma cauda. O corpo tem uma cutícula recoberta de espinhos, uma ventosa oral e uma ventosa ventral. A cauda é bifurcada.

- Ciclo evolutivo

Os casais de *S. mansoni* se acasalam nas veias do sistema porta e, na ocasião de postura, dirigem-se ao plexo hemorroidário migrando contra a corrente circulatória. As fêmeas colocam seus ovos um a um, ao nível da submucosa. A idade do parasito interfere na postura. Vivem entre 5 e 8 anos, e cada fêmea ovipõe cerca de 300 ovos/dia durante os dois primeiros anos de sua vida, caindo bastante nos anos seguintes. São necessários sete dias para que o miracídeo esteja completamente formado dentro do ovo e permanece viável por cerca de 12 dias, quando então morre. Eles migram da submucosa para a luz do intestino e vão para o exterior junto com as fezes. Alguns ovos podem ficar na mucosa intestinal ou seguir a corrente sanguínea para outros locais, especialmente para o fígado. Vários fatores favorecem a passagem dos ovos da submucosa para a luz, como a descamação epitelial causada pela passagem do bolo fecal, o "bombeamento" dos ovos exercido pelo macho, a reação inflamatória local, a produção de enzimas citolíticas pelo miracídeo, o adelgaçamento da parede do vaso em consequência da distensão causada pela presença dos parasitos na sua luz e a perfuração da parede debilitada desses vasos.

Os ovos viáveis, em contato com a água e estimulados por temperatura elevada (±28 °C), oxigenação da água e luz intensa, eclodem liberando os miracídeos que nadam até encontrarem o hospedeiro intermediário (molusco do gênero *Biomphalaria*). Penetram pelas partes moles do molusco transformando-se em esporocistos, que migram para as glândulas digestivas. Evoluem então para cercárias. Um único miracídeo pode originar até 100.000 cercárias do mesmo sexo. Saem para a água por um poro de nascimento cerca de 30 dias após a infecção do caramujo e nadam até encontrar o homem. Esse processo normalmente ocorre nas horas mais quentes e luminosas do dia (10-16 horas). Penetram ativamente pela pele ou mucosa, auxiliadas pela ação lítica causada por substâncias produzidas pelas glândulas de penetração e pela ação mecânica provocada por fortes movimentos vibratórios. Perdem a cauda transformando-se em esquistossômulo. Atingem a corrente circulatória, são levados ao coração direito, pulmão, coração esquerdo e distribuídos pelo organismo. Somente sobrevivem e atingem a fase adulta os que chegam no sistema porta hepático, onde cerca de 30 dias após a penetração acasalam-se e migram para o plexo hemorroidário, ao nível da veia mesentérica inferior.

A transmissão se dá principalmente em focos peridomiciliares, como valas de irrigação, açudes e pequenos córregos.

- Patogenia e sintomatologia
  - Penetração da cercária: provoca reação alérgica conhecida como "dermatite cercariana", que ocorre mais frequentemente nos pés e nas pernas por serem áreas do corpo que ficam mais em contato com águas contaminadas.
  - Passagem dos esquistossômulos pelo pulmão: podem causar bronquite e pneumonia.
  - Verme adulto: obstrução dos vasos, flebite.
  - Ovo: agente nocivo mais importante, dando origem a granulomas que ocorrem principalmente no intestino e fígado.

- Localização intestinal: podem causar dor abdominal com fases de diarreia mucossanguinolenta e outras de constipação, intercaladas por períodos normais.
- Localização hepática: leva à fibrose do órgão, resultando em alteração da circulação com estase sanguíneo no sistema porta, ascite e hepatomegalia. Em consequência da congestão passiva do ramo esplênico (veia esplênica do sistema porta) e hiperplasia dos elementos do SFM (sistema fagocítico mononuclear), pode ocorrer também esplenomegalia (aumento do baço).
- Outras localizações: como consequência do embaraço circulatório, o organismo vai lançar mão de circulações colaterais e anastomoses de compensação, dando origem às varizes esofagianas. Devido às anastomoses, alguns ovos podem passar à circulação venosa, indo prender-se nos pulmões (granuloma pulmonar). Em consequência, poderá haver aumento do esforço cardíaco devido à dificuldade encontrada pela pequena circulação e viabilização de ligações arteriovenosas, permitindo a passagem de ovos para a circulação geral. Dessa maneira, os ovos podem encistar-se em outros órgãos, como no sistema nervoso central.

- **Imunidade protetora**

A suposição de um estado de resistência adquirida contra reinfecções em moradores de áreas endêmicas se baseia nas observações epidemiológicas que, com exposição frequente à infecção, a parasitose apresenta uma certa estabilidade com relação à carga parasitária e sintomas, enquanto em pessoas de áreas sem doença, que se expõe às fontes de infecção, mesmo por período de tempo relativamente curto, a doença se manifesta de maneira grave e até mesmo fatal.

- **Diagnóstico laboratorial**
    - Exames de fezes: métodos qualitativos e quantitativos.
        – Método qualitativo: sedimentação espontânea (Vercammen-Grandjean; Hoffman, Pons & Janer) (Figura 23.6)
        – Método quantitativo: Kato-Katz.
    - Biópsia ou raspagem da mucosa retal (Ottolina): recomendada para controle de tratamento. Por esse método, é possível visualizar os ovos em diferentes fases evolutivas.
    - Métodos imunológicos: ocorrem reações cruzadas dando resultados falsos-positivos e falsos-negativos. Existem várias técnicas, como intradermorreação, fixação de complemento, hemaglutinação indireta, radioimunoensaio, imunofluorescência indireta, mas parece que a técnica imunoenzimática ELISA é a melhor delas. A técnica de *Western blot* apresenta melhor sensibilidade e especificidade, mas ainda é um método caro para uso em rotina laboratorial.

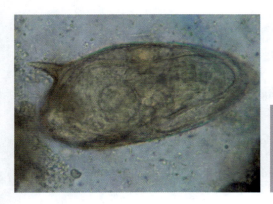

Figura 23.6. *Ovo maduro com o envoltório duplo e um miracídio formado no seu interior. Quando este apresenta mobilidade no exame "a fresco", indica vigência da parasitose. Aumento: 400×. (Fonte: Material cedido pelo setor de Parasitologia do Hospital Universitário Antônio Pedro/UFF.)*

Ascaridíase

Popularmente conhecido como lombriga, esse é um dos mais cosmopolitas de todos os helmintos. Estima-se que cerca de 30% da população mundial esteja parasitada por ele. No homem, causa a doença conhecida como ascaridíase ou ascaridiose, tendo sido responsável por 60.000 óbitos no mundo em 1977 (OMS). A frequência mais alta é em clima tropical, subtropical e temperado. Seu principal habitat é o intestino delgado, e as crianças pequenas são as mais pesadamente atingidas, razão pela qual a parasitose constitui importante problema pediátrico e social. Estima-se em seis a média de *Ascaris* por pessoa, mas há registros na literatura de casos de 500 a 700 parasitos.

Possuem cor leitosa e a boca é contornada por três lábios fortes. O macho mede cerca de 20-30 cm de comprimento, tendo a extremidade posterior do corpo fortemente encurvada ventralmente, onde se pode observar a presença de dois espículos. Quando o número de parasitos por hospedeiro é muito grande (dezenas ou centenas), as dimensões são reduzidas. A fêmea é um pouco maior e apresenta a extremidade posterior afilada. Os ovos encontrados nas fezes podem ser férteis ou inférteis, e possuem cor castanha, pois absorvem o pigmento fecal (estercobilina). Os primeiros apresentam no seu interior uma massa de células germinativas, enquanto os inférteis contêm massa desorganizada de grânulos. Ambos podem ou não apresentar uma membrana externa mamilonada.

• Ciclo evolutivo

Os adultos vivem no intestino delgado do homem, onde a fêmea, após ser fecundada, produz cerca de 200.000 ovos por dia. São então expulsos para o meio externo com as fezes, geralmente ainda não larvados, etapa que se dá no solo. Após serem ingeridos pelo homem, a larva (L2) sai do ovo, passa pelo intestino delgado e dirige-se para o ceco, onde atravessa a mucosa e cai na circulação. É levada ao fígado, ao coração direito e depois ao pulmão, onde sofre duas mudas (L3 e L4). Sobe pelas vias respiratórias, é eliminada junto com a saliva ou é deglutida indo ao intestino delgado onde completa seu desenvolvimento para adulto.

• Patogenia e sintomatologia

Nas infecções baixas (3-4 vermes), que ocorre na maioria dos casos, pode ser assintomático.

Nas infecções mais importantes, as alterações se devem à ação espoliadora, principalmente em organismos subnutridos, ação tóxica e mecânica. Os sintomas variam desde leve desconforto abdominal à morte por obstrução intestinal ou das vias respiratórias.

Na infecção maciça, as lesões traumáticas produzidas pela migração larvária, através do parênquima hepático, irão causar pequenos focos hemorrágicos e de necrose, bem como inflamação em torno das larvas. Nos pulmões, principalmente nas crianças, ocorre a síndrome de Löefler, caracterizada por eosinofilia, broncoespasmo, pneumonite e hemoptise.

As manifestações intestinais mais frequentes nos casos sintomáticos são: dor abdominal, diarreia, náuseas, anorexia, irritabilidade, sono intranquilo e ranger de dentes à noite.

Podem ocorrer localizações ectópicas em indivíduos com grande carga parasitária. A capacidade de migração do verme adulto e sua tendência a explorar o interior de cavidades levam-no, eventualmente, a penetrar no apêndice cecal, onde sua ação obstrutiva e irritante determina um quadro de apendicite aguda.

Existem casos de invasão das vias biliares, principalmente do canal colédoco, provocando colecistite.

Ao penetrar no canal pancreático, o *Ascaris* pode determinar pancreatite aguda, fatal em consequência da obstrução das vias excretoras do órgão.

Não é raro o paciente eliminar vermes pela boca e pelo nariz, quando há infecções maciças ou quando os vermes são irritados por alimentos ou drogas, e também contribuem para isso vômitos

436 LABORATÓRIO COM INTERPRETAÇÕES CLÍNICAS

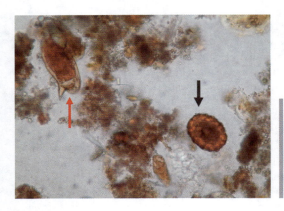

Figura 23.7. Ovo fértil de A. lumbricoides (seta preta) juntamente com ovo de Schistosoma mansoni (seta vermelha). A proximidade permite comparar os tamanhos. Aumento: 200×. Coloração: lugol. (Fonte: Material cedido pelo setor de Parasitologia do Hospital Universitário Antônio Pedro/ UFF.)

e movimentos antiperistálticos. Exemplares imaturos ou mesmo adultos já foram encontrados no ouvido, produzindo otite, e também no canal lacrimal. Há casos de morte produzida por obstrução traqueal e asfixia.

A literatura médica registra casos que sugerem a transmissão transplacentária de larvas, em fase migratória (crianças com menos que 60 dias do nascimento eliminando ovos nas fezes).

- Diagnóstico laboratorial
    - Demonstração de ovos nas fezes: métodos de concentração (sedimentação espontânea ou por centrifugação). Esse exame é negativo nas infecções exclusivamente por machos, mas uma única fêmea pode ser reconhecida pela presença de ovos inférteis nas fezes (Figura 23.7).
    - Exame de escarro ou lavado gástrico: nesse exame pesquisa-se larvas na fase evolutiva L4.

Tricuríase

Parasito do intestino grosso do homem, também conhecido por *Trichocephalus trichiura*, tem o corpo em forma de chicote, com a cabeça na extremidade afilada e a outra extremidade é robusta. Como nos outros nematoides, o macho (3 cm) é menor que a fêmea (4 cm) e apresenta a extremidade posterior do corpo enrolada ventralmente, na qual pode-se observar o espículo. O ovo tem aspecto típico de barril, arrolhado nas duas extremidades por massa mucoide transparente. Duas membranas envolvem a massa de células germinativas.

- Ciclo evolutivo

Vivem habitualmente no ceco do homem, fixados à mucosa pela porção anterior afilada, e sobrevivem de 6 a 8 anos. A fêmea, após fecundada, produz grande quantidade de ovos que chegam ao meio externo com as fezes. Em condições propícias, a massa de células germinativas dá origem a uma larva infectante dentro do ovo. Uma vez ingerido, o ovo eclode no intestino delgado colocando em liberdade a larva que migra para o intestino grosso.

- Patogenia e sintomatologia

Baixo parasitismo normalmente é assintomático. As infecções maciças podem provocar diarreia, enterorragia, anemia e irritabilidade, e o helminto pode fixar-se até o reto, causando prolapso retal, principalmente em crianças.

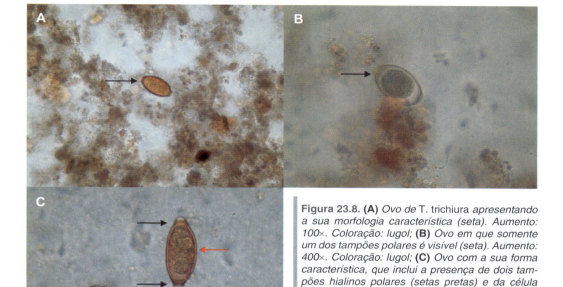

Figura 23.8. (A) *Ovo de* T. trichiura *apresentando a sua morfologia característica (seta). Aumento: 100×. Coloração: lugol;* (B) *Ovo em que somente um dos tampões polares é visível (seta). Aumento: 400×. Coloração: lugol;* (C) *Ovo com a sua forma característica, que inclui a presença de dois tampões hialinos polares (setas pretas) e da célula germinativa envolta por uma membrana (seta vermelha). Como no caso de* A. lumbricoides, *os ovos não são infectantes no momento da eliminação. Aumento: 400×. Coloração: lugol. (Fonte: Material cedido pelo setor de Parasitologia do Hospital Universitário Antônio Pedro/UFF.)*

- Diagnóstico laboratorial

Pesquisa de ovos nas fezes por qualquer método de concentração por sedimentação, método de Willis (flutuação) (Figura 23.8).

Enterobíase

Conhecido como oxiúros, possui distribuição geográfica mundial, observando-se, no entanto, maior incidência em regiões de clima temperado. Determina a enterobiose ou oxiuríase, parasitose muito frequente em nossa população infantil. São helmintos filiformes de cor branca, possuindo na extremidade anterior lateral à boca duas expansões vesiculosas (asas cefálicas), muito típicas. Como nos outros nematoides, o macho é menor que a fêmea (5 mm de comprimento) e possui a cauda fortemente recurvada ventralmente, com presença de um espículo. A fêmea mede cerca de 10 mm de comprimento e possui cauda pontiaguda. Os ovos apresentam um aspecto interessante, que é a forma de um D, com um lado achatado e outro convexo. Já estão larvados no momento em que saem da fêmea.

- Ciclo evolutivo

Os adultos vivem no intestino grosso, principalmente no ceco e apêndice. Após a cópula, os machos são eliminados junto com as fezes e morrem. As fêmeas, quando repletas de ovos (5-16 mil), se desprendem do ceco e vão para a região perianal, o que se dá principalmente à noite. Alí sofrem um processo de dessecamento e rompem-se, liberando os ovos que ficam retidos na região, aglutinados

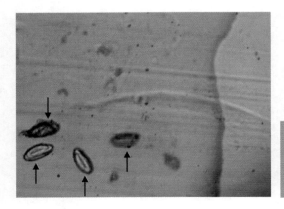

Figura 23.9. *Vários ovos de* E. vermicularis *(setas) observados na microscopia de fita "durex" colada numa lâmina. Aumento: 100×. (Fonte: Material cedido pelo setor de Parasitologia do Hospital Universitário Antônio Pedro/UFF.)*

por meio da membrana externa de natureza albuminoide. Os ovos e fêmeas repletas de ovos podem acumular-se no orifício vulvar ou serem eliminados com as fezes. Não há necessidade de hospedeiro intermediário, o que facilita reinfecções. Os ovos eliminados, já embrionados, tornam-se infectantes em poucas horas. Ao serem ingeridos pelo homem, chegam ao intestino delgado onde eclodem colocando a larva em liberdade. Esta é do tipo rabditoide e sofre duas mudas no trajeto intestinal até o ceco, onde evoluem para vermes adultos. Um a dois meses após ingestão dos ovos, as fêmeas já podem ser encontradas na região perianal.

- Patogenia e sintomatologia

Em infecções baixas, pode ser assintomática; ou os vermes fixados à mucosa intestinal podem determinar irritação local, com inflamação catarral, podendo o paciente apresentar sintomatologia gastrointestinal. O sintoma mais importante é o prurido anal, que pode tornar-se intolerável. A mucosa da região fica congesta, com vários pontos hemorrágicos e coberta por muco sanguinolento contendo ovos e adultos. Pode ainda ocasionar perda de sono, nervosismo e convulsões. Em mulheres, existem casos em que os parasitas, subindo pela vagina, determinam inflamações sérias no útero e até nos ovários (vulvovaginite e salpingite).

- Diagnóstico laboratorial

O melhor método é o de Graham (fita gomada), mas os ovos podem ser encontrados nos métodos coprológicos de rotina, como sedimentação e flutuação (Figura 23.9).

Ancilostomíase

Essas duas espécies pertencem à família *Ancylostomatidae* e são de grande importância médica para o homem, causando a doença conhecida popularmente por "amarelão ou opilação", que pode causar anemia grave e até fatal. No Brasil encontramos incidência mais elevada do *Necator americanus*. São vermes de cor leitosa, com corpo de aspecto cilíndrico, medindo cerca de 10 mm. O *Ancylostoma duodenale* possui cápsula bucal provida de dentes (de cada lado, 2 dentes bem desenvolvidos e 1 rudimentar), enquanto o *Necator americanus* possui placas cortantes. A extremidade posterior da fêmea é afilada, enquanto a do macho apresenta uma expansão (bolsa copuladora). Os ovos são claros, com membrana externa delgada. Quando expulsos, apresentam-se geralmente em estágio de 4 células, com espaço claro e largo entre a membrana externa e o conteúdo do ovo (Figura 23.10).

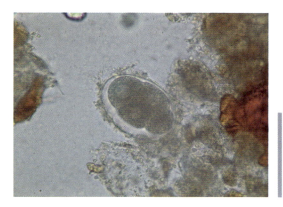

Figura 23.10. *Ovo em fase de evolução do embrião. Começou a segmentar-se nas fezes e apresenta quatro blastômeros. Microscopia "a fresco" em aumento de 400×. Coloração: lugol. (Fonte: Material cedido pelo setor de Parasitologia do Hospital Universitário Antônio Pedro/UFF.)*

- Ciclo evolutivo

Vivem no intestino delgado do homem, principalmente no duodeno, fixados à mucosa por seus dentes ou placas cortantes, e deslocam-se continuamente. Dilaceram o epitélio e sugam sangue constantemente. Um exemplar de *A. duodenale* suga por dia entre 0,05 e 0,3 mL de sangue. A fêmea fecundada inicia a postura dos ovos que, no meio externo, sob condições adequadas de umidade e calor tornam-se embrionados. A larva (L1 rabditoide) gira e se liberta. Cresce, passando para L2 que alimenta-se avidamente, evolui para L3 filarioide infectante, que não se alimenta mais e, geralmente, mantém a última cutícula até a penetração no hospedeiro e, portanto, é considerada larva encapsulada.

Ao encontrar o tecido do hospedeiro, a cápsula é expulsa e a larva passa a segregar substâncias que auxiliam na penetração. Cai na circulação e é levada ao coração direito e pulmão, onde sofre outra muda (L4) e sobe até a boca. Pode então ser expectorada ou engolida. Chegando ao intestino delgado evolui para adulto. As larvas ingeridas podem penetrar pela mucosa da boca e esôfago para realizar o ciclo pulmonar, ou podem atravessar o estômago e penetrar na mucosa intestinal, onde sofrem muda para L4, e voltar à cavidade intestinal onde evoluem para adulto, vivendo aproximadamente 9 a 10 anos.

- Patogenia e sintomatologia

As perturbações causadas podem ser:
- Cutâneas: no local da penetração das larvas pode ocorrer processo irritativo com prurido intenso, sensação de queimadura, seguido por edema e eritema.
- Pulmonares: podem provocar quadro semelhante à pneumonia.
- Intestinais: os adultos, fixando-se na mucosa intestinal por meio de seus dentes ou placas cortantes, dilaceram o epitélio e sugam o sangue do hospedeiro, podendo produzir hemorragias e áreas de ulceração. O indivíduo apresenta, então, sintomas gastrointestinais, com dor abdominal intensa, vômitos e diarreia por vezes sanguinolenta. Em alguns casos ocorre emagrecimento, fraqueza, dispneia e anemia de vários graus.

- Diagnóstico laboratorial

Pesquisa de ovos nas fezes: o método de Willis (flutuação) é o mais indicado. No entanto, é possível encontrar ovos de ancilostomídeo por outras técnicas, como sedimentação e Kato-Katz.

440 LABORATÓRIO COM INTERPRETAÇÕES CLÍNICAS

Estrongiloidíase

Essa espécie, *Strongyloides stercoralis*, possui uma particularidade: em apenas um de seus estágios de desenvolvimento, a fêmea partenogenética, parasita o homem. É de distribuição geográfica mundial, acompanhando a distribuição do *Ancilostoma duodenale* e *Necator americanus*.

- Morfologia

Devemos estudar a morfologia desse helminto nas várias fases evolutivas que podem ser vistas durante seu ciclo: fêmea partenogenética parasita, larva rabditoide, larva filarioide, macho e fêmea de vida livre.

- Fêmea partenogenética: mede cerca de 2,5 mm de comprimento, boca com três pequenos lábios, esôfago longo e cilíndrico. São ovovivíparas, o que significa que o ovo, quando expulso, contém uma larva que abandona a membrana no intestino, de modo que nos casos de parasitismo pelo *S. stercoralis*, invariavelmente, encontramos larvas rabditoides nas fezes recentemente emitidas.
- Larva rabditoide: mede 0,2 a 0,3 mm de comprimento. Diferencia-se da larva rabditoide do ancilostomídeo por apresentar vestíbulo bucal curto e primórdio genital grande e nítido.
- Larva filarioide: mede 0,5 mm de comprimento, portanto mais longa que a rabditoide. Possui um vestíbulo bucal curto e esôfago cilíndrico longo, até quase a metade do corpo. A cauda termina em duas pontas minúsculas, formando-se nesse ponto um entalhe.

- Ciclo evolutivo

A fêmea parasita é preferencialmente encontrada no duodeno e na porção superior do jejuno. No entanto, há casos descritos de terem sido encontradas desde a porção pilórica do estômago até o intestino grosso. Vivem no interior das criptas das mucosas onde depositam seus ovos, já embrionados, e as larvas (rabditoides) saem do ovo logo após a postura.

- Ciclo direto: as larvas rabditoides saem junto com as fezes e são lançadas ao meio externo. Entrando em contato com terreno arenoso, umidade elevada e temperatura entre 25-30 °C, alimentam-se ativamente e evoluem para larvas filarioides infectantes que não mais se alimentam, e têm a capacidade de atravessar a pele e penetrar no organismo humano.
- Ciclo indireto ou de vida livre: as larvas rabditoides que alcançam o meio externo evoluem para machos e fêmeas de vida livre. O macho fecunda a fêmea que inicia a oviposição. Os ovos eclodem pondo em liberdade as larvas rabditoides que evoluem para larva filarioide infectante. Essas larvas infectantes não possuem bainha e têm vitalidade pequena (cerca de 4 semanas). Penetram ativamente na pele, ganham a circulação sanguínea e vão ao coração direito. Daí chegam aos pulmões, onde sofrem outra muda e iniciam a migração pela árvore brônquica, indo até a faringe. Podem ser expelidas com a expectoração ou deglutidas. Nesse caso, chegam ao intestino, onde sofrem outra muda, transformando-se em fêmea partenogenética. Cerca de 15 dias após a infecção já iniciam a eliminação de ovos larvados. Larvas ingeridas com alimentos podem penetrar pela mucosa bucal ou esofagiana, mas parece que não resistem ao suco gástrico.

Outro mecanismo de infecção, e responsável pela hiperinfecção, é a autoinfecção interna ou endógena, que ocorre quando larvas rabditoides transformam-se em filarioides ainda na luz intestinal. Alcançam os vasos e seguem o percurso já descrito. Autoinfecção externa pela penetração de larvas infectantes pela região perianal também é descrita.

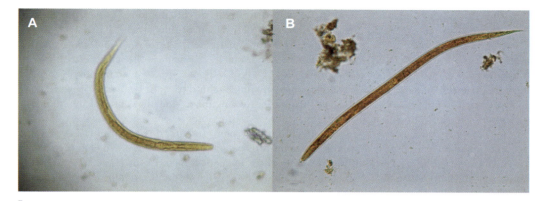

Figura 23.11. (A) *Larva rabditoide de* S. stercoralis. *Este helminto é o único encontrado nas fezes na forma de larva. Após constipação ou em fezes envelhecidas, a partir de ovos de ancilostomídeos, podem eclodir larvas muito parecidas, mas estas não apresentam o "primórdio genital". Aumento: 300×. Coloração: lugol;* **(B)** *Larva filarioide apresenta um esôfago retilíneo que chega até a metade do comprimento total. Na imagem, podemos visualizar o esôfago numa tonalidade mais clara que a do intestino. As larvas filarioides podem ser detectadas em fezes envelhecidas ou na hiper-infestação. Aumento de 400×. Coloração: lugol. (Fonte: Material cedido pelo setor de Parasitologia do Hospital Universitário Antônio Pedro/UFF.)*

- Patogenia e sintomatologia

    As alterações podem ser:
    - Cutâneas: nas áreas de penetração das larvas, com formação de edema, eritema, prurido e pápulas hemorrágicas, que desaparecem dentro de 1 a 2 semanas.
    - Pulmonares: podem ocorrer hemorragias petequiais e alterações inflamatórias semelhantes à pneumonia.
    - Intestinais: enterite, por ação mecânica e irritativa da fêmea partenogenética e das larvas. A mucosa apresenta inflamação catarral com pontos ulcerados que podem complicar-se por invasão bacteriana. Observa-se sensação de peso no epigástrio, estufamento abdominal, náuseas e vômitos.

- Diagnóstico laboratorial
    - Exame parasitológico de fezes pelos métodos de Baerman ou de Rugai, para demonstração de larvas (Figura 23.11).
    - Pesquisa de larvas no escarro.

Teníases e cisticercose

A *Taenia solium* (*T. solium*) e a *Taenia saginata* (*T. saginata*) são duas espécies de helminto que causam a teníase humana, sendo o homem seu único hospedeiro definitivo. São popularmente conhecidas como "solitárias" porque geralmente observa-se apenas um parasito em cada hospedeiro; no entanto, pode ser encontrado, em imunossuprimidos, pessoas albergando mais de um parasito em seu intestino. A *T. solium* tem como hospedeiro intermediário o suíno, enquanto a *T. saginata* tem como hospedeiro intermediário o bovino. São hermafroditas e parasitas do intestino delgado, onde se fixam por meio de suas estruturas de fixação.

442 LABORATÓRIO COM INTERPRETAÇÕES CLÍNICAS

O verme adulto pode chegar a medir até 10 metros (mais de mil proglotes) e viver até 10 anos. Apresenta escólex (cabeça), colo (pescoço) e estróbilo (corpo) constituído por segmentos (proglotes). O escólex é o órgão de fixação do helminto. Apresenta quatro ventosas, mas a *T. solium* tem ainda uma outra estrutura de fixação, o rostro, contendo duas fileiras de acúleos (pequenas estruturas em forma de foice, constituídas por escleroproteínas). O colo é responsável pelo crescimento do corpo e, portanto, é uma região rica em células com grande atividade reprodutiva. As primeiras proglotes logo abaixo do colo são jovens, seguindo-se as maduras e, finalmente, as gravídicas que, ao serem eliminadas pelo parasito, vão contaminar o meio externo. Nas proglotes jovens, pode se observar o início do desenvolvimento dos órgãos genitais masculinos e, posteriormente, dos femininos. As proglotes maduras possuem esses órgãos desenvolvidos e prontos para a fecundação, que se dá entre a mesma ou entre proglotes diferentes. As proglotes gravídicas possuem características peculiares para cada espécie, permitindo o diagnóstico diferencial. Nelas, o sistema reprodutor masculino sofreu regressão e o feminino permaneceu como útero repleto de ovos. Na *Taenia saginata* suas ramificações uterinas são numerosas e têm terminações dicotômicas, enquanto na *Taenia solium* são poucas as ramificações e têm aspecto dendrítico. A absorção dos alimentos é feita por difusão através do tegumento, em estruturas denominadas microtríquias.

Os ovos medem cerca de 30 µ e são constituídos por casca protetora ou membrana radiada (embrióforo) e oncosfera (embrião hexacanto com três pares de acúleos).

As formas larvárias dessas tênias são conhecidas, popularmente, como canjiquinha ou pedra. O *Cysticercus bovis* (*C. bovis*) é a larva da *T. saginata* e o *Cysticercus cellulosae* (*C. cellulosae*), a larva da *Taenia solium*. Os cisticercos são constituídos por uma vesícula membranosa contendo no seu interior um líquido e o escólex. As teníases são frequentes em regiões onde as pessoas têm o hábito de ingerir carne crua ou mal cozida.

• Ciclo evolutivo

As proglotes gravídicas cheias de ovos (30-80 mil por proglote) são eliminadas para o meio externo onde vão se romper, ou podem romper-se ao atravessarem o esfíncter anal e os ovos serem eliminados com as fezes. Um hospedeiro intermediário próprio (suíno para *Taenia solium* e bovino para *Taenia saginata*) ingere os ovos que, no estômago, sofrem a ação de enzimas que vão atuar sobre o embrióforo. Chegando ao intestino delgado e em presença do suco gástrico alcalino, perdem a casca, liberando a oncosfera (embrião hexacanto). Esse embrião, com ajuda de seus três pares de acúleos, atravessa a parede intestinal caindo na corrente circulatória, indo encistar-se de preferência nos músculos de maior movimentação e com maior oxigenação de seus hospedeiros intermediários (mastigadores, língua, coração e diafragma). Perdem os acúleos e começam a crescer até atingirem cerca de 10 a 12 mm de diâmetro, permanecendo viáveis por vários meses. O homem adquire a teníase ao ingerir a carne bovina ou suína, crua ou mal cozida, contendo esses cistos (*C. bovis* – *Taenia saginata* e *C. cellulosae* – *Taenia solium*). O cisto, ao chegar ao duodeno, estimulado pela bile, liberta o escólex que adere à mucosa e começa a desenvolver-se, originando a *Taenia* adulta. Cerca de três meses após a ingestão da larva, o parasito adulto começa a eliminar as proglotes. As proglotes da *T. saginata* têm maior atividade locomotora e são liberadas de forma ativa geralmente isoladas nos intervalos das defecações. As proglotes da *T. solium* desprendem-se unidas (3 a 6) e são expulsas durante ou após a evacuação.

• Patogenia e sintomatologia

A patogenia e a sintomatologia das teníases são pouco significativas. Como vivem muito tempo parasitando o homem, competem com ele pelos suplementos nutricionais e, devido às substâncias excretadas, podem causar fenômenos tóxicos alérgicos; no entanto, podem ser assintomáticas. As manifestações mais comuns relatadas são cefaleia, dor abdominal, em alguns casos inapetência e

DOENÇAS INFECCIOSAS E PARASITÁRIAS **443**

em outros fome intensa, além de diarreia ou constipação. Também são relatados fenômenos menos importantes como fadiga, sensação de mal estar, irritação e insônia.

- Diagnóstico laboratorial
  1. Tamização do material fecal para separar proglotes, caso existentes. Faz-se a identificação da espécie por meio da observação do tipo de ramificação uterina das proglotes encontradas nas fezes, nas roupas de uso pessoal ou de cama, após clarificação e prensagem.
  2. Demonstração de ovos nas fezes, sem distinção da espécie. Qualquer método de concentração por sedimentação.
  3. Método de Graham (fita gomada) para pesquisa de ovos e proglotes eventualmente retidos na região perianal.
  4. Método imunológico (ELISA) para pesquisa de coproantígeno. Não diferencia as espécies.
  5. Método imunológico (*Western blot*) para pesquisa de anticorpos no soro. Específico para *Taenia solium*.

Cisticercose humana

A cisticercose é doença conhecida desde a antiguidade. Aristóteles dizia que os cozinheiros examinavam a língua dos leitões, para verificar se debaixo delas havia cisticercos (pedras). Em 1558, Rumler fez a primeira descrição de cisticercose cerebral em um paciente epilético. A zoonose é, atualmente, endêmica em locais subdesenvolvidos e em desenvolvimento da África, Ásia e América Latina, podendo causar significativa perda econômica devido à condenação de porcos infectados. No México, Peru e Brasil representa importante problema de Saúde Pública, pela elevada incidência e gravidade dos quadros clínicos causados pela neurocisticercose humana. Essa é a forma mais grave da doença, que apresenta letalidade ainda elevada e acredita-se que o número de casos assintomáticos, não submetidos a critérios diagnósticos específicos, também seja elevado.

Acredita-se que a doença seja endêmica em várias regiões do Brasil, mas a verdadeira incidência em humanos e suínos é desconhecida. Muitos porcos infectados são criados soltos, abatidos e sua carne comercializada sem que a inspeção sanitária tenha conhecimento.

■ Infectividade

O homem é o único hospedeiro definitivo da forma adulta da *Taenia solium* (*T. solium*), e se infecta ao ingerir a larva encistada desse cestoide, o *Cysticercus cellulosae* (*C. cellulosae*), presente na carne de porco crua ou mal cozida. Essa larva apresenta-se como uma vesícula do tamanho semelhante a uma ervilha, cheia de líquido contendo sais e proteínas. Na cor, assemelha-se a uma pérola e por transparência vê-se no seu interior o escólex e o colo invaginado. O escólex possui dupla fileira de acúleos, como na tênia correspondente. Sua longevidade pode ultrapassar 2 anos, porém são sensíveis à ação do calor (morrem à 80 ºC) e aos meios químicos como a salmoura (50 g de sal/kg) durante 2-3 semanas. A 10 ºC morrem em 6 dias.

O homem pode, no entanto, servir também de hospedeiro intermediário, contraindo a cisticercose pela ingestão de ovos do parasita adulto por uma das seguintes vias:

- Heteroinfecção: ingestão de água e alimentos contaminados com ovos de *Taenia solium* (*T. solium*). O portador da forma adulta representa ameaça constante para os que convivem com ele.
- Autoinfecção externa: ingestão dos ovos pelo indivíduo portador de teníase, por maus hábitos higiênicos ou coprofagia.
- Autoinfecção interna: pela eclosão dos ovos no duodeno ou primeiras porções do jejuno.

444 LABORATÓRIO COM INTERPRETAÇÕES CLÍNICAS

Após 24 a 72 h da ingestão dos ovos, as oncosferas abandonam o embrióforo e, ativadas pela ação dos sucos digestivos, penetram através da mucosa intestinal, fazendo uso de seus acúleos e de secreção das glândulas de penetração. Alcançando os vasos intestinais, são arrastados pela corrente circulatória e levadas a diversos pontos do organismo, parando onde a corrente é mais lenta e os vasos têm menor calibre (os da retina, cérebro e músculos). Aí, evoluem para a fase de larva onde são encontrados com maior frequência.

■ Ação patogênica

Fatores importantes:

- Compressão mecânica e deslocamento de tecidos e estruturas;
- Processo inflamatório.

A patologia e a clínica dependem tanto da localização, número, tamanho e fase de desenvolvimento dos cisticercos, como da reação dos tecidos parasitados. No tecido celular subcutâneo e nos músculos, provocam reação local e tumoração com calcificação do parasita após sua morte. No globo ocular, podem causar deslocamento da retina e, dependendo da localização e resposta inflamatória, cegueira total. A forma mais grave é a nervosa. Podem ser encontrados no encéfalo e, com menor frequência, na medula espinhal. A infecção pode evoluir assintomaticamente por poucos meses e até anos, mas usualmente dentro de 4 a 5 anos manifesta-se de modo polimorfo e grave, comumente por sintomas indicativos de hipertensão intracraniana, crises convulsivas e distúrbios mentais. As diferentes formas da doença dependem primordialmente da interação entre o cisticerco e o processo inflamatório.

- ### Diagnóstico laboratorial

Neurocisticercose

- Reações imunológicas no soro: baixa especificidade.
- Avaliação laboratorial do líquor: pressão aumentada; hipercitose moderada (5-50); eosinofilia; aumento de proteínas totais, principalmente globulinas; imunoglobulinas específicas (IgG, IgM).
- Diagnóstico por imagem:
  - Radiografia: só para calcificações;
  - Tomografia computadorizada;
  - Ressonância magnética.
- Exame anatomopatológico: cisticercose subcutânea e muscular.

Critérios para aproveitamento de carcaças em matadouro

Segundo a OMS, os critérios para aproveitamento de carcaça em matadouro são (Figura 23.12):

- De 1 a 5 cisticercos, a carne pode ser consumida, desde que congelada a -5 °C por mais de quatro dias.
- De 6 a 20 cisticercos, a carcaça só poderá ser consumida se tratada em enlatados e cozida a 120 °C durante uma hora.
- Acima de 20 cisticercos, descartada.

Himenolepíase

Helmintíase intestinal produzida pela presença de cestoides do gênero *Hymenolepis* – *H. nana* e *H. diminuta*, este último de ocorrência extremamente rara. *H. nana* é a menor tênia parasita do homem, medindo de 1 a 4 cm. Habita a porção terminal do íleo, onde se encontra geralmente em

DOENÇAS INFECCIOSAS E PARASITÁRIAS 445

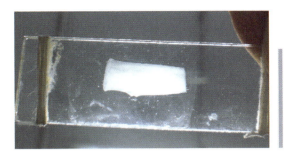

Figura 23.12. *Visão macroscópica de proglote de tênia comprimida entre duas lâminas de microscopia preparada para observação e identificação de espécie. Clarificação prévia em solução de ácido acético glacial. (Fonte: Material cedido pelo setor de Parasitologia do Hospital Universitário Antônio Pedro/UFF.)*

grande número, às vezes centenas ou mesmo milhares. O ser humano é ao mesmo tempo hospedeiro definitivo e intermediário, podendo assim, infectar a outro ou autoinfectar-se.

Perda de apetite, dor abdominal e diarreia ocorrem, ocasionalmente, em crianças que albergam grande quantidade de vermes adultos, com possível repercussão em seu estado nutricional.

- Diagnóstico laboratorial

Exame parasitológico de fezes: o método de sedimentação de Hoffman é o mais indicado para o diagnóstico (Figura 23.13).

Equinococose

A hidatidose humana é doença causada pela presença da larva do *Echinicoccus granulosus* (*E. granulosus*), o cisto hidático, no organismo do homem. Suas principais localizações são: fígado, pulmão e peritônio. Na América Latina, a endemicidade é alta em áreas rurais do Chile, Argentina, Uruguai e extremo sul do Brasil, onde os focos mais ativos encontram-se nos municípios fronteiriços ao Uruguai, podendo ser considerados continuação da área endêmica platina.

Infectividade

Os vermes adultos vivem no intestino delgado dos cães. As pequenas tênias (3-6 mm), depois de formar as proglotes com seus órgãos genitais hermafroditas, promovem a fecundação e a produção abundante de ovos. As proglotes gravídicas, à medida em que se desprendem do estróbilo (corpo), são eliminadas com as fezes do animal e vão poluir o solo dos campos de pastagens, do peridomicílio ou mesmo o chão das casas.

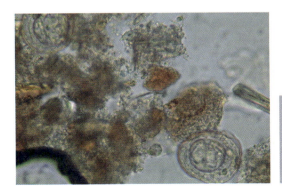

Figura 23.13. *Ovos de H. nana, transparentes e incolores apresentando a sua característica forma oval. Medem cerca de 40 μm de diâmetro. Aumento: 400×. Coloração: lugol. (Fonte: Material cedido pelo setor de Parasitologia do Hospital Universitário Antônio Pedro/UFF.)*

446 LABORATÓRIO COM INTERPRETAÇÕES CLÍNICAS

Ingeridos pelos hospedeiros intermediários (principalmente ovinos) e homem acidentalmente, chegam ao estômago e intestino onde as oncosferas (embriões) se libertam dos embrióforos (membrana protetora), entranhando-se na mucosa e, pela rede vascular, vão ao fígado, pulmões e, mais raramente, a outros órgãos. Perde os acúleos, cresce e vacuoliza-se, evoluindo para cisto hidático, que pode chegar a medir de 3 a 5 cm.

De fora para dentro, possui as seguintes estruturas:

- Membrana adventícia: reação do órgão parasitado à presença do cisto.
- Membrana anista: secretada pelo cisto como barreira defensiva às agressões do hospedeiro.
- Membrana prolígera: responsável pela proliferação do parasita.
- Vesículas prolígeras: têm a mesma estrutura da membrana prolígera, e dá origem internamente a numerosos escóleces.

■ Hidatidose hepática

Os cistos localizados em profundidade comprimem o parênquima, os vasos e as vias biliares, produzindo congestão, necrose ou fibrose hepática e estase biliar. Daí podem resultar icterícia ou hipertensão portal, segundo o caso.

■ Hidatidose pulmonar

Pode ser primitiva ou secundária à ruptura de cistos hepáticos. Podem curar-se espontaneamente ou causar infecção, com formação de processo supurativo crônico.

■ Hidatidose óssea

Ocorre apenas em 1-2% dos casos. As lesões são de evolução muito lenta e, não raro, se complicam devido a uma infecção ou a uma fratura espontânea.

- Diagnóstico laboratorial
  - Métodos de detecção de imagens: raios X (para cistos calcificados); tomografia computadorizada, ressonância magnética etc.
  - Reação intradérmica de Casoni: reação cutânea de natureza alérgica.
  - Reações imunológicas: ELISA, *Western blot*.
  - Métodos indiretos: hemograma (eosinofilia leve).

Filárias

Apenas três espécies de filária têm importância médica nas Américas: *Wuchereria bancrofti*, agente que causa a filaríase linfática, *Onchocerca volvulus*, que se localiza no tecido subcutâneo e a *Mansonella ozzardi*, que mesmo não sendo patogênica é importante o seu conhecimento, porque suas larvas (microfilárias) circulam no sangue, como as da *Wuchereria bancrofti*.

■ Filaríase linfática

Machos e fêmeas podem ser encontrados nos vasos e gânglios linfáticos. São muito longos e delgados, revestidos de cutícula lisa. A fêmea mede de 8 a 10 cm, enquanto o macho mede apenas cerca de 4 cm, possuindo a extremidade posterior fortemente enrolada ventralmente. Acredita-se que possam viver até 17 anos. A fêmea faz a postura de ovos contendo dentro o embrião de forma alongada, conhecido como "microfilária embainhada". Medem cerca de 250-300 µ. Na região caudal apresentam vários núcleos (células germinativas) dispostos em fila simples que não atingem a extremidade posterior.

DOENÇAS INFECCIOSAS E PARASITÁRIAS **447**

- Ciclo evolutivo

As larvas paridas no interior dos vasos e troncos linfáticos acumulam-se na rede vascular sanguínea dos pulmões, não aparecendo durante o dia na circulação periférica. Ao anoitecer, dirigem-se para o sangue periférico, e um maior número das mesmas é encontrado nas primeiras horas da madrugada, decrescendo à partir daí (periodicidade). Essa microfilárias são ingeridas pelo mosquito *Culex quinquefasciatus*, mosquito doméstico conhecido como pernilongo, muriçoca ou carapanã, ao exercer o hematofagismo em pessoa parasitada. Vão ao estômago do inseto, perdem a bainha, caem na cavidade geral e migram para o tórax. Encistam-se nos músculos e sofrem várias mudas, passando por larvas rabditoides e evoluindo para filarioides infectantes, que acumulam-se na trompa (lábio) do mosquito. Quando o mesmo pica o homem, penetram ativamente na pele e chegam aos vasos linfáticos. Tornam-se adultos e um ano depois começam a aparecer microfilárias no sangue.

- Patogenia e sintomatologia

As perturbações do sistema linfático são causadas pelos vermes adultos e adolescentes. Pode ser assintomática. Quando sintomática, as alterações têm um decurso longo e podem variar desde uma pequena estase linfática até à elefantíase bancroftiana. As lesões ocorrem devido a fatores mecânicos e irritativos. A elefantíase ocorre em casos crônicos (8 a 10 anos de parasitismo) devido às ações mecânicas e irritativas, levando à contínua perturbação do fluxo linfático. Mais frequentemente, localiza-se em uma ou em ambas as pernas ou nos órgãos genitais externos. Mais raramente pode ocorrer nos braços ou nas mamas. A pele aumenta de espessura, perde a elasticidade, fica ressecada e hiperqueratósica, muito sujeita a rachaduras e infecções bacterianas.

- Diagnóstico laboratorial
  - Pesquisa e quantificação de microfilárias: pesquisa das microfilárias no sangue periférico, após concentração por centrifugação (método de Knott) ou por filtração em membrana de policarbonato. Faz-se então a gota espessa ou esfregaço delgado e cora-se pelo Giemsa. O sangue deve ser colhido entre 22 horas e 4 horas da madrugada. Para colher o sangue durante o dia, faz-se a indução da microfilaremia diurna pela administração de dietilcarbamazina por via oral em baixa dose, colhendo-se o sangue 45 minutos após.
  - Biópsia de linfonodo.
  - Ultrassonografia.
  - Testes imunológicos: ELISA e imunofluorescência indireta.

Coccídeos intestinais

A partir dos anos 1980, tem-se observado, na prática médica, aumento na ocorrência de infecções por agentes oportunistas que são diagnosticadas com mais frequência em pacientes imuno-comprometidos, ocasionando quadros clínicos mais graves. São considerados imunocomprometidos os pacientes que apresentam algum desequilíbrio ou anormalidade em seu sistema imunológico. As alterações da imunidade podem ter inúmeras causas, destacando-se a imunossupressão terapêutica ou aquelas decorrentes de doenças como a síndrome da imunodeficiência adquirida (SIDA/Aids).

A importância das infecções por agentes oportunistas no Brasil está relacionada, sobretudo, com o aumento do número de casos de Aids e de um contingente crescente de indivíduos infectados pelo vírus da imunodeficiência humana (HIV/VIH), que poderão desenvolver a doença a qualquer momento, tornando-se suscetíveis a esses agentes. Entre as infecções parasitárias oportunistas mais importantes associadas à Aids, destacam-se aquelas que determinam um quadro de diarreia crônica grave causadas por *Cryptosporidium* spp., *Cystoisospora belli*, *Cyclospora cayetanensis* e microsporídeos.

448 LABORATÓRIO COM INTERPRETAÇÕES CLÍNICAS

Muito embora os sinais e sintomas, quando presentes, sejam indicativos de infecções oportunistas, a comprovação do agente etiológico em amostras biológicas se faz necessária para direcionar a conduta terapêutica e/ou iniciar medidas de suporte clínico. Dessa maneira, o diagnóstico laboratorial, por meio de metodologias adequadas, representa ferramenta importante para esses propósitos.

Cryptosporidum spp.

Criptosporidiose é a infecção causada por coccídeos do gênero *Cryptosporidium*, e tem sido descrita nos animais e no homem. Neste último, ocorre, sobretudo, em crianças menores de três anos de idade, adultos não imunes e indivíduos imunodeficientes, principalmente em pacientes com a síndrome da imunodeficiência adquirida (SIDA/Aids).

A grande importância atual da criptosporidiose é o reconhecimento de surtos epidêmicos de diarreia causados pelo *Cryptosporidium parvum*, em que a transmissão dos oocistos é feita por meio de água potável distribuída nas cidades. Um surto de grandes proporções ocorreu na cidade de Milwaukee (Estados Unidos), durante o verão de 1993, e acometeu em torno de 403.000 pessoas, culminando em 4.000 hospitalizações e mais de 100 mortos.

- Ciclo biológico

O *Cryptosporidium* spp. é um organismo pequeno, variando seu tamanho, para as diferentes formas evolutivas, entre 2 e 6 μm. O ciclo de vida é monoxênico, apresentando as duas fases de seu desenvolvimento (sexuada e assexuada) no mesmo hospedeiro. O oocisto, que é a forma infectante, mede de 4,5 a 6,0 μm de diâmetro e contém quatro esporozoítos em torno de um corpo residual formado de grânulos de amilopectina.

O ciclo biológico tem início com a ingestão dos oocistos infectantes que liberam os esporozoítos na luz do intestino delgado. Esses esporozoítos penetram nos enterócitos iniciando a fase de merogonia, que envolve a maturação e o desenvolvimento dos merontes, confinados na posição apical da célula hospedeira. Nessa fase assexuada do ciclo biológico são formados merontes dos tipos I e II. Os merontes do tipo I contêm de 6 a 8 merozoítos e são capazes de se reproduzir e multiplicar no interior do enterócito infectado ou, então, invadirem as células vizinhas. Essa fase assexuada propicia que o protozoário se alastre para vários enterócitos, mesmo que o hospedeiro não seja repetidamente exposto a novas infecções. Os merontes do tipo II contêm 4 merozoítos e não se reciclam. Os merozoítos darão início à fase sexuada (gametogonia), culminando na formação dos microgametócitos e macrogametócitos. Os microgametócitos livres fertilizam os macrogametócitos, originando o zigoto; este estágio é haploide e evolui até a formação dos oocistos, e a primeira divisão que se segue é meiótica (esporogonia), de modo que os esporozoítos, contidos no interior do oocisto, são novamente haploides, fechando assim, o ciclo biológico.

Bastante peculiar é a formação de dois tipos de oocistos: cerca de 20% dos oocistos produzidos apresentam parede fina e são responsáveis pela autoinfecção interna do indivíduo, enquanto os demais, de parede espessa, são eliminadas juntamente com as fezes do hospedeiro. Finalmente, ao contrário dos oocistos da maioria dos outros coccídeos, que precisam de um período de incubação fora do hospedeiro para espourularem e se tornarem infectantes, os oocistos de *Cryptosporidium* spp. já são eliminados esporulados, sendo, então, infectantes para outros indivíduos.

- Quadro clínico

As infecções assintomáticas ocorrem em indivíduos imunocompetentes e imunodeficientes. As infecções sintomáticas em pacientes imunocompetentes caracterizam-se por um quadro de diarreia aguda com duração de uma a duas semanas, dor abdominal, náuseas, vômitos e febre. A ausência de leucócitos e hemácias nas fezes auxiliam no diagnóstico diferencial de diarreias causadas por bactérias como *Shigella*, *Salmonela*, *Escherichia coli* invasiva, ou mesmo por protozoários como *Entamoeba histolytica*. A diarreia pode ser prolongada, perdurando por mais de duas semanas. A má nutrição interfere na imunidade mediada por células e a criptosporidiose aguda pode levar a um quadro de má absorção e anorexia, alterando o *status* nutricional. Estudos conduzidos na África concluíram que a criptosporidiose aguda predispõe a um aumento da mortalidade infantil, especialmente em crianças desnutridas.

Pessoas com imunodeficiências são mais predispostas a contraírem a infecção e manifestam sintomas por tempo mais prolongado. A maioria dos casos foram descritos em indivíduos HIV-positivos, porém infecções severas também foram relatadas em pessoas portadoras de outras imunodeficiências, como em indivíduos com deficiência de IgA. O amplo espectro clínico causado pela infecção em pacientes imunodeficientes oscila de assintomática a severa, com desidratação e má absorção. A diarreia autolimitada é mais comum em pacientes com imunodeficiência discreta. Quadros fulminantes, com diarreia intensa e com eliminação de grandes volumes de fezes, foram descritos em pacientes com contagem de linfócitos CD4 inferiores a 50 células/mm^3 e que apresentaram outras infecções oportunistas concomitantes.

Nas infecções maciças, muitos parasitos podem invadir áreas de epitélios vizinhos ao intestinal, como o trato biliar. A infecção do trato biliar é capaz de produzir dois tipos de síndromes: a primeira, é uma colangite esclerosante que causa obstrução e dilatação dos ductos biliares intra e extra-hepáticos. Os pacientes tem dor no quadrante superior direito e aumento da fosfatase alcalina sérica; a outra síndrome, é uma colecistite acalculosa causada pela infecção da parede da vesícula biliar, que acomete indivíduos com SIDA/Aids. As infecções por *Cryptosporidium* spp. envolvendo o ducto pancreático são raras.

• Diagnóstico laboratorial

A criptosporidiose intestinal deve ser incluída no diagnóstico diferencial de qualquer doença intestinal caracterizada pela presença de náuseas, vômitos, dor abdominal tipo cólica e diarreia líquida, com perda de peso moderada, em adultos e crianças imunocompetentes com história recente de contato com indivíduos ou animais com diarreia. Também deve ser incluída no diagnóstico diferencial dos microrganismos responsáveis por quadros de diarreia em crianças que frequentam creches, assim como em surtos de diarreias em comunidades, associados a ingestão de água e/ou alimentos provavelmente contaminados. Em pacientes imunocomprometidos há consenso que, na presença de diarreia, a pesquisa de *Cryptosporidium* deva ser incluída na rotina laboratorial.

O diagnóstico laboratorial da criptosporidiose é feito rotineiramente pela pesquisa de oocistos nas fezes; outros materiais biológicos, como aspirado duodenal e/ou jejunal, escarro e lavado broncoalveolar também podem conter oocistos. A detecção dos oocistos nas fezes é feita utilizando simultaneamente um método de concentração e um de coloração. Entre os métodos de concentração de oocistos, os mais utilizados são a flutuação pela sacarose (Sheater) e o método de Ritchie, que foi posteriormente modificado por outros autores. O primeiro, tem como princípio a flutuação dos oocistos em solução saturada de açúcar (sacarose). O procedimento de Ritchie tem como fundamento a centrífugo-sedimentação dos oocistos por meio de um sistema formol-éter. Este método foi considerado como o mais efetivo para a recuperação e identificação de oocistos de *Cryptosporidium* spp., sempre que utilizado em conjunto com uma técnica de coloração ácido-resistente.

A visualização dos oocistos é feita após coloração especial, sendo os procedimentos ácido-resistentes os mais conhecidos e utilizados. Na década de 1980, foi descrita uma modificação a frio da técnica de Ziehl-Nielsen para a visualização dos oocistos. Atualmente, esta técnica é amplamente utilizada e alterações adicionais já foram elaboradas. Outro método tintorial, também bastante utilizado, é o da safranina-azul de metileno; esta coloração apresenta a vantagem de ser de fácil execução, rápida e eficiente, pois cora mais de 90% dos oocistos em esfregaços de fezes de indivíduos com diarreia por

450 LABORATÓRIO COM INTERPRETAÇÕES CLÍNICAS

Cryptosporidium spp., sempre que empregada em combinação com uma técnica de concentração. Os oocistos são observados como estruturas esféricas ou ovaladas, medindo aproximadamente 5 μm, corados numa tonalidade rosa-laranja brilhante sobre um fundo azul e apresentam na sua superfície um halo hialino bem diferenciado. Os esporozoítos adquirem uma coloração escura.

Técnicas que empregam substâncias quimioluminescentes, como a auramina, também são utilizadas no diagnóstico laboratorial como alternativa para a coloração de oocistos não corados pelos métodos ácido-resistentes. Esta tem se mostrado mais sensível que os métodos de coloração para a detecção de pequenas quantidades de oocistos. Entretanto, além de relativamente lentas e da necessidade de um microscópio de fluorescência, apresentam baixa especificidade.

Nos últimos anos, a evidenciação dos oocistos ainda tem sido feita pelo uso de anticorpos policlonais, ou mesmo, de anticorpos monoclonais conjugados com fluoresceína que, de acordo com alguns autores, aumenta de forma importante a sensibilidade do exame, enquanto para outros, as reações de imunofluorescência apresentam o mesmo grau de sensibilidade e especificidade que a técnica de Ziehl-Nielsen modificada. Também foi desenvolvido um teste imunoenzimático para a detecção de IgM ou IgG no soro de pacientes infectados, e este teste apresentou sensibilidade e especificidade de 95%.

Em amostras clínicas, a técnica de PCR (*polimerase chain reaction*) ainda é restrita aos laboratórios de pesquisa e apresenta várias limitações, como o fato que a presença de ácidos biliares nas fezes inibe a reação de amplificação; ainda é um método propenso a contaminação durante a sua manipulação e requer alto investimento, devido à infraestrutura utilizada.

Em 1993, foi descrita uma nova espécie de coccídeo, denominada *Cyclospora cayetanensis*. O protozoário apresenta várias semelhanças com relação ao *Cryptosporidium* spp., como quadro clínico e propriedades tintoriais dos oocistos, o que vem acrescentar maior complexidade ao diagnóstico laboratorial dessas protozooses.

Além da necessidade da realização de medidas micrométricas para diferenciar *Cryptosporidium* spp. de *C. Cayetanensis*, a autofluorescência também tem sido um critério muito usado para o diagnóstico diferencial entre seus oocistos. Até o momento, considerou-se que apenas os oocistos de *C. Cayetanensis* exibissem autofluorescência, mas um estudo recente revelou que este pode não ser um caractere adequado, já que os oocistos de *Cryptosporidium* spp. também podem ser autofluorescentes.

Apesar de toda essa amplitude diagnóstica, observamos que poucos laboratórios de análises clínicas realizam, rotineiramente, o diagnóstico da criptosporidiose no Brasil.

Isospora belli

A *Isospora belli* é um parasito do filo *Coccidia*, disseminados de mamíferos e aves e que, esporadicamente, infectam o homem. Foi descrito pela primeira vez por Woodcook, em 1915, e posteriormente por Wenyon, em 1923. Ainda que não muito frequente, tem uma distribuição cosmopolita. Assim, casos de infecção do homem têm sido relatados em quase todos os países do mundo. No Brasil, o primeiro caso humano foi assinalado em 1925.

A infecção se dá pela ingestão de oocistos em água ou alimentos contaminados. Os oocistos são liberados nas fezes, onde geralmente só aparecem vários dias após a infecção. Nessa ocasião, os sintomas da fase aguda já diminuíram de intensidade e só são encontrados durante poucos dias. Devido a isso, a prevalência da infecção humana deve ser maior que a documentada.

Seu habitat é o intestino delgado e os parasitos são intracelulares (células epiteliais da mucosa intestinal).

Em muitos casos, o diagnóstico de isosporose só é estabelecido por meio de biópsia, por nunca terem sido observados oocistos nas fezes, apesar de repetidamente pesquisados. Essa doença vem sendo bastante estudada nos últimos anos, por seu agente ser considerado um agente oportunista em pacientes HIV+.

DOENÇAS INFECCIOSAS E PARASITÁRIAS **451**

- Morfologia

Os oocistos medem 20 a 30 μ de comprimento por 10 a 20 μ de largura. Uma de suas extremidades é mais delgada, com aparência de pescoço. Contém uma massa central granulosa de citoplasma que representa realmente o parasito (esporoblasto). Em meio favorável, esta massa central divide-se em dois esporoblastos, cercando-se cada qual de uma parede cística de duplo contorno. Depois irão produzir dois esporocistos no interior dos quais formam-se quatro esporozoítos. Os esporozoítos são longos e delgados e dispõem-se um ao lado do outro.

- Ciclo evolutivo

Esses parasitos multiplicam-se sexual (esporogonia) e assexuadamente (esquizogonia) nas células do hospedeiro. Os esporozoítos penetram nas células epiteliais da mucosa intestinal do hospedeiro, tornando-se parasito endocelular, nutre-se e cresce. No fim do crescimento, o núcleo começa a dividir-se várias vezes resultando na forma multinucleada ou esquizonte. A seguir, o citoplasma se divide para dar origem simultaneamente a um certo número de elementos filhos (merozoítos). A partir de cada merozoíto, o ciclo assexuado pode repetir-se ou a evolução encaminha-se para um processo de reprodução sexuada, formando gametócitos masculinos (flagelados menores e dotados de mobilidade) ou femininos (maiores e imóveis). Quando os dois gametas se unem forma-se o ovo ou zigoto, que logo se encista (oocisto).

- Patogenia e sintomatologia

Nos indivíduos imunocompetentes, a doença é de natureza benigna, assintomática na maioria dos casos. Em outros, traduz-se por discreta diarreia, cólicas abdominais ou quadro disenteriforme e síndrome de má absorção. Em geral, cura-se espontaneamente. A isosporose aguda manifesta-se geralmente no imunossuprimido como enterite, estado de torpor e anorexia. Na doença crônica, a síndrome de má absorção intestinal pode levar o paciente à desnutrição, caquexia e morte. A eosinofilia tissular pode acompanhar o quadro diarreico, mas a eosinofilia no sangue não é um aspecto específico.

O período de incubação é em torno de uma semana. Pode apresentar quadros de disseminação extraintestinal, acometendo linfonodos mesentéricos, periaórticos, mediastinais e traqueobrônquicos. Também foi observada disseminação extraintestinal para o fígado e baço.

- Diagnóstico laboratorial

O diagnóstico laboratorial é feito por meio da demonstração dos oocistos, geralmente não segmentados, nas fezes do paciente. Em geral, os oocistos são expulsos nas fezes durante poucos dias, ainda que, em casos raros, possam ser encontrados durante 5 a 6 meses. Via de regra, apresentam-se em pequeno número, sendo útil no diagnóstico utilizar-se métodos de concentração.

O método de Ritchie (concentração por sedimentação em formol-éter) é um excelente método, uma vez que o formol fixa o material e o éter desengordura. As colorações pela safranina ou pelo método de Kinyoun favorecem a boa vizualização dos parasitos.

Ciclosporíase
- Os oocistos são muito semelhantes aos de *C. parvum/C. hominis,* medindo cerca de 8 a10 μm de diâmetro.
- Os oocistos são eliminados nas fezes ainda imaturos (não esporulados), e a esporulação ocorre no meio externo após 5 a 6 dias. Os oocistos maduros ou esporulados apresentam dois esporocistos, cada qual contendo dois esporozoítos.

452 LABORATÓRIO COM INTERPRETAÇÕES CLÍNICAS

- A transmissão ocorre pela ingestão de oocistos esporulados que podem estar presente na água e em alimentos contaminados. Surtos expressivos por ingestão de alimentos frescos, como framboesas, amoras e salada de folhas verdes, ocorreram no Canadá em 1998. A transmissão pessoa-pessoa não é frequente.

- A infecção é mais comum em áreas tropicais e subtropicais; prevalência: < 1%; causa diarreia infantil: pico de incidência 2-4 anos; ausência de sintomas nos adultos; acentuada sazonalidade: período variável; ausência de reservatórios animais; o ciclo é monoxênico.

- Infecção concomitante com *Cryptosporidium* é comum e, no passado, as duas infecções eram comumente confundidas, especialmente pelo fato de ambas estarem associadas à diarreia leve, mas crônica. Em indivíduos imunocomprometidos, o quadro diarreico é crônico e intermitente.

- O quadro clínico é normalmente de diarreia aquosa prolongada (43-57 dias), alternando com período de constipação. Apresenta, em média, 6 (4 a 10) emissões de fezes aquosas/dia. Outros sinais clínicos: cólica abdominal, perda de peso, anorexia, mialgia, vômitos, febre.

Bibliografia

Abass EM, Mansour D, Mutasim M, Hussein M, Harith A. b-mercaptoethanol-modified ELISA for diagnosisof visceral leishmaniasis. J Med Microbiol. 2006; 55:1193-6.

Achá RHS. Doença de Chagas. Arq Bras Cardiol. 2009; 93(Supl.I):e110-e178.

Adam RD. Biology of Giardia lamblia. Clin, Microbiol Rev. 2001; 14 (3):447-5.

Almeida BR, Santiliano FC. Levantamentos dos métodos de diagnóstico para a Doença de Chagas. Centro Científico Conhecer, Goiânia: Enc Biosfera. 2012; 8(14):1586-2012.

Araújo AB, Berne MEA. Conventional serological performance in diagnosis of Chagas' Disease in southern Brazil. Braz J Infect Dis. 2013; 17(2):174-8.

Berne AC, Vieira JN, Avila LFC, Villela MM, Berne MEA, Scaini CJ. *Giardia lamblia*: Diagnóstico com o emprego de métodos microscópicos e enzyme-linked immunosorbent assay (ELISA). Rev Patol Trop. 2014; 43(4):412-9.

Bialas KM, Swamy GK, Permar SR. Perinatal cytomegalovirus and varicela zóster vírus infections: epidemiology, prevention, and treatment. Clin Perinatol. 2015; 42(1):61-75.

Bica V, Dillenburg AF, Tasca T. Diagnóstico laboratorial da giardiose humana: comparação entre as técnicas de sedimentação espontânea em água e de centrífugo-flutuação em solução de sulfato de zinco. Rev HCPA. 2011; 31(1):39-45.

Bio-Manguinhos. IFI – Leishmaniose humana; 2009. Disponível em: www.bio.fiocruz.br. Acesso em: 14/07/2016.

Bottieau E. New Diagnostic tools in clinical parasitology. Clin Microb Infect. 2015; 21:518-9.

Brasil. Diretrizes para o controle da sífilis congênita: manual de bolso. Coleção DST. Série manuais 24. Aids; 2006.

Brasil. Fluxograma laboratorial da sífilis e a utilização de testes rápidos para triage da sífilis em situacões especiais e apresenta outras recomendações. Portaria nº 3.242 de 30 de dezembro de 2011.

Brasil. Ministério da Saúde. Secretaria de Vigilância em Saúde. Departamento de Vigilância Epidemiológica. Manual de diagnóstico laboratorial da raiva. Brasília: Ministério da Saúde. 2008; 108p.

Brasil. Ministério da Saúde. Secretaria de Vigilância em Saúde, Departamento de DST, Aids e Hepatites Virais. Manual Técnico para o Diagnóstico da Infecção pelo HIV. Brasília: Ministério da Saúde. 2013; 56p.

Brasil. Ministério da Saúde. Secretaria de Vigilância em Saúde. Departamento de Vigilância Epidemiológica. Hepatites virais: o Brasil está atento / Ministério da Saúde, Secretaria de Vigilância em Saúde, Departamento de Vigilância Epidemiológica. Brasília: Ministério da Saúde. 2005; 40p.

Brasil. Ministério da Saúde. Secretaria de Vigilância em Saúde. Departamento de Vigilância Epidemiológica. Manual de aconselhamento em hepatites virais / Ministério da Saúde, Secretaria de Vigilância em Saúde, Departamento de Vigilância Epidemiológica. Brasília: Ministério da Saúde. 2005; 52p.

BRASIL. Ministério da Saúde. Secretaria de Vigilância em Saúde. Departamento de DST, Aids e Hepatites Virais. O Manual Técnico para o Diagnóstico das Hepatites Virais / Ministério da Saúde, Secretaria de Vigilância em Saúde, Departamento de DST, Aids e Hepatites Virais. – Brasília: Ministério da Saúde, 2015. 68p.

Breda G, Almeida B, Carstensen S, et al. Human cytomegalovirus detection by real time PCR and pp65-antigen test in hematopoietic stem cell transplant recipients: a challenged in low and middle-income countries. Pathog Glob Health. 2013; 107:312-9.

DOENÇAS INFECCIOSAS E PARASITÁRIAS 453

Buonfrate D, Formenti F, Perandin F, Bisoffi Z. Novel approaches to the diagnosis of Strongyloides stercoralis infection. Clin, Microb Infect. 2015; 21(6):543-52.

Carvalho FR, Cosendey RI, Souza CF, et al. Clinical correlates of pp65 antigenemia monitoring in the first months of post kidney transplant in patients undergoing universal prophylaxis or preemptive therapy. Braz J Infect Dis; 2016.

Caston JJ, Cantisan S, Gonzalez-Gasca F, et al. Interferon-gamma production by CMV-specific CD8+ T lymphocytes provides protection against cytomegalovirus reactivation in critically ill patients. Int Care Med. 2016; 42.

Collins WE, Jeffery GM. Plasmodium ovale: Parasite and disease. Clin Microbiol Rev. 2005; 18(3):570-81.

Collins WE. Plasmodium knowlesi: a malaria parasite of monkeys and humans. Ann Rev Entomol. 2012; 57:107-21.

Cornett JK, Kirn TJ. Laboratory diagnosis of HIV in adults: a review of current methods. Clin Infect Dis. 2013 Sep; 57(5):712-8.

Coura JR, Pereira JB. Chagas Disease: 100 years after its discovery. A systemic review. Acta Tropica. 2010; 115:5-13.

Coura JR. Tripanosomose, doença de Chagas. Cienc Cult. 2003; 55(1):30-3.

Crough T, Khanna R. Immunobiology of human cytomegalovirus: from bench to bedside. Clin Infect Dis. 2009; 22(1):76-98.

Curtis KA, Kennedy MS, Charurat M, Nasidi A, Delaney K, Spira TJ, Owen SM. Development and characterization of a bead-based, multiplex assay for estimation of recent HIV type 1 infection. AIDS Res Hum Retrov. 2012 Feb; 28(2):188-97.

Da Motta LR, Vanni AC, Kato SK, et al. Evaluation of five simple rapid HIV assays for potential use in the Brazilian national HIV testing algorithm. J Virol Methods. 2013 Dec; 194(1-2):132-7.

David-Neto E, Triboni AH, Paula FJ, et al. A double-blinded, prospective study to define antigenemia and quantitative real-time polymerase chain reaction cutoffs to start preemptive therapy in low-risk, seropositive, renal transplanted recipients. Transplantation. 2014; 27,98(10):1077-81.

DC – Triagem e diagnóstico sorológico em unidades hemoterápicas e laboratórios de saúde pública I. – Brasília: Ministério da Saúde, Coordenação Nacional de Doenças Sexualmente Transmissíveis e AIDS. Série TELELAB. 1988; 76 p.

De Carli GA. Parasitologia clínica. Seleção de Métodos e Técnicas de Laboratório para o Diagnóstico das Parasitoses Humanas. 2 ed. Rio de Janeiro: Atheneu. 2007; 906 p.

Desjeux P. Leishmaniasis: current situation and new perspectives. Comp Immun, Microbiol Infect Dis. 2004; 27:305-18.

Dias FBS, Diotaiuti L, Romanha AJ, Bezerra CM, Machado EMM. First report on the occurrence of Trypanosoma rangeli Tejera, 1920 in the State of Ceará, Brazil, in naturally infected triatomine Rhodnius nasutus, Stal, 1859 (Hemiptera, Reduviidae, Triatominae). Mem Inst Oswaldo Cruz. 2007; 102(5):643-5.

Dias JCP, Coura JR. Clínica e terapêutica da doença de Chagas: uma abordagem prática para o clínico geral [online]. Rio de Janeiro: Editora FIOCRUZ. 1997; 486 p.

Elmahallawy EK, Martínez AS, Rodriguez-Granger J, Mallecot YH, Agil A, Mari JMN, Fernández JG. Diagnosis of leishmaniasis. J Infect Dev Ctries. 2014; 8(8):961-72.

Emanuel A, Castro CN. Método de Strout utilizando diferentes velocidades de centrifugação no diagnóstico da fase aguda da doença de Chagas. Rev Soc Bras Med Trop. 1985; 18(4):247-9.

Feliciano N, Ribeiro VS, Gonzaga HT, Santos FAA, Fujimura PT, Goulart LR, Costa-Cruz JM. Immunol Lett. 2016; 172:89-93.

Ferreira WA, Moraes SL. Diagnóstico laboratorial das principais doenças infecciosas e autoimunes. 3 ed. Guanabara Koogan; 2013.

Fontecha GA, Mendoza M, Banegas E, Poorak M, Oliveira AM, Mancero T, Udhayakumar V, Lucchi NW, Mejia RE. Comparison of molecular tests for the diagnosis of malaria in Honduras. Malaria J. 2012; 11(119).

Fotedar R, Stark D, Beebe N, Ellis J, Harkness J. Laboratory Diagnostic Techniques for Entamoeba Species. Clin Microbiol Rev. 2007; 20(3):511-32.

FUNED Programa de Avaliação da Qualidade. Belo Horizonte: Imunodiagnóstico da doença de Chagas. 2015; 22 p.

Gámez SS, Ruiz PM, Marí NMJ. Infección por citomegalovírus humano. Enferm Enfecc Microbiol Clin. 2014; 32(supl 1):15-22.

Gandhi MK, Khanna R. Human cytomegalovirus: clinical aspects, immune regulation and emerging treatments. Lancet Infect Dis. 2004; 4(12):725-38.

Garcez LM, Shaw JJ, Silveira FT. Teste de aglutinação direta no sorodiagnóstico da leishmaniose visceral no Estado do Pará. Rev Soc Bras Med Trop. 1996; 29(2):165-80.

Garcia JGD, Simões MJS, Alvarenga VLS. Avaliação de diferentes métodos no diagnóstico laboratorial de *Giardia lamblia*. Rev Cienc Farm Básica Apl. 2006; 27(3):253-8.

454 LABORATÓRIO COM INTERPRETAÇÕES CLÍNICAS

Gomes YM, Lorena VMB, Luquetti AO. Diagnosis of Chagas disease: what has been achieved? What remains to be done with regard to diagnosis and follow up studies? Mem Inst Oswaldo Cruz. 2009; 104(Supp. I):115-21.

Gomes CM, Paula NA, Morais OO, Soares KA, Roselino AM, Sampaio RNR. Complementary exams in the diagnosis of american tegumentary leishmaniasis. Anais Bras Dermat. 2014; 89(5):701-11.

Gomes KB, Fernandes AP, Menezes A, Júnior RA, Silva EF, Rocha MO. *Giardia duodenalis*: genotypic comparison between a human and a canine isolates. Rev Soc Bras Med Trop. 2011; 44(4):508-10.

Gontijo B, Carvalho MLR. Leishmaniose tegumentar americana. Rev Soc Bras Med Trop. 2003; 36(1):71-80.

González B, Rodulfo H, De Donato M, Berrizbeitia M, Gómez C, González L. Variaciones hematológicas en pacientes con malaria causada por *Plasmodium vivax* antes, durante y después del tratamiento. Invest Clin. 2009; 50(2):187-201.

Goto H, Lindoso JAL. Current diagnosis and treatment of cutaneous and mucocutaneous leishmaniasis. Exp Rev Anti-infect Ther. 2010; 8(4):419-33.

Harding AS, Ghanem KG. The performance of cerebrospinal fluid treponemal-specific antibody tests in neurosyphilis: a systematic review. Sex Transm Dis. 2012 Apr; 39(4):291-7.

Hazell SL. Clinical utility of avidity assays. Expert Opin Med Diagn. 2007; 1(4):511-9.

Hellemond JJ, Rutten M, Koelewijn R, Zeeman AM, Verweij JJ, Wismans PJ, Kocken CH, Van Genderen PJJ. Human *Plasmodium knowlesi* infection detected by rapid diagnostic tests for malaria. Emerg Inf Dis. 2009; 15(9):1478-80.

Hernadez C, Cucunuba Z, Flórez C, Olivera M, Valencia C, Zambrano C, León C, Ramírez JD. Molecular diagnosis of Chagas disease in Colombia: parasitic loads and discrete typing units in patients from acute and chronic phases. PLOS Neglected Trop Dis; September, 2016.

II Consenso Brasileiro em Doença de Chagas, 2015. Epidemiol Serv Saúde, 25 (número especial), 7-86, Brasília; 2016.

Junior MSCL, Zorzenon DCR, Dorval MEC, Pontes ERJC, Oshiro ET, Cunha R, Andreotti R Matos MFC. Sensitivity of PCR and real-time PCR for the diagnosis of human visceral leishmaniasis using peripheral blood. Asian Pac J Trop Dis. 2013; 3(1):10-5.

Katsuragawa TH, Cunha RPA, Souza DCA, Gil LHS, Cruz RB, Silva AA, Tada MS, Pereira da Silva LH. Malária e aspectos hematológicos em moradores da área de influência dos futuros reservatórios das hidrelétricas de Santo Antônio e Jirau, Rondônia, Brasil. Cad Saúde Púb. 2009; 25(7):1486-92.

Kayama H, Takeda K. The innate immune response to *Trypanosoma cruzi* infection. Micr Infect. 2010; 12:511-7.

Knopp S, Salim N, Schindler T, Voules DAK, Rothen J, Lweno O, Mohammed AS, Singo R, Benninghoff M, Nsojo AA, Genton B, Daubenberger C. Diagnostic Accuracy of Kato – Katz, FLOTAC, Baermann, and PCR Methods for the Detection of Light-Intensity Hookworm and Strongyloides stercoralis Infections in Tanzania. Am J Trop Med Hyg. 2014; 90(3):535-45.

Kotton CN, Kumar D, Caliendo AM, et al. Update international consensus guidelines on the management of cytomegalovirus in solid-organ transplantation. Transplantation. 2013; 96(4):333-60.

Leruez-Ville M, Ville Y. Fetal cytomegalovirus infection. Best Pract Res Clin Obstet Gynaecol. 2017; 38:97-107.

Lieshout L, Roestenberg M. Clinical consequences of new diagnostic tools for intestinal parasites. Clin, Microbiol Infect. 2015; 21:520-8.

Lochmanova A, Lochman I, Tomaskova H, et al. Quantiferon-CMV test in prediction of cytomegalovirus infection after kidney transplantation. Transplant Proc. 2010; 42(9):3574-7.

López AC, Quan JC, Mejía RE, Banegas E, Fontecha G. Comparación de gota gruesa y PCR para la deteción de infecciones maláricas em Honduras. Rev Cienc Tecnol. 2011; 9:68-81.

Machado P, Mendes C, Rosário VE, Arez AP. A contribuição dos polimorfismos humanos do eritrócito na proteção contra a malária. Rev Pan-Amaz Saúde. 2010; 1(4):85-96.

Machado RLD, Figueredo MC, Frade AF, Kudó ME, Filho MGS, Póvoa MM. Comparação de quatro métodos laboratoriais para diagnóstico da Giardia lamblia em fezes de crianças residentes em Belém, Pará. Rev Soc Bras Med Trop. 2001; 34(1):91-3.

Martins de Paula F, Costa-Cruz JM. Epidemiological aspects of strongyloidiasis in Brazil. Parasitology. 2011; 138:1331-40.

Martins de Paula F, Mello Malta F, Marques PD, Sitta RB, Pinho JRR, Gryschek RCB, Chieffi PP. Molecular diagnosis of strongyloidiasis in tropical areas: a comparison of conventional and real-time polymerase chain reaction with parasitological methods. Mem Inst Oswaldo Cruz. 2015; 110(2):272-4.

Martins ALGP, Cléto NG, Martins ACGP, Teixeira Lo Silva CMGCH, Soares CT. Leishmaniose mucocutânea: dificuldade diagnóstica em lesão crônica. Hansen Int. 2011; 36(1):47-50.

DOENÇAS INFECCIOSAS E PARASITÁRIAS **455**

Marzochi MCA, Fagundes A, Andrade MV, Souza MB, Madeira MF, Mouta-Confort E, Schubach AO, Marzochi KBF. Visceral leishmaniasis in Rio de Janeiro, Brazil: eco-epidemiological aspects and control. Rev Soc Bras Med Trop. 2009; 42(5):570-80.

Mello CX, Schubach AO, Oliveira RVC, Conceição-Silva F, Pimentel MIF, Rosandiski Lyra M, Ferreira EC, Madeira MF. Comparison of the sensitivity of imprint and scraping techniques in the diagnosis of American tegumentary leishmaniasis in a referral centre in Rio de Janeiro, Brazil. Parasitol Res. 2011; 109:927-33.

Mello WA. O papel do diagnóstico laboratorial da influenza. Rev Pan-amaz Saúde. 2010; 1(1):191-3.

Mestas E. Congenital cytomegalovirus. Adv Neonatal Care. 2016; 16(1):60-5.

Miller LH, Baruch DI, Marsh K, Doumbo OK. The pathogenic basis of malaria. Nature. 2002; 415(7):673-9.

Brasil. Ministério da Saúde, SVS Manual de Diagnóstico Laboratorial da Malária. Série A. Normas e Manuais Técnicos. 112 pp. Brasília, DF; 2010.

Brasil. Ministério da Saúde, SVS Manual de Vigilância e Controle da Leishmaniose Visceral. 113 pp. Brasília, DF; 2014.

Brasil. Ministério da Saúde, SVS Plano Integrado de Ações Estratégicas de Eliminação da Hanseníase, Filariose, Esquistossomose e Oncocercose como Problema de Saúde Pública, Tracoma como Causa de Cegueira e Controle das Geohelmintíases. Plano de Ação 2011-2015. 104 pp. Brasília, DF; 2013.

Brasil. Ministério da Saúde, SVS. Manual de vigilância da leishmaniose tegumentar americana. Série A. Normas e Manuais Técnicos. 177 pp. Brasília, DF; 2010.

Montes M, Sawhne C, Barros N. *Strongyloides stercoralis*: there but not seen. Curr Opin Infect Dis. 2010 Oct; 23(5):500-4.

Naing ZW, Scott GM, Shand A, et al. Congenital cytomegalovirus infection in pregnancy: a review of prevalence, clinical features, diagnosis and prevention. Austin N Z J Obstet Gynaecol. 2016; 56(1):9-18.

Oliveira e Rocha M, Mello RT, Guimarães TMTD, Toledo VPCP, Moreira MCCG, Costa CA. Detection of a *Giardia lamblia* coproantigen by using a commercially available immunoenzymatic assay, In Belo Horizonte, Brazil. Rev Inst Med Trop São Paulo. 1999; 41(3):151-4.

Oliveira RC, Teixeira EO. Diagnostic and therapeutic aspects of mucosal leishmaniasis. Otolaryngol Open Access J. 1(3):1-5.

Oliveira-Ferreira J, Lacerda MVG, Brasil P, Ladislau JLB, Tauil PL, Daniel-Ribeiro CT. Malaria in Brazil: an overview. Malaria J. 2010; 9(115).

OPAS. Guia para Vigilância, Prevenção, Controle e Manejo Clínico da Doença de Chagas Aguda transmitida por Alimentos. Rio de Janeiro: PANAFTOSA – VP/OPAS/OMS. 2009; 92 pp.

OPAS/OMS. Leishmanioses. Informe Epidemiológico das Américas. Informe Leishmanioses n. 3, Julho de 2015.

Ozkaratas E, Ozbek OA, Avkan Oguz V, et al. Comparison of the CMV antigenemia test and CMV-DNA PCR results in solid organ transplant recipients. Mikrobiyoloji bulteni. 2016; 50(1):44-52.

Parija SC, Mandal J, Ponnambath DK. Laboratory methods of identification of *Entamoeba histolytica* and its differentiation from look-alike *Entamoeba* spp. Trop Parasitol. 2014; 4:90-5.

Phiske MM. Current trends in congenital syphilis. Indian J Sex Transm Dis. 2014 Jan; 35(1):12-20.

Pinheiro SMB, Carneiro RM, Aca IS, Irmão JI, Morais Jr. M.A, Coimbra MRM, Carvalho JRLB. Determination of the Prevalence of *Entamoeba histolytica* and *E. dispar* in the Pernambuco State of Northeastern Brazil by a Polimerase Chain Reaction. Am J Trop Med Hyg. 2004; 70(2):221-4.

Portela-Lindoso AAB, Shikanai-Yasuda MA Doença de Chagas crônica: do xenodiagnóstico e hemocultura à reação em cadeia da polymerase. Rev Saúde Públ. 2003; 37(1):107-15.

Ramos-Casals M, Cuadrado MJ, Alba P, et al. Clinical guidelines for the management of acute viral infections in patients with Systemic Lupus Erythematosus. Minerva Med. 2009; 100(6):437-46.

Recolês LC. Avaliação do método confirmatório FC-TRIPLEX-IgG1 no esclarecimento diagnóstico e na monitoração sorológica para doença de Chagas em bancos de sangue. Dissertação de Mestrado, CMDIP – CPqRR, FIOCRUZ. Belo Horizonte; 2014.

Reiche EM, Inouye MM, Bonametti AM, Jankevicius JV. Doença de Chagas congênita: epidemiologia, diagnóstico laboratorial, prognóstico e tratamento. J Ped. 1996; 72(3):125-32.

Repetto SA, Ruybal P, Solana ME, López C, Berini CA, Soto CDA, Cappa SMG. Comparisonbetween PCR and larvae visualization methods for diagnosis of Strongyloides stercoralis out of endemic area. A proposed algorithm. Acta Tropica. 2016; 157:169-77.

Rey L. Parasitologia. 4 ed. Rio de Janeiro: Guanabara Koogan. 2008; 883 p.

Rivera WL, Tachibana H, Kanbara H. Field Study on the Distribution of Entamoeba histolytica and Entamoeba dispar in the Northern Philippines as Detected by the Polimerase Chain Reaction. Am J Trop Med Hyg. 1998; 59(6):916-21.

456 LABORATÓRIO COM INTERPRETAÇÕES CLÍNICAS

Romero GAS, Sampaio RNR, Macêdo VO, Marsden PD. Sensitivity of a Vacuum Aspiratory Culture Technique for Diagnosis of Localized Cutaneous Leishmaniasis in an Endemic Area of *Leishmania* (*Viannia*) *braziliensis* Transmission. Rio de Janeiro: Memórias do Instituto Oswaldo Cruz. 1999; 94(4):505-8.

Ryan U, Cacciò SM. Zoonotic Potential of Giardia. Int J Parasitol. 2013; 43:943-56.

Saldan A, Forner G, Mengoli C, et al. Testing for CMV in pregnancy. J Clin Microbiol. 2016; 01868-16.

Santos FL, Soares NM. Mecanismos Fisiopatogênicos e diagnóstico Laboratorial da infecção causada pela Entamoeba histolytica. J Bras Patol Med Lab. 2008; 44(4):249-61.

Santos JI, Padilha Filho O. Baixa sensibilidade do método de cultura de larvas (harada-mori) no diagnóstico da estrongiloidíase. Rev Soc Bras Med Trop. 1996; 29(1):51-2.

Santos NSO, Romanos MTV, Wigg MD. Virologia humana. 3 ed. Guanabara Koogan; 2015.

Schmunis GA, Yadon ZE. Chagas Disease: A latin american health problem becoming a world health problem. Acta Tropical. 2010; 115:14-21.

Secretaria Municipal de Saúde, Belo Horizonte, MG. Recomendações para o Manejo Clínico da Leishmaniose Tegumentar e Visceral. 2007; 16 p.

Sguassero Y, Cuesta CB, Roberts KN, Hicks E, Comandé D, Ciapponi A, Sosa-Estani S. Course of Chronic *Trypanosoma cruzi* Infection after Treatment Based on Parasitological and Serological Tests: A Systematic Review of Follow-Up Studies. PLOS One; 2015.

Silva CMV, Silva SAA, Guimarães AO, Rodrigues SA, Brito AMG. Contribuição ao Estudo do diagnóstico Clínico Laboratorial e Diferencial das *Entamoeba histolytica* e *Entamoeba dispar*. Scire Salutis. 2013; 3(2):99-112.

Silva JGL, Silva TM, Peloso EF, Machado-Coelho GLL, Mayrink W, Ariosa MCF, Silva PMF, Marques MJ. Comparison among three polymerase chain reaction assays on detection of DNA from Leishmania in biological samples from patients with American cutaneous leishmaniasis. Rev Soc Bras Med Trop. 2012; 45(2):257-9.

Singh B, Daneshvar C. Human Infections and Detection of *Plasmodium knowlesi*. Clin Microbiol Rev. 2013; 26(2):165-84.

Singhand OP, Sundar S. Developments in Diagnosis of Visceral Leishmaniasis in the Elimination Era. J Parasitol Res. Article ID 239469; 2015.

Srivastava P, Dayama A, Mehrotra S, Sundar S. Diagnosis of visceral leishmaniasis. Trans Royal Soc Trop Med Hyg. 2011; 105(1):1-6.

Hook EW. Syphilis. Lancet. 2016 Dec; pii: S0140-6736(16)32411-4.

Szargiki R, Castro EA, Luz E, Kowalthuk W, Machado AM, Andthomaz-Soccol V. Comparison of Serological and Parasitological Methods for Cutaneous Leishmaniasis Diagnosis in the State of Paraná, Brazil. Braz J Infect Dis. 2009; 13(1):47-52.

Tanyuksel M, Petri Jr WA. Laboratory Diagnosis of Amebiasis. Clin Microbiol Rev. 2003; 16(3):713-29.

Tlamcani Z. Visceral leishmaniasis: an update of laboratory diagnosis. Asian Pac J Trop Dis. 2016; 6(7):505-8.

Tomé JBS, Tavares RG. Diferenciação entre *Entamoeba histolytica* e *Entamoeba dispar* por meio de ensaio imunoenzimático para pesquisa de antígenos em amostras fecais. Rev Inst Adolfo Lutz. 2007; 66(3):305-7.

Varani S, Landini MP. Cytomegalovirus-induced immunopathology and its clinical consequences. Herpesviridae. 2011; 2:6.

Vianna GMR, Barbosa DRL, Carmo EL, Peres JMV, Nascimento JMS, Póvoa MM. Comparação entre dois métodos de obtenção de DNA a serem usados como protocolos alternativos para a detecção de parasitas humanos causadores de malária por nested PCR. Rev Pan-Amaz Saúde. 2010; 1(2):49-54.

Visser CE, Van Zeijl CJ, De Klerk EP, et al. First experiences with an accelerated CMV antigenemia test: CMV Brite Turbo assay. J Clin Virol. 2000; 17(1)65-8.

Volotão AC, Costa-Macedo LM, Haddad FSM, Brandão A, Peralta JM, Fernandes O. Genotyping of Giardia duodenalis from human and animal samples from Brazil using β-giardin gene: A phylogenetic analysis. Acta Tropica. 2007; 102:10-9.

WHO. Soil-transmitted helminthiasis. Weekly Epidemiol Rec. 2010; 16(85):141-8.

Wongsrichanal AC, Barcus MJ, Muth S, Sutamihardja A, Wernsdorfer WH. A Review of Malaria Diagnostic Tools: Microscopy and rapid Diagnostic Test (RDT). Am J Trop Med Hyg. 2007; 77(Suppl. 6):119-27.

Zhang J, Dou Y, Zhong Z, et al. Clinical characteristics and therapy exploration of active human cytomegalovirus infection in 105 lupus patients. Lupus. 2014; 23(9):889-97.

PARTE 7

Sistema Nervoso e Locomotor

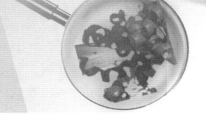

Líquido Cefalorraquidiano

*André Palma da Cunha Matta ■ Felipe von Glehn ■ Marco Antônio Orsini Neves ■
Monara Kedma Gomes Nunes*

Introdução

O líquido cefalorraquiano (LCR) ou cerebroespinhal, ou simplesmente líquor (nominação não aceita por todos, mas amplamente utilizada) é um ultrafiltrado do sangue, constituído em sua maior parte pelo líquido produzido nos plexos coroides nos ventrículos cerebrais (2/3 do seu volume), e pelo líquido intersticial proveniente do parênquima cerebral após passagem pela barreira hematoencefálica (1/3 do volume restante). Um volume pequeno de LCR pode também ser proveniente de zonas permeáveis a proteínas plasmáticas nas raízes dorsais dos nervos espinais. Entre as principais funções do LCR estão as de oferecer proteção mecânica ao encéfalo e medula espinhal contra traumas, disponibilizar sais e nutrientes para o tecido nervoso e remover resíduos produzidos pelo metabolismo celular. Outras funções primordiais são a de facilitar a perfusão sanguínea cerebral e a de manter as estruturas cerebrais íntegras, flutuando, na mesma densidade, sem provocar esmagamento pelo peso, quando na posição ereta, de estruturas localizadas nas partes baixas como o tronco encefálico (flutuabilidade neutra).

Um adulto possui dentro do compartimento intratecal, em média, 500 mL de LCR circulando. O LCR deixa o IV ventrículo pelas aberturas laterais e mediana, circula pelo espaço subaracnóideo no crânio e na coluna e, em seguida, é absorvido nas granulações aracnoides, de onde retorna ao sangue venoso. O LCR se renova a cada 8-12 h, sendo produzido a uma taxa média de 20 mL/h e constantemente absorvido. Por estar em íntimo contato com estruturas do sistema nervoso central (SNC) e raízes nervosas, o LCR pode sofrer variações em sua composição de acordo com as diversas doenças que afetam essas estruturas. Assim, o exame do LCR é uma importante ferramenta que auxilia no diagnóstico das diversas enfermidades que acometem o encéfalo, a medula espinhal, as raízes nervosas e as meninges.

Para melhor entender e interpretar as modificações por que passa o LCR em determinadas doenças, é fundamental saber a sua composição em condições normais.

■ LCR em condições normais

Normalmente, o LCR se apresenta como um líquido transparente, inodoro e incolor (aspecto de água de rocha). Sua pressão varia de acordo com o local de onde ele é obtido (ver adiante acessos para punção do LCR). É asséptico e oligocelular, tem predomínio de células mononucleares (linfócitos e monócitos). Seu conteúdo proteico é inferior ao do plasma e sua concentração de glicose varia de acordo com a concentração plasmática (geralmente cerca de 2/3 da glicemia). A Tabela 24.1 resume as caraterísticas normais do LCR.

460 LABORATÓRIO COM INTERPRETAÇÕES CLÍNICAS

Tabela 24.1. Caraterísticas normais do LCE

Características	Valores
Aspecto	Límpido e incolor
Pressão	5-20 cm de H_2O*
Celularidade	0-4 leucócitos/campo
Proteínas	20-40 mg/dL
Glicose	2/3 da glicemia sérica, geralmente 45-80 mg/dL

*Coleta por punção lombar, em decúbito lateral.

Pode-se constatar que as meninges não produzem LCR, porém inflamações associadas a determinadas condições patológicas (infecções, carcinomatoses e doenças autoimunes, por exemplo) podem contribuir para aumentar a concentração das proteínas totais e número de células no LCR (quebra das barreiras hematoencefálica e hematoliquórica e/ou síntese local de proteínas específicas). Salienta-se que a análise liquórica nas diferentes síndromes neurológicas pode ser feita por métodos qualitativos e quantitativos de biologia celular e molecular, tais como pesquisa de antígenos específicos ou outras proteínas específicas, denominadas hoje biomarcadores. A fim de se evitar interpretações equivocadas, deve-se sempre analisar cautelosamente os resultados dos exames, associando-os com o quadro clínico do paciente.

■ Punção do LCR: indicações, contraindicações e efeito adverso

■ *Indicações*

Os principais objetivos da punção lombar são examinar o LCR em si e sua hidrodinâmica, especialmente anormalidades na pressão do compartimento intratecal e bloqueio subaracnóideo espinhal, e o de estabelecer também uma via de administração de medicamentos ou de anestésicos diretamente no SNC. O LCR é essencial para o diagnóstico diferencial e acompanhamento de diversas síndromes neurológicas, tais como síndromes infecciosas agudas (p. ex., meningites, encefalites, mielites) e crônicas (p. ex., sífilis e tuberculose); doenças autoimunes do SNC (p. ex., esclerose múltipla, neuromielite óptica); síndromes neoplásicas ou paraneoplásicas (p. ex., carcinomatose meníngea e leucemias); síndromes vasculares; síndromes do pseudotumor cerebral; doenças autoimunes do sistema nervoso periférico e doenças neurodegenerativas.

A punção terapêutica é muito utilizada para drenagem do LCR em casos de hidrocefalia e para administração de drogas, como opiáceos e baclofeno no tratamento de dor e espasticidade, quimioterápicos no tratamento das leucemias, linfomas e outras neoplasias e antibióticos e antifúngicos em algumas formas de meningites e ventriculites.

■ *Contraindicações*

As principais contraindicações são infecções locais na pele ou tecidos mais profundos no sítio da punção e uso de terapias anticoagulantes ou doença preexistente que promova discrasia sanguínea. Outra contraindicação é a existência de hipertensão intracraniana que aumente o risco de herniação cerebral, sobretudo se há lesão expansiva intracraniana.

■ Punção lombar

Pelos riscos de lesões vasculares graves relacionadas à punção suboccipital, a Academia Brasileira de Ñeurologia recomendou em 2002 a punção lombar (PL) como via de acesso preferencial.

LÍQUIDO CEFALORRAQUIDIANO 461

Atualmente, a PL é considerada um procedimento médico de rotina para diagnóstico, pesquisa ou tratamento de doenças que acometem o SNC e raízes nervosas. Um conhecimento e domínio dos aspectos anatômicos da região lombar é fundamental para o sucesso e a segurança do procedimento.

■ Roteiro para a punção lombar

1. Como todo o procedimento invasivo, o médico deverá informar e esclarecer ao paciente sobre benefícios, riscos e possíveis complicações da PL. O paciente deverá entender as informações recebidas, consentir e assinar um termo de consentimento livre e esclarecido.

2. Deve ser avaliada a existência ou não de hipertensão intracraniana no momento da punção a fim de evitar herniação cerebral. Os fatores de risco para hipertensão intracraniana são idade superior a 60 anos, doença neurológica prévia, convulsão recente, diminuição do nível de consciência, edema de papila óptica e anormalidades no exame neurológico. Se existir suspeita, deve-se realizar um exame de imagem do crânio antes da PL.

3. Antes do procedimento, deve ser realizado exame de sangue com contagem de plaquetas (o valor deve estar maior ou igual a $50.000/mm^3$) e avaliar o risco de sangramentos (histórico de coagulopatias, uso de medicações antiagregantes ou anticoagulantes) a fim de reduzir os riscos de hemorragia e formação de hematoma espinhal pós-procedimento. Deve-se pedir também provas de coagulação e o INR (*international normalized ratio*) deve estar menor que 1,5.

4. Avaliar a existência de contraindicações locais para a PL, tais como infecção local da pele, anormalidades do desenvolvimento da coluna ou medula espinhal, estenose de canal e bloqueio raquimedular. Se existirem dificuldades técnicas, consultar um especialista para acesso de vias alternativas.

5. Execução do procedimento com aplicação da técnica adequada e por pessoal treinado e experiente. A Academia Brasileira de Neurologia recomenda as agulhas padronizadas descartáveis (Quincke) de calibre fino (22G).

6. Após o procedimento, orientar repouso relativo ao paciente por algumas horas, preferencialmente em decúbito. A grande maioria dos pacientes não apresenta qualquer problema após a punção e pode retornar normalmente às suas atividades após o repouso. Alguns especialistas recomendam aumento da ingestão hídrica após a punção do LCR, mas esse procedimento não é universalmente aceito como profilaxia da cefaleia pós-punção.

■ Efeitos adversos

A grande maioria dos efeitos adversos associados a PL são transitórios e desaparecem sem tratamento, tais como cefaleia, dor lombar e sintomas sensitivos radiculares, por exemplo a dor irradiada para membros inferiores devido à punção de uma raiz nervosa. Outras situações mais raras são diplopia (por paralisia de nervo craniano), hemorragia subaracnóidea, hemorragia extradural, meningite purulenta, meningite asséptica, osteomielite, abscesso extradural, implante de tumor epidermoide, lesão de disco intervertebral com ruptura do núcleo pulposo para dentro do canal e herniação cerebral (complicação grave, podendo levar a óbito). Outros eventos adversos são insucesso da coleta (punção seca) por dificuldade técnica, e o chamado acidente de punção, quando LCR e sangue proveniente de vasos lesados no sítio de punção se misturam, prejudicando a análise do LCR.

■ Análise do LCR em situações clínicas específicas

O diagnóstico neurológico se baseia principalmente nos dados da anamnese, exame físico e neurológico que possibilitem a identificação das síndromes neurológicas e da topografia da lesão. A

462 LABORATÓRIO COM INTERPRETAÇÕES CLÍNICAS

Tabela 24.2. Significado clínico de acordo com o predomínio celular obtido em contagem diferencial de leucócitos da amostra de LCR

Predomínio celular	Significado clínico
Linfócitos	Meningite viral, tuberculosa e fúngica; ocasionalmente, em meningite bacteriana; esclerose múltipla
Neutrófilos	Meningite bacteriana, fase inicial de meningite viral, tuberculosa e fúngica; hemorragia subaracnóidea, injeções intratecais, tumores meníngeos
Reação celular mista (linfócitos, neutrófilos e monócitos)	Meningite bacteriana parcialmente tratada, meningite bacteriana crônica, abscesso cerebral, meningite tuberculosa, meningite fúngica e meningite amebiana, neuromielite óptica
Eosinófilos	Infecções parasitárias, reações alérgicas, derivação ventricular
Macrófagos	Meningite crônica, meningite bacteriana tratada, injeções intratecais e hemorragia subaracnóidea
Macrófago eritrófago (contendo hemácias)	Hemorragia subaracnóidea (12 horas a 1 semana)
Macrófago siderófago (contendo hemossiderina)	Hemorragia subaracnóidea (2 dias a 2 meses)
Macrófago hematoidinófago (contendo cristais de hematoidina)	Hemorragia subaracnóidea (2 a 4 semanas)
Macrófago lipófago (contendo gordura)	Necrose cerebral, infarto, anoxia e traumatismo craniano
Células linfoides malignas	Linfoma, leucemia
Blastos	Linfoma, leucemia
Outras células malignas	Tumor cerebral primário, tumor metastático
Células ependimais e do plexo coroide	Trauma, cirurgia, derivação ventricular, recém-nascidos e injeções intratecais
Condrócitos	Punção traumática
Células da medula óssea	Punção traumática
Agrupamentos de células imaturas, semelhantes a blastos	Hemorragia subaracnóidea em prematuros e recém-nascidos, possivelmente originadas da matriz germinal

fim de excluir hipóteses alternativas e melhor definir a etiologia das doenças, exames complementares são geralmente necessários e sua análise sempre deve ser feita em conjunto com a sintomatologia apresentada pelo paciente. Quando se suspeita de processos infecciosos do SNC e seus envoltórios, doenças com atividade inflamatória limitada ao SNC, invasão das meninges por células neoplásicas e de hemorragia meníngea, o exame do LCR é de fundamental importância. A análise laboratorial consiste em uma avaliação microbiológica, bioquímica e citológica. A contagem diferencial de leucócitos é uma etapa fundamental, pois, conforme a linhagem celular predominante nessa contagem, estabelece-se uma conduta terapêutica adequada de acordo com o significado clínico desse resultado (Tabela 24.2).

Devido a intima ligação do LCR com o SNC e seus envoltórios, alterações em suas características podem refletir condições neuropatológicas e servir para diferenciar meningites, encefalites ou meningoencefalite. A Tabela 24.3 resume alterações do LCE em diversas doenças neurológicas.

Tabela 24.3. Alterações do LCE em diversas doenças neurológicas

Exame laboratorial	Meningite bacteriana	Meningite tuberculosa	Meningite asséptica	Neurossífilis	Encefalites	Meningoencefalite por fungos	Neurocisticercose
Aspecto	Turvo	Límpido ou ligeiramente turvo	Límpido	Límpido	Límpido	Límpido	Límpido ou ligeiramente turvo
Cor	Branca-leitosa ou ligeiramente xantocrômica	Incolor ou xantocrômica	Incolor ou opalescente	Incolor	Incolor	Incolor	Incolor
Coágulo	Presença ou ausência	Presença (fibrina delicada) ou ausência	Presença (fibrina delicada)	Presença (fibrina delicada)	Ausente ou presença de fibrina	Ausente	Ausente
Cloretos	Diminuição	Diminuição	Normal	Normal ou diminuído	Normal	Normal	Normal
Glicoses	Diminuição	Diminuição marcante	Normal	Normal ou diminuído	Normal	Normal	Normal
Proteínas totais	Aumentadas	Levemente aumentadas	Levemente aumentadas	Aumentada	Aumento discreto	Aumento discreto	Aumento discreto
Globulinas	Positiva (gamaglobulina)	Positiva (alfa e gamaglobulinas)	Negativa ou positiva	Aumento (gamaglobulina)	Aumento discreto (gamaglobulina)	Aumento (gamaglobulina)	Normal
Microscopia	Positiva de DGN, BGN, CGP, BGP	Negativa Gram e Baar	Negativa (Gram)	Negativa (Gram)	Negativa (Gram)	Negativa (Gram)	Positiva (tinta nanquim p/ *C. neoformans* ou Gram p/cândidas)
Cultura	Crescimento em ágar chocolate	Crescimento meio de Lowestin-Jansen				Crescimento em meios adequados e específicos	Crescimento em meio Sabouraud e ágar sangue

DGN: diplococo Gram-negativo;

BGN: bacilo Gram-negativo;

CGP: cocos Gram-positivos;

BGP: bacilo Gram-positivo.

464 LABORATÓRIO COM INTERPRETAÇÕES CLÍNICAS

■ LCR nas doenças desmielinizantes

O exame do LCR no contexto das doenças desmielinizantes teve, para alguns, sua importância reduzida ao longo dos últimos anos. De fato, nos últimos critérios diagnósticos para esclerose múltipla (EM), publicados em 2011, a importância dada à análise do LCR diminuiu. Entretanto, o LCR ainda é amplamente estudado nas doenças desmielinizantes e sua avaliação é útil não somente no diagnóstico destas, como também na exclusão de diagnósticos diferenciais, tais como infecções do SNC. E, mais recentemente, novas descobertas estão sendo feitas com biomarcadores liquóricos da EM que indicam atividade da doença e também dano neuronal. A pesquisa desses marcadores ainda carece de melhor uniformidade metodológica e a aplicabilidade prática deles ainda está por ser definida. A seguir, encontram-se os principais achados da análise do LCR nas três desordens desmielinizantes mais comumente encontradas na prática clínica.

A EM é uma doença inflamatória, desmielinizante e degenerativa que acomete o SNC e tem caráter frequentemente multifásico. Na EM, a produção intratecal de imunoglobulinas é parte da sua fisiopatologia e pode ser detectada sob a forma de bandas oligoclonais (BOC) exclusivas no LCR. Para tanto, sua pesquisa precisa ser simultaneamente realizada no LCR e no sangue. Sua presença não é patognomônica dessa afecção, uma vez que enfermidades infecciosas e desmielinizantes, tais como encefalomielite disseminada aguda (ADEM – *acute disseminate dencephalo myelitis*), sífilis e cisticercose, dentre outras, podem cursar com a presença de BOC no LCR. A detecção de BOC no LCR de pacientes com EM é um achado constante ao longo da doença e um estudo brasileiro mostrou que 81% dos pacientes com EM têm a presença de BOC. O índice de IgG também pode ser aferido no LCR de pacientes com EM e pode estar elevado (> 0,7). Ele é obtido por meio de uma fórmula matemática que leva em consideração IgG e albumina séricas e no LCR. A celularidade do LCR costuma estar elevada na EM, mas raramente a contagem de células se encontra acima de 50 por campo, e comumente às custas de linfomononucleares. A glicorraquia comumente não se altera e as proteínas podem ou não estar elevadas.

A neuromielite óptica (NMO) é uma doença inflamatória que afeta, na sua forma clássica, preferencialmente a medula espinhal e os nervos ópticos, provocando danos neuronal e astrocitário, além de desmielinização secundária. Possui uma ampla variedade de fenótipos clínicos, o que levou os especialistas a cunharem o termo "desordens do espectro da NMO". Pode ser mono ou, mais comumente, multifásica. É mediada por um anticorpo sérico denominado antiaquaporina 4 (ou anti-NMO). Trata-se de um anticorpo detectado no sangue e no LCR contra canais de água do subtipo 4 (aquaporina 4), os mais abundantes no SNC. Em determinadas circunstâncias, essa enfermidade pode ter um fenótipo semelhante ao da EM e a análise do LCR pode ser útil no diagnóstico diferencial entre ambas. Na NMO, a celularidade costuma ser mais elevada e pode estar associada (não obrigatoriamente) à presença de neutrófilos e/ou eosinófilos. BOCs são menos comumente encontradas na NMO do que na EM. Da mesma forma, a glicorraquia não se altera consistentemente e elevações do teor proteico total podem ser encontradas, mas não são específicas dessa doença. É importante destacar que os achados no LCR diferem substancialmente entre pacientes que estão na fase aguda (surto) ou intercrítica da doença e entre aqueles com mielite ou neurite óptica. Por exemplo, pacientes na fase aguda da mielite longitudinalmente extensa podem apresentar celularidade acima de 1.000/campo e proteinorraquia extremamente elevada. Outro dado importante, a pesquisa de IgG anti-NMO no LCR, embora possível, não é considerada padrão para fins diagnósticos.

Em resumo, a análise do LCR ainda é uma ferramenta de auxílio diagnóstico fundamental nas doenças neurológicas ou sistêmicas com repercussão no SNC. Suas indicações são precisas e a interpretação dos resultados deve ser feita sempre em conjunto com a análise dos dados clínicos.

Bibliografia

Boon JM, Abrahams PH, Meiring JH, Welch T. Lumbar puncture: anatomical review of a clinical skill. Clin Anat. 2004; 17:544-53.

Cinque P, Bossolasc O, Lundkvist A. Molecular analysis of cerebrospinal fluid in viral diseases of the central nervous system. J Clin Virol. 2003; 26:10-28.

Comar SR, Machado NA, Dozza TG, Haas P. Citological analysis of cérebro espinal fluid. Estud Biol. 2009; 31:93-102.

Fishman RA. Cerebrospinal Fluid in diseases of the Nervous System. 2 ed. Philadelphia: W.B. Saunders Company; 1992.

Headache Classification Subcommittee of The International Headache Society. The International Classification of Headache Disorders. 2 ed. Cephalalgia. 2004; 24:9-160.

Matas SL, Glehn FV, Fernandes GB, Soares CA. Cerebrospinal fluid analysis in the context of CNS demyelinating diseases. Arq Neuropsiquiatr. 2013 set; 71(9B):685-8.

Mokri B. Headaches caused by decreased intracranial pressure: diagnosis and management. Curr Op Neurol. 2003; 16:319-26.

Polman CH, Reingold SC, Banwell B, et al. Diagnostic criteria for multiple sclerosis: 2010 revisions to the McDonald criteria. Ann Neurol. 2011 fev; 69(2):292-302.

Puccioni-Sohler M, Machado LR, Canuto R, et al. Coleta de Líquido Cefalorraquidiano, Termo de Consentimento Livre e Esclarecido e Aspectos Éticos em Pesquisa. Arq Neuropsiquiatr. 2002; 60:681-4.

Puccioni-Sohler M, Machado LR, Canuto R, Takayanagui OM, Almeida SM, Straus SE, et al. How do I perform a lumbar puncture and analyze the results to diagnose bacterial meningitis? JAMA. 2006 out; 296(16):2012-22.

Rossitti SL, Balbo RJ. Lateral cervical puncture for myelography and cerebrospinal fluid collection: technical note. Arq NeuroPsiquiat. 1988; 46:397-400.

Senne C, Gomes HR, Puccioni-Sohler M. O exame do líquido cefalorraqueano. In: Tilbery CB (ed.). Esclerose múltipla no Brasil. Aspectos clínicos e terapêuticos. São Paulo: Ed. Atheneu; 2005. p. 117-28.

Spreer A, Nau R. Cerebrospinal fluid diagnostics for neuroinfectious diseases. Fortschr Neurol Psychiatr. 2015; 83:109-22.

Süssmuth SD, Brettschneider J, Spreer A, Wick M, Jesse S, Lewerenz J, et al. Current cerebrospinal fluid diagnostics for pathogen-related diseases. Nervenarzt. 2013; 84:229-44.

Vilming ST, Kloster R, Dandvik L. The importance of sex, age, needle size, height and body mass index in post-lumbar puncture headache. Cephalalgia. 2001; 21:738-43.

Vilming ST, Kloster R, Dandvik L. When should an epidural blood patch be performed in post lumbar puncture headache? A theoretical approach based on a cohort of 79 patients. Cephalalgia. 2005; 25:523-7.

Williams J, Lye DCB, Umapathi T. Diagnostic lumbar puncture: minimizing complications. Internal Medicine J. 2008; 38:587-91.

Wright BL, Lai JT, Sinclair AJ. Cerebrospinal fluid and lumbar puncture: a practical review. J Neurol; 2012. Epub 26 jan 2012.

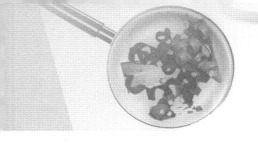

Doenças do Sistema Nervoso

Fernando Mendonça Cardoso ■ *Gabriel Rodríguez de Freitas*

Acidente vascular cerebral

As doenças cerebrovasculares representam um tema de grande relevância devido a sua elevada prevalência e impacto na sociedade. É uma das principais causas de morte não traumática no Brasil. Porém, muito mais que letais, os acidentes vasculares cerebrais (AVCs) são a principal causa de incapacidade.

Os AVCs podem ser isquêmicos (85%) ou hemorrágicos (15%). Os AVCs hemorrágicos são divididos em intraparenquimatosos e hemorragia subaracnóidea (HSA). A principal causa de hemorragia cerebral intraparenquimatosa é a hipertensão arterial sistêmica e a mais importante causa de HSA não traumática é a doença aneurismática.

O AVC isquêmico pode ser classificado de acordo com sua etiologia em:
- Doença de grandes vasos;
- Lacunar ou doença de pequenas vasos;
- Cardioembólico;
- Outras causas;
- Indeterminado.

Recentemente uma nova forma etiológica foi proposta e denominada AVC isquêmico de provável etiologia embólica, representando casos em que não se identifica doença de grandes vasos, a lesão na RM de crânio é localizada em região cortical de qualquer tamanho ou subcortical superior a 1,5 cm e não há causas embólicas (p. ex., fibrilação atrial, insuficiência cardíaca grave).

Diversos exames devem ser realizados em pacientes com suspeita de AVC, não somente para auxiliar na distinção entre AVC isquêmico do hemorrágico como também para o correto diagnóstico etiológico.

Exames de sangue essenciais incluem: glicemia, hemograma, contagem de plaquetas, TAP, PTT, INR, enzimas cardíacas, eletrólitos, ureia e creatinina. Em casos selecionados, exames toxicológicos e de gravidez são importantes. Esses exames são especialmente relevantes na fase aguda do AVC, pois podem auxiliar na tomada de conduta. Na investigação etiológica e posterior condução do AVC, especialmente isquêmico, exames como dosagem de transaminases e lipidograma devem ser solicitados. Quando houver trombose venosa cerebral ou suspeita de embolia paradoxal (trombo da circulação venosa alcançando circulação arterial), especialmente em jovens, devem ser solicitados exames de trombofilia (proteína C, proteína S, mutação de fator V de Leiden, mutação do gene da protrombina, antitrombina III, anticoagulante lúpico, anticorpos anticardiolipina e homocisteína).

468 LABORATÓRIO COM INTERPRETAÇÕES CLÍNICAS

O ecocadiograma transtorácico desempenha relevante papel na investigação etiológica do AVC isquêmico, pois pode demonstrar uma série de alterações:

- Aumento do átrio esquerdo: sugestivo da presença de arritmia cardiaca como a fibrilação atrial.
- Comprometimento da função do ventrículo esquerdo: pacientes com insuficiência cardíaca com FE < 40% apresentam elevado risco de fenômenos embólicos.
- Hipertrofia ventricular esquerda ou disfunção diastólica: sugerindo a presença de hipertensão arterial prévia.
- Disfunções valvulares secundárias a doenças prévias (p. ex., febre reumática).

Em casos selecionados é necessária uma melhor avaliação cardíaca, seja por meio de um exame de ecocardiograma transesofágico (ETE) e/ou por meio da realização de Holter de 24 horas. O ETE pode mostrar a presença de trombos, vegetações e de forame oval patente que permite a verificação de um *shunt* direito-esquerdo. O Holter está indicado na suspeita de AVCs isquêmicos de origem cardioembólica, na pesquisa de arritmias emboligênicas como a fibrilação atrial ou *flutter* atrial. Quando a suspeita for muito grande, mas o Holter não demonstrar a presença de tais arritmias, podem ser realizados exames de monitor de eventos de 7, 14 ou 30 dias.

A tomografia computadorizada de crânio (TCC) sem contraste é o método de imagem de escolha da fase aguda do AVC, pois permite a rápida aquisição de imagens, além de ser de fácil interpretação e disponível em vários centros. A TCC apresenta alta sensibilidade para o diagnóstico de AVC hemorrágico, sendo considerada o método de escolha. Na TCC as hemorragias cerebrais são imagens espontaneamente hiperdensas. Já as lesões isquêmicas são hipodensas. Nas primeiras horas após o evento isquêmico, a TCC pode não mostrar alterações, sobretudo lesões lacunares e de fossa posterior. Sinais precoces de lesões cerebrais isquêmicas incluem a perda da dissociação substância branca-substância cinzenta, edema de giros e sinal espontaneamente hiperdenso da artéria cerebral média correspondendo à oclusão da mesma. O uso de contraste auxilia no diagnóstico diferencial com outras causas de sintomas neurológicos como tumores cerebrais. O contraste também pode ser utilizado nos casos de AVC hemorrágico; sua captação no interior do hematoma está associada a maior risco de expansão da hemorragia. Esse é um fator de risco independente de morbi e mortalidade.

A ressonância magnética de crânio (RMC) permite identificar com elevada acurácia lesões isquêmicas, mesmo na fase hiperaguda, por meio da incidência DWI (*diffusion-weighted imaging*) com alta sensibilidade e especificidade. As lesões são hiperintensas com imagem hipointensa correspondente no mapa ADC (coeficiente aparente de difusão). Lesões hiperintensas no DWI não são exclusivas de isquemias cerebrais, uma vez que doenças como abscesso cerebral, linfomas, leucoencefalopatia multifical progressiva e doença de Creutzfeldt-Jakob também podem ser hiperintensas no DWI. A RMC permite a identificação de lesões pequenas, incluindo aquelas localizadas no tronco cerebral e cerebelo que poderiam passar despercebidas pela TCC. Também pode auxiliar na determinação do mecanismo de doença responsável pelo evento isquêmico. Lesões lacunares são definidas como isquemias localizadas na substância branca subcortical com diâmetro de até 1,5 cm. Lesões localizadas em territórios diferentes (circulação vertebrobasilar e carotídea) geralmente são indicativas de fonte cardioembólica (fibrilação atrial, embolia paradoxal com presença de *shunt* direito-esquerdo). Nos casos de hemorragia cerebral, a RMC, por meio das incidências T1, T2, gradiente-ECHO e SWI, permite identificar áreas de sangramento, inclusive antigas que não são possíveis por meio da TCC.

O estudo da circulação extra e intracraniana é fundamental tanto na definição etiológica quanto terapêutica dos casos de AVC. Os métodos de utilizados são:

1. Angiotomografia computadorizada de crânio (angio-TCC).
2. Angiorressonância magnética de crânio (angio-RMC).
3. Eco-Doppler de carótidas e vertebrais (ECO-DCV).
4. Doppler transcraniano (DTC).
5. Arteriografia cerebral digital.

DOENÇAS DO SISTEMA NERVOSO 469

A angio-TCC é um método rápido e de elevada acurácia na avaliação de vasos intra e extracranianos com identificação de oclusões e estenoses em vasos proximais, além de auxiliar no diagnóstico de outras possíveis causas de AVC com dissecções arteriais, vasculites, malformações arteriovenosas e tromboses venosas.

A angio-RMC apresenta menor sensibilidade quando comparada com a arteriografia cerebral e angio-TCC. É mais útil no estudo de vasos proximais de maior calibre.

O ECO-DCV é um método não invasivo e de grande disponibilidade para o estudo da circulação extracraniana tanto vertebral quanto carotídea. Permite identificar estenoses/oclusões, placas simples ou complexas, além de outras anormalidades como dissecções arteriais. Sua principal limitação consiste na visualização de porção proximal, além de bifurcação da artéria carótida.

O DTC pode ser utilizado para avaliação de oclusões e estenoses da circulação intracraniana, porém com menor sensibilidade e especificidade quando comparada com a angio-RMC e angio-TCC. Outras finalidades do DTC incluem: identificação de *shunt* direito-esquerdo pela técnica de microbolhas, avaliação da vasorreatividade da circulação intracraniana e identificar sinais de micro-embolização em pacientes com fontes cardíacas ou extracranianas de êmbolos.

A arteriografia cerebral digital é a técnica de escolha para estudo da circulação intra e extracraniana, porém devido ao seu caráter invasivo, está reservada para casos selecionados. Uma indicação inequívoca consiste na hemorragia subaracnóidea, pois permite não somente o encontro do aneurisma, mas também em seu tratamento com técnicas endovasculares.

Métodos de perfusão como TC ou RM podem identificar áreas de penumbra, ou seja, regiões onde o fluxo sanguíneo pode ser potencialmente restabelecido com o tratamento adequado. Entretanto, ainda existe divergência quanto a melhor fórmula utilizada para estimar a áera de penumbra.

Demência

A demência é uma síndrome clínica caracterizada pelo acometimento de múltiplos déficits cognitivos, ocorrendo sem alteração da consciência ou do estado de vigília. Aproximadamente 36 milhões de pessoas apresentam o diagnóstico de demência em todo mundo. Sua prevalência aumenta com a idade.

O diagnóstico de uma síndrome demencial é clínico, baseado em uma minuciosa anamnese, adequado exame físico e apropriada avaliação neuropsicológica.

A síndrome demencial pode apresentar várias causas. Algumas são potencialmente curáveis e reversíveis (Tabela 25.1).

A investigação de pacientes com comprometimento cognitivo inclui diversos métodos complementares, desde exames simples e de fácil acesso à população até técnicas mais complexas. A avaliação laboratorial deve incluir os seguintes elementos: hemograma completo, ureia, creatinina, eletrólitos, função tireoidiana, vitamina B12, ácido fólico, homocisteína, ácido metilmalônico, VDRL, FTAbS (IgM e IgG),TSH, T4 livre, glicose e transaminases.

Os métodos de imagens são fundamentais para auxiliar no diagnóstico etiológico das síndromes demenciais, inclusive para a identificação de causas curáveis de demência.

O principal método radiológico de avaliação em pacientes com síndromes demenciais é a RMC, pois pode revelar diversas alterações responsáveis pelos sintomas. Deve-se avaliar a morfologia cerebral, com identificação de atrofias desproporcionais a idade, além de alterações ventriculares. Lesões expansivas extra e intra-axiais (p. ex., hematoma subdural, neoplasias cerebrais) também podem gerar síndromes demenciais.

Na doença de Alzheimer (DA) observa-se atrofia cortical, sobretudo do complexo amígdalo-hipocampal e dos lobos temporais com dilatação ventricular. Na demência frontotemporal (DFT), a atrofia cortical acomete os lobos frontais, associada a região temporal e, mais raramente, a parie-

470 LABORATÓRIO COM INTERPRETAÇÕES CLÍNICAS

Tabela 25.1. Causas de demências potencialmente tratáveis

Vascular	• Infartos múltiplos • Endocardite bacteriana subaguda • Redução do débito cardíaco • Infarto do miocárdio • Insuficiência cardíaca • Doenças vasculares do colágeno
Metabólicas/endócrinas	• Hipotireoidismo • Hiperparatireoidismo • Insuficiência hipofisária • Hipoglicemia repetida • Hiperglicemia severa • Acidose respiratória • Uremia • Encefalopatia hepática • Porfiria • Doença de Wilson
Nutiricionais	• Deficiência de vitamina B12 • Alcoolismo
Tóxicas	• Brometos • Mercúrio
Infecciosas	• Meningite por criptococos • Neurocisticercose • Encefalites • Encefalomielite disseminada aguda • HIV • Sífilis • Tuberculose
Neoplasias	• Linfomas • Leucemias • Tumores intracranianos
Outros	• Hematoma subdural • Convulsões subclínicas • Doenças desmielinizantes • Hidrocefalia de pressão normal

tal. Em muitos casos existe uma assimetria com predomínio do hemisfério esquerdo. Na demência vascular (DV), a RMC mostra aumento de sinal no T2 e FLAIR em regiões periventriculares com infartos subcorticais e corticais. Na demência por corpúsculo de Levy (DCL), não há um padrão típico de atrofia, porém geralmente não existe atrofia temporal importante, o que ajuda a diferenciar da doença de Alzheimer.

A espectroscopia permite uma avaliação metabólica cerebral. Na DA, é descrita redução do N-acetil-aspartato, elevação do mioinositol e aumento da relação creatina/mioinositol.

Métodos funcionais de neuroimagem podem ser úteis para o diagnóstico de demências quando elementos clínicos, laboratoriais e de neuroimagem estruturais são insuficientes. Destacam-se a tomografia por emissão de fóton único (SPECT) e tomografia por emissão de pósitrons (PET).

O SPECT pode utilizar marcadores de fluxo sanguíneo que atravessam a barreira hematoencefálica e se concentram na célula nervosa em proporção ao fluxo sanguíneo cerebral regional. Como existe uma relação entre fluxo sanguíneo e metabolismo, reduções de fluxo podem representar áreas hipofuncionantes. Na DA, observa-se hipometabolismo/hipoperfusão no córtex temporoparietal, com especial destaque para as áreas dos lobos parietal inferior e precúneos. Além disso, pacientes com

DOENÇAS DO SISTEMA NERVOSO   471

declínio cognitivo leve com hipometabolismo/hipoperfusão no lobo parietal apresenta mais risco de progredir para DA. Na DCL, a maioria dos estudos revela uma hipoperfusão occipital afetando tanto o córtex visual primário quanto as áreas de associação. Nos pacientes com DFT, nota-se um déficit predominante de concentração nos lobos frontais.

O PET utiliza isótopos radioativos como marcadores. Um dos radiotraçadores mais utilizados é o flúor-18-fluoro-2-deoxiglicose (FDG). Esse composto se comporta de forma análoga à glicose sendo transportada para o interior dos neurônios. Na DA existe alterações corticais características que começam no giro do cíngulo posterior e regiões parietais e depois se disseminam para o córtex temporal e pré-frontal. Essas imagens podem distinguir DA de outras demências como também de pacientes com funções cognitivas preservadas. Apresenta moderada sensibilidade para o diagnóstico de DA, porém elevada especificidade. Na DCL, as regiões occipitais são as mais afetadas, com preservação relativa do giro do cíngulo posterior. Nos pacientes com DFT, existe hipometabolismo no córtex pré-frontal e predominantemente em estruturas límbicas e lobo temporal, preservando o córtex pré-frontal dorsolateral.

A avaliação do líquido cefalorraquidiano não é realizada de forma rotineira na pesquisa etiológica das síndromes demenciais. Entretanto, recentemente vem sendo dado destaque à identificação de níveis liquóricos reduzidos da proteína beta-amiloide 40 e elevados das proteínas tau-total e tau-fosfarilada para o diagnóstico da DA quanto do declínio cognitivo leve. Mais importante que a identificação isolada é o encontro combinado de tais alterações. Esses marcadores demostram uma elevada acurácia para o diagnóstico de DA com sensibilidade e especifidade entre 85-90%. Na doença de Creutzfeldt-Jacob (DCJ), o nível liquórico da proteína 14-3-3 está aumentado. Essa proteína é liberada para o líquor a partir de neurônios lesados e apresenta significativa sensibilidade e especificidade para o diagnóstico de DCJ.

A doença de CDJ é uma doença rara, podendo ser esporádica, familiar ou iatrogênica. Suas principais manifestações clínicas consitem em quadro demencial rapidamente progressivo associado a mioclonias e ataxia. Outros sintomas podem estar presentes como alterações visuais, mutismo acinético, fadiga, distúrbios do sono e alteração do apetite. A RM de crânio pode mostrar aumento simétrico do sinal em FLAIR e T2 em núcleos da base, tálamo e córtex cerebral, além de áreas corticais e em putâmen, núcleo caudado e globo pálido com restrição a difusão.

O eletroencefalograma pode ser utilizado em casos selecionados na investigação de pacientes com quadro demenciais bem como para afastar condições que potencialmente podem gerar manifestações clínicas semelhantes como crises convulsivas parciais complexas. Na DCJ observam-se ondas periódicas agudas bilaterais e ondas lentas.

Meningite

Os agentes infecciosos podem ganhar acesso os sistema nervoso central mediante três principais mecanismos: disseminação hematogênica, extensão a partir de estruturas cranianas adjacentes ou inoculação direta (traumatismos, pós-operatórios de neurocirurgias, punções lombares, colocação de *shunt* ventrículo-peritoniais).

As meningites agudas podem ser classificadas em: 1) bacterianas e 2) assépticas.

As meningites bacterianas podem ser causadas por um número variado de agentes infecciosos. Os mais frequentes são: *Neisseria meningitidis*, *Streptococcus pneumoniae* e *Haemophilus influenzae*. Em algumas condições especiais outros germes podem estar envolvidos. *Listeria monocitogenes* é um agente frequente em indivíduos idosos e imunocomprometidos. *Staphylococcus aureus* e *Streptococcus* dos grupos A e D estão associados a procedimentos neurocirurgicos, traumatismos, tromboflebites cranianas e abscesso cerebral. *Escherichia coli* e *Streptococcus* do grupo B são frequentes em recém-nascidos.

472 LABORATÓRIO COM INTERPRETAÇÕES CLÍNICAS

Tabela 25.2. Exame de líquor cefalorraquiano nas meningites infecciosas

Agente etiológico	Células	Tipo de células	Proteína	Glicose
Bactéria	Muito aumentada	Neutrófilos	Aumentada	Baixa
Vírus	Aumentada	Linfócitos	Normal ou aumentada	Normal
Tuberculose	Aumentada	Linfócitos	Aumentada	Muito baixa
Fungo	Aumentada	Linfócitos	Aumentada	Normal ou baixa

As meningites assépticas são causadas mais frequentemente por vírus, entre os quais destacam-se os enterovírus (echovírus e Coxsackie). Outros vírus causadores de meningites incluem HSV 1 e 2, CMV, vírus da coriomeningite linfocítica e VZV. Outras causas de meningites assépticas são representadas por invasão neoplásica de leptomeninges, doenças inflamatórias, granulomatosas e vasculíticas como doença de Behçet e lúpus eritematoso sistêmico.

Meningites subagudas e crônicas são predominantemente causadas por *Mycobacterium tuberculose*, fungos e invasão neoplásica.

O método laboratorial de escolha na investigação de pacientes com suspeita de meningite é a avaliação do líquido cefalorraquidiano. O estudo do líquor deve incluir as seguintes informações:

- Pressão de abertura e final.
- Celularidade total e específica.
- Bioquímica: proteína, glicose, lactato, cloro.
- Cultura para germes bacterianos.
- Pesquisa direta e cultura para fungos.
- BAAR e cultura para micobactérias.
- Látex para pesquisa de antígenos bacterianos (pneumococo, meningococo A, B e C, *Haemophilus*).
- Látex para pesquisa de antígeno criptocócico.
- Pesquisa de células neoplásicas.
- Outros: PCRs para vírus, ECA etc.

Na meningite bacteriana, a pressão de abertura está elevada. Observa-se uma contagem elevada de células com predomínio de polimorfonucleares, embora em fase inicial possa haver predomínio de linfócitos. O conteúdo de proteínas e lactato estão elevados e o de glicose reduzido. A cultura do líquido cefalorraquidiano para germes bacterianos é positiva em 70 a 90% dos casos.

Nas meningites assépticas, a pressão de abertura está normal ou discretamente elevada. A contagem células é elevada, mas não tanto quanto nas meningites purulentas bacterianas. A proteinorraquia está normal ou discretamente elevada. A concentração de glicose apresenta valores normais (Tabela 25.2).

A realização de exames de imagem como TCC ou RMC somente deve ser realizada em casos selecionadas. As indicações para realização de neuroimagem previamente a punção lombar são: presença de déficits neurológicos focais, crises convulsivas, alteração do estado mental, papiledema ao fundo de olho e infecção pelo vírus HIV.

Epilepsia

Epilepsia corresponde a um grupo heterogêneo de doenças que têm em comum a ocorrência de crises convulsivas recorrentes na ausência de condições tóxico-metabólicas ou febris.

As crises convulsivas podem ser focais (parciais), generalizadas desde seu início ou crises não classificáveis. As crises focais podem ser simples (sem acometimento da consciência) ou complexas (com comprometimento da consciência).

Também podemos classificar as epilepsias quanto a sua etiologia. Podem idiopáticas (geralmente genéticas) ou secundárias. Nesta última é possível identificar uma etiologia.

O diagnóstico de crises convulsivas e síndromes epilépticas se baseia na combinação de anamnese detalhada com exame físico minucioso associado a métodos complementares.

Exames laboratoriais são importantes sobretudo após o primeiro episódio de crise convulsiva para a identificação de possíveis causas como distúrbios eletrolíticos e metabólicos (hiponatremia, hipernatremia, hipoglicemia, uremia, distúrbios da função tireoidiana e hipocalcemia). Em pacientes com epilepsia em uso de drogas antiepilépticas, exames laboratoriais são relevantes para pesquisa de possíveis efeitos adversos das medicações como elevação de enzimas hepáticas e amônia (secundárias ao uso de ácido valproico). A dosagem sérica de drogas antiepilépticas também faz parte do acompanhamento de indivíduos com epilepsia.

A avaliação do líquido cefalorraquidiano está indicada quando há suspeita de encefalites infecciosas ou inflamatórias não infecciosas. Encefalites virais, como a encefalite pelo herpes-vírus simples tipo 1 pode apresentar crises convulsivas dentro seu espectro clínico. O líquor apresenta um aumento de celularidade com predomínio de linfócitos com conteúdo de proteína elevado e de glicose normais. A pesquisa de PCR para HSV pode ser realizada e apresenta elevada sensibilidade e especificidade. Uma série de encefalites inflamatórias não infecciosas pode causar crises convulsivas como encefalites límbicas paraneoplásicas e autoimunes. A avaliação liquórica também pode revelar pleocitose linfocítica com proteína aumentada e glicose normal.

Todos os pacientes com crises convulsivas ou epilepsias devem ser submetidos a um exame de imagem do sistema nervoso central, seja na forma de TCC ou RMC. A TCC apresenta grande disponibilidade e baixo custo. Por isso, é o método de escolha em situações de urgência. Permite identificar condições que podem resultar em epilepsias secundárias como AVCs, calcificações, neoplasias primárias ou secundárias, sequelas de traumatismos cerebrais prévios e outros achados que podem justificar uma crise convulsiva.

A RMC é uma ferramenta essencial no manejo de pacientes com crises convulsivas, fornecendo informações relevantes para o diagnóstico bem como para decisão terapêutica. A liga internacional contra a epilepsia recomenda a realização de RMC para todo pacientes com epilepsia a não ser que exista evidência clara de epilepsia generalizada idiopática ou epilepsia benigna da infância. Também recomenda RMC em pacientes com crises convulsivas de difícil tratamento ou com mudanças de suas características. Também está indicada quando a crise é focal mesmo quando outros exames de imagem foram normais. Ela é especialmente eficaz na identificação de condições como esclerose mesial do hipocampo, tumores gliais, malformações vasculares e anomalias do desenvolvimento cortical. A epilepsia do lobo temporal é a causa mais frequente de epilepsia no adulto. Clinicamente é caracterizada por crises parciais complexas com episódios de ruptura de contato com o meio associadas ou não a automatismos. A RMC desempenha importante papel nessa enfermidade, pois permite distinguir causas secundárias, como aquelas causadas por tumores localizadas em região temporal e a esclerose mesial do hipoacampo. Nesta última, observa-se na RMC redução volumétrica do hipocampo com aumento de sinal no FLAIR e T2. Esses achados podem ser unilaterais ou bilaterais.

O eletroencefalograma (EEG) tem grande relevância em pacientes com crises convulsivas, porém deve ser interpretado como complemento dos elementos da história clínica e de imagem. O EEG auxilia na distinção de crises focais para crises secundariamente generalizadas com rápido componente parcial. Alguns padrões eletroencefagráficos são característicos de síndromes epilépticas como na síndrome de West (espasmos infantis com deterioração do desenvolvimento neuropsicomotor), que mostra um padrão de hipsarritmia, e na epilepsia mioclônica juvenil que demonstra

474 LABORATÓRIO COM INTERPRETAÇÕES CLÍNICAS

descargas de complexos ponta-onda, generalizadas, bilaterais e simétricas e no período intercrítico de complexos poliponta-onda ou ponta-onda de 3,5/4,5/s. O EEG também auxilia no diagnóstico de pseudocrises convulsivas sobretudo quando associada a um videoeletroencefalograma. É importante ressaltar que, isoladamente, o EEG não faz diagnóstico de epilepsia, mesmo na presença de descargas epileptiformes, uma vez que epilepsia corresponde a uma síndrome clínica cujo diagnóstico é auxiliado por métodos de imagem e pelo EEG.

Doença desmielinizante

As doenças desmielinizantes correspondem a um grupo heterogêneo de enfermidades que têm como elemento patológico característico e proeminente o acometimento e destruição da mielina do sistema nervoso central.

As doenças desmielinizantes são classificadas em:

1. Esclerose múltipla.
2. Neuromielite óptica.
3. Encefalomielite disseminada aguda;
4. Encefalite hemorrágica necrosante aguda ou subaguda.

A esclerose múltipla (EM) é a doença desmielinizante do sistema nervoso central mais comum. É uma doença crônica autoimune caracterizada por inflamação focal, desmielinização, perda axonal e gliose. Apresenta prevalência e incidência variáveis entre países e regiões. No Brasil, a esclerose múltipla afeta em média de 15 a 18 pessoas a cada 100 mil indivíduos.

A EM resulta em manifestações clínicas diversas incluindo o envolvimento motor, sensitivo, cerebelar, visual e autonômico. Não há sinais ou sintomas específicos, embora o sintoma de *Lhermitte* (sensação elétrica descendente ao longo da coluna vertebral ou membros inferiores quando o pescoço é fletido) e fenômeno de Uhthoff (piora transitória dos sintomas na presença de aumento da temperatura corporal) sejam características dessa enfermidade. Estima-se que 85% dos indivíduos apresentam-se com um sintoma agudo afetando um ou mais locais como nervo óptico, tronco encefálico, cerebelo e medula espinhal. Essa fase chama-se síndrome clínica isolada. Os sintomas evoluem em dias a semanas com posterior estabilização e melhora. A EM tem como característica essencial a ocorrência após um período de tempo variável de novos sintomas neurológicos. Essa forma de evolução é denominada forma surto-remissão e é a mais comum. Posteriormente, os pacientes apresentam a persistência dos sintomas após o surto e a doença pode progredir entre os surtos. Chama-se forma secundariamente progressiva e acontece em 65% dos casos. Alguns (20%) apresentam progressão lenta desde o início do quadro clínico, caracterizando a forma primariamente progressiva.

O diagnóstico de EM se baseia na identificação da progressão da doença no tempo e no espaço. Métodos complementares utilizados para auxiliar no diagnóstica são a RMC e avaliação do líquido cefalorraquidiano. Os critérios utilizados para o diagnóstico estão descritos nas Tabelas 25.3 e 25.4.

A RMC é um exame de alta sensibilidade no diagnóstico da EM, identificando as alterações patológicas determinadas pela doença. É um exame feito de rotina no diagnóstico dessa enfermidade, bem como para distinguir com outras doenças, acompanhar a sua evolução natural e resposta terapêutica. Outro papel da RMC consiste em estimar o risco de evolução para EM em pacientes com síndrome clínica isolada. Na fase aguda encontram-se lesões ovaladas e de sinal elevado em T2 e FLAIR, predominantemente na substância branca periventricular. Na fase inicial, as lesões são finas e com tendência a disposição linear (dedos de Dawson). Também podem haver lesões no corpo caloso, regiões subcorticais, tronco cerebral, fibras em U, nervos ópticos, vias visuais e cerebelo. Podem ser encontradas lesões na substância cinzenta, mas são geralmente pequenas e com sinal intermediário. As lesões são iso ou hipointensas em T1 e metade delas, posteriormente, permanecem com sinal baixo (*black holes*) representando perda axonal e gliose. Na fase aguda, as placas da EM demonstram

DOENÇAS DO SISTEMA NERVOSO 475

Tabela 25.3. Critérios de ressonância nuclear magnética para disseminação no tempo e espaço para esclerose múltipla

Disseminação no espaço: 2 ou mais lesões das seguintes abaixo	Disseminação no tempo
• Periventricular: ≥ 3 lesões • Cortical-justacortical: ≥ 1 lesão • Infratentorial: ≥ 1 lesão • Medula espinal: ≥ 1 lesão • Nervo óptico ≥ 1 lesão	• Nova lesão quando comparada a imagem prévia (sinal elevado em T2 e/ou captação de contraste) • Presença de lesão captante de contraste e não captante de contraste em T2 qualquer exame único de imagem

Tabela 25.4. Critérios de MacDonald modificados

Apresentação clínica	Dados adicionais necessários para o diagnóstico
≥ 2 surtos: evidências clínicas objetivas de mais de 2 lesões ou evidências clínicas de 1 lesão, com história de surto pregresso	Nenhum
≥ 2 surtos; evidências clínicas objetivas de 1 lesão	*Sinais de disseminação no espaço:* ≥ 1 lesão em T2 ou aguardar novo surto acometendo sítio diferente no SNC
1 surto, com sinais clínicos evidentes de ≥ 2 lesões	*Sinais de disseminação no tempo:* caracterização de 1 nova lesão em T2 em exame subsequente, independentemente do tempo decorrido desde o primeiro exame, ou caracterização simultânea de lesões assintomáticas com impregnação pelo gadolínio e lesões sem impregnação ou aguardar novo surto clínico
1 surto, com sinais clínicos evidentes de 1 lesão (síndrome clínica isolada, ou CIS)	*Sinais de disseminação no espaco (a) e tempo (b):* • a: ≥ 1 lesão em T2 ou aguardar novo surto acometendo sítio diferente no SNC • b: caracterização de 1 nova lesão em T2 em exame subsequente, independentemente do tempo decorrido do primeiro exame, ou caracterização simultânea de lesões assintomáticas com impregnação pelo gadolínio e lesões sem impregnação ou aguardar novo surto clínico
Forma primária progressiva	Um ano de progressão da doença e 2 de 3 dos critérios a seguir: 1. Evidência den disseminação no espaço, baseado na presença de uma ou mais lesões em T2, em pelo menos, 1 área característica de EM (periventricular, justacortical ou infratentorial) 2. Evidência de disseminação no espaço na medula espinhal, baseado na presença de duas ou mais lesões em T2 na medula espinhal 3. Líquor positivo (presença de bandas oligoclonais e/ou índice de IgG elevado)

captação de contraste em T1 que pode persistir por quatro a seis semanas representando a quebra da barreira hematoencefálica. Atrofia cerebral também é encontrada na EM resultando em dilatação ventricular e redução do tamanho do corpo caloso.

Lesões encefálicas hiperintensas em T2 não são específicas para EM. Alguns elementos de imagem podem auxiliar na distinção entre as várias causas de alterações da imagem encefálica (Tabela 25.5).

O líquor na EM costuma apresentar uma contagem de células e de proteínas normais, mesmo nas fases de surto. Alguns pacientes apresentam discreta pleocitose linfocítica e aumento de proteínas. Os elementos liquóricos mais característicos da EM são a elevação do índice de IgG (valor maior que 0,7) e a presença de bandas coligoclonais que representam a síntese intratecal de IgG.

476 LABORATÓRIO COM INTERPRETAÇÕES CLÍNICAS

Tabela 25.5. Sinais de alerta para diagnóstico diferencial de esclerose múltipla

Local afetado	Sinais de alerta
Substância branca	• Normal • Distribuição simétrica das lesões • Ausência/raras lesões envolvendo o corpo caloso e região periventricular • Ausência de achados na RM após tratamento • Micro-hemorragia bilateral • Hemorragia • Corpo caloso e cerebelo poupados • Hiperintensidade T2 em lobo temporal, fibras em U de Vertex®, cápsula externa e região insular • Captação de contraste simultânea em todas a lesões • Lesões assimétricas, multifocais em localização justacortical e progressivamente maiores • Captação puntiforme • Padrão radial ou linear da captação de contraste • Restrição a difusão
Substância cinzenta profunda	Infartos lacunares
Substância cinzenta cortical	Siderose cortical
Medula espinhal	Lesões grandes e edemaciadas
Outras	Realce meníngeo

Neuropatia periférica

As neuropatias periféricas (NP) representam uma das mais frequentes razões para consultas com neurologistas em todo o mundo. Estima-se que 2-4% da população apresente sinais e sintomas que refletem o comprometimento do sistema nervoso periférico. Em idosos essa prevalência alcança 8%.

As NP são enfermidades decorrentes do acometimento de qualquer estrutura localizada além da pia-máter da medula espinhal e tronco encefálico, excluindo o nervo óptico que é um prolongamento do sistema nervoso central. Essa definição é relevante para distinguir NP com neuronopatia, uma vez que esta última é decorrente de danos ao corpo celular do neurônio motor (doença do neurônio motor) ou sensitivo (ganglionopatia).

O diagnóstico das NPs é essencialmente clínico. Porém, eventualmente é necessário recorrer a exames subsidiários para uma etiologia determinante.

A eletroneuromiografia (ENMG) é essencial na investigação e condução de pacientes com NP. Ela associa a medida das neuroconduções sensitiva e motora com o estudo dos potenciais musculares. Serve para a diferenciação diagnóstica com as doenças medulares, da placa motora e dos músculos. Além disso, revela se a NP é do tipo axonal ou desmielinizante e ajuda para a determinação do prognóstico.

Vários exames de sangue e urina auxiliam no diagnóstico etiológico nas NPs: glicemia de jejum e pós-prandial na suspeita de NP diabética, hemograma, VHS, ureia, creatinina, vitamina B12, homocisteína, ácido metilmalônico, hormônios da tireoide, pesquisa de HIV, HTLV-1 e reação para doença de Lyme. A exposição a substâncias tóxicas pode ser investigada no sangue, na urina e em pelos pubianos. Em casos especiais devem ser realizadas as pesquisas de porfirinas no sangue e na urina. Na NP etílico-carencial temos a diminuição dos níveis séricos de tiamina, o aumento dos piruvatos séricos e a queda da atividade da transcetolase eritrocitária. Nas NPs paraneoplásicas e autoimunes faz-se necessária a pesquisa de anticopos anti-Hu, anti-Pi, anti-GM1, anti-GQ1D e outros. Nas PNs hereditárias realiza-se hoje exame de DNA.

DOENÇAS DO SISTEMA NERVOSO **477**

Exame do líquido cefalorraqueano é importante nas NPs desmielinizantes quando as proteínas costumam estar elevadas e nas NPs infecciosas com alterações específicas.

A avaliação histológica de nervos periféricos é realizada em nervo sensitivo superficial, sendo o nervo sural o mais biopsiado. É importante quando outros exames não invasivos não esclarecem o diagnóstico etiológico. É mandatória para o diagnóstico de vasculite, lepra, amiloidose e outras afecções mais raras.

Bibliografia

Álvarez-Linera Prado J. Structural magnetic resonance imaging in epilepsy. Radiologia. 2012 jan-fev; 54(1):9-20.

André-Obadia N, Lamblin MD, Sauleau P. French recommendations on electroencephalography. Neurophysiol Clin. 2015 mar; 45(1):1-17.

Boulouis G, Charidimou A, Greenberg SM. Sporadic Cerebral Amyloid Angiopathy: Pathophysiology, Neuroimaging Features, and Clinical Implications. Semin Neurol. 2016 jun; 36(3):233-43.

Bowen LN, Smith B, Reich D, Quezado M, Nath A. HIV-associated opportunistic CNS infections: pathophysiology, diagnosis and treatment. Nat Rev Neurol. 2016 out; 12(11):662-74.

Cendes F, Theodore WH, Brinkmann BH, Sulc V, Cascino GD. Neuroimaging of epilepsy. Handb Clin Neurol. 2016; 136:985-1014.

Chen JJ, Carletti F, Young V, McKean D, Quaghebeur G. MRI differential diagnosis of suspected multiple sclerosis. Clin Radiol. 2016 set; 71(9):815-27.

Compston A, Coles A. Multiple sclerosis. Lancet. 2008 out; 372(9648):1502-17.

de Oliveira Manoel AL, Goffi A, Zampieri FG, Turkel-Parrella D, Duggal A, Marotta TR, et al. The critical care management of spontaneous intracranial hemorrhage: a contemporary review. Crit Care. 2016 set; 20:272.

England JD, Asbury AK. Peripheral neuropathy. Lancet. 2004; 363(9427):2151-61.

Ferreira LK, Busatto GF. Neuroimaging in Alzheimer's disease: current role in clinical practice and potential future applications. Clinics (São Paulo). 2011; 66(Suppl 1):19-24.

Filippi M, Rocca MA, Ciccarelli O, de Stefano N, Evangelou N, Kappos L, et al. MAGNIMS Study Group. MRI criteria for the diagnosis of multiple sclerosis: MAGNIMS consensus guidelines. Lancet Neurol. 2016 mar; 15(3):292-303.

Filippi M, Rocca MA. MR imaging of multiple sclerosis. Radiology. 2011 jun; 259(3):659-81.

Ge Y. Multiple sclerosis: the role of MR imaging. AJNR Am J Neuroradiol. 2006 jun-jul; 27(6):1165-76.

Hakimi R, Garg A. Imaging of Hemorrhagic Stroke. Continuum (Minneap Minn). 2016 out; 22(5):1424-50.

Harper L, Barkhof F, Scheltens P, Schott JM, Fox NC. An algorithmic approach to structural imaging in dementia. J Neurol Neurosurg Psychiatry. 2014 jun; 85(6):692-8.

Harvala H, Simmonds P. Viral meningitis: epidemiology and diagnosis. Lancet Infect Dis. 2016 nov; 16(11):1211-2.

He T, Kaplan S, Kamboj M, Tang YW. Laboratory Diagnosis of Central Nervous System Infection. Curr Infect Dis Rep. 2016 nov; 18(11):35.

Hemphill JC, Greenberg SM, Anderson CS, Becker K, Bendok BR, Cushman M, et al.; American Heart Association Stroke Council, Council on Cardiovascular and Stroke Nursing, Council on Clinical Cardiology. Guidelines for the Management of Spontaneous Intracerebral Hemorrhage: A Guideline for Healthcare Professionals from the American Heart Association/American Stroke Association. Stroke. 2015 jul; 46(7):2032-60.

Hughes H, Cornblath DR. Guillain-Barrre syndrome. Lancet. 2005; 366(99497):1653-66.

Kadambi P, Hart KW, Adeoye OM, Lindsell CJ, Knight WA. 4th Electroencephalography findings in patients presenting to the ED for evaluation of seizures. Am J Emerg Med. 2015 jan; 33(1):100-3.

Kim MO, Geschwind MD. Clinical update of Jakob-Creutzfeldt disease. Curr Opin Neurol. 2015 jun; 28(3):302-10.

Lapalme-Remis S, Cascino GD. Imaging for Adults with Seizures and Epilepsy. Continuum (Minneap Minn). 2016 out; 22(5):1451-79.

Lin MP, Liebeskind DS. Imaging of Ischemic Stroke. Continuum (Minneap Minn). 2016 out; 22(5):1399-423.

Liu Y, Hua Y, Feng W, Ovbiagele B. Multimodality ultrasound imaging in stroke: current concepts and future focus. Expert Rev Cardiovasc Ther; 2016 out.

Mak E, Su L, Williams GB, O'Brien JT. Neuroimaging characteristics of dementia with Lewy bodies. Alheimers Res Ther. 2014 abr; 6(2):18.

478 LABORATÓRIO COM INTERPRETAÇÕES CLÍNICAS

Martyn CN, Hughes RAC. Epidemiology of peripheral neuropathy. J Neurol Neurosurg Psychiatry. 1997; 62:310-8.

McGill F, Heyderman RS, Panagiotou S, Tunkel AR, Solomon T. Acute bacterial meningitis in adults. Lancet; 2016 jun.

Meschia JF, Bushnell C, Boden-Albala B, Braun LT, Bravata DM, Chaturvedi S, et al.; American Heart Association Stroke Council, Council on Cardiovascular and Stroke Nursing, Council on Clinical Cardiology, Council on Functional Genomics and Translational Biology, Council on Hypertension. Guidelines for the primary prevention of stroke: a statement for healthcare professionals from the American Heart Association/American Stroke Association. Stroke. 2014 dez; 45(12):3754-832.

Portegies ML, Koudstaal PJ, Ikram MA. Cerebrovascular disease. Handb Clin Neurol. 2016; 138:239-61.

Rivas Nieto JC. Frontotemporal dementia: clinical, neuropsychological, and neuroimaging description. Colomb Med (Cali). 2014 set; 45(3):122-6.

Soomro S, Mohan C. Biomarkers for sporadic Creutzfeldt-Jakob disease. Ann Clin Transl Neurol. 2016 abr; 3(6):465-72.

Struck AF, Westover MB. Variability in clinical assessment of neuroimaging in temporal lobe epilepsy. Seizure. 2015 ago; 30:132-5.

Tao JX, Davis AM. Management of an Unprovoked First Seizure in Adults. JAMA. 2016 out; 316(15):1590-1.

Thomas PK, Ochoa J. Clinical Features and differential diagnosis. In: Dick PJ, Thomas PK (eds.). Peripheral Neuropathy. Philadelphia: WB Saunders; 2005. p. 749-74.

van de Beek D, Drake JM, Tunkel AR. Nosocomial bacterial meningitis. N Engl J Med. 2010 jan; 362(2):146-54.

Doenças Reumáticas

Ricardo Azêdo de Luca Montes

Febre reumática

Afecção devido a uma reação autoimune desencadeada pela infecção pelo estreptococo beta-hemolítico do grupo A de Lancefield. A infecção localiza-se nas amígdalas, precedendo as manifestações articulares de uma a quatro semanas caracterizadas por poliartrite migratória de grandes articulações. A gravidade da doença reside na cardite que frequentemente a acompanha, podendo apresentar miopericardite com doença valvar aguda (sopro de Carey-Coombs) ou residual (mais comumente estenose mitral). Os tecidos de origem mesodérmica em todo o organismo exibem sinais de reações exsudativas e proliferativas; a lesão característica é o nódulo de Aschoff, que pode ser encontrado em qualquer dos tecidos comprometidos (mais comumente achado em necropsias do miocárdio acometido).

■ Velocidade de hemossedimentação

Aumenta precocemente e coincide com as primeiras manifestações da doença. Atinge valores elevados; e os mais altos são encontrados nas formas mais graves da doença, independentemente do local comprometido. Representa prova útil, mas não fiel, pois sua normalização não é paralela à evolução do surto clínico, podendo retornar aos valores basais dias a semanas após a resolução do quadro clínico inflamatório. Pacientes em uso de corticoides ou aspirina, apesar de atividade inflamatória presente, podem exibir valores menos elevados.

■ Proteína C reativa

É uma boa prova para o diagnóstico de atividade reumática, pois é encontrada até a segunda semana em quase todos os casos. Seu recrudescimento no decurso da doença pode corresponder a uma exacerbação. Não serve para acompanhar a evolução do surto porque se negativa após a segunda semana.

■ Mucoproteínas

Dentro das limitações naturais das provas sorológicas de fase aguda, é um bom método para avaliação e seguimento de um surto reumático. Ao contrário da hemossedimentação, acompanha o surto reumático durante todo o seu ciclo. Na maior parte dos casos, seus índices são mais acentuados nos pacientes mais gravemente atingidos, o que aumenta a sensibilidade do método, pois refletem fielmente as alterações teciduais da moléstia. L. V. Decourt encontrou níveis elevados em 95% dos pacientes com febre reumática. Com exceção da alfa-2-globulina, é o mais fiel índice de atividade reumática.

480 LABORATÓRIO COM INTERPRETAÇÕES CLÍNICAS

■ Eletroforese das proteínas

Deve-se valorizar aqui a importância da alfa-2-globulina, que se mantém elevada durante o curso da atividade, sendo a última prova a se negativar. As outras frações globulínicas podem estar também elevadas, mas inespecificamente. A albumina diminui precocemente, representando prova de função negativa.

■ Anticorpos antiestreptocócicos

Vários desses anticorpos são conhecidos e titulados: 1) antiestreptolisina O; 2) anti-hialuronidase; 3) antidesoxirribonuclease; 4) antiestreptoquinase; e 5) antidifosfopiridina nucleotidase. Dentre esses, é a antiestreptolisina O (ASLO) a mais usada em clínica, em razão de sua fácil execução e regularidade dos resultados pelos diversos métodos. De uma maneira geral, pode-se dizer que estes se constituem sempre em pequenas modificações da técnica original proposta por Todd.

Os valores normais de ASLO variam com a idade do indivíduo, entre outros possíveis fatores. Rotineiramente, encontram-se abaixo de 250 U/mL de soro. Entretanto, na prática podemos considerar como anormais taxas superiores a: 333 U/mL até cinco anos de idade; 500 U/mL acima de cinco anos. Cerca de 80% dos portadores de febre reumática aguda exibem títulos elevados de ASLO. Esses títulos começam a elevar-se no final da primeira semana ou início da segunda semana de infecção estreptocócica e atingem seus valores máximos entre a quarta e a sexta semana. A queda dos títulos é geralmente lenta na febre reumática; nas outras formas de estreptococcias (septicemia, escarlatina, erisipela, eritema nodoso, infecções das vias aéreas) a queda é mais rápida, além dos títulos serem mais baixos. É importante entender que a ASLO representa somente exposição a antígenos estreptocócicos e não necessariamente atividade reumática específica e, individualmente, não serve como prova diagnóstica.

Alguns fatos importantes devem ser considerados: a) a ASLO não expressa atividade da doença reumática; b) não há relação direta entre a elevação e normalização de títulos de um lado e gravidade da febre reumática de outro; c) é possível a ASLO manter-se elevada, com títulos mais ou menos fixos, durante meses, sem causa aparente, mesmo com provas de atividade inflamatória normalizadas; d) a administração precoce (até 12-15 dias a partir do início da infecção estreptocócica) de antibiótico e corticoide poderá restringir a resposta imune do paciente e consequente aparecimento de títulos baixos de ASLO.

Para melhor avaliação desse exame, deve-se lembrar da possibilidade de existirem no soro substâncias não imunes dotadas de atividade inibidora sobre a hemolisina estreptocócica. São os inibidores inespecíficos, encontrados nas frações alfa-2 e beta das lipoproteínas séricas.

Embora menos utilizadas em razão de dificuldades técnicas, podem a antidesoxirribonuclease B e a anti-hialuronidase representar valioso auxílio na complementação diagnóstica da FR. Caracterizam-se por sofrerem negativação mais tardia que a ASLO, de modo que possam ser úteis para o diagnóstico da coreia de Sydenham.

É importante frisar que a ASLO, embora considerada como um importante recurso diagnóstico, não representa mais do que uma resposta a uma prévia infecção estreptocócica e sua elevação não expressa em absoluto a existência de reumatismo.

■ Cobre e ceruloplasmina séricos

Podem estar elevados na coreia de Sydenham; assim como antidesoxirribonuclease-B.

■ Hemograma

É pouco expressivo na FR. Há anemia moderada, normocrômica e normocítica. Pode-se encontrar leucocitose com neutrofilia, eosinopenia (ou até anaeosinofilia) e menos comumente monocitose. Plaquetas normais ou elevadas.

■ Exame de urina

Revela ocasionalmente ligeira albuminúria e hematúria microscópica, que nem sempre indicam a presença de glomerulonefrite.

■ ECG

A anormalidade mais significativa em presença de comprometimento miocárdico consiste no alargamento de P-R. São menos específicas as alterações de forma da onda P e inversão de T. Alterações de ST-T (supradesnivelamento de aproximadamente 1 mm em diversas derivações e infradesnivelamento ST em AVR, podendo apresentar também infradesnivelamento de PR) são características de pericardite.

Artrite reumatoide

Doença de evolução crônica que acomete ambos os sexos e adultos de todas as idades, sendo uma das mais comuns formas de doença difusa do tecido conjuntivo.

Caracteriza-se clinicamente por poliartrite crônica, simétrica, aditiva, envolvendo mãos e a maioria das articulações periféricas. Diversas provas sorológicas evidenciam a presença de certas macroglobulinas com especificidade por Fc de imunoglobulinas humanas, que constituem o chamado "fator reumatoide" (FR).

Os sintomas e as alterações inflamatórias predominam nas articulações e estruturas adjacentes, podendo levar a erosões articulares e (se não adequadamente tratadas) deformidades capazes de causar invalidez. Muitos outros órgãos e tecidos podem ser acometidos, tais como os olhos, linfonodos, coração, pulmão, baço, nervos periféricos e outros.

■ Estudo do fator reumatoide

Esse fator aparece no soro de 60-80% dos pacientes com artrite reumatoide, alguns meses após o início da doença. Nos estágios iniciais, 20% dos pacientes que se tornarão soropositivos apresentam ainda provas negativas, podendo aparecer em até dois anos na maioria dos casos. Persiste no soro em níveis praticamente constantes por meses ou anos, em alguns casos independentemente da terapêutica instituída. A presença do FR auxilia o diagnóstico (sendo critério classificatório para o diagnóstico) e também valor prognóstico, estando ligado a doença inflamatória mais agressiva, maior risco de erosões articulares e acometimento extra-articular (Quadro 26.1).

O fator reumatoide é evidenciado laboratorialmente pelas seguintes provas de aglutinação: prova do látex, turbidometria (nefelometria) e prova de Waaler-Rose.

Na prova do látex utiliza-se uma suspensão de partículas de látex poliestireno revestidas de γ-globulina IgG humana. Tais partículas aglutinam-se macroscopicamente quando misturadas a um soro contendo fator reumatoide. Em geral, um título de 1:160 obtido em tubo de diluição já é considerado positivo.

Por turbidometria (nefelometria) um título inferior a 20 UI/mL é considerado negativo. É mais específica que a prova do látex.

A prova de Waaler-Rose não tem a sensibilidade da prova do látex, mas é mais específica. Muitas vezes é negativa nos casos de falsa-positividade do látex, como nas hepatopatias, leishmaniose visceral (calazar), sarcoidose, sífilis secundária, lepra e também na população em geral. Consiste em fazer o soro do doente aglutinar hemácias de carneiro recobertas de soro de coelho sensibilizado contra hemácias de carneiro. Os resultados são dados em termos de TAD (título aglutinante artificial). A prova é considerada positiva com resultado final igual ou superior a 32.

482 LABORATÓRIO COM INTERPRETAÇÕES CLÍNICAS

Quadro 26.1. Critérios modificados de Duke-Jones para o diagnóstico de febre reumática

Critérios principais: • Cardite • Poliartrite • Coreia • Nódulos subcutâneos • Eritema marginado
Critérios secundários: • Clínicos • Febre • Artralgias • Antecedente pessoal de febre reumática • Presença de cardiopatia reumática
Exames complementares: • Sinais biológicos de inflamação: tempo de sedimentação dos eritrócitos elevado. Proteína C reativa positiva. Hiperleucocitose • Alongamento do espaço PR no eletrocardiograma
Evidências de uma estreptococcia recente: • Elevação patológica da antiestreptolisina ou de outros anticorpos antiestreptocócicos • Presença de evidências, por cultura, de uma infecção pelo estreptococo beta-hemolítico do grupo A

A presença de dois critérios principais ou de um critério principal e de dois critérios secundários indica uma probabilidade de febre reumática.

■ Hemossedimentação

Está acelerada na fase ativa da doença, servindo como indicador grosseiro de atividade. Tem valor de critério classificatório na estrutura dos critérios revistos.

■ Proteína C reativa

Mostra-se elevada tanto na fase aguda da AR como na crônica. Pode ser detectada pelo método da precipitação em tubo capilar ou, mais comumente, pela técnica da aglutinação com látex PCR, realizada em lâmina. O método qualitativo indica a presença ou ausência de proteína C reativa, pela presença ou ausência de aglutinação, que pode ser graduada em cruzes. Os casos positivos podem ser submetidos ao método semiquantitativo pela diluição progressiva do soro (1:40, 1:80 etc.). O título obtido pode ser transformado em mg/dL. No adulto, o teor de 0,5 mg/dL já pode ser considerado anormal. Também serve como indicador grosseiro de atividade. Tem valor de critério classificatório na estrutura dos critérios revistos.

■ Hemograma

Revela frequentemente moderada anemia hipocrômica normocítica. O leucograma é normal ou ligeiramente aumentado. Pode haver leucopenia por neutropenia com plaquetopenia e esplenomegalia associadas à identificação de linfócitos gigantes na lâmina de sangue periférico (síndrome de Felty).

■ Líquido articular

Mostra-se turvo, de viscosidade diminuída e com formação de coágulos de mucina. Há leucocitose com predominância de neutrófilos de 10.000 a 50.000/mm³. O achado de "ragócitos" que seriam polimorfonucleares fagocitando imunocomplexos é altamente sugestivo de artrite reumatoide.

▪ Raios X das articulações afetadas

Mostra-se de grande utilidade para o diagnóstico da doença e para documentar sua evolução. As alterações mais precoces consistem de edema de tecidos moles, erosões de superfícies articulares e estreitamento dos espaços articulares.

▪ Antiestreptolisina O

Aumento discreto.

Espondilite anquilosante (doença de Marie-Strumpell)

Essa doença compõe o protótipo das espondiloartrites, acometendo as sacroilíacas e a coluna em suas porções lombar, torácica e cervical evoluindo com anquilose da coluna e perda da movimentação, bem como erosões e osteíte das sacroilíacas acometidas. Predomina no sexo masculino, apresenta maniestações extra-articulares como uveíte anterior, pneumopatia intersticial apical e glomerulopatia por IgA, não possui marcador sérico, porém está associada com HLA-B27.

▪ Hemossedimentação

Mostra-se frequentemente acelerada quando a donça está em atividade.

▪ Hemograma

Pode haver anemia e leucocitose.

▪ Fator reumatoide

Negativo.

▪ Marcadores genéticos do sistema HLA-B27

Prova positiva em cerca de 80% dos casos (apenas 6-8% nos indivíduos normais).

▪ Radiologia

As alterações das sacroilíacas ocorrem precocemente e seu estudo radiológico por ressonância magnética (exame mais precoce no seu diagnóstico) com sequência de supressão de gordura é o exame principal para o diagnóstico. Os raios X da coluna podem mostrar sinal característico, que é o chamado "sinal de quadratura das vértebras", já que elas perdem a concavidade normal, retificando-se; e, em alguns casos, o sinal de Romanus (representação na radiografia dos "cantos brilhantes" vertebrais). Em fase mais adiantada surgem os sindesmófitos, cuja presença confirma o diagnóstico. O sindesmófito é a imagem radiológica de prolongamento calcificado verticalizado na margem vertebral (o que serve para diferenciá-lo dos osteófitos relacionados à osteoartrite) da calcificação do ligamento amarelo. Nos estágios mais avançados, os ligamentos também se calcificam e vão produzir a imagem radiológica típica chamada "coluna de bambu".

Lúpus eritematoso sistêmico

Doença difusa do tecido conjuntivo caracterizada por inflamação mediada por autoimunidade, podendo acometer diversos órgãos e tecidos com períodos de remissão e exacerbação. É mais comum

484 LABORATÓRIO COM INTERPRETAÇÕES CLÍNICAS

em mulheres na menacme. A pele, os rins, as articulações (com poliartrite periférica cumulativa não erosiva), os linfonodos, as serosas, o tecido hematológico e os sistemas nervoso central e periférico estão entre os mais frequentemente acometidos.

Do ponto de vista imunológico, a doença se caracteriza pela presença de autoanticorpos e imunocomplexos circulantes, cuja deposição nas estruturas vasculares e no tecido conjuntivo desencadeia inflamação local e sistêmica incluindo ativação do sistema do complemento. Alguns genes predisponentes parecem estar relacionados com perda de seletividade para epítopos externos dos linfócitos T e superatividade dos linfócitos B. É possível que vírus, como o Epstein-Barr participem na indução desse distúrbio em hospedeiros geneticamente predispostos.

Formam-se anticorpos com especificidade para antígenos nucleares (DNA de dupla hélice, RNP, Sm, entre outros) e citoplasmáticos (Ro, La e ribossomas), contra plaquetas, hemácias (Coombs direto), linfócitos (anticorpos linfocitotóxicos), assim como a presença de crioglobulinas mistas.

A combinação desses anticorpos com seus respectivos determinantes antigênicos circulantes leva à formação de complexos imunes, em particular o complexo imune formado pelo DNA nativo e o anti-DNA nativo circulante, que, ao se depositar na membrana basal de vasos e, em particular, do glomérulo renal, induz a ativação dos sistemas do complemento e da coagulação, assim como dos mediadores flogísticos e teciduais, determinando as lesões inflamatórias renais proliferativas, de graves consequências no curso clínico do LES, podendo inclusive desencadear insuficiência renal aguda rapidamente progressiva.

Em pacientes com LES, a luz ultravioleta do sol (ou artificial) pode atuar desnaturando o DNA da pele, alterando sua antigenicidade, com decorrente síntese de autoanticorpos e complexos imunes, desencadeando, portanto, ativação local e alguma vezes sistêmica do LES. Em outros pacientes observa-se a forma induzida do LES por drogas, dentre as quais se destacam a hidralazina, hidantoínas, procainamida, fenotiazínicos e outros.

As formas iniciais do LES podem ser as mais variadas possíveis, gerando apresentações clínicas bizarras. Algumas situações clínicas devem despertar a suspeita do clínico no sentido do LES: febre de origem obscura, lesões cutâneas sem nenhuma causa aparente, poliartrite, simulando febre reumática ou artrite reumatoide, pleurite e pneumonite, fenômeno de Raynaud, miocardite, endocardite de Libmann-Sacks, síndrome nefrótica, púrpura trombocitopênica, anemia hemolítica autoimune, epilepsia, meningite asséptica e reações de hipersensibilidade a drogas.

■ Pesquisa de células LE – fatores antinucleares

A célula LE é um leucócito polimorfonuclear que encerra em seu citoplasma uma inclusão arredondada, homogênea, que desloca o núcleo para a periferia. Essa inclusão corresponde a uma massa nuclear fagocitada que sofreu a ação de fatores antinucleares existentes no soro de doentes com LES; a célula LE não é mais amplamente realizada por apresentar baixa especificidade e ser dependente de avaliador e microscopia. As técnicas imunológicas evidenciam diversos fatores antinucleares que podem ser relacionados com a atividade da doença. Os mais importantes são o fator antinuclear (FAN) com valor diagnóstico de boa sensibilidade e especificidade limitada; anticorpo anti-DNA que tem valor diagnóstico, prognóstico (indica maior probabilidade de doença renal) e indica atividade com o aumento do seu título; responsável pela formação de complexos imunes (DNA + anti-DNA + complemento + outras imunoglobulinas), que estão envolvidos em múltiplas lesões vasculares e renais. Os demais anticorpos são anti-histona (anti-DNA-histona), responsável pela formação da célula.

As dificuldades inerentes à pesquisa das células LE levaram os pesquisadores a investigar outros métodos de maior sensibilidade para determinação direta do fator LE, sem necessidade de células vivas e fagocitose. Os trabalhos sobre imunofluorescência de tecidos foram aplicados à pesquisa do fator LE (FAN), evidenciando-se que seu emprego era mais fácil, rápido e de maior sensibilidade

DOENÇAS REUMÁTICAS **485**

que a pesquisa da célula LE, além de ser possível quantificar a reação. Além do método da imuno-fluorescência indireta, utiliza-se também a técnica da soroaglutinação em placa, com partículas de poliestireno sensibilizadas com nucleoproteínas (látex LE).

No método da imunofluorescência, títulos até 1:5 são considerados negativos. No método do látex LE, o resultado normal é negativo.

■ Positividade do FAN (ANA) nas doenças difusas do tecido conjuntivo

Lúpus eritematoso sistêmico: 95-100%; síndrome de Sjögren (nuclear pontilhado fino): ~85%; esclerose sistêmica (padrões nucleolares): 88%; artrite reumatoide: 55%; artrite reumatoide juvenil: 22%; doença mista do tecido conjuntivo (doença de Sharp): 95-100% (nuclear pontilhado grosso).

Os padrões de FAN mais relacionados ao diagnóstico de LES são: nuclear homogêneo, nuclear pontilhado grosso e nuclear pontilhado pleomórfico. Já o nuclear pontilhado fino denso, em geral, não indica presença de doença difusa do tecido conjuntivo, mesmo em altas titulações (> 1:1.000). O padrão nuclear pontilhado fino pode estar relacionado ao LES, síndrome de Sjögren, outras doenças do tecido conjuntivo ou até mesmo ser encontrado em pacientes sem qualquer patologia autoimune.

A prática atual consiste em recorrer à prova do FAN como recurso de triagem. Se ela for negativa, serão mínimas as probabilidades de LES. Se a prova for positiva será necessário recorrer a outras provas mais específicas, dirigidas a anticorpos anti-DNA de dupla hélice (ELISA ou método da critídia). Títulos elevados de anticorpos anti-DNA de dupla hélice são altamente específicos para LES, assim como anti-Sm que apresenta especificidade acima de 95%, porém com sensibilidade em torno de 30%. Já os anticorpos anti-DNA estão presentes em cerca de 70% dos pacientes, mesmo número para anticorpos anti-histona (estes têm como característica relevante o fato de se manterem positivos, ao contrário de anti-DNA e anti-Sm, mesmo em casos de lúpus induzido por drogas). Anti-DNA de dupla hélice tem, além desse valor diagnóstico, valor prognóstico, pois indica maior probabilidade de doença renal e atividade, já que seus níveis podem variar com a atividade de doença. Anticorpo anti-P ribossomal está relacionado com doença neurológica pelo LES e, em estudos mais recentes, parece também estar relacionado à nefrite. O anti-PCNA (anticorpo antinúcleo de células em proliferação) também apresenta boa especificidade para o LES, apesar de ter menor uso na prática clínica e ter sido descrito mais recentemente.

Outros autoanticorpos com antígenos citoplasmáticos, tais como Ro, La, RNP, possuem baixo valor diagnóstico no LES (podendo estar presentes no LES) e outras doenças difusas do tecido conjuntivo. anti-Ro e anti-La estão relacionados à síndrome de Sjögren e anti-RNP à doença de Sharp (doença mista do tecido conjuntivo). Em virtude de Ro ser um antígeno predominantemente citoplasmático, anticorpos anti-Ro podem ser encontrados ocasionalmente em portadores de LES FAN-negativos que apresentem lúpus cutâneo crônico como primeira manifestação. Anti-Ro é o autoanticorpo relacionado com o lúpus neonatal e o bloqueio cardíaco congênito, assim como lúpus cutâneo.

■ Prova de Coombs

Pode estar positiva, mesmo que o paciente não tenha sinais de hemólise. Representa a presença de autoanticorpo antieritrócito.

■ Fator reumatoide

As provas para o fator reumatoide podem mostrar-se positivas, mas com frequência e títulos menores que na artrite reumatoide.

486 LABORATÓRIO COM INTERPRETAÇÕES CLÍNICAS

■ Hemograma

Revela frequentemente anemia normocítica de grau moderado, que é de natureza hipoprolife-rativa; a anemia de caráter hemolítico não é comum, mas pode assumir aspecto grave, com prova de Coombs positiva. Pacientes com anemia hemolítica intensa geralmente apresentam VCM elevado pelo grande número de reticulócitos na periferia. É frequente o achado de leucopenia discreta acom-panhada de linfopenia. Um quadro de púrpura trombocitopênica pode ser, tal como acontece com a anemia hemolítica, a primeira manifestação da doença.

■ Hemossedimentação

Mostra-se quase sempre acelerada, mesmo durante as fases de remissão. Pode estar elevada em pacientes com infecção. Quando diminuída indica bom controle da doença ou remissão.

■ Eletroforese das proteínas

As globulinas séricas mostram-se aumentadas na maioria dos casos, às custas geralmente das frações alfa-2 e gama (especialmente IgG).

■ Reações sorológicas para lues

Podem exibir resultados falso-positivos (principalmente o VDRL) em pacientes com anticorpos antifosfolípides reagentes.

■ Exame de urina

Pode refletir a nefropatia por meio de albuminúria, leucocitúria, hematúria e cilindrúria.

■ Dosagem do complemento e suas frações

A diminuição de suas taxas no soro é bom índice para acompanhar a evolução do LES.

Poliarterite nodosa

A poliarterite nodosa (PAN) clássica é uma vasculite de etiologia obscura, de apresentação clíni-ca multiforme, resultante de um processo inflamatório de natureza não infecciosa, acompanhado de necrose, que acomete, de maneira segmentar e largamente disseminada, as artérias de médio calibre. Acomete principalmente adultos jovens, mas pode aparecer em qualquer idade. Pode estar relacio-nada à infecção pelo vírus da hepatite B. Praticamente todos os órgãos podem ser atingidos, mas o comprometimento mais importante é observado no rim, coração, fígado, músculos, tubo gastroin-testinal e testículos. Em geral os pulmões não são afetados pela clássica.

A poliangeíte microscópica (PAM) é uma vasculite granulomatosa de pequenos vasos em geral ANCA + que costuma acometer rins, pulmões, pele e sistema nervoso.

■ Hemograma

Revela frequentemente ligeira anemia mormocítica e leucocitose (até 20.000 a 40.000/mm³), não sendo rara a observação de eosinofilia. Pode haver anemia hemolítica acompanhada de prova de Coombs positiva.

■ Hemossedimentação

Mostra-se acelerada.

DOENÇAS REUMÁTICAS **487**

■ Exame de urina

Evidencia a nefropatia própria da doença, por meio de albuminúria, hematúria, piúria e cílíndrúria.

Eletroforese das proteínas

Revela hiperglobulinemia, crioglobulinemia e macroglobulinemia.

■ Reações sorológicas para lues

Mostram-se positivas em alguns casos

■ Fator reumatoide

Pode estar presente em certo número de casos.

■ Biópsia cutânea, renal e muscular

É de importância essencial para o diagnóstico, revelando a existência de arterite necrotizante em geral em vasos de médio calibre podendo apresentar aneurismas de variados tamanhos nestes. Preferem-se geralmente as áreas dolorosas para serem submetidas a exame. Ambas as biópsias de PAN e PAM revelam imunofluorescências de padrão pauci-imune.

■ ANCA

Geralmente não reagente na PAN clássica e reagnte na PAM.

■ Antígeno Austrália (HbsAg)

A PAN clássica parece ser mais prevalente em pacientes infectados pelo vírus da hepatite B e seu antígeno pode estar presente.

Polimialgia reumática e arterite temporal

De patogenia obscura, essas duas patologias são intimamente relacionadas entre si e coexistem frequentemente no mesmo paciente, embora possam surgir isoladamente. Próprias de adultos acima dos 50 anos, predominam no sexo feminino, exibindo tendência para cura espontânea após uma evolução de um a dois anos. A arterite temporal pode seguir-se de perda de visão por comprometimento das artérias oftálmicas. Às vezes, outras artérias são atingidas pelo processo de vasculite.

■ Hemograma

Leucocitose com desvio para esquerda, anemia discreta e acentuada aceleração da hemossedimentação.

■ Biópsia da artéria temporal

É importante que atinja um segmento comprometido, pois a lesão é segmentar.

Dermatomiosite

Doença inflamatória crônica, não supurativa, de causa obscura, afetando principalmente a pele e os músculos estriados, mas podendo comprometer outros tecidos conjuntivos. Se apenas os múscu-

LABORATÓRIO COM INTERPRETAÇÕES CLÍNICAS

los são atingidos, a doença é chamada polimiosite, manifestando-se principalmente por meio de fraqueza dos músculos proximais das extremidades, especialmente os quadris e coxas. É muito comum um distúrbio da motricidade esofagiana. As lesões cutâneas podem tomar a forma de eritema difuso ou localizado, erupção maculopapulosa, dermatite eczematoide escamosa ou mesmo dermatite exfoliativa. A doença pode coexistir com outras colagenoses.

■ Hemograma

Pode revelar ligeira anemia normocítica.

■ Hemossedimentação

Acha-se acelerada.

■ Eletroforese das proteínas

Mostra hiperglobulinemia policlonal às custas de alfa e gama.

■ Enzimas séricas

Os teores de várias enzimas acham-se elevados, especialmente o da creatinina quinase total (CK total), aldolase, mioglobina, lactato desidrogenase (LDH) e aspartato transaminase (AST), cuja dosagem periódica mostra-se útil para acompanhar os resultados do tratamento apesar de muitas vezes se reduzirem após a melhora clínica.

■ Fator reumatoide

A prova do látex é positiva em alguns casos.

■ Exame de urina

A excreção de creatina está moderadamente elevada, na maioria dos casos, e a de creatinina diminuída, refletindo tal anormalidade o grau de destruição muscular.

■ Eletromiografia

Mostra um típico "padrão miopático".

■ Biópsia muscular

Revela quase sempre alterações patológicas típicas, se praticada em músculo afetado.

Esclerose sistêmica (ES)

Doença crônica do tecido mesenquimatoso, de origem obscura, caracterizada por proliferação colágena conjuntiva da derme e de diversos órgãos internos. Costuma surgir após os 30 anos, predominando nas mulheres. Seu prognóstico depende da magnitude do comprometimento visceral, especialmente pulmonar, renal e cardíaco. O sintoma inicial pode ser o prurido difuso ou espessamento cutâneo e o fenômeno de Raynaud bi ou trifásico é um evento de alta frequência (pode estar presente em todas as doenças difusas do tecido conjuntivo, mas na ES é muito prevalente e costuma preceder outros sintomas; na sua ausência o diagnóstico de ES deve ser interrogado). Pode assumir caráter

DOENÇAS REUMÁTICAS **489**

lentamente progressivo com calcinose, comprometimento esofagiano, esclerodactilia e telangiectasia (forma cutânea limitada previamente conhecida pelo acrônimo CREST) associada à hipertensão arterial pulmonar primária e anticorpo anticentrômero. As formas mais graves podem exibir rápida evolução e levar à morte em alguns anos principalmente por pneumopatia intersticial intensa (forma cutânea difusa) associada à anti-Scl 70 (anti-DNA topoisomerase I), que é um marcador prognóstico independente para a doença intersticial pulmonar; a forma cutânea difusa está mais associada também ao envolvimento de outros órgãos como coração. A presença de anticorpo anti-RNA polimerase III parece estar associada à crise renal esclerodérmica.

■ Hemossedimentação

Mostra-se acelerada nas fases iniciais, pode estar elevada quando há comprometimento orgânico inflamatório ativo ou infecção associada.

■ Eletroforese das proteínas

Pode evidenciar hiperglobulinemia policlonal.

■ Células LE

Podem ser encontradas. Fator reumatoide positivo em 30% dos casos.

■ FAN

Em geral positivo com padrões.

■ Exame de urina

Pode revelar albuminúria, hematúria e cilindrúria em fases adiantadas da doença, refletindo o comprometimento renal existente.

■ Estudo radiológico

Revela calcificação subcutânea, osteoporose e destruição das falanges distais.

Artrites reativas

Até por volta de 1960, a artrite reumatoide era considerada uma síndrome inespecífica desencadeada por numerosos fatores, entre os quais se incluíam, por exemplo, uretrite, psoríase e colite. As classificações dessa época, em sua maioria, consideravam a espondilite anquilosante, a síndrome de Reiter e a artrite psoriática como variantes ou formas atípicas da artrite reumatoide.

Os conceitos foram aos poucos se modificando e essas três manifestações patológicas passaram a ser consideradas como entidades distintas. A descoberta do fator reumatoide possibilitou a distribuição das artrites em dois grupos: a doença reumatoide soropositiva e o grupo das artrites soronegativas. Neste grupo de doenças, com manifestações articulares e extra-articulares comuns e de diferenciação muitas vezes difícil, algumas se associam a um quadro infeccioso cujo agente causal pode ser identificado.

Como se sabe, as manifestações articulares causadas por um agente infeccioso podem depender de dois mecanismos diversos. O gérmen pode atacar diretamente as estruturas articulares e provocar a formação do material necrótico característico das pioartrites. Entretanto, nem sempre é necessária a invasão articular direta, já que os germens podem atuar indiretamente sobre as articulações, assim

490 LABORATÓRIO COM INTERPRETAÇÕES CLÍNICAS

resultando as chamadas artrites reativas, cujo exemplo mais conhecido é representado pela febre reumática, já estudada neste capítulo.

A síndrome de Reiter é uma artrite soronegativa que afeta, predominantemente, os homens na terceira e quarta décadas da vida. Caracteriza-se por ataques recorrentes de poliartrite predominante nos membros inferiores e envolvendo também as articulações da coluna sacroilíaca. Conjuntivite, uretrite ou cervicite e lesões cutâneas e mucosas são achados frequentes. Está epidemiologicamente associada a infecções por *Clamydia* e *Shigella*; alguns casos estão associados a *Salmonel1a*, *Yersinia*, *Campylobacter* e, possivelmente, a outros agentes causadores de uretrite inespecífica.

É importante, no diagnóstico, excluir a infecção gonocócica, bem como as outras artrites soronegativas (espondilite anquilosante, artrite psoriática, artrite enterítica).

Periartrite do ombro (bursite do ombro)

A periartrite do ombro é uma síndrome que se manifesta por limitação do movimento, dor intensa e impotência funcional, devido a alterações que predominam nas estruturas da articulação do ombro, bolsa subacromial, manguito dos pequenos rotadores, tendão da longa porção do bíceps, cápsula fibrosa, quase sempre de origem traumática, e sobrecarga de fadiga.

Podem-se estipular três categorias da doença quanto à sua evolução: fase 1, com raios X normais, sem alterações inflamatórias evidentes, mas com toda a sintomatologia presente; fase 2, com raios X normais ou presença de depósito calcário nas estruturas periarticulares, com sinais inflamatórios típicos, sintomatologia toda presente, sem retração da cápsula; fase 3 (retração), com raios X normais ou não, com acentuado déficit de movimento, atrofias musculares do manguito musculotendinoso, com mais de 120 dias do início da doença.

Lumbago e ciática (discopatia lombar)

Lumbago é um termo genérico referente às dores situadas na região lombar (lombalgia). Ciática refere-se à dor situada no membro inferior seguindo o trajeto do nervo ciático e suas ramificações. A lombalgia quando se complica com ciática passa a configurar o quadro de lombociatalgia.

A lombalgia pode ser causada por alteração de qualquer dos elementos da estrutura lombossacra: corpo vertebral, disco, articulações, ligamentos, músculos e nervos. Inclui também dores aí referidas, oriundas de vísceras intra e extraperitoneais, cujos invólucros são ricos em terminações nervosas sensitivas. Segundo a experiência dos reumatologistas, cerca de 90% dessas síndromes dolorosas, principalmente as ciatalgias e lombociatalgias, são causadas por lesões discais.

As técnicas de imagem mostram a subluxação das massas articulares adjacentes com estreitamento do buraco intervertebral e deslocamento para trás da vértebra superior ao disco comprometido. Os discos mais frequentemente afetados quando há o quadro clínico da ciática são o L5-S1 e L4-L5.

Osteoartrite (artrose)

São artropatias crônicas, de natureza degenerativa, devidas à destruição das fibrocartilagens articulares, que se associam a lesões proliferativas do tecido ósseo adjacente. A sinovial pode exibir lesões inflamatórias crônicas, mas de maneira secundária e inconstante. As articulações mais comprometidas são as intervertebrais, coxofemorais, joelhos, interfalangianas distais dos dedos, articulação trapeziometacarpiana e cotovelos.

■ Hemossedimentação

Normal.

DOENÇAS REUMÁTICAS 491

■ Hemograma
Normal

■ Fator reumatoide
Ausente.

■ Raios X das articulações
Revelam estreitamento e aspereza dos espaços articulares, esclerose óssea, afilamento dos rebordos articulares, formação de osteófitos e de cistos ósseos. A osteoporose, quando presente, depende de outra causa, pois não faz parte do quadro da osteoartrite.

Fibromialgia (fibromiosite)
Consiste em um conjunto de alterações não articulares caracterizado clinicamente por dor de caráter contínuo e prolongado, rigidez e sensibilidade anormal nos músculos, áreas de inserção tendinosa e estruturas adjacentes. Quanto aos fatores causais apontam-se classicamente a exposição ao frio, à umidade e a traumatismos, não se podendo afastar, entretanto, a atuação de infecções viróticas, infecções bacterianas a distância e influências psicológicas. A síndrome de fibromialgia primária é uma forma idiopática da doença, de caráter generalizado, que acomete preferentemente mulheres jovens ou de meia-idade, que se mostram tensas, deprimidas, ansiosas ou muito competitivas.

O diagnóstico desse distúrbio é essencialmente de exclusão (pesquisar osteoartrite generalizada, artrite reumatoide, polimiosite, polimialgia reumática etc.) Nas mulheres de meia-idade, é importante exluir hipotireoidismo e doença reumática oculta.

Bibliografia

Bonfá E, et al. Association between lupus psychosis and anti-ribosomal P protein antibodies. N Engl J Med. 1987 jul; 317(5):265-71.

de Menthon M, Mahr A. Treating polyarteritis nodosa: current state of the art. Clin Exp Rheumatol. 2011 jan-fev; 29(1 Suppl 64):S110-6.

Del Papa N, Zaccara E. From mechanisms of action to therapeutic application: A review on current therapeutic approaches and future directions in systemic sclerosis. Best Pract Res Clin Rheumatol. 2015 dez; 29(6):756-69.

Dellavance A, et al. 3º Consenso Brasileiro para pesquisa de autoanticorpos em células HEp-2 (FAN). Recomendações para padronização do ensaio de pesquisa de autoanticorpos em células HEp-2, controle de qualidade e associações clínicas. Rev Bras Reumatol. 2009; 49(2):89-109.

Derksen VFAM, et al. The role of autoantibodies in the pathophysiology of rheumatoid arthritis. Semin Immunopathol; 2017 abr. doi: 10.1007/s00281-017-0627-z.

Gunnarsson R, et al. Mixed connective tissue disease. Best Pract Res Clin Rheumatol. 2016 fev; 30(1):95-111.

Lisnevskaia, et al. Systemic lupus erythematosus. The Lancet. S0140-6736(14)60128-8.2014.

Rahman A, Isenberg D. Systemic lupus erythematosus. N Engl J Med. 2008; 358:929-39.

Rekvig OP, et al. Future Perspectives on Pathogenesis of Lupus Nephritis: Facts, Problems, and Potential Causal Therapy Modalities. Am J Pathol. 2016 nov; 186(11):2772-82.

Schett G. Autoimmunity as a trigger for structural bone damage in rheumatoid arthritis. Mod Rheumatol. 2017 mar; 27(2):193-7.

Smolen J, et al. EULAR recommendations for the management of rheumatoid arthritis with synthetic and biological disease-modifying antirheumatic drugs: 2013 update. Ann Rheum Dis. 2014 mar; 73(3):492-509.

Zühlke LJ, et al. Group A Streptococcus, Acute Rheumatic Fever and Rheumatic Heart Disease: Epidemiology and Clinical Considerations. Curr Treat Options Cardiovasc Med. 2017 fev; 19(2):15.

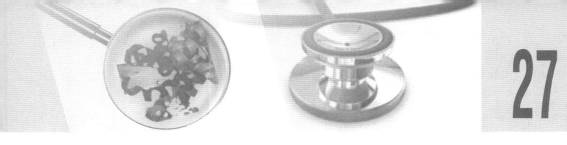

Doenças dos Ossos e Articulações

Gabriel Costa Serrão de Araújo

Infecções osteoarticulares

A artrite séptica é caracterizada pela infecção dos tecidos intra-articulares. Já a osteomielite é a própria infecção do osso. Os agentes infecciosos chegam aos ossos e articulações através das vias: hematogênica, inoculação direta ou contiguidade. Os agentes causadores dessas doenças são, em sua maioria, bactérias piogênicas, mas qualquer microrganismo pode atacar os tecidos sinoviais, inclusive os vírus, micoplasmas e clamídias. Nas crianças jovens predominam o *S. aureus*, *H. influenzae* e bacilos Gram-negativos, ao passo que nas crianças maiores e nos adultos prevalecem o estafilococo, gonococo, estreptococo e pneumococo. As formas crônicas podem ser causadas pelo *M. tuberculosis ou* outras micobactérias, além de fungos.

Não é raro a infecção bacteriana atingir uma articulação comprometida pela artrite reumatoide ou gota. Tal situação requer exame clínico acurado, exames complementares e a observação da evolução do paciente. Mesmo com esses cuidados, o diagnóstico diferencial costuma ser difícil. Tanto na doença inflamatória quanto na infecciosa, a apresentação clínica pode incluir a dor local, o edema, o rubor, o aumento da temperatura, a restrição do arco de movimento ou o posicionamento do segmento em semiflexão.

Na suspeita de infecção osteoarticular, deve-se perseguir o diagnóstico etiológico por meio de exames que permitam o isolamento do germe. Assim, a aspiração por agulha e a biópsia do tecido afetado são imprescindíveis. Mesmo quando a infecção está localizada em uma região profunda ou de difícil acesso, como o quadril ou a coluna vertebral, a coleta do tecido se faz necessária. A análise do material de fístulas não oferece nenhuma vantagem nessa investigação.

Os materiais coletados dos sítios de infecção são encaminhados para estudos bioquímicos, microbiológicos e histopatológicos. Certas características do líquido sinovial podem orientar o diagnóstico de artrite séptica: coloração turva ou avermelhada; presença de grumos; aumento das proteínas; pH ácido; aumento da desidrogenase láctea (LDH); contagem de leucócitos acima de 50.000/mm^3; aumento de polimorfonucleares; relação do teor de glicose líquido/sangue abaixo de 0,5; alteração no teste do coágulo de mucina; e ausência de cristais de ácido úrico ou cálcio. Os exames microbiológicos para a identificação do germe consistem no exame direto do esfregaço (Gram), cultura, antibiograma e detecção de ácidos nucleicos microbianos por ensaios de amplificação genética. Os fungos e as micobactérias têm o crescimento lento *in vitro*, portanto nessas infecções ganham relevância os achados histopatológicos associados a técnicas de imuno-histoquímica.

O exame do sangue periférico pode apresentar características gerais de infecção, como o aumento de leucócitos, polimorfonucleares jovens (bastões, mielócitos ou metamielócitos), proteína C

494 LABORATÓRIO COM INTERPRETAÇÕES CLÍNICAS

reativa, velocidade de hemossedimentação, alfa-1-glicoproteína ácida ou procalcitonina. No entanto, esses marcadores podem estar normais em indivíduos imunossuprimidos, nas infecções crônicas ou naquelas causadas por germes atípicos (fungos e micobactérias). A hemocultura pode ser útil na identificação do agente infeccioso, principalmente nos casos em que a via de transmissão foi hematogênica. Além do diagnóstico, o exame de sangue é utilizado para o acompanhamento da resposta terapêutica. Isso acontece porque o aumento dos níveis dos marcadores indica a necessidade da troca do antibiótico ou, ainda, a necessidade de uma nova intervenção cirúrgica para o desbridamento e o controle local.

Não se pode deixar de citar que o teste tuberculínico (PPD) e a radiografia de tórax fazem parte da rotina de investigação complementar dos quadros de infecção articular crônica e insidiosa porque a tuberculose é altamente prevalente no Brasil.

As únicas anormalidades observadas precocemente na fase aguda das artrites infecciosas ou osteomielites consistem em edema dos tecidos moles e sinais de derrame articular. Só após 10 a 14 dias de infecção começam a surgir sinais radiográficos de alterações destrutivas, como as erosões e neoformação óssea subperiosteal. A cintilografia óssea não faz parte da rotina de investigação, exceto nos casos de suspeita de doença poliostótica. A tomografia computadorizada mostra as sequelas da destruição do esqueleto causada pela infecção. Nas primeiras 24 horas da doença, as imagens de ressonância magnética já indicam a presença de infecção osteoarticular, mostrando o edema intraósseo, o abaulamento do periósteo, derrame articular e coleções líquidas adjacentes. Na infecção da coluna vertebral, os estudos de imagem mostram o estreitamento do espaço discal, com a destruição do próprio disco, o comprometimento das vértebras adjacentes e o abscesso peri--vertebral.

Alterações do metabolismo ósseo

O esqueleto é um órgão metabolicamente ativo em contínuo remodelamento durante a vida. Esse trabalho é exercido pela atividade osteoblástica, por meio da síntese de matriz orgânica e mineralização do tecido, e pela atividade osteoclástica, por meio da reabsorção do osso pela produção de enzimas proteolíticas para a hidrólise dessa matriz orgânica. A modulação do metabolismo ósseo é feita basicamente pelo paratormônio, calcitonina e vitamina D. A regulação dessa grande capacidade do osso de armazenar cálcio e fosfato é útil na disponibilização controlada para o sangue desses elementos vitais, servindo, também, como uma barreira de controle do pH.

As alterações do metabolismo ósseo mais comuns são a osteoporose, a osteomalácia, o raquitismo, a osteodistrofia renal e a doença de Paget.

A osteoporose é definida como uma doença caracterizada pela diminuição da massa óssea e pelo desarranjo da microestrutura do tecido, resultando na fragilidade do osso e consequente riscos de fraturas. São descritos diversos fatores que podem interferir no metabolismo ósseo, como alterações genéticas, uso de medicamentos, doenças. Os exames laboratoriais são mais úteis para a pesquisa de causas secundárias de osteoporose e para o monitoramento do tratamento que propriamente para o diagnóstico da doença.

A densidade mineral óssea avaliada pela densitometria por raios X de dupla energia é amplamente utilizada para o diagnóstico da doença. A Organização Mundial da Saúde recomenda como critério diagnóstico uma diminuição da densidade óssea maior que 2,5 desvios-padrão do resultado esperado para mulher adulta jovem. Entre -1,0 e -2,5 desvios padrão, considera-se o diagnóstico de osteopenia.

Diante de um paciente com história de fraturas por traumatismos de baixa energia ou com suspeita de osteoporose, deve-se investigar as causas dessa alteração do tecido ósseo antes de propor tratamento para o aumento da densidade óssea. Entre as causas secundárias mais comuns estão:

- Doenças do tecido conjuntivo: osteogênese imperfeita, homocistinúria, espondilite anquilosante, artrite reumatoide, síndrome de Marfan, doença de Paget, osteomalácia, lúpus, distrofia muscular, desuso do sistema musculoesquelético, imobilização prolongada.

DOENÇAS DOS OSSOS E ARTICULAÇÕES 495

- Nefrológicas: insuficiência renal crônica, hipercalciúria, osteodistrofia renal, acidose tubular renal, raquitismo.
- Endocrinológicas: diabetes, hiperparatireoidismo, hipogonadismo, hipertireoidismo, hipercortisolismo, doença de Cushing, gravidez, menopausa.
- Gastroenterológicas: doença celíaca, gastrectomias, hemocromatose, doenças colestáticas, doenças inflamatórias intestinais, nutrição parenteral, anorexia nervosa ou bulimia.
- Hematológicas: mieloma múltiplo, mastocitose, leucemias, linfomas, síndrome da imunodeficiência adquirida.
- Diversas: imunossupressão pós-transplante, alcoolismo, desnutrição, tabagismo, sedentarismo, uso prolongado de corticoides, anticoagulantes ou anticonvulsivantes.

Com tantas causas a serem investigas, na triagem inicial são priorizadas as mais comuns, isto é: avaliação do hemograma, velocidade de hemossedimentação, dosagem e eletroforese de proteínas séricas, cálcio sérico, fósforo, creatinina, fosfatase alcalina total e fração óssea, transaminases, paratormônio, tiroxina, hormônio tireoestimulante, vitamina D (25-hidroxivitamina D), hormônio folículo-estimulante, testosterona e calciúria de 24 horas.

Os marcadores do metabolismo ósseo não são considerados preditores do risco de fraturas, porém são úteis no acompanhamento do tratamento medicamentoso. Geralmente são solicitadas as dosagens antes do início do tratamento, após três meses e depois semestralmente. O telopeptídeo C-terminal do colágeno do tipo I (CTX) é o marcador padrão para a reabsorção óssea. O propeptídeo N-terminal do procolágeno do tipo I (P1NP) é o marcador-padrão de formação óssea. Além desses marcadores considerados padrão, estão descritos como de reabsorção óssea a deoxipiridinolina (DPD) e a fosfatase ácida resistente ao tártaro (TRAP-5b). Já como marcadores da formação óssea, a osteocalcina e a fosfatase alcalina óssea.

Nas alterações do metabolismo ósseo, destaca-se a doença de Paget, cuja causa ainda não é bem definida. Já foram descritas teorias relacionadas às mutações genéticas associadas às infecções virais que provocam o aumento da atividade osteoclástica. A intensa atividade de reabsorção óssea da doença é acompanhada pela formação de matriz óssea na periferia da lesão, o que gera uma condição de metabolismo ósseo aumentado e desorganizado. As radiografias revelam áreas de lesões ósseas líticas, poliostóticas, não contíguas, intercaladas com áreas de esclerose semelhantes a "tufos de algodão". Na avaliação laboratorial destacam-se os níveis sanguíneos elevados de fosfatase alcalina e dos biomarcadores do metabolismo ósseo, telopeptídeos C e N. Porém, os níveis séricos de cálcio e fosfato permanecem normais.

A osteomalácia e o raquitismo são alterações da mineralização óssea, respectivamente, no esqueleto maduro e no imaturo. Ambas as doenças estão relacionadas ao suprimento inadequado dos elementos necessários ao metabolismo ósseo: cálcio, fosfato e vitamina D. Geralmente, a dieta inadequada nas crianças e as doenças de má absorção dos adultos são responsáveis pela deficiência de vitamina D. Consequentemente, essa hipovitaminose gera uma depleção do fosfato, acidose sistêmica, e inibição da mineralização. Os níveis sanguíneos de cálcio costumam estar normais ou pouco diminuídos, devido ao aumento compensatório da atividade das paratireoides. A dosagem elevada da fosfatase alcalina reflete esse aumento da atividade metabólica do osso. Nas radiografias, essas doenças se manifestam com a diminuição da densidade óssea. No raquitismo, pode-se observar um aumento compensatório do crescimento da cartilagem epifisária, devido à falta de mineralização do osso adjacente. O colapso estrutural desse osso resulta nas deformidades típicas, com o encurvamento dos ossos longos e alterações no crescimento do indivíduo.

A osteodistrofia que ocorre no estágio avançado da insuficiência renal resulta do aumento do metabolismo ósseo secundário ao hiperparatireoidismo, associado à hiperfosfatemia, à diminuição dos níveis de cálcio ionizado, vitamina D e calcitriol. A fisiopatologia da osteodistrofia renal ainda não está bem caracterizada, mas sabe-se que ela pode estar relacionada à combinação de dois princi-

496 LABORATÓRIO COM INTERPRETAÇÕES CLÍNICAS

pais fatores: a osteomalácia e a osteíte fibrosa cística; esta segunda identificável por meio da biópsia óssea. Sabe-se também que os pacientes expostos aos compostos que contenham alumínio durante a hemodiálise podem apresentar alterações no metabolismo ósseo, pois o íon metálico interfere na formação da hidroxiapatita. Além disso, o uso crônico de corticoides inibe a mineralização, o que resulta na alteração da estrutura do osso.

Tumores ósseos

Os tumores primários dos ossos não são muito frequentes mas exibem grande interesse clínico, não só pela dificuldade em se estabelecer a sua natureza, maligna ou benigna, como também por se situarem entre os cânceres humanos de mais rápido crescimento e que dão metástases mais difusas. Os tumores secundários representam ocorrências muito mais frequentes que os primários. São quase invariavelmente múltiplos e atingem qualquer osso. As discussões sobre os tumores ósseos são mais profundas nos estudos de imagens e técnicas anatomopatológicas. Os exames laboratoriais oferecem contribuição limitada na abordagem inicial e são mais valiosos no acompanhamento do tratamento, os quais costumam ser agressivos aos múltiplos sistemas do organismo.

Apesar dos testes laboratoriais serem inespecíficos para os tumores ósseos e sarcomas de partes moles, diante de uma lesão tumoral no osso, a investigação laboratorial inicial consiste nas seguintes dosagens:

- Hemograma: para a investigação de doenças reticuloendoteliais ou infecção.
- Velocidade de hemossedimentação: pode estar elevada nos linfomas, leucemias, histiocitose, metástases, tumor de Ewing ou infecções.
- Fosfatase alcalina: pode estar elevada nos osteossarcomas, na doença de Paget, ossificação heterotópica, metástases ósseas ou tumor marrom do hiperparatireoidismo;
- Desidrogenase láctea (LDH): inespecífica para as neoplasias, tem pouco valor diagnóstico, mas a sua dosagem está relacionada ao volume do tumor; portanto tem implicação prognóstica e na avaliação da resposta ao tratamento.
- Antígeno prostático específico (PSA): a elevação desse marcador produzido pelo tecido da próstata é um forte indicativo da doença metastática óssea.
- Antígeno carcinoembrionário (CEA): marcador tumoral com alta sensibilidade para o carcinoma colorretal metastático, porém pode estar elevado nas neoplasias malignas do pulmão, pâncreas, estômago, tireoide ou mama.
- Dosagens da função renal, hepática e tireoide: auxiliam na triagem de doença metastática e diagnóstico diferencial de doenças pseudotumorais.
- Eletroforese de proteínas séricas: pode haver um pico de elevação monoclonal da fração gama da imunoglobulina no mieloma múltiplo.
- Proteína de Bence-Jones urinária: pode ser detectada a presença da imunoblobulina monoclonal secretada pelo mieloma múltiplo.
- Hidroxiprolina urinária: elevada nas situações em que há aumento da reabsorção óssea, como na doença de Paget, hiperparatireoidismo, fraturas, neoplasias malignas do esqueleto ou insuficiência renal. Tem sido menos utilizada devido a sua inespecificidade e diversos fatores de interferência na dosagem.

Os exames radiográficos nem sempre são característicos e, portanto, existe uma vasta literatura indispensável para aqueles que pretendam diagnosticar e tratar as neoplasias ósseas. As descrições clássicas relacionam os sarcomas osteogênicos ao aspecto em "raios de sol", o sarcoma de Ewing à imagem semelhante à "casca de cebola", o mieloma múltiplo às lesões em "saca bocado", o condrossarcoma às calcificações semelhantes a "pipocas". Geralmente as metástases para os ossos com aparência lítica são dos rins, pulmão, tireoide e trato gastro intestinal; as blásticas ou escleróticas são da próstata, testículos, útero, ovário, bexiga ou mama. Observa-se que a metástase de mama pode ser lítica, blástica ou mesmo mista.

A cintilografia óssea e a tomografia por emissão de pósitrons (PET-CT) é útil para a triagem de lesões poliostóticas. Destaca-se que no mieloma múltiplo a grande substituição do tecido ósseo pelos plasmócitos impede a captação do sinal nas lesões.

Os pulmões são o sítio de preferência para as metástases dos tumores ósseos; portanto, a tomografia de tórax faz parte da avaliação inicial e acompanhamento longitudinal. A tomografia do segmento corporal onde a lesão foi encontrada é utilizada para a classificação do tumor e para o planejamento operatório.

As imagens de ressonância magnética do local da lesão auxiliam não só no diagnóstico diferencial das diversas linhagens tumorais, mas também na avaliação do comprometimento dos tecidos adjacentes e no planejamento terapêutico. Portanto, também devem ser solicitadas já na avaliação inicial.

Recomenda-se que a biópsia de tumor ósseo deva ser realizada por especialista capacitado ao tratamento cirúrgico, em centro médico apto para todo o tratamento e acompanhamento. Tal medida se impõe porque há diversas técnicas para biópsia. Elas são aparentemente simples, porém a escolha e/ou execução inadequadas podem comprometer o estudo anatomopatológico ou mesmo o prognóstico da doença. Diversos trabalhos já mostraram que a qualidade do material coletado e a extensão da cirurgia necessária para o tratamento estão diretamente relacionadas à experiência do cirurgião que realizou a biópsia.

Os exames laboratoriais têm destaque nos diagnósticos diferenciais de doenças que simulam os tumores ósseos.

Na avaliação dos exames de imagem, a osteomielite pode mimetizar os tumores ósseos malignos como os sarcomas osteogênicos, e os abscessos de Brodie facilmente se confundem com osteomas osteoides. No entanto, nas infecções ósseas, os exames de sangue podem mostrar o aumento dos marcadores inflamatórios, o que geralmente não ocorre nos tumores ósseos.

O tumor marrom do hiperparatireoidismo caracteriza-se pela atividade osteoclástica aumentada, com aumento da vascularização no local da lesão, o que gera imagem radiográfica predominantemente lítica e a cor marrom do tumor devido a hemorragias locais. O exame do sangue apresenta aumento dos níveis do hormônio da paratireoide associado à hipercalcemia e à hipofosfatemia. A perda da massa óssea local é compensada em parte pelo aumento da atividade osteoblástica geral, manifestando-se com o aumento da fosfatase alcalina.

A ossificação heterotópica também simula os tumores ósseos malignos devido à intensa atividade osteoide localizada ao redor do osso ou mesmo nos tecidos moles. Todos os marcadores de atividade óssea tendem a estar aumentados (fosfatase alcalina e telopeptídeo C). O quadro clínico apresenta-se com dor, limitação de movimento, história prévia de trauma, cirurgia no local, tétano e, principalmente, após lesão da medula vertebral.

Bibliografia

Black DM, Rosen CJ. Clinical Practice. Postmenopausal Osteoporosis. N Engl J Med. 2016; 374(3):254-62. doi: 10.1056/NEJMcp1513724.

Canale ST, Beaty JH, Campbell WC. Campbell's operative orthopaedics. 12 ed. St. Louis, Mo; London: Mosby. 2012; 20-28.

Damron TA. Oncology and Basic Science. In: Torneta P, Einhorn T (eds.). Orthopaedic surgery essentials. 7 ed. Philadelphia: Lippincott Williams & Wilkins; 2008.

Ferraz-de-Souza B, Correa PHS. Diagnosis and treatment of Paget's disease of bone: a mini-review. Arq Bras Endocrinol Metab. 2013; 57:577-82.

Greenspan A, Jundt G, Remagen W. Differential diagnosis in orthopaedic oncology. 2 ed. Philadelphia: Lippincott Williams & Wilkins; 2007.

498 LABORATÓRIO COM INTERPRETAÇÕES CLÍNICAS

Hlaing TT, Compston JE. Biochemical markers of bone turnover - uses and limitations. Ann Clin Biochem. 2014; 51(2):189-202. doi: 10.1177/0004563213515190.

Jesus-Garcia R. Diagnóstico e Tratamento de Tumores Ósseos. 2 ed. São Paulo: Elsevier; 2013.

Kasper DL, Hauser SL, Jameson JL, Fauci AS, Longo DL, Loscalzo J. Harrison's principles of internal medicine. 19 ed. New York: McGraw Hill. 2015; 157-58.

Klemm KM, Klein MJ. Biochemical Markers of Bone Metabolism. In: McPherson RA, Pincus MR (eds.). Henry's clinical diagnosis and management by laboratory methods. 23 ed. St. Louis, Missouri: Elsevier. 2017; 188-204.

Lee J, Vasikaran S. Current Recommendations for Laboratory Testing and Use of Bone Turnover Markers in Management of Osteoporosis. Ann Lab Med. 2012; 32(2):105-12. doi: 10.3343/alm.2012.32.2.105.

Lewiecki EM. Osteoporosis: Clinical Evaluation. [Updated 2015 Feb 28]. In: De Groot LJ, Beck-Peccoz P, Chrousos G, et al. (eds.). Endotext [Internet]. South Dartmouth (MA): MDText.com Inc; 2000. Disponível em: http://www.ncbi.nlm.nih.gov/books/NBK279049.

Palumbo A, Anderson K. Multiple myeloma. N Eng J Med. 2011; 364(11):1046-60. doi: 10.1056/NEJMra1011442.

Rivas-Garcia A, Sarria-Estrada S, Torrents-Odin C, Casas-Gomila L, Franquet E. Imaging findings of Pott's disease. Eur Spine J. 2013; 22(Suppl 4):567-78. doi: 10.1007/s00586-012-2333-9.

Silva ROPE, Brandão KMA, Pinto PVM, et al. Mieloma múltiplo: características clínicas e laboratoriais ao diagnóstico e estudo prognóstico. Rev Bras Hematol Hemoter. 2009; 31:63-8.

Varatharajah S, Charles YP, Buy X, Walter A, Steib JP. Update on the surgical management of Pott's disease. Orthop Traumatol Surg Res. 2014; 100(2):229-35. doi: 10.1016/j.otsr.2013.09.013.

PARTE 8

Laboratório nas Doenças Cardiorrespiratórias e Circulatórias

28

Líquido Pleural, Escarro e Doenças Pulmonares

Cyro Teixeira da Silva Junior ▪ Joeber Bernardo Soares de Souza ▪ Patrícia Siqueira Silva

Espirometria

A espirometria (do latim *spirare* = respirar; *metrum* = medida) é a avaliação da função ventilatória dos pulmões, ou seja, mede o volume de ar inspirado, expirado e os fluxos respiratórios. É um exame peculiar em medicina porque exige a compreensão e colaboração do paciente, equipamentos exatos e emprego de técnicas padronizadas aplicadas por pessoal especialmente treinado. A Sociedade Brasileira de Pneumologia e Tisiologia (SBPT) certifica pneumologistas para laudos acurados e padronizados. Outros profissionais de saúde não têm amparo legal pelo CFM (Processo Consulta, CFM nº 3656/95, PC/CFM nº 11/96). Os laudos dos exames devem considerar os valores obtidos comparados a valores teóricos adequados para a população avaliada. Na interpretação, o quadro clínico, epidemiológico e imagem dos pacientes são necessários.

Cabe ressaltar que a espirometria é um exemplo de provas de função pulmonar. Logo, não é sinônimo porque outros exemplos importantes são a gasometria arterial, a pletismografia, pressões respiratórias máximas, o teste cardiopulmonar de exercício, a difusão do monóxido de carbono, entre outros.

Os equipamentos comercializados no Brasil podem ser destinados a medir volumes e fluxos a partir de um sinal primário de volume (espirômetros de volume) ou são equipamentos destinados a medir volumes e fluxos a partir de um sinal primário de fluxo (espirômetros de fluxo).

As diretrizes da SBPT definem seis padrões de laudos de exames de espirometria: dentro dos valores de normalidade, distúrbio ventilatório restritivo, inespecífico, obstrutivo, obstrutivo com capacidade vital lenta (CVL) ou forçada (CVF) reduzida e misto.

Os distúrbios ventilatórios são quantificados pela espirometria em leves, moderados e acentuados.

A espirometria é o primeiro exame a ser solicitado nos pacientes com suspeita de distúrbio ventilatório obstrutivo (DVO) ou doença de via aérea, como, por exemplo, a asma e a doença pulmonar obstrutiva crônica (DPOC).

Na espirometria os pacientes com DPOC mesmo assintomáticos apresentam um distúrbio ventilatório com padrão obstrutivo, na maiora das vezes, não totalmente reversível após a prova com broncodilatador. Na DPOC a espirometria é um exame que comprova o diagnóstico e estagia a doença em pacientes com quadro clínico, imagem e epidemiológico compatível com a doença.

Ao contrário dos distúrbios ventilatórios obstrutivos cujo padrão-ouro para definição funcional é o exame de espirometria, os distúrbios ventilatórios restritivos possuem como padrão-ouro de definição

502 LABORATÓRIO COM INTERPRETAÇÕES CLÍNICAS

a redução da capacidade pulmonar total (CPT) medida por meio da técnica de diluição de gás hélio ou da pletismografia. A espirometria apenas faz uma inferência dos distúrbios ventilatórios restritivos.

Asma

A asma é definida pela Global Initiative for Asthma como "uma doença inflamatória crônica das vias aéreas, na qual muitas células e elementos celulares têm participação. A inflamação crônica está associada à hiper-responsividade das vias aéreas, que leva a episódios recorrentes de sibilos, dispneia, opressão torácica e tosse, particularmente à noite ou no início da manhã. Esses episódios são uma consequência da obstrução ao fluxo aéreo intrapulmonar generalizada e variável, reversível espontaneamente ou com tratamento."

Atualmente a asma deve ser pensada como uma doença de múltiplos fenótipos que resulta de interação complexa entre fatores genéticos e ambientais. A asma de difícil controle tem fenótipos diferentes em vários subtipos: asma com obstrução persistente e pouco reversível resultante do remodelamento brônquico; asma com crises graves com necessidade de ventilação não invasiva ou intubação e ventilação mecânica (asma fatal); asma lábil; asma com crise súbita com risco de morte; asma menstrual (crises quase fatais no início do ciclo menstrual) e asma com sensibilidade a aspirina, associada a rinossinusite crônica e polipose nasal.

O diagnóstico diferencial da asma em crianças menores de cinco anos deve incluir rinossinusite, doença pulmonar crônica da prematuridade e malformações congênitas, fibrose cística, bronquiectasias, bronquiolite obliterante pós-infecciosa e discinesia ciliar, síndromes aspirativas (refluxo gastroesofágico, distúrbios de deglutição, fístula traqueoesofágica e aspiração de corpo estranho), laringotraqueobroncomalácia, doenças congênitas da laringe (estenose e hemangioma) e anel vascular, tuberculose, cardiopatias e imunodeficiências.

O diagnóstico diferencial da asma em adultos e crianças maiores de cinco anos deve fazer o médico lembrar de rinossinusite, síndrome de hiperventilação alveolar e síndrome do pânico, obstrução de vias aéreas superiores (neoplasias, estenose traqueal),

distúrbio das cordas vocais, DPOC e outras doenças obstrutivas das vias aéreas inferiores (bronquiolites, bronquiectasias e fibrose cística), doenças difusas do parênquima pulmonar especialmente pela dispneia e tosse crônica, insuficiência cardíaca diastólica e sistólica, hipertensão e embolia pulmonar.

Para o diagnóstico da asma basta o quadro clínico e o diagnóstico funcional pela espirometria e/ou outros testes de função pulmonar. O diagnóstico pela imagem somente é importante para avaliar fatores desencadeantes da crise de dispneia ou avaliar complicações e para o diagnóstico diferencial.

A espirometria em pacientes com suspeita clínica ou diagnóstico de asma tem os seguintes objetivos: a) confirmar o diagnóstico; b) avaliar a gravidade da obstrução ao fluxo aéreo; c) monitorizar o curso da doença; d) monitorar a evolução da doença resultante do tratamento adequado. A presença de limitação ao fluxo aéreo expiratório que reverte total ou parcialmente após a prova com broncodilatador é fortemente sugestiva de asma.

Outras indicações de exames laboratoriais nas exacerbações incluem a oximetria de pulso (SpO_2 menor que 90%), a gasometria arterial, o hemograma completo na suspeita de infecção e dosagem de eletrólitos na comorbidade cardiovascular, uso de diuréticos ou altas doses de 2-agonistas, especialmente se associados a xantinas e corticoides sistêmicos.

Doença pulmonar obstrutiva crônica

A doença pulmonar obstrutiva crônica (DPOC) é definida como "uma enfermidade respiratória prevenível e tratável, que se caracteriza pela presença de obstrução crônica do fluxo aéreo, que não é totalmente reversível. A obstrução do fluxo aéreo é geralmente progressiva e está associada a uma respos-

LÍQUIDO PLEURAL, ESCARRO E DOENÇAS PULMONARES 503

ta inflamatória anormal dos pulmões à inalação de partículas ou gases tóxicos, causada primariamente pelo tabagismo. A DPOC compromete os pulmões e também produz consequências sistêmicas significativas". Em resumo, a DPOC é um distúrbio inflamatório que afeta as vias aéreas, o parênquima pulmonar e os vasos pulmonares, progredindo lentamente para obstrução irreversível das vias aéreas.

O processo inflamatório crônico decorrente do tabagismo pode produzir bronquite crônica, bronquiolite obstrutiva e enfisema pulmonar (destruição do parênquima pulmonar). O tabagismo é o fator de risco principal para DPOC. Nos últimos anos, as pesquisas também foram direcionadas para o papel do tabagismo no desenvolvimento de doenças pulmonares intersticiais, tais como bronquiolite, pneumonia intersticial descamativa e histiocitose pulmonar de células de Langerhans.

Entre as consequências sistêmicas da DPOC, a desnutrição é uma das mais significativas. O impacto da desnutrição altera a fisiologia da composição corporal, parênquima pulmonar, função respiratória (ventilação, hipoxemia, força muscular e teste da caminhada em seis minutos), além da capacidade física. Em indivíduos desnutridos, o estímulo respiratório hipoxêmico está diminuído. Observou-se que em indivíduos desnutridos o estímulo da respiração hipoxêmica apresenta-se diminuído. Além da medida do IMC, outros parâmetros de nutrição avaliados por bioimpedância elétrica tetrapolar colaboram na reabilitação pulmonar em pacientes com DPOC.

As comorbidades são muito prevalentes na DPOC, independentemente da gravidade da doença. Certos fatores de risco de doença cardiovascular (tabagismo, dislipidemia e depressão) são mais frequentes em pacientes com DPOC leve/moderada.

O diagnóstico da DPOC faz-se necessário em qualquer indivíduo com dispneia durante os esforços e com tosse e expectoração e exposição aos fatores de risco. A prova de função pulmonar mais simples e para triagem dos pacientes é a espirometria. Um resultado de espirometria com uma razão VEF1,0/CVF < 0,70, após prova broncodilatadora, confirma a presença de obstrução de grandes vias aéreas. A gravidade da obstrução ao fluxo aéreo é determinada pela quantificação da magnitude da diminuição do VEF1, e o estagiamento da DPOC se baseia no VEF1 pós-broncodilatador. Simplicidade diagnóstica é a solução para o clínico atarefado e não especialista. Deve-se considerar o fator nutricional em pacientes com DPOC cuja mortalidade é independente do VEF1. Ao contrário do pensamento dos autores desse trabalho, o relatório GOLD não considera os exames de imagem importantes para o diagnóstico de DPOC. Os nossos alunos aprendem que a radiografia simples e a tomografia computadorizada de tórax de alta resolução complementam o diagnóstico em pacientes com fatores de risco e espirometria compatíveis com a doença. No diagnóstico de pacientes com DPOC, a possibilidade de sobreposição de asma e DPOC (ACOS) deve ser considerada.

Na avaliação laboratorial do perfil imunológico e inflamatório de pacientes com DPOC, um estudo do Brasil concluiu que "a IL-6 sérica é considerada o melhor biomarcador de gravidade da DPOC quando associada ao grau de obstrução das vias aéreas e à mortalidade". Outras conclusões desse trabalho foram que pacientes com resposta ao broncodilatador tinham maior eosinofilia no escarro independentemente do diagnóstico de asma ou de marcadores clínicos e laboratoriais de atopia e a quantidade de eosinófilos no escarro se correlacionava inversamente com o VEF1, sobretudo em pacientes classificados como GOLD III.

Ainda com relação à avaliação laboratorial da DPOC, recomenda-se que a dosagem de alfa-1-antitripsina sérica seja realizada nos casos de aparecimento de enfisema pulmonar em pacientes com idade inferior a 50 anos que nunca fumaram, história familiar de enfisema grave, doença hepática de causa desconhecida associada ao enfisema e nos casos em que há predomínio de alterações imagéticas de enfisema nas bases pulmonares.

O nível sérico de proteína C reativa (PCR) é considerado um biomarcador útil de inflamação sistêmica em pacientes com DPOC e um preditor de mau prognóstico da doença. Já foi demonstrado que um nível sérico de PCR > 3,0 mg/L é um preditor independente de futura hospitalização e morte em pacientes com DPOC.

504 LABORATÓRIO COM INTERPRETAÇÕES CLÍNICAS

Tuberculose pulmonar

A tuberculose (TB) é uma doença infecciosa e contagiosa, causada por um bacilo denominado *Mycobacterium tuberculosis* ou bacilo de Koch, que se propaga através do ar, por meio de gotículas contendo os bacilos expelidos por um doente com tuberculose pulmonar ao tossir, espirrar ou falar em voz alta. Quando essas gotículas são inaladas por pessoas sadias, provocam a infecção tuberculosa e o risco de desenvolver a doença.

A TB pode comprometer uma série de orgãos e/ou sistemas. A apresentação da TB na forma pulmonar é a mais frequente e a mais relevante para a saúde pública, pois é a forma pulmonar bacilífera a responsável pela manutenção da cadeia de transmissão da doença.

■ Biossegurança

As medidas de controle de transmissão da TB incluem: 1) diagnóstico, tratamento precoce e isolamento dos casos suspeitos; 2) medidas ambientais com quartos de isolamento com pressão negativa e uso de filtro *high efficiency particulate air* (HEPA); e 3) uso de respiradores N95 pela equipe de saúde como medidas de proteção dos pulmões.

■ Diagnóstico clínico

A busca ativa de sintomáticos respiratórios (SR) deve ser realizada entre os grupos de indivíduos com maior probabilidade de apresentar tuberculose. Por exemplo: a) os SR que procuram os serviços de saúde por qualquer motivo e apresentam queixas de tosse e expectoração por duas semanas ou mais para aumentar a sensibilidade da busca; b) toda pessoa, parente ou não, que mora com um doente de tuberculose ou que tenha contato prolongado e duradouro; c) residentes em comunidades fechadas (presídios, manicômios, abrigos e asilos, outros); d) indivíduos etilistas, usuários de drogas, mendigos, imunodeprimidos por uso de medicamentos ou por doenças imunossupressoras; e) trabalhadores em situações especiais que mantêm contato próximo com doente com TB pulmonar bacilífera; f) suspeitos radiológicos (pacientes com imagens suspeitas de TB que chegam ao serviço de saúde, mesmo assintomáticos respiratórios como pode ocorrer em crianças com menos de 15 anos de idade); e g) perda de peso que pode ser usada como um indicador de tuberculose pulmonar em pacientes com tosse crônica durante duas semanas ou mais em áreas com elevada prevalência de tuberculose.

O Ministério da Saúde orienta em seu manual que "os casos bacilíferos são a principal fonte de disseminação da doença e a descoberta precoce por meio da busca ativa do SR é importante medida para interromper a cadeia de transmissão, desde que acompanhada pelo tratamento oportuno".

■ Diagnóstico por imagem

Os dados da excelente pesquisa de Picon e cols. (2007) mostraram que a "apresentação da TB nos pacientes HIV-positivos com Aids é diferente daquela vista nos pacientes HIV-negativos". Deve-se investigar obrigatoriamente a presença de infecção pelo HIV em pacientes com TB pulmonar atípica ou com TB pulmonar acompanhada de linfonodomegalias superficiais palpáveis e considerar como portador de Aids todo paciente HIV-positivo com essas formas de apresentação da TB.

Além do quadro clínico e do perfil epidemiológico do paciente, os exames de imagem ajudam a suspeitar da doença para a realização de procedimentos e exames adequados para cada paciente. O diagnóstico imagético pode ter apresentações características na forma primária e pós-primária (secundária). Cabe lembrar que na radiografia simples de tórax as alterações pulmonares não são demonstradas em até 15% dos casos, principalmente em pacientes imunodeprimidos.

As manifestações de imagem na TB primária podem incluir: opacidades parenquimatosas, adenomegalias, atelectasia, padrão miliar e derrame pleural (raro na infância). Na TB secundária pode-

LÍQUIDO PLEURAL, ESCARRO E DOENÇAS PULMONARES **505**

mos observar: alterações parenquimatosas, alterações das vias aéreas, derrame pleural e sequelas de TB: bronquiectasias, espessamento pleural, nódulos pulmonares densos, com calcificação visível em lobos superiores e/ou região hilar. A evolução das imagens é lenta. As localizações mais frequentes são nos segmentos posteriores dos lobos superiores e nos segmentos superiores dos lobos inferiores de um ou ambos os pulmões. Cavitacão única ou múltipla, geralmente sem nivel hidroaéreo é muito sugestiva, mas não patognomônica de TB.

Na tomografia computadorizada de tórax de alta resolução as principais alterações são nódulos do espaço aéreo ou nódulos acinares associados a ramificações lineares (padrão de árvore em brotamento), espessamento, dilatação e aproximação das paredes brônquicas, nódulos centrolobulares, cavitação com ou sem complicações em seu interior, nódulo pulmonar solitário com calcificações centrais ou excêntricas, consolidação, opacidade em vidro fosco e espessamento do interstício inter/intralobular.

A TB pulmonar e o câncer brônquico (Ca de P) podem ser doenças associadas nos exames de imagem. A maioria desses pacientes com TB e Ca de P são tabagistas ou ex-fumantes e a TB pode ser diagnosticada antes, depois ou simultaneamente ao diagnóstico de Ca de P. O adenocarcinoma geralmente é o tipo histológico mais comum.

Na ressonância magnética de SNC com contraste para suspeita de TB meningoencefálica os três achados mais frequentes são hidrocefalia, espessamento meníngeo basal e infartos do parênquima cerebral.

Convém guardar as conclusões do excelente trabalho brasileiro de Maurici da Silva e cols. (2006) de que a "dificuldade de se estabelecer um padrão típico para tuberculose pulmonar em pacientes com HIV/SIDA surge como um desafio para o médico, que enfrenta um problema cada vez mais comum, de difícil controle, e que foge dos achados comuns de diagnóstico. Essa distribuição aleatória das alterações radiológicas nesses pacientes reforça a ideia de que a radiografia de tórax, como método isolado, é inconclusiva para o diagnóstico de tuberculose pulmonar em pacientes soropositivos para o HIV, bem como para afastar esta possibilidade diagnóstica".

■ Procedimentos diagnósticos

Para a comprovação da tuberculose pulmonar ou extrapulmonar são necessários procedimentos diagnósticos para a obtenção de material ou materiais dos pacientes. São nesses materiais que serão realizados exames específicos para a confirmação do diagnóstico do paciente. Esses procedimentos são escolhidos de acordo com a apresentação clínica e de imagem da TB pulmonar ou extrapulmonar. Os procedimentos mais comuns utilizados na prática clínica são: expectoração espontânea ou induzida, endoscopia respiratória (broncoscopia, mediastinoscopia, toracoscopia vídeo-assistida), punções (toracocentese, paracentese, outras).

Os materiais oriundos desses procedimentos são: escarro espontâneo ou induzido, lavado traqueobrônquico, lavado broncoalveolar, líquidos orgânicos (pleural, outros), tecidos (brônquico, ganglionar, parênquima pulmonar, outros) e outros tecidos extrapulmonares.

Os principais exames, métodos e técnicas para o diagnóstico laboratorial de TB nos materiais decorrentes dos procedimentos estão citados a seguir.

■ *Diagnóstico bacteriológico*

A pesquisa de BAAR no escarro tem elevado valor preditivo positivo no Brasil (> 95%), mas baixa sensibilidade (40-60%) porque são necessários 10^4 BAAR/mL de escarro para que sejam detectados microscopicamente. A técnica mais comum de coloração é a de Ziehl-Neelsen. Devido ao conteúdo de lipídeos elevado, a parede celular das micobactérias possui a singular capacidade de fixar o corante fucsina de tal modo que não sofre descoloração pelo álcool-ácido. A coloração por auramina-rodamina com leitura em microscópio de imunofluorescência é indicada para a triagem

506 LABORATÓRIO COM INTERPRETAÇÕES CLÍNICAS

em laboratórios que processam mais de 100 lâminas por dia. Devem ser coletadas duas amostras de escarro espontâneo, uma no momento que o SR procura o atendimento e outra pela manhã, ao acordar. A técnica da auramina apresenta acurácia semelhante à coloração de Ziehl-Neelsen, com menor tempo de leitura, mas utilização de equipamentos mais dispendiosos. A sua utilização não dispensa a realização de colorações baseadas em fucsina para o estudo da morfologia do bacilo. Para as técnicas de Ziehl-Neelsen e auramina são descritas copositividade da baciloscopia variando de 50 a 80%.

A cultura permite o crescimento do gênero micobactéria e permite o diagnóstico de certeza da TB pulmonar. Os meios sólidos mais recomendados são o Löwenstein-Jensen (LJ) e o Ogawa-Kudoh. Esse último não requer o uso de centrífuga. A cultura em meio sólido tem como limitação o tempo do resultado (2-8 semanas). Por isso, quando possível, deve ser utilizado o meio líquido por meio de sistemas automatizados não radiométricos (resultados em 10-40 dias). A cultura positiva não faz a distinção entre as espécies de micobactérias, necessitando-se de testes bioquímicos. Esses testes poderão ser substituídos pelos exames com técnicas de biologia molecular. Na literatura está descrito um índice de copositividade entre 80 e 100%. Entretanto, no excelente trabalho brasileiro publicado por Lima e cols., em 2008, a cultura pelo meio de LJ em 142 amostras de escarro mostrou uma copositividade de 67,6%.

A broncoscopia é um procedimento diagnóstico de grande utilidade para pacientes com suspeita clínica e imagética de tuberculose pulmonar, principalmente nos pacientes com tosse seca e naqueles com baciloscopia de escarro negativa. A associação de biópsia transbrônquica ao lavado broncoalveolar (LBA) eleva a acurácia diagnóstica da broncoscopia e permite o diagnóstico diferencial com outras doenças. As amostras de LBA e de escarro pós-broncoscopia também têm boa acurácia diagnóstica nos pacientes com suspeita de TB pulmonar com baciloscopia negativa.

■ Diagnóstico tuberculínico

A teste tuberculínico (TT) consiste na inoculação intradérmica de um derivado proteico do *M. tuberculosis* para medir a resposta imune celular a esses antígenos. O TT inicia uma reação de hipersensibilidade do tipo tardio (DTH) e refere-se à lesão tecidual causada por uma resposta imune celular com ativação de macrófagos e inflamação por células T 24-48h após injetado. É utilizado em adultos e crianças para o diagnóstico de infecção latente pelo bacilo de Koch. Isoladamente não comprova o diagnóstico de doença por tuberculose.

A tuberculina usada no Brasil é a PPD-RT 23, aplicada por via intradérmica no terço médio da face anterior do antebraço esquerdo na dose de 0,1 mL que contém 2 UT (unidades de tuberculina).

O Ministério da Saúde recomendou em 2011 que o resultado do TT deve ser registrado em milímetros do endurado após ser realizado por profissionais treinados. A classificação isolada em não reator, reator fraco e reator forte não está mais recomendada porque a interpretação do teste e seus valores de corte podem variar de acordo com a população e o risco de adoecimento.

O teste tuberculínico pode apresentar reações falso-positivas em indivíduos infectados por outras micobactérias ou vacinados até 10 anos com a BCG. As condições associadas a resultados falso-negativos são diversas. Os exemplos mais significativos são tuberculina mal conservada e exposta à luz, tuberculose grave ou disseminada, outras doenças infecciosas agudas, imunodepressão avançada, gravidez, idosos, desidratação e febre durante o período de realização ou leitura.

■ Diagnóstico histopatológico

Cabe lembrar que o único método diagnóstico de certeza de TB é a cultura em meios específicos seguida da confirmação da espécie *M. tuberculosis* por testes bioquimicos ou moleculares. Após procedimentos específicos para biópsia, todo material coletado deve ser armazenado em soro fisiológico a 0,9% e enviado para cultura em meio específico.

LÍQUIDO PLEURAL, ESCARRO E DOENÇAS PULMONARES **507**

O exame histopatológico, na maioria das vezes, é necessário para a confirmação do diagnóstico de TB nas formas extrapulmonares ou pulmonares que se apresentam com outros exames inconclusivos. Nos pacientes não imunossuprimidos, a baciloscopia do tecido geralmente é negativa e a presença de um granuloma, com necrose de caseificação central é compatível com o diagnóstico de TB. Nos pacientes imunossuprimidos a presença de granuloma com necrose caseosa central é menos frequente, mas a baciloscopia geralmente é positiva no tecido de biópsia.

■ *Outros exames para diagnóstico*

Atualmente nenhum teste imunossorológico está recomendado para diagnóstico de TB ativa ou TB latente no Brasil devido à baixa acurácia desses exames em países com elevada prevalência de TB.

O Xpert MTB/RIF é um teste molecular com base na reação em cadeia pela polimerase (PCR). É um método automatizado, simples, rápido e de fácil execução nos laboratórios. Em cerca de duas horas o Xpert MTB/RIF detecta simultaneamente o *M. tuberculosis* e a resistência à rifampicina (RIF) diretamente de uma amostra de escarro. Perkins (2009) concluiu em seu trabalho para o diagnóstico de TB pulmonar que Xpert MTB/RIF apresentou uma sensibilidade de 90% e uma especificidade de 97,9% em amostras negativas para baciloscopia. Esse ensaio também tem elevada acurácia para o diagnóstico de tuberculose pulmonar nas crianças.

No trabalho de Lima e cols. (2008) a PCR apresentou uma copositividade de 77,5% com a utilização do kit PCR Amplicor para *M. tuberculosis*.

Outros exames e técnicas, tais como testes fenotípicos, MGIT960R, MB/BacTR, VersatrekR, VersatrekR, testes colorimétricos, ensaios para detecção de gama interferon (IGRAS), FASTPlaque TB, teste LAMP, AccuProbe, não estão sendo utilizados na prática clínica.

Concluímos que no Brasil existe um retardo no diagnóstico da tuberculose. A demora possui várias causas: tempo longo de entrada do paciente no sistema de saúde; ausência de suspeita clínica e imagética da doença por parte de não especialistas e confirmação do diagnóstico pela baciloscopia e/ou cultura. O melhor método de diagnóstico de TB pulmonar é a combinação de quadro clínico, imagem e outros exames e técnicas associadas.

Tromboembolia pulmonar

O aumento de idade da população tende a manter a tromboembolia pulmonar aguda um problema e um desafio de importância clínica cada vez maior.

As formas de trombose venosa profunda (TVP) e de tromboembolia pulmonar aguda (TEP) são manifestações da tromboembolia venosa (TEV). A fisiopatologia da trombose intravascular envolve três mecanismos principais: estase venosa, dano local do endotélio vascular e distúrbios de coagulação (trombofilia). Nos pacientes com fatores de risco associados com um quadro clínico compatível com alta probabilidade deve-se realizar profilaxia e, uma vez confirmado o diagnóstico, o tratamento adequado.

A manifestação clínica da TEP vai desde o quadro assintomático ao desfecho de morte súbita. As principais manifestações clínicas são taquipneia, dispneia, dor torácica tipo pleurítica, taquicardia, ansiedade, tosse e hemoptise. Manifestações clínicas de TVP podem estar presentes, associadas a fatores de risco.

Os principais fatores de risco para o tromboembolismo venoso são: trauma não cirúrgico e cirúrgico, tabagismo, idade acima dos 40 anos, tromboembolismo venoso prévio, doença maligna e quimioterapia, insuficiência cardíaca congestiva, infarto do miocárdio e arritmias cardíacas, acidente vascular encefálico, repouso no leito por mais de 72 horas, obesidade, veias varicosas, doenças crônica limitantes de movimentos, o uso de contraceptivos orais na mulher, reposição hormonal e o estado gravídico-puerperal e doença pulmonar obstrutiva crônica e/ou *cor pulmonale* crônico.

508 LABORATÓRIO COM INTERPRETAÇÕES CLÍNICAS

■ Exames de confirmação do diagnóstico de TEP

Os exames de imagem para confirmação ou de exclusão de um quadro de TEP são: a) mapeamentos cintilográficos V/Q com resultado de probabilidade alta; b) cintilografia pulmonar de perfusão compatível e radiografia de tórax normal nas áreas afetadas pelos distúrbios perfusionais; c) arteriografia pulmonar por cateter com subtração digital; d) angiotomografia helicoidal de tórax positiva; e) arteriografia pulmonar positiva; f) ultrassonografia de vasos dos membros inferiores.

■ Diagnóstico laboratorial de TEP

O teste do dímero D negativo é útil para excluir o diagnóstico de TEP. A combinação de suspeita clínica, associada a níveis de dímero D plasmático superiores a 500 mcg/L (método ELISA quantitativo), associados aos exames de imagem já mencionados, formam a conduta diagnóstica mais eficaz em pacientes com suspeita de TEP.

Cabe ressaltar que valores de dímero D plasmático inferiores a 500 mcg/L praticamente excluem o diagnóstico laboratorial de TEP. O dímero D é um produto da degradação da fibrina, podendo estar elevado na presença de trombos, mas também em outras situações, tais como câncer, inflamação, infecção, necrose, e nos pós-operatórios em geral.

O excelente estudo multicêntrico realizado no Rio de Janeiro por Volschan e cols. (2009) conclui que "a presença de múltiplos fatores de risco foi frequente nos pacientes com TEP, nos quais a idade superior a 40 anos e o repouso no leito foram os mais prevalentes enquanto a dispneia e a taquipneia foram as manifestações clínicas mais observadas. O critério diagnóstico mais utilizado para a inclusão pelos investigadores foi a angiotomografia helicoidal".

Pneumonia adquirida na comunidade

O presente capítulo, considerando a realidade do Brasil, baseou-se nas recomendações práticas das Diretrizes Brasileiras para Pneumonia Adquirida na Comunidade em Adultos Imunocompetentes.

Pneumonia adquirida na comunidade (PAC) é definida como uma infecção aguda do parênquima pulmonar em um paciente que adquiriu a infecção na comunidade, como distinguido de pneumonia hospitalar. Uma terceira categoria de pneumonia, designada HCAP (*healthcare-associated pneumonia*) – pneumonia associada aos cuidados de saúde – é adquirida em outros estabelecimentos de saúde, tais como lares de idosos, centros de diálise e ambulatórios, ou no prazo de 90 dias da alta de uma unidade de cuidados aguda ou crônica. A justificativa para a designação separada de HCAP foi que os pacientes com HCAP teriam maior risco de adquirir organismos multirresistentes (MDR). Além disso, embora a interação com o sistema de saúde seja potencialmente um risco para patógenos MDR, características subjacentes do próprio paciente também são determinantes independentes importantes de risco para patógenos MDR.

PAC é uma doença comum e potencialmente grave. Ela está associada a considerável morbidade e mortalidade, particularmente em doentes menores de 5 anos, adultos maiores de 70 anos, e aqueles com comorbidades significativas.

Uma PAC pode ser causada por diversos microrganismos e classificada de forma abrangente. Os patógenos mais frequentes nas PACs são *Streptococcus pneumoniae* e *Haemophilus influenzae* (em pneumonias típicas) e *Mycoplasma pneumoniae* (em pneumonias atípicas).

■ Exames complementares

■ *Imagem*

A última diretriz brasileira de 2009 recomenda a realização da radiografia de tórax em incidência posteroanterior e em perfil, pois além de ser essencial para o diagnóstico, auxilia na avaliação da

LÍQUIDO PLEURAL, ESCARRO E DOENÇAS PULMONARES **509**

gravidade, identifica o comprometimento multilobar e pode sugerir causas alternativas, tais como abscesso e tuberculose (TB) pulmonar. A radiografia de tórax pode indicar condições associadas, tais como obstrução brônquica ou derrame pleural, e é também útil na monitorização da resposta ao tratamento. A classificação em padrões radiológicos (lobar, broncopneumônico e intersticial) é de utilidade limitada quanto à predição do agente causal, não sendo possível por meio dela a distinção de grupos de agentes (bacterianos e não bacterianos). Agentes específicos podem causar manifestações variadas, e essas podem se modificar ou se intensificar no curso da doença, sendo frequentemente influenciadas também pela condição imunológica. A radiografia de tórax constitui o método de imagem de escolha na abordagem inicial da PAC, pela sua ótima relação custo-efetividade, baixas doses de radiação e ampla disponibilidade. Metade dos casos diagnosticados como PAC em nosso meio inexistem. A maior dificuldade diagnóstica reside na interpretação da radiografia por não especialistas.

A presença de cavidade sugere etiologia por anaeróbios, *Staphylococcus aureus* e eventualmente bacilos Gram-negativos. A TB pulmonar deve ser sempre pesquisada nesses casos. O abaulamento de cissura é um achado inespecífico que reflete intensa reação inflamatória. A tomografia computadorizada de tórax é útil quando há dúvidas sobre a presença ou não de infiltrado radiológico, na presença de um quadro clínico exuberante associado à radiografia normal e na detecção de complicações, tais como derrame pleural loculado e abscesso ainda não aberto nas vias aéreas, assim como para diferenciar infiltrado pneumônico e massas pulmonares.

A ultrassonografia transtorácica é útil nos casos de derrames pleurais pequenos ou quando suspeitos de loculação, permitindo a sua localização precisa para a coleta do líquido pleural por meio de toracocentese. A progressão radiológica após a admissão pode ocorrer com qualquer causa e não deve ser um indicativo de mudança no regime terapêutico, desde que esteja havendo melhora no quadro clínico. A resolução radiológica ocorre de maneira relativamente lenta, depois da recuperação clínica. A resolução completa das alterações radiológicas ocorre em duas semanas após a apresentação inicial na metade dos casos e, em seis semanas, em dois terços dos casos. Idade avançada, DPOC, imunossupressão, alcoolismo, diabetes e pneumonia multilobar associam-se independentemente com resolução mais lenta. Pneumonias causadas por *Mycoplasma* sp. resolvem-se mais rapidamente. Pneumonias por *Legionella* sp. têm resolução particularmente lenta. Lesões residuais são encontradas em 25% dos casos de *Legionella* sp. e pneumonia pneumocócica bacterêmica. A radiografia de tórax deve ser repetida após seis semanas do início dos sintomas em fumantes com mais de 50 anos (risco de carcinoma brônquico) e na persistência dos sintomas ou achados anormais no exame físico.

■ *Saturação periférica de oxigênio e gasometria arterial (SpO$_2$)*

A SpO$_2$ deve ser observada na rotina, antes do uso eventual de oxigenoterapia. A gasometria arterial deve ser realizada na presença de SpO$_2 \leq 90\%$ em ar ambiente, ou em casos de pneumonia considerada grave. A presença de hipoxemia indica o uso de oxigênio suplementar e admissão hospitalar. A todos os doentes com PAC grave, com doença pulmonar crônica ou com sinais de desconforto respiratório, deve ser solicitada gasometria arterial na avaliação inicial.

■ *Outros exames complementares*

O resultado de dosagem de ureia acima de 65 mg/dL constitui um forte indicador de gravidade. O hemograma tem baixa sensibilidade e especificidade, sendo útil como critério de gravidade e de resposta terapêutica. Leucopenia (< 4.000 leucócitos/mm^3) denota mau prognóstico. Dosagens de glicemia, de eletrólitos e de transaminases não têm valor diagnóstico, mas podem influenciar na decisão da hospitalização, devido à identificação de doenças associadas.

A proteína C reativa é um marcador de atividade inflamatória e pode ter valor prognóstico no acompanhamento do tratamento. A manutenção de níveis elevados após 3-4 dias de tratamento e

510 LABORATÓRIO COM INTERPRETAÇÕES CLÍNICAS

uma redução inferior a 50% do valor inicial sugerem pior prognóstico ou surgimento de complicações. Não há dados consistentes para utilizá-la como um guia na decisão da utilização ou não de antibióticos.

A procalcitonina constitui um marcador de atividade inflamatória. A procalcitonina é um melhor marcador de gravidade que a proteína C reativa, IL-6 e lactato. Níveis séricos elevados também são vistos em outras doenças pulmonares, como na pneumonite química e na lesão por inalação em queimados.

■ Exames para investigação da causa infecciosa

Os métodos de identificação das causas de PACs têm rendimento imediato baixo e são desnecessários em pacientes ambulatoriais, tendo em vista a eficácia elevada do tratamento empírico e a baixa mortalidade associada a esses casos (< 1%).

As variáveis clínicas, laboratoriais e de imagem são comumente usadas para distinguir entre uma PAC de origem viral e bacteriana. A comprovação da causa da PAC não resulta em menor mortalidade, quando comparada com a antibioticoterapia empírica adequada e instituída precocemente. Nos casos de PAC grave com falência do tratamento empírico, a identificação da causa e o tratamento direcionado associam-se a menor mortalidade. Não se deve retardar a instituição do tratamento em função da realização de exames para etiologia. A pesquisa do agente causal deve ser iniciada nos casos de PAC grave ou nos casos de pacientes internados com falha do tratamento inicial. Nos casos de PAC grave, recomenda-se a investigação microbiológica por meio da hemocultura, cultura de escarro, aspirado traqueal ou amostras obtidas por broncoscopia nos pacientes sob ventilação mecânica. O agente infeccioso mais frequentemente encontrado em PAC ambulatorial leve, internados não em UTI e internados em UTI grave é o *S. pneumoniae*.

■ Exame de escarro espontâneo

Embora o exame de escarro seja frequentemente utilizado na busca da etiologia, o benefício dessa prática no manejo inicial da PAC ainda é controverso. Constituem obstáculos à sua realização a necessidade de coleta de forma adequada de amostra, a não uniformização das técnicas de preparação dos espécimes, a variabilidade da habilidade de interpretação do examinador e a inexistência de um padrão-ouro de diagnóstico microbiológico de PAC. Consideram-se válidas para cultura amostras com menos de 10 células epiteliais e mais de 25 células polimorfonucleares por campo de pequeno aumento. Dada a alta prevalência de TB pulmonar e de micoses em nosso meio, a pesquisa de bacilos álcool-ácido-resistentes pela técnica de Ziehl-Neelsen e a pesquisa de fungos podem ser realizadas em casos suspeitos, de acordo com as Normas Brasileiras de Controle da Tuberculose.

■ Hemocultura

A hemocultura deve ser solicitada para a PAC grave e no caso de pacientes internados não respondedores à terapêutica instituída, pois normalmente apresenta baixa acurácia diagnóstica. Resultados falso-positivos são comuns, especialmente se houve uso prévio de antibióticos, e raramente resultam em mudança de conduta. As amostras devem ser coletadas antes do início ou da modificação do tratamento e não devem retardar a administração da primeira dose de antibiótico.

■ Outros procedimentos e técnicas para coleta de espécimes para exames microbiológicos

Outras técnicas disponíveis para a obtenção de espécimes das vias aéreas inferiores são o aspirado traqueal, o minilavado broncoalveolar, a broncoscopia com cateter protegido ou o lavado bronco-

LÍQUIDO PLEURAL, ESCARRO E DOENÇAS PULMONARES **511**

alveolar, além da punção pulmonar transtorácica. Esses procedimentos não devem ser rotineiramente indicados na maioria dos pacientes com PAC, mas são úteis naqueles que necessitam de admissão em UTI e nos que não respondem ao tratamento empírico. A punção percutânea pulmonar está contraindicada em indivíduos sob ventilação mecânica invasiva. Quando a intubação traqueal e o início de ventilação mecânica estão indicados, deve-se realizar a coleta de material das vias aéreas inferiores por aspirado traqueal ou por técnicas broncoscópicas para a realização de culturas quantitativas. A coleta de secreções por meio da broncoscopia acarreta menores riscos aos pacientes em comparação com a aspiração transtraqueal e a punção pulmonar.

■ Testes sorológicos

Testes sorológicos não devem ser rotineiramente solicitados. Permitem estabelecer o diagnóstico retrospectivo da infecção por alguns microrganismos que são de difícil cultura (gêneros *Mycoplasma*, *Coxiella*, *Chlamydophila* e *Legionella*, assim como vírus). Consideram-se positivos os testes cujo título obtido na fase de convalescença, ou seja, quatro a seis semanas após a defervescência, seja quatro vezes superior ao título obtido na fase aguda. Em função dessa característica técnica, eles não são úteis para o tratamento dos pacientes individualmente, mas para se estabelecer o perfil epidemiológico de uma determinada região ou um surto epidêmico.

■ Antígenos urinários

São exames simples, rápidos e não influenciáveis pelo uso de antibióticos. O teste para *Legionella pneumophila* torna-se positivo a partir do primeiro dia da doença e assim permanece durante semanas. A sua sensibilidade varia de 70 a 90%, com especificidade próxima de 100%. Como o exame detecta o antígeno de *L. pneumophila* do sorogrupo 1 (sorogrupo mais prevalente), infecções por outros sorogrupos, embora menos frequentes, podem não ser identificadas.

O teste para pneumococos apresenta sensibilidade que varia de 50 a 80% (maior que na pesquisa do escarro e hemocultura) e especificidade de 90%. A utilização prévia de antibióticos não altera os resultados. Resultados falso-positivos podem ocorrer na presença de colonização da orofaringe, especialmente em crianças com doenças pulmonares crônicas. O teste é eficaz, rápido, sensível e específico.

■ Reação em cadeia da polimerase

O maior potencial de utilização da PCR reside na identificação de *L. pneumophila*, *Mycoplasma pneumoniae* e *Chlamydophila pneumoniae*, além de outros patógenos habitualmente não colonizadores. A PCR pode ser realizada apenas para um agente, ou na modalidade multiplex (*M. pneumoniae*, *C. pneumoniae* e *Legionella* spp.) com boa sensibilidade e especificidade.

Apesar dos esforços mais diligentes, nenhum organismo causador é identificado em metade dos pacientes com PAC. A disponibilidade de testes de diagnóstico sensíveis como a PCR vai aumentar o uso de terapias específicas e reduzir a dependência de antibioticoterapia empírica. O aumento da resistência aos antibióticos pelas bactérias pode agravar a dificuldade de selecionar um regime eficaz.

Síndrome do derrame pleural

O derrame pleural (DP) é uma síndrome (SDP) que pode acompanhar diversas doenças, quer primárias da pleura, quer secundárias a lesões do parênquima pulmonar ou a enfermidades sistêmicas. Não há uma estimativa segura sobre a sua incidência na população e sua causa é muito variável, dependendo da prevalência das doenças na região estudada.

Os derrames pleurais podem ser classificados em transudatos ou exsudatos, de acordo com o critério bioquímico preconizado por Light (1972) ou outros critérios bioquímicos de outros autores.

512 LABORATÓRIO COM INTERPRETAÇÕES CLÍNICAS

Com base nos exames laboratoriais do líquido pleural (LP) daremos o primeiro passo para o diagnóstico de um DP, separando-os em dois grandes grupos: transudatos e exsudatos.

Caso os exames apontem para o primeiro, nenhum procedimento diagnóstico na cavidade pleural é necessário, pois o líquido transudativo resulta geralmente de fatores que influenciam a maior formação ou menor absorção, pelo aumento da pressão hidrostática e/ou diminuição da pressão oncótica, entre outros mecanismos fisiopatológicos, sem prévio envolvimento da superfície pleural.

Em contraste, os exsudatos são consequentes à doença pleural e dois mecanismos principais levam ao acúmulo de líquido: aumento da permeabilidade capilar e obstrução linfática. O primeiro aumenta a passagem de elementos para o líquido pleural e o segundo diminui a absorção destes, ambos levando ao acúmulo de proteínas (PTN), grandes moléculas, como a desidrogenase lática (DLH), e células no LP.

Caso os exames apontem para um DP exsudativo, a investigação no LP deve prosseguir, e uma biópsia pleural pode ser indicada, especialmente se houver suspeita clínica de comprometimento pleural por doença granulomatosa, principalmente tuberculose, ou por lesão neoplásica, causas com frequência alta e nas quais o diagnóstico poderá ser confirmado por meio deste procedimento.

O diagnóstico sindrômico de derrame pleural é realizado pela análise do quadro clínico (anamnese e exame físico), por imagem (convencional e/ou especializada) e, eventualmente, pela cintilografia. Podem ser necessários, para o diagnóstico da causa da síndrome do derrame pleural, os procedimentos de toracocentese, biópsia pleural fechada com agulha, videotoracoscopia assistida e toracotomia. Os materiais para exame, resultantes dos procedimentos citados são líquido pleural, fragmentos de pleura parietal e/ou visceral e parênquima pulmonar.

Todo paciente com DP deverá ser submetido a uma toracocentese diagnóstica. Para facilitar a investigação da causa do DP, sugerimos seguir sempre um roteiro diagnóstico, que terá mobilidade na dependência de alguns fatores, evitando-se assim que mais casos permaneçam sem esclarecimento diagnóstico. A literatura mundial, mesmo sendo, nos dias de hoje, o paciente exaustivamente investigado, ainda relata que entre 11 e 20% dos casos a causa fica sem ser estabelecida (derrame pleural de causa indeterminada).

■ Pleurograma

Pleurograna é a denominação do roteiro utilizado para a investigação diagnóstica da causa da SDP. São realizados os procedimentos e exames mínimos necessários para esclarecimento da causa da síndrome de derrame pleural. Antes de cada procedimento, o paciente deve ser instruído da natureza do procedimento e benefícios e também submetido a uma acurada história clínica e exame por imagem convencional e/ou especializado.

Cada material, antes de realização de exames, deve ser caracterizado quanto à data e procedimento de obtenção, acompanhado de dados clínicos, identificação do paciente, idade, sexo, data do início e evolução da doença, história terapêutica e condições mórbidas associadas. Cada material deve ser enviado ao laboratório, em frasco esterilizado, bem vedado, com os anticoagulantes adequados e em menor espaço de tempo possível. Um LP deve ser transportado sob refrigeração, para exames realizados fora da unidade de saúde onde é realizada os procedimentos, embora dados de literatura provem, estatisticamente, apenas para exames bioquímicos, que o LP pode permanecer por 24 horas em temperatura ambiente, sem refrigeração.

■ Exames realizados no soro

No soro, assim como no líquido pleural, devem ser realizados os seguintes exames bioquímicos: glicose, desidrogenase lática (DLH), proteínas totais e albumina. Esses exames são incluídos no pleurograma convencional porque fazem parte de critérios bioquímicos para classificar líquido pleural transudativo ou exsudativo. Colesterol total e bilirrubina total também podem ser considerados.

LÍQUIDO PLEURAL, ESCARRO E DOENÇAS PULMONARES **513**

Quando tais exames não podem ser realizados, dentro de 24 horas, o soro deve ser retirado do refrigerador e estocado em freezer a –20 °C.

A dosagem de glicose deve ser realizada em frasco estéril com três gotas de fluoreto de sódio (NaF) para 2 mL de material puncionado.

■ Análise do líquido pleural

Amostra retirada dos pacientes, não necessariamente em centro cirúrgico, por meio do procedimento de toracocentese, com agulha de calibre 16, após tricotomia (quando indicada), antissepsia ampla da pele do hemitórax com éter e posteriormente outro antisséptico, anestesia local da pele, subcutâneo, periósteo da costela adjacente, músculos intercostais, nervos subcostais e pleura parietal, no local delimitado por campos esterilizados.

A anestesia local da toracocentese e biópsia pleural fechada parietal por agulha é realizada por infiltração, inicialmente com botão anestésico mínimo e sempre precedida de aspiração do êmbolo da seringa a fim de evitar sua introdução na corrente sanguínea. Dose máxima de 200 mg de lidocaína a 2%, sem vasoconstritor, para adultos com peso de aproximadamente 70 kg, através de agulha calibre 21. Local da toracocentese: intercessão de uma linha horizontal, passando pela base do apêndice xifoide, com uma linha vertical passando pela linha axilar média ou linha axilar posterior ou linha paravertebral do hemitórax correspondente ao derrame pleural, com o paciente sentado na mesa cirúrgica. Nos casos de derrames volumosos, tanto após toracocentese ou biópsia pleural fechada por agulha deve ser realizado o esvaziamento quase máximo da cavidade pleural através da cânula externa da agulha de biópsia com equipo de soro ou cateteres comercialmente disponíveis.

Cabe afirmar que não deve fazer parte da rotina de serviço a solicitação de radiografias convencionais de tórax após o procedimento de toracocentese porque, em mãos experientes, a complicação mais frequente (pneumotórax) ocorre em aproximadamente 1% dos casos com consequências clínicas mínimas.

Radiografias convencionais de tórax, com incidências em posteroanterior, em inspiração e expiração sustentada, e perfil, somente são indicadas com suspeita de complicações após o procedimento de biópsia pleural fechada com agulha.

As seguintes variáveis contribuem, significativamente, para a ocorrência de pneumotórax durante a toracocentese: aspiração de ar durante o procedimento (taxa de risco relativo: 12,3); número de passagens com a agulha durante o procedimento (taxa de risco relativo: 6,1); história de radioterapia (taxa de risco relativo: 10,5); suspeita de pneumotórax pelo operador do procedimento (taxa de risco relativo: 25,9).

■ Exames bioquímicos no líquido pelural

Os exames bioquímicos no líquido pleural são os mesmos realizados no soro, que devem ser, simultaneamente, colheitados. Quando tais exames não podem ser realizados dentro de 24 horas, o LP centrifugado deve ser retirado do refrigerador e estocado em freezer a –20 °C. Todos os exames de bioquímica, no soro e no LP, mencionados anteriormente, com exceção da determinação de glicose, são realizados em frasco seco, estéril e sem anticoagulante. Existe na literatura um estudo provando estatisticamente que não é estritamente necessária a colocação de NaF no frasco para dosagem de glicose no líquido pleural, assim como não há necessidade de ressuspensão do coágulo para dosagem de proteínas.

A glicose, a DLH e o pH são biomarcadores que devem ser dosados no LP para classificar e diagnosticar derrames pleurais parapneumônicos (DPP) não complicados, complicados e empiemas pleurais. Os DPP não complicados têm aparência pouco turva, pH > 7,30, glicose > 60 mg/dL, DHL < 1.000 UI/L e bacterioscopia e cultura do LP negativas. Os DPP complicados têm pH < 7,20,

514 LABORATÓRIO COM INTERPRETAÇÕES CLÍNICAS

glicose < 40 mg/dL, DHL > 1.000 UI/L e bacterioscopia e cultura do líquido pleural positivas ou negativas. Quando o aspecto do LP é purulento, não há necessidade de coleta de exames de bioquímica, mas somente para bacterioscopia e cultura.

Cabe ressaltar que a determinação do pH no LP deve ser realizada em aparelhos de gasometria arterial e não em fita para estimação de pH urinário. São necessários os mesmos cuidados para a análise do pH arterial, ou seja, LP colhido anaerobicamente em seringa heparinizada e mantido em condição anaeróbica até o encaminhamento ao laboratório. O transporte e a realização do exame devem ser realizados dentro de no máximo uma hora da coleta.

■ Marcadores tumorais

No pleurograma convencional, é dosado o antígeno carcinoembrionário (CEA), geralmente pelo método de enzima-imunoensaio. Outros marcadores tumorais dosados em líquido pleural e úteis na prática clínica para sugerir o diagnóstico de LP maligno são o fragmento 19 de citoqueratina (CYFRA 21-1) e a enolase neuroespecífica (NSE). Os exames devem ser realizados em frascos secos, estéreis e sem anticoagulantes.

■ Exames de microbiologia

- Exame direto para pesquisa de BAAR: os métodos mais utilizados são técnica de coloração de Kinyoun ou Ziehl-Neelsen, em líquido pleural citocentrifugado e cultura de micobactérias. O método convencional é cultura realizada em meio sólido de Loewenstein e Jensen, e esta é realizada em líquido pleural heparinizado (5.000 UI/10 mL), no momento da colheita para evitar a formação de coágulos, fato esse que aprisionaria os bacilos na rede de fibrina.
- Exame direto para fungos, com uso de KOH a 20%: cultura para fungos (meios Sabouraud e seletivo para fungos), e coloração pelo método de Gram (cultura em meios convencionais para bactérias Gram-positivas, Gram-negativas, anaeróbias e antibiograma).

■ Leucograma em líquido pleural

Leucometria total e diferencial. Método de coloração, com corante de Wright, após colheita do LP em frascos estéreis, contendo três gotas de EDTA por 5 mL de material. Método de contagem preferido: hemocitômetro de Neubauer. O automatizado também pode ser realizado.

■ Citopatologia convencional

Identificação de células neoplásicas e mesoteliais, com coloração pela técnica idealizada, em 1942, para citologia exfoliativa, do Dr. George N. Papanicolau, após fixação, no laboratório, em álcool etílico a 95%, do líquido pleural citocentrifugado ou macrocentrifugado. Colheita do material em frascos estéreis, contendo 5.000 UI de heparina por 10 mL de LP. Para proteção das amostras, no momento da colheita até serem enviadas ao laboratório, pode ser utilizado como pré-fixador o álcool etílico a 50%. A citopatologia do LP compreende a análise de células naturalmente descamadas das superfícies pleurais, sendo avaliadas pelo seu aspecto morfológico, sendo também definidos padrões (critérios) de normalidade e alterações indicativas da existência de processos inflamatórios ou neoplásicos. Os seguintes critérios são utilizados para diferenciar células cancerosas e células normais: interações anormais com as células vizinhas, menores necessidades de fatores de crescimento, alguns sinais de diferenciação, imortalidade, estrutura celular alterada (aumento do tamanho do núcleo, incremento da relação núcleo-citoplasma, distribuição irregular da cromatina e presença de nucléolos proeminentes), metabolismo anormal e invasão e produção de metástases.

■ Adenosina desaminase (ADA) no líquido pleural

Líquido pleural depositado em frasco seco, estéril e sem anticoagulante. Exame da ADA realizado no LP centrifugado, após descarte da celularidade. Pode ser reservado no refrigerador por 24 horas ou estocado no freezer a –20 °C por até seis meses. Dosagem de atividade da enzima geralmente realizada pelo método colorimétrico de Giusti e Galanti, cujo kit deve ser desenvolvido e manipulado artesanalmente no laboratório. Não tem validade no soro para diagnóstico de tuberculose pleural. O kit vendido comercialmente no Brasil ainda está em avaliação com relação ao seu valor de referência para o diagnóstico de TB pleural no Brasil.

A ADA é uma enzima pertencente a um grupo que está associado ao metabolismo das purinas. Além do LP também pode ser dosada em outros líquidos biológicos. As pesquisas de vários autores demonstraram que a atividade da ADA é um bom parâmetro para o diagnóstico de derrame pleural por tuberculose, posto que detém alta sensibilidade e especificidade.

Petterson e cols. demonstraram aumento de atividade da ADA nos empiemas pleurais e derrame pleural reumatoide. Vidal e cols., em 1986, descreveram que a sensibilidade diagnóstica da ADA para a tuberculose pleural é superior à obtida pelo exame de escarro, histopatológico de biópsia pleural fechada e bacteriologia. Ocaña e cols., em 1986, estudaram quatro grupos de doenças que evoluíram com derrame pleural linfocítico. Encontraram uma atividade de ADA mais elevada, estatisticamente significativa, no líquido pleural tuberculoso e no líquido pleural de pacientes com linfomas.

A ADA possui duas isoenzimas: ADA 1 e ADA 2. No homem, uma redução ou ausência de atividade da ADA-1 está associada com um distúrbio hereditário autossômico ou recessivo, ligado ao cromossomo X, conhecido como imunodeficiência combinada grave (IDCG). Vários autores encontraram a isoenzima ADA-2 como componente dominante do líquido pleural tuberculoso.

A dosagem de ADA, no líquido pleural, juntamente com a dosagem de gama-interferon e reação de cadeia da polimerase, como novas técnicas para o diagnóstico da tuberculose pleural. O valor diagnóstico da ADA para diagnosticar tuberculose pleural é semelhante, estatisticamente, em grupos de pacientes imunocomprometidos e imunocompetentes.

O limiar crítico discriminativo acima ou igual a 40,0 UI/L é utilizado no Brasil para o diagnóstico de tuberculose pleural. Acima deste valor o teste da ADA é considerado positivo e possui sensibilidade de 82,0% e especificidade de 100,0%, desde que diagnosticados os casos de empiemas, linfomas e artrite reumatoide pelo quadro clínico ou outros biomarcadores. O Brasil possui vários trabalhos pioneiros de pesquisa com ADA pleural. O valor de referência mencionado e utilizado foi calculado por diversos pesquisadores em amostras de LP no nosso país.

■ Fragmentos de biópsia de pleura parietal

Material geralmente retirado dos pacientes pelo procedimento de biópsia pleural fechada parietal, com agulha técnica reusável, esterilizada antes do uso (a do tipo Cope é a mais utilizada); agulha essa de aço inoxidável. Comprimento 80 mm, calibre 0,30 mm, por meio de técnica convencional mencionada pioneiramente na literatura, por Cope em 1958. Deve ser mantida, nos pacientes, infiltração anestésica local realizada para o procedimento de toracocentese. Após realização das biópsias pleurais fechadas com agulha de Cope, um curativo oclusivo com pomada contendo antibiótico deve permanecer por 24 horas no local da introdução da agulha. Os fragmentos pleurais obtidos, mínimo de três e máximo de cinco, em um único ou vários sítios torácicos, são armazenados em frascos de boca larga, contendo como fixador formol isotônico a 10%, antes de ser enviados para exame histopatológico. Geralmente a maioria dos laboratórios realizam somente o exame histopatológico, pelo método convencional com coloração pela hematoxilina-eosina. Por possuir maior sensibilidade para o diagnóstico de tuberculose pleural, o cultivo de fragmento pleural, principalmente quando feito em meio líquido, pode ser realizado. Neste caso, deve ser armazenado em solução de cloreto de sódio a 0,9% antes de ser enviado ao laboratório especializado.

516 LABORATÓRIO COM INTERPRETAÇÕES CLÍNICAS

No Brasil, diversos autores sobre doenças pleurais indicam a biópsia pleural fechada com agulha, simultaneamente, com a realização de toracocentese. Outros preconizam que somente uma toracocentese inicial com teste da ADA positivo no líquido pleural, associado ao quadro clínico e de imagem do paciente, e afastados os casos falso-positivos, já é suficiente para iniciar tratamento de tuberculose pleural. Essa é a nossa opinião e das Diretrizes da Sociedade Brasileira de Pneumologia sobre derrame pleural tuberculoso (2006).

As contraindicações à biópsia pleural são transudatos, empiemas pleurais, diátese hemorrágica, plaquetometria menor que 50.000 células/mm^3 e infecção cutânea no local da punção.

Critérios bioquímicos para classificar transudatos e exsudatos
■ Critério de Light

Atualmente é critério mais utilizado. O líquido pleural será classificado como exsudato se possui pelo menos um dos seguintes critérios: 1) Proteínas totais do líquido pleural divididas pelas proteínas totais do soro maior que 0,5; 2) DLH do líquido pleural dividida pela DLH do soro maior que 0,6; 3) DLH pleural maior que dois terços do limite superior do normal do valor do DLH sérico. Esse critério possui 99,0% de sensibilidade para classificar corretamente o líquido pleural em exsudato.

■ Critério do gradiente de albumina

O valor da albumina do soro é subtraído do valor da albumina do líquido pleural. Valores maiores que 1,2 mg/dL classificam um líquido pleural transudativo com 97,0% de sensibilidade e 95,0% de especificidade. Se o paciente estiver em uso de diuréticos, é um critério mais específico que o de Light para classificar derrame pleural transudativo.

■ Critério do colesterol

Valores maiores que 60 mg/dL classificam o líquido pleural como exsudativo. A dosagem de colesterol, triglicerídeos e quilomícrons são biomarcadores úteis para diagnóstico diferencial laboratorial entre quilotórax e pseudoquilotórax. O quilotórax frequentemente tem uma alta concentração de triglicerídeos (> 110 mg/dL) e pode geralmente ser excluído se a concentração de triglicerídeos for baixa (< 50 mg/dL). No pseudoquilotórax uma concentração de colesterol (> 200 mg/dL) ou a presença de cristais de colesterol é diagnóstica. No pseudoquilotórax, a relação de colesterol e triglicerídeo é sempre > 1. Presença de quilomícrons confirma quilotórax enquanto a presença de cristais de colesterol diagnostica pseudoquilotórax.

■ Critério da bilirrubina total

Relação entre bilirrubina total no líquido pleural e soro maior que 0,6 classifica o líquido como exsudato.

■ Critério de Maranhão e Silva Junior

A classificação entre transudato e exsudato pleural pode ser realizada com dosagens de proteínas totais e DLH somente no líquido pleural. No nosso estudo para o diagnóstico de exsudato pleural as dosagens de PtnT-L ≥ 3,4 g/dL e DHL-L ≥ 328,0 U/L, isoladamente no líquido pleural, proporcionaram sensibilidade, especificidade e acurária de 99,4, 72,6 e 99,2%, respectivamente. Sensibilidade de 98,5%, especificidade de 83,4% e acurácia de 90,0% para o diagnóstico de transudato pleural.

Comparando-se com o critério clássico de Light a acurácia do novo critério proposto por Maranhão e Silva Junior em 2010 foi significativamente superior (p = 0,0022) para o diagnóstico de exsudato pleural. Considerando o rendimento do critério de Maranhão e Silva Junior quando validado com o critério clássico de Light, o novo critério de classificação proposto com dosagens de proteínas totais e DHL, isoladamente no líquido pleural, obteve significância estatística e clínica para ser utilizado na prática diária.

Cabe lembrar que a dosagem de densidade possui 10,0% de erro para a classificação de transudato e exsudato pleural, sendo critério antigo que não mais deve ser utilizado.

■ Histopatológico pleural

A tuberculose pleural e as neoplasias primárias e metastáticas da pleura são as duas principais doenças que podem ser diagnosticadas pelo exame de histopatológico pleural.

O diagnóstico adotado para tuberculose pleural, no exame histopatológico, apesar de opiniões discordantes, é a presença de granuloma pleural, na ausência de imunossupressão ou doença pulmonar sugestiva de sarcoidose, principalmente em áreas com alto prevalecimento de tuberculose. A necessidade da presença de necrose caseosa nos granulomas pleurais torna-se sem valor clínico, ao contrário do que ocorre no pulmão, onde outras doenças granulomatosas devem ser consideradas e investigadas.

Capelozzi e cols., em 1997, demonstraram, estudando pleurites inespecíficas, que a presença de fibrina incorporada no tecido de granulação do compartimento submesotelial pleural tem uma especificidade de 100% para o diagnóstico de tuberculose pleural. Infelizmente, essa ainda é uma técnica não incorporada na maioria dos laboratórios de anatomia patológica.

O critério diagnóstico adotado, pelo exame histopatológico, para neoplasia pleural, metastática ou primária, é a presença de células malignas pela coloração convencional com hematoxilina-eosina, nos cortes de fragmentos analisados, incluídos em parafina e observados na microscopia comum.

O exame de histopatologia pleural é realizado em amostras obtidas pelos procedimentos de biópsia pleural fechada com agulha, videotoracoscopia assistida ou toracotomia mínima. As complicações do procedimento de biópsia pleural fechada com agulha, relatadas na literatura são síncope, sangramento, edema pulmonar pós-reexpansão, embolia aérea, empiema pleural, implante de doença neoplásica no trajeto da agulha, abscesso subcutâneo, fístula pleurocutânea, pneumotórax, fratura das agulhas de biópsia, biópsias de órgãos infradiafragmáticos, hipovolemia, enfisema do mediastino, nódulo tuberculoso, infecção cutânea superficial e hemotórax potencialmente fatal.

A sensibilidade do exame de histopatológico pleural, para o diagnóstico de tuberculose pleural, varia de 40,0 a 90,0%. A diversidade desses números, assim, é explicada: os vários sítios diferentes no tórax deveriam ser utilizados para punção-biópsia. Apesar de, geralmente, o comprometimento na tuberculose pleural ser difuso, com granulomas e áreas de inflamação crônica e/ou fibrose disseminadas pelas superfícies pleurais; a experiência do profissional que realiza o procedimento; a experiência do anatomopatologista em analisar as lâminas. Embora a definição de granuloma clássico, bem formado, seja precisa nos livros de patologia, seu arranjo estrutural e composição celular podem sofrer variações, assim como a margem de corte na pleura pode ser na periferia do granuloma, dificultando também a sua identificação; o número de fragmentos retirados (2 a 10); a não utilização de critérios morfométricos, nas pleurites aparentemente inespecíficas, para inclementação do diagnóstico histopatológico.

Bibliografia

Alcântara CCS, et al. Fatores associados à tuberculose pulmonar em pacientes que procuraram serviços de saúde de referência para tuberculose. J Bras Pneumol. 2012; 38(5):622-9.

Alemán C, Alegre J, Armadans L, et al. The value of chest roentgenography in the diagnosis of pneumothorax after thoracentesis. Am J Med. 1999; 107:340-3.

518 LABORATÓRIO COM INTERPRETAÇÕES CLÍNICAS

Baro M, Acevedo L, Lagos ME. Usefulness of adenosine deaminase determination in cerebrospinal fluid for the diagnosis of meningeal tuberculosis; 4 years experience at a public hospital. Rev Med Chil. 1996; 124(3):319-26.

Behrsin RF, Silva Junior CT, Cardoso GP, et al. Combined evaluation of adenosine deaminase level and histopathological findings from pleural biopsy with Cope's needle for the diagnosis of tuberculous pleurisy. Int J Clin Exp Pathol. 2015; 8(6):7239-46.

Capelozzi VL, Saldiva PH, Antonangelo L, et al. Quantitation in inflammatory pleural disease to distinguish tuberculous and paramalignant from chronic non-specific pleuritis. J Clin Pathol. 1997; 50:935-40.

Caram LMO, et al. Fatores de risco de doença cardiovascular em pacientes com DPOC: DPOC leve/ moderada versus DPOC grave/muito grave. J Bras Pneumol. 2016; 42(3):179-84.

Chalroub M, Fidelis R, Barreto AP, et al. Impacto de múltiplas biópsias em dois pontos distintos da superfície pleural no diagnóstico de tuberculose. J Pneum. 2000; 26(2):55-60.

Chang C, et al. Utility of the combination of serum highly-sensitive C-reactive protein level at discharge and a risk index in predicting readmission for acute exacerbation of COPD. J Bras Pneumol. 2014; 40(5):495-503.

Daniel M, Musher MD, Thorner AR. Community-acquired pneumonia. N Engl J Med. 2014; 371:1619-28.

Dantas EO, Alves FP, Marques AP, Rodrigues AM, Pastorino AC, Jacob CM, et al. Severe combined immunodeficiency; description of a clinical case. Rev Hosp Clin Fac Med. 1995; 50(3):160-3.

Eng P, Colt HG. Fracture of Cope´s needle in closed pleural biopsy. Chest. 1994; 103(3): 977-8.

Fite E, Force L, Casarramona F, et al. Breakage and detachment of an Abrams needle in the pleural cavity during performance of pleural biopsy. Chest. 1989; 95(4):928-9.

Galván JM, Rajas O, Aspa J. Revisión sobre las infecciones no bacterianas del aparato respiratorio: neumonías víricas. Arch Bronconeumol. 2015; 51:590-7.

Global Initiative for Chronic Obstructive Lung Disease (GOLD). Global strategy for the diagnosis, management, and prevention of COPD. Updated 2015. Disponível em: http://goldcopd.org/guidelines-global-strategy-for-diagnosis-management.html.

Global Strategy for Asthma Management and Prevention, Global Initiative For Asthma (GINA). 2015. Disponível em: http://www.ginasthma.org. Acessado em 2016 set 19.

Hamm H, et al. Diagnostic value of cholesterol in pleural effusions. Am Rev Respir Dis. 1987; 135(4):A245.

Jacomelli M, et al. Broncoscopia no diagnóstico de tuberculose pulmonar em pacientes com baciloscopia de escarro negativa. J Bras Pneumol. 2012; 38(2):167-73.

Jones Jr FL. Subcutaneous implantation of cancer: a rare complication of pleural biopsy. Chest. 1970; 57:159.

Judice LF. Métodos Cirúrgicos de Diagnóstico. In: Paula A. Pneumologia. São Paulo: Sarvier; 1984. p. 69-78.

Koss LG. Diagnostic Cytology and the Histopathologic Bases. 4 ed. Philadelphia: Lippincott Co; 1992.

Light RW, MacGregor MI, Luchsinger PC, et al. Pleural effusions: The diagnostic separation of transudates and exsudates. Ann Intern Med. 1972; 77:507-9.

Lima SSS, et al. Métodos convencionais e moleculares para o diagnóstico da tuberculose pulmonar: um estudo comparativo. J Bras Pneumol. 2008; 34(12):1056-62.

Lopes AJ, et al. Definições funcionais de asma e doença pulmonar obstrutiva crônica. Revista do HUPE. 2013; 12(2):41-53.

Maranhão BH, Silva Junior CT, Chibante MAS, Cardoso GP. Determination of total proteins and lactate dehydrogenase for the diagnosis of pleural transudates and exudates: redefining the classical criterion with a new statistical approach. J Bras Pneumol. 2010; 36:468-774.

Marchi E, Broaddus VC. Mechanisms of pleural liquid formation in pleural inflammation. Curr Opin Pulm Med. 1997 jul; 3(4):305-9.

Marino GC, Silva Jr CT, Antunes LV, Reis Filho RF, et al. Expressão do fator alfa de necrose tumoral (alfa-TNF) e da adenosina desaminase (ADA) na síndrome do derrame pleural. J Pneum. 1998; 24(S1):144.

Melo Neto LES, Silva Junior CT, et al. Pulmonary aspects in alpha-1-antitrypsin deficiency. Rev Port Pneumol. 2004; 2:145-54.

Menna-Barreto SS. O desafio de diagnosticar tromboembolia pulmonar aguda em pacientes com doença pulmonar obstrutiva crônica. J Bras Pneumol. 2005; 31(6):528-39.

Ministério da Saúde. Manual de recomendações para o controle da tuberculose no Brasil. Brasília, DF; 2011.

Monachini M. Qual o valor do dímero D no diagnóstico do tromboembolismo pulmonar? RAMB. 2002; 48(3):189.

Morrone N, Meirelles Jr A, Rodrigues MN, et al. Exames bioquímicos de líquido pleural – Adição de anticoagulantes, conservação em geladeira e retarde de 24 h para a realização não influenciam os resultados. J Pneum. 1996; 22(4):181-4.

LÍQUIDO PLEURAL, ESCARRO E DOENÇAS PULMONARES 519

Neves DD, Preza PCA, Dias RM, Carvalho SRS, Chibante MAS, Silva Junior CT, et al. Comparatives study between inter-feron-gama and adenosine deaminase in the diagnosis of pleural effusion in a high prevalence area of tuberculosis. Am J Respir Crit Care Med. 1999; 159(Part 2):A13.

Neves DD, Silva Junior CT, Chibante AM. Derrame Pleural. In: Sociedade de Pneumologia e Tisiologia do Estado do Rio de Janeiro (ed.). Pneumologia: Prática e Atual. Rio de Janeiro: Editora Revinter; 2001. p. 185-99.

Neves DD, Silva Junior CT, et al. Adenosine deaminase activity (ADA) measurement. Pulmão RJ. 2004; 13(3):182-9.

Ocaña I, Martinez Vasquez JM. et al. Adenosine deaminase in pleural fluids. Test for diagnosis of tuberculous pleural effusion. Chest. 1983; 84(1):51-3.

Oliveira HG, Rossatto ER, Prolla JC. Pleural fluid adenosine deaminase and lymphocyte proportion: Clinical usefulness in the diagnosis of tuberculosis. Cytopathology. 1994; 5(1):27-30.

Pereira CAC. Diretrizes para testes de função pulmonar. Espirometria. J Pneumol. 2002; 28(S3):S1-S82.

Pessôa CLC, Silva Junior CT, Monteiro NP. Importância de Dosagem de Beta 2 Microglobulina em Líquidos Pleurais. Rev Port Pneumol. 2002; VIII(3):15-222.

Picon PD, et al. Diferenças na apresentação clínico-radiológica da tuberculose intratorácica segundo a presença ou não de infecção por HIV. J Bras Pneumol. 2007; 33(4):429-36.

Picon PD, Rizzon CFC, Ott WP. Tuberculose. Rio de Janeiro, RJ: MEDSI; 1993.

Piras MA, et al. Adenosine deaminase activity in pleural effusions: an aid to differential diagnosis. Brith Med J. 1978; 2(6154):1751-2.

Queiroz CF, et al. Perfil inflamatório e imunológico em pacientes com DPOC: relação com a reversibilidade do VEF 1.0. J Bras Pneumol. 2016; 42(4):241-7.

Roth BJ. The serum-effusion albumin gradient in the evaluation of pleural effusions. Chest. 1990; 98:546-9.

Ruskanen O, Lahti E, Jennings LC, Murdoch DR. Viral pneumonia. Lancet. 2011; 377:1264-75.

SBC. Diretriz de embolia pulmonar. Arq Bras Cardiol. 2004; 83(S1):S1-S9.

SBPT. Diretrizes brasileiras para pneumonia adquirida na comunidade em adultos imunocompetentes – 2009. J Bras Pneumol. 2009; 35(6):574-601.

SBPT. Diretrizes da Sociedade Brasileira de Pneumologia e Tisiologia para o manejo da asma. J Bras Pneumol. 2012; 28(S3):S1-S46.

SBPT. Diretrizes na abordagem diagnóstica e terapêutica das doenças pleurais. J Bras Pneumol. 2006; 32(S4).

SBPT. III Diretrizes para Tuberculose da Sociedade Brasileira de Pneumologia e Tisiologia. J Bras Pneumol. 2009; 35(10):1018-48.

SBPT. IV Diretrizes brasileiras para o manejo da asma. J Bras Pneumol. 2006; 32(S7):S447-S474.

SBPT. Recomendações para o manejo da tromboembolia pulmonar. J Bras Pneumol. 2010; 36(S1):S1-S68.

Silva CS, Silva Junior CT, Silva PS, Cardoso RBB, Behrsin RF, Cardoso GP. Nutritional approach in patients with chronic obstructive pulmonary disease. Pulmão RJ. 2010; 19(1-2):40-4.

Silva DR, et al. Tuberculose pulmonar e câncer de pulmão: ocorrência simultânea ou sequencial. J Bras Pneumol. 2013; 39(4):484-9.

Silva Junior CT, Andrade E. Derrame pleural – Orientação Diagnóstica. Arq Bras Med. 1992; 66(6):517-8.

Silva Junior CT, Behrsin RF, Cardoso GP, Araujo EG. Evaluation of adenosine deaminase activity for the diagnosis of pleural TB in lymphocytic pleural effusions. Biomarkers Med. 2013; 7:113-8.

Silva Junior CT, Cardoso GP, Araujo EG. Valor de referência e parâmetros de diagnóstico da enolase neurônio específica pleural (NSE-L) no Brasil – Estado do Rio de Janeiro. Pulmão RJ. 2009; 18(S3):S14.

Silva Junior CT, Cardoso GP, Braga ACO, et al. Antígeno carcinoembrionário pleural: casuística do Hospital Universitário Antônio Pedro (1993-1998). Pulmão RJ. 2004; 13(1):13-8.

Silva Junior CT, Cardoso GP, Horta Junior D, Vilte RMCV, Andrade CRM. Adenosina deaminase, cultura de micobactérias e histopatológico: sensibilidades comparadas para diagnóstico de tuberculose pleural. Pulmão RJ. 2004; 13(4):246-9.

Silva Junior CT, Cardoso GP, Silva PS, Cardoso RBB, Araujo EG. Conduta para diagnóstico da causa da síndrome do derrame pleural. JBM. 2010; 98(4):34-7.

Silva Junior CT, Cardoso GP, Souza JBS. Prevalência de tuberculose pleural no ambulatório de pleurologia do Hospital Universitário Antônio Pedro. Pulmão RJ. 2003; 12(4):203-7.

Silva Junior CT, Marchi E, Teixeira LR. Diagnóstico e tratamento do derrame pleural neoplásico. In: Costa G (ed.). Manual de condutas clínicas em câncer de pulmão. RJ: Editora GEN; 2013. p. 71-82.

520 LABORATÓRIO COM INTERPRETAÇÕES CLÍNICAS

Silva Junior CT, Pessoa CLC, Alencar RA, Behrsin RF, et al. Líquido pleural: critério de Light x critério de Meisel. J Pneum. 1998; 24(S 1):144.

Silva Junior CT, Silva DT, Alencar RA, Souza JB, Reis Filho RF. Adenosina desaminase: dosagem pelo método de Giusti & Galanti no diagnóstico diferencial dos derrames pleurais. J Pneum. 1996; 22(S1):27.

Silva Junior CT, Souza JBS, Barillo JL, Cardoso RBB, Kannan S, Xavier AR, et al. Biomarcadores diagnósticos de tuberculose em pleurologia. JBM. 2013; 101(5):21-3.

Silva Junior CT, Souza JBS, Barillo JL, et al. Biomarcadores tumorais na prática clínica: úteis? inúteis? Incompreendidos? Pulmão RJ. 2016; 25(1):25-8.

Silva Junior CT, Vilella C, Alencar RA, et al. Colesterol total – criterio bioquímico para classificar transudato e exsudato pleural. J Pneum. 1998; 24(S 1):144.

Silva Junior CT. A filosofia da estatística em Pleurologia. Pulmão RJ. 2016; 25(1):59-61.

Silva Junior CT. Abordagem Diagnóstica da Tuberculose pleural, ganglionar, renal e de sistema nervoso central. Pulmão RJ. 2012; 21(1):32-5.

Silva Junior CT. Adenosina desaminase "versus" histopatológico pleural: avaliação da importância da toracocentese isolada para o diagnóstico de tuberculose pleural [tese de doutorado]. Niterói, RJ: Universidade Federal Fluminense; 2000.

Silva Junior CT. Adenosina Desaminase. Estudo Clínico nos Derrames Pleurais [tese de mestrado]. Niterói: Universidade Federal Fluminense; 1987.

Silva Junior CT. Biomarcadores diagnósticos em Pleurologia. Conduta Médica. 2014; XVI(61):24-5.

Silva Junior CT. Diagnostic Approach to Tuberculosis in the Pleura, Lymph Nodes, Kidneys, and Central Nervous System. Pulmão RJ. 2012; 21:32-5.

Silva Junior CT. Editor. Diagnóstico e Tratamento das Doenças Pleurais. Editora GEN; 2013.

Silva Junior CT. Profilaxia para o derrame pleural parapneumônico e empiema pleural. Pulmão RJ. 2016; 25(1):33-5.

Silva PS, Silva Junior CT, et al. Adenosina desaminase: uma enzima extraordinária e onipresente. Pulmão RJ. 2016; 25(1):11-5.

Silva RM, et al. Alterações radiográficas em pacientes com a co-infecção vírus da imunodeficiência humana/tuberculose: relação com a contagem de células TCD4+. J Bras Pneumol. 2006; 32(3):228-33.

Sokolowski JW, Burgher LW, Jones JL, et al. ATS guidelines for thoracentesis and needle biopsy of the pleura. Am Rev of Respir Dis. 1989; 140:257-8.

Soto A, et al. Avaliação da utilidade diagnóstica da fibrobroncoscopia óptica na tuberculose pulmonar BAAR negativa na prática clínica de rotina. J Bras Pneumol. 2012; 38(6):757-60.

Tho NV, Park HY, Nakano Y. Asthma–COPD overlap syndrome (ACOS): A diagnostic challenge. Respirology; 2015. doi: 10.1111/resp.12653.

Volschan A, et al. Embolia pulmonar: registro multicêntrico da prática clínica em hospitais terciários. Rev Bras Ter Intensiva. 2009; 21(3):237-46.

World Health Organization. Global Tuberculosis Control. Report; 2015.

XPERT MTB/RIF assay for pulmonary tuberculosis and rifampicin resistance in children: a meta-analysis. Clin Lab. 2015; 61(11):1775-85.

Zamboni MM, Silva Junior CT, et al. Important prognostic factors for survival in patients with malignant pleural effusion. BMC Pulmonary Med. 2015; 15:1-7. doi: 10.1186/s12890-015-0025-z.

29

Doenças Circulatórias

Érito Marques de Souza Filho ▪ *Junior César Bergamaschi* ▪ *Karima Elias Hallack Bruno*
▪ *Márcia Michelle Souza da Silva* ▪ *Nicholas Cafieiro de Castro Peixoto* ▪ *Ricardo Carneiro Ramos* ▪
Ronaldo Altenburg Odebrecht Curi Gismondi

Insuficiência cardíaca

A insuficiência cardíaca (IC) é a incapacidade do coração em manter um débito cardíaco adequado à demanda dos tecidos e órgãos. É uma das causas mais comuns de morte por doença cardiovascular e sua prevalência vem crescendo nos últimos anos. A manifestação clínica mais comum da IC é o cansaço aos esforços, porém pode haver ainda dispneia em repouso, ortopneia, dispneia paroxística noturna e tosse seca. No exame físico, podem haver sinais de cardiomegalia (*ictus* aumentado e desviado, terceira bulha, sopro sistólico), turgência jugular patológica, hepatomegalia e edema de membros inferiores. Os critérios clássicos para diagnóstico são os critérios de Framingham, mostrados na Tabela 29.1).

Para o diagnóstico por Framingham, são necessários pelo menos dois critérios maiores ou um maior e dois menores.

Há várias formas de classificar a insuficiência cardíaca. A mais importante é a divisão entre IC com fração de ejeção preservada (ICFEN) e a IC com fração de ejeção reduzida (ICFER).

• ICFEN: a função sistólica ventricular está normal. Há disfunção diastólica caracterizada por um relaxamento inadequado do VE, aumento das pressões de enchimento e, comumente,

Tabela 29.1. Critérios de Framingham

Critérios maiores	Critérios menores
Dispneia paroxística noturna	Edema de tornozelos bilaterais
Turgência jugular	Tosse noturna
Crepitações pulmonares	Dispneia a esforços de rotina
Cardiomegalia à radiografia de tórax	Hepatomegalia
Edema agudo de pulmão	Derrame pleural
B3 (glope)	Taquicardia (> 120 bmp)
Refluxo hepatojugular	Redução da capacidade funcional em 1/3 da registrada previamente
Aumento da pressão venosa central (> 16 cmH$_2$O no átrio D)	
Perda de peso > 4,5 kg em 5 dias em resposta ao tratamento	

521

522 LABORATÓRIO COM INTERPRETAÇÕES CLÍNICAS

aumento atrial esquerdo. O BNP está elevado. Antigamente achava-se que era uma forma menos grave. Contudo, estudos epidemiológicos atuais mostram que, além de comum, tem prognóstico tão ruim ou até pior que a ICFER.

- ICFER: há redução da função sistólica do VE (< 40-60%), podendo haver disfunção diastólica associada. É a clássica ICC (insuficiência cardíaca congestiva), com aumento do volume cardíaco e todos os sinais clássicos descritos nos critérios de Framingham, citados acima.

Em um cenário clínico apropriado (p. ex., cansaço aos esforços), há duas investigações a serem feitas: o diagnóstico de IC e a causa (etiologia) da IC.

■ Diagnóstico de IC

■ *ECG*

Deve ser feito em todo paciente com insuficiência cardíaca para determinar o ritmo e auxiliar na investigação diagnóstica, recomendando-se o eletrocardiograma de 12 derivações. Muito embora os achados não sejam específicos, algumas anormalidades podem orientar quanto ao fator causal (por exemplo, hipertrofia ventricular, infarto do miocárdio, bloqueio de ramo). A fibrilação atrial de início recente com elevada frequência cardíaca pode ser considerada causa precipitante de insuficiência cardíaca direita ou esquerda. Além disso, extrassístoles frequentes podem ser causadas pela IC, desaparecendo com o tratamento desta. Ou seja, é necessário dar uma atenção especial para o ritmo cardíaco.

■ Estudo radiológico

■ *Radiografia de tórax*

Os raios X de tórax são um exame útil, particularmente na avaliação de pacientes com dispneia concomitante, para diferenciar insuficiência cardíaca de uma doença pulmonar primária. Os achados radiológicos consistem, principalmente, em cardiomegalia e acúmulo de sangue no leito venoso pulmonar, podendo-se encontrar, também, linhas B de Kerley e efusões pleurais. Na insuficiência cardíaca esquerda incipiente, o aumento da pressão venosa pulmonar ocasiona a alteração mais precoce: proeminência da veia pulmonar superior acompanhada de diminuição de calibre da veia pulmonar inferior, diminuição que se deve provavelmente a um espasmo venoso reflexo. Com o aumento progressivo da pressão venosa pulmonar, as sombras hilares se alargam e ficam menos nítidas. As veias dilatadas preenchem o espaço claro entre o hilo e o coração. Em consequência do aumento das pressões venosa e linfática, os septos interlobulares tornam-se mais visíveis.

Com a elevação cada vez maior da pressão venosa, ocorre transudação de líquido para o interstício pulmonar. Nos campos pulmonares isso dá origem a um aspecto nublado e, nos espaços pleurais, derrame mais ou menos volumoso. Via de regra, o derrame pleural unilateral causado pela insuficiência cardíaca congestiva surge no lado direito e o bilateral é mais volumoso nesse lado. Quando o derrame é só no lado esquerdo, deve-se cogitar outras causas (p. ex., infarto pulmonar). Nos casos graves, há transudação para o interior dos alvéolos, o que dá origem ao edema pulmonar.

A silhueta cardíaca está geralmente aumentada e, dependendo da causa do distúrbio, pode ou não reduzir de tamanho com a melhoria da descompensação. Contudo, é necessário lembrar que uma silhueta cardíaca aumentada pode ser decorrente de alguma anomalia congênita (como defeito de septo) ou de doença valvular.

Na insuficiência cardíaca direita há dilatação do ventrículo e átrio direitos, bem como, em função do alargamento da veia cava superior, proeminência do lado direito do mediastino superior. A hepatomegalia, que sempre se desenvolve, pode causar elevação do hemidiafragma direito. Se no decurso da insuficiência cardíaca esquerda ocorre insuficiência direita, há diminuição da congestão venosa pulmonar causada pela insuficiência esquerda.

DOENÇAS CIRCULATÓRIAS **523**

É importante lembrar que em pacientes com insuficiência cardíaca crônica essas evidências de hipertensão pulmonar e de edema podem não estar presentes, uma vez que existe um aumento da capacidade do sistema linfático de remover o líquido da congestão.

■ *Ecocardiografia*

É um exame essencial e mandatório para o diagnóstico, avaliação e tratamento da insuficiência cardíaca. Até o advento da RM, era o padrão-ouro no diagnóstico de IC. Ajuda a avaliar, de forma não invasiva, o status hemodinâmico cardíaco, as dimensões das cavidades cardíacas, o funcionamento valvular, a fração de ejeção ventricular, as anormalidades motoras da parede (como no infarto do miocárdio) e a hipertrofia do ventrículo esquerdo. A ecocardiografia com Doppler ou Doppler colorido é um exame muito utilizado, pois, além de permitir avaliar os elementos supracitados, evidencia com precisão derrames pericárdicos, trombos e tumores intracavitários e reconhece calcificações na espessura das valvas cardíacas, do anel mitral e da parede da aorta. Anormalidades localizadas ou segmentares do funcionamento da parede cardíaca sugerem fortemente uma coronariopatia subjacente. Estudos do fluxo venoso mitral ou pulmonar pelo Doppler são úteis, frequentemente, para identificar e quantificar as disfunções diastólicas do ventrículo esquerdo. Também é importante para o estudo do VD e das pressões pulmonares, essencial na avaliação e tratamento do paciente com *cor pulmonale*.

■ *Ressonância magnética*

Permite estabelecer uma análise da anatomia e função do coração, sendo um método de imagem cada vez mais estabelecido na avaliação do paciente com insuficiência cardíaca, uma vez que permite determinar a massa e volume do ventrículo esquerdo (sendo o padrão-ouro para tal função) e também contribui para a determinação de algumas causas da insuficiência, por exemplo cardiomiopatia isquêmica e amiloidose.

■ Estudo laboratorial

- *Hemograma:* acha-se inalterado na IC esquerda não complicada. No *cor pulmonale* crônico pode haver policitemia. Nas fases avançadas de IC, é comum a instalação de anemia de doença crônica.
- *Troponina T ou I:* estão elevadas em pacientes com insuficiência cardíaca descompensada e/ou suspeita de síndrome coronária aguda.
- *Testes de função hepática:* para identificar uma possível congestão hepática.
- *Glicemia e perfil lipídico:* para detectar diabetes *mellitus* e distúrbios lipídicos, associados à aterosclerose, uma importante causa de IC de etiologia isquêmica.
- *Exame de urina:* revela amiúde albuminúria e cilindrúria (cilindros granulosos). A densidade urinária é geralmente elevada na ausência de nefropatia primária.
- *Bioquímica do sangue:* a IC pode evoluir com insuficiência renal (síndrome cardiorrenal) e hiponatremia, sendo ambos marcadores de mau prognóstico e que influenciam no tratamento escolhido. Também é necessário dosar as escórias renais e os eletrólitos séricos quando iniciada a terapia com diuréticos e/ou IECA.
- *BNP sérico:* é dosado quando o diagnóstico de insuficiência cardíaca é incerto, servindo como um bom diferenciador de outras causas de dispneia. Deve ser usado em conjunto ao contexto clínico e de outros dados de exames complementares, não devendo ser usado isoladamente. Pode também ser utilizado para monitorar o tratamento da IC.

524 LABORATÓRIO COM INTERPRETAÇÕES CLÍNICAS

- *Outros exames:* podem tornar-se necessários quando se suspeita de alguma etiologia pouco comum ou que alguma complicação esteja agravando a deficiência do miocárdio, como, por exemplo, hipertireoidismo, hipotireoidismo, endocardite bacteriana, doença do colágeno, feocromocitoma etc.

■ Etiologia da IC

As causas mais comuns de IC estão na Tabela 29.2.

Alguns exames solicitados para a avaliação diagnóstica serão úteis também para descobrir a causa da IC, com destaque para ecocardiograma e ressonância magnética. Contudo, se a história clínica não for suficiente para determinar a etiologia – por exemplo, não há dor precordial, história de miocardite nem hipertensão prévia – sugere-se a solicitação dos seguintes exames laboratoriais:

- Sorologia para HIV.
- Cinética de ferro (avaliar hemocromatose).
- FAN, fator reumatoide e ANCA.
- Níveis séricos de tiamina, carnitina e selênio.
- Avaliação de doença isquêmica.

A avaliação de doença isquêmica é um ponto controvertido no paciente com IC. Discute-se se é melhor ir para um exame anatômico (angio-TC ou coronariografia) ou realizar antes um teste funcional (cintilografia do miocárdio ou ecocardiograma de estresse). Quando há dor precordial típica e/ou déficit segmentar no ecocardiograma, sugerimos um teste anatômico, com preferência para o padrão-ouro, que é a coronariografia. Nos pacientes com disfunção sistólica global e sem dor precordial, sugerimos o teste funcional.

Hipertensão arterial

A hipertensão arterial sistêmica (HAS) é definida como uma condição clínica em que a pressão arterial se mantém em níveis elevados e sustentados, tendo causas primária (hipertensão essencial) ou secundárias. Possui caráter multifatorial e é associada, geralmente, a alterações metabólicas, estruturais e/ou funcionais de órgãos-alvo, favorecendo o aumento do risco de eventos cardiovasculares, algumas vezes fatais. A morbimortalidade da HAS aumenta gradualmente, mas de forma linear e contínua a partir de níveis tensionais > 115/75 mmHg. Por ser uma condição de alta prevalência e com baixas taxas de controle, torna-se um problema de saúde pública, sendo a detecção, tratamento e controle essenciais para a diminuição de eventos cardiovasculares.

Os principais fatores de risco para a HAS essencial são: idade avançada (prevalência acima de 60% em pacientes com mais de 65 anos); etnia (duas vezes mais prevalente em pacientes de cor não branca); obesidade; ingesta excessiva de sal e álcool; sedentarismo; genética; diabetes, dislipidemia e distúrbios emocionais/ansiedade e depressão.

Tabela 29.2. Causas mais comuns de IC

Idiopática	Miocardite
Isquêmica	Doença infiltrativa
Hipertensiva	Miocardiopatia periparto
HIV	Colagenoses
Oncológica (incluindo pós QT e RDT)	Drogas

QT: quimioterapia; RDT: radioterapia.

DOENÇAS CIRCULATÓRIAS **525**

A HAS é, geralmente, assintomática, sendo os sinais e sintomas mais frequentemente observados em pacientes com hipertensão secundária ou com comprometimento dos órgãos-alvo por conta da duração e gravidade da mesma. Com relação à hipertensão essencial, a cefaleia é o sintoma mais frequente. Já a hipertensão maligna (de evolução acelerada) é relacionada com distúrbios visuais, náusea, vômitos, confusão mental e sonolência, em geral pela evolução com encefalopatia hipertensiva e insuficiência renal. Outros sintomas inespecíficos e não patognomônicos podem ocorrer, como epistaxe e escotomas cintilantes.

As condições clínicas mais importantes relacionadas à HAS são aquelas associadas aos órgãos-alvos acometidos, como doença cerebrovascular, doença cardíaca (infarto, angina, insuficiência cardíaca, revascularização coronária, hipertrofia ventricular e insuficiência cardíaca), doença renal (doença renal crônica; nefropatia diabética), retinopatia avançada (hemorragias/exsudatos, papiledemas) e doença arterial periférica. Dessa forma, é de suma importância a efetuação de uma anamnese e exame físicos bem feitos, guiando a investigação clínica das complicações referentes à HAS o quanto antes.

O diagnóstico é realizado com a aferição da pressão arterial e os valores encontrados são utilizados, também, para a classificação da HAS (Tabela 29.3). Para o diagnóstico clínico são necessárias duas ou mais aferições em momentos diferentes, ou seja, em duas ou mais visitas ao médico. Deve-se aferir a pressão duas ou três vezes em cada uma dessas visitas e utilizada a média dessas medidas como parâmetro. Para a medida da PA, podem ser utilizados o método auscultatório (com esfigmomanômetro com coluna de mercúrio ou aneroide) ou o oscilométrico (com equipamentos semiautomáticos). É importante atentar para: calibração do esfigmomanômetro; se o manguito está envolvendo pelo menos de 75 a 80% da circunferência do braço e por no mínimo dois terços do comprimento do membro; ambiente calmo; não fumar nem ingerir estimulantes (p. ex., café) por 30 minutos antes da aferição e se o paciente fez um repouso de 5 a 10 minutos antes da medida. Algumas vezes, contudo, as medidas casuais podem não corresponder os valores reais de PA do paciente, sendo recomendada nessas situações (como na suspeita de "hipertensão do jaleco branco" ou hipertensão mascarada, por exemplo) a realização do MAPA (monitorização ambulatorial da pressão arterial).

Uma vez obtida a pressão arterial, deve-se classificá-la de acordo com os valores da Tabela 29.3.

Os exames complementares na hipertensão arterial visam dois objetivos básicos: avaliar a lesão do órgão-alvo (e, consequentemente, a gravidade de cada caso), explorando o estado funcional cardíaco e renal, por exemplo, e determinar o risco cardiovascular do paciente (sob a ótica da aterosclerose). Alguns desses exames também são importantes na avaliação/pesquisa de causas secundárias (discutidas adiante). Os seguintes exames devem ser requisitados inicialmente como rotina, para todos os pacientes hipertensos:

Tabela 29.3. Valores de aferição da pressão arterial utilizados para a classificação da HAS

VI Diretrizes Brasileiras e ESC/ESH 2013	PA sistólica (mmHG)	PA diastólica (mmHg)
Ótima	< 120	< 80
Normal	< 130	< 85
Limítrofe	130-139	85-89
Hipertensão grau 1 (leve)	140-159	90-99
Hipertensão grau 2 (moderada)	160-179	100-109
Hipertensão grau 3 (grave)	> 180	>> 110
Sistólica isolada	> 140	< 90

526 LABORATÓRIO COM INTERPRETAÇÕES CLÍNICAS

■ Urinálise

Sangue: hemograma completo; ácido úrico, creatinina e estimativa do ritmo de filtração glomerular; eletrólitos (Na, K); glicemia em jejum e duas horas após uma refeição; lipidograma (colesterol total, HDL, LDL e triglicerídeos).

■ Eletrocardiograma

Avaliação complementar em determinados casos: radiografia do tórax; ecocardiograma (em pacientes sem hipertrofia do ventrículo esquerdo ao eletrocardiograma, mas com dois ou mais fatores de risco, bem como na suspeita de insuficiência cardíaca); microalbuminúria (em hipertensos diabéticos, com síndrome metabólica, com três ou mais fatores de risco); ultrassom de carótida (em pacientes com sopro carotídeo ou com doença cerebrovascular, por exemplo); hemoglobina glicada ou teste oral de tolerância à glicose em pacientes em jejum com glicemia entre 100 e 125; e outros.

Algumas alterações encontradas nos exames complementares que podem representar lesões subclínicas de órgãos-alvo pela HAS são: eletrocardiograma com hipertrofia de ventrículo esquerdo; ecocardiograma com hipertrofia de ventrículo esquerdo; ultrassonografia de carótida evidenciando espessura médio-intimal (IMT) > 0,9 mm ou presença de placa de ateroma; índice tornozelo-braquial (ITB) < 0,9; depuração de creatinina estimada < 60 mL/min/1,72 m^2; microalbuminúria 30-300 mg/24 h ou relação albumina/creatinina > 30 mg/g.

Na suspeita de causas secundárias, os exames complementares recomendados são apresentados no Quadro 29.1.

Quadro 29.1. Exames complementares nas causas secundárias de HAS

Suspeita diagnóstica	*Exames solicitados*
Apneia obstrutiva do sono	Polissonografia
Hiperaldosteronismo primário	Relação aldosterona/atividade de renina plasmática Aldosterona sérica e urinária (24 h)
Doença renovascular	Angiografia por RM ou TC, USG com Doppler, arteriografia renal
Doença renal parenquimatosa	Taxa de filtração glomerular, USG renal, pesquisa de microalbuminúria ou proteinúria
Catecolaminas em excesso	Confirmar normotensão em ausência de catecolaminas
Coarctação da aorta	Doppler ou TC de aorta
Síndrome de Cushing	Cortisol urinário de 24 horas e cortisol matinal (8 h) basal e 8 h após a administração de 1 mg de dexametasona às 24 h
Hipotireoidismo	Dosar T4 livre e TSH
Hipertireoidismo	Dosar T4 livre e TSH
Hiperparatireoidismo	Dosar cálcio sérico e PTH
Feocromocitoma	Determinações de catecolaminas e metabólitos no sangue e urina
Acromegalia	Dosar IGF-1 e hormônio do crescimento basal e durante teste de tolerância oral à glicose

RM: ressonância magnética; TC: tomografia computadorizada; USG: ultrassonografia.

Arteriosclerose

Tal designação engloba um grupo de estados patológicos cuja característica comum é o espessamento e perda de elasticidade das paredes arteriais. São em número de três as variantes morfológicas da doença: 1) aterosclerose; 2) esclerose calcificada da túnica média (tipo Mönckeberg); e 3) arteriolosclerose. Esses tipos diferem entre si não só do ponto de vista morfológico mas também quanto à etiologia e significação clínica. A arteriosclerose calcificada da túnica média não possui grande significação clínica, ao passo que a arteriolosclerose relaciona-se com a hipertensão arterial.

Aterosclerose

A aterosclerose é a causa mais comum de morbimortalidade cardiovascular e é caracterizada pela formação de depósitos de lipídeos na parede vascular, envoltos por uma capa fibrosa e associada à atividade inflamatória. Tais placas podem, com o tempo, ulcerar-se, bem como causar estenose ou predispor à formação de aneurisma ou à rotura. Embora teoricamente qualquer órgão ou tecido possa participar do processo aterosclerótico, tal alteração é mais frequente no coração, cérebro, rins, extremidades inferiores e intestino delgado. Diversos fatores contribuem para a patogênese da aterosclerose, com destaque para idade, gênero masculino, história familiar, hipertensão, diabetes, estresse, obesidade central, tabagismo, dislipidemia e vida sedentária.

As manifestações clínicas da aterosclerose dependerão do local acometido, estando detalhadas ao longo dos capítulos deste livro. As doenças relacionadas mais comumente encontradas são: angina estável, síndrome coronariana aguda, doença cerebrovascular (ataque isquêmico transitório e acidente vascular cerebral), doença arterial periférica e angina mesentérica. Em todos esses cenários clínicos, deve-se fazer uma avaliação sistêmica para estadiamento de risco: quanto maior o risco cardiovascular, mais rígido o tratamento.

A avaliação clínica do paciente com aterosclerose começa com a anamnese, em que é necessário identificar os principais fatores de risco (comentados acima). Deve-se dar atenção para "comportamentos de risco" (como o sedentarismo e tabagismo, por exemplo), e para a história prévia de eventos ateroscleróticos (como infarto do miocárdio prévio, doença cerebrovascular e doença renal crônica). É importante também indagar se o paciente faz uso de algum medicamento que piore o quadro cardiovascular, como os corticoides. Seguindo a mesma lógica, no exame físico é necessário atentar para a avaliação antropométrica, calculando o IMC (índice de massa corporal) e a circunferência abdominal; além disso, é necessário avaliar a presença de hipertensão arterial (realizar uma aferição de qualidade, pois a HAS é um dos fatores de risco mais importantes para as complicações da aterosclerose). Deve-se ter atenção, também, para alguns achados, como: xantelasmas, acantose *nigricans*, pé diabético, úlceras arteriais/venosas, sopros carotídeos, angina aos esforços/repouso, alterações nas extremidades (palidez, temperatura baixa, parestesia, paralisia, pulso deficiente, enchimento capilar demorado) etc. Não se esquecer de realizar o índice tornozelo-braquial e de observar se há critérios de síndrome metabólica.

Da mesma forma, a rotina mínima de exames a ser solicitada em um paciente com suspeita de doença aterosclerótica é baseada na identificação dos fatores de risco; além disso, dependendo da sintomatologia e os órgãos acometidos, outros exames mais "sofisticados" poderão ser requeridos.

- Rotina laboratorial:
  - Glicemia de jejum (investigar diabetes);
  - Lipidograma (investigar dislipidemias);
  - Hemograma (investigar doença renal crônica);
  - EAS/microalbuminúria (investigar doença renal);
  - Ureia e creatinina séricas (investigar doença renal).

528 LABORATÓRIO COM INTERPRETAÇÕES CLÍNICAS

- Rotina de exames de imagem:
  - Eletrocardiograma em repouso (investigar hipertrofia cardíaca e alterações de ritmo);
  - Outros exames dependerão da sintomatologia e dos órgãos acometidos. Exemplos: radiografia de tórax, ecocardiograma, tomografia computadorizada, ultrassom de carótidas, teste ergométrico e outros.

■ Lipidograma

Em decorrência das relações patogênicas evidenciadas entre a hiperlipidemia e a incidência da arteriosclerose, ganhou importância clínica o estudo dos lipídeos plasmáticos e a dosagem dessas substâncias no sangue. Quando se deseja pesquisar a hiperlipidemia como um dos fatores condicionantes da aterosclerose, deve-se utilizar como recurso de triagem a dosagem plasmática de colesterol total, suas frações e triglicerídeos em uma amostra de sangue colhida em jejum com o paciente fazendo uso de sua dieta habitual. Antigamente, classificavam-se os valores de lipídeos como normal, limítrofe, aumentado e muito aumentado. Hoje, muitos laboratórios ainda fornecem assim o resultado em função de exigências dos órgãos reguladores. Contudo, a abordagem moderna é avaliar o lipidograma no contexto do risco cardiovascular da pessoa: quando maior o risco, menor o limite considerado "normal" (Tabela 29.4). Essa corrente mais moderna defende, inclusive, que o tratamento do colesterol elevado com estatinas deve ser feito em pacientes de moderado a alto risco cardiovascular, independente do valor basal do lipidograma.

Para fins didáticos, devem as hiperlipidemias ser consideradas primárias ou secundárias a outras doenças. As primárias incluem, principalmente, as anormalidades provocadas por fatores alimentares ou ambientais, bem como as hiperlipoproteinemias essenciais ou familiares. Pode-se admitir que a maior parte das hiperlipidemias seja de origem alimentar ou ambiental, aceitando-se, porém, a possibilidade de que uma sutil influência genética faça com que a lipidemia de cada indivíduo responda de maneira diferente a idênticos estímulos alimentares ou ambientais. A hipercolesterolemia pura familiar está associada com altíssimo risco de eventos cardiovasculares, mesmo em idade jovem (< 40 anos). Pacientes com LDL > 190 mg/dL, independente de comorbidades, devem, portanto, ser tratados com estatinas. Os estados que se associam mais frequentemente com hiperlipidemias secundárias são os seguintes:

- Obesidade;
- Diabetes *mellitus*;
- Ingestão de álcool (mesmo pequenas quantidades);
- Pancreatite;
- Hipotireoidismo;

Tabela 29.4. Pontos de corte para os lipídeos plasmáticos

	LDL	*Não HDL*
Baixo risco CV	< 160	< 190
Risco CV intermediário	< 130	< 160
Alto risco ou DM	< 100 ou < 70	< 130 ou < 100
Doença CV estabelecida	< 70	< 100
	HDL	TG
Homem	≥ 40	< 150
Mulher	≥ 50	< 150

Valores em mg/dL.

DOENÇAS CIRCULATÓRIAS **529**

- Doença renal crônica, com destaque para síndrome nefrótica;
- Hipercalcemia idiopática da infância;
- Globulinas plasmáticas anormais (mieloma múltiplo, crioglobulinemia);
- Gravidez ou uso de anovulatório (cede aos dois ou três meses da gravidez);
- Hepatopatia obstrutiva;
- Também são relacionados: retinoides, TARV (terapia antirretroviral); medicamentos imunossupressores (como glicocorticoides e ciclosporina) e betabloqueadores.

■ *LDL-colesterol*

Das alterações do lipidograma, a elevação do LDL-colesterol é a mais importante na formação da placa de aterosclerose e há relação direta entre níveis de LDL no sangue e risco de doenças cardiovasculares. Além disso, mesmo pessoas com LDL na faixa da normalidade podem ter risco aumentado de DCV e um dos motivos é a formação de partículas menores e mais densas de LDL, como ocorre em diabéticos. A sua dosagem direta é cara, de modo que a maioria dos laboratórios dosa colesterol total, HDL e triglicerídeos e calcula o LDL pela fórmula de Friedewald: LDL = CT − (HDL + TG/5).

■ *HDL-colesterol*

Considerado o "bom" colesterol, pois pesquisas na área básica indicam que ele "retira" o colesterol da parede das artérias. Por isso, o HDL-colesterol reduzido sempre foi considerado um fator de risco na aterosclerose. Contudo, até hoje, todas as terapias desenvolvidas para aumentar o HDL não obtiveram êxito em reduzir o risco de eventos cardiovasculares.

■ *Triglicerídeos*

Possui relação com dieta inadequada, obesidade, sedentarismo, diabetes descompensado e uso de álcool. Além disso, são também um fator de risco para aterosclerose. Contudo, a relação TG-eventos cardiovasculares não é tão linear como o LDL. Desse modo, a prioridade e o alvo no estadiamento de risco na aterosclerose ainda é o LDL. Triglicerídeos devem ser tratados com medidas não farmacológicas quando entre 150 e 400 mg/dL e com medicamentos (fibratos) se acima de 400 mg/dL, pois nesta faixa há risco aumentado de pancreatite e lipemia *retinalis*.

Observação: os triglicerídeos são metabolizados em VLDL, um "contribuinte" na formação da placa de ateroma. A relação é VLDL = TG/5, desde que TG < 400 mg/dL. Por isso, muitos autores defendem que na aterosclerose devemos controlar o "colesterol não HDL", que nada mais é que a soma de LDL e VLDL. De fato, este marcador seria uma reunião dos dois "vilões" lipídicos.

■ *Lipoproteína (a) (Lp(a))*

É formada pela ligação da Apo-B-100 com a Apo-A. Níveis elevados aumentam o risco de eventos cardiovasculares, porém em estudos clínicos não mostrou que melhorava a predição de risco em relação aos fatores tradicionais já conhecidos.

■ *Marcadores inflamatórios*

A placa de ateroma é composta de colesterol oxidado, reação inflamatória, células musculares lisas e deposição de colágeno/fibrose, que depois calcifica. Há dois grupos de placas: 1) placas moles, com maior conteúdo lipídico-inflamatório e menos fibrose, que têm maior risco de ruptura e evento agudo, como IAM e AVC; 2) placas duras, com menor conteúdo lipídico e mais fibrose/calcificação,

530 LABORATÓRIO COM INTERPRETAÇÕES CLÍNICAS

de crescimento lento e menor risco de ruptura. Por isso, marcadores inflamatórios inespecíficos, na ausência de outras causas sistêmicas, são considerados preditores de risco cardiovascular no paciente com aterosclerose. Os mais utilizados são proteína C reativa e fibrinogênio.

Arteriosclerose obliterante

A obstrução ateroesclerótica das artérias periféricas, ao lado de outras arteriopatias (p. ex., tromboangeíte obliterante), pode provocar situações clínicas extremamente graves, não só por serem altamente incapacitantes como também por causarem, com grande frequência, lesões ulcerosas e gangrenosas nas extremidades comprometidas.

Apesar de serem patologicamente diferentes, todas as arteriopatias periféricas têm como denominador comum a capacidade de provocar isquemia nos tecidos. A intensidade da isquemia é diretamente proporcional ao grau de obstrução e à rapidez do desenvolvimento da circulação colateral. A isquemia pode ser aumentada pela constrição arteriolar (p. ex., frio) e diminuída pela vasodilatação arteriolar. O sintoma típico é a claudicação de membros inferiores, caracterizada por dor no membro, uni ou bilateral, que piora com movimento e melhora em repouso. Em casos graves, pode piorar ao elevar a perna e melhorar com o membro pendente. Uma dica no exame físico é ficar atento aos 6 "P's": *pain* (dor relacionada a oclusão arterial), pulso (redução na amplitude do pulso na extremidade), palidez, "poiquilotermia" (redução da temperatura do membro), parestesia e paralisia. A abordagem diagnóstica é dividida em dois cenários:

1. Pacientes assintomáticos: se houver presença de fatores de risco para aterosclerose, realize o índice tornozelo-braquial (ITB, explicado abaixo). Caso haja evidências de obstrução grave, proceda à ultrassonografia com Doppler arterial.
2. Pacientes sintomáticos: realize o ITB e solicite uma ultrassonografia com Doppler arterial.

■ Técnicas diagnósticas não invasivas

■ *Exames laboratoriais*

Como a aterosclerose é a causa principal de doença obstrutiva arterial periférica, é importante uma avaliação sistêmica, por meio da medida da pressão arterial, da glicemia e do lipidograma.

O método mais simples para avaliar o fluxo sanguíneo das extremidades inferiores consiste em comparar a pressão sistólica no nível do tornozelo com a pressão sistólica braquial (índice tornozelo-braquial: ITB = PA membro/PA braquial homolateral). Após o paciente descansar de 15 a 30 minutos, o manguito é aplicado no tornozelo, inflado acima da pressão sistólica braquial e em seguida lentamente esvaziado. Consegue-se ler com exatidão a pressão sistólica nessa região colocando-se um transdutor de Doppler "sonoro" sobre as artérias dorsal do pé ou tibial posterior. A técnica pode ser adaptada e utilizada com a medida da PA pelo método palpatório. É necessário realizar o exame bilateralmente. Em repouso, a pressão no membro inferior corresponde a 90% da pressão braquial. Cifras de 70-90% indicam uma leve insuficiência arterial; de 50-70%, insuficiência moderada; e de < 50%, insuficiência grave. Um valor acima de 1,3 significa um ITB elevado, podendo corresponder a presença de vasos calcificados. Valores abaixo de 40% significam doença em vários níveis, com combinações de vasos (ilíacos, femoral ou tibial), podendo ser relacionadas a úlceras persistentes, dor isquêmica em repouso e gangrena. Outros índices podem ser medidos, como o índice punho-braquial (para identificar oclusões no membro superior) e o índice que compara a pressão em algum dedo do pé e a pressão braquial (para pacientes diabéticos e/ou com calcificação de vasos).

Medições da pressão obtidas antes e depois de uma prova padrão na esteira rolante auxiliam a determinar o limiar de claudicação nos casos de diagnóstico incerto em repouso; para os pacientes

DOENÇAS CIRCULATÓRIAS 531

que não podem se exercitar considerar a realização do teste de hiperemia reativa ou a administração de agentes farmacológicos como papaverina ou nitroglicerina. Uma resposta adequada ao teste ocorre quando há o aumento da pressão ou manutenção da mesma comparada com o repouso; queda da pressão do tornozelo superior a 20% do repouso ou valor abaixo de 60 mmHg que necessite mais de 3 minutos de descanso para recuperação da dor é considerada anormal. Claudicação intermitente severa é aquela em que o paciente não consegue completar o teste da esteira ou quando a pressão do tornozelo pós-exercício cai abaixo de 50 mmHg. Quando a pressão sistólica no tornozelo é de < 55 mmHg em pacientes não diabéticos ou < 70 mmHg em pacientes diabéticos, deve-se prever que as lesões isquêmicas não vão cicatrizar-se espontaneamente. Pressão de membro inferior > 70 mmHg faz prever boa cicatrização após amputação abaixo do joelho. Apesar de fisiologicamente muito apropriada, é complexa e pouco utilizada na prática clínica.

■ Medição transcutânea de oxigênio

Pode fornecer informação adicional sobre a perfusão tecidual local, dando dados sobre o potencial de cicatrização de úlceras de extremidade ou amputações.

■ Ultrassonografia

O ultrassom com Doppler (preferencialmente colorido) é o exame não invasivo mais utilizado para diagnóstico de obstrução arterial periférica. Contudo, tem maior acurácia nos vasos femorais e poplíteos, perdendo resolução nos vasos ilíacos (mais proximais) e nos ramos distais pediosos.

■ Angiotomografia

É um dos métodos em crescente utilização. Em aparelhos multidetectores, acima de 64 canais, fornece com detalhes a anatomia dos vasos, incluindo ramos mais distais. Suas principais desvantagens são não permitir procedimentos terapêuticos invasivos e o uso de contraste iodado, além do uso de radiação ionizante.

■ Angiorressonância

Exame promissor, principalmente os de sequência de imagem 3D com uso de gadolíneo. Tem ótima resolução anatômica nos vasos proximais e de médio calibre, contudo não tem boa acurácia nos ramos mais distais. É mais indicada quando a revascularização é uma opção.

■ Técnicas diagnósticas invasivas

A angiografia contrastada fornece detalhes de localização e extensão indispensáveis ao tratamento cirúrgico ou à angioplastia percutânea transluminal e continua sendo o padrão-ouro. O exame deve ser completo, incluindo aortografia e arteriografia femoral bilateral, com visualização das artérias até o pé. A angiografia digital por subtração torna a técnica mais segura e confortável. Contudo, pela exposição à radiação e outros complicadores (principalmente relacionados ao contraste iodado), outros exames têm sido explorados, como a ressonância magnética e a tomografia computadorizada (já comentados).

Angina estável (angina *pectoris*)

A angina de peito (angina *pectoris*) deve-se à isquemia transitória do miocárdio diante de aumento na demanda miocárdica pelo oxigênio que exceda o suprimento vascular fornecido pelas artérias coronárias. A angina pode resultar do aumento na demanda ou redução da oferta de oxigênio

532 LABORATÓRIO COM INTERPRETAÇÕES CLÍNICAS

ao miocárdio ou uma combinação de ambos. Anormalidades na entrega de oxigênio ao miocárdico podem ser mais bem entendidas por meio da equação de Fick = (fluxo sanguíneo coronariano) × (diferença de oxigênio arteriovenosa no miocárdio). Como a diferença arteriovenosa de oxigênio no miocárdio está próxima do valor máximo em repouso, infere-se que mudanças no fluxo sanguíneo coronariano são fundamentais para a oxigenação tecidual ideal do miocárdio. O fluxo é diretamente proporcional ao gradiente de pressão no leito vascular coronariano (pressão aórtica diastólica menos a pressão no seio coronariano) e inversamente proporcional à resistência nas artérias coronárias. Nesse sentido, dentre as causas de angina *pectoris* destaca-se a aterosclerose coronariana, prevalente na população mundial, e capaz de reduzir a luz (aumento na resistência) das artérias coronárias e dificultar que mudanças no fluxo sanguíneo nesses vasos sejam suficientes para ofertar o oxigênio ideal ao miocárdio. Citam-se como outras causas o vasoespasmo coronariano, cardiomiopatia hipertrófica, estenose aórtica, insuficiência aórtica, síndrome X (ou angina microvascular) e demanda metabólica aumentada (p. ex., hipertireoidismo, anemia, beribéri, fístulas arteriovenosas, doença de Paget óssea, exercício, estresse emocional), entre outros.

Clinicamente, a angina é descrita como dor do tipo pressão ou aperto, muitas vezes ilustrada por punho cerrado sobre o esterno, o sinal de Levine. A dor, geralmente, é mais intensa na região subesternal ou no precórdio, irradiando para cima no pescoço ou para baixo na face medial do braço esquerdo (de forma mais rara, as regiões interescapulares e membro superior direito). A angina pode ser classificada de várias maneiras. Pelo tipo de dor, a angina típica (definitiva ou tipo A) é considerada como desconforto ou dor retroesternal; desencadeada pelo exercício ou estresse emocional e aliviada com o repouso ou uso de nitroglicerina. Angina atípica (provável ou tipo B) ocorre na presença de apenas dois dos fatores anteriores e a dor torácica não cardíaca (tipo C) na presença de apenas um ou nenhum dos fatores anteriores.

Com relação à evolução clínica, classifica-se como angina estável a dor que ocorre tipicamente durante um esforço e tende a ceder rapidamente com o repouso ou o uso de um vasodilatador coronariano. O limiar que desencadeia a dor é relativamente constante e está presente há pelo menos 60 dias. Usa-se o nome angina instável para os casos em que a dor é mais intensa e prolongada, e/ou surge após esforços mais leves que habitual (e até em repouso) e/ou exibe caráter progressivo, isto é, vem piorando progressivamente. Os pacientes com angina instável devem ser orientados a procurar um pronto-socorro para avaliação, pois podem estar no cenário de uma síndrome coronariana aguda.

A angina pode ainda ser classificada pela intensidade, a chamada classificação canadense: classe I (aos grandes esforços), classe II (esforços moderados, como correr ou subir escadas rapidamente), classe III (há limitações de atividades cotidianas, como andar um ou dois quarteirões ou subir um lance de escadas) e classe IV (há desconforto aos mínimos esforços ou até mesmo em repouso).

A avaliação complementar no paciente com angina estável é dividida em duas etapas:

Laboratorial: analisa as condições gerais de saúde e, principalmente, os fatores de risco para aterosclerose. Inclui hemograma, glicose, bioquímica, perfil lipídico e proteína C reativa.

Imagem: pode ser feita de duas formas.

a. Pacientes com sintomas atípicos e/ou poucos fatores de risco para aterosclerose: o teste tem caráter diagnóstico e deve ser realizado sem medicação. O ECG em repouso é o ponto de partida, mas é obrigatória a pesquisa funcional de isquemia, que pode ser feita com teste ergométrico, cintilografia do miocárdio ou ecocardiograma de estresse.

b. Pacientes com sintomas típicos e fatores de risco para aterosclerose: aqui não há dúvida sobre a doença, mas sim a avaliação de sua gravidade. O paciente precisa ser medicado e devem ser solicitados testes funcionais para avaliar a extensão e gravidade da isquemia. Em situações de alto risco (dor típica refratária, disfunção sistólica ventricular, arritmias ventriculares malignas), pode-se proceder direto à avaliação da anatomia por coronariografia.

DOENÇAS CIRCULATÓRIAS **533**

■ Teste ergométrico

Esse procedimento é bem validado para estabelecer o diagnóstico e prognóstico da doença cardíaca coronariana, bem como a avaliação da capacidade de exercício (capacidade funcional). O ECG de esforço detecta indiretamente isquemia miocárdica, que é a consequência fisiológica de uma incompatibilidade entre a entrega de oxigênio ao miocárdio (fluxo sanguíneo coronário) e a demanda de oxigênio (trabalho do miocárdio). Para realizar um teste ergométrico, o paciente deve ser capaz de exercitar-se na esteira ou bicicleta e ter um eletrocardiograma "interpretável", isto é, sem ritmo de marca-passo nem bloqueio completo do ramo esquerdo. Quanto mais "normal" o ECG em repouso, melhor a acurácia.

A meta a ser atingida pode ser estipulada, por exemplo, em 80 ou 90% da frequência cardíaca máxima, que corresponde a cerca de 220 menos a idade do paciente (p. ex., 160 bpm em um homem de 60 anos). A prova será imediatamente interrompida se ocorrer dispneia, fadiga máxima, hipotensão e/ou dor precordial. A resposta isquêmica do ECG durante ou após o exercício caracteriza-se por uma depressão do segmento ST = 0,1 mV durante tempo de 0,08 s. Disfunções miocárdicas podem ser detectadas por anormalidades na contração miocárdica, antes mesmo que surjam mudanças no eletrocardiograma ou dor sugestiva de isquemia. Isso pode explicar porque os testes são falsamente positivos em mais de 20% dos pacientes com menos de 40 anos e menos de 20% acima dos 60. A frequência dos testes positivos verdadeiros aumenta proporcionalmente ao número de coronárias obstruídas, sendo a depressão do segmento ST também proporcional à extensão da doença. Nas mulheres com menos de 55 anos a prova do esforço é de interpretação mais difícil. Os pacientes com angina instável ou com suspeita de infarto recente exigem cuidados especiais e devem ser internados em uma unidade coronariana.

■ Cintilografia miocárdica

A cintilografia miocárdica com cortes tomográficos (SPECT) é um dos métodos diagnósticos não invasivos mais utilizados na investigação e manejo de pacientes com cardiopatia isquêmica. Inclusive, em algumas situações especiais, a cintilografia pode facilitar o diagnóstico do IAM (presença de alterações prévias no ECG, como BRE, e/ou se houver manipulação recente do coração, como após ressuscitação cardiorrespiratória ou cirurgia cardíaca). A técnica da cintilografia baseia-se na injeção de um radiotraçador, em repouso e após estresse, que se distribui no miocárdio proporcionalmente ao fluxo coronariano. Quando o paciente tem condições físicas e não apresenta contraindicações clínicas, o estresse em esteira ergométrica é preferível, por permitir a avaliação de outras variáveis, como sintomas induzidos por esforço, resposta hemodinâmica, presença de arritmias e avaliação da capacidade funcional. Contudo, nos pacientes com contraindicação ao esforço físico, utiliza-se o estresse farmacológico. A substância mais utilizada é o dipiridamol.

O diagnóstico de uma cardiopatia isquêmica baseia-se na comparação das imagens de estresse e de repouso. Quando a distribuição do radiofármaco no miocárdio for semelhante nas duas etapas, as cavidades ventriculares e a espessura das paredes forem adequadas ao biotipo do paciente e a função do ventrículo esquerdo estiver nos limites da normalidade, a cintilografia é considerada normal. Quando há obstrução coronária significativa, ocorre redução da reserva coronariana e hipoperfusão durante o estresse. Se essa alteração for reversível em repouso, evidencia-se isquemia. Nos casos em que o defeito de perfusão ocorrer tanto no estresse como em repouso, o chamado defeito fixo, possivelmente houve um infarto do miocárdio, mas sem isquemia ativa. A isquemia moderada ou severa pode causar disfunção sistólica, manifestando-se como disfunção segmentar ou global do ventrículo esquerdo com melhora em repouso.

534 LABORATÓRIO COM INTERPRETAÇÕES CLÍNICAS

■ Ecocardiograma de estresse

A ecocardiografia sob estresse, exame ultrassonográfico do precórdio capaz de identificar alterações regionais no miocárdio, tem sido utilizada em pacientes admitidos na unidade de emergência com dor torácica, com ECG não diagnóstico, enzimas cardíacas normais e suspeita de angina instável de risco baixo ou intermediário. Quando o miocárdio torna-se isquêmico, rapidamente ocorre alteração na função regional, caracterizada por mudanças no movimento e espessamento da parede ventricular, podendo se tornar hipocinética, acinética ou discinética. Essas alterações são proporcionais à gravidade da doença e da duração da isquemia. Tradicionalmente, a ecocardiografia sob estresse (físico ou químico com dipiridamol ou dobutamina) é realizada pelo menos 24 horas após a melhora da dor; porém, seu uso precoce, entre 6 e 12 horas, foi validado sem risco de complicações significativas. Os fármacos são administrados por via intravenosa e em doses crescentes – chamadas "estágios do exame". Cada estágio tem a duração aproximada de 3 minutos. Durante a realização do exame, são verificadas continuamente a pressão arterial, a frequência e o ritmo cardíaco, além da saturação de oxigênio no sangue; também são realizados eletrocardiogramas em cada estágio. O ideal para seu uso é definir a presença ou não de isquemia, possibilitando alta hospitalar precoce nos casos com teste negativo, uma vez que apresenta alto valor preditivo negativo. Além da presença de isquemia, o ecocardiograma sob estresse permite estratificar a gravidade da doença arterial coronariana.

■ Angio-TC de coronárias

Uma das utilidades da angiotomografia de coronárias é na determinação do escore de cálcio, método utilizado para a avaliação do risco cardiovascular: quanto maior o depósito de cálcio, teoricamente maior a extensão da aterosclerose e, portanto, do risco de um evento cardiovascular (morte, IAM ou AVC). O escore de cálcio quantifica a calcificação arterial coronária, um marcador da presença e extensão da doença aterosclerótica. Ele é calculado por software específico e praticamente não é operador dependente, porém requer a participação intensa do médico na preparação do paciente, na aquisição, no pós-processamento e na interpretação das imagens.

Outra utilidade da TC é a determinação da anatomia coronariana – a angio-TC de coronárias. Aqui é administrado contraste para visualização das coronárias e seus ramos. Esses contrastes são a base de iodo e possuem nefrotoxicidade, bem como maior incidência de reações adversas. Os aparelhos modernos, acima de 64 canais, oferecem excelente resolução de imagem. Suas limitações são as placas calcificadas e os pacientes com frequência cardíaca elevada, pois há muitos artefatos na imagem. Com relação à coronariografia, há menor risco relacionado à punção, já que na TC o contraste é infundido em veia periférica.

■ Angiografia coronariana (também conhecida como "cateterismo" ou coronariografia)

É um exame realizado por meio da cateterização de uma artéria (radial, braquial ou femoral), por meio de anestesia local, em um laboratório com radioscopia (a hemodinâmica). Após a injeção de contraste iodado, é possível identificar lesões anatômicas das coronárias. Apenas as lesões que causem obstrução > 50% são clinicamente relevantes, pois podem ocasionar isquemia. É possível associar ao método um ultrassom intravascular, que permite melhor visualização das placas de aterosclerose, bem como o FFR (*fractional flow reserve*), um método que avalia o impacto hemodinâmico da estenose naquele segmento coronariano. Além da anatomia coronária, é possível a injeção de contraste no ventrículo esquerdo para análise da função miocárdica e valvar. Os riscos do exame estão relacionados aos acidentes de punção e à nefrotoxicidade do contraste.

Síndrome coronariana aguda: angina instável e infarto agudo do miocárdio

A síndrome coronariana aguda (SCA) é uma síndrome clínica resultante do fluxo sanguíneo inadequado para determinada região do miocárdio. Quando essa obstrução é grave e/ou prolongada, pode ocasionar morte celular e necrose, configurando o infarto agudo do miocárdio (IAM). Dependendo da distribuição da artéria coronária afetada, o IAM pode produzir sequelas clínicas variando de uma pequena região, clinicamente silenciosa, a uma grande área de tecido infartado, resultando em choque cardiogênico e óbito.

Um desequilíbrio prolongado entre a oferta de oxigênio e a demanda leva à necrose do miocárdio. A aterosclerose coronária é uma parte essencial do processo na maioria dos pacientes. Nesse sentido, a doença cardíaca isquêmica se estabelece por meio de estágios de deposição gordurosa nas artérias coronárias para o desenvolvimento de placa fibrogordurosa que aumenta de tamanho até provocar obstrução luminal. No entanto, em qualquer fase do processo, a lesão aterosclerótica pode se fragilizar e sofrer ulceração, fissura ou ruptura, expondo assim substâncias subendoteliais pró-coagulantes para o sangue circulante, levando à formação de trombo. Em geral, o IAM transmural ocorre quando o trombo oclui o fluxo no interior da artéria, resultando em isquemia e necrose dos cardiomiócitos distais à obstrução. Este é frequentemente associado com elevação do segmento ST no eletrocardiograma (ECG). IAM não transmural pode ocorrer quando o trombo emboliza e obstrui ramos coronarianos. Outros processos patológicos que mais raramente levam à obstrução coronariana são: periarterite nodosa, tromboangeíte obliterante, lues vascular, êmbolos provenientes de endocardite bacteriana, embolia gasosa.

Muito importantes são os conceitos de infarto transmural e não transmural (ou subendocárdico). Na primeira variedade, toda a espessura do miocárdio é comprometida, do epicárdio ao endocárdio, caracterizando-se ao ECG pelo aparecimento de ondas Q anormais. Na segunda variedade, o infarto não se estende através de toda a espessura da parede ventricular, abrangendo habitualmente a região subendocárdica e causando apenas alterações do ST e T.

A SCA caracteriza-se por dor precordial intensa e prolongada, alterações eletrocardiográficas agudas e aumento na concentração plasmática de enzimas e proteínas dos cardiomiócitos, os chamados marcadores bioquímicos da necrose miocárdica. Um paciente com dor precordial anginosa que ocorra em repouso e/ou esteja piorando em relação ao padrão usual deve ser orientado a procurar um pronto-socorro para melhor avaliação. A Organização Mundial da Saúde considera, por meio de seu critério clássico, serem necessários dois dos três seguintes elementos para o diagnóstico de IAM: dor torácica tipo isquêmica, modificações evolutivas em traçados do eletrocardiograma e elevação dos marcadores bioquímicos da necrose do miocárdio.

O paciente com SCA deve ser monitorizado, ter disponível um acesso venoso e uma fonte de oxigênio e, em um prazo máximo de 10 minutos, realizar avaliação clínica sumária e um ECG em repouso. O objetivo é dividir o paciente em dois cenários:

1. Pacientes com supra-ST: são candidatos à reperfusão imediata, que pode ser química (trombolítico) ou mecânica (angioplastia primária).
2. Pacientes sem supra-ST: inclui os grupos angina instável e IAM sem supra. Deve-se iniciar tratamento clínico com antiagregantes plaquetários, anticoagulação plena e estatinas e, de modo concomitante, uma estratificação de risco. Aqueles de alto risco são encaminhados para coronariografia (estratificação invasiva) em até 24-48 h.

■ ECG

Representa o subsídio mais importante para a identificação do infarto agudo, sendo indispensável também para o acompanhamento de sua evolução. As manifestações eletrocardiográficas dos

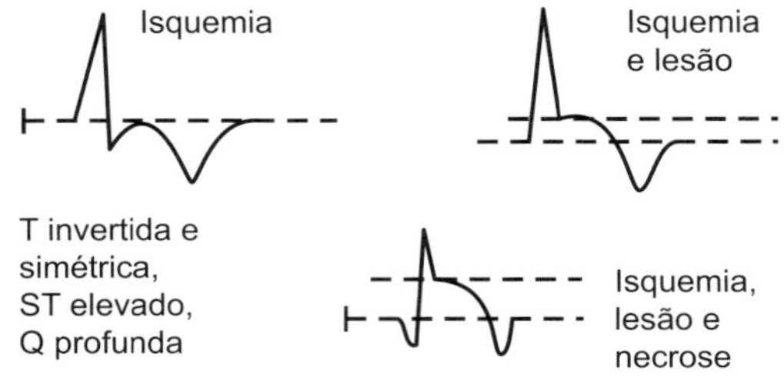

536 LABORATÓRIO COM INTERPRETAÇÕES CLÍNICAS

Figura 29.1. *Eletrocardiograma na isquemia.*

três processos consistem em alterações das ondas T (isquemia), dos segmentos ST (corrente de lesão) e dos complexos QRS (infarto), que são observadas nas derivações correspondentes à área comprometida (Figura 29.1).

Para boa compreensão das alterações eletrocardiográficas do infarto é necessário atentar para o significado das expressões zona de isquemia, zona de lesão e zona de necrose. A zona de isquemia é a que se dispõe entre o miocárdio normal e a zona de lesão. Representa uma área ligeiramente alterada, na qual as modificações são rapidamente reversíveis. Essa região é a responsável pelas alterações da onda T, causadas pela demora no processo de repolarização. A zona de lesão dispõe-se entre a zona isquêmica e a zona de necrose. É uma região mais profundamente alterada, na qual os danos podem evoluir para a normalidade ou para a morte tissular. Ela dá origem à corrente de lesão que vai do tecido são para o lesado, com modificações do segmento ST. A zona de necrose é a central, cercada pela zona de lesão, em que se encontra a destruição tissular completa. Não produz fenômenos elétricos, mas dá lugar à passagem de corrente com modificações de voltagem e alterações do complexo QRS.

Geralmente, a manifestação mais precoce da isquemia miocárdica aguda é o aparecimento de ondas T "hiperagudas", isto é, altas, proeminentes, que se tornam posteriormente invertidas. Quando a integridade elétrica das membranas celulares é afetada, surgem correntes de lesão. O sinal de lesão no ECG durante a evolução do infarto transmural é a elevação (supradesnivelamento) dos segmentos ST nas derivações correspondentes à área comprometida. A combinação de isquemia e lesão produz segmentos ST elevados acompanhados de ondas T hiperagudas (nos estágios bem precoces) ou invertidas. Nas derivações opostas à zona lesada observam-se as alterações recíprocas de infradesnivelamento de ST e ondas T voltadas para cima ou isoelétricas. À medida que a fase de lesão ativa se resolve, os segmentos ST voltam à linha de base, mas a inversão de T pode persistir durante meses ou anos. Ondas Q patológicas são manifestações de infarto transmural. Tais ondas são patológicas quando surgem em uma derivação em que elas previamente não existiam ou quando se tornam exageradas. O infarto não transmural (subendocárdico e subepicárdico) pode causar alterações persistente de ST e T similares às observadas no infarto transmural, mas as ondas Q patológicas não comparecem. A depressão de ST e inversão de T são comuns nas derivações I, II, III, aVL, aVF e/ou V_4 a V_6. Alterações similares, mas transitórias, podem ocorrer também durante a dor anginosa, após a embolia pulmonar e secundariamente a lesões do SNC. A presença de bloqueio de ramo esquerdo, bem como alterações remanescentes de infarto prévio, podem mascarar as alterações típicas do infarto agudo.

■ Hemograma

Observa-se leucocitose que se evidencia desde as primeiras horas, após o episódio agudo, e desaparece antes do fim da primeira semana, caso não ocorram complicações. A contagem dos leucócitos varia, habitualmente, entre 12.000 e 15.000. Valores superiores a 20.000 levam à suspeita de complicação.

■ Hemossedimentação

A velocidade de hemossedimentação encontra-se, em regra, aumentada após o 2º ou o 3º dia da necrose miocárdica. De maneira geral, ela se normaliza entre o 21º e o 30º dia, sendo utilizada como um dos critérios para a aferição da cicatrização da lesão miocárdica. Raramente ultrapassa 100 mm/h e, nesses cenários, deve-se investigar doença subjacente.

■ Proteína C reativa

Um teste positivo é encontrado em 90% dos casos de infartos transmurais. Começa a positivar-se 12 horas a 5 dias após o episódio agudo, permanecendo positivo até 14 a 50 dias.

■ Enzimas séricas

A dosagem de algumas enzimas séricas mostra-se de grande valor no diagnóstico do infarto do miocárdio e no acompanhamento de sua evolução, mostrando-se tal exame útil igualmente para estabelecer o prognóstico, uma vez que já se demonstrou uma relação direta entre a magnitude da elevação das enzimas e a ocorrência de arritmias, de choque cardiogênico e da insuficiência cardíaca persistente. A dica aqui é que o importante em termos de prognóstico não é o valor isolado da enzima mas sim a "área sob a curva", quando os valores da curva enzimática são colocados ao longo do tempo (Figura 29.2).

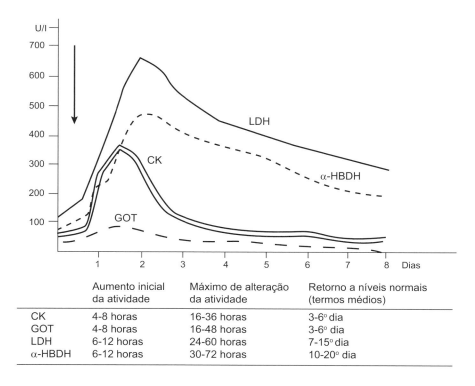

Figura 29.2. Comportamento das diversas enzimas no infarto agudo do miocárdio. (Fonte: Schmidt E, Schmidt FW. Kleine Enzym fibel. Série Diagnóstica Boehringer Manheim, 1976.)

538 LABORATÓRIO COM INTERPRETAÇÕES CLÍNICAS

Quanto às enzimas clinicamente utilizadas no diagnóstico do infarto do miocárdico, podemos dividi-las em dois grandes grupos: as que compõem os marcadores bioquímicos clássicos (creatino-quinase total e CK-MB atividade, aspartato transaminase – AST, lactato desidrogenase total – LDH, e LDH-1), e os marcadores bioquímicos modernos (CK-MB massa e isoformas de CK, e troponina).

A dosagem da AST, bem como da CK, era no passado utilizada para o diagnóstico precoce do ataque de infarto do miocárdio. A LDH e a α-HBDH serviam para o diagnóstico tardio, pois permaneciam elevadas até duas semanas ou mais, após o infarto. Contudo, com o advento dos marcadores modernos, perderam espaço na prática clínica.

■ *Creatinoquinase (CK)*

A dosagem da CK total já foi muito utilizada no diagnóstico do infarto agudo do miocárdio e das doenças do músculo esquelético. Como a quantidade absoluta de CK existente nos músculos esqueléticos é cinco a dez vezes superior à que existe no tecido cardíaco, essa enzima exibe teores séricos muitíssimo mais elevados nas lesões dos primeiros que nas dos segundos. Na verdade, os aumentos da CK total exibem valor diagnóstico limitado quando avaliados isoladamente, já que esses aumentos podem ocorrer em muitas doenças e até mesmo após simples injeção intramuscular de qualquer medicamento. Portanto, o estudo das isoenzimas da CK (especialmente a CK-MB) é incomparavelmente mais útil para o diagnóstico.

■ *Isoenzimas da CK (CK1,2,3)*

Essas isoenzimas são numeradas segundo suas velocidades relativas no processo eletroforético, recebendo o menor número (um) a fração que mais se aproxima do anódio (CK-BB). Estudaremos apenas a CK_2 (CK-MB) por ser ela a que desperta maior interesse clínico.

■ *Valores de referência*

A CK-MB pode ser expressa de duas maneiras diferentes: em unidade de massa (valor obtido preferentemente por meio de imunoensaio) ou na forma de percentagem de CK total. Portanto, sempre que o nível de CK-MB estiver elevado é muito útil conhecer o valor da CK total para que se possa calcular a percentagem de MB em relação à CK total, ou seja, o chamado "índice relativo" (IR).

- Unidades de massa: ($CK-MB_{massa}$): menor que 10 µg/L.
- Índice relativo: menor que 4-6%.

Destaca-se que a dosagem de CK-MB pode ser feita por atividade em imunoinibição e por massa em imunoensaio enzimático. A dosagem por atividade utiliza soro anti-CK-M que inibe as subunidades M tanto de CK-MM quanto da CK-MB. Dessa forma, a atividade enzimática da subunidade B é medida, partindo do pressuposto que não há CK-BB no plasma, como é o normal. Ao contrário, a dosagem por imunoensaio enzimático, por utilizar dois anticorpos, um imobilizado na matriz do teste e o segundo conjugado a uma molécula marcadora, é absolutamente específica para CK-MB. Em resumo, quanto à curva de detecção, pico e retorno à normalidade desses marcadores, sabemos que a dosagem em CK-MB massa é preferida em relação à atividade pois começa a se elevar em até 3 horas após o IAM (em 50% dos pacientes) e em até 6 horas (em 90% dos pacientes). Já a CK-MB atividade começa a ser detectada em 6 horas após o IAM.

De interesse clínico no diagnóstico de certas doenças agudas é o que os americanos chamam de *diagnostic window* ("janela diagnóstica"), ou seja, os prazos em que as alterações enzimáticas ocorrem (início, pico e normalização). Em casos de infarto agudo do miocárdio, por exemplo, a elevação no soro da CK-MB massa tem início 4 horas (3-12) após o início da dor, o pico é alcançado ao término de 18 horas (12-24) e a normalização se dá em 2 dias (1-3). Alguns cardiologistas recomendam a

DOENÇAS CIRCULATÓRIAS **539**

coleta de cinco amostras de sangue: a primeira obtida imediatamente e, a seguir, quatro amostras colhidas após 5, 12, 18 e 24 horas. Outros especialistas utilizam quatro amostras (0, 8, 16, 24) ou três (0, 12, 24).

A elevação de CK-MB associada a um "índice relativo" de > 6% da CK total indica geralmente dano do miocárdio, quase sempre infarto agudo. A elevação da CK-MB associada a um IR de < 6% indica geralmente dano de músculo esquelético.

■ Marcadores não enzimáticos

Entre os marcadores não enzimáticos destacam-se as troponinas e a mioglobina. Recentemente, têm recebido atenção os estudos com relação às troponinas, pois estas conferem importante especificidade para a injúria do miocárdio. As troponinas formam um complexo que regula a interação cálcio-dependente da miosina com a actina. São constituídas de três diferentes proteínas (troponina I, C e T) existentes tanto no músculo esquelético quanto cardíaco e codificadas por diferentes genes. A troponina C é idêntica tanto no músculo esquelético como cardíaco mas os genes codificadores das troponinas I e T, cardíaca e esquelética, são diferentes, o que permitiu que anticorpos monoclonais de reatividade cruzada extremamente baixa pudessem ser desenvolvidos facilitando o diagnóstico do IAM. Em pacientes com IAM, a elevação da atividade da creatinofosfoquinase acima dos valores normais é raramente encontrada de 4 a 6 h após o início da dor, fazendo com que o diagnóstico precoce tenha que depender fortemente de alterações eletrocardiográficas típicas. Isso torna-se um problema pelo fato de que o eletrocardiograma (ECG) é inconclusivo em até 40 dos pacientes.

A troponina I cardíaca não se expressa no músculo esquelético humano durante o desenvolvimento fetal, após trauma do músculo esquelético ou durante a regeneração desse tipo de músculo. Ao contrário da CK-MB, a troponina I cardíaca é altamente específica para o tecido miocárdico, não é detectável no sangue de pessoas sadias, mostra um aumento proporcionalmente bem maior acima dos valores-limite e nos casos de IAM pode permanecer elevada por sete a dez dias após o episódio agudo. Apesar da sua elevada especificidade e da capacidade de detecção laboratorial em vigência de pequenas áreas de infarto, devido ao seu tempo de meia-vida elevado, a troponina I ou a troponina US não têm valor no reinfarto, sendo útil, nesse contexto, a dosagem sérica de CK-MB.

Deve-se destacar que como as troponinas I e T não são detectadas na circulação periférica em condições normais, o ponto de corte nos ensaios laboratoriais é pouco acima do valor de ruído. Além disso, enquanto a CK-MB aumenta cerca de 10 vezes acima do limite superior da normalidade, a troponina T aumenta, geralmente, mais de 20 vezes o limite superior da normalidade. Tais características fazem com que a detecção de graus mínimos de necrose sejam possíveis devido à sensibilidade das troponinas.

Recentemente, tem sido incorporada à prática clínica a dosagem da troponina ultrassensível (troponina US ou Tn-US). Os níveis séricos de troponina se mostram elevados em torno de duas a três horas após a lesão miocárdica. Quando são utilizados os testes de troponina tradicionais existe a necessidade de medições seriadas para maximizar o grau de sensibilidade para o diagnóstico de infarto do miocárdio, pelo fato de que com uma única dosagem de cTn o grau de sensibilidade varia de 70 a 85%, dependendo do teste utilizado. Com a utilização da troponina ultrassensível (cTn-US), se o valor estiver abaixo do valor de corte em 3 horas após a admissão, o teste apresentou um valor preditivo negativo de 99,4%. Ou seja, para pacientes com valores normais de troponina em 3 horas após a admissão, a hipótese diagnóstica de IAM pode ser descartada com 99,4% de chances de acerto, evitando que os pacientes sejam mantidos sob observação até completar a curva de troponina (12 horas). Entretanto, esse aumento de sensibilidade resulta em perda de especificidade, levando ainda à necessidade de medições seriadas, o que melhora consideravelmente o grau de especificidade

540 LABORATÓRIO COM INTERPRETAÇÕES CLÍNICAS

do teste. Sendo assim, os pacientes que apresentavam valores detectáveis (acima do ponto de corte) de troponina US não necessariamente estariam com IAM, podendo significar outro tipo de alteração que afetasse o tecido cardíaco. Nestes casos, a dosagem seriada, a chamada curva enzimática, se faz necessária.

Falso-positivos para a troponina são possíveis e definidos quando em um cenário de dor torácica a troponina se apresenta elevada e com coronariografia normal. Portanto, níveis elevados de troponina no plasma devem ser interpretados no contexto clínico dos pacientes. Citamse como exemplos: taqui ou bradiarritmias, choque cardiogênico, pacientes críticos com sepse, cardiomiopatia hipertrófica, vasoespasmo coronariano, doenças neurológicas agudas como AVE e hemorragia subaracnóidea, contusões cardíacas ou outros traumas incluindo cirurgia, ablação, implante de CDI, cardioversão, biópsia endomiocárdica, cirurgia cardíaca, rabdomiólise com dano cardíaco, insuficiência cardíaca congestiva, embolismo pulmonar com severa hipertensão arterial pulmonar, insuficiência renal, dissecção aórtica, síndrome de balonização apical, doenças infiltrativas do miocárdio, doenças inflamatórias do miocárdio, toxicidade a drogas ou toxinas (adriamicina, 5-fluoracil), e queimados (principalmente os que têm mais de 25% da superfície corporal queimada).

A mioglobina é uma proteína que se encontra anormalmente elevada já nas primeiras 2 h após o infarto agudo do miocárdio (IAM), mas não possui cardioespecificidade. Eleva-se também após lesões musculares esqueléticas e, além disso, pode causar resultados falso-positivos em portadores de insuficiência renal aguda (uma vez que sua eliminação é renal). O maior interesse em medir a mioglobina como marcador de necrose devia-se à sua liberação precoce pelos cardiomiócitos, em torno de 1 a 3 horas. Contudo, com o advento das troponinas ultrassensíveis, perderam espaço na prática clínica.

■ Diagnóstico pela imagem

A ecocardiografia bidimensional é o método por imagem mais usado nos casos de infarto agudo do miocárdio. Ela tem três utilidades fundamentais no paciente com SCA:

- Determinação do déficit segmentar, áreas de hipocinesia, acinesia e discinesia.
- Complicações mecânicas, como CIV aguda, IM por ruptura do músculo papilar, trombos em cavidades do VE, entre outras.
- Determinação da função sistólica global do VE, parâmetro de fundamental importância prognóstica.

Por isso, é indicado em todos os casos de SCA.

Embora por meio da ecocardiografia o infarto agudo não possa ser distinguido de cicatrizes de infartos antigos ou da isquemia aguda grave, a simplicidade e inocuidade do método tornaram-no atraente como recurso de triagem. Nas unidades coronarianas, a confirmação precoce da presença ou ausência de anormalidades do funcionamento da parede cardíaca pode ser útil para as decisões terapêuticas (por exemplo, se os agentes trombolíticos ou os inibidores da enzima conversora da angiotensina devem ou não ser utilizados). A ecocardiografia pode identificar também a presença de infarto do ventrículo direito, aneurisma ventricular, derrame pericárdico e existência de trombo no ventrículo esquerdo.

Aneurisma da aorta abdominal

Denomina-se aneurisma da aorta abdominal (AAA) dilatações focais anormais da aorta abdominal geralmente maiores que 50% do diâmetro normal do vaso. Sabe-se que esse diâmetro pode variar conforme a idade, gênero e hábitos de vida do paciente; entretanto, o diâmetro médio da aorta infrarrenal é de cerca de 2 cm e no máximo de 3 cm. O diâmetro da aorta suprarrenal é geralmente

DOENÇAS CIRCULATÓRIAS **541**

0,5 cm maior que o da aorta infrarrenal. Essa patologia apresenta um potencial significativo de morbidade e mortalidade devido ao risco de complicações. Apesar da sua gravidade potencial, a maioria dos pacientes portadores do AAA são assintomáticos quando do seu diagnóstico, sendo muitas vezes diagnosticados por exames abdominais de imagem como ultrassonografia abdominal.

Ao exame físico, a presença de massa pulsátil na região abdominal é um dado que nos atenta ao diagnóstico. Os sintomas mais comuns são a dor abdominal, dor em flancos ou no dorso. Os aneurismas de aorta que causam sintomas são os que têm maior risco de ruptura, pelo seu grande diâmetro, pelo seu crescimento rápido ou ainda por outra complicação comum que é a dissecção do aneurisma da aorta abdominal.

A aorta abdominal é o sítio mais comum de aneurismas arteriais. Em sua grande maioria têm início abaixo das artérias renais, podendo entender-se até as ilíacas. Os fatores de risco associados ao aneurisma de aorta abdominal são tabagismo, gênero masculino, idade avançada, origem caucasiana, aterosclerose, história familiar de aneurisma de aorta abdominal, presença de outro tipo de aneurisma arterial (ilíaco, poplíteo ou femoral), doenças do tecido conjuntivo, história anterior de dissecção ou cirurgia aórtica. O risco de ruptura, por sua vez, é aumentado se o diâmetro é maior que 5,5 cm, se o paciente é fumante, hipertenso, do gênero feminino, se for sintomático ou se houver uma taxa de expansão do aneurisma superior a 0,5 cm/ano.

■ *Exames laboratoriais*

Não existe exame laboratorial que identifique a presença de AAA com certeza. Os marcadores hemostáticos (fibrinogênio, D-dímero, e complexo trombina-antitrombina III) podem ser elevados em pacientes com AAA. A maioria desses não são específicos e podem ser anormais em uma variedade de outras doenças trombóticas, e alguns também aumentam com a idade.

A maioria dos pacientes que se apresentam com queixas abdominais agudas serão submetidos a testes laboratoriais iniciais como hemograma completo, eletrólitos, ureia e creatinina. Para os pacientes que apresentam quadro de choque, gasometria arterial, um nível de lactato, enzimas cardíacas, as provas função hepática, parâmetros de coagulação, fibrinogênio serão realizadas. Anemia e acidose metabólica podem apontar para a perda de sangue aguda como a causa do choque relacionado com um AAA roto.

Uma contagem de glóbulos brancos elevada pode indicar infecção aórtica ou inflamação em pacientes que se apresentam com manifestações sistêmicas (por exemplo, febre, perda de peso). Nesse caso, estudos adicionais, tais como culturas de sangue e uma VHS, podem ser úteis para distinguir AAA infectado ou inflamatória de aneurismas não complicados.

Embora a maioria dos pacientes com AAA roto tem testes de coagulação normais, alguns podem ter evidência laboratorial de coagulação intravascular disseminada pode estar relacionada a um aneurisma grande como um aneurisma toracoabdominal.

Há uma correlação entre a concentração do D-dímero e o diâmetro do aneurisma e, dessa forma, os níveis do D-dímero podem ser usados para acompanhamento dos pacientes já diagnosticados com aneurisma de aorta abdominal, assim acompanhando o seu crescimento e portanto o maior risco de complicação. Em idosos, a elevação da homocisteína tem sido associada à presença de aneurisma de aorta abdominal, tendo também sua concentração uma correlação positiva com o diâmetro do aneurisma.

A ureia e a creatinina são exames de grande valia devido à possibilidade de envolvimento das artérias renais. Nesse contexto, uma rotina mínima de investigação de uma dor abdominal aguda deve incluir hemograma completo, eletrólitos, ureia, creatinina, coagulograma, lactato e enzimas cardíacas – esta última para fazer diagnóstico diferencial com infarto agudo do miocárdio atípico.

Exames de imagem

O diagnóstico de certeza é feito por meio da demonstração por exame de imagem como US ou TC abdominal de uma dilatação focal da aorta de pelo menos 1,5 vezes seu diâmetro normal.

Em pacientes sem instabilidade hemodinâmica, o diagnóstico pode ser feito pela ultrassonografia abdominal, tomografia computadorizada ou em alguns casos pela ressonância magnética.

Ultrassonografia abdominal

É o exame de escolha inicial em pacientes assintomáticos, pois é não invasivo e não usa radiação nem contraste. Contudo, tem limitações em pacientes com intenso meteorismo intestinal. Deve ser feito em associação com o Doppler.

Tomografia computadorizada abdominal e pélvica

A angio-TC é o exame de escolha nos pacientes sintomáticos, permitindo uma melhor visualização de outras patologias abdominais potenciais e visualização de aneurismas de aorta localizados acima das artérias renais (suprarrenais) assim como define a extensão do aneurisma importantes para o planejamento de seu reparo cirúrgico ou endovascular. A tomografia computadorizada sem contraste geralmente é suficiente para o diagnóstico de aneurisma de aorta, entretanto o uso do contraste permite melhor precisão e ganha maior destaque em casos de suspeita de ruptura desse aneurisma. Deve-se estar atento ao risco de disfunção renal pelo contraste.

A ressonância magnética é menos utilizada na avaliação inicial. Sua importância se destaca nos pacientes com diagnóstico de aneurisma abdominal (antes ou após o reparo) que apresentem novos sintomas. Os pacientes que não podem receber contraste intravenoso iodado também são candidatos a realizar RNM.

A arteriografia convencional foi considerada por muitos anos o padrão-ouro. Contudo, com o advento da angio-TC, perdeu espaço e hoje é utilizada apenas nas situações de intervenção hemodinâmica.

Nos casos de instabilidade hemodinâmica, nos pacientes que apresentam sintomas clássicos e sinais de ruptura, como dor no abdome, no dorso ou em flancos, além de hipotensão arterial e massa pulsátil, a abordagem cirúrgica para reparo do aneurisma sem a realização de exame de imagem pode ser necessária (Figuras 29.3, 29.4 e 29.5).

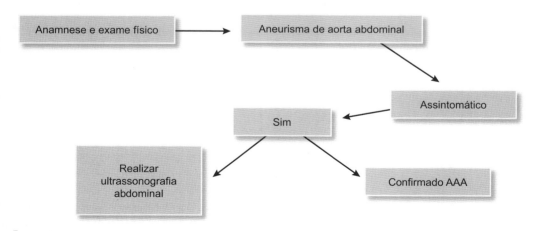

Figura 29.3. *Abordagem prática básica de investigação. (Fonte: Elaborada pelos autores.)*

DOENÇAS CIRCULATÓRIAS 543

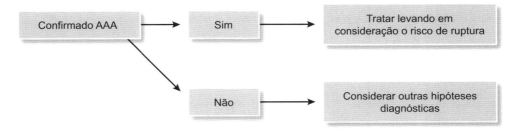

Figura 29.4. *Conduta para o paciente hemodinamicamente estável. (Fonte: Elaborada pelos autores.)*

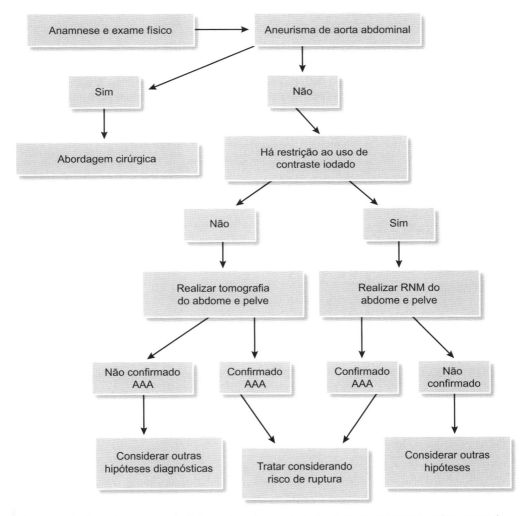

Figura 29.5. *Conduta para o paciente hemodinamicamente instável. (Fonte: Elaborada pelos autores.)*

544 LABORATÓRIO COM INTERPRETAÇÕES CLÍNICAS

Tabela 29.5. Diâmetros da aorta torácica por região e gênero

Região	Tamanho em cm	
	Homem	Mulher
Seio aórtico	3,63 a 3,91	3,5 a 3,72
Aorta ascendente	2,86	2,86
Aorta descendente (terço médio)	2,39 a 2,98	2,45 a 2,64
Aorta descendente no nível do diafragma	2,43 a 2,69	2,40 a 2,44

Aneurisma da aorta torácica

Os aneurismas de aorta torácica são dilatações anormais da aorta em seu segmento torácico. Eles são definidos por aumentos de pelo menos 50% no diâmetro normal esperado do vaso – o qual varia com a idade, gênero e com local da aorta torácica. Algumas estimativas são mostradas na Tabela 29.5.

Seu diagnóstico é, muitas vezes, feito de maneira incidental em estudos de imagem realizados para avaliar condições clínicas não relacionadas a essa condição. A maioria dos pacientes com a doença não apresenta sintomas.

Os aneurismas de aorta torácica que produzem sintomas são aqueles de diâmetro bem aumentado e, portanto, possuem elevado risco de ruptura e alta taxa de mortalidade.

Quando presentes, os sintomas são geralmente dor no peito ou na coluna dorsal ou sintomas relacionados à compressão de estruturas adjacentes, como nervos e artérias. Devido à compressão, e com os aneurismas volumosos podendo causar neuropatias (dor, parestesia) quando comprimem artérias, podem dar sintomas isquêmicos, ou causar trombose nos casos de compressão venosa.

Os fatores de risco associados ao aneurisma de aorta torácica são tabagismo, aterosclerose, hipercolesterolemia, história familiar positiva para aneurisma de aorta torácica ou dissecção aórtica, história anterior de dissecção aórtica, aneurisma cerebral, valvulopatia aórtica e condições de alto risco (síndrome de Marfan, de Ehlers-Danlos, de Turner, de Loeys-Dietz e doenças do tecido conjuntivo).

■ Exames laboratoriais

Até o presente momento não há nenhum estudo que indique o uso de algum exame laboratorial para determinar um aneurisma de aorta torácica com certeza (Quadro 29.2). Sua principal utilidade é para avaliar o estado geral de saúde e as comorbidades, como, por exemplo, hemoglobina e função renal.

■ Exames de imagem
■ *Radiografia de tórax*

Em pacientes assintomáticos pode auxiliar no diagnóstico de aneurisma de aorta torácica e deve ser incluída na abordagem inicial em pacientes estáveis hemodinamicamente. As alterações encontradas geralmente são: alargamento da silhueta mediastinal, alargamento do botão aórtico, desvio da traqueia, opacificação da janela aorticopulmonar, deslocamento de calcificação aórtica, entortamento da aorta (*aortic kinking*).

DOENÇAS CIRCULATÓRIAS **545**

Quadro 29.2. Abordagem prática básica de investigação

Passo 1. Anamnese e exame físico conduzem a hipótese diagnóstica de aneurisma de aorta torácica?
  Sim: Realizar, se possível, radiografia de tórax. Os resultados falam a favor de aneurisma de aorta torácica? Vá para o passo 2.
  Não: Considerar outras hipóteses diagnósticas.

Passo 2. Paciente hemodinamicamente instável?
  Sim: Considerar abordagem cirúrgica.
  Não: Paciente sintomático e hipotenso?
  Sim: Solicitar ecotransesofágico. Vá para o passo 3.
  Não: Vá para o passo 4.

Passo 3. Foi possível confirmar o diagnóstico de aneurisma de aorta torácica?
  Sim: Tratar.
  Não: Vá para o passo 4.

Passo 4. Há alguma restrição ao uso de contraste iodado?
  Sim: Realizar RM de tórax. Vá para o passo 5.
  Não: Realizar TC de tórax. Vá para o passo 5.

Passo 5. Foi possível confirmar o diagnóstico de aneurisma de aorta torácica?
  Sim: Tratar.
  Não: Solicitar ecocardiograma transtorácico. Vá para o passo 6.

Passo 6. Solicitar ecocardiograma transesofágico (se não tiver sido realizado ainda). Foi possível confirmar a hipótese diagnóstica de aneurisma de aorta torácica?
  Sim: Tratar.
  Não: Considerar outras hipóteses diagnósticas.

■ *Ecocardiograma*

Pode diagnosticar os aneurismas de aorta torácica incidentalmente. É o método de eleição na avaliação da valva aórtica e de outras anormalidades. O ecocardiograma transtorácico deve ser preferido na avaliação inicial do paciente com aneurisma da aorta torácica ascendente, mas o transesofágico é mais acurado. Suas vantagens são o menor custo, menor invasividade (no caso do transtorácico) e não necessitar de contraste. Contudo, tem resolução anatômica inferior à angio-TC.

A angio-TC e angio-RM são os melhores testes para diagnosticar aneurisma de aorta torácica – ainda que, muitas das vezes, esse diagnóstico seja obtido de maneira incidental. Essas técnicas determinam mudanças no diâmetro da aorta, avaliam o arco aórtico, as ramificações vasculares e permitem identificar rupturas e dissecções. Em particular, a RM é melhor que a TC no diagnóstico dos aneurismas que envolvem o seio aórtico, ao passo que a angio-TC em aparelhos com mais de 64 canais tem maior resolução anatômica.

Dissecção da aorta

A dissecção da aorta ocorre por um rompimento da camada íntima do vaso, resultando na separação das camadas íntima e média da aorta e criação de um falso trajeto para passagem do sangue no vaso, o chamado "falso lúmen".

A dissecção aórtica é classificada como aguda ou crônica com base na duração dos sintomas no momento da apresentação, que pode ser de semanas (aguda) ou até meses (crônica).

A dissecção da aorta (dissecção aórtica) é um evento clínico relativamente incomum, porém de muita gravidade, quando se apresenta de forma aguda e catastrófica. A queixa mais comum é dor torácica de forte intensidade, que não melhora com uso de analgésicos comuns, e muitas vezes acompanhada de comprometimento hemodinâmico agudo, isto é, hipotensão arterial severa, palidez facial, sudorese, ausência de pulsos e síncope. Acomete, principalmente, homens de mais de 50 anos

546 LABORATÓRIO COM INTERPRETAÇÕES CLÍNICAS

Quadro 29.3. Correlação dos achados clínicos e área comprometida

Achados clínicos	Estrutura ou artéria envolvida
Insuficiência aórtica ou insuficiência cardíaca	Válvula aórtica
Infarto do miocárdio	Arterial coronariana (muitas vezes à direita)
Tamponamento cardíaco	Pericárdio
Hemotórax	Tórax
Acidente vascular cerebral	Artéria inominada, carótida comum, ou subclávia esquerda
Ausência de pulso na extremidade superior, dor e hipotensão	Artéria subclávia
Dor abdominal, isquemia mesentérica	Artéria celíaca ou mesentérica
Costas ou dor no flanco, insuficiência renal	Artéria renal

com hipertensão arterial. O diagnóstico e tratamento precoces são cruciais para a sobrevivência do paciente. Apesar dos avanços dos meios diagnósticos e terapêuticos, a mortalidade de dissecção da aorta permanece alta, de 25 a 30%.

Quanto à classificação anatômica: as duas principais classificações anatômicas usadas para classificar dissecção aórtica são Stanford e a de DeBakey. O sistema de Stanford é mais amplamente utilizado. Ele classifica dissecções que envolvem a aorta ascendente como tipo A, independentemente do local da íntima primária, e todos os outros tipos de dissecções como tipo B. Em comparação, o sistema DeBakey baseia-se no local de origem, com o tipo 1 originário da aorta ascendente e de propagação até, pelo menos, o arco aórtico; tipo 2, originário e confinado à aorta ascendente; e do tipo 3 originário da aorta descendente e estendendo-se para porção distal ou proximal.

Dissecção da aorta abdominal isolada é relatada esporadicamente e pode se dever a mecanismos iatrogênicos, espontâneos ou traumáticos. A aorta abdominal infrarrenal é mais comumente envolvida que a aorta suprarrenal.

A dissecção costuma iniciar na porção ascendente da croça e geralmente se propaga distalmente até a aorta descendente e seus ramos, abrangendo, não raro, toda a aorta, até as ilíacas e femorais – podendo ser limitada por uma placa aterosclerótica. Entretanto, a propagação proximal pode ocorrer. Em alguns casos, tem-se uma ruptura secundária da camada íntima, resultando na reentrada de sangue a partir do falso lúmen para a luz verdadeira do vaso. A necrose cística idiopática da túnica média é tida como um pré-requisito para ocorrência de dissecção aórtica de causa não traumática.

Os sintomas e sinais da dissecção aórtica dependerão da extensão da dissecção e as estruturas cardiovasculares afetadas. A dor é o sintoma mais comum, ocorrendo em mais de 90% dos pacientes, mais comumente no peito ou nas costas. Embora dissecção indolor tenha sido relatada, é relativamente incomum. Segue abaixo quadro com a correlação dos achados clínicos e área comprometida (Quadro 29.3).

■ Fatores de risco

A história prévia de diabetes, aneurisma da aorta, ou cirurgia cardiovascular foi mais comum em pacientes com dissecção indolor, apresentando sintomas de síncope, insuficiência cardíaca ou acidente vascular cerebral como apresentação inicial da doença. A hipertensão é o fator de risco mais importante e está presente nas dissecções da aorta descendente. Em contraste, a hipotensão pode estar presente em dissecções que envolvem a aorta ascendente, potencialmente, como resultado de ruptura da válvula aórtica, levando a regurgitação ou ruptura da aorta levando extravasamento grave de sangue para o espaço pericárdico resultando em tamponamento cardíaco.

O sintoma mais comum é dor que ocorre em mais de 90% dos pacientes, com 85% observando o aparecimento de abrupto. A dor é grave, aguda, como "facada, tipo lancinante" fazendo com que o paciente procure atendimento médico dentro de minutos a horas de início. A dor pode ocorrer isoladamente ou estar associada a síncope, acidente vascular cerebral, síndrome coronária aguda, insuficiência cardíaca, ou outros sintomas clínicos ou sinais.

■ Diagnóstico

O diagnóstico da dissecção aórtica pode ser suspeitado clinicamente com base na presença de características clínicas de alto risco, mas a confirmação do diagnóstico requer imagem cardiovascular que demonstra a dissecção separar uma falsa luz da luz verdadeira.

Em pacientes com dor torácica aguda ou dor nas costas, a dissecção aguda da aorta pode ser identificada com base em três aspectos clínicos:

1. Início abrupto de dor torácica ou abdominal com uma faca afiada, e/ou caráter de rasgamento.
2. A variação de pulso (ausência de uma extremidade ou carótida pulso proximal) e/ou pressão arterial (> 20 mmHg de diferença entre a direita e braço esquerdo).
3. Radiografia do tórax com alargando na mediastino e/ou aorta.

■ Estudos de laboratório

Marcadores séricos de dissecção aguda da aorta estão emergindo como uma opção de diagnóstico, particularmente na triagem de pacientes com "dor no peito", em que o custo de imagem cardiovascular generalizada seria proibitivo.

■ D-dímero

É um produto de degradação de fibrina de ligação cruzada. Ele reflete a ativação da via extrínseca da cascata de coagulação, pelo tecido exposto na camada média da aorta. Assim, o D-dímero tem emergido como um potencial marcador sérico para dissecção aguda; mas, como é um indicador inespecífico da coagulação, pode estar elevado em muitas condições. O D-dímero parece ser uma ferramenta de triagem útil para identificar os pacientes que não têm dissecção aguda da aorta. Um ponto de corte amplamente utilizado é de 500 ng/mL; um nível abaixo deste valor é altamente preditivo para a exclusão de dissecção.

■ Hemograma completo

É comum uma ligeira leucocitose, bem como anemia, podendo esta refletir vazamento de sangue pela lesão.

■ Função renal

A solicitação da ureia e da creatinina é útil na avaliação de insuficiência renal, com ou sem comprometimento das artérias renais. A avaliação antes do uso de contraste é importante e poderá ser utilizada para meios diagnósticos.

■ Enzimas séricas

Pode haver elevação da lactato desidrogenase (LDH), em decorrência de hemólise ocorrida na passagem do sangue pelo falso lúmen. As demais enzimas estão geralmente normais, o que é importante para afastar a hipótese de infarto do miocárdio.

548 LABORATÓRIO COM INTERPRETAÇÕES CLÍNICAS

■ Eletrocardiograma

É muitas vezes obtido na avaliação inicial de pacientes com dor torácica. Há, geralmente, apenas alterações inespecíficas. Porém as dissecções da aorta que envolvem o óstio coronáriano também poderá apresentar alterações características da síndrome coronariana aguda, até mesmo o supradesnível do segmento ST. O tipo da dor, alterações do exame clínico e a troponina são de importância para diagnóstico diferencial com infarto agudo do miocárdico, no qual tratamento com trombolíticos se faz necessário.

■ Radiografia do tórax

Alargamento do mediastino ou da imagem aórtica é a anormalidade mais comum, representando um importante indício da doença. O derrame pleural é frequente à esquerda. Pelos raios X de tórax é importante afastar diagnóstico de outras causas de dor torácica (por exemplo, pneumotórax) que requerem tratamento específico.

■ Exames de imagens para o diagnóstico dissecção aórtica

Várias modalidades de imagens podem ser usados para demonstrar a dissecção, incluindo angiorressonância magnética (RM), angiotomografia computadorizada (TC), e ecocardiografia transesofágica (ETE). Cada um tem suas vantagens e desvantagens, podendo ser mais apropriados para populações de pacientes selecionados como um estudo inicial.

■ Ecocardiografia transesofágica (ETE)

Para os pacientes hemodinamicamente instáveis, esse método diagnóstico é o escolhido como um estudo inicial em pacientes com suspeita de dissecção aórtica. Sua vantagem está no fato de ser portátil, evitando o deslocamento do paciente, podendo ser realizado à beira do leito, além de ser capaz de um diagnóstico mais rápido. Serve para dissecções tanto da aorta ascendente como descendente, podendo demonstrar a presença de insuficiência aórtica.

■ Tomografia computadorizada (TC)

É a escolha inicial mais comum, devido à sua disponibilidade generalizada, particularmente na configuração do departamento de emergência. Mais que um estudo é muitas vezes necessário para obter todas as informações necessárias para orientar plenamente um tratamento. Quando feita com contraste venoso, fornece informações extremamente precisas e específicas do local e da extensão da dissecção melhor especificada (angio-TC). O diagnóstico por imagem da dissecção aórtica é baseado na presença de um *flap* intimal separar uma falsa luz de uma luz verdadeira, e as complicações associadas. Para pacientes hemodinamicamente estáveis, obtemos angiotomografia como um estudo inicial em pacientes com suspeita de dissecção aórtica.

■ Ressonância magnética (RM)

Para os doentes hemodinamicamente estáveis, angiorressonância é uma alternativa à angio-TC, dependendo da disponibilidade Embora menos comumente usada, a angio-RM é altamente precisa para o diagnóstico de dissecção aórtica (ótima sensibilidade geral e especificidade para o diagnóstico de dissecção da aorta), porém tem o inconveniente de ser demorada demais para situações de alta gravidade.

DOENÇAS CIRCULATÓRIAS **549**

Quadro 29.4. Abordagem prática básica de investigação

Passo 1. Anamnese e exame físico conduzem a hipótese diagnóstica de dissecção aórtica e o paciente se encontra estável hemodinamicamente?
  Sim: Solicitar enzimas cardíacas e ECG. Há IAM?
    Sim: Tratar
    Não: Solicitar radiografia de tórax, D-dímero hemograma, ureia e creatinina. Vá para o passo 2.
  Não: Iniciar medidas para estabilização hemodinâmica e solicitar enzimas cardíacas, ECG e ecocardiograma transesofágico, o mais rápido possível.

Passo 2. Foi possível excluir o diagnóstico de dissecção aórtica?
  Sim: Avaliar outras hipóteses e redirecionar a investigação diagnóstica.
  Não: Solicitar outros exames complementares. Vá para o passo 3.

Passo 3. A função renal do paciente permite o uso de contraste iodado?
  Sim: Solicitar angio-TC. A hipótese de dissecção foi confirmada?
    Sim: Tratar.
    Não: Solicitar angio-RM ou ecocardiograma transesofágico.
  Não: Solicitar angio-RM ou ecocardiograma transesofágico.

■ Aortografia contrastada

O contraste é injetado na aorta através de um cateter inserido em uma artéria periférica. Anteriormente era o padrão-ouro para diagnóstico de dissecção aórtica. Atualmente seu uso é restrito aos casos em que não se dispõe de métodos de imagem não invasivos (Quadro 29.4).

Insuficiência vascular mesentérica crônica

A insuficiência vascular mesentérica crônica ocorre comumente por obstrução arterial aterosclerótica em um dos grandes ramos mesentéricos: tronco celíaco, artéria mesentérica superior e/ou artéria mesentérica inferior. O paciente é tipicamente portador de fatores de risco para aterosclerose e apresenta dois cenários clínicos:

- Obstrução alta: dor abdominal recorrente, após alimentação – a angina mesentérica. Com isso, o paciente desenvolve "aversão" à alimentação e há emagrecimento progressivo. O exame físico do abdome pode ser normal nas fases iniciais, visto que não há necrose nem perfuração intestinal.

- Obstrução baixa: pode haver angina mesentérica, porém o mais comum é a ocorrência de colite isquêmica, caracterizada por uma diarreia de padrão baixo, em pequenos volumes, acompanhada de muco e/ou sangue, simulando uma doença inflamatória intestinal.

A partir da suspeita clínica, o diagnóstico é feito a partir de exames de imagem que demonstram estenose e/ou oclusão de vasos mesentéricos. O exame inicialmente preconizado pela escola americana de radiologia (American College of Radiology) é a angiotomografia computadorizada, pois permite excluir outras patologias que possam simular tais sintomas. A USG tipo Doppler pode ser um exame inicial, permitindo evidenciar a redução do fluxo sanguíneo nos vasos comprometidos, porém não consegue visualizar ramos distais, é operador-dependente e sua acurácia fica muito reduzida se houver meteorismo abdominal. A arteriografia mesentérica, por sua vez, é considerada padrão-ouro para documentar a existência e gravidade da obstrução e definir a conveniência do tratamento cirúrgico, sendo necessária quando métodos não invasivos são insuficientes.

Além dos métodos de imagem, o paciente deve ser avaliado quanto à presença de comprometimento sistêmico pela doença aterosclerótica: hemograma, bioquímica, glicemia e perfil lipídico.

550 LABORATÓRIO COM INTERPRETAÇÕES CLÍNICAS

Miocardites

As miocardites estão incluídas, atualmente, em um grupo patológico mais amplo – as miocardiopatias. Estas se dividem em três grupos: dilatadas, hipertróficas e restritivas, incluindo-se as miocardites no primeiro grupo, isto é, das miocardiopatias dilatadas. A inflamação do miocárdio pode ser infecciosa ou não infecciosa. As infecciosas podem ocorrer por agressão direta ou, mais comumente, por reação imunológica pós-infecciosa. A etiologia mais comum é viral, porém eventualmente pode ser por bactérias, micobactérias, parasitos, riquétsias, espiroquetas e fungos. As não infecciosas podem ser devidas a doenças autoimunes (destaque para LES e outras colagenoses), reações de hipersensibilidade, efeitos da radio ou quimioterapia, relacionada com o parto ("periparto") ou com a rejeição de transplantes. É possível que a maior parte das miocardiopatias dilatadas represente sequelas de miocardites de etiologia virótica ou idiopática.

É comum haver uma história de infecção viral (p. ex., resfriado) recente. O quadro clínico é variado, podendo variar desde pacientes assintomáticos, descobertos em exames de rotina, até uma insuficiência cardíaca aguda. Pode haver dispneia aos esforços, ortopneia, dor precordial e tosse. No exame físico, deve-se estar atento para edema periférico, sinais de cardiomegalia, terceira bulha, sopro sistólico, taquicardia inapropriada e atrito pericárdico. Em pacientes com suspeita clínica, deve-se solicitar exames laboratoriais, para avaliar comprometimento sistêmico, incluindo troponina e BNP. Também devem ser realizados eletrocardiograma, radiografia de tórax e ecocardiograma. Outros exames dependerão dos resultados desta avaliação inicial.

■ ECG

Pode ser normal ou mostrar alterações inespecíficas. Os achados mais comuns são taquicardia sinusal, baixa voltagem de QRS, depressão inespecífica de ST e/ou inversão de T. A presença de ondas Q patológicas nas derivações precordiais, bem como a elevação regional de segmento ST podem simular um infarto agudo do miocárdio. É comum o bloqueio de ramo, em especial o bloqueio do ramo esquerdo. Pode haver ainda arritmias, sendo as mais frequentes as extrassístoles atriais ou ventriculares. Arritmias ventriculares (como taquicardias) e fibrilação atrial também podem ocorrer, sendo mais frequentes quando há disfunção sistólica ventricular associada. Bloqueio de alto grau é incomum em miocardite linfocitária, mas é frequente em doença de Lyme, sarcoidose e miocardite idiopática de células gigantes.

■ Raios X do tórax

Podem ser normais ou evidenciar cardiomegalia, que abrange geralmente todas as cavidades, acompanhada muitas vezes de sinais de elevação da pressão venosa pulmonar, com edema intersticial e derrame pleural à direita. Contudo, a sensibilidade desse exame é limitada.

■ Ecocardiografia (modo-M bidimensional)

É considerado exame indispensável para avaliar se há disfunção sistólica ventricular, importante dado prognóstico. É ainda útil para detectar outras alterações funcionais/estruturais, ainda que subclínicas. Revela cavidades cardíacas dilatadas, hipocinéticas, alterações na morfologia ventricular (por exemplo, forma esferoide), ao mesmo tempo que afasta valvulopatias primárias ou outras anormalidades próprias do infarto do miocárdio. Pode demonstrar também a existência de trombo mural que complica, amiúde, a miocardiopatia dilatada.

■ Angiografia com radioisótopos

Pode ser usada para demonstrar as cavidades difusamente dilatadas e hipocinéticas. Na miocardite aguda, a cintilografia com gálio 67 é um recurso não invasivo capaz de identificar essa fase. Contudo, vem sendo progressivamente substituída pela ressonância nuclear magnética.

■ Ressonância nuclear magnética

Exame hoje padrão-ouro na miocardite. Permite identificar diversos componentes da miocardite, como hiperemia inflamatória, cicatrizes, necrose, edema, alterações no tamanho e formato ventricular, disfunções motoras e também distúrbios pericárdicos. É capaz ainda de identificar algumas etiologias, de acordo com o padrão de lesão do miocárdio (p. ex., sarcoidose e amiloidose). Sua utilização contribui com o diagnóstico, apesar de ter uma sensibilidade variável, ser tempo-dependente e revelar alterações não específicas.

■ Cateterismo cardíaco (coronariografia com ventriculografia esquerda)

A principal função hoje é afastar a presença de doença coronariana, principalmente em idosos, pacientes com fatores de risco para aterosclerose e/ou aqueles que manifestarem dor precordial. A biópsia do miocárdio pode ser efetuada durante o cateterismo, podendo mostrar-se útil para ditar o tratamento imunossupressor. A grande dúvida que existe é: quem biopsiar? A maioria dos casos é idiopática e, por isso, sem tratamento etiológico definitivo. Porém, há uma parcela de casos em que, se descoberta a etiologia, pode-se instituir tratamento imunossupressor e curar o paciente. Ainda há divergências entre os autores sobre as indicações da biópsia. A diretriz mais recente da American Heart Association e da Sociedade Brasileira de Cardiologia recomenda a biópsia com nível I de evidência em dois cenários:

1. Até 2 semanas do início dos sintomas, na presença de IC grave, com comprometimento hemodinâmico.
2. De 2 a 12 semanas do início dos sintomas, na presença de IC dilatada, se houver arritmias ventriculares malignas e/ou bloqueio atrioventricular de alto grau e/ou não resposta ao tratamento tradicional para IC por 2 semanas.

■ Biomarcadores cardíacos

Níveis elevados desses biomarcadores podem sugerir a presença de necrose miocárdica em alguns pacientes com miocardite. Estudos sugerem que a elevação de troponina I ou T são mais comuns nessas situações que a CK-MB. A dosagem do BNP auxilia quando há suspeita de insuficiência cardíaca.

■ Diagnóstico etiológico

É feito pela pesquisa das infecções ou de outras patologias capazes de provocar miocardite. Até 50% dos pacientes portadores de miocardite exibem indícios de infecção recente por Coxsackievírus B, especialmente dos tipos 1 a 5. Outras etiologias relacionadas são: adenovírus, parvovírus B19, hepatite C, herpes-vírus 6, doença de Chagas, cardite reumática e desordens relacionadas à infecção avançada pelo HIV.

Pericardite

O comprometimento inflamatório do pericárdio pode assumir as formas aguda (a mais comum), recidivante, derrame pericárdico isolado, tamponamento cardíaco, constritiva e a chamada efusivo-constritiva. Essa classificação baseia-se no tempo de evolução, sintomatologia e presença ou não de derrame pericárdico. Esse derrame pode ser um transudato, exsudato, pus (pericardite purulenta) ou sangue (hemopericárdio, de origem geralmente traumática ou neoplásica).

A pericardite aguda é comumente idiopática ou pós-infecciosa, sendo os vírus a etiologia mais comum. As não infecciosas podem ser neoplásicas (incluindo invasão tumoral e efeitos da radio e

552 LABORATÓRIO COM INTERPRETAÇÕES CLÍNICAS

quimioterapia), metabólicas (destaque para uremia), traumáticas, pós-infarto e devido a doenças do colágeno ou hipersensibilidade. A manifestação clínica mais comum é a dor precordial, presente em mais de 95% dos pacientes. Essa dor é, em geral, do tipo "pontada", piora com a respiração (pelo íntimo contato com pleura) e alivia em posição genopeitoral. Nas formas agudas, pode haver atrito pericárdico. Diante de um quadro clínico compatível, o principal exame confirmatório é o eletrocardiograma (ECG). O ecocardiograma (ECO) também é muito importante para mostrar se há derrame pleural e se este causa repercussão hemodinâmica no enchimento ventricular. Não há um exame padrão-ouro e o diagnóstico final vem da combinação de achados clínicos, ECG e ECO.

■ Raios X do tórax

Podem evidenciar aumento da sombra cardíaca (se houver derrame), pneumonite e derrame pleural associado. Quando há derrame pericárdico observa-se frequentemente silhueta cardíaca aumentada, com limites bem definidos, ângulo cardiofrênico direito agudo, campos pulmonares "claros" (sem congestão importante) e sinais de derrame pleural. É necessário lembrar que, em pericardites agudas, o exame geralmente é normal e que para que haja alargamento da silhueta cardíaca é necessário um volume acumulado de pelo menos 200 mL de fluido pericárdico (em corações normais, o normal é um volume de 15 a 50 mL).

■ ECG

Na pericardite fibrinosa observa-se uma progressão de alterações no ECG, consideradas típicas da pericardite aguda. Primeiramente, após as primeiras 4 horas ou dias, ocorre uma difusa elevação do segmento ST (exceto em aVR e V1, que são deprimidos), tipicamente com a concavidade para cima, podendo ocorrer também depressão generalizada do segmento PR, exceto em aVR. O próximo estágio ocorre ao final da primeira semana, com a normalização do segmento ST e PR. Após isso, ocorre uma difusa inversão das ondas T, geralmente após a normalização do segmento ST (o que pode não ocorrer em alguns pacientes). Por fim, o eletrocardiograma se normaliza em sua totalidade ou pode permanecer com ondas T invertidas, já caracterizando uma pericardite crônica. Além disso, é de extrema importância diferenciar a pericardite aguda do infarto agudo do miocárdio (pois ambos podem se apresentar com um quadro semelhante, com dor no peito e elevação de enzimas cardíacas, por exemplo). Algumas dicas para essa diferenciação pelo eletrocardiograma são citadas na Tabela 29.6.

■ Ecocardiografia

Esse exame mostra-se útil para diferençar a dilatação cardíaca do derrame pericárdico, especialmente quando se suspeita de tamponamento cardíaco. Contudo, pode ser normal em pacientes com

Tabela 29.6. Dicas no ECG para diferenciar pericardite e IAM

Pericardite	IAM
Elevação do segmento ST generalizada	Elevação do segmento ST limitada a territórios
Sem alterações recíprocas (p. ex., imagens espelho)	Com alterações recíprocas (p. ex., imagens espelho)
Sem ondas Q patológicas	Com ondas Q patológicas
Elevação do segmento ST e inversão da onda T não ocorre em geral	Elevação do segmento ST e inversão da onda T simultâneas
Elevação do segmento PR em aVR e rebaixamento nas demais derivações	Não característico

DOENÇAS CIRCULATÓRIAS 553

pericardite aguda, exceto se junto a efusão pericárdica; ou seja, a ausência de alterações ecocardiográficas não exclui a pericardite. Se for inconclusivo, pode-se realizar a ressonância nuclear magnética. Também é de extrema importância para avaliar se o derrame pericárdico está causando repercussão hemodinâmica, isto é, se há restrição ao enchimento ventricular. Mais importante que o volume de líquido acumulado é a velocidade na qual isso ocorre. Pequenos volumes (200 mL) podem causar tamponamento em um trauma, mas um paciente crônico talvez tolere quase 1 litro. O ecocardiograma também é útil quando se suspeita da associação miocardite-pericardite, a chamada "miopericardite". Este quadro é mais comum nas etiologias agudas pós-virais. A presença de disfunção sistólica ventricular é um dado de mau prognóstico nesses cenários.

■ Biomarcadores cardíacos

A elevação dos marcadores de necrose miocárdica, principalmente troponina I ou T, indica a associação de miocardite e pericardite (miopericardite). VHS e proteína C reativa também são biomarcadores que podem estar alterados, devendo ser pedidos em um exame inicial, ainda que inespecíficos. O BNP guarda correlação quando há miocardite associada com IC; na pericardite isolada, o BNP deve estar normal.

■ Tomografia computadorizada

A TC pode contribuir para o diagnóstico e para a investigação etiológica. Nas pericardites agudas, é possível visualizar um pericárdio espessado com efusão; no exame contrastado (contraste iodado), a captação pelas superfícies pericárdicas evidencia inflamação ativa. A presença concomitante de doenças pleuropulmonares e de linfonodopatias podem sugerir a etiologia da pericardite, como a tuberculose e o câncer de pulmão.

■ Ressonância magnética

Exame de crescente utilização, é capaz de mostrar a presença de derrame pericárdico e doenças em órgãos adjacentes, de modo semelhante à TC (a RM "perde" apenas nas doenças do parênquima pulmonar, nas quais a resolução da TC é melhor). Contudo, é hoje o método padrão-ouro na avaliação do miocárdico, tanto para doenças estruturais (miocardite) como funcionais (fração de ejeção ventricular, por exemplo).

■ Investigação etiológica

Antes de se firmar o diagnóstico de pericardite idiopática, deve-se excluir outras possíveis causas da doença (Tabela 29.7). Entre os exames laboratoriais a serem utilizados podem ser citados: bioquímica, hemoculturas (principalmente se houver febre acima de 38 °C ou sinais de sepse), prova de Mantoux, pesquisa de fatores antinucleares (FAN), prova de fixação do complemento para histoplasmose, prova sorológica para estreptococos, toxoplama e Epstein-Barr, provas de anticorpos neutralizantes para Coxsackievírus, herpes simples e echovírus, sorologia para HIV, teste tuberculínico (PPD – no paciente, eADA, BAAR e cultura – no líquido pericárdico). Sendo possível colher líquido pericárdico, solicitar cultura e pesquisa de células neoplásicas (citologia oncótica). A biópsia pericárdica direta para cultura e microscopia pode tornar-se necessária nos derrames recidivantes ou persistentes.

Endocardite bacteriana

A forma aguda é uma infecção de caráter rapidamente progressivo que acomete válvulas cardíacas tanto normais como anormais. Surge no curso de episódios de bacteremia maciça ou durante

554 LABORATÓRIO COM INTERPRETAÇÕES CLÍNICAS

Tabela 29.7. Avaliação da pericardite por exames complementares

Primeiro episódio, quadro agudo	Recorrente, derrame importante
Hemograma	PPD
Bioquímica	HIV
VHS, PCRt, proteínas totais e frações	Sorologias virais e síndrome mononucleose
ECG	TC tórax
Ecocardiograma	RM cardíaca
Raios X de tórax	Punção e análise bioquímica e citológica do líquido

estados septicêmicos provocados por infecções agudas diversas, tais como pneumonia pneumocócica, fleimões etc., ou então como consequência de manipulações cirúrgicas de tecidos infectados. É causada principalmente pelo *S. aureus*, estreptococo hemolítico do grupo A, pneumococo e gonococo. A forma subaguda, de evolução lenta, acomete o endocárdio como complicação de cardiopatia congênita ou reumatismal ou de uso de prótese valvular. Na maioria dos casos, o gérmen responsável é o estreptococo alfa-hemolítico (*Str. viridans*), mas virtualmente qualquer microrganismo pode causar endocardite infecciosa.

■ Hemocultura

Todo paciente febril suspeito de bacteriemia, especialmente quando existe sopro cardíaco, deve ser submetido a colheita de sangue para cultura, logo que possível. Malgrado a contínua bacteriemia existente nas infecções intravasculares, três a cinco culturas (20-30 mL cada uma) são necessárias em 24 horas para isolar o agente etiológico. A identificação do gérmen e de sua suscetibilidade aos antibióticos constitui um guia vital para a seleção do agente bactericida. Para certos germens, as hemoculturas podem exigir três a quatro semanas de incubação; outros podem nunca dar culturas positivas (p. ex., *Aspergillus* sp.) ou exigir meios especiais de cultura (*H. capsulatum*, *Brucella* ou *Streptococcus* anaeróbicos). *Coxiella burnetii*, *Chlamydia psittaci*, *Barcella* sp. e *Rochalimae* exigem sorodiagnóstico.

Não se deve iniciar o tratamento antes de receber os resultados da cultura e antibiograma, pois o prognóstico de cada caso depende mais desses dados que propriamente da precocidade do tratamento. O crescimento de germens no meio de cultura pode mostrar-se lento em pacientes que estão recebendo doses profiláticas de antibiótico.

Na endocardite bacteriana aguda, fazer duas ou três culturas a curtos intervalos, conforme a gravidade do caso, iniciando, então, o tratamento antibiótico. Este deve ser escolhido deduzindo-se qual o gérmen mais provável e utilizando-se o antibiótico que a experiência demonstrou ser o mais adequado para esse gérmen.

■ Ecocardiografia

Um ecocardiograma bidimendional transtorácico evidencia vegetações em 50% dos pacientes com endocardite bacteriana subaguda, o que pode dispensar procedimentos mais invasivos. A ecocardiografia transesofagiana demonstra a presença de vegetações em mais de 90% dos pacientes, inclusive naqueles com hemocultura negativa, podendo também descobrir abscessos miocárdicos.

■ Hemograma

Há leucocitose neutrófila de grau variável, anemia normocrômica e acentuada aceleração da hemossedimentação.

Exame da urina

Revela habitualmente hematúria microscópica, albuminúria e cilindrúria.

Bioquímica do sangue

A retenção de escórias nitrogenadas pode ser a primeira manifestação da doença, especialmente em pessoas idosas. Há, às vezes, ligeira hiperbilirrubinemia.

Prova do látex

Torna-se positiva na endocardite subaguda, após a sexta semana.

Tromboangeíte obliterante (doença de Buerger)

Doença própria de adultos jovens do sexo masculino (com menos de 40-45 anos), mais frequentemente entre judeus e grandes fumantes, resultante de processo inflamatório da íntima das artérias e veias de pequeno e médio calibre das extremidades, acompanhado de fenômenos trombóticos. Além da associação com o cigarro, também foram relatadas relação com charuto, maconha, mastigação de tabaco e até infecção periodontal por anaeróbios (que pode ser relacionada ao fumo).

Constitui-se em uma das causas do fenômeno de Raynaud (ocorrendo em até 40% dos pacientes com tromboangeíte obliterante), sendo difícil sua diferenciação da arteriosclerose obliterante. As artérias e veias respondem à trombose com uma reação inflamatória, seguida de graus diversos de recanalização, o que explica a semelhança existente entre as duas doenças. Contudo, não há a formação da clássica placa de aterosclerose, apesar de ambas doenças poderem coexistir em função de sexo, idade e tabagismo.

Deve-se suspeitar da tromboangeíte obliterante em pacientes jovens tabagistas e que tenham isquemia distal de mãos e/ou pés. Com frequência, é um diagnóstico de exclusão após descartar outras etiologias que apresentem sinais/sintomas semelhantes, como doença arterial periférica aterosclerótica, doença tromboembólica e trauma repetitivo. Em um paciente com isquemia distal de MMII, o primeiro passo é excluir causas ateroembólicas, por meio da pesquisa de hipertensão, hipercolesterolemia, diabetes *mellitus* e fontes proximais de êmbolos (como em doenças cardíacas e em aneurismas). Para avaliação da isquemia arterial, o ultrassom não apresenta boa acurácia, pois os ramos ocluídos são muito distais. O padrão-ouro é a arteriografia, que demonstra oclusões segmentares das artérias distais, especialmente das mãos e dos pés; presença de colaterais próximos à oclusão e a ausência de aterosclerose e fontes de tromboembolismo. A biópsia raramente é necessária.

Oclusão arterial aguda

São os seguintes os mecanismos responsáveis por uma oclusão arterial aguda: 1) espasmo vascular; 2) embolia; 3) trombose; 4) aneurismas dissecantes; e 5) certos tipos de acidentes vasculares por injeção. Para um tratamento adequado é importante, além de se firmar o diagnóstico de oclusão arterial, que se identifique a sede dessa oclusão, seu tipo (espasmo, trombose, embolia etc.) e sua etiologia.

A manifestação clínica mais comum é a dor aguda, em repouso, no membro acometido. No exame físico, há redução dos pulsos arteriais, extremidades frias e enchimento capilar lentificado. Com o passar do tempo, há perda das funções neurológicas e musculares e, se não tratada a tempo, necrose dos tecidos. A trombose aguda ocorre em pacientes com arteriopatia prévia. A embolia é, em geral, complicação de cardiopatia – fibrilação atrial, prótese valvar e aneurismas. Às vezes, é difícil distinguir trombose aguda de embolia, principalmente quando coexistem arteriopatia prévia e condições emboligênicas. Quanto ao nível da oclusão, é interessante relembrar que, no membro

556 LABORATÓRIO COM INTERPRETAÇÕES CLÍNICAS

inferior, uma oclusão poplítea apresenta sinais mais intensos de isquemia (hipotermia, modificações da coloração da pele) até a metade do pé; uma oclusão da femoral superficial, até o terço inferior da perna; uma oclusão da femoral comum, até o terço superior da perna; uma oclusão da ilíaca, até o terço inferior da coxa; uma oclusão da aorta abdominal, até o terço superior da coxa.

Os exames laboratoriais de urgência destinam-se à avaliação clínica geral do paciente e devem incluir hemograma, coagulograma (pela possível intervenção cirúrgica) e bioquímica com eletrólitos. Os exames radiológicos devem contemplar eletrocardiograma em repouso, ecocardiograma (para pesquisa de fontes emboligênicas) e avaliação do membro acometido. O ultrassom é capaz de mostrar a presença de obstrução, porém não consegue distinguir se o fenômeno é trombótico ou embólico. A angio-TC e a arteriografia são imprescindíveis para o planejamento cirúrgico, mostrando a anatomia regional. O cirurgião vascular então decidirá entre:

- Amputação: doença vascular distal extensa com necrose dos tecidos.
- Revascularização: doença vascular segmentar e/ou proximal com viabilidade dos tecidos.

Tromboflebite

Consiste na oclusão completa ou incompleta de uma veia por meio de trombo, acompanhada de reação inflamatória da parede do vaso, que muito raramente é de natureza infecciosa. Há dois tipos de tromboflebite: superficial e profunda. A tromboflebite superficial é de diagnóstico fácil, pois, nos casos comuns, a veia varicosa atingida apresenta-se sob a forma de um segmento venoso endurecido (pelo trombo que se formou), quente, vermelho e doloroso. Em casos menos comuns a tromboflebite superficial incide em veia não varicosa, podendo, então, especialmente se exibir caráter migratório, representar sinal de neoplasia oculta ou de um processo vascular de mecanismo imuno-alérgico. Tem baixo potencial emboligênico.

A tromboflebite profunda, ou simplesmente trombose venosa profunda (TVP), é de diagnóstico clínico bastante difícil, especialmente em sua fase inicial, quando o paciente pode ser assintomático. A pista mais importante é um cenário clínico favorável (isto é, um paciente de maior risco) e um edema assimétrico em membros inferiores. Mais tardiamente o sinal fundamental é o edema da extremidade, que pode até atingir a coxa em seu terço superior, na dependência do segmento venoso comprometido. Este pode variar desde veias do pé e perna até a veia femoral ou ilíaca, constituindo as diferentes formas clínicas da doença. Sinais flogísticos são raros. Pode haver empastamento da panturrilha e dor à dorsiflexão do pé (sinal de Homans). Clinicamente, divide-se a TVP em distal, infrapoplítea e com menor risco embólico, ou proximal, de localização ilíaca ou femoral e de maior risco embólico. A avaliação clínica da TVP pode não ser suficiente, uma vez que os achados são inespecíficos (edema ipsilateral, calor, dor), e com frequência são necessários exames complementares.

A fisiopatologia da trombose venosa é baseada da tríade de Virschow: estase, dano endotelial e hipercoagulabilidade. As situações clínicas de maior risco são as trombofilias hereditárias, pós-operatório, politrauma, paciente acamado e o paciente com câncer. O processo etiopatogênico das tromboflebites só muito raramente envolve uma infecção capaz de ser controlada por antibióticos, o que somente ocorre com as tromboflebites sépticas, por processo infeccioso da parede do vaso como nas supurações abdominais, após abortos infectados, infecções puerperais ou infecções após laparotomia. O diagnóstico, nessas situações de tromboflebite séptica, deve ser baseado em hemoculturas juntamente com uma evidência radiográfica de trombose. É comum a trombose estar associada à presença de gás no exame de imagem.

Em face das dificuldades que se apresentam no diagnóstico clínico da tromboflebite profunda, particularmente em sua fase inicial, ganham importância os recursos subsidiários disponíveis para esse fim, que permitirão satisfazer um dos principais requisitos do tratamento: a precocidade.

◼ Ultrassom tipo Doppler

Exibe excelente sensibilidade diagnóstica quando a obstrução se instala em veias tronculares de grande calibre, como a poplítea, femoral ou ilíaca, diminuindo sua precisão em veias de menor calibre. Os principais achados ultrassonográficos relacionados à trombose venosa profunda, utilizando a ultrassonografia compressiva, são: compressibilidade venosa anormal, fluxo anormal pelo Doppler, presença de banda ecogênica, mudança anormal do diâmetro venoso durante manobra de Valsalva.

◼ Pletismografia de impedância

É sensível nas tromboses acima do joelho, mas falha amiúde nos trombos situados abaixo desse ponto. Também possui limitações em pacientes paraplégicos (por conta de contrações involuntárias), com doença arterial grave, obstrução do fluxo venoso por doença venosa prévia, em alguns pacientes com insuficiência cardíaca (por aumento da pressão venosa) e em pacientes em ventilação mecânica (pela maior pressão intratorácica).

◼ D-dímero

É um produto da degradação da fibrina, tendo seus níveis aumentados na corrente sanguínea por diversos motivos, como nos estados de hipercoagulabilidade nas doenças malignas e nas alterações que ocorrem na gravidez e em outros casos, como em idosos hospitalizados, em cirurgia recente, na insuficiência renal e na embolia pulmonar. Por isso, apresenta uma boa sensibilidade, mas é deficiente em especificidade, sendo útil apenas quando negativo. De qualquer forma, é um ótimo exame complementar inicial no paciente ambulatorial, pois auxilia, por meio de um exame de sangue, a orientação clínica – se negativo, afasta-se trombose; se positivo, prossegue-se a investigação. Não deve ser utilizado no paciente internado ou em pós-operatórios, devido aos inúmeros resultados falso-positivos.

◼ Flebografia contrastada ascendente

Era o método mais completo e exato para avaliar a sede, extensão e grau de aderência da trombose. Contudo, tem limitações na visualização de trombos proximais na femoral profunda e na ilíaca interna. Por ser uma prova invasiva, demorada e dispendiosa não se presta para fins de triagem e deve ser reservada para ocasiões em que estudos não invasivos são equivocados, discordantes ou insuficientes.

◼ Venografia por ressonância magnética

Método em crescente estudo; tem acurácia semelhante à venografia contrastada, contudo é caro se comparada a outros métodos. Considerar quando o paciente necessitar da venografia contrastada e possuir alergia ao contraste.

Bibliografia

Amsterdam EA, et al. 2014 AHA/ACC Guideline for the Management of Patients with Non-ST-Elevation Acute Coronary Syndromes: a report of the American College of Cardiology/American Heart Association Task Force on Practice Guidelines. J Am Coll Cardiol. 2014; 64(24):e139-228.

Catapano AL, et al. ESC/EAS Guidelines for the management of dyslipidaemias The Task Force for the management of dyslipidaemias of the European Society of Cardiology (ESC) and the European Atherosclerosis Society (EAS). Atherosclerosis. 2011; 217(1):3-46.

Cayla G, et al. Updates and current recommendations for the management of patients with non-ST-elevation acute coronary syndromes: what it means for clinical practice. Am J Cardiol. 2015; 115(Suppl 5):10A-22A.

Chaikof EL, Brewster DC, Dalman RL, et al. The care of patients with an abdominal aortic aneurysm: the Society for Vascular Surgery practice guidelines. J Vasc Surg. 2009; 50:S2.

558 LABORATÓRIO COM INTERPRETAÇÕES CLÍNICAS

Creager MA, Belkin M, Bluth EI, et al. 2012 ACCF/AHA/ACR/SCAI/SIR/STS/SVM/SVN/SVS Key data elements and definitions for peripheral atherosclerotic vascular disease: a report of the American College of Cardiology Foundation/ American Heart Association Task Force on Clinical Data Standards (Writing Committee to develop Clinical Data Standards for peripheral atherosclerotic vascular disease). J Am Coll Cardiol. 2012; 59:294.

DePuey EG, Port S, Wackers FJ, et al. Non perfusion applications in nuclear cardiology: report of a task force of the American Society of Nuclear Cardiology. J Nucl Cardiol. 1998; 5:218-31.

ESC 2016. Guidelines for the diagnosis and treatment of acute and chronic heart failure: The Task Force for the diagnosis and treatment of acute and chronic heart failure of the European Society of Cardiology (ESC). Developed with the special contribution of the Heart Failure Association (HFA) of the ESC. Eur J Heart Fail. 2016 ago; 18(8):891-975.

François CJ, Carr JC. MRI of the thoracic aorta. Cardiol Clin. 2007; 25:171.

Hiratzka LF, Bakris GL, Beckman JA, et al. 2010 ACCF/AHA/AATS/ACR/ASA/SCA/SCAI/SIR/STS/SVM guidelines for the diagnosis and management of patients with Thoracic Aortic Disease: a report of the American College of Cardiology Foundation/American Heart Association Task Force on Practice Guidelines, American Association for Thoracic Surgery, American College of Radiology, American Stroke Association, Society of Cardiovascular Anesthesiologists, Society for Cardiovascular Angiography and Interventions, Society of Interventional Radiology, Society of Thoracic Surgeons, and Society for Vascular Medicine. Circulation. 2010; 121:e266.

Hirsch AT, Haskal ZJ, Hertzer NR, et al. ACC/AHA 2005 Practice Guidelines for the management of patients with peripheral arterial disease (lower extremity, renal, mesenteric, and abdominal aortic): a collaborative report from the American Association for Vascular Surgery/Society for Vascular Surgery, Society for Cardiovascular Angiography and Interventions, Society for Vascular Medicine and Biology, Society of Interventional Radiology, and the ACC/AHA Task Force on Practice Guidelines (Writing Committee to Develop Guidelines for the Management of Patients With Peripheral Arterial Disease): endorsed by the American Association of Cardiovascular and Pulmonary Rehabilitation; National Heart, Lung, and Blood Institute; Society for Vascular Nursing; TransAtlantic Inter-Society Consensus; and Vascular Disease Foundation. Circulation. 2006; 113:e463.

Isselbacher EM. Thoracic and abdominal aortic aneurysms. Circulation. 2005; 111:816.

James PA, et al. 2014 evidence-based guideline for the management of high blood pressure in adults: report from the panel members appointed to the Eighth Joint National Committee (JNC 8). J Am Med Assoc. 2014; 311(5):507-20.

Johnston KW, Rutherford RB, Tilson MD, et al. Suggested standards for reporting on arterial aneurysms. Subcommittee on Reporting Standards for Arterial Aneurysms, Ad Hoc Committee on Reporting Standards, Society for Vascular Surgery and North American Chapter, International Society for Cardiovascular Surgery. J Vasc Surg. 1991; 13:452.

Mancia G, et al. 2013 ESH/ESC guidelines for the management of arterial hypertension: the Task Force for the Management of Arterial Hypertension of the European Society of Hypertension (ESH) and of the European Society of Cardiology (ESC). Eur Heart J. 2013; 34(28):2159-219.

Shreibati JB, Baker LC, Hlatky MA, Mell MW. Impact of the Screening Abdominal Aortic Aneurysms Very Efficiently (SAAAVE) Act on abdominal ultrasonography use among Medicare beneficiaries. Arch Intern Med. 2012; 172:1456.

Sociedade Brasileira de Cardiologia. Diretrizes das Indicações da Ecocardiografia. Soc Bras Cardiol. 2009 dez; 93(6 Suppl 3):e265-e302.

Sociedade Brasileira de Nefrologia. VI Brazilian Guidelines on Hypertension. Arq Bras Cardiol. 2010 dez. 95(Suppl 1):1-51.

Stone NJ, et al. 2013 ACC/AHA Guideline on the Treatment of Blood Cholesterol to Reduce Atherosclerotic Cardiovascular Risk in Adults: A Report of the American College of Cardiology/American Heart Association Task Force on Practice Guidelines. J Am Coll Cardiol. 2014; 63(25 Pt B):2889-934.

Suzuki T, Distante A, Zizza A, et al. Diagnosis of acute aortic dissection by D-dimer: the International Registry of Acute Aortic Dissection Substudy on Biomarkers (IRAD-Bio) experience. Circulation. 2009; 119:2702.

Task Force on the Management of ST-Segment Elevation Acute Myocardial Infarction of the European Society of Cardiology (ESC), et al. ESC Guidelines for the management of acute myocardial infarction in patients presenting with ST-segment elevation. Eur Heart J. 2012; 33(20):2569-619.

Wanhainen A. How to define an abdominal aortic aneurysm--influence on epidemiology and clinical practice. Scand J Surg. 2008; 97:105.

Xavier HT, Izar MC, Faria Neto JR, et al. Sociedade Brasileira de Cardiologia. V Diretriz Brasileira de Dislipidemias e Prevenção da Aterosclerose. Arq Bras Cardiol; 2013.

Yancy CW, et al. 2013 ACCF/AHA guideline for the management of heart failure: a report of the American College of Cardiology Foundation/American Heart Association Task Force on Practice Guidelines. J Am Coll Cardiol. 2013; 62(16):e147-239.

PARTE **9**

Hematologia Clínica

Hemograma Completo

Cláudio Verti Mendonça n Georgina Severo Ribeiro n Karen Yanine Montenegro Flores

Hemácias ou eritrócitos

A eritropoese tem origem na medula óssea a partir das células progenitoras mieloides, com potencial para a produção de granulócitos, monócitos, plaquetas e eritrócitos. Quando diferenciada para a série eritroide, dois precursores podem ser reconhecidos em sistemas de cultivo: a BFU-E (unidade de formação explosiva eritroide) e a CFU-E (unidade formadora de colônias eritroides). Morfologicamente, os precursores eritroides em desenvolvimento na medula óssea (MO) passam a ser reconhecidos a partir do proeritroblasto. Durante a evolução do proeritroblasto a eritrócitos maduros, as células passam por um processo de divisão maturacional com redução do tamanho, condensação da cromatina, mudança tintorial do citoplasma e expulsão do núcleo, visualizadas nos seguintes estágios:

■ Proeritroblasto

Primeiro estágio reconhecido como precursor eritroide. A célula apresenta 16 a 20 µm de diâmetro, alta relação núcleo-citoplasma, a estrutura da cromatina é muito densa, nucléolos pouco evidentes; o citoplasma é intensamente basofílico. Após a mitose, dá origem aos eritroblastos basófilos (Figura 30.1).

■ Eritroblasto basófilo

Célula um pouco menor, com diâmetro de 14 a 18 µm, cromatina mais densa, citoplasma basofílico. A célula se divide e amadurece dando origem ao eritroblasto policromatófilo (Figura 30.2).

■ Eritroblasto policromatófilo

É o último precursor com capacidade de se dividir, apresenta 12 a 15 µm de diâmetro, cromatina densa, citoplasma policromatófilo revelando os primeiros traços de hemoglobina sintetizada. Ao se dividir origina os eritroblastos acidófilos (Figura 30.3).

■ Eritroblasto acidófilo ou ortocromático

Célula com diâmetro 9 a 12 µm, núcleo com cromatina densa e às vezes picnótica, citoplasma acidófilo, baixa relação núcleo-citoplasma. Nesse estágio, na eritropoese normal, não há divisão celular e ocorre a expulsão do núcleo dando origem ao reticulócito (Figura 30.4).

562 LABORATÓRIO COM INTERPRETAÇÕES CLÍNICAS

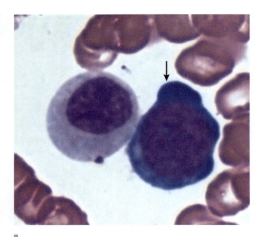

Figura 30.1. Medula óssea: proeritroblasto (seta).

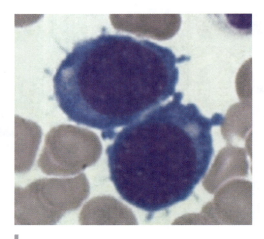

Figura 30.2. Medula óssea: eritroblastos basófilos.

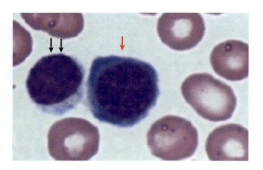

Figura 30.3. Sangue periférico mostrando um eritroblasto policromatófilo (seta vermelha) ao lado de um linfócito (setas pretas).

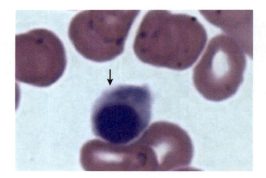

Figura 30.4. Sangue periférico mostrando um eritroblasto ortocromático ou acidófilo (seta).

■ Reticulócito

Considerado um eritrócito imaturo, ainda possui RNA ribossomal para a síntese de hemoglobina, que é revelada com coloração supravital. São um pouco maiores que os eritrócitos maturos com diâmetro de 8 a 9 μm. A precipitação do corante, azul de cresil brilhante ou novo azul de metileno, sobre as organelas leva ao aparecimento de uma estrutura retículo-filamentar que é a base para a designação de reticulócitos. Nas preparações coradas com métodos panóticos o metanol usado como solvente dissolve essas estruturas e surge a policromasia ou policromatofilia, uma coloração azul acinzentada nos eritrócitos. Os reticulócitos têm uma sobrevida de 24 a 48 horas na medula óssea e cerca de 24 horas no sangue periférico, onde se encontram com frequência de 1 a 2% da população eritrocitária, considerando-se um adulto normal. O amadurecimento do reticulócito ocorre sobretudo no baço, onde as organelas são eliminadas por autofagia (Figura 30.5).

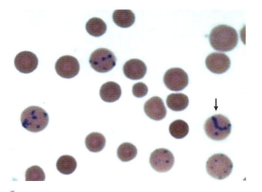

Figura 30.5. *Sangue periférico corado com azul de cresil brilhante e contracorado com May-Grunwald-Giemsa para identificação de reticulócitos (seta).*

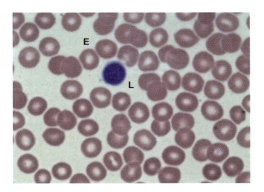

Figura 30.6. *Sangue periférico mostrando eritrócitos normais com discreta área de palidez central (E) e tamanho comparável ao do pequeno linfócito (L).*

■ Hemácias ou eritrócitos

As hemácias são os mais numerosos elementos figurados do sangue (Figura 30.6); para cada leucócito existem cerca de 500 hemácias e 30 plaquetas. A hemácia madura tem aproximadamente 7 µm de diâmetro e exibe a forma de um disco bicôncavo destituído de núcleo. É fortemente acidófila ao tingir-se, o que se deve ao seu elevado teor de hemoglobina, que perfaz 32% do peso total da célula. A quantidade média de hemácias varia com a idade e o sexo (Tabela 30.1). A vida média das hemácias normais no sangue circulante atinge cerca de 100 a 120 dias.

Tabela 30.1. Valores de referência dos parâmetros eritrocitários por faixa etária

Idade	E M/mm³	Hb g/dL	Ht %	VCM fL	HCM pg	CHCM g/dL	RDW %
0 a 24 horas	3,8-6,0	13,5-22,0	42-64	88-125	28-40	30-35	11,0-17,0
2º dia a 1ª sem	3,5-6,0	12,5-20,5	40-62	85-122	27-39	30-36	11,0-16,5
2º sem a 1 mês	3,2-6,0	10,0-20,0	32-60	80-120	27-38	31-36	11,0-14,5
2 a 5 meses	3,5-5,5	10,0-14,0	30-42	75-110	26-34	31-36	11,0-14,5
6 a 11 meses	3,8-5,5	10,5-14,0	33-42	70-90	25-31,5	31,5-36	11,0-14,5
1 a 2 anos	3,8-5,5	10,5-14,5	33-42	72-92	25-31,5	31,5-36	11,0-14,5
3 a 6 anos	4,0-5,5	11,0-14,5	33-44	74-94	26-32	31,5-36	11,0-14,5
7 a 13 anos	4,1-5,5	12,0-15,0	36-48	77-98	26-32,5	32-36	11,0-14,5
Adulto masc.	4,3-6,0	13,5-17,8	41-54	80-100	27-33	32-36	11,0-14,5
Adulto fem.	3,9-5,3	12,0-16,0	36-48	80-100	27-33	32-36	11,0-14,5

Fonte: Oliveira, RAG, 2015. E:eritrócitos; Hb: hemoglobina; Ht: hematócrito; VCM: volume corpuscular médio; HCM: hemoglobina corpuscular média; CHCM: concentração de hemoglobina corpuscular média; RDW: índice de anisocitose.

564 LABORATÓRIO COM INTERPRETAÇÕES CLÍNICAS

■ Regulação da eritropoese

Diariamente são produzidos cerca de 10^{12} eritrócitos e o principal mecanismo de regulação dessa produção é mediado pela eritropoetina, um hormônio sintetizado pelas células intersticiais peritubulares renais e em menor quantidade pelo fígado e outros tecidos. O estímulo para a produção de eritropoetina é a tensão de oxigênio tecidual. A hipóxia induz a liberação de fatores que estimula a produção de EPO, o que acarreta em aumento da concentração desse hormônio nas anemias, nas disfunções cardíaca e pulmonar ou situações que dificultem a liberação de oxigênio da hemoglobina. A EPO aumenta o número de células progenitoras comprometidas com a eritropoese. Essas células expressam receptores para a eritropoetina e ao se ligarem ao hormônio, ativam fatores de transcrição GATA-1 e FOG-1, importantes para intensificar a expressão de genes eritroides específicos, sendo estimuladas a proliferar, diferenciar-se e produzir hemoglobina.

Os eritrócitos se desenvolvem a partir de dois progenitores funcionalmente identificáveis, a *burst forming unit – erythroid* (BFU-E) e a *colony forming unit – erythroid* (CFU-E), ambas comprometidas para a eritropoese. Estima-se em uma semana o tempo de permanência em cada estágio. Uma outra semana se passa para que ocorra a evolução de CFU-E para um proeritroblasto, o primeiro precursor eritroide morfologicamente reconhecido. A evolução de proeritroblasto a eritrócito leva aproximadamente 6 a 7 dias, perfazendo um total de 18 a 21 dias para que uma BFU-E se torne um eritrócito maduro.

Hemograma – série vermelha

Os parâmetros clássicos do hemograma úteis para se avaliar a série vermelha e investigar a presença de anemia ou policitemia são a hematimetria, a concentração de hemoglobina, a determinação do hematócrito e os índices hematimétricos. A esses foram acrescentados o RDW ou índice de anisocitose, e o HDW. É importante ressaltar que a análise das extensões sanguíneas para evidenciar alterações morfológicas, distribuição dos eritrócitos e a presença de inclusões intraeritrocitárias contribui muito para facilitar a interpretação dos resultados quantitativos.

■ Hematimetria (RBC)

A contagem de eritrócitos, assim como outros elementos figurados do sangue era realizada com auxílio de câmaras de contagem, um procedimento que além de cansativo não tinha boa reprodutibilidade. Atualmente, esta contagem é feita em contadores eletrônicos utilizando o princípio Coulter de contagem de pulsos de impedância. Com esse procedimento, além do número dos eritrócitos, a amplitude dos pulsos emitidos permite calcular, com melhor precisão e confiabilidade, o volume corpuscular médio (VCM). Os eritrócitos são avaliados em um canal comum com as plaquetas.

A contagem de eritrócitos em indivíduos adultos varia de 3,9 a 5,3 M/μL para homens e 4,3 a 6 milhões/μL para mulheres, e os valores de referência diferem com a faixa etária (Tabela 30.1). Além do sexo e da idade, em que as diferenças se devem a causa hormonal, os valores podem mudar em áreas muito acima do nível do mar. Esse parâmetro do eritrograma não deve ser avaliado isoladamente, pois é influenciado pelo volume eritrocitário. Por exemplo, indivíduos com anemias microcíticas apresentam número de eritrócitos dentro do valor de referência.

Erros pré-analíticos podem ocorrer quando se verificam fenômenos de crioaglutinação na amostra que reduz o número dos eritrócitos e libera valores espúrios dos índices eritrocitários. Como outras causas de erro podemos citar o aumento do número de eritrócitos em amostras anêmicas de pacientes com acentuada leucocitose leucêmica. Nas síndromes mieloproliferativas com grandes trombocitoses e presença de plaquetas gigantes, estas podem ser incluídas no canal de contagem dos eritrócitos. Amostras com micrócitos de baixo volume e fragmentos de eritrócitos podem ter a contagem reduzida.

■ Hematócrito (Hct)

O hematócrito corresponde ao volume de eritrócitos por volume total de sangue, sendo expresso em percentagem. A determinação do Hct pode ser realizada por um micro ou macrométodo manual ou em contadores automáticos. O micro-hematócrito corresponde ao volume dos eritrócitos em relação ao volume total de sangue e é realizado em um tubo capilar. O tubo preenchido com sangue total é centrifugado a 11.000 rpm por 5 minutos em uma microcentrífuga própria para esse fim. O tubo deve ser vedado em uma das extremidades e a leitura do Hct, em percentual, é feita em uma escala apropriada. No método do macro-hematócrito, utiliza-se o tubo de Wintrobe, que já possui uma escala para a leitura do volume de eritrócitos após a centrifugação a 3.000 rpm por 30 minutos. Na maioria dos contadores automatizados, o Hct é calculado pela fórmula (RBC x MCV)/10, ou seja, é baseado no número e volume dos eritrócitos.

Para um mesmo número de RBC podem corresponder valores de Hct diferentes. No caso de desidratação, a diminuição do volume plasmático gera valores mais elevados de Hct; enquanto no caso de hipervolemia os valores são menores, ilustrando a influência da volemia sobre esse parâmetro. Os valores de referência (Tabela 30.1) variam conforme a idade e o sexo.

O valor do hematócrito está baixo em todas as anemias. Sua elevação acima das cifras normais pode depender do aumento do número de hemácias denominado poliglobulia, policitemia, eritremia ou eritrocitose, ou da diminuição do volume plasmático (hemoconcentração). As policitemias são classificadas em relativas e absolutas. Na policitemia relativa ou pseudopolicitemia, o volume de eritrócitos é normal mas os parâmetros eritrocitários (Hb, Hct e E) encontram-se aumentados devido à diminuição do volume plasmático. Associam-se com pessoas hipertensas, sudorese, uso de diuréticos, estresse, tabagismo, desidratação, no choque e nas queimaduras. Condições que aumentam a massa eritrocitária circulante causam uma policitemia absoluta. Podemos subdividi-las em primária representada pela policitemia vera, uma síndrome mieloproliferativa e secundária, na qual a elevação da Hb, Ht e E é causada pela hipóxia e aumento da concentração de eritropoetina. São associados à policitemia secundária a doença pulmonar, cardiopatia, nefropatias, tumores, hemoglobinopatias com afinidade aumentada pelo oxigênio e o aumento compensatório de eritropoetina em grandes altitudes.

■ Hemoglobina (HB)

A concentração de hemoglobina no sangue é estimada por espectrofotometria, após a liberação da hemoglobina por um reagente que promove a lise dos eritrócitos e a conversão da Hb em cianometa-hemoglobina ou laurilsulfato de hemoglobina. O valor de absorvância a 525 ou 550 nm, dependendo do equipamento utilizado, é proporcional à concentração de Hb na amostra. Os limites de referência em adultos são de 13,5 a 18 g/dL no homem e de 11,5 a 16,4g/dL na mulher, variando de acordo com a idade (Tabela 30.1). Amostras lipêmicas ou com leucocitoses muito elevadas podem ter maior turbidez e aumentar o resultado. O erro é sugerido pelos valores improváveis de hemoglobina corpuscular média.

A concentração da Hb é um dos parâmetros mais importantes do eritrograma, pois está diretamente relacionada com a função dos eritrócitos em promover a troca de gases. Representa o parâmetro definido pela OMS para diagnosticar as anemias, considerando-se que valores inferiores a 13,0 e 12,0 g/dL indicam a ocorrência de anemia nos indivíduos adultos de sexo masculino e feminino, respectivamente.

■ Índices hematimétricos

A partir das três determinações já estudadas, ou seja, da hematimetria (em milhões de eritrócitos/mm^3), hemoglobinometria (em g de hemoglobina/dL) e valor do hematócrito (em %), podem

566 LABORATÓRIO COM INTERPRETAÇÕES CLÍNICAS

calcular-se os valores hematimétricos descritos a seguir, que se mostram de grande utilidade na avaliação e classificação morfológica das anemias.

■ *Volume corpuscular médio (VCM ou MCV)*

Corresponde à média do volume dos eritrócitos, expresso em fentolitros (fL). Índice proposto por Wintrobe na década dos anos 1950, esse parâmetro se baseia na fórmula Ht × 10/E, em que Ht é o hematócrito em percentual e E o número de eritrócitos em milhões por mm^3 de sangue. A baixa reprodutibilidade da contagem de eritrócitos em hemocitômetros, como se fazia no passado, tornava muito impreciso o valor encontrado para o VCM. Com a introdução da automação nos laboratórios de hematologia, esse índice passou a ser obtido diretamente por impedância elétrica ou dispersão ótica, e é calculado como a média do histograma do volume de distribuição dos eritrócitos. A soma de todos os volumes dividida pelo número de eritrócitos contados será o VCM. Com base no VCM a anemia se classifica como normocítica quando os valores estão dentro do intervalo de referência (80-100 fL), como macrocítica se o valor de MCV for superior a 100 fL (RBC macrocíticos) e como microcítica quando o seu valor é inferior a 80 fL (RBC microcíticos). Entretanto, deve-se levar em consideração que esse índice é um valor médio da população eritrocitária e portanto pode se encontrar dentro da normalidade mesmo na presença de micrócitos e macrócitos circulantes. Nesses casos, a anisocitose poderá ser sinalizada pela alteração do RDW.

■ *Hemoglobina corpuscular média (HCM)*

O índice HCM informa o conteúdo de hemoglobina por eritrócito. Pode ser calculado pela seguinte fórmula, MCH = Hb (g/dL) / nºRBC ($\times 10^{12}$ L), expressando o resultado em picogramas (pg ou 10^{-12} g), em que a concentração de hemoglobina é dividida pelo número de eritrócitos. Na maioria das amostras o HCM acompanha o VCM, encontrando-se maior quantidade de hemoglobina nos eritrócitos maiores, ou seja, com VCM alto; e no caso de eritrócitos com VCM mais baixo, estes apresentarão menor conteúdo de hemoglobina. Em alguns equipamentos como os da linha Coulter, Cell-Dyn e Sysmex, esse parâmetro é usado para definir hipocromia, HCM < 24 g e hipercromia, HCM > 33 pg. Os valores de referência para esse parâmetro são de 27 a 32 pg.

■ *Concentração hemoglobínica corpuscular média (CHCM)*

Esse parâmetro corresponde à concentração média de Hb por RBC e é expresso em g/dL. É usado para classificar as anemias morfologicamente, como normocrômicas com valores de MCHC dentro dos limites de referência (31-35 g/dL), ou hipocrômicas, para valores inferiores a 28 g/dL (RBC hipocrômicos). O seu valor pode também ser calculado pela seguinte fórmula: MCHC = Hb (g/dL)/Hct (%). Valores de CHCM acima dos limites, indicando hipercromia, devem estar associados à presença de esferócitos na hematoscopia.

■ *HDW (hemoglobin distribution width)*

Esse índice, obtido apenas nos equipamentos que determinam a CHCM direta por laser, os contadores das linhas Technicon-Bayer e Advia-Siemens, representa o grau de anisocromia, ou seja, a variação da concentração de Hb dos eritrócitos. É calculado como o desvio-padrão da frequência das concentrações de hemoglobina dos eritrócitos, aplicando-se a fórmula HDW = (desvio-padrão da CHCM direta × 100)/CHCM direta. O HDW encontra-se aumentado nas anemias hipercrômicas como a observada na esferocitose hereditária, anemias hemolíticas autoimunes e anemia falciforme, em pacientes com hipocromia após transfusão com eritrócitos normais. Os valores de referência encontram-se entre 2,2 e 3,2 g/dL.

■ RDW (red distribution width) – índice de anisocitose

Índice que avalia a heterogeneidade da população eritrocitária revelando a presença de anisocitose ou variação no tamanho dos eritrócitos. O cálculo é baseado na curva ou histograma de distribuição dos eritrócitos, construída nos equipamentos por meio da plotagem dos volumes eritrocitários, em fentolitros, na abscissa e a frequência respectiva na ordenada (Figura 30.7). O computador dos equipamentos mede o coeficiente de variação da curva e informa o resultado com a denominação RDW ou *red distribution width*, que significa amplitude da distribuição dos eritrócitos. O dado pode também ser baseado na largura da curva a 20% de frequência e informado como RDW-SD. O valor é arbitrário e não corresponde ao desvio-padrão, como sugere a sigla SD. Quanto maior a abertura da curva, maior a anisocitose e este índice pode estar relacionado com valores de VCM normal, aumentado ou diminuído. Os valores de referência são para o RDW-CV 11,5 a 14,5% e 37 a 47 fL para o RDW-SD. Resultados acima dos valores de referência indicam a necessidade de se avaliar cuidadosamente a lâmina para relatar na hematoscopia as populações eritrocitárias presentes na amostra.

■ Hematoscopia

A análise das extensões sanguíneas coradas pode revelar ou confirmar as seguintes alterações eritrocitárias:

■ Variação no tamanho dos eritrócitos e/ou cor dos eritrócitos

A macrocitose ou microcitose são caracterizadas pela alteração do índice de volume corpuscular médio, conforme já descrito. Entretanto, o VCM é um valor que informa o volume médio dos eritrócitos e portanto não detecta populações heterogêneas. Quando a amostra apresenta populações eritrocitárias heterogêneas em relação ao tamanho, o RDW se altera e, nesse caso, deve-se relatar na hematoscopia a presença de anisocitose, descrevendo-se as populações presentes.

- Anisocitose

Termo utilizado para descrever a variação de tamanho dos eritrócitos nas extensões coradas por método panótico. O grau de anisocitose deve ser informado com base na quantidade de eritrócitos de tamanhos diferentes, geralmente tomando-se como referência o pequeno linfócito. A anisocitose indica heterogeneidade da população eritrocitária e pode ocorrer em amostras cujo VCM indica normocitose, macrocitose e microcitose. Em alguns casos, a amostra revela uma população homogênea de micrócitos ou macrócitos e nesse caso observa-se uma microcitose ou macrocitose sem anisocitose.

- Dimorfismo

Caracteriza-se por dimorfismo a presença de duas populações eritrocitárias distintas (Figura 30.8), que podem ser claramente vistas no histograma de eritrócitos do analisador com um corres-

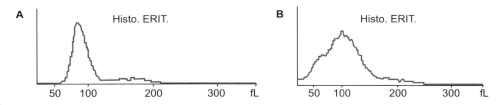

Figura 30.7. *Histogramas ilustrativos de* **(A)** *RDW normal (13,4%) e* **(B)** *RDW muito aumentado (34,1%) em equipamento Coulter LH-750.*

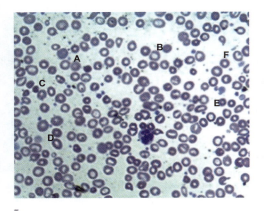

Figura 30.8. Esfregaço sanguíneo com anisocromia e anisocitose com presença de hemácias: normocrômica (A), hipocrômica (B), hipercrômica (C), macrocítica (D), microcítica (E), normocítica e anisocitose acentuada (F).

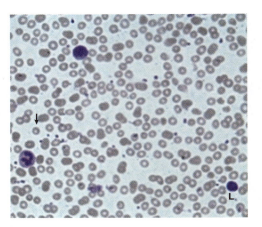

Figura 30.9. Sangue periférico mostrando microcitose e moderada hipocromia (seta), predominado eritrócitos com tamanho menor que o pequeno linfócito presente (L).

pondente aumento no RDW. O termo é frequentemente usado quando existe uma população de micrócitos hipocrômicos e outra de células normocrômicas que podem ser normocíticas ou macrocíticas. Pode também ser usado para descrever a coexistência de populações macrocíticas e normocíticas. A recomendação do ICSH é reportar a presença do dimorfismo e descrever as duas populações.

- Anisocromia

Variabilidade cromática da concentração de hemoglobina na população eritrocitária, geralmente revelada pela presença concomitante de eritrócitos hipercrômicos e/ou hipocrômicos (Figura 30.8). Considerada verdadeira quando sinalizada pelo valor do HDW (*hemoglobin distribution width*) só mensurado nos contadores eletrônicos da linha Advia. Entretanto, a resposta ao tratamento de pacientes com anemia ferropriva revela populações eritrocitárias que devem ser relatadas na hematoscopia como: "dupla população eritrocitária, microcítica-hipocrômica e normocítica-normocrômica".

- Micrócitos

São hemácias com diâmetro inferior a 6,5 μ, muito frequentes nos esfregaços de pacientes com anemia ferropriva, anemia das doenças crônicas e talassemias (Figura 30.9), indicam alteração na síntese de hemoglobina.

- Macrócitos

Macrócitos são eritrócitos com diâmetro maior que 8,5 μm, geralmente associados a um valor de VCM acima de 100 fL (Figura 30.10). Quando o valor do VCM se encontra dentro do intervalo de referência, mas o valor do RDW está aumentado ou o histograma sugere a presença de macrócitos, deve-se examinar a extensão sanguínea e quantificar os macrócitos.

Macrocitose sem anemia

Os macrócitos podem estar presentes em uma amostra e não estar associados a uma condição patológica. Por exemplo, em recém-nascidos e na primeira infância os eritrócitos tendem a ser maio-

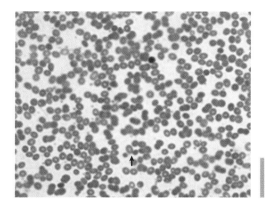

Figura 30.10. *Sangue periférico revelando macrocitose com presença de macro-ovalócitos (seta).*

res que nos adultos normais, com um VCM médio de 108 fL. Na gravidez, ocorrem na ausência de uma etiologia óbvia. Ocasionalmente, vários membros de uma família apresentam macrocitose, sugerindo que seja uma predisposição genética, sem a necessidade de intervenção terapêutica ou posterior investigação.

Macrocitose associada com anemia

As anemias macrocíticas podem ser divididas em duas categorias: megaloblásticas e não megaloblásticas. A revisão cuidadosa da extensão sanguínea contribui para evidenciar a etiologia da anemia. As anemias megaloblásticas são causadas por deficiência nutricional de vitamina B12, deficiência de ácido fólico e deficiências enzimáticas associadas a defeitos na síntese de DNA (ácido desoxirribonucleico). A macrocitose causada pela deficiência de folato e vitamina B12 resulta de eritropoese ineficaz ou displásica. Essas importantes vitaminas e cofatores são necessárias para a síntese de DNA e maturação normal de todas as células. Eritroblastos medulares não são exceção; quando qualquer desses dois fatores se encontra deficiente, a proliferação e maturação eritrocitária resulta em eritroblastos maiores, ovalados, com assincronismo de maturação nuclear/citoplasmático e núcleo com padrão de cromatina mais imaturo, sendo por isso denominados megaloblastos. A síntese de RNA e componentes do citoplasma permanece relativamente não afetada. A medula se torna hipercelular, com aumento de todas as formas da linhagem mieloide e eritroide, esta última predominando no aspirado. Anormalidades megaloblastoides da medula são frequentemente vistas em outras desordens hematológicas e não associadas com deficiência de vitamina B12 ou folato (p. ex., mielodisplasia e leucemia) e um exame cuidadoso da medula, bem como a dosagem de folato e B12, são necessárias para fazer essa distinção.

Existem outras causas não megaloblásticas de anemia macrocítica (Tabela 30.2). Macrócitos arredondados são comumente observados em uma variedade de doenças crônicas e macrócitos com aspecto de hemácias em alvo são característicos de doenças hepáticas tais como hepatite, icterícia obstrutiva e alcoolismo agudo e crônico com doença hepática. No caso de macrocitose relacionada ao alcoolismo, o VCM elevado pode ser devido ao efeito direto do álcool sobre a eritropoese. Se a hematoscopia revela padrão desordenado de imaturidade, neutrófilos hipogranulados ou hipossegmentados e essas alterações estão associadas a citopenias, um exame da medula é necessário para afastar ou confirmar uma desordem primária da medula tal como uma síndrome mielodisplásica ou leucemia, como causa da macrocitose. É comum observar-se macrocitose em pacientes fazendo uso de drogas quimioterápicas. A investigação da causa da macrocitose pode ser mais complexa quando a deficiência de folato ou vitamina B12 coexiste com traço talassêmico, deficiência de ferro ou outras deficiências nutricionais. Nesses casos, espera-se encontrar uma elevação do RDW, pela presença de uma população mista de eritrócitos macrocíticos e microcíticos.

570 LABORATÓRIO COM INTERPRETAÇÕES CLÍNICAS

Tabela 30.2. Causas de anemias macrocíticas não megaloblásticas

Alcoolismo
Hepatopatias
Mixedema
Síndromes mielodisplásicas
Drogas citotóxicas
Anemia aplástica
Tabagismo
Reticulocitose
Mieloma

- Hipocromia

Hipocromia é uma redução da coloração dos eritrócitos com um aumento na palidez central que se revela acima de 1/3 do diâmetro da célula, e deve ser comentada no laudo quando estiver presente na maioria dos campos observados (Figura 30.11). O HCM e o CHCM estarão diminuídos nos casos de hipocromia intensa, mas podem ocorrer variações proporcionais do tamanho e do conteúdo de hemoglobina, resultando em eritrócitos de aspecto normal. As condições clínicas que causam hipocromia, como anemia ferropriva, talassemias, anemias de doenças crônicas e anemia sideroblástica, frequentemente apresentam uma microcitose associada. A hipocromia pode também ser observada em células mais finas que o normal e que têm volume e concentração de hemoglobina normal. O ICSH recomenda que o HCM gerado pelo analisador seja usado para caracterizar a hipocromia em relação ao exame microscópico, mas disponibiliza um critério para aqueles laboratórios que preferem a inspeção visual direta para informar a hipocromia. Deve-se levar em consideração o fato de que a capacidade dos equipamentos para determinar a hipocromia é bem maior que a do olho humano.

- Policromasia ou policromatofilia

Policromatocitose, policromatofilia ou policromasia (Figura 30.12) coexiste, geralmente, com a reticulocitose, sendo ambas observadas principalmente nas anemias regenerativas. Em geral, são eritrócitos de tamanho maior que os eritrócitos maduros, com tonalidade azul-acinzentada, devido à dissolução do RNA residual pelo metanol do corante. Os macrócitos policromáticos correspondem aos reticulócitos mais imaturos com maior conteúdo de RNA, devendo-se considerar a contagem de reticulócitos mais adequada para se avaliar a resposta eritropoética. É um achado comum na hematoscopia de pacientes com anemias hemolíticas, nas regenerações pós-hemorrágicas, após alguns dias de tratamento apropriado das anemias carenciais e na regeneração da medula óssea após quimioterapia. A alteração do estroma medular por infiltração de tumores sólidos, células leucêmicas e tecido fibroso pode causar liberação prematura de reticulócitos e revelar policromatocitose, sem representar regeneração eficaz.

- Hipercromia

Esse termo descreve eritrócitos com peso de hemoglobina aumentado em relação ao volume celular e que não exibem área de palidez central. Geralmente se associam a valores de CHCM maiores que 36 g/dL e ocorrem na esferocitose hereditária, nas anemias hemolíticas autoimunes, nas hemoglobinopatias S e C e nas anemias hemolíticas microangiopáticas (Figura 30.12).

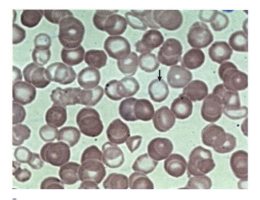

Figura 30.11. *Sangue periférico revelando microcitose e acentuada hipocromia com população eritrocitária homogênea observado em paciente portador de betatalassemia minor.*

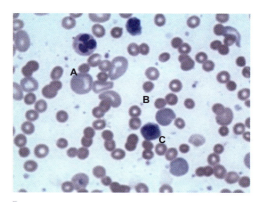

Figura 30.12. *Sangue periférico revelando importante policromasia ou policromatofilia (A), esferócitos (B) e eritroblastos ortocromáticos (C) em paciente com anemia hemolítica.*

- **Variação na forma dos eritrócitos ou poiquilocitose**

O termo poiquilocitose ou pecilocitose indica que a amostra apresenta eritrócitos com forma diferente da forma discoide considerada normal. Nesse caso, é necessário relatar na hematoscopia as formas encontradas na lâmina e dar uma ideia semiquantitativa para uma melhor interpretação do resultado. São as seguintes as possíveis formas observadas:

- Drepanócitos (células falciformes)

Em indivíduos normais, a cadeia β, que apresenta 146 aminoácidos, faz parte da estrutura da hemoglobina A (α2β2). Uma transversão de A para T, causa a substituição do códon GAG, que codifica ácido glutâmico, para o códon GTG e dá origem a uma valina na sexta posição da cadeia beta (β). Essa mutação dá origem à hemoglobina S que foi assim designada por formar polímeros, quando no estado desoxigenado, que modificam a morfologia dos eritrócitos, levando à formação de hemácias em foice (*sickle*). A tendência à polimerização é dependente de temperatura, concentração de hemoglobina S, pH, força iônica e tensão de oxigênio. Dessa forma, o baço, rins, retina e a medula óssea possuem um microambiente suficientemente hipóxico, acidótico e hipertônico para promover a polimerização da HbS e a falcização dos eritrócitos. Os eritrócitos falcizados (Figura 30.13) podem retomar a forma normal de disco bicôncavo; entretanto, com repetidos episódios de falcização, a membrana eritrocitária passa por alterações que tornam as células irreversivelmente falcizadas e rígidas. Com a perda da plasticidade, essas células serão removidas pelos macrófagos do fígado, baço e medula óssea, podendo também iniciar ou aumentar a gravidade de crises vaso-oclusivas devido à perda da deformabilidade e aumentada aderência ao endotélio vascular.

Indivíduos homozigotos para o gene da cadeia beta S apresentam uma anemia hemolítica crônica, de moderada a grave, como resultado da hemólise extravascular. Na anemia falciforme a vida média dos eritrócitos pode ser reduzida a 14 dias, sendo o baço o órgão cujo microambiente hipóxico e hipoglicêmico promove falcização, facilitada ainda pela lenta circulação nos cordões esplênicos, o que aumenta a fagocitose dos eritrócitos contendo Hbs. Entretanto, ainda na infância o baço perde sua função, devido a repetidas crises esplênicas que levam à necrose tecidual e à atrofia. Com a atrofia esplênica, outras células do sistema mononuclear fagocitário no fígado e medula óssea passam a eliminar essas células anormais. A presença dos corpúsculos de Howell-Jolly são indicativos dessa atrofia.

572 LABORATÓRIO COM INTERPRETAÇÕES CLÍNICAS

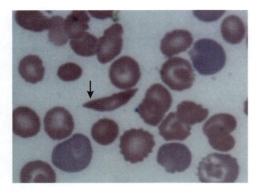

Figura 30.13. *Sangue periférico de paciente portador de anemia falciforme. Poiquilocitose com presença de drepanócito (seta).*

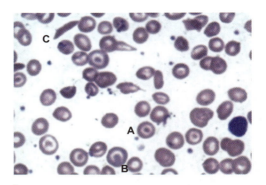

Figura 30.14. *Sangue periférico mostrando poiquilocitose e presença de vários codócitos (A), alguns policromatófilos (B) e drepanócitos (C) em paciente com hemoglobinopatia SC.*

A macrocitose, policromasia e presença de eritroblastos no sangue periférico refletem a tentativa de compensação medular à destruição prematura dos eritrócitos falciformes. Se o paciente desenvolve uma infecção viral, bacteriana ou por micoplasma, o hemograma apresentará os sinais de uma crise aplástica. A cessação temporária da eritropoese concomitantemente com a hemólise crônica levará a uma piora do quadro anêmico. Muitos casos de aplasia ocorrem como resultado da infecção com parvovírus e o achado mais relevante é uma intensa reticulocitopenia.

Um achado comum na hematoscopia de pacientes com doença falciforme são as hemácias em alvo ou codócitos (Figura 30.14). Na anemia falciforme pode-se associar essas formas à autoesplenectomia que ocorre em consequência à atrofia esplênica. A frequência será maior nos indivíduos com hemoglobinopatia SC, devido à cristalização da HbC nos eritrócitos.

- Hemácias em alvo, codócitos, leptócitos ou *target cells*

   Nesses eritrócitos, que na microscopia eletrônica lembram um sino, a hemoglobina se concentra na periferia e no centro das hemácias, produzindo zonas concêntricas claras e escuras após receberem o corante. Apresentam um aumento na área de superfície em relação ao volume, resultante da expansão da membrana pela acumulação de lecitina e colesterol a partir da troca livre com lipídeos plasmáticos. O excesso de membrana ocorre nas hemoglobinopatias C e S (Figura 30.14), na betatalassemia e quando há alterações na composição lipídica do plasma, nesse caso explicando a leptocitose das icterícias obstrutivas e do tratamento com asparaginase. Leptócitos também são encontrados na asplenia ou no hipoesplenismo. O ICSH recomenda que essas células sejam quantificadas.

- Ovalocitose (eliptocitose)

   São hemácias elípticas ou ovaladas, normocíticas que se formam devido à fragilidade mecânica na membrana eritrocitária (Figura 30.15). Essa poiquilocitose está associada a vários defeitos genéticos relacionados a proteínas de membrana, que afetam interações horizontais envolvendo especialmente a espectrina e a proteína 4.1. A expressão clínica nos indivíduos com eliptocitose hereditária heterozigotos é variável; alguns indivíduos apresentam anemia e esplenomegalia, mas na maioria a anemia é leve ou são assintomáticos. Nos raros pacientes homozigotos e em alguns hete-

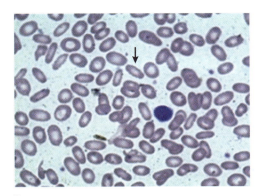 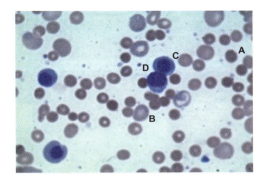

Figura 30.15. Sangue periférico de paciente com eliptocitose hereditária mostrando vários eliptócitos e ovalócitos (seta).

Figura 30.16. Sangue periférico de um paciente com anemia hemolítica mostrando esferocitose (A), policromatofilia (B), presença de eritroblasto (C) e um linfócito (D).

rozigotos, observa-se um quadro de anemia hemolítica grave com esplenomegalia, acentuando-se a poiquilocitose que revela uma morfologia eritrocitária bizarra conhecida como piropoiquilocitose. Nas anomalias genéticas ocorrem com frequência de 30 a 100% nas extensões sanguíneas. Em menor número os eliptócitos podem ser vistos na anemia por deficiência de ferro, com aspecto de células alongadas, semelhantes a lápis ou charuto e hipocrômicas, nas talassemias e na mielofibrose idiopática. Ovalócitos macrocíticos ou macro-ovalócitos são observados nas anemias megaloblásticas e na ovalocitose do sudeste da Ásia. Aproximadamente 5% de eliptócitos podem ser encontrados em indivíduos normais.

- Esferócitos (microesferócitos)

Esferócitos são eritrócitos esféricos ou quase esféricos, densamente corados, sem a característica área de palidez central, que perderam membrana sem perda equivalente do citosol, em consequência de anormalidades herdadas ou adquiridas do citoesqueleto e da membrana. Os esferócitos são encontrados na hematoscopia de pacientes com esferocitose hereditária, na anemia hemolítica autoimune e aloimune, pós-esplenectomia, queimaduras, talassemia *major*, hemoglobinopatia S e C, anemias hemolíticas com corpos de Heinz e transfusão de sangue. Na esferocitose hereditária a causa da esferocitose se deve a um defeito intracorpuscular. A deficiência de espectrina, anquirina ou proteína banda 3 leva a uma instabilidade da bicamada lipídica resultando em perda de membrana na forma de microvesículas. A esferocitose pode ser acentuada em alguns pacientes e nesse caso encontra-se associada a um aumento do CHCM acima de 36 g/dL, caracterizando uma hipercromia, anemia grave e presença de marcada policromatofilia, às vezes com eritroblastos circulantes (Figura 30.16). Embora pareçam menores, geralmente o VCM dos esferócitos encontra-se dentro dos limites de referência. Os esferócitos da anemia hemolítica autoimune resultam da perda de membrana devido ao reconhecimento por macrófagos do sistema reticuloendotelial de eritrócitos cobertos por aloanticorpos, autoanticorpos ou anticorpos induzidos por drogas, que removem pedaços de membrana dessas células. A perda de membrana pode ser causada pelo efeito direto do calor em indivíduos que sofrem queimaduras, ou por outros agentes tóxicos. Nas anemias hemolíticas microangiopáticas, a fragmentação eritrocitária, decorrente da deposição de fibrina no endotélio, pode levar à formação de microesferócitos. O ICSH recomenda que os esferócitos sejam quantificados.

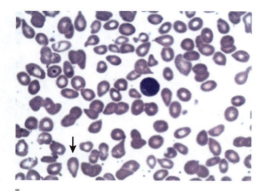

Figura 30.17. *Sangue periférico de um paciente com mielofibrose idiopática mostrando vários dacriócitos ou hemácias em lágrima (seta).*

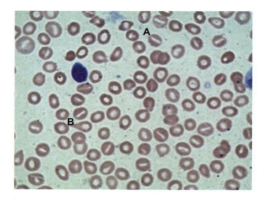

Figura 30.18. *Sangue periférico mostrando vários estomatócitos (A) e raros dacriócitos (B).*

- Dacriócitos, hemácias em lágrimas ou *teardrops cells*

São hemácias em forma de gota que podem resultar de alterações mecânicas na membrana e no citoesqueleto dos eritrócitos, devido à fibrose da medula óssea (Figura 30.17). Quando associada com anemia ou pancitopenia, o achado de dacriócitos é sugestivo da existência de uma mielofibrose primária ou secundária à infiltração da medula óssea por leucemia, linfoma ou metástase de tumores sólidos. Podem também ocorrer na anemia megaloblástica, síndromes mielodisplásicas, eritroleucemia, anemia hemolítica por corpúsculos de Heinz, episódios hemolíticos da doença de Wilson, intoxicação por arsênio e nas talassemias. Já foram relatados em pacientes com anemia hemolítica autoimune e anemia hemolítica microangiopática. O ICSH recomenda a quantificação dessas células.

A evidência de que as hemácias em lágrimas desaparecem após esplenectomia em indivíduos com anemia hemolítica autoimune, indicam que o baço também tem influência na formação desses poiquilócitos. Nesse caso, a hematopoese extramedular no baço força a passagem dos eritrócitos através de sinusoides estreitos para o sangue.

- Estomatócitos

São eritrócitos unicôncavos, lembrando uma xícara sem asa (alça), que nas extensões coradas aparecem com uma fenda, que pode ser longitudinal, transversa, em forma de V ou de Y (Figura 30.18). Quando ocorrem em determinadas áreas mais finas da extensão deve-se considerar a possibilidade de artefato na preparação. Os estomatócitos podem estar presentes no sangue de recém-nascidos, nas doenças hepáticas, no tratamento com asparaginase ou na estomatocitose hereditária, uma doença rara que causa uma anemia hemolítica congênita. O ICSH recomenda a quantificação dos estomatócitos.

- *Bite cells/blister cells*

Sao células com alterações de forma semicircular da membrana (mordida) causada pela remoção de corpos de Heinz pelos macrófagos esplênicos, sendo uma característica da hemólise oxidativa (Figura 30.19). A anemia microangiopática ou o dano mecânico podem causar alterações idênticas. Quando a membrana eritrocitária se restaura, forma-se uma estrutura semelhante a uma "bolha", daí a denominação *blister cell* ou hemácia em bolha. A recomendação é a de quantificar essas celulas. *Bite*

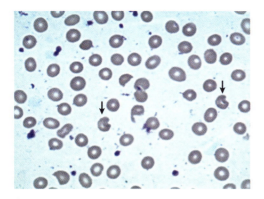

Figura 30.19. Sangue periférico mostrando raras células mordidas ou bite cells *(setas)*.

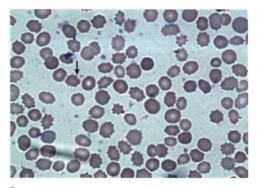

Figura 30.20. Sangue periférico mostrando vários equinócitos ou hemácias crenadas (seta) e raros esferócitos.

e *blister cells* são carcterísticas em indivíduos normais ou com deficiência de glicose-6-fosfato desidrogenase após a administração de dapsona, salazoprin e algumas drogas antimaláricas.

- Equinócitos

    Vários termos foram usados para essas células: célula em baga, em estrela, com rebarbas ou espinhos, hemácia crenada, poiquilócito, picnócito, célula espiculada, célula em espora (Figura 30.20). São células que perderam a forma de disco e estão cobertas de 10 a 30 pequenas projeções ou espículas de forma regular. Doença hepática ou renal, deficiência de piruvatoquinase, artefatos de armazenamento. A recomendação é a de quantificar essas células.

- Acantócitos

    São eritrócitos esferocíticos com espículas de dimensões e distribuição irregulares (Figura 30.21). Estão associados ao hipoesplenismo/pós-esplenectomia, hepatopatias, deficiência de vitamina E, abetalipoproteinemia congênita, no raro fenótipo de grupo sanguíneo de McLeod. Em bebês, a presença de acantocitose e anemia hemolítica pode ser atribuída à deficiência de tocoferol. Outras formas de relatar esse tipo de eritrócito são célula acantoide, em estrela, com esporos, rebarbas ou espinhos.

- Esquistócitos ou esquizócitos

    Esquizócitos são eritrócitos fragmentados produzidos por dano mecânico extrínseco na circulação (Figura 30.22) e são indicativos do diagnóstico de anemia hemolítica microangiopática (AHMA). As hemácias são fragmentadas ao passar através de filamentos de fibrina nos vasos danificados, levando ao aparecimento na circulação de fragmentos pequenos, com projeções pontiagudas e bordas irregulares, às vezes lembrando meia-lua, microesferócitos, células em capacete ou queratócitos. Ocorre, por exemplo, na síndrome hemolítica urêmica, na coagulação intravascular disseminada e na púrpura trombótica trombocitopênica. Por outro lado, a fragmentação pode ser consequência da passagem dos eritrócitos através de uma válvula cardíaca protética ou natural danificada. Outras doenças como vasculites, glomerulonefrites, rejeição de transplante renal, queimaduras graves e hemoglobinúria de marcha também podem revelar essas células na

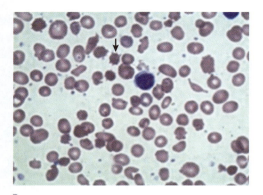

Figura 30.21. Sangue periférico mostrando alguns acantócitos (seta).

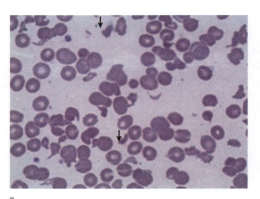

Figura 30.22. Sangue periférico mostrando poiquilocitose com vários esquizócitos (setas), anisocitose com macrócitos policromatófilos.

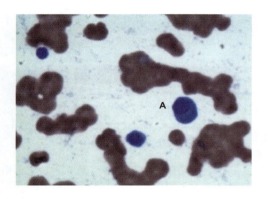

Figura 30.23. Sangue periférico revelando aglutinação eritrocitária. A presença de um plasmócito (A) sugere associação com uma gamopatia monoclonal.

hematoscopia. O ICSH recomenda que sejam quantificados, especialmente quando essas células predominam em extensões sanguíneas que revelam também policromasia, presença de eritroblastos e trombocitopenia, sugerindo um quadro de AHMA. São termos sinônimos para essa variação morfológica *thorn cell*, queratoesquistócito, *pincer cell*, poiquilócito, *prickle cell*, eritrócito fragmentado, célula triangular.

- **Distribuição irregular dos eritrócitos nas extensões sanguíneas**
- Aglutinação

Aglutinação é o agrupamento irregular de eritrócitos em aglomerados que lembram cachos de uva vistos na extensão corada e muitas vezes perceptíveis a olho nu e indicam a presença de anticorpo frio antieritrocitário (Figura 30.23). A doença de aglutinina fria é causada pela presença de uma imunoglobulina IgM monoclonal em pacientes com neoplasia de célula B. Quando presente, esse fenômeno causa elevação espúria do VCM e redução da contagem de eritrócitos, alterando os demais parâmetros da série vermelha derivados desses valores, como o HCM e CHCM. A recomendação é aquecer a amostra por 1 hora a 37 °C e reanalisar, reportando a presença de aglutinação quando observada.

HEMOGRAMA COMPLETO 577

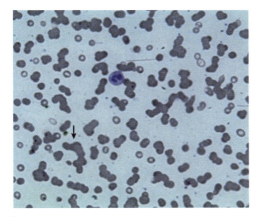

Figura 30.24A. *Sangue periférico de um paciente com mieloma múltiplo revelando intensa formação de* rouleaux *(seta).*

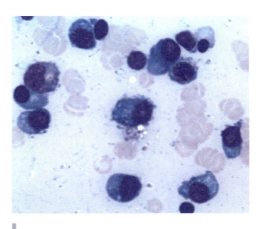

Figura 30.24C. *Aspirado de medula óssea com aumento do número de plasmócitos indicativo do diagnóstico de mieloma múltiplo.*

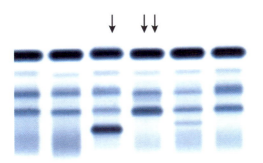

Figura 30.24B. *Eletroforese de proteína revelando pico monoclonal na fração de gamaglobulina (uma seta) e betaglobulina (duas setas) em pacientes com diagnóstico de mieloma múltiplo.*

- Formação de *rouleaux*

Relata-se na hematoscopia a formação de *rouleaux* quando se observam os eritrócitos distribuídos na extensão sanguínea como pilhas de moedas (Figura 30.24A). O fenômeno se associa à presença de uma disproteinemia (Figura 30.24B) e frequentemente está relacionado a um componente monoclonal visto na eletroforese de proteínas, indicando o diagnóstico de mieloma múltiplo ou outra gamopatia monoclonal (Figura 30.24C).

■ *Presença de inclusões intraeritrocitárias*
- Pontilhado basófilo

Consiste na presença de grânulos arredondados, finos ou grosseiros, devidos à agregação anormal de ribossomos, dispersos uniformemente no citoplasma dos eritrócitos (Figura 30.25). Representa regeneração ou imaturidade da célula, sendo encontrado em anemias crônicas, leucemia, anemia ferropriva, formas leves de talassemia, hemoglobinopatias, anemia sideroblástica e intoxicação pelo chumbo. A recomendação é quantificar o pontilhado basófilo.

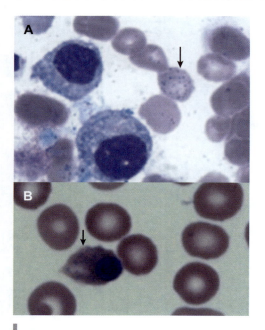

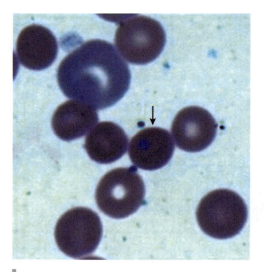

Figura 30.26. *Sangue periférico de paciente com anemia hemolítica mostrando inclusão intraeritrocitária de corpúsculo de Howell-Jolly (seta).*

Figura 30.25. *Sangue periférico mostrando pontilhado basófilo em eritrócitos (seta)* **(A)** *e no citoplasma de eritroblasto acidófilo (seta)* **(B)**.

- Corpúsculo de Howell-Jolly

Inclusões basofílicas, esféricas e densas intra-eritrocitárias, causadas pela fragmentação de material nuclear (DNA), com características tintoriais iguais às do núcleo, geralmente relacionado a condições de diseritropoese (Figura 30.26). Encontrados na anemia falciforme e outras anemias hemolíticas, anemia megaloblástica, hipoesplenismo e após esplenectomia. Normalmente, esses resíduos de núcleos são removidos dos eritrócitos pelos macrófagos do baço e quando relatados na hematoscopia pode sugerir uma hipofunção esplênica se o paciente não for esplenectomizado. São encontrados em células da medula óssea de indivíduos normais, porém são removidos pelo baço e não são vistos no sangue periférico. Está presente após a esplenectomia ou anemias hemolíticas severas.

- Corpúsculos de Heinz

Inclusões intraeritrocitárias visíveis na coloração supravital pela precipitação do corante, que podem indicar a presença de hemoglobinas instáveis ou anemias hemolíticas precipitadas por substâncias tóxicas (Figura 30.27). Estão presentes nas eritroenzimopatias, por exemplo na deficiência de G6PD ou de piruvatoquinase.

- Anel de Cabot

Figura em anel encontrada próxima à membrana eritrocitária ou em uma figura lembrando o número 8 (Figura 30.28). O anel de Cabot se cora em azul avermelhado. Ocorre com maior frequência nas anemias megaloblásticas.

HEMOGRAMA COMPLETO 579

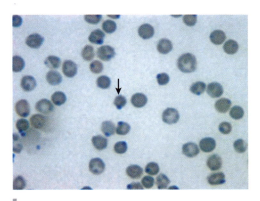

Figura 30.27. Sangue periférico submetido à coloração supravital mostrando vários corpos de Heinz (seta). (Fonte: Disponível em: http://www.medical-labs.net/wpcontent/uploads/2015/03/Heinz-Bodies.jpg.)

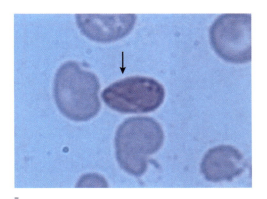

Figura 30.28. Sangue periférico mostrando inclusão intraeritrocitária de anel de Cabot em figura de oito (seta).

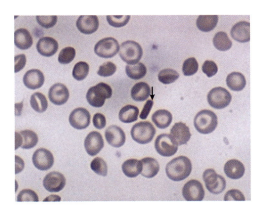

Figura 30.29. Sangue periférico mostrando várias hemácias em alvo e um eritrócito retangular (seta) indicativo da presença de cristais de hemoglobina C em paciente com doença de HbC. (Fonte: http://library.med.utah.edu/WebPath/HEMEHTML/HEME017.html.)

- Cristais intraeritrocitários de hemoglobina

Agregados de hemoglobina precipitados como cristais intraeritrocitários podem ser vistos em pacientes com hemoglobinopatia C e doença SC (Figura 30.29). Esses cristais coram-se densamente, variam em tamanho e apresentam extremidades pontiagudas. Devem ser reportados na hematoscopia quando observados.

- Microrganismo nos eritrócitos

Em determinadas infecções bacterianas, fúngicas, protozoárias ou parasitárias os microrganismos causadores podem ser encontrados livres entre os eritrócitos ou dentro dessas células. Quando presentes, devem ser relatados na hematoscopia e em alguns casos, como nos pacientes com malária (Figura 30.30), a determinação da densidade parasitária e o tipo particular de plasmódio contribui para o diagnóstico e o monitoramento dos pacientes.

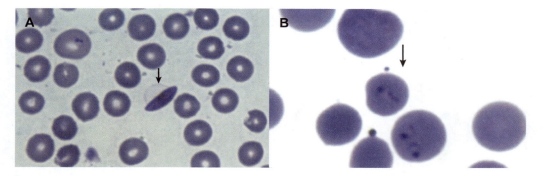

Figura 30.30. *Sangue periférico mostrando gametócito (seta)* **(A)** *e formas em anel de* Plasmodium falciparum *(seta)* **(B)**.

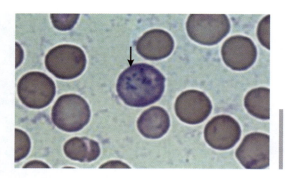

Figura 30.31. *Sangue periférico mostrando inclusão intraeritrocitária de corpos de Pappenheimer (seta), inclusões basofílicas irregulares presuntiva de presença de ferro no eritrócito.*

- Corpúsculos de Pappenheimer

São agregados de ferritina nos eritrócitos, visíveis nas preparações coradas com Romanowsky como múltiplas inclusões basofílicas de tamanho, forma e distribuição variável, frequentemente concentrados em uma limitada área citoplasmática (Figura 30.31). O conteúdo de ferro nessas inclusões é confirmado pela positividade à reação de Perls ou coloração de azul da Prússia (Figura 30.32). Recomenda-se a quantificação dos corpúsculos de Pappenheimer que podem estar presentes nas anemias sideroblásticas, hemoglobinopatias e no hipoesplenismo.

- Presença de eritroblasto no sangue periférico

Eritroblastos ortocromáticos ou policromatófilos podem ser liberados na circulação quando a eritropoese encontra-se ativada em compensação a um evento pós-hemorrágico, nas anemias hemolíticas ou após o tratamento das anemias carenciais com os fatores deficientes, correlacionando-se com uma hiperplasia eritroide na medula óssea (Figura 30.33). Na ausência de um aumento regenerativo da eritropoese, a presença de eritroblastos no sangue pode refletir a produção extramedular de células sanguíneas e a infiltração da medula por células neoplásicas que destroem a barreira sangue-medula óssea. A recomendação é relatar na hematoscopia o número de eritroblastos presentes por 100 leucócitos e, se necessário, corrigir a leucometria (Figura 30.34). Pelo fato de serem nucleados, esses elementos são contados juntamente com os leucócitos e o laboratório deve considerar se o

HEMOGRAMA COMPLETO 581

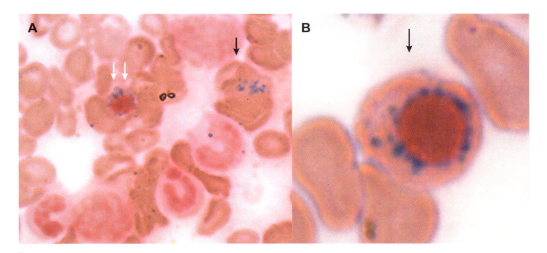

Figura 30.32. Coloração de Perls mostrando siderócito (seta preta) e sideroblasto (setas brancas) **(A)** e sideroblasto em anel (seta preta) **(B)** na medula óssea de paciente com síndrome mielodisplásica.

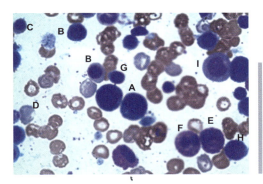

Figura 30.33. Esfregaço de medula óssea mostrando hiperplasia eritroide. (A) eritroblasto basófilo; (B) Eritroblastos policromatófilos com grau distinto de hemoglobinização; (C) Eritroblasto ortocromático ou acidófilo; (D) Macrócito policromatófilo; (E) Metamielócito eosinófilo; (F) Segmentado eosinófilo; (G) Linfócito; (H) Blasto. I. Célula em transição de promielócito para mielócito neutrófilo.

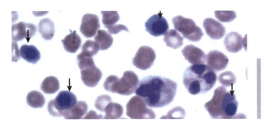

Figura 30.34. Sangue periférico mostrando presença de eritroblastos (setas) que interferem na contagem leucocitária e devem ser descontados da leucometria global.

equipamento usado na rotina corrige a leucometria ou se esse procedimento precisa ser realizado na liberação do laudo. São várias as patologias em que se nota a presença de eritroblastos no sangue periférico e o mecanismo envolvido pode estar relacionado a hipoesplenismo, eritropoese acelerada compensadora, hipóxia, invasão medular, hematopoese extramedular ou outro ainda não definido (Tabela 30.3).

582 LABORATÓRIO COM INTERPRETAÇÕES CLÍNICAS

Tabela 30.3. Mecanismos e condições associadas com eritroblastos no sangue periférico

Hipoesplenismo, asplenia • Anemia falciforme, recém-nascido (fisiológico) • Esplenectomia, trombocitose essencial • Anemia hemolítica, malária
Eritropoese acelerada compensadora • Anemia grave (qualquer causa), anemia hemolítica • Anemia por deficiência de ferro, anemia megaloblástica • Hemorragia, anemia sob tratamento • Anemia hemolítica microangiopática, talassemia major
Hipóxia • Doença pulmonar grave • Insuficiência cardíaca congestiva • Doença cardíaca cianótica
Infiltração medular • Leucemia, linfoma, neuroblastoma • Mielodisplasia, mielofibrose • Mieloma, síndrome mieloproliferativa • Doença de Gaucher e outras doenças de armazenamento • Granuloma (tuberculose) • Colagenoses, histiocitose, micoses • Sarcoidose, osteopetrose, tumores sólidos
Hematopoese extramedular • Mieloftise, osteopetrose, metaplasia mieloide • Mielofibrose, policitemia vera • Anemia hemolítica crônica • Leucemia
Outras • Uremia, sepse, doença hepática • Cetoacidose diabética, doença intestinal inflamatória • Transplante renal, injúria térmica • Quimioterapia

■ Contagem de reticulócitos

Reticulócitos são eritrócitos imaturos contendo RNA ribossômico e ainda possuem atividade de síntese de hemoglobina (Figura 30.5). Surgem após a expulsão do núcleo dos eritroblastos ortocromáticos e durante 24-72 horas produzem 20 a 30% da hemoglobina, originando os eritrócitos maturos. Quando observados nas extensões sanguíneas, coradas com corantes panóticos usuais, o RNA residual é dissolvido pelo metanol usado como solvente e os reticulócitos são visualizados com uma coloração acinzentada ou arroxeada e serão identificados como macrócitos policromatófilos (Figura 30.22). Se estiverem presentes em número aumentado, podem elevar o valor do VCM e causar macrocitose e indicam eritropoese aumentada na medula óssea. O corante azul de cresil brilhante precipita sobre as organelas contendo RNA, originando uma estrutura reticulofilamentar que deu à célula o nome reticulócito. Utilizando-se essa coloração supravital é possível quantificar os reticulócitos. A contagem dos reticulócitos é indicada principalmente quando existe evidência de hemólise no sangue periférico, como aumentada policromasia, presença de eritroblastos, esferócitos ou esquistócitos. A presença de macrócitos policromatófilos e contagem de reticulócitos acima de 10% leva à suspeita de anemia hemolítica ou uma hemorragia aguda. Observa-se uma elevação dos reticulócitos 5 a 7 dias após o início do tratamento de pacientes com anemia perniciosa e outros tipos de anemia megaloblástica e 5 a 10 dias após o início da administração de ferro a pacientes sofrendo de anemia devida à carência desse elemento.

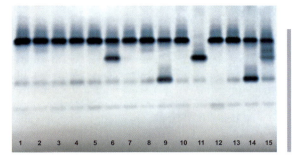

Figura 30.35A. Eletroforese de hemoglobina em acetato celulose e pH alcalino. Padrão normal AA nas colunas 1, 2, 3, 5, 7, 10, 12 e 13, padrões distintos com fenótipos AS ou AD na coluna 6, SS na coluna 11, AC nas colunas 9 e 14, AA com discreto aumento de hemoglobina fetal na coluna 8, sugestivo de traço talassêmico beta na coluna 4, pelo aumento de HbA2 e na coluna 15 encontra-se o controle da reação.

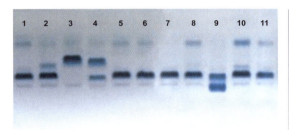

Figura 30.35B. Eletroforese em gel de ágar e pH ácido realizado para a confirmação das amostras com padrão anormal na eletroforese alcalina. SS com aumento de A2 na coluna 2, AD na coluna 3*, AS na coluna 4, SS nas colunas 5, 6, 7, 8, 11, SS com fetal aumentada nas colunas 1 e 10 e AC na coluna 9. *A amostra 3 apresentou padrão AS na eletroforese alcalina.

Nos sistemas automatizados, os reticulócitos podem ser quantificados por meio da marcação do RNA com fluoresceína ou pela detecção da mudança da absorção da luz. A Beckman-Coulter tem equipamentos que utilizam como fluorocromo a acridina laranja ou se baseiam no princípio da alteração da absorção de luz, produzida pelos reticulócitos corados pelo novo azul de metileno, como o Coulter LH 750. Com o recurso da automação e dependendo do fabricante e modelo de equipamento utilizado, podem ser obtidos vários parâmetros relacionados à população reticulocitária como volume, conteúdo e concentração de hemoglobina (VCMr, CHr, HCMr e CHCMr) e as medidas de dispersão do volume, conteúdo e concentração de hemoglobina dos reticulócitos (RDWr, CHDWr e HDWr). Considerando-se a vida média de cerca de 120 dias dos eritrócitos ao fato de que os reticulócitos circulam no máximo por 3 a 4 dias, quando liberados precocemente da medula óssea, esses parâmetros tornaram-se um recurso mais precoce para a monitorização terapêutica de pacientes anêmicos.

Fragilidade globular osmótica

Sabe-se que qualquer célula, inclusive as hemácias, quando imersas em solução hipertônica, perdem água e encolhem, ao passo que, imersas em solução hipotônica, absorvem água e intumescem, podendo romper-se no caso de a hipotonia ser excessiva. A resistência (ou fragilidade) das hemácias às soluções hipotônicas altera-se em diversos tipos de anemia, ora para mais, ora para menos, o que confere grande valor prático a essa determinação.

Em condições normais, a hemólise tem início em soluções a 0,42% de cloreto de sódio e completa-se em soluções entre 0,34 e 0,30% (a solução isotônica é a 0,85%). A fragilidade globular osmótica mostra-se aumentada fundamentalmente na esferocitose hereditária e diminuída nas hemoglobinopatias e nas talassemias.

584 LABORATÓRIO COM INTERPRETAÇÕES CLÍNICAS

■ *Eletroforese da hemoglobina*

A eletroforese de hemoglobina tem a finalidade de separar as hemoglobinas em uma amostra de sangue lisado para quantificar as frações e identificar a presença de hemoglobinas variantes. A hemoglobina é uma hemeproteína formada por quatro grupamentos heme ligados a quatro cadeias polipeptídicas de globina. Nas hemoglobinas do adulto são encontradas duas cadeias globínicas alfa (α) e duas cadeias não alfa, do tipo beta (β), delta (δ) e gama (γ), que se combinam na composição das hemoglobinas A, A2 e fetal, respectivamente. De acordo com as cadeias globínicas que a compõem, a hemoglobina A é identificada como alfa^2 beta^2 ($\alpha 2\beta 2$), a hemoglobina A2 como alfa^2 delta^2 ($\alpha 2\delta 2$) e a hemoglobina fetal como alfa^2 gama^2 ($\alpha 2\gamma 2$). O perfil esperado na eletroforese de um adulto normal (Figura 30.35) inclui a hemoglobina A (95-97%), hemoglobina A2 (2-3,5%) e hemoglobina fetal (1-2%).

Em sua maioria, as hemoglobinas anormais resultam da substituição de um único aminoácido na cadeia polipeptídica. Um grande número de variantes foi descrito mas a maioria não se associa a manifestação clínica. Dentre as variantes mais encontradas na eletroforese, podemos citar as hemoglobinas S e C. A eletroforese pode revelar aumento na concentração das hemoglobinas A2 e fetal, sugerindo o diagnóstico de síndromes talassêmicas, que deve ser confirmado com outros testes laboratoriais. As Figuras 30.35A e 30.35B ilustram alguns dos padrões fenotípicos variantes que são mais encontrados na rotina laboratorial.

Hemograma – série branca

■ Leucócitos

O termo leucócitos se aplica aos elementos figurados do sangue circulante, bem como a seus precursores nos centros hematopoéticos, que desempenham papel essencial no mecanismo de defesa do organismo. Podem ser classificados em várias categorias com base em sua morfologia, função específica ou local de origem. Tradicionalmente, são divididos em polimorfonucleares ou granulócitos polimorfonucleares, que inclui os neutrófilos, eosinófilos e basófilos e mononucleares representados pelos linfócitos e monócitos.

Os elementos figurados do sangue têm sua origem a partir de células-tronco hematopoéticas (CTH), que surgem inicialmente no saco vitelino, fígado-baço e posteriormente na medula óssea, e são capazes de se diferenciar para quaisquer das linhagens sanguíneas. Essas células diferenciam-se em unidades formadoras de colônia mieloide (CFU-GEMM) ou linfoide (CFU-L), comprometendo-se bem cedo na escala ontogênica a dar origem a granulócitos, eritrócitos, megacariócitos, monócitos e macrófagos (CFU-GEMM) ou linfócitos B, T, células NK e células dendríticas (CFU-L). As células-mãe mieloides permanecem na medula óssea, onde se diferenciam em unidades formadoras de colônias granulocíticas (CFU-G), monocíticas (CFU-M), eritroides (CFU-E) e megacariocíticas (CFU-Meg), que darão origem a granulócitos, monócitos, eritrócitos e plaquetas, respectivamente. As células-mãe linfoides pró-T migram para o timo e as pró-B permanecem na medula óssea.

Durante o processo de diferenciação, os níveis de expressão de diversas proteínas mudam, permitindo estabelecer compartimentos maturativos que podem ser definidos com auxílio de citometria de fluxo. Por meio dessa técnica, que utiliza anticorpos monoclonais ligados a fluorocromos, uma combinação de vários marcadores define o estágio maturativo das células, o que apresenta maior impacto no diagnóstico das leucemias. Os marcadores são classificados em diferentes grupos (CD – *clusters of differentiation*) de acordo com a sua associação a proteínas relacionadas à linhagem celular, por exemplo. No caso da CTH e precursores hematopoéticos, o CD34 é o marcador mais utilizado. Progenitores clonais linfoides (CFU-L) capazes de originar linfócitos B, T, NK e células dendríticas apresentam o fenótipo CD34+/CD38+/CD10+. O compartimento mieloide (Tabela 30.4) é mais complexo porque abrange um número maior de linhagens celulares, havendo para cada uma um conjunto de anticorpos monoclonais específico.

HEMOGRAMA COMPLETO **585**

Tabela 30.4. Principais anticorpos monoclonais aplicados à imunofenotipagem das células precursoras hematopoéticas mieloides

Precursores	Marcadores celulares para imunofenotipagem
CFU-GEMM pluripotencial	CD34, CD117, HLA-DR
CFU-G granulocítica	anti-MPO, CD13, CD11b, CD14, CD15, CD16, CD33, CD64, CD65, CD117
CFU-M monocítica	anti-MPO-, CD64, CD36
CFU-E eritroide	CD235a*, CD71**, CD36
CFU-Meg megacariocítica	CD41, CD42, CD61

*Marca glicoforina A.
**Marca a expressão do receptor de transferrina.

■ Série granulócítica

Inclui os leucócitos que possuem grânulos específicos no citoplasma, abrangendo, portanto, os neutrófilos, eosinófilos e basófilos, e se distinguem pela afinidade tintorial de seus respectivos grânulos, pelos corantes eosina e azul de metileno utilizados nos corantes tipo Romanovsky.

Essas células podem ser encontradas em diferentes concentrações na medula óssea, circulando livremente no sangue periférico, marginalizadas à parede do endotélio vascular e nos tecidos, havendo predominância da linhagem neutrofílica. O *pool* de granulócitos neutrófilos da medula óssea inclui os mieloblastos, promielócitos e mielócitos, células com potencial de divisão mitótica que representam o componente proliferativo. Os metamielócitos e bastões, ainda em processo de maturação na medula óssea, não se dividem e constituem o *pool* de maturação. Uma noção sobre cinética dos neutrófilos é indispensável para se interpretar corretamente as variações numéricas encontradas na clínica. A produção de neutrófilos requer a interação de células-tronco hematopoéticas, microambiente medular e vários fatores regulatórios com ação estimulatória e inibitória. Cerca de 7-10 dias são necessários para a produção de neutrófilos na medula óssea, considerando-se que em 3,4 dias os mieloblastos evoluem a mielócitos e desse estágio até segmentado, a célula mais madura, o processo maturacional leva em média 6,6 dias.

Há na medula um compartimento de reserva representado pelos bastões e segmentados, englobando cerca de 25 vezes o número dessas células na circulação. As células maduras são estimuladas por fatores quimiotáticos a migrar da medula para o sangue periférico. Os neutrófilos liberados da medula óssea não se encontram apenas livres na circulação, mas se dispõem também nas margens das vênulas e arteríolas no interior dos vasos (pulmão, baço e fígado), havendo, portanto, dois compartimentos periféricos distintos, o marginal e o circulante. A soma desses compartimentos pode ser considerada uma unidade dinâmica e os neutrófilos permanecem em troca contínua, por cerca de 6 a 8 horas, sugerindo que a população de neutrófilos seja renovada duas vezes e meia por dia (Figura 30.36). O número de neutrófilos, habitualmente contados quando se faz o hemograma, representa apenas a população circulante. As células do compartimento marginalizado podem sair dos vasos por diapedese para exercer suas funções defensivas nos tecidos e cavidades naturais. O compartimento tissular engloba todas as células granulocíticas que atravessaram a parede dos capilares e migraram para os tecidos, onde exercem a função de fagocitose, passam por várias alterações estruturais e depois morrem, sendo então fagocitadas pelos macrófagos.

586 LABORATÓRIO COM INTERPRETAÇÕES CLÍNICAS

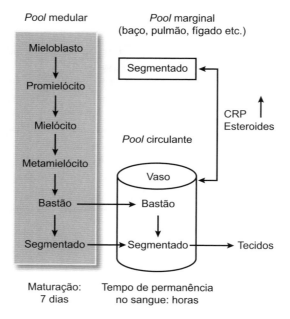

Figura 30.36. *Representação esquemática dos compartimentos (pools) das células da linhagem neutrofílica. (Adaptada de Honda et al., 2016.)*

■ Granulócitos neutrófilos

Os estágios de maturação dos granulócitos neutrófilos (Figura 30.37) incluem:

■ Mieloblasto (Mb)

Célula com tamanho variando de 15 a 20 μm, citoplasma basofílico, hialino ou com poucos grânulos azurofílicos, às vezes com contorno irregular. O núcleo apresenta-se circular ou oval, ocupa 4/5 da área total da célula, cromatina reticular e uniforme, geralmente com 2 a 5 nucléolos. Representam 0-3% das células medulares.

■ Promielócito (Pmc)

Apresenta um tamanho variando de 20 a 30 μm de diâmetro; citoplasma levemente basofílico, apresentando como característica principal grande número de granulações azurófilas ou primárias que podem recobrir o núcleo. O núcleo de contorno regular é arredondado ou oval, excêntrico e essa célula tem uma menor relação núcleo-citoplasma quando comparada com o Mb. A cromatina nuclear é um pouco mais grosseira que o Mb, com grumos de distribuição heterogênea. Os nucléolos são visíveis, geralmente em menor número que o Mb. No mielograma normal os promielócitos encontram-se em uma frequência de 2-8%. A cessação da síntese de novos grânulos azurófilos e o surgimento de granulação neutrófila específica marca a transição de promielócito para o estágio de mielócito.

■ Mielócito neutrófilo

Essa célula mede 18 a 20 μm de diâmetro e é o último estágio dessa sequência maturacional com capacidade de mitose. Apresenta núcleo redondo ou ovalado, cromatina um pouco mais agrupada e geralmente não se visualiza nucléolo. O citoplasma adquire uma tonalidade rosada, caracterizando-se como acidófilo. Nesse estágio desenvolvem-se os grânulos neutrofílicos específicos, secundários, que contêm fosfatase alcalina, lactoferrina, lisozima e ativadores de plasminogênio, substâncias com papel importante na função de defesa que essa linhagem apresenta. Os mielócitos neutrófilos representam 10-13% das células medulares.

■ Metamielócito neutrófilo

Mede 14 a 16 µm de diâmetro, apresenta um núcleo com indentação conferindo um aspecto reniforme, com cromatina densa; o citoplasma é acidófilo com uma mistura de grânulos primários e secundários. A partir desse estágio não ocorre mais divisão celular, evidenciando-se a maturação pela mudança na forma do núcleo e aumento progressivo da granulação secundária específica. Os metamielócitos não respondem a fatores quimiotáticos e ainda não têm atividade fagocítica, sendo incluídos no componente de maturação da medula óssea (MO). Em condições normais, não são encontrados no sangue periférico e constituem aproximadamente 10-15% da contagem diferencial da MO normal.

■ Bastão neutrófilo

Célula medindo 12 a 15 µm, constitui 8-20% das células medulares. Apresenta o núcleo em forma de U, S ou lembra o aspecto de uma ferradura, com cromatina grosseira. O citoplasma é acidófilo com predominância de granulações neutrófilas específicas. Um dos sistemas de classificação proposto considera a célula como bastão quando a indentação nuclear é menor que a metade da largura do núcleo. Os bastões são considerados células maduras, com propriedades adesivas e alguma capacidade fagocítica. No sangue periférico contribuem para menos de 6% dos leucócitos normais, sendo encontrados nos compartimentos marginalizado e circulante.

■ Segmentado neutrófilo

Célula apresentando tamanho semelhante aos bastões, 12 a 14 µm, com citoplasma acidófilo contendo grânulos específicos finos distribuídos uniformemente. O núcleo da célula continua o processo de indentação, até que filamentos finos de membrana e heterocromatina conectam segmentos e o núcleo torna-se lobulado. Essa morfologia nuclear facilita a deformabilidade, proporcionando maior mobilidade celular. Os neutrófilos segmentados podem possuir dois, três, quatro, cinco ou até mais segmentos nucleares, sendo o número de segmentos proporcional ao envelhecimento ou à atividade do leucócito. Na medula óssea os segmentados representam 8-20% da celularidade; são as células predominantes no sangue periférico, com uma frequência relativa de 50-70%, observando-se com maior frequência os segmentados com 2 a 4 lóbulos.

■ Granulócitos eosinófilos

Os granulócitos eosinófilos têm origem na medula óssea, a partir de uma célula-tronco CD34+, multipotencial, que por meio da combinação de vários fatores de transcrição se diferencia em um precursor comprometido com a linhagem eosinofílica. Esse precursor eosinofílico se desenvolve em estágios semelhantes à linhagem neutrofílica (Figura 30.38), visualizando-se na fase de promielócito tardio as granulações grandes, específicas, eosinofílicas, que se tornam mais abundantes a partir do estágio de mielócito eosinófilo. A célula madura, com diâmetro de 12-17 µm, geralmente apresenta núcleo bilobulado. Os grânulos citoplasmáticos contêm cristais compostos de proteína básica maior (MBP) provavelmente o componente que confere a afinidade tintorial da granulação pela eosina, corando-se em vermelho-alaranjado. Além da MBP, um conjunto de fatores de transcrição para genes

588 LABORATÓRIO COM INTERPRETAÇÕES CLÍNICAS

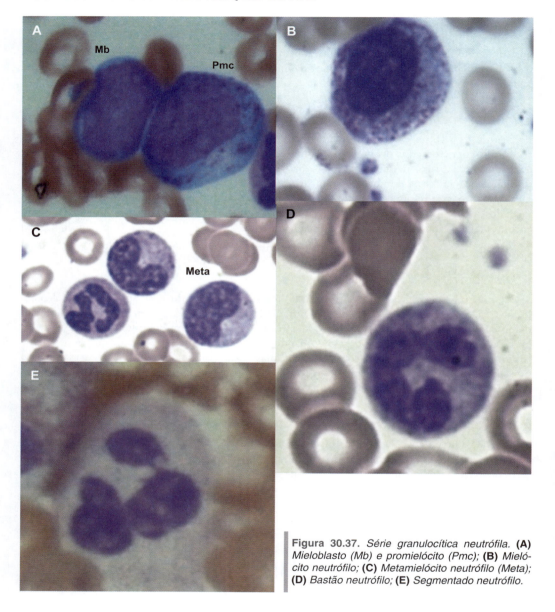

Figura 30.37. *Série granulocítica neutrófila.* **(A)** *Mieloblasto (Mb) e promielócito (Pmc);* **(B)** *Mielócito neutrófilo;* **(C)** *Metamielócito neutrófilo (Meta);* **(D)** *Bastão neutrófilo;* **(E)** *Segmentado neutrófilo.*

eosinófilo-específicos contribui para a codificação de proteínas como neurotoxina derivada de eosinófilo (EDN), peroxidase eosinófila, cristal de Charcot-Leyden, receptor 3 de quimioquina (CCR3) e o receptor de cadeia alfa da interleucina 5 (IL-5Rα).

Os eosinófilos circulantes representam 1-5% dos leucócitos totais e persistem na circulação por 8-12 horas. Além da medula e do sangue essas células são encontradas na junção entre o córtex e a medula do timo, no trato gastrointestinal, ovário, útero, baço e linfonodos. Em condições alérgicas são encontradas no pulmão, pele e esôfago. Nos tecidos podem sobreviver por 8-12 dias na ausência de estimulação. Essas células penetram em exsudatos inflamatórios e estão envolvidas na patogênese

HEMOGRAMA COMPLETO 589

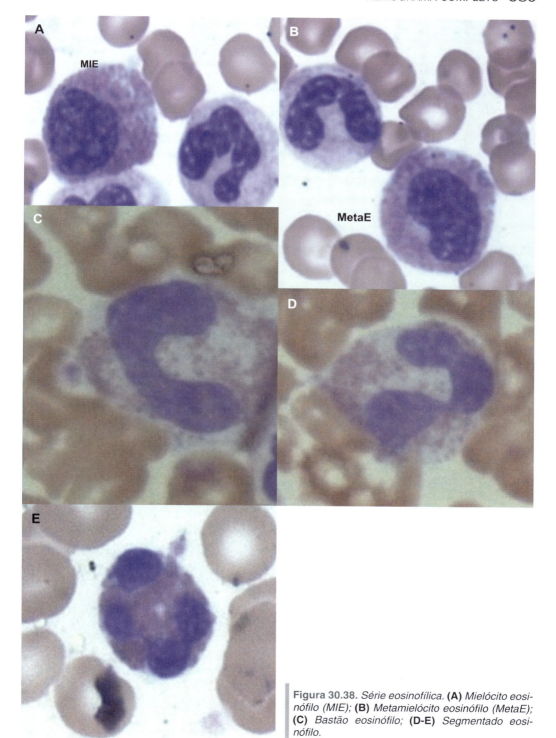

Figura 30.38. *Série eosinofílica.* **(A)** *Mielócito eosinófilo (MIE);* **(B)** *Metamielócito eosinófilo (MetaE);* **(C)** *Bastão eosinófilo;* **(D-E)** *Segmentado eosinófilo.*

de doenças alérgicas como a asma, infecções parasitárias helmínticas e na remoção de fibrina formada durante a inflamação. São células muito frágeis e muitas vezes são danificadas durante a preparação da extensão sanguínea, encontrando-se nas preparações coradas o núcleo cercado por grânulos eosinofílicos livres.

■ Granulócitos basófilos

Os granulócitos basófilos se desenvolvem a partir de um precursor comum a granulócitos e monócitos na medula óssea em um processo parcialmente regulado por IL-3. A maturação e a sobrevida dos elementos basofílicos não dependem da IL-3, sugerindo-se o envolvimento de outros reguladores. As células maduras apresentam de 10-14 μm de diâmetro e a forma do núcleo é usualmente pouco evidente, devido à disposição dos grânulos que se distribuem no citoplasma e recobrindo o núcleo. Os grânulos específicos, com coloração negro-violácea são visíveis na fase tardia do estágio promielócito, aumentando em quantidade a partir do mielócito basófilo (Figura 30.39). Por serem hidrossolúveis, ocasionalmente aparecem nas extensões sanguíneas com número reduzido de grânulos.

Essas células podem ser ativadas por citocinas sinalizadoras como IL-3, IL-18 e IL-33, anticorpos das classes IgG, IgE e IgD e proteases antigênicas. Moléculas efetoras como leucotrieno C4 (LTC4), interleucinas (IL-4, IL-6, IL-13), linfopoetina do estroma tímico (TSLP – *thymic stromal lymphopoietin*) e fator de necrose tumoral TNFα são produzidos pelos basófilos. Mais recentemente, novos paradigmas indicam um papel para os basófilos no desenvolvimento e manutenção da imunidade dependente de citocina por meio de resposta Th2. Após migrar para os linfonodos, os basófilos entram em contato com células T CD4+ e interagem com estas células por meio de moléculas classe II do complexo maior de histocompatibilidade e outros fatores coestimulatórios. Em consequência, ocorre produção de IL-4 que promove a diferenciação e manutenção de células Th2. Outros mecanismos podem corroborar na participação de basófilos na resposta imune, como a produção de TSLP que tem efeito sobre a capacidade da célula dendrítica de produzir IL-12 e por mecanismo menos definido influenciar a resposta humoral.

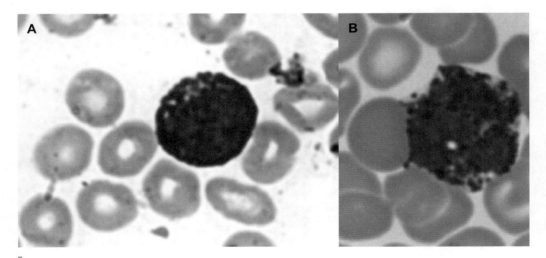

Figura 30.39. *Série basofílica.* **(A)** *Mielócito basófilo;* **(B)** *Metamielócito basófilo.*

HEMOGRAMA COMPLETO 591

■ Linfócitos

A linhagem linfoide divide-se em quatro famílias que incluem os linfócitos B, os linfócitos T, os linfócitos NK e as células dendríticas. As células do sistema linfoide têm origem nos órgãos linfoides centrais, timo e medula óssea, e nos órgãos linfoides secundários ou periféricos, representados pelo centro dos folículos esplênicos, gânglios linfáticos e lâmina própria dos tratos gastrointestinal e respiratório. Na medula óssea encontram-se células progenitoras linfoides que darão origem aos linfócitos B, precursores dos plasmócitos e envolvidos na resposta imune humoral. As células que vão se diferenciar em linfócitos T deixam a medula e migram para o timo, onde após um processo de seleção e maturação tornam-se competentes para participar da imunidade celular. Os linfócitos T e B maduros saem do timo e da medula óssea, respectivamente, para a circulação e vão povoar os órgãos linfoides periféricos. Além dos linfócitos B e T são também originadas a partir do progenitor linfoide células sem marcador de superfície para essas linhagens que são caracterizadas como células NK.

Embora, do ponto de vista funcional e imunológico, seja possível distinguir essas três populações celulares, morfologicamente podemos identificar os seguintes estágios na linhagem linfoide (Figura 30.40):

- Linfoblasto: célula com diâmetro entre 14 e 18 μm, núcleo redondo ou ovalado, cromatina frouxa, com um ou dois nucléolos, citoplasma escasso, basofílico e hialino.

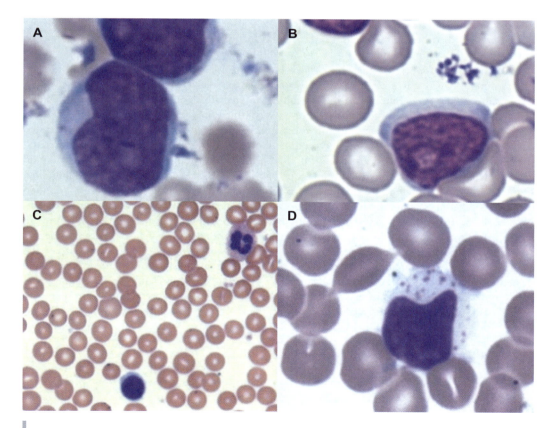

Figura 30.40. Células da linhagem linfoide. **(A)** Linfoblasto; **(B)** Prolinfócito; **(C)** Linfócito; **(D)** Grande linfócito granular.

592 LABORATÓRIO COM INTERPRETAÇÕES CLÍNICAS

- Prolinfócito: apresenta um tamanho variando de 12-15 μm, núcleo redondo, cromatina pouco condensada, um nucléolo evidente, citoplasma extenso, levemente basófilo, hialino ou podendo apresentar granulações azurófilas.
- Pequeno linfócito: célula com diâmetro oscilando entre 6 e 8 μm, com alta relação núcleo-citoplasma, isto é, núcleo ocupando a maior parte da célula, cromatina condensada, ausência de nucléolos, citoplasma escasso, levemente basofílico.
- Grande linfócito: célula com diâmetro variando de 10 a 16 μm, núcleo arredondado com contorno nem sempre regular, podendo apresentar indentação, de localização central ou excêntrico. A cromatina é densa, mais aberta que no pequeno linfócito, citoplasma mais abundante, levemente basofílico com coloração azul-celeste, podendo apresentar grânulos azurófilos bem definidos. Os linfócitos grandes e granulados constituem cerca de 10% dos linfócitos circulantes e nessa população encontram-se as células T ativadas e as células *natural killer*.

■ Linfopoese B

As células progenitoras linfoides comprometidas para a linhagem B permanecem na medula óssea durante sua maturação. As imunoglobulinas (Ig) são inicialmente expressas no citoplasma das células pré-B antes de se tornarem detectáveis na superfície celular. O padrão de expressão dos genes de Ig e de outras proteínas serve como marcador fenotípico dos estágios de desenvolvimento das células B. A existência de anticorpos monoclonais específicos para cada um desses marcadores permite que se avalie a distribuição e a dinâmica das células B. Quando maduras, essas células entram na circulação periférica onde representam 5 a 15% dos linfócitos circulantes.

O início da linfopoese B é marcado pela expressão de três genes, TdT (deoxinucleotidil-transferase terminal), RAG1 e RAG2 que codificam enzimas envolvidas nos rearranjos gênicos necessários para a síntese das imunoglobulinas. Esses rearranjos são mediados por um sistema de recombinases, as enzimas codificadas pelos genes ativadores da recombinação (RAG – *recombination activating genes*), que reconhecem sequências juncionais específicas. Os genes que codificam as cadeias pesadas das imunoglobulinas IgM, IgD, IgG, IgE ou IgA (μ, δ, γ, ε ou α) ocorrem como segmentos separados de região variável (V), de diversidade (D), de junção (J) e constante (C) no estado embrionário germinativo e assim permanecem nas células que não são envolvidas na síntese de imunoglobulina. Durante o início da diferenciação das células B há rearranjo dos genes de cadeia pesada de modo que esses segmentos se combinem para formar genes transcricionalmente ativos das cadeias pesadas. Na ocasião do rearranjo gênico, a enzima terminal deoxinucleotidil transferase insere um número variável de novas bases no DNA da região D gerando diversidade ainda maior às combinações. O rearranjo ocorre na medula óssea, no estágio pré-B, na sequência dos genes de cadeia pesada e das cadeias leves κ e λ, no início da maturação das células B, por mecanismo totalmente independente de contato antigênico. O processo combinatório dos diferentes segmentos que compõem as porções variáveis das cadeias pesadas e leves e as diferentes possibilidades de associação entre elas resultam em cerca de 10^{11} especificidades diferentes de reconhecimento pelas imunoglobulinas.

■ Linfopoese T

As células T são derivadas das células-tronco da medula óssea que migram para o timo, onde se diferenciam em células T maduras durante a passagem do córtex para a medula. Nesse processo são destruídas células T autorreativas (seleção negativa) e selecionadas células T com alguma especificidade para moléculas de antígenos de leucócitos humanos (HLA) (seleção positiva). O antígeno CD3 intracitoplasmático é um dos mais precoces marcadores da linhagem T e junto com o receptor de célula T (TCR), que possibilita à célula T reconhecer antígenos processados apresentados por moléculas do complexo maior de histocompatibilidade, é responsável pela sinalização celular subsequente.

HEMOGRAMA COMPLETO **593**

O processo de maturação dos LT envolve a expressão de um receptor de células T (TCR) funcional e dos correceptores CD4 e/ou CD8, identificados, respectivamente, como células auxiliadoras (*helper*) e células citotóxicas. As células também expressam um de dois heterodímeros de receptor de antígeno de célula T, $\alpha\beta$ (90%) ou $\gamma\delta$ (<10%). Marcadores de superfície podem ser definidos por imunofluorescência indireta ou anticorpos específicos ligados a imunoperoxidase ou por FACS (*fluorescent activated cell sorting*).

As células CD4 são responsáveis por orquestrar outras células da resposta imune na erradicação de patógenos e são também importantes na ativação dos LB, macrófagos ou mesmo células CD8. As células citotóxicas estão envolvidas principalmente nas respostas antivirais e possuem também atividade antitumoral. Embora essas células sejam morfologicamente indistinguíveis, apresentam padrões distintos de citocinas secretadas durante o estímulo ao contato com células apresentadoras de antígeno. As células CD4 auxiliares podem se tornar um linfócito Th1, Th2 ou Th17 com diferentes respostas efetoras.

Os linfócitos Th1 produzem IL-2 com efeito autócrino, ou seja, capacidade de induzir a proliferação de LT-CD4 e também induzir a proliferação e aumentar a capacidade citotóxica dos LT-CD8. Produzem ainda interferon gama (IFN-γ), importante na ativação de macrófagos infectados com patógenos intracelulares como micobactérias, protozoários e fungos. As células CD4-Th2 têm papel importante nas respostas imunes humorais e produzem IL-4, IL-5, IL6 e IL-10, estando associadas com as doenças alérgicas e infecções por helmintos por favorecerem a produção de anticorpos.

Os LT-CD8 reconhecem células infectadas por vírus e células tumorais, aderindo a estas células por meio do contato com antígenos intracitoplasmáticos apresentados por moléculas MHC de classe I.

Essas duas populações distintas de linfócitos localizam-se em áreas específicas dos órgãos linfoides periféricos: os linfócitos B nas áreas cortical e medular dos linfonodos, bem como nos nódulos linfoides do baço; os linfócitos T na área paracortical dos linfonodos e na bainha linfoide periarteriolar do baço. Estima-se que a média relativa normal humana para linfócitos T seja de 65% e para linfócitos B, de 35%. Técnicas utilizando marcadores monoclonais específicos permitem a identificação das populações de linfócitos em diferentes estágios de maturação das linhagens B e T, e são mais específicas que a técnica de formação de rosetas com hemácias de carneiro muito utilizada no passado.

■ Células naturalmente citotóxicas (NK)

As células NK têm origem na medula óssea a partir do precursor linfoide comum aos linfócitos B e T. Embora a medula óssea seja considerada o sítio primário de geração das células NK, porque possui todos os substratos celulares e fatores solúveis necessários para a maturação dessas células, existe a possibilidade de que as células NK completem sua maturação em outro local, uma vez que foram encontrados precursores de células NK no fígado, baço e linfonodos. Compreendem cerca de 10% dos linfócitos do sangue periférico e morfologicamente se caracterizam como linfócitos grandes e granulares (Figura 30.40D).

Células *natural killer* são células do sistema imune inato e dessa forma representam a primeira linha de defesa contra células tumorais e/ou células infectadas por vírus, tendo capacidade para lisar essas células sem sensibilização prévia, por meio da exocitose dos grânulos e indução de apoptose. Devido a essas características foram denominadas células citotóxicas naturais (NK – *natural killer*). Produzem citocinas como a IFN-γ, que restringe a angiogênese tumoral e estimula a imunidade adaptativa podendo cooperar para a resistência a infecções virais e a regulação da hematopoese.

Essas células expressam os antígenos de superfície CD56, cuja função ainda não está bem definida e CD16, o receptor para a porção Fc de IgG, sendo esses marcadores úteis para a identificação celular com auxílio de anticorpos monoclonais. As células NK não fazem rearranjo gênico, por isso não expressam o TCR nem a molécula acessória CD3.

594 LABORATÓRIO COM INTERPRETAÇÕES CLÍNICAS

■ Células dendríticas

Células dendríticas são células especializadas na apresentação de antígenos e mediadoras essenciais da imunidade e tolerância. Podem ser encontradas em diferentes localizações anatômicas incluindo tecidos linfoide e não linfoide. Morfologicamente são descritas caracteristicamente como células que apresentam protrusões citoplasmáticas, o que explica a sua denominação a partir do termo *dendron*, que em grego significa árvore. Podem se apresentar com aspecto plasmocitoide e nesse grupo também se incluem as células de Langerhans da pele. Originam-se na medula óssea a partir de progenitores mieloide ou linfoide, havendo um precursor comum com monócitos que dá origem a uma célula progenitora de células dendríticas. Esses progenitores migram para tecidos linfoides e não linfoides e produzem as células dendríticas do tecido linfoide e as células dendríticas CD103+ de tecidos não linfoides.

■ Plasmócitos

Os plasmócitos são células derivadas do linfócito B encontradas na medula óssea, em quantidade inferior a 2% e nos órgãos linfoides periféricos. Aparecem no estágio final da diferenciação das células B e sua função é a síntese e excreção de imunoglobulinas. Morfologicamente, três estágios são identificados: plasmoblasto, pró-plasmócito e plasmócito (Figura 30.41). Em condições fisiológicas essas células não são observadas no sangue periférico, podendo ser encontradas na hematoscopia células intermediárias, com aspecto plasmocitoide, que escapam para o sangue no curso de uma resposta imune humoral.

Os plasmócitos apresentam tamanho médio de 14 a 20 μm, núcleo pequeno e excêntrico com cromatina muito condensada, com padrão de "mostrador de relógio" ou "roda de carroça", mais nítido nas preparações coradas pela técnica de hematoxilina/eosina. O citoplasma tem coloração azul-escura, devido à presença de organelas para a síntese de imunoglobulinas, apresenta uma área perinuclear esbranquiçada e ausência de grânulos. Frequentemente são observados vacúolos citoplasmáticos (Figura 30.41D) que, quando presentes em grande número, caracterizam a célula de Mott. Esta célula, cujas inclusões foram inicialmente vistas por Russell, podem ser encontradas em plasmocitoses reacionais e em várias malignidades hematológicas envolvendo o tecido linfoide como o linfoma de Burkitt, linfoma de grandes células B, linfoma linfoplasmoblástico, mieloma múltiplo e condições sindrômicas como a síndrome de Wiskott-Aldrich e a neurofibromatose de Recklinghausen.

O plasmoblasto e o proplasmócito são os precursores imaturos dos plasmócitos. Os plasmoblastos são morfologicamente semelhantes a outras células blásticas, ou seja, são células grandes com alta relação núcleo-citoplasma e nucléolo evidente. O citoplasma é basofílico e sem grânulos. Os proplasmócitos são um pouco mais maduros, com padrão de condensação cromatínica nuclear intermediária entre plasmoblasto e plasmócito, com um nucléolo evidente, citoplasma mais basofílico e proeminente área mais clara na região justanuclear.

Os plasmócitos são normalmente células tissulares, porém em algumas ocasiões podem estar presentes no sangue periférico. As causas de plasmocitose podem ser reacionais, como, por exemplo, nas infecções bacterianas e virais, na hipersensibilidade medicamentosa, na doença do soro e no lúpus eritematoso sistêmico, entre outras; ou neoplásicas, em consequência de uma gamopatia monoclonal incluindo-se o mieloma múltiplo e outras doenças relacionadas. Com maior frequência são observadas células com características intermediárias, descritas na hematoscopia como linfócitos com aspecto plasmocitoide.

■ Monócitos

Os monócitos são derivados de um progenitor comum com os granulócitos. *Macrophage-colony-stimulating factor* (M-CSF) é a principal citocina responsável pela proliferação e diferenciação

HEMOGRAMA COMPLETO 595

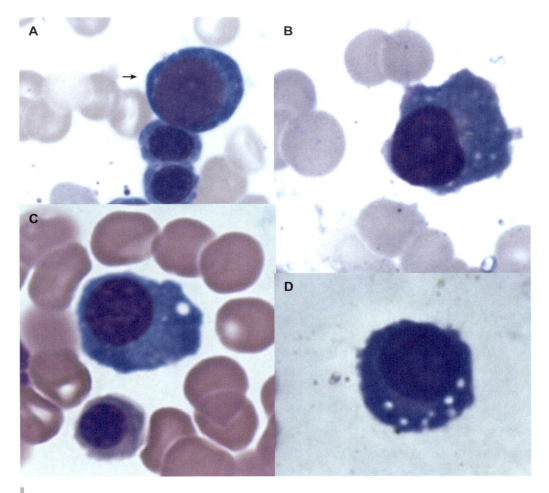

Figura 30.41. *Células da linhagem plasmocítica.* **(A)** *Plasmoblasto (seta);* **(B)** *Proplasmócito;* **(C)** *Plasmócito;* **(D)** *Plasmócito com vacuolização citoplasmática – célula de Mott.*

dessas células. Os estágios de desenvolvimento dos monócitos incluem os monoblastos, promonócito e monócitos (Figura 30.42). Os monoblastos são células raras na medula normal e de difícil distinção morfológica dos mieloblastos. Promonócitos apresentam um diâmetro variando de 12 a 18 μm, o núcleo é grande, geralmente convoluto ou indentado e a célula apresenta um nucléolo evidente. O citoplasma cora-se em azul-acinzentado e contém finos grânulos azurófilos que armazenam enzimas lisossomais, peroxidase, esterases inespecíficas e lisozima, revelados por colorações citoquímicas.

Monócitos são as maiores células normais do sangue periférico, apresentando um diâmetro de 14 a 18 μm. O citoplasma também se cora azul-acinzentado, contém as finas granulações azurófilas citadas no estágio anterior, tendo aspecto nebuloso descrito como "fundo de vidro" e frequentemente pode apresentar pseudópodos ou projeções (*blebs*). O núcleo é pleomórfico, geralmente arredondado, reniforme ou indentado e não são visualizados nucléolos à microscopia ótica. A cromatina tem um padrão de condensação mais frouxo em relação a outras células maturas. Vacúolos citoplasmáticos e nucleares podem também ser visualizados.

596 LABORATÓRIO COM INTERPRETAÇÕES CLÍNICAS

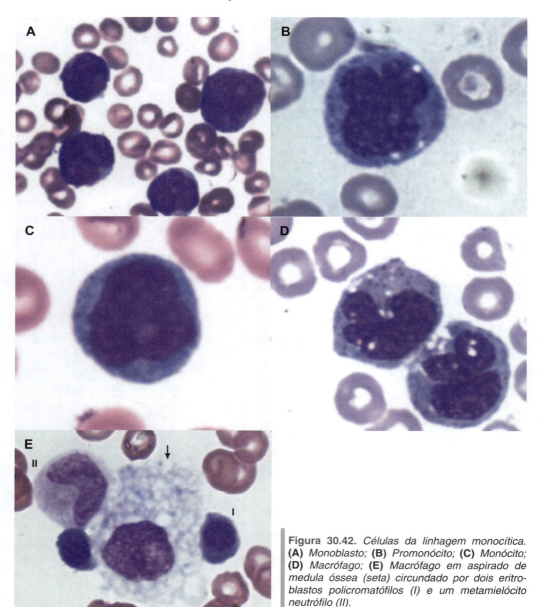

Figura 30.42. *Células da linhagem monocítica.* **(A)** *Monoblasto;* **(B)** *Promonócito;* **(C)** *Monócito;* **(D)** *Macrófago;* **(E)** *Macrófago em aspirado de medula óssea (seta) circundado por dois eritroblastos policromatófilos (I) e um metamielócito neutrófilo (II).*

■ Cinética monócito/macrófago

Sob circunstâncias normais, os promonócitos passam por 2 divisões mitóticas em 60 horas, produzindo 4 monócitos. Havendo aumento de demanda, os promonócitos passam por 4 divisões, produzindo um total de 16 monócitos. Não existe um *pool* de reserva medular de monócitos e, diferentemente do que ocorre com os neutrófilos, os monócitos são liberados imediatamente para a circulação após a maturação. Devido a esse padrão cinético, na recuperação medular de uma insufi-

HEMOGRAMA COMPLETO 597

Tabela 30.5. Composição do sistema mononuclear fagocitário

Medula óssea
• Monoblastos, promonócitos
Sangue
• Monócitos
Tecidos

• Em áreas de inflamação ou infecção:
   – Macrófagos inflamatórios (ativados e células gigantes)
 	
• Macrófagos residentes
   – Fígado (células de Kupffer)
   – Pulmões (macrófago alveolar)
   – Sistema nervoso central (micróglia)
   – Pele (células de Langerhans)
   – Baço (macrófagos esplênicos)
   – Intestino (macrófagos intestinais)
   – Peritônio (macrófagos peritoneais)
   – Osso (osteoclastos)
   – Macrófagos sinoviais (célula tipo A)
   – Rins (macrófagos renais)
   – Macrófagos de órgão reprodutor
   – Linfonodos (células dendríticas)
 	
• Outros

Adaptada de Zago, 2013

ciência, os monócitos serão vistos no sangue periférico antes dos neutrófilos e uma monocitose relativa poderá ocorrer. Existem evidências de que um grande componente de monócitos imaturos reside na polpa vermelha subcapsular do baço. Os monócitos desse reservatório esplênico parecem responder à injúria tecidual tal como infarto do miocárdio, por migrar para o local do tecido injuriado para participar no processo de cicatrização. No sangue periférico os monócitos se distribuem em dois compartimentos, sendo que o *pool* marginal corresponde a 3,5 vezes o compartimento circulante. As células ficam na circulação por aproximadamente 3 dias, migrando para os tecidos onde evoluem a macrófagos. Monócitos com diferentes padrões de receptores de quimioquinas têm diferentes localizações teciduais e funções.

Os monócitos saem da circulação, migram para os tecidos e tornam-se macrófagos com características funcionais distintas, recebendo denominações de acordo com o tecido alvo. No tecido, monócitos diferenciam-se em macrófagos, osteoclastos ou células dendríticas, dependendo do microambiente do tecido local (Tabela 30.5). Os macrófagos podem se tornar células com diâmetro tão grande como 40 a 50 µm. Usualmente têm um núcleo oval com um padrão reticulado de cromatina. O citoplasma é pálido, frequentemente vacuolado e geralmente com debris de células ou outro resíduo de material fagocitado. O tempo de sobrevida dos macrófagos teciduais depende da condição funcional de se tratar de células responsivas a um processo infeccioso ou inflamatório ou de macrófagos residentes. Estes últimos sobrevivem por períodos mais longos, citando-se, como exemplo, a vida média de 21 dias das células de Kupffer no fígado, em contraste com os macrófagos inflamatórios que sobrevivem algumas horas.

Os monócitos e macrófagos desempenham um papel importante na defesa do organismo, tendo função na imunidade inata, na resposta imune adaptativa e constitutiva.

598 LABORATÓRIO COM INTERPRETAÇÕES CLÍNICAS

■ *Participação na imunidade inata*

Os monócitos/macrófagos reconhecem vários patógenos por meio de receptores do tipo *toll-like* que estimula a produção de citocina inflamatória e a fagocitose. Macrófagos podem sintetizar óxido nítrico, que é citotóxico contra vírus, bactérias, fungos, protozoários, helmintos e células tumorais. Por terem receptor para Fc da imunoglobulina e para o complemento podem fagocitar microrganismos recobertos com anticorpo e/ou complemento.

■ *Participação na imunidade adaptativa*

Os macrófagos e as células dendríticas são células apresentadoras de antígeno e, portanto, degradam antígenos e apresentam os fragmentos antigênicos na sua superfície. Dessa forma, interagem com linfócitos B e T, ativando-os para iniciar a resposta imune adaptativa.

■ *Função constitutiva dos monócitos e macrófagos*

Essas células removem debris e células mortas nos locais de infecção ou dano tecidual, destroem eritrócitos senescentes, armazenam ferro para a eritropoese e sintetizam uma ampla variedade de proteínas incluindo-se fatores da coagulação, componentes do complemento, interleucinas, fatores de crescimento e enzimas.

Leucograma

A avaliação do leucograma inclui a contagem global de leucócitos, a contagem diferencial de cada tipo de célula e a avaliação da morfologia dos leucócitos. No passado, os leucócitos eram contados à microscopia, em uma solução diluente contendo um lisante, para separá-los dos eritrócitos, com auxílio de hemocitômetros. A imprecisão desse método foi substituída pelo advento dos contadores de células eletrônicos que, utilizando tecnologia de impedância ou de dispersão de luz, fornecem não apenas a leucometria global, mas também a contagem diferencial das células sanguíneas com maior exatidão e precisão. Anteriormente, a contagem diferencial de leucócitos dependia da análise de extensões sanguíneas coradas com métodos panóticos apropriados, como exemplo May-Grunwald, Giemsa, Leishman e Wright. Atualmente, os sistemas automatizados disponíveis para os laboratórios de hematologia são indispensáveis, mas a análise microscópica continua necessária em alguns casos. Os instrumentos foram projetados para fornecer contagens sanguíneas normais ou que apresentem apenas anormalidades numéricas, mas sinalizam por meio de alarmes, os chamados *flagging*, a presença de células blásticas, granulócitos imaturos, eritroblastos ou linfócitos atípicos, plaquetas gigantes ou agregadas e outras anormalidades.

A tecnologia empregada por contadores totalmente automatizados, que realizam contagens diferenciais em cinco a sete partes, varia de acordo com o fornecedor. Os instrumentos da Sysmex utilizam impedância com corrente contínua, capacitância com corrente de alta frequência e impedância com corrente contínua em alto e baixo pH. A linha Technicon da Bayer tem como princípio a dispersão da luz após reação de peroxidase, absorvância da luz após reação de peroxidase e dispersão da luz após remoção do citoplasma das células, excetuando-se os basófilos, por agente lítico em baixo pH. O modelo Cell-Dyn 3500 da Abbott diferencia as células com base na dispersão frontal da luz, dispersão da luz em ângulo estreito, dispersão ortogonal da luz e dispersão ortogonal polarizada da luz. Os instrumentos da Beckman (Coulter STKS, MAXM e LH750) são totalmente automatizados e fornecem uma contagem diferencial em cinco tipos celulares, por meio de três medições simultâneas em cada célula: 1) impedância com corrente eletromagnética de baixa frequência (que depende do volume celular); 2) condutividade com corrente eletromagnética de alta frequência ou radiofrequência (que depende da estrutura interna da célula, como densidade núcleo-citoplasma, densidade nuclear e granularidade); e 3) dispersão frontal da luz em 10° a 70° quando as células passam por um

HEMOGRAMA COMPLETO 599

Tabela 30.6. Parâmetros avaliados pelo autoanalisador Coulter LH750

Parâmetro	Designação (unidades)
RBC	Eritrócitos (nº/mm³)
PLT	Plaquetas (nº/mm³)
Hb	Hemoglobina (g/dL)
Hct	Hematócrito (%)
MCV	Volume corpuscular médio
MCHC	Concentração de Hb corpuscular média (g/dL)
MCH	Hb corpuscular média
WBC	Leucometria global (nº/mm³)
%Neut e #Neut	Neutrófilos (% e valor absoluto)
%Mono e #Mono	Monócitos (% e valor absoluto)
%Linfo e #Linfo	Linfócitos (% e valor absoluto)
%Eosino #Eosino	Eosinófilos (% e valor absoluto)
%Baso e #Baso	Basófilo (% e valor absoluto)
MPV	Volume plaquetário médio
RDW	*Red distribution width* (grau de anisocitose)
%NRBC e #NRBC	Eritroblastos (% e valor absoluto)
%Ret e #Ret	Reticulócitos (% e valor absoluto)
%HLR e #HLR	Reticulócitos com elevada dispersão (% e valor absoluto)
IRF	Fração de reticulócitos imaturos
MRV	Volume médio dos reticulócitos
MSCV	Volume celular esférico médio
PDW	*Platelet distribution width* (anisocitose plaquetária)
Pct	Plaquetócrito

feixe de *laser* (que depende da estrutura, da forma e da reflexividade da célula). No Coulter LH750, o software permite que a contagem de leucócitos seja automaticamente corrigida quando os eritroblastos estão presentes, pelo fato de que o equipamento possui um canal de diferenciação em seis partes e utiliza a tecnologia VCS (volume, condutividade, dispersão – *scatter*). Essa tecnologia diferencia linfócitos, monócitos, eosinófilos, neutrófilos, basófilos e reticulócitos com base no volume da célula, na sua condutividade, estrutura e forma (VCS) (Tabela 30.6).

■ Alterações do leucograma

Em situações fisiológicas ou patológicas diversas, observam-se variações na fórmula leucocitária, o que pode ter interesse diagnóstico, prognóstico e terapêutico. Considera-se normal uma leucometria variando de 3.900-10.200/mm³ em indivíduos adultos. Valores inferiores a 3.900/mm³ indicam uma leucopenia e na grande maioria dos casos se deve a uma neutropenia, ou seja, há redução do número de neutrófilos. Quando a leucometria encontrar-se acima de 10.200/mm³, denomina-se leucocitose. É importante considerar os valores individuais ao se interpretar os resultados do leucograma. Para um indivíduo cuja leucometria basal seja de 5.000/mm³, uma contagem de 9.000/mm³ sugere uma leucocitose.

600 LABORATÓRIO COM INTERPRETAÇÕES CLÍNICAS

Tabela 30.7. Valores de referência da contagem absoluta de leucócitos em relação a faixa etária

	Leucometria 10³/mm³	Neutrófilos 10⁹/L	Segmentado N 10⁹/L	Bastão N 10⁹/L	Linfócito 10⁹/L	Monócito 10⁹/L	Eosinófilo 10⁹/L	Basófilo 10⁹/L
Cordão umbilical		2,1-19,1			1,3-10,7	0,10-3,50	0,05-1,80	
Recém-nascido								
0-12 h	9,9-26,4	3,9-20,5	3,5-17,8	0,50-4,50	1,8-9,8	0,20-2,70	0,03-1,10	0,00-0,35
12-24 h	9,9-28,2	4,5-22,3	3,8-18,5	0,60-4,70	1,8-9,8	0,20-2,70	0,03-1,10	0,00-0,35
1-3 d	9,0-24,3	3,3-15,5	2,3-12,5	0,40-3,10	1,8-11,2	0,20-2,50	0,03-1,00	0,00-0,30
3-7 d	8,1-21,6	2,1-10,7	1,3-8,5	0,20-2,50	2,0-12,6	0,20-2,50	0,04-1,00	0,00-0,25
7-14 d	8,1-20,4	1,5-8,9	0,9-6,5	0,10-1,90	2,2-13,6	0,20-2,50	0,05-1,00	0,00-0,25
14-30 d	7,2-19,2	1,3-8,3	0,9-6,5	0,10-1,90	2,2-13,6	0,20-2,30	0,05-0,95	0,00-0,20
Bebês								
1-3 m	6,6-16,2	1,3-7,9	1,1-6,2	0,10-1,30	2,7-12,6	0,25-1,90	0,05-0,90	0,00-0,20
3-6 m	6,6-15,6	1,3-8,3	1,1-6,8	0,10-1,30	3,0-12,2	0,25-1,70	0,05-0,85	0,00-0,20
6-12 m	6,6-15,6	1,5-8,7	1,3-7,4	0,05-1,20	3,2-11,2	0,20-1,45	0,05-0,80	0,00-0,20
Crianças								
1-2 a	6,0-15,0	1,5-8,7	1,3-8,0	0,05-1,20	3,0-10,0	0,15-1,20	0,03-0,70	0,00-0,20
2-4 a	5,4-13,8	1,5-8,5	1,5-8,0	0,05-1,20	2,2-8,5	0,10-1,10	0,02-0,75	0,00-0,20
4-6 a	5,1-12,9	1,7-8,5	1,6-7,8	0,05-1,20	1,8-7,0	0,10-1,00	0,02-0,75	0,00-0,20
6-12 a	4,8-12,0	1,7-8,1	1,7-7,4	0,00-1,10	1,5-6,0	0,10-0,95	0,02-0,70	0,00-0,20
Adolescentes								
12-15 a	4,5-11,4	1,7-7,9	1,8-7,3	0,00-1,10	1,2-5,0	0,10-0,95	0,02-0,65	0,00-0,20
15-18 a	4,2-10,8	1,7-7,9	1,8-7,3	0,00-1,10	1,2-5,0	0,10-0,90	0,02-0,55	0,00-0,20
Adultos								
18-65 a	3,9-10,2	1,5-7,7	1,7-7,2	0,00-1,10	1,1-4,5	0,10-0,90	0,02-0,50	0,00-0,20
65 a+	3,6-10,5	1,5-7,7	1,7-7,2	0,00-1,10	1,1-4,0	0,10-0,90	0,02-0,50	0,00-0,20

Fonte: Herklotz, et al. Age-dependent reference ranges for the blood count. Sysmex Educational Enhancement and Development, march 2012. www.sysmex europe.com/SEED/ Sysmex_SEED_The_use_of_absolute_figures_in_haematology.pdf.

HEMOGRAMA COMPLETO 601

A leucocitose pode dever-se ao aumento de um único tipo de célula, de dois, de três ou até de todos ao mesmo tempo. Os tipos mais importantes na clínica devem-se ao aumento de neutrófilos, linfócitos e eosinófilos. Recomenda-se considerar sempre os valores absolutos na interpretação do leucograma (Tabela 30.7).

■ Neutrofilia

Neutrofilia (Figura 30.43) é a elevação da contagem absoluta de neutrófilos acima dos valores esperados levando-se em consideração a idade, a raça e o estado fisiológico. Para um indivíduo adulto branco, será caracterizada por contagem de neutrófilos acima de 7.700/mm^3, enquanto nas populações negras esse valor será 10 a 20% inferior. Nos recém-nascidos o número de neutrófilos encontra-se acima dos valores considerados normais em outros estágios da vida e observa-se ainda um desvio à esquerda (Tabela 30.7). A contagem de neutrófilos se modifica durante a gravidez, com evidência de desvio à esquerda e alterações morfológicas como granulação grosseira e corpúsculos de Döhle.

Os mecanismos fisiopatológicos capazes de aumentar a concentração de neutrófilos no sangue incluem: 1) aumento da produção e/ou liberação medular, que pode ser uma resposta adequada a uma infecção ou um processo inflamatório crônico ou ser causada por proliferação neoplásica (síndrome mieloproliferativa); 2) alteração da proporção de células entre os compartimentos marginalizado e circulante, ou seja, a desmarginalização; e 3) transtorno no egresso para os tecidos, devido ao uso de esteroides ou a alguma patologia congênita relacionada que modificam a migração dos neutrófilos para os tecidos, com maior permanência das células na circulação por diminuição do *pool* marginal. Em função do tempo de evolução, a neutrofilia se divide em aguda, que se instala em minutos, horas ou dias, geralmente por desmarginalização, ou crônica quando depende da produção medular por períodos mais longos (semanas, meses).

A mobilização de neutrófilos do *pool* marginal para o circulante por descargas adrenérgicas causa uma neutrofilia por redistribuição. Doses farmacológicas de corticoides, exercício físico, convulsões e estresse antes da coleta de sangue também causam neutrofilia por esse mecanismo. Constitui uma pseudoneutrofilia ou pode ser considerada neutrofilia fisiológica, pois não há, na realidade, modificação do número total de neutrófilos.

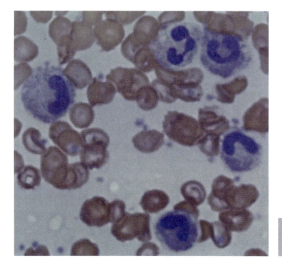

Figura 30.43. *Neutrofilia com desvio à esquerda e granulação grosseira no citoplasma dos neutrófilos.*

Em condições patológicas, a neutrofilia resulta do aumento da liberação da reserva granulocítica medular, geralmente em consequência ao egresso aumentado para os tecidos, em resposta a oligopeptídeos bacterianos, citocinas e fatores de crescimento originados de áreas infectadas, inflamadas, traumatizadas ou necróticas.

A regra geral é que as infecções agudas, sobretudo as produzidas por cocos piogênicos, produzam leucocitose acompanhada de neutrofilia. Segundo Schilling, os germes possuidores de cápsula lipoídica (bacilo de Koch, de Hansen, espiroquetas etc.) provocam, conforme exerçam atividade mais ou menos enérgica, reações diferentes: quando atenuada, determinam reação linfoide; quando mais enérgica, provocam reação monocitária; e, por fim, quando ainda mais enérgica, ocasionam estímulo mieloide. Fato aceito pela maioria dos autores é que a monocitose indica que o processo específico está em evolução e a linfocitose, nas fases crônicas, significa boa resistência e tendência para a cura.

Honda e cols. (2016) estabeleceram quatro fases para a infecção bacteriana. A primeira fase ocorre 12 a 24 horas após o início da infecção, e se caracteriza por uma diminuição da contagem de leucócitos e ausência de desvio à esquerda. Nessa etapa, neutrófilos dos compartimentos marginalizado e circulante migram para o local da infecção.

Na segunda fase, surge o desvio à esquerda, por mobilização da reserva granulocítica (Figura 30.44), já que os bastões predominam na medula em relação aos segmentados, e será proporcional à gravidade da infecção. Concomitantemente, haverá um aumento da contagem de leucócitos, se a produção de neutrófilos na medula óssea for maior que o consumo dessas células no tecido afetado. Isso ocorre quando a medula acelera a produção de neutrófilos, com encurtamento do estágio intermitótico e maturação acelerada dos precursores. Dessa maneira, a contagem de leucócitos no

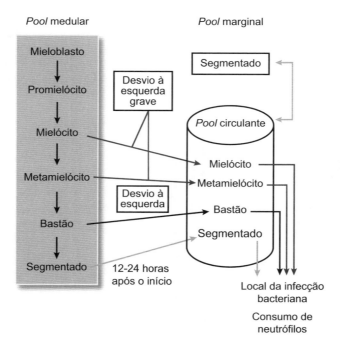

Figura 30.44. *Desenho esquemático da mobilização de neutrófilos em pacientes com infecção e desvio à esquerda. (Adaptada de Honda et al., 2016.)*

HEMOGRAMA COMPLETO **603**

sangue revelará um balanço entre o suprimento de neutrófilos pela medula óssea e o consumo no tecido infectado. O aumento da leucometria indica que a infecção está sob controle. Entretanto, se a contagem de leucócitos estiver abaixo dos limites de referência há indícios de que a produção de neutrófilos não foi suficiente para resolver a infecção.

Na terceira fase há uma redução do desvio à esquerda de acordo com a recuperação da infecção bacteriana, indicando, portanto, uma melhora na condição do paciente. A contagem de leucócitos permanece acima dos valores de referência e se isso não ocorre, é provável que a produção de neutrófilos seja igual ao consumo tecidual.

Na quarta fase, a leucometria diminui para os valores de referência e não se observa o desvio à esquerda, indicando que a infecção foi controlada. Os autores concluem que os valores do desvio à esquerda refletem a gravidade da infecção bacteriana e a ocorrência de um novo aumento no número de bastões auxiliaria na identificação de uma eventual complicação.

Entende-se por desvio à esquerda o aumento do número de bastões e a presença de formas mais imaturas da linhagem neutrofílica, cuja extensão é proporcional à gravidade do distúrbio. Significa que a medula está sendo solicitada de maneira intensa em resposta a um aumento de demanda tecidual.

Há casos de infecção aguda grave em que uma neutrofilia intensa não se acompanha de desvio à esquerda relativo. Há, nesses casos, entretanto, desvio para a esquerda absoluto. Esse fato pode ter a seguinte explicação: a acentuada neutrofilia existente já é indício de que a medula se achava hiperplástica e em condições de responder à solicitação de neutrófilos, enviando segmentados sem necessidade, portanto, de enviar bastonetes. Em geral, isso acontece quando existe processo infeccioso com certo tempo de duração.

O desvio para a esquerda serve não só para inferir-se a agudeza do processo (no sentido da duração), mas também sua gravidade. A permanência por vários dias de desvio para a esquerda denota processo infeccioso grave, com destruição de enorme quantidade de neutrófilos.

Permite, ademais, avaliar, ao lado de outros indícios, a evolução favorável ou não do processo, já que o desvio diminui e tende a desaparecer à medida que a infecção é controlada. Várias situações podem delinear-se, cada uma com sua significação especial:

1. Agravamento de leucocitose e de desvio à esquerda já presentes. Isso revela o agravamento de uma infecção aguda ou a ocorrência de uma complicação, por exemplo uma peritonite.

2. Agravamento de leucocitose e aparecimento de desvio à esquerda. Esse achado sugere a ocorrência de uma complicação de caráter agudo sobrevindo durante a evolução de uma infecção de caráter relativamente benigno. Por exemplo, um paciente com bronquite aguda que é acometido também de pneumonia. Em algumas condições abdominais inflamatórias (como parametrite, colecistite, diverticulite), a leucocitose neutrófila pode ser discreta e desacompanhada de desvio à esquerda; quando há formação de abscesso, surge intensa leucocitose com acentuado desvio à esquerda.

3. Agravamento súbito da leucocitose sem ocorrência de desvio à esquerda. Significa que o processo infeccioso está evoluindo de maneira progressiva, mas sem nova patologia, ou seja, um abscesso hepático ou uma pielonefrite em fase de agravamento.

4. Leucopenia seguida de leucocitose. Essa sequência é típica de uma complicação que sobrevém no decurso de uma infecção leucopenizante. Como na febre tifoide, quando ocorre uma perfuração seguida de peritonite, ou no sarampo que se complica de pneumonia.

5. Número normal de neutrófilos com desvio à esquerda. O aumento das formas imaturas comprova que a medula está sendo ativamente solicitada; a ausência de neutrofilia pode ser explicada de duas maneiras: a) o processo é extremamente grave, e os neutrófilos estão sendo consumidos em massa (p. ex., septicemia); b) trata-se de uma infecção aguda que normalmente produz leucopenia ou neutropenia (como a febre tifoide).

604 LABORATÓRIO COM INTERPRETAÇÕES CLÍNICAS

Tabela 30.8. Causas de neutrofilia

Hereditárias
• Neutrofilia hereditária
• Deficiência genética de receptores do complemento (CR3)
• Deficiente expressão das moléculas de adesão na superfície dos leucócitos
Adquiridas
• Infecções piogênicas, tanto nas formas gerais (septicemia, escarlatina etc.), como nas localizadas (abscessos, empiemas, apendicite, artrite supurada, osteomielite aguda, otite média aguda, meningite etc.)
• Algumas infecções viróticas, especialmente as neurotrópicas, como encefalite, poliomielite, raiva
• Complicações supuradas de infecções leucopenizantes, como otite ou pneumonia no sarampo, perfuração intestinal e peritonite na febre tifoide etc.
• Destruição de tecido, como infarto do miocárdio, queimaduras extensas, reabsorção de sangue extravasado
• Perda de sangue ou hemólise intravascular
• Período pós-operatório, choque
• Neoplasias (por necrose do tecido neoplásico ou inflamação perifocal)
• Intoxicações endógenas (uremia, acidose, eclâmpsia) ou exógenas
• Leucocitoses transitórias (por liberação de adrenalina endógena ou outras causas)

Nos processos infecciosos crônicos inespecíficos, o hemograma se caracteriza por leucocitose de intensidade variável, que corre por conta dos neutrófilos e linfócitos ou apenas linfócitos (portanto neutrofilia e/ou linfocitose). O desvio à esquerda está ausente ou é muito discreto, sendo que seu aparecimento na evolução de um caso clínico indica, geralmente, reagudização do processo crônico ou intercorrência de complicação. Neutrofilias crônicas ocorrem em pacientes com câncer, na convalescença de infecções, nas doenças mieloproliferativas clonais e com o uso de corticoides que aumentam o tempo de permanência dos neutrófilos no sangue. Observa-se, em geral, monocitopenia relativa ou percentagem normal (devido ao aumento dos linfócitos ou neutrófilos), mas monocitose absoluta. Na Tabela 30.8 encontram-se listadas algumas causas hereditárias e adquiridas de neutrofilias.

■ *Reação leucemoide neutrofílica (RLN)*

Quadro reacional decorrente de infecções graves (Tabela 30.9) que sugestiona o diagnóstico de leucemia mieloide crônica (LMC) por apresentar uma contagem de leucócitos acima de 50.000/ mm³, neutrofilia e desvio à esquerda com escalonamento maturacional. A contagem diferencial revela aumento de bastões e presença de células jovens como metamielócitos, mielócitos, promielócitos, podendo surgir inclusive blastos. O diagnóstico diferencial entre RLN e LMC é facilitado pela presença de alterações degenerativas nos neutrófilos (Figura 30.45) como granulações tóxicas, corpúsculos de Döhle e vacúolos citoplasmáticos, indicativos de processo infeccioso, porém esses achados não são específicos. Em alguns casos a diferenciação requer uma reação para fosfatase alcalina leucocitária,

Tabela 30.9. Quadros reacionais leucemoides

Infecções graves: pneumonias, meningites, tuberculose, difteria
Estados inflamatórios graves com dano tecidual: grandes queimados
Intoxicações: eclâmpsia, envenenamento por mercúrio
Metástases ósseas de carcinomas não hematológicos
Hemorragias graves e quadros agudos de hemólise
Politraumatismos

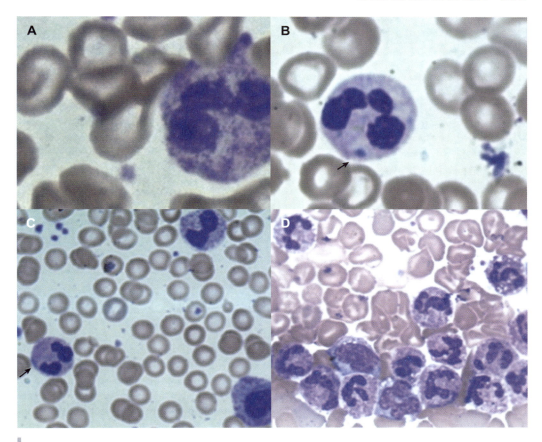

Figura 30.45. *Alterações degenerativas dos neutrófilos.* **(A)** *Granulação grosseira no citoplasma;* **(B)** *Neutrófilo com corpúsculo de Döhle;* **(C)** *Neutrófilo com corpúsculo de Döhle, granulação grosseira no citoplasma e desvio à esquerda em paciente com quadro infeccioso;* **(D)** *Neutrófilo apresentando vacuolização e granulação grosseira no citoplasma em paciente com intensa neutrofilia.*

que se encontra aumentada na RLN e muito baixa na LMC, ou testes moleculares e citogenéticos para confirmação diagnóstica da leucemia. No hemograma de pacientes com LMC é comum encontrar-se basofilia e eosinofilia não esperadas nos processos reacionais.

■ Neutropenia

A diminuição do número de neutrófilos a valores inferiores a 1.800/mm^3 em adultos brancos caracteriza uma neutropenia (Tabela 30.10). As causas podem estar relacionadas a: 1) produção inadequada pela medula óssea, decorrente de substituição medular ou granulopoese ineficaz; 2) destruição pelos macrófagos da medula óssea e por outras células reticuloendoteliais nas síndromes hemofagocíticas; 3) liberação medular defeituosa, como na rara mielocatexia; 4) redistribuição dentro da vasculatura, como ocorre no início da hemodiálise; 5) retenção no baço; 6) sobrevida intravascular encurtada (neutropenias imunes); 7) rápido egresso para os tecidos, quando a liberação medular não aumenta adequadamente, como nos recém-nascidos com sepse.

606 LABORATÓRIO COM INTERPRETAÇÕES CLÍNICAS

Tabela 30.10. Causas de neutropenia

Neutropenia por diminuição de produção
• Inibição da medula óssea: esplenomegalias esclerocongestivas (síndrome de Banti), doenças de armazenamento (Gaucher, Niemann-Pick etc.), cirrose hepática, síndrome de Felty • Parada da maturação dos granulócitos: anemia perniciosa, carência de vitamina A, anemia ferropriva crônica • Lesões químicas ou físicas da medula óssea: intoxicações químicas, irradiação pelos raios X e outras, uremia • Moléstias da medula óssea: mielose aplástica, mielose hipoplástica, esgotamento da medula (infecções protraídas, hemorragias prolongadas), invasão da medula óssea ou substituição por células ou tecidos estranhos (mielofibrose, mielopetrose, tesaurismoses, reticuloendotelioses, leucemias etc.)
Neutropenia por aumento de destruição • Infecções graves ou protraídas • Iatrogenia: aminopirina, fenilbutazona, propiltiouracil, sulfamidas, cloranfenicol
Neutropenia por alteração da distribuição • Febre tifoide, gripe, sarampo, fase inicial das viroses em geral, surto agudo de malária, processos alérgicos
Outras causas de neutropenias • Endocrinopatias, colagenoses, sarcoide de Boeck

■ Agranulocitose

Caracteriza-se clinicamente, sobretudo, por um quadro febril agudo acompanhado de lesões necróticas na boca e faringe. Do ponto de vista hematológico, o achado mais importante é representado por intensa granulocitopenia; há linfocitose relativa, embora os linfócitos, assim como os monócitos, possam também estar reduzidos em números absolutos. As hemácias e plaquetas não se alteram ou se alteram em grau moderado. Os casos em sua maioria podem ser atribuídos a tóxicos industriais ou a medicamentos a que o indivíduo é suscetível (benzol, tolueno, dinitrofenol, aminopirina, fenilbutazona, hidantoínas, tridiona, barbitúricos, cloropromazina, medicamentos antitiroidianos, anti-histamínicos, sulfonamidas, cloranfenicol, isoniazida, antimoniais etc.). Mais raramente se devem a radiações ionizantes (raios X, rádio etc.), havendo casos de etiologia desconhecida.

■ Eosinofilia

Consiste na elevação dos eosinófilos acima de 500/mm³, o que muitas vezes ocorre sem elevação da leucometria global. De acordo com o número de eosinófilos encontrados, a eosinofilia pode ser classificada como leve (500 a 1.500/mm³), moderada (1.500 a 5.000/mm³) e marcada ou acentuada (acima de 5.000/mm³). Diversas patologias estão associadas à eosinofilia de natureza reativa (Tabela 30.11), destacando-se as parasitoses causadas por agentes que fazem ciclo pulmonar como áscaris, ancilostomídeos e estrongiloides (Figura 30.46). Os antígenos parasitários estimulam linfócitos T a produzir a eosinofilopoetina IL-5 causando eosinofilias proporcionais ao grau de infestação. Nos casos em que a eosinofilia é muito intensa há risco de desenvolvimento da síndrome de Loeffler com evidência de infiltrados pulmonares intersticiais.

A exclusão de uma causa reativa para a eosinofilia indica a investigação de um processo clonal que geralmente requer metodologias como análise citogenética, FISH ou estudos moleculares para a confirmação do diagnóstico. O sistema WHO de classificação reconhece uma categoria de neoplasias mieloides e linfoides com eosinofilia e anormalidades nos genes PDGFRA, PDGFRB e FGFR1. Se uma causa reativa foi excluída e não foi identificada uma anormalidade clonal, a eosinofilia pode ser atribuída a uma síndrome hipereosinofílica idiopática quando associada a dano tecidual ou hipereosinofilia idiopática se não houver dano tecidual.

Tabela 30.11. Principais causas de eosinofilia

Eosinofilia reativa • Condições não neoplásicas 　– Doenças alérgicas e atópicas: asma, rinite alérgica, pneumonia alérgica, urticária, eczema, dermatite atópica, alergia a proteína do leite, reações a drogas 　– Infecções parasitárias: larva *migrans* visceral, triquinose, ascaridíase, estrongiloidíase, ancilostomíase, equinococose, filariose e eosinofilia pulmonar tropical, esquistossomose, amebíase, infecção por *Toxocara canis*, toxoplasmose 　– Infecções não parasitárias: aspergilose, coccidioidomicose, mononucleose infecciosa, infecção por micobactérias, febre escarlatina, brucelose, linfocitose infecciosa 　– Doenças respiratórias: síndrome de Churg-Strauss, síndrome de Loeffler, fibrose cística, broncoectasia 　– Doenças endócrinas: insuficiência adrenal 　– Vasculite e doenças do tecido conectivo: artrite reumatoide, poliarterite nodosa, granulomatose de Wegener, fasciíte eosinofílica 　– Distúrbios gastrointestinais: gastroenterite alérgia, doença celíaca 　– Doenças cutâneas: dermatite atópica, eczema, pênfigo 　– Eosinofilia familial incluindo imunodeficiência hereditária associada com IgE aumentada • Condições paraneoplásicas 　– Carcinoma ou sarcoma: pulmão, pâncreas, cólon, cérvix, ovário 　– Linfoma de Hodgkin 　– Leucemia/linfoma de célula T 　– Leucemia aguda/linfoma linfoblástico de célula B com t(5;14) 　– Histiocitose da células de Langerhans 　– Mieloma múltiplo e outras neoplasias hematológicas (liberação de citocinas eosinofilopoéticas por células tumorais)
Eosinofilia clonal • Leucemia eosinofílica crônica • Neoplasia hematológica com eosinofilia e rearranjo dos genes PDGFRA, PDGFRB ou FGFR1 • Leucemia miloide crônica BCR-ABL positiva com eosinofilia • Leucemia mielomonocítica aguda com inv 16 ou t(16;16) e eosinofilia • Leucemia mieloide aguda com t (8;21) ou com maturação eosinofílica • Neoplasias mieloproliferativas, JAK2 V617F positiva, com eosinofilia • Mastocitose sistêmica agressiva ou indolente com eosinofilia • Síndrome mielodisplásica com eosinofilia • Neoplasia mielodisplásica/mieloproliferativa com eosinofilia
Eosinofilia idiopática • Síndrome hipereosinofílica idiopática

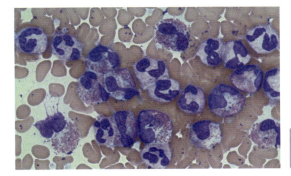

Figura 30.46. *Eosinofilia no sangue periférico de paciente com infecção por* Toxocara canis.

Eosinopenia

Eosinopenia significa redução da contagem de eosinófilos a valores abaixo de 50/mm³. A ausência de eosinófilo na fórmula leucocitária, realizada por microscopia convencional, deve ser confirmada observando-se pelo menos 200 leucócitos. A eosinopenia é verificada por meio dos sistemas automatizados disponíveis no mercado, que apresentam maior confiabilidade. Na fase inicial de processos infecciosos agudos como apendicite e abdome agudo, o estímulo do eixo hipófise/suprarrenal ocasiona uma eosinopenia com valor diagnóstico. O número de eosinófilos tende a diminuir também: após o tratamento com corticosteroides e epinefrina.

Basofilia

Basofilia é definida como um aumento na contagem absoluta de basófilos acima de 150/mm³. Basofilias reacionais são raras em patologias não neoplásicas.

Em condições neoplásicas, acentuada basofilia no sangue periférico (Figura 30.47) é concomitante com significativo aumento de basófilos na medula óssea na leucemia mieloide crônica. O aumento de basófilos pode ser discreto ou moderado nas outras síndromes mieloproliferativas (mielofibrose, policitemia vera, trombocitemia essencial), e em alguns casos de leucemia mielomonocítica crônica, associando-se a alterações significativas em outras linhagens. Foi observada também em pacientes com linfoma, tumores sólidos e leucemia aguda. Basofilia isolada, causando leucocitose acentuada, pode ser observada na raríssima leucemia basofílica (Tabela 30.12).

Basopenias

As basopenias, definidas como contagens de basófilos abaixo de 10/mm³, são de pouca aplicabilidade clínica e podem ser detectadas apenas nas fórmulas leucocitárias obtidas nos sistemas automatizados (Tabela 30.12).

Linfocitose

Consiste no aumento do número de linfócitos levando-se em consideração os valores de referência para cada faixa etária (Tabela 30.7), sendo que no adulto é definida pela presença de mais de 4.500/mm³. O número de linfócitos na infância é mais alto em relação ao adulto e a linfocitose

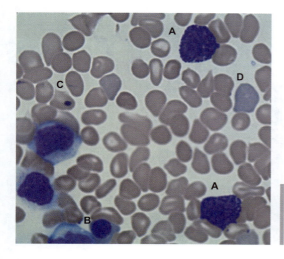

Figura 30.47. Esfregaço de sangue periférico revelando basofilia (A) e presença de eritroblasto (B), corpúsculo de Howell-Jolly (C) e macrócitos policromatófilos (D). 100×.

HEMOGRAMA COMPLETO

Tabela 30.12. Distúrbios associados com alteração de basófilos no sangue

Basofilopenia • Ausência hereditária de basófilos • Glicocorticoides • Reação de hipersensibilidade: urticária, anafilaxia, induzida por drogas • Hipertireoidismo
Basofilia • Alergia ou inflamação: colite, drogas, alimentos, inalantes • Eritrodermia, urticária • Artrite reumatoide • Endocrinopatia: diabetes *mellitus*, administração de estrógenos, hipotireoidismo • Infecção: influenza, tuberculose • Deficiência de ferro • Neoplasia: leucemia basofílica, carcinoma, doenças mieloproliferativas (leucemia mieloide crônica, policitemia *vera*, mielofibrose idiopática, trombocitemia essencial)

com maior frequência tem um caráter benigno. No paciente com contagem de linfócitos aumentada, o diagnóstico diferencial depende da idade, história clínica e achados morfológicos (Figura 30.48). É importante considerar o número absoluto de linfócitos, que terá uma interpretação distinta da linfocitose relativa, observada nos processos patológicos que cursam com neutropenia ou agranulocitose.

As causas benignas de linfocitose incluem infecções, particularmente as de etiologias virais como a mononucleose infecciosa, doenças autoimunes, estresse transitório e linfocitose de células B policlonais. Pode também ser observada na fase de convalescença das infecções bacterianas agudas. A linfocitose no adulto requer uma observação mais cuidadosa para se excluir um processo neoplásico. Quando a linfocitose é representada por células com aspecto monomórfico, suspeita-se de uma doença neoplásica, que tem origem monoclonal (Figura 30.48). Tanto na linfocitose reacional como nos aumentos causados por proliferação clonal, os linfócitos são frágeis e podem aparecer nas extensões sanguíneas como *smudge cells*. Se a morfologia é pleomórfica, existe uma maior probabilidade de se tratar de uma linfocitose reativa e as células são relatadas no hemograma como linfócitos atípicos ou imunócitos (Figura 30.49).

A linfocitose pleomórfica é mais comumente associada com um processo reativo, raramente excede 30.000 leucócitos/mm^3 e são observados linfócitos de vários tamanhos e formas. As célu-

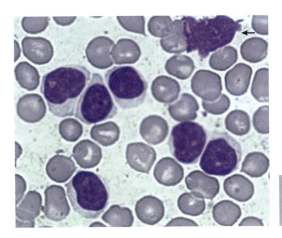

Figura 30.48. *Linfocitose com predominância de pequenos linfócitos e presença de* smudge cells *ou manchas de Gumprecht.*

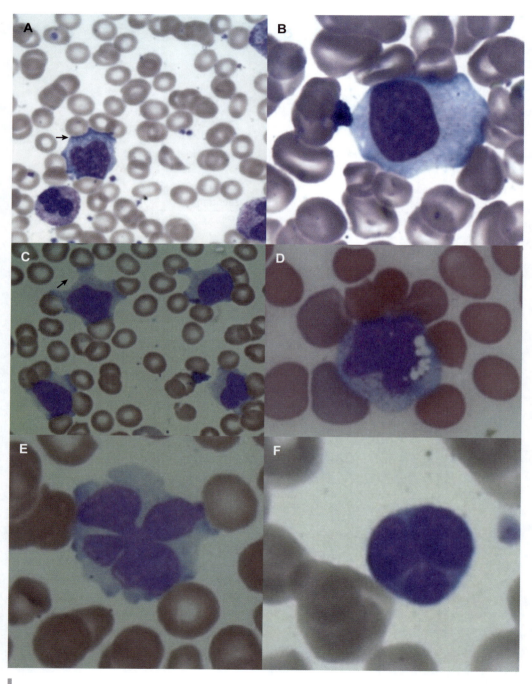

Figura 30.49. Linfocitose com presença de linfócitos atípicos. **(A)** Linfócitos com hiperbasofilia citoplasmática periférica (seta); **(B)** Linfócito atípico com aumento de tamanho e expansão citoplasmática; **(C)** Linfócito atípico com citoplasma deformado por eritrócitos adjacentes (seta); **(D)** Linfócitos com vacúolos citoplasmáticos e aspecto linfomonocitoide; **(E-F)** Linfócito atípico com núcleo multilobulado, com aspecto de trevo.

las geralmente são grandes, apresentam núcleo com cromatina madura, nucléolos pouco evidentes, citoplasma levemente azulado com maior basofilia periférica (Figura 30.49A,B). O contorno do citoplasma pode se mostrar deformado por eritrócitos adjacentes (Figura 30.49C) e podem ser vistas células vacuolizadas com aspecto linfomonocitoide (Figura 30.49D). Podem ser observados linfócitos grandes e granulados contendo granulações citoplasmáticas azurofílicas. Imunoblastos e plasmócitos podem estar presentes, e são notados pelo citoplasma intensamente basofílico, núcleo redondo ou ovalado, excêntrico e nucléolos proeminentes. Embora linfócitos com núcleo multilobulados (Figura 30.49E), às vezes em forma de trevo, sejam característicos da leucemia/linfoma de células T do adulto, são também encontrados nos processos reacionais. Associado com infecção viral, esse padrão é clássico na mononucleose infecciosa, mas outras causas incluem infecção pelo citomegalovírus, influenza, adenovírus e vírus da imunodeficiência humana ou HIV. Algumas infecções bacterianas e parasitárias podem estar associadas com linfocitose pleomórfica. Causas não infecciosas de atipias linfocitárias incluem medicação, estresse, trauma, vacinação, pós-esplenectomia, reações de hipersensibilidade, tabagismo e doença autoimune. A ativação da população de linfócitos B, no curso de infecções e outros estímulos imunológicos, pode levar essas células a se transformarem em plasmócitos. Algumas células intermediárias podem escapar para o sangue periférico e são descritas como linfócitos plasmocitoides ou célula de Türk. Os linfócitos plasmocitoides e plasmócitos podem apresentar inclusões globulares, lembrando vacúolos citoplasmáticos, compostas de imunoglobulinas e quando em grande número são chamados de "células de Mott", "células morulares" ou "células em uva". Às vezes essas inclusões ocorrem como cristais de imunoglobulinas.

■ *Linfocitose com morfologia monomórfica*

Muito sugestiva de neoplasias linfoproliferativas, mas existem alguns processos reativos associados com padrão homogêneo de linfocitose. É importante distinguir uma população monomórfica de linfócitos neoplásicos de linfócitos normais de uma linfocitose polimórfica.

A linfocitose monomórfica com predominância de pequenos linfócitos monoclonais de aspecto maduro, com frequência superior a 5.000/mm^3, indica o diagnóstico de leucemia linfocítica crônica (LLC) quando observada em pacientes mais idosos. Número mais baixo de células neoplásicas deve ser diagnosticado como linfocitose B monoclonal. O diagnóstico diferencial deve ser realizado, pois outras patologias cursam com linfocitose por aumento de pequenos linfócitos. Na linfocitose B policlonal tipicamente são visualizados linfócitos com irregularidades nucleares e formas binucleadas. As células de Burkitt geralmente são maiores, apresentam o citoplasma mais basofílico e com pequenos vacúolos. No linfoma de célula do manto as células usualmente têm o núcleo clivado, irregular e podem apresentar aspecto blástico. Na leucemia pró-linfocítica T as células neoplásicas são prolinfócitos maiores, mas pequenos linfócitos com cromatina densa podem estar presentes.

Linfocitose monomórfica com núcleo clivado ocorre em condições benignas e neoplásicas. A infecção por *Bordetella pertussis* se caracteriza por uma linfocitose monomórfica com pequenos linfócitos maduros com núcleos clivados, causada por uma toxina liberada pela bactéria. O diagnóstico é feito geralmente em crianças e se baseia no quadro clínico característico da coqueluche.

Em adultos, a presença de linfocitose com células apresentando núcleo clivado, indentado ou irregular (Figura 30.50) são encontrados em patologias como linfoma folicular, linfoma de célula do manto e leucemia linfocítica crônica atípica. O diagnóstico de linfoma requer a realização de biópsia tecidual e análise por FISH e citometria de fluxo são fundamentais.

Linfocitoses monomórficas com núcleos convolutos ou cerebriformes são comumente associadas com micose fungoide, síndrome de Sezary e a leucemia de célula T do adulto causada por infecção crônica pelo HTLV-1 (Figura 30.50B).

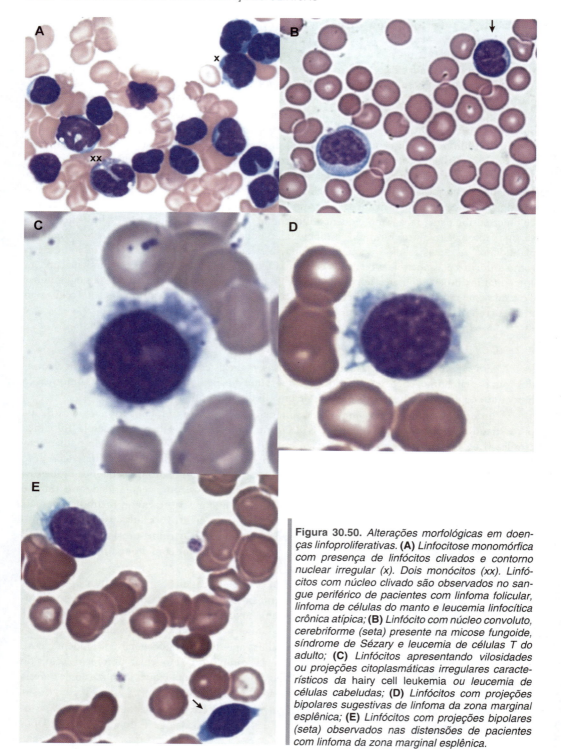

Figura 30.50. Alterações morfológicas em doenças linfoproliferativas. **(A)** Linfocitose monomórfica com presença de linfócitos clivados e contorno nuclear irregular (x). Dois monócitos (xx). Linfócitos com núcleo clivado são observados no sangue periférico de pacientes com linfoma folicular, linfoma de células do manto e leucemia linfocítica crônica atípica; **(B)** Linfócito com núcleo convoluto, cerebriforme (seta) presente na micose fungoide, síndrome de Sézary e leucemia de células T do adulto; **(C)** Linfócitos apresentando vilosidades ou projeções citoplasmáticas irregulares característicos da hairy cell leukemia ou leucemia de células cabeludas; **(D)** Linfócitos com projeções bipolares sugestivas de linfoma da zona marginal esplênica; **(E)** Linfócitos com projeções bipolares (seta) observados nas distensões de pacientes com linfoma da zona marginal esplênica.

HEMOGRAMA COMPLETO **613**

Linfocitose monomórfica com células apresentando vilosidades ou projeções citoplasmáticas são sugestivas de leucemia de células cabeludas (HCL – *hairy cell leukemia*) e linfoma da zona marginal esplênica (SMZL – *splenic marginal zone lymphoma*). Na HCL, a contagem de linfócitos pode ser baixa ou normal e as células neoplásicas apresentam citoplasma abundante com projeções circunferenciais e podem ser raras na circulação (Figura 30.50C). Por citometria de fluxo na HCL clássica serão revelados linfócitos B monoclonais positivos para CD20, CD11c, CD22, CD25 e CD103. Em contraste, na SMZL, os linfócitos mostram projeções bipolares e são tipicamente negativos para CD103 (Figura 30.50D)

Linfocitose monomórfica com células plasmocitoides ou plasmócitos pode ser encontrada no sangue periférico de cerca de 10% dos pacientes com linfoma linfoplasmocitoide (Figura 30.41). A presença de ocasionais plasmócitos no sangue pode também ocorrer no mieloma múltiplo, uma neoplasia definida por aumento de plasmócitos na medula óssea. Quando a contagem leucocitária revela mais de 20% de plasmócitos circulantes, estabelece-se o diagnóstico de leucemia de células plasmáticas.

A linfocitose monomórfica com linfócitos grandes e granulares (LGG), que engloba subpopulações de linfócitos T e células *natural killer*, pode ocorrer em condições reacionais que devem ser diferenciados da leucemia linfocítica de célula T com esse padrão morfológico e da neoplasia linfoproliferativa crônica de células NK. Linfocitose reacional com predominância de LGG pode ser vista em doenças autoimunes, infecção viral, doenças malignas, quimioterapia e após transplante de medula óssea (Figura 30.40D).

Linfocitose monomórfica com nucléolos proeminentes ocorre na leucemia prolinfocítica de célula B (B-PLL) ou de célula T (T-PLL), que requer a frequência de prolinfócitos acima de 55% ao diagnóstico. Se o percentual for mais baixo e células de LLC típicas estiverem presentes, a indicação é de transformação prolinfocítica da LLC.

Linfocitose monomórfica com grandes células com citoplasma hiperbasofílico e com vacúolos frequentes, núcleos com múltiplos nucléolos sugere o diagnóstico de linfoma de Burkitt/leucemia e deve ser diferenciado do linfoma de célula B e linfoma difuso de grandes células B.

■ *Reação leucemoide linfoide*

Interpreta-se como reação leucemoide linfoide os quadros clínicos reacionais em que a linfocitose eleva a leucometria a valores esperados em pacientes com leucemia linfoide. Na coqueluche, os linfócitos podem se apresentar com o aspecto de célula madura e em número muito elevado, semelhante ao padrão observado na leucemia linfocítica crônica. Outras patologias como linfocitose infecciosa, dermatite herpetiforme, dermatite exfoliativa, varicela, câncer de estômago, melanoma metastático, câncer de mama, tuberculose miliar, podem gerar linfocitoses de até 100.000/mm^3 e estão associadas a um quadro reacional. Nas viroses (mononucleose, citomegalovirose, toxoplasmose) a ativação linfocitária causa o aparecimento de células com características blásticas, com natureza reacional, que devem ser diferenciados das células de origem monoclonal encontradas na leucemia linfoblástica aguda. O padrão pleomórfico, descrito anteriormente, para os processos reacionais, auxilia no diagnóstico diferencial e no caso da LLA o diagnóstico será confirmado pela presença de mais de 20% de linfoblastos na medula óssea.

■ Linfocitopenia

Linfopenia ou linfocitopenia é uma contagem absoluta de linfócitos abaixo do valor esperado de acordo com a faixa etária. Nos indivíduos adultos considera-se linfocitopenia contagens abaixo de 1.000/mm^3. Em populações hospitalizadas a linfocitopenia é comum e ocorre como parte da resposta aguda ao estresse, concomitantemente com alterações neutrofílicas mais chamativas. Entretanto,

614 LABORATÓRIO COM INTERPRETAÇÕES CLÍNICAS

Tabela 30.13. Algumas causas de linfocitopenia

Hereditárias
• Síndromes de imunodeficiência congênita raras (disgenesia reticular, imunodeficiência combinada grave, agamaglobulinemia tipo suíço, alguns casos de hipoplasia tímica como a síndrome de George, ataxia telangiectasia, mutação no gene CD2, síndrome WHIM • Anemia diseritropoética congênita
Adquiridas
• Estresse agudo causado por trauma, cirurgia, queimaduras, infecção aguda, insuficiência hepática fulminante • Insuficiência renal aguda e crônica • Síndrome de Cushing e administração de corticosteroides ou ACTH • Fase avançada de carcinomas • Linfoma de Hodgkin (particularmente na fase avançada) • Alguns linfomas não Hodgkin, linfoma angioimunoblástico de célula T • Infecção por HIV aguda, síndrome de imunodeficiência adquirida • Drogas citotóxicas e imunossupressoras • Transplante de células-tronco • Tratamento com clozapina, hipersensibilidade a quinino • Tratamento com eritropoetina, administração de IL-12 • Vacinação anti-influenza, irradiação, alcoolismo • Artrite reumatoide e lúpus eritematoso sistêmico • Sarcoidose, anemia aplástica e agranulocitose • Anemia megaloblástica, síndromes mielodisplásicas • Anorexia nervosa, linfangiectasia intestinal de doença de Whipple • Aférese de células-tronco do sangue periférico ou aférese crônica de plaquetas • Anemia ferropriva, doença do enxerto *versus* hospedeiro • Administração do óleo de Lorenzo, timoma

estudo realizado em pacientes com bacteremia revelou que a linfocitopenia foi mais consistentemente observada que a neutrofilia. Em pacientes com linfoma, a contagem de linfócitos abaixo de 600/ mm^3 tem significado prognóstico adverso, podendo ter valor preditivo de recaída precoce. Vários mecanismos, isolados ou combinados, podem causar linfocitopenia e têm origem hereditária ou são adquiridos (Tabela 30.13), cuja fisiopatologia pode ser complexa, como em algumas neoplasias e na insuficiência renal. A produção de linfócitos encontra-se reduzida por herança de alterações genéticas que levam a uma imunodeficiência combinada, em indivíduos com desnutrição proteico-calórica ou indivíduos com deficiência de zinco. Nas imunopatologias, incluindo-se a infecção por HIV e as doenças do colágeno, bem como na radioterapia e quimioterapia, a linfocitopenia pode ser atribuída a um aumento da destruição dos linfócitos.

■ Monocitose

Consiste na elevação dos monócitos acima de 1.000/mm^3 em adultos e acima de 3.500/mm^3 em neonatos. A monocitose (Figura 30.51) está associada com várias condições em função de sua participação em processos infecciosos e inflamatórios agudos e crônicos, condições imunológicas, reações de hipersensibilidade e reparo tecidual. O aumento do número de monócitos é frequentemente o primeiro sinal de recuperação de infecções agudas graves, neutropenia severa e após quimioterapia antineoplásica, e é considerado um achado positivo. A administração de G-CSF ou GM-CSF (fator de crescimento de colônia de granulócitos e monócitos) pode causar uma monocitose e também uma alteração reacional na morfologia dos monócitos. Existe associação da monocitose com várias condições neutropênicas. Essas e outras patologias com aumento do número de monócitos no sangue encontram-se na Tabela 30.14.

Tabela 30.14. Desordens associadas com monocitose

Condições hematológicas	Doenças inflamatórias e imunológicas

• Síndromes mielodisplásicas
• Leucemia mielomonocítica crônica
• LMA. M5a, M5b
• Leucemia mieloide crônica
• Policitemia *vera*
• Leucemia linfocítica crônica
• Linfoma
• Doença de Hodgkin
• Mieloma múltiplo
• Histiocitose
• Anemia hemolítica
• Púrpura trombocitopênica idiopática
• Neutropenias crônicas
• Neutropenia familiar benigna
• Neutropenia cíclica
• Neutropenia genética infantil
• Neutropenia hipoplástica
• Administração de citocinas (G-CSF, GM-CSF, M-CSF, IL-3)
• Regeneração medular após quimioterapia
• Mastocitose sistêmica
• Neutropenia causada por drogas
	• Doenças do colágeno
	  – Artrite reumatoide
	  – Lúpus eritematoso sistêmico
	  – Arterite temporal
	  – Miosite, doença de Crohn
	  – Poliarterite nodosa
	• Distúrbios gastrointestinais
	  – Doença hepática alcoólica
	  – Colite ulcerativa
	  – Enterite regional
	  – Espru
	• Sarcoidose
	• Infecções
	  – Infecção por citomegalovírus
	  – Vírus varicela-zóster
	  – Tuberculose, malária
	  – Endocardite bacteriana subaguda
	  – Sífilis, calazar, tripanossomíase
	  – Doença de Gaucher
	  – Doença de Niemann-Pick
	• Malignidades não hematopoéticas
	• Miscelânea
	  – Histiocitose (Langerhans)
	  – Glicocorticoides
	  – Trabalho de parto
	  – Relacionada a drogas
	  – Depressão

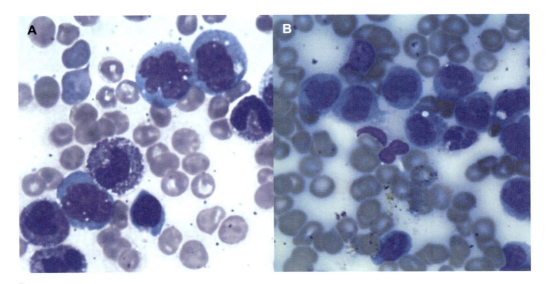

Figura 30.51. *Distensão sanguínea com monocitose.* **(A)** *Distensão sanguínea revelando monocitose com monócitos vacuolizados, neutrofilia, desvio à esquerda e granulação grosseira no citoplasma dos neutrófilos indicando quadro reacional observado em processos infecciosos bacterianos;* **(B)** *Distensão sanguínea revelando monocitose neoplásica.*

616 LABORATÓRIO COM INTERPRETAÇÕES CLÍNICAS

Monocitopenia

O termo monocitopenia refere-se a uma redução na contagem absoluta de monócitos a valores inferiores a 100/mm³, especialmente quando baseadas em resultados obtidos em contadores automatizados. Geralmente acompanha as citopenias em outras linhagens em condições como a anemia aplástica ou induzidas pela quimioterapia, radioterapia ou tratamento com corticosteroides. Infecções virais, como as causadas pelo vírus de Epstein-Barr ou pelo vírus HIV podem causar monocitopenia. Outras patologias associadas a essa alteração leucocitária incluem a leucemia de células cabeludas, leucemia linfocítica crônica, caquexia, desnutrição e na fase aguda de processos infecciosos.

Alterações morfológicas dos leucócitos

Linfócitos atípicos

A resposta imune se acompanha de alterações morfológicas dos linfócitos T e B, que podem transformar-se em imunoblastos e serem identificados nas preparações coradas com corantes panóticos revelando aumento do tamanho celular, contorno celular irregular, alterações nucleares incluindo falta condensação da cromatina, presença de nucléolos, contorno nuclear irregular; alterações citoplasmáticas como vacuolização. O termo "atipia" é mais utilizado para relatar alterações linfocitárias pleomórficas, indicando uma resposta reacional do organismo. Os padrões morfológicos foram abordados no item linfocitose (Figura 30.49).

A vacuolização no citoplasma dos linfócitos (Figura 30.49E) pode indicar distúrbios metabólicos de origem genética, que resultam na dissolução dos grânulos anormais, acúmulo de lipídeos ou glicogênio intracelular. Nesse grupo, são incluídas a doença da célula I, as mucopolissacaridoses, anomalia de Jordan, doença de Niemann-Pick, doença de Wolman, doença de Pompe, doença de Tay-Sachs e a doença de Baten-Spielmeyer-Vogt, dentre outras desordens congênitas raras do metabolismo.

Granulações tóxicas no citoplasma dos neutrófilos

Durante a granulopoese as granulações azurófilas primárias surgem no estágio de promielócitos e com a maturação são substituídas pelos grânulos específicos neutrófilos, eosinófilos e basófilos. Em processos inflamatórios graves e infecciosos agudos, há uma aceleração da proliferação e maturação dos neutrófilos e os grânulos primários persistem nas células maduras e são facilmente identificados por serem maiores e corar-se em tonalidade roxa escura. Equivocadamente foram denominadas granulações tóxicas, mas podem ser relatadas no laudo como granulações grosseiras no citoplasma dos neutrófilos (Figura 30.45A). Podem ser visualizadas em condições fisiológicas como a gravidez. O tratamento com corticoides e fatores de crescimento granulocítico causa a aparição de granulações tóxicas abundantes e grosseiras.

Corpos de Döhle

Inclusões de tonalidade azul-pálida no citoplasma dos neutrófilos que representam retículo endoplasmático liquefeito (Figura 30.45B). Os corpos de Döhle, assim como as granulações tóxicas, são vistos em processos inflamatórios e infecciosos, às vezes durante a gravidez, e em maior frequência após o tratamento com granuloquine ou drogas similares.

Anomalia de Pelger Huët

Desordem autossômica dominante caracterizada por reduzida segmentação nuclear ou hipolobularidade dos granulócitos e um padrão característico de agrupamento da cromatina, que se torna mais densa que o usual. Todos os leucócitos são afetados, mas o aspecto bilobulado ou sem lobulação é mais nítido nos neutrófilos. O distúrbio resulta de uma mutação no gene do receptor da lâmina beta. Este receptor é uma proteína interna da membrana nuclear que combina as lâminas do tipo beta e a heterocromatina, interferindo na mudança da forma nuclear que ocorre durante a maturação normal. Embora o mecanismo patológico exato não tenha sido definido, essas mutações resultam nas alterações morfológicas características da doença de Pelger. A anomalia leva ao aparecimento de células bilobuladas lembrando lunetas, com lóbulos unidos por um fino filamento de cromatina, descritas como *pince-nez*, e um aumento constante do número de bastões, representando um desvio à esquerda constitucional e que não afeta a função dos neutrófilos (Figura 30.52A). A forma heterozigota é relativamente comum, com frequência de 1:5.000 pessoas. Nos raros indivíduos homozigotos, são vistos na extensão sanguínea neutrófilos com cromatina muito densa mas com núcleo redondo ou ovalado, lembrando mielócitos. Assim, o laudo desses pacientes mimetiza um quadro de desvio à esquerda e a hematoscopia deve ser cuidadosa para se observar a estrutura da cromatina que pode auxiliar na diferenciação. Os estágios imaturos presentes no sangue em um processo reacional apresentam alguma basofilia citoplasmática e a cromatina é menos densa. Na anomalia de Pelger as células são maduras e o citoplasma revela a coloração proporcionada pela granulação normal. Recomenda-se que as células bilobuladas ou não lobuladas com aspecto tipo Pelger sejam contadas como "outras", e definidas como neutrófilos Pelger no campo de observações com as informações morfológicas pertinentes, facilitando a interpretação do desvio à esquerda na ausência de dados clínicos compatíveis com infecção. O estudo familiar é essencial para a confirmação do caráter genético do distúrbio, pois achados similares poderão ser identificados em outros membros da família.

Células com hipolobularidade, lembrando a anomalia genética, inclusive com formas homozigóticas, são descritas como pelgeroides ou pseudo-Pelger (Figura 30.52B). Os neutrófilos pelgeroides são encontrados em pacientes com malignidades hematológicas como síndromes mielodisplásicas, síndromes mieloproliferativas e leucemia mieloide aguda. Nas síndromes mielodisplásicas, além das células pelgeroides serão observados neutrófilos hipogranulados, enquanto na doença genética os neutrófilos exibem granulação normal. Neutrófilos com morfologia pelgeroide podem também ser vistos em pacientes com infecção por HIV, tuberculose, infecção por *Mycoplasma pneumoniae* e infecções bacterianas graves. Algumas drogas podem induzir o aparecimento de células pelgeroides, tais como micofenolato, valproato, sulfisoxazol, ganciclovir, ibuprofeno, quimioterápicos e granuloquine.

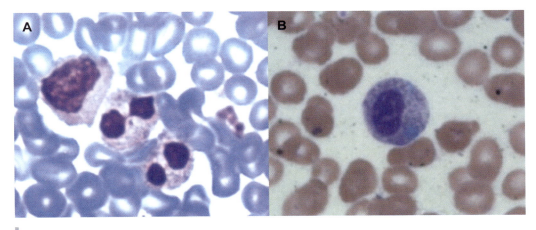

Figura 30.52. *Anomalias nas morfologias dos neutrófilos.* **(A)** *Neutrófilos bilobulados e aspecto de lunetas ou células* pince-nez *típicos da anomalia de Pelger-Huët;* **(B)** *Mielócitos com cromatina densa e aspecto pelgeroide ou células pseudo-Pelger e corpúsculo de Döhle.*

618 LABORATÓRIO COM INTERPRETAÇÕES CLÍNICAS

- **Vacuolização citoplasmática dos neutrófilos**

Vacúolos são pequenas vesículas incolores visíveis no citoplasma dos neutrófilos indicativos de fagolisossomos e geralmente associados a processos sépticos graves, febre tifoide, meningites e outras infecções graves (Figura 30.45C). O EDTA pode causar vacuolização, e por isso não é recomendado valorizar esse achado em extensões preparadas com amostras estocadas.

- **Hipersegmentação nuclear dos neutrófilos**

Os segmentados neutrófilos mais frequentes no sangue periférico apresentam dois a quatro lóbulos nucleares. Relata-se na hematoscopia a presença de hipersegmentação, quando acima de 5% dos neutrófilos possuem cinco ou mais lóbulos (Figura 30.53A). Em analogia à denominação desvio à esquerda ao aumento de bastões e precursores mais jovens, a hipersegmentação era conhecida como desvio à direita. Neutrófilos hipersegmentados podem ser encontrados na insuficiência renal crônica, na anemia ferropênica, em infecções crônicas com neutrofilia de longa duração, após o tratamento com corticoides e hidroxicarbamida. Surgem sem significado clínico em uma condição genética com padrão de herança autossômico dominante, rara, na qual os pacientes são assintomáticos e não revelam os sinais das anemias megaloblásticas. Nas anemias megaloblásticas, devido à granulopoese ineficaz, as células são grandes e podem apresentar um padrão anormal de lobulação e são denominadas macropolicitos (Figura 30.53B). Células com hipersegmentação nuclear bizarra, com aspecto de cachos de uvas, denominados neutrófilos botrioides, ou neutrófilos grandes com dois conjuntos

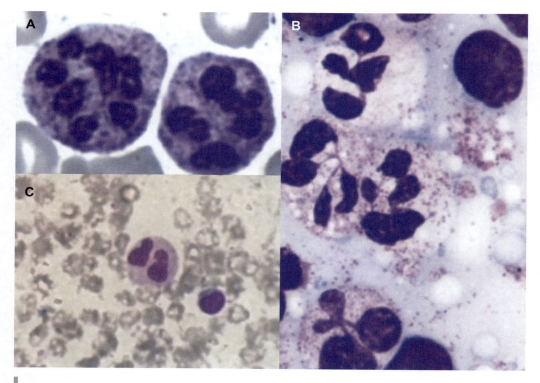

Figura 30.53. (A) Macropolicito e neutrófilo polissegmentado; **(B)** Neutrófilos com padrão anormal de lobulação observados em pacientes com mielocatexia; **(C)** Neutrófilo botrioide ou tetraploide binucleado.

HEMOGRAMA COMPLETO **619**

de lóbulos nucleares, são encontradas nas síndromes mielodisplásicas, mieloproliferativas e após tratamento quimioterápico e queimaduras extensas (Figura 30.53C).

■ *Mielocatexia*

A mielocatexia é um componente de uma síndrome extremamente rara designada WHIM (*warts, hypogammaglobulinemia, infections and myelokathexis*). Poucos casos foram descritos dessa síndrome caracterizada por verrucose, hipogamaglobulinemia e mielocatexia. Associa-se a um quadro de neutropenia congênita grave e infecções bacterianas recorrentes. Nessa condição as células mieloides e linfoides são normalmente geradas na medula óssea, mas não são liberadas para a corrente sanguínea. Na medula óssea são observados neutrófilos hipersegmentados, com aspecto muito denso de cromatina, alterações picnóticas, vacuolização citoplasmática e com lobos nucleares separados ou conectados por longos filamentos de cromatina (Figura 30.53). A síndrome foi associada a mutações no gene CXCR4 que resulta em um receptor hiperfuncional que compromete a homeostase e o tráfego celular, levando à neutropenia, linfopenia e hipogamaglobulinemia.

■ *Excesso de* drumsticks

A inativação do cromossomo X, um processo fisiológico que ocorre nas mulheres, está normalmente representada pelo aparecimento de uma projeção densa de cromatina em forma de baqueta de tambor (*drumstick*) em 1 a 3% dos neutrófilos. Esses apêndices nucleares podem ser encontrados em excesso em pacientes do sexo feminino com hipersegmentação nuclear (Figura 30.54A).

■ *Inclusões fagocíticas*

Em infecções graves por pneumococos e outros cocos Gram-positivos, microrganismos fagocitados podem ser vistos no citoplasma dos neutrófilos. Inclusões de eritrócitos nas anemias hemolíticas autoimunes, plaquetas na púrpura trombocitopênica autoimune podem ser evidenciados nos neutrófilos mas são mais prováveis no citoplasma dos monócitos. Outras inclusões vistas nos neutrófilos são glóbulos de crioglobulina e pigmento malárico (Figura 30.54B).

■ *Anomalia de Alder-Reilly*

Transtorno hereditário com padrão de herança recessivo em que o defeito básico é uma incompleta degradação de mucopolissacarídeos e resulta na deposição de grânulos finos no citoplasma da maioria das células sanguíneas (Figura 30.55). Os grânulos são densos, metacromáticos, lembram a granulação tóxica dos neutrófilos, porém são mais abundantes e grosseiros e são conhecidos como corpúsculos de Alder-Reilly. Em alguns pacientes, os grânulos são encontrados nos linfócitos e nos monócitos, diferindo da granulação tóxica que é exclusiva nos neutrófilos. Os corpúsculos de Reilly são mais comumente associados com as mucopolissacaridoses, síndrome de Hurler, síndrome de Hunter, e síndrome de Maroteaux-Lamy. A função leucocitária não é afetada na anomalia de Alder-Reilly.

■ *Anomalia de May-Hegglin*

Doença autossômica dominante, causada por uma mutação no gene MYH9 localizado no cromosomo 22q12-13, que altera a produção de cadeia pesada tipo IIA da miosina, afetando a maturação dos megacariócitos e a fragmentação das plaquetas. Caracteriza-se por trombocitopenia, plaquetas gigantes e inclusões lembrando corpúsculos de Döhle no citoplasma os neutrófilos, basófilos e monócitos (Figura 30.56). As inclusões são decorrentes da precipitação das cadeias pesadas. Clinicamente, os pacientes podem ser assintomáticos ou terem um aumento da tendência hemorrágica em função do grau de trombocitopenia.

620 LABORATÓRIO COM INTERPRETAÇÕES CLÍNICAS

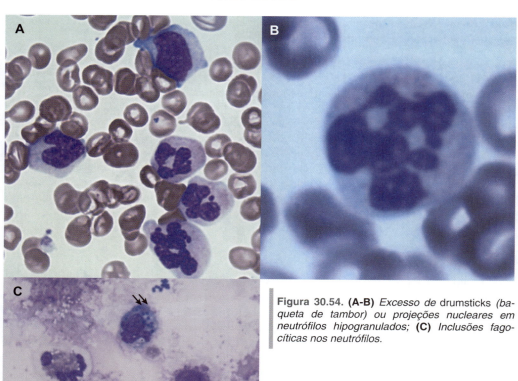

Figura 30.54. (A-B) *Excesso de* drumsticks *(baqueta de tambor) ou projeções nucleares em neutrófilos hipogranulados;* (C) *Inclusões fagocíticas nos neutrófilos.*

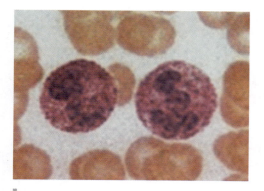

Figura 30.55. *Neutrófilos com granulações anormais em pacientes com anomalia de Alder-Reilly.*

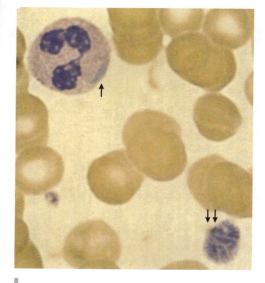

Figura 30.56. *Anomalia de May-Hegglin. Uma seta: corpúsculo de Döhle nos neutrófilos; duas setas: macroplaquetas. (Fonte: http://emedicine.medscape.com/article/956447-overview.)*

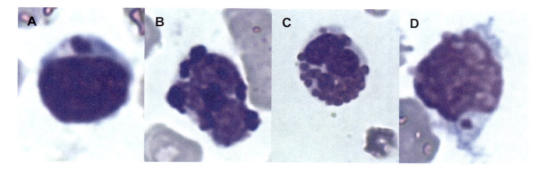

Figura 30.57. Anomalia de Chediak-Higashi. Granulação lisossômica anormal nos linfócitos **(A)**, basófilos **(B)**, eosinófilos **(C)** e monócitos **(D)**.

- *Anomalia de Chédiak-Higashi-Steinbrinck*

A síndrome de Chédiak-Higashi está associada com uma mutação no gene CHS1 LYST localizado no cromosomo 1q42-45 que codifica uma proteína anômala envolvida na fusão das vesículas citoplasmáticas da membrana lisossomal. Nessa anomalia rara, fatal, com padrão de herança autossômico recessivo, grânulos azurofílicos gigantes, corados em vermelho ou pardo-escuro, são visualizados no citoplasma dos linfócitos, monócitos e neutrófilos (Figura 30.57). Em consequência à disfunção leucocitária resultante, com neutropenia e déficit funcional dos neutrófilos, os pacientes apresentam infecções piogênicas recorrentes. Há relatos de manifestações hemorrágicas devidas à presença de grânulos densos anormais nas plaquetas e risco de ocorrer uma pancitopenia progressiva. Clinicamente, os pacientes apresentam albinismo oculocutâneo, estão sujeitos a alterações neurológicas e a morte pode ser prematura.

- *Outras anormalidades morfológicas dos leucócitos*

Neutrófilos com núcleo em forma de anel podem ser observados em pacientes com síndromes mielodisplásicas (SMD), leucemia mieloide crônica, leucemia neutrofílica crônica, leucemia mieloide aguda, após a administração de G-CSF e GM-CSF e ocasionalmente em indivíduos normais (Figura 30.58A). Nas SMD, a disgranulopoese inclui ainda a hipossegmentação, denominada pseudoanomalia de Pelger-Huet, a persistência da basofilia do citoplasma, descrita como assincronismo de maturação núcleo-citoplasma nos neutrófilos (Figura 30.58B) e a hipogranularidade (Figura 30.58C). Os promielócitos hipogranulares podem ser confundidos com blastos e mielócitos displásicos, com monócitos (Figura 30.58D). Podem surgir ainda grânulos anormais que lembram aqueles que caracterizam a síndrome de Chediak-Higashi.

- *Leucograma nas leucemias*

O achado hematológico mais relevante no leucograma de pacientes portadores de leucemias agudas é a presença de blastos (Figura 30.59). Dependendo do estágio de evolução da doença a leucometria global pode estar aumentada, normal ou francamente leucopênica, sendo frequente se observar o típico *hiatus leucemicus*, que consiste no aparecimento de células muito imaturas ao lado de formas plenamente maduras, com ausência de formas intermediárias. A morfologia das células blásticas pouco contribui para a identificação do tipo de leucemia, sendo necessário, além do mielograma e/ou biópsia para a confirmação de que existem pelo menos 20% de blastos na MO, análise

622 LABORATÓRIO COM INTERPRETAÇÕES CLÍNICAS

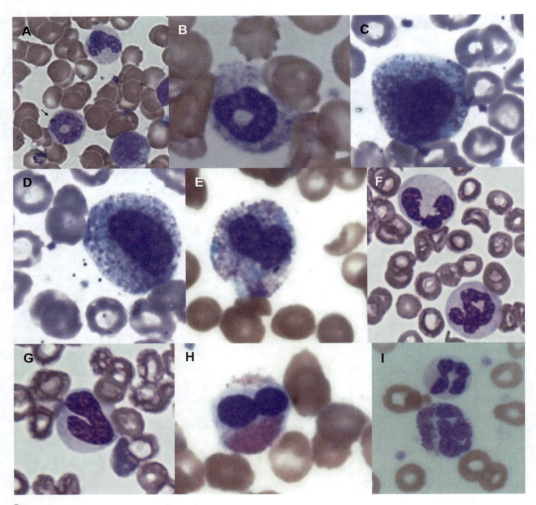

Figura 30.58. *Disgranulopoese.* **(A-B)** *Neutrófilos com núcleo em anel;* **(C-E)** *Assincronismo de maturação núcleo-citoplasma nos neutrófilos;* **(F-H)** *Hipogranularidade observada em neutrófilos e eosinófilos;* **(I)** *Padrão anormal de lobulação.*

por imunofenotipagem, citogenética e métodos moleculares para caracterizar o tipo de leucemia como linfoide ou mieloide. Entretanto, se for observada na lâmina a presença de bastonete de Auer na célula blástica (Figura 30.60), este será identificado como mieloblasto e consequentemente se tratará de uma leucemia mieloide aguda. Blastos hiperbasofílicos e contendo vacuolização citoplasmática podem sugerir o subtipo L3 de LLA. Conforme descrito anteriormente, padrões monomórficos de linfócitos apresentando projeções, núcleo convoluto e outras variações são indicativos de doenças linfoproliferativas.

As leucemias crônicas geralmente apresentam significativa leucocitose ao diagnóstico. Na leucemia mieloide crônica, os leucócitos podem atingir cifras exorbitantes, de 200.000 a 500.000/mm^3 e ainda maiores; formas granulocíticas em todos os estágios são observadas e na fase crônica da doença

HEMOGRAMA COMPLETO 623

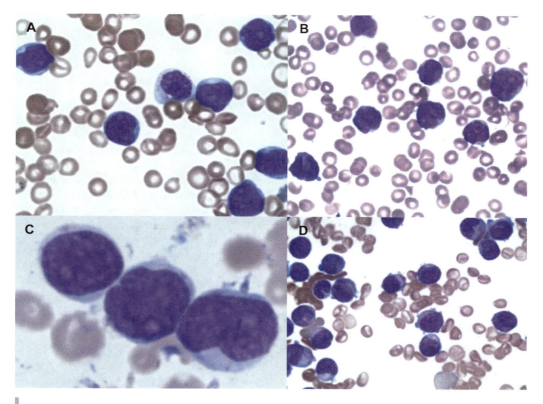

Figura 30.59. *Células imaturas no sangue periférico.* **(A)** *Blastos no sangue periférico;* **(B)** *Morfologia sugestiva de monoblastos em paciente com LMA;* **(C)** *Linfoblastos L1;* **(D)** *Blastos com padrão LMA-M3.*

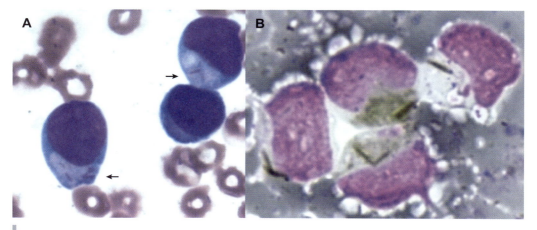

Figura 30.60. *Mieloblastos apresentando bastonetes de Auer.* **(A)** *Coloração panótica (setas);* **(B)** *Reação citoquímica para peroxidase.*

as linhagens neutrofílica, basofílica e eosinofílica estão representadas (Figura 30.61). Na leucemia linfoide crônica é típico que se encontrem 90% ou mais de linfócitos adultos, com poucas formas jovens e com um número total de leucócitos elevado, mas não tanto como na leucemia mieloide, encontrando-se raramente acima de 250.000 células por mm³. São frequentes os restos celulares ou *smudge cells* (Figura 30.48) no sangue periférico e na medula óssea, que revela um significativo aumento no número de linfócitos.

Hemograma – série plaquetária

As plaquetas são produzidas na medula óssea a partir de uma célula-tronco megacariocítica, que estimulada por fatores como IL-3, GM-CSF, IL-11 e o hormônio trombopoetina (TPO), específico para essa linhagem, diferencia-se em megacariócito. Uma das características mais marcantes da megacariopoese é a poliploidia, decorrente da replicação do DNA sem que haja divisão celular, um processo conhecido como endomitose. Os precursores diploides passam por repetidas endomitoses originando megacarioblastos das classes de ploidia 8n, 16n ou 32n. A síntese de DNA cessa no estágio de megacariócito basófilo, e há expansão do citoplasma, que se torna acidófilo e granular. Surge no citoplasma o sistema demarcador de membrana e as plaquetas serão formadas pela fragmentação do citoplasma dos megacariócitos. A poliploidização explica o fato de um megacariócito, tendo um precursor diploide (2n), representar a maior célula da medula óssea normal. Os megacariócitos maduros emitem projeções citoplasmáticas através da barreira endotelial, alcançando a luz do sinusoide, onde as plaquetas são liberadas. As etapas maturacionais correspondentes à evolução de uma célula progenitora a plaquetas, reconhecidas na medula óssea, são:

■ Megacarioblasto

Célula com 20 a 50 μm, alta relação núcleo/citoplasma (N/C), núcleo arredondado, central, com cromatina delicada, heterogênea e de borda regular, com nucléolos pouco visíveis. Apresenta o citoplasma com moderada a intensa basofilia e sem granulação (Figura 30.62).

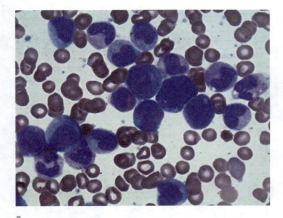

Figura 30.61. *Distensão sanguínea revelando leucocitose, presença de todos os estágios da linhagem granulocítica, com desvio até blastos, eosinófilo típica de fase crônica da leucemia mieloide crônica. Coradas com May-Grünwald-Giemsa.*

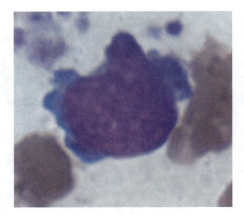

Figura 30.62. *Sangue periférico: megacarioblasto.*

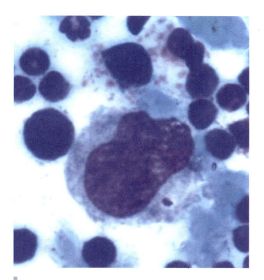

Figura 30.63. *Medula óssea: megacariócito basófilo.*

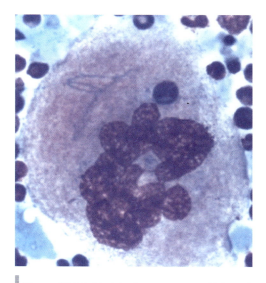

Figura 30.64. *Medula óssea: megacariócito acidófilo com fenômeno de emperipolese.*

■ Megacariócito basófilo

Célula com 30 a 85 µm, sendo a etapa em que tem início o processo das endomitoses. A relação N/C é moderada a baixa e o núcleo tende a ser reniforme e com borda irregular, com cromatina mais grosseira, homogênea, sem nucléolos. O citoplasma se apresenta moderada a intensamente basófilo com escassos grânulos azurófilos e nesse estágio já se evidencia a plaquetogênese (Figura 30.63).

■ Megacariócito acidófilo

Célula com 30 a 110 µm. A relação N/C é baixa, núcleo multilobulado, excêntrico com cromatina grosseira e de borda bem regular, sem nucléolos. O citoplasma é acidófilo, com numerosos grânulos azurófilos e revela franca plaquetogênese, podendo gerar de 2 a 3 mil plaquetas (Figura 30.64).

■ Plaquetas

Fragmentos do citoplasma dos megacariócitos, com 2 a 3 µm de diâmetro, forma discoide e volume de cerca de 8,0 fL, basofílico com grânulos azurofílicos (Figura 30.65).

■ Aspectos estruturais e funcionais das plaquetas

A membrana plaquetária, composta de uma bicamada fosfolipídica, é o local de expressão de vários receptores de superfície envolvidos na sinalização necessária para a ativação, adesão e agregação plaquetária, assim como na interação das plaquetas com leucócitos, células endoteliais e fatores da coagulação. Os receptores são representados principalmente pelo grupo das integrinas e glicoproteínas ricas em leucinas, mas incluem ainda selectinas, tetraspaninas, receptores transmembrana, receptores de prostaglandina, lipídeos e outros. As integrinas são heterodímeros constituídas de subunidades α e β. Nas plaquetas são encontradas três tipos de integrinas, β1, β2 e β3. A família β1 é representada por três membros: α2β1, α5β1 e α6β1. O receptor α2β1 ou GpIa-IIa se liga ao colágeno, estabiliza

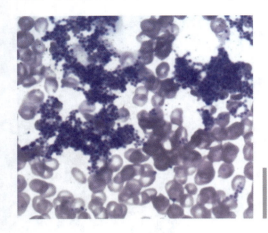

Figura 30.65. *Distribuição normal de agregados de plaquetas em distensões sanguíneas preparadas sem anticoagulante e coradas com May-Grunwald-Giemsa.*

o crescimento do trombo, promove atividade pró-coagulante e inicia a síntese de proteínas plaquetárias após a ligação com o colágeno. A integrina α5β1 facilita a adesão da plaqueta à fibronectina e por meio da integrina α6β1 as plaquetas aderem à laminina, que se encontra na membrana basal e matriz extracelular, induzindo alteração da morfologia plaquetária. A família β2 tem apenas a integrina αLβ2 (CD102), também conhecida como molécula 2 de adesão intercelular (ICAM-2). Encontra-se na superfície das plaquetas e no sistema canalicular aberto e promove a ligação das plaquetas a neutrófilos e outros leucócitos. A família β3 é representada pela integrina αIIbβ3 (CD41/CD61), também conhecida como complexo de glicoproteína GpIIb-IIIa. Esse complexo, o mais abundante na superfície plaquetária, é específico das plaquetas e se localiza também nos grânulos alfa, grânulos densos e na membrana do sistema canalicular aberto das plaquetas. São translocados para a membrana plaquetária após ativação e reação de liberação. A ativação plaquetária aumenta a afinidade desse receptor para ligação ao fibrinogênio, fibrina, fator de von Willebrand (FvW), fibronectina, vitronectina e trombospondina e promove a agregação plaquetária.

Os receptores representados por glicoproteínas ricas em leucina incluem o complexo GpIb-IX-V, os receptores *toll-like* e as metaloproteinases da matriz. Estão envolvidos nas interações proteína-proteína, destacando-se a GpIb-IX-V que tem um papel fundamental na iniciação e propagação da hemostasia e trombose. Outros receptores como selectina P (CD62P), tetraspaninas (CD63, CD9 e CD53), receptor transmembranar para adenosina difosfato (ADP) e trombina desempenham um papel importante na função plaquetária.

No citoplasma das plaquetas encontram-se mitocôndrias, lisossomos e grânulos designados corpos densos e grânulos α. Os corpos densos, assim denominados pelo seu aspecto mais denso à microscopia eletrônica, em relação a outros grânulos, armazenam ADP, adenosina trifosfato (ATP), outros nucleotídeos, fosfatos inorgânicos, cálcio e serotonina. Os grânulos alfa, mais numerosos nas plaquetas, contêm proteínas com ação hemostática e não hemostática. São componentes do grânulo alfa, com participação na hemostasia, as proteínas de adesão trombospondina, fator de von Willebrand, fibrinogênio, fibronectina, vitronectina e P-selectina; os receptores adesivos GpIb-IX-V, GpIIb-IIIa e GpVI; fatores da coagulação XI e XIII sintetizados pelos megacariócitos e fator V absorvido do plasma. Os grânulos alfa contêm também protrombina, cininogênio de alto peso molecular, e proteases inibidoras tais como inibidor 1 do ativador do plasminogênio (PAI-1) e α2-antiplasmina que limitam a fibrinólise e anticoagulantes naturais (antitrombina e proteína S). Por meio dos mediadores armazenados nos grânulos alfa as plaquetas estão envolvidas nos processos inflamatórios, seja por expressar receptores que facilitam a adesão com outras células vasculares ou por liberar fatores imunomodulatórios. Esses mediadores induzem recrutamento, ativação, secreção de quimioquinas e

HEMOGRAMA COMPLETO 627

diferenciação de outras células hematológicas e vasculares. A translocação da selectina P dos grânulos alfa para a superfície da membrana, após ativação plaquetária, participa nas interações das plaquetas com células endoteliais, monócitos, neutrófilos e linfócitos, contribuindo para a iniciação e propagação do processo inflamatório.

A secreção de quimioquinas, componentes do sistema complemento e proteínas de ligação ao complemento, armazenadas nos grânulos alfa por plaquetas ativadas facilita a eliminação de microrganismos da circulação e confere às plaquetas uma atividade antimicrobiana.

Os grânulos alfa das plaquetas contêm fator de crescimento do endotélio vascular (VEGF), fator de crescimento derivado das plaquetas (PDGF), fator de crescimento de fibroblastos (FGF) e outros ativadores angiogênicos que coletivamente promovem a permeabilidade da parede vascular e recrutamento, crescimento e proliferação de células endoteliais e fibroblastos. Outras células inflamatórias secretam esses fatores, mas as plaquetas acumulam-se rapidamente em locais de injúria vascular, sendo, portanto, importante fonte desses mediadores mitogênicos.

O uso do sobrenadante de plaquetas estimuladas por trombina para o tratamento de feridas crônicas evidenciou um "fator de cicatrização de ferida derivado de plaquetas" ou PDWHF. Já se demonstrou o efeito benéfico do PDWHF no tratamento de feridas em pacientes diabéticos e portadores de betatalassemia intermediária.

Os grânulos alfa das plaquetas de pacientes com câncer apresentam quantidade aumentada de VEGF e de angiopoetina, que pode ser associada à participação das plaquetas na estabilidade, crescimento e metástase do tumor. Sugere-se que a adesão das plaquetas às células tumorais, por mecanismo que envolve a selectina P, pode facilitar a metástase.

Cerca de 25 a 35% das plaquetas liberadas da medula são concentradas no baço e essa proporção pode chegar a 90% em pacientes com esplenomegalia. Em indivíduos normais uma fração de 0,9 a 11,6% das plaquetas são reticuladas, contendo resíduos de RNA e DNA. Essas organelas são marcadas com fluorocromos como o tiazol-*orange* e podem ser quantificadas por citometria de fluxo. Estudos clínicos mostram que a porcentagem de plaquetas reticuladas encontra-se aumentada em pacientes com produção aumentada de plaquetas, tendo portanto significado clínico. A sequência completa de maturação das células megacariocíticas ocorre em 4 a 5 dias e diariamente são produzidas 35.000 ± 4.300 plaquetas/μL de sangue, das quais menos de 10% têm origem a partir dos megacariócitos pulmonares. As plaquetas apresentam uma vida média de 8 a 10 dias na circulação sanguínea e quando senescentes são removidas pelas células do sistema mononuclear fagocitário do baço, fígado e da medula óssea.

As plaquetas têm como função a manutenção da integridade vascular, a participação na hemostasia primária por meio da formação do tampão plaquetário. Esse tampão promove a parada inicial do sangramento e é estabilizado pela formação local da fibrina. As plaquetas participam da geração da fibrina por disponibilizar o fator plaquetário 3, um fosfolipídeo que atua na ativação da protrombina e por armazenar fatores da coagulação nos grânulos alfa. Liberam proteínas contráteis que induzem a retração do coágulo e restauração do endotélio vascular e ainda fatores de crescimento e fator plaquetário 4, que têm efeito anti-heparina. Por meio da liberação de outros mediadores armazenados nos grânulos as plaquetas participam da patogênese da resposta inflamatória, da aterosclerose, angiogênese, cicatrização de feridas, defesa antimicrobiana e tumorigênese.

■ Formação do tampão hemostático primário

Sob condições fisiológicas as plaquetas circulam em um estado quiescente e sua ativação é inibida pelo óxido nítrico e prostaciclina liberados pelas células endoteliais. Quando ocorre lesão vascular, as plaquetas são ativadas pelo contato com estruturas subendoteliais, mudam de forma discoide para esférica, emitem pseudópodos e aderem ao colágeno dando início à formação do tampão plaquetário, importante para a parada inicial do sangramento. A adesão é mediada pela interação entre o complexo receptor da membrana plaquetária glicoproteína (Gp) Ib-IX-V e o FvW e entre a GpVI e GpIa com o colágeno. Os fatores ativadores de plaquetas locais, ADP, tromboxano A2, serotonina, colágeno e trombina, liberados pelas plaquetas aderentes, recrutam plaquetas adicionais, causam a mudança de forma das plaquetas, aumentam a expressão de moléculas pró-inflamatórias como a selectina P, estimulam a expressão de atividade pró-coagulante na superfície plaquetária e induzem a conversão do receptor GpIIb-IIIa para a sua forma ativa. A ligação desses receptores com o fibrinogênio e o fator de von Willebrand promove a agregação plaquetária, aumentando e estabilizando o tampão hemostático.

■ Avaliação laboratorial das plaquetas

A contagem normal de plaquetas circulantes varia de 150.000 a 450.000/µL de sangue e nas distensões sanguíneas coradas, preparadas sem anticoagulante, são observadas em agregados (Figura 30.66). A tecnologia mais usada na avaliação das plaquetas se baseia no princípio de impedância, sendo a contagem e a medida das plaquetas realizadas no mesmo canal. Esse princípio é utilizado nos equipamentos Coulter LH750 e Cell Dyn enquanto os instrumentos Technicon avaliam esses parâmetros por contagem ótica, por meio da dispersão da luz em dois ângulos. O método ótico, que avalia a complexidade das células e a sua densidade ótica, evita as interferências na contagem pela presença de fragmentos de eritrócitos, leucócitos, parasitas e microágulos na amostra, comparando-se com o princípio de impedância baseado apenas no volume celular. A Abbott disponibiliza um equipamento que realiza três contagens na mesma diluição utilizando os princípios, ótico, impedância e imunológico, pela marcação do CD61.

A partir da determinação do volume plaquetário médio (VPM) e da contagem das plaquetas, deriva-se o plaquetócrito (PCT), um parâmetro equivalente ao hematócrito. A variação de tamanho ou anisocitose das plaquetas é indicada pela amplitude da distribuição volumétrica das plaquetas ou PDW.

Quando a análise das células sanguíneas é realizada com o equipamento Advia 120, a presença de plaquetas gigantes e macroplaquetas (Figura 30.66), que correspondem a plaquetas mais imaturas, recém-formadas, é sinalizada pelo parâmetro LPLT (*large platelets*). Valores aumentados de LPLT geralmente encontram-se associados a MPV (*mean platelet volume*, volume plaquetário médio) e PDW (*platelet distribution width*, amplitude de distribuição das plaquetas) elevados em pacientes com trombocitopenias causadas por aumento da destruição plaquetária. Esse parâmetro correlaciona-se

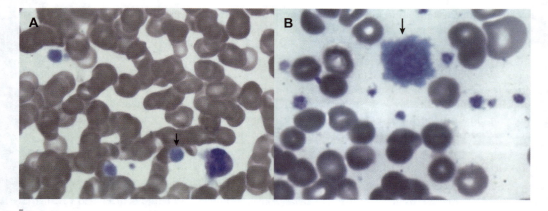

Figura 30.66. *Variação no tamanho das plaquetas. Macroplaquetas com diâmetro entre 4 e 7 µm (seta)* **(A)** *e plaquetas gigantes, com diâmetro acima de 7 µm (seta)* **(B)**.

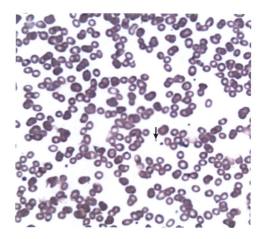

Figura 30.67. Plaquetas com tamanho reduzido sugestivas de síndrome de Wiskott-Aldrich e plaquetopenia (seta).

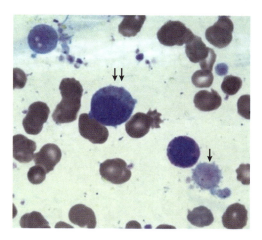

Figura 30.68. Alterações plaquetárias nas SMD. Plaquetas gigantes, dismórficas aparentemente hipogranuladas (uma seta) e presença de micromegacariócito (duas setas) em paciente com dismegacariopoese.

com o IPF (*immature platelet fraction*) obtido no analisador Sysmex XE-5000, que faz a contagem por meio de método ótico e usa um corante fluorescente para RNA.

Macroplaquetas são aquelas que apresentam um tamanho de 4 a 7 µm de diâmetro e plaquetas gigantes as maiores que 7 µm, geralmente 10 a 20 µm. São visualizadas pela avaliação das distensões sanguíneas, coradas por corantes panóticos. Entretanto, a análise é subjetiva e os índices VPM e PDW obtidos nos analisadores hematológicos têm uma maior precisão em estimar o tamanho, contribuindo para a avaliação das desordens plaquetárias. A presença de plaquetas maiores indica aumento na renovação das plaquetas e, portanto, ausência de plaquetas grandes em pacientes com trombocitopenia sugere que haja um defeito na produção das plaquetas. A redução no tamanho das plaquetas é uma condição rara e pode sugerir a síndrome de Wiskott-Aldrich (Figura 30.67).

Outra anormalidade da morfologia plaquetária observada na hematoscopia é a presença de plaquetas azul-pálidas, cinzentas, aparentemente agranuladas (Figura 30.68). Podem ocorrer em uma rara doença congênita denominada síndrome das plaquetas cinzentas. Condições adquiridas, em que se observam plaquetas agranuladas, incluem cirurgia cardiopulmonar, por liberação dos grânulos alfa ou trombocitopoese defeituosa resultante de megacariócitos displásicos presentes na medula óssea de pacientes com síndromes mieloproliferativas (SMP) ou mielodisplásicas (SMD). Nas SMD e SMP as plaquetas podem ser gigantes e dismórficas e são frequentes o achado de fragmento de núcleo de megacariócitos e micromegacariócitos (Figura 30.69). Plaquetas gigantes, às vezes em forma de charuto ou salsicha (Figura 30.70) e hipogranuladas são observadas na anomalia de May-Hegglin.

- ## Alterações quantitativas das plaquetas
  - ### *Trombocitopenia*

Trombocitopenia é definida como uma contagem de plaquetas abaixo de 150,000/µL. Uma análise da extensão sanguínea, preferencialmente preparada com amostra sem anticoagulante, é recomendada para confirmar o resultado de trombocitopenia, detectada pelos contadores automáticos

630 LABORATÓRIO COM INTERPRETAÇÕES CLÍNICAS

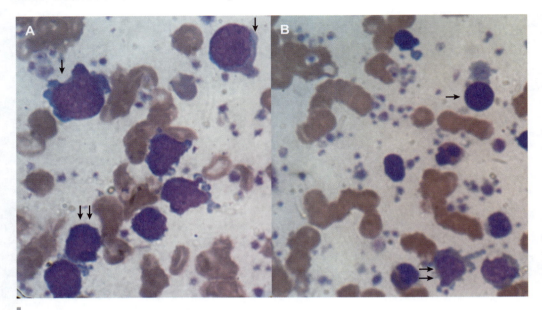

Figura 30.69. Sangue periféfico mostrando alterações plaquetárias em paciente com trombocitemia essencial. **(A)** Trombocitose, presença de megacarioblasto (uma seta) e micromegacariócitos (duas setas); **(B)** Trombocitose, anisocitose plaquetária, fragmento de núcleo de megacariócito (uma seta) e micromegacariócito (duas setas).

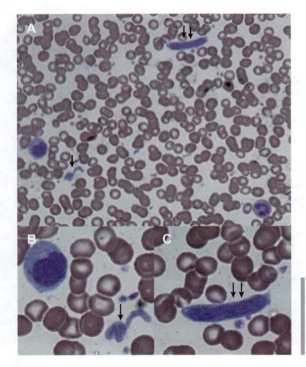

Figura 30.70. Sangue periférico mostrando dismegacariopoese. **(A)** Plaquetas dismórficas (uma seta) e plaqueta em forma de salsicha (duas setas) no mesmo campo de observação e destacadas em **(B)** e **(C)**.

HEMOGRAMA COMPLETO 631

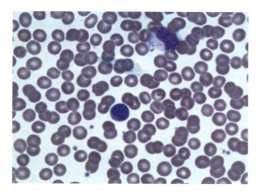

Figura 30.71. Sangue periférico com plaquetopenia.

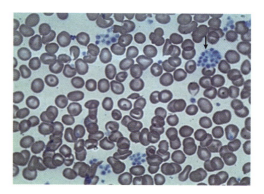

Figura 30.72. Sangue periférico mostrando agregação in vitro das plaquetas pelo anticoagulante EDTA, em paciente com pseudotrombocitopenia (seta).

(Figura 30.71). A presença de grumos plaquetários ou macroplaquetas pode levar a uma falsa redução do número de plaquetas, pelo fato de que o contador automático reconhece as plaquetas pelo tamanho. Erros pré-analíticos podem ser evitados inspecionando-se a presença de coágulo na amostra e o tempo de armazenamento da amostra.

A pseudotrombocitopenia induzida pela aglutinação *in vitro* das plaquetas pelo anticoagulante EDTA (Figura 30.72), envolve a participação de imunoglobulinas e requer a coleta de uma nova amostra com citrato de sódio, para a avaliação correta do número de plaquetas. A observação de macroplaquetas na hematoscopia, associada à trombocitopenia, sugere a renovação acelerada de plaquetas que ocorre na púpura trombocitopênica imunológica (PTI) e na coagulação intravascular disseminada (CIVD), ou, em condições mais raras, na síndrome de plaqueta gigante hereditária. Trombocitopenia espúria também ocorre em consequência de satelitismo plaquetário (Figura 30.73), um fenômeno *in vitro* em que se observa a ligação de plaquetas à membrana de neutrófilos. O fenô-

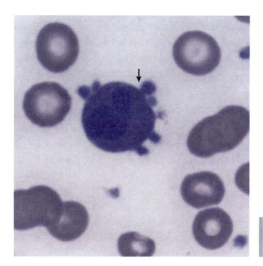

Figura 30.73. Sangue periférico mostrando satelitismo de plaquetas no neutrófilo (seta).

632 LABORATÓRIO COM INTERPRETAÇÕES CLÍNICAS

Tabela 30.15. Causas de trombocitopenia

Produção reduzida	Outras causas	Aumento da destruição

Hipoplasia demegacariócitos
• Aplasia
• Quimioterapia
• Radioterapia
• Infecção
• Toxinas
• Drogas
• Infiltração
	• Esplenomegalia
	  (hiperesplenismo)
	• Doença hepática
	• Mielofibrose
	• Transfusão maciça
	Multifatorial
	• Alcoolismo
	• Doenças linfoproliferativas
	• Cirurgia cardiopulmonar
	  (*bypass*)
		Não imunológica
		• CIVD
		• SHU
		• PTT
		• Vasculites
		• CEC
		• Pré-eclâmpsia/eclâmpsia e a
		  síndrome HELLP

Trombocitopenias hereditárias • Anemia de Fanconi • Síndrome TAR • Anomalia May-Hegglin • SíndromeWiskott-Aldrich • Síndrome de Bernard-Soulier		Imunológica • Induzida por drogas • Aloimunização • Púrpura neonatal • Púrpura pós-transfusional • Autoimune • Aids • PTI • LES • LP • HIV • HCV
Trombocitopoese ineficaz • Deficiência de vitamina B12 • Deficiência de folato		

CIVD: coagulação intravascular disseminada; PTT: púrpura trombocitopênica trombótica; SHU: síndrome hemolítico-urêmica; PTI: púrpura trombocitopênica imunológica; LES: lúpus eritematoso sistêmico; LP: doenças linfoproliferativas; HIV: vírus da imunodeficiência humana adquirida; HCV: hepatite por vírus C; TAR: trombocitopenia com ausência de rádio.

meno, facilitado pelo anticoagulante EDTA, explica-se pela ligação de autoanticorpos IgG dirigidos contra o complexo de glicoproteínas plaquetárias IIb/IIa que se liga ao receptor Fc dos neutrófilos e pode ser observado em pacientes com vasculite, lúpus, linfoma de célula do manto e também em indivíduos saudáveis.

Quando a trombocitopenia ocorre concomitantemente com alterações nas séries eritrocitária e leucocitária, há suspeita de um defeito na produção medular por aplasia, leucemia, infiltração ou síndrome mielodisplásica e nesses casos o mielograma será necessário para definir o diagnóstico. Na Tabela 30.15 são apresentadas algumas causas de trombocitopenia, decorrentes de insuficiência na produção de plaquetas, aumento na destruição ou do sequestro de plaquetas por esplenomegalia ou mecanismos multifatoriais. A sobrevida das plaquetas está reduzida em condições clínicas como a púrpura trombocitopênica imunológica, a trombocitopenia induzida por drogas, o diabetes, a aterosclerose coronariana e a Aids, enquanto a esplenectomia prolonga a vida das plaquetas.

• Trombocitopenia devido à insuficiência na produção de plaquetas

Essa categoria de desordens causando trombocitopenia se carcteriza pela insuficiência da medula óssea em liberar um número adequado de plaquetas para o sangue periférico. Um exame da medula é necessário para diagnosticar a condição primária para esclarecer se a causa se deve a: 1) hipoplasia megacariocítica; 2) trombocitopoese ineficaz; ou 3) desordem trombocitopênica hereditária.

A hipoplasia de megacariócitos pode resultar de proliferação diminuída de megacariócitos ou ocupação da medula por tecido neoplásico, fibroso ou granulomatoso. A causa mais frequente de hipoplasia medular é o uso de quimioterápicos ou radioterapia para o tratamento de doenças malignas, que têm efeito supressor generalizado e podem afetar as três linhagens. Com a interrupção do tratamento a medula se regenera, sendo a linhagem plaquetária a última a se recuperar.

Os megacariócitos encontram-se diminuídos nas anemias aplásticas, uma condição clínica caracterizada por pancitopenia e substituição da medula óssea por gordura. A contagem de plaquetas diminui antes da hipoplasia das outras linhagens e pode ser a última a normalizar após recuperação medular. Nas condições aplásticas o tamanho das plaquetas, indicado pelo VPM, é normal, em contraste com valores de VPM alto observado nas trombocitopenias causadas por mecanismo imunológico, mas o PDW pode aumentar indicando variação no tamanho das plaquetas. A anemia aplástica pode ser adquirida, sendo causada por infecções, exposição a agentes químicos tóxicos e ingestão de medicamentos como cloranfenicol ou ter um caráter constitucional. Na síndrome de Fanconi ou anemia aplástica constitucional, um quadro de pancitopenia é observado na infância, havendo sintomatologia associada ao quadro de anemia, malformações esqueléticas, retardo mental, insuficiência renal, surdez, entre outras manifestações.

Os distúrbios trombocitopênicos hereditários são condições em que a plaquetopenia se manifesta nos primeiros meses de vida e geralmente antecedem o quadro de aplasia medular global. Podem se assemelhar à anemia de Fanconi, devido à presença de malformações ósseas e incluem a púrpura amegacariocitária, atrombocitopenia com ausência dos rádios ou síndrome de Tar, a síndrome de Bloom e a síndrome de Poland.

A anomalia de May-Hegglin é um distúrbio raro, com padrão de herança autossômico dominante, com uma tríade patognomônica que consiste em grandes corpúsculos de Döhle nos granulócitos e monócitos, plaquetas gigantes esferoidais e alongadas e grau variável de trombocitopenia (Figura 30.74). Os megacariócitos medulares são normais em número mas, devido a um defeito maturacional, fragmentam prematuramente o citoplasma.

A substituição das células normais da medula óssea por células anormais, como ocorre em pacientes com diagnóstico de leucemia aguda, resulta em trombocitopenia devido a uma redução no número de megacariócitos. Nas síndromes mielodisplásicas a plaquetopenia se associa com número normal ou aumentado de megacariócitos na medula, com presença de micromegacariócitos e megacariócitos hipolobulados e as plaquetas sanguíneas apresentam morfologia e função anormal. A substituição do parênquima medular por tumores sólidos ou tecido fibroso, como na metaplasia mieloide agnogênica, algumas vezes causam trombocitopenia, mas o mais frequente é se associar a uma trombocitose. Nas patologias em que se observa infiltração da medula óssea, independentemente do número, são observadas plaquetas de grande tamanho e formas hipogranulares.

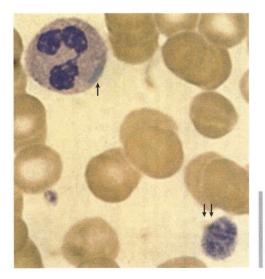

Figura 30.74. Plaquetas gigantes (duas setas) e neutrófilo com inclusão semelhante ao corpúsculo de Döhle observadas na anomalia de May-Hegglin (uma seta). (Visualizada em http://emedicine.medscape.com/article/956447-overview.)

634 LABORATÓRIO COM INTERPRETAÇÕES CLÍNICAS

As anemias megaloblásticas causadas por deficiência de vitamina B12 ou ácido fólico são caracterizadas por hematopoese ineficaz com comprometimento das três linhagens sanguíneas. A medula óssea apresenta um número normal ou aumentado de megacariócitos mas no sangue observa-se uma pancitopenia.

A trombocitopenia também ocorre na síndrome de Wiskott-Aldrich e na síndrome de Bernard-Soulier, condições genéticas em que também se encontram defeitos funcionais das plaquetas e que serão descritas mais adiante (Deficiência do grânulo denso – página 639, e Distúrbios da adesão plaquetária – página 637, respectivamente).

- Trombocitopenia causada por aumento da destruição de plaquetas

A destruição acelerada de plaquetas, uma causa comum de trombocitopenia, estimula a trombocitopoese e leva, consequentemente, a um aumento no número e tamanho dos megacariócitos, assim como acelera a velocidade de maturação das células precursoras. Quando a destruição excede o aumento compensatório na produção de plaquetas há desenvolvimento de trombocitopenia. As causas de aumentada destruição de plaquetas na circulação podem ser subdivididas em duas categorias: imune e não imune. O mecanismo mais provável de destruição imune é a fagocitose de plaquetas sensibilizadas por anticorpos pelos macrófagos do baço e do fígado. Por meio dos receptores para a fração constante das imunoglobulinas os macrófagos se ligam às plaquetas revestidas com anticorpos.

Na púrpura trombocitopênica imunológica ou autoimune (PTI) os autoanticorpos são dirigidos contra os complexos de glicoproteína de membrana GpIIb-IIIa, GpIb-IX e GpIa-IIa. De acordo com o padrão clínico a PTI pode ser classificada como aguda ou crônica. A forma aguda é comum em crianças e adultos jovens e pode surgir abruptamente em uma a três semanas após o início de uma infecção viral ou após imunização. A PTI crônica frequentemente é idiopática, ou seja, sem uma causa aparente, ou pode estar associada com outras doenças como lúpus eritematoso sistêmico, infecção por vírus HIV ou HCV, leucemia linfocítica crônica, doença de Hodgkin e anemia hemolítica autoimune.

Vários medicamentos têm sido relacionados ao desenvolvimento de trombocitopenia imune induzida por droga. Tais drogas agem por mecanismos distintos e a sensibilização e destruição das plaquetas podem ocorrer das seguintes maneiras: 1) pela ligação da droga a um anticorpo presente no plasma e o imunocomplexo formado se liga ao receptor para fragmento Fc da imunoglobulina presente na membrana plaquetária; 2) a droga é adsorvida pela superfície plaquetária e o anticorpo se liga à droga; 3) a droga ou seu metabólito se associa a componentes da membrana plaquetária, como as glicoproteínas Ib/IX e IIb/IIIa, e age como hapteno levando à formação de anticorpos que podem se ligar a droga por meio de sua porção Fab, por exemplo penicilina e cefalosporina; 4) ao se ligar à plaqueta, a droga leva a mudanças conformacionais de constituintes normais da plaqueta que passam a ter um papel antigênico, induzindo a formação de anticorpo contra a plaqueta. A fisiopatologia da trombocitopenia induzida pela heparina se baseia na interação da heparina com o fator 4 plaquetário armazenado nos grânulos alfa das plaquetas. Esse complexo induz a elaboração de um anticorpo do tipo IgG e o imunocomplexo se liga à superfície plaquetária causando sua ativação.

A trombocitopenia feto-materna aloimune resulta da sensibilização da mãe por antígenos plaquetários no feto que foram herdados do pai e que não se encontram nas plaquetas maternas. A sensibilização da mãe leva à produção de anticorpos que atravessam a placenta e revestem as plaquetas que são destruídas no sistema reticuloendotelial, causando uma púrpura neonatal com sangramento que pode ser grave, como no caso de hemorragia intracraniana. Aloanticorpos contra antígenos plaquetários também ocorrem após transfusão, causando uma púrpura pós-transfusional.

Entre as condições de trombocitopenia por aumento da destruição por mecanismos não imunes, são incluídos: 1) o consumo de plaquetas em trombos intravasculares, observado na coagulação intravascular disseminada desencadeada por infecção ou outra patologia; 2) ativação de plaquetas pela superfície danificada de células endoteliais – é a base da trombocitopenia encontrada na púrpura trombótica trombocitopênica e na síndrome hemolítico-urêmica; e 3) destruição mecânica das plaquetas em pacientes com válvulas cardíacas artificiais, por adesão e rompimento mecânico quando a válvula abre e fecha.

Indivíduos que recebem grande volume de sangue estocado em curto espaço de tempo podem apresentar trombocitopenia e defeitos de função plaquetária.

A trombocitopenia faz parte dos parâmetros que definem a síndrome HELLP, sigla que se refere à hemólise (H), enzimas hepáticas elevadas (EL) e baixa contagem de plaquetas (LP) que surgem como complicação da hipertensão gestacional. A síndrome é considerada uma forma grave de pré-eclâmpsia e representa uma condição clínica grave observada durante a gravidez.

No hiperesplenismo a trombocitopenia se associa a um aumento do sequestro de plaquetas devido à esplenomegalia; usualmente está associada com anemia e/ou leucopenia.

- Condições com causas múltiplas de trombocitopenia

Fatores múltiplos contribuem para a trombocitopenia associada ao alcoolismo, doença linfoproliferativa e após cirurgia cardiopulmonar. O alcoolismo altera o número de plaquetas e também causa defeito funcional comprometendo a agregação, liberação e a atividade procoagulante das plaquetas. A produção de plaquetas é suprimida por um efeito tóxico direto do álcool sobre os precursores medulares e também pela produção ineficaz associada com uma deficiência de folato. Em pacientes cirróticos, que desenvolvem uma esplenomegalia, a trombocitopenia se acentua e a produção de fatores da coagulação pode estar alterada, comprometendo ainda mais a hemostasia. Nas doenças linfoproliferativas a produção de plaquetas fica comprometida quando o tumor afeta a medula óssea e eventualmente a produção de autoanticorpos contribui para a destruição de plaquetas. Adicionalmente, se houver esplenomegalia, o sequestro esplênico será um fator a mais para a redução do número de plaquetas. Durante a cirurgia cardiopulmonar com circulação extracorpórea, várias unidades de sangue são usadas e as plaquetas serão diluídas proporcionalmente ao volume recebido no procedimento.

Manifestações hemorrágicas são usualmente observadas quando a contagem se encontra inferior a 50.000/µL e incluem petéquias, equimoses e sangramento de mucosas. Em consequência à trombocitopenia, o risco de hemorragia, em geral, se correlaciona com o número de plaquetas (Tabela 30.16). A relação entre contagem de plaquetas e o risco de hemorragia pode não ser válida se o paciente tem um distúrbio primário de plaquetas, está sob medicação que interfere com a função plaquetária ou tem outros fatores de risco para sangramento.

■ Trombocitoses

A exata definição de trombocitose varia na literatura e o termo indica geralmente uma condição em que o número de plaquetas se encontra acima de $500.000/mm^3$. A contagem de plaquetas se eleva

Tabela 30.16. Relação entre o número de plaquetas e o risco de hemorragia

Contagem de plaquetas	Risco de hemorragia
> 100.000/µL	Nenhum
50.000-100.000 /µL	Não há risco de sangramento espontâneo; pode haver risco com trauma maior ou cirurgia
20.000-50.000/µL	Pode haver risco espontâneo menor; risco quando houver trauma ou cirurgia
10.000-20.000/µL	Risco hemorrágico
< 5.000-10.000/µL	Significativo risco de sangramento que pode ser fatal

636 LABORATÓRIO COM INTERPRETAÇÕES CLÍNICAS

Tabela 30.17. Causas de trombocitose

Trombocitose primária
• Trombocitemia essencial
• Leucemia mieloide crônica
• Policitemia *vera*
• Mielofibrose com metaplasia mieloide
• Anemia sideroblástica refratária idiopática
• Síndrome 5q-
Trombocitose secundária
• Hemorragia aguda
• Cirurgia
• Pós-esplenectomia
• Recuperação de trombocitopenia
• Trombocitopenia induzida pelo álcool
• Drogas quimioterápicas
• Tratamento da deficiência de B12
• Doenças malignas
• Anemia por deficiência de ferro
• Anemia hemolítica
• Exercício
• Epinefrina
Trombocitose espúria
• Crioglobulinemia
• Fragmentação citoplasmática associada a neoplasias mieloides e linfoides
• Fragmentação dos eritrócitos

Fonte: Bleeker & Hogan, 2011.

como resultado de um aumento na produção medular, resultando de uma anormalidade nos fatores de crescimento que regulam a produção, anormalidade na resposta dos megacariócitos aos hormônios estimulatórios ou indicando uma resposta fisiológica a um estímulo apropriado. Baseando-se na etiologia, a trombocitose pode ser primária ou secundária (Tabela 30.17).

Nas trombocitoses primárias ocorre uma produção autônoma e descontrolada de megacariócitos, resultando em marcado aumento do número de plaquetas circulantes. Com frequência se observa valores de plaquetas superiores a 1 milhão/µL e a medula óssea revela um aumento do número e de tamanho dos megacariócitos. As trombocitoses primárias são vistas nas doenças mieloproliferativas, incluindo a trombocitemia essencial (TE), a policitemia vera (PV), mielofibrose com metaplasia mieloide (MMM) e leucemia mieloide crônica (LMC). Nessas doenças há uma expansão na proliferação mieloide e o aumento do número de plaquetas predomina na TE. Nesta doença o número de plaquetas pode ultrapassar 2 milhões/µL de sangue e na hematoscopia são frequentes os micromegacariócitos, fragmentos de núcleo de megacariócitos, plaquetas gigantes e hipogranuladas (Figura 30.75).

Elevação da plaquetometria pode ser observada em 35% dos pacientes com anemia sideroblástica refratária idiopática e na síndrome 5q-. Os pacientes com doenças mieloproliferativas, especialmente a TE, podem desenvolver sintomas tanto de hemorragias como de tromboses. Os fatores que contribuem para as complicações trombóticas incluem a agregação plaquetária e reação de liberação espontâneas das plaquetas. Sintomas hemorrágicos com epistaxe, sangramento do trato gastrointestinal e outras membranas de mucosas estão presentes em muitos pacientes a despeito do número aumentado de plaquetas.

As trombocitoses secundárias ou reacionais frequentemente estão associadas com hemorragia aguda, esplenectomia, recuperação de trombocitopenia em alcoólicos, doenças malignas como o

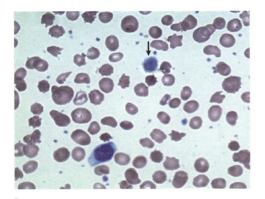

Figura 30.75. Sangue periférico mostrando plaqueta gigante (seta) e poiquilocitse com eritrócitos fragmentados, acantócitos e formas bizarras, em pacientes com anemia hemolítica microangiopática.

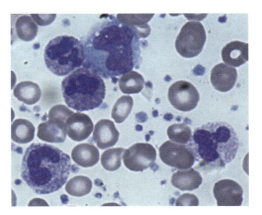

Figura 30.76. Sangue periférico mostrando trombocitose de carácter reacional sugerida pela presença de neutrofilia e granulação grosseira no citoplasma dos neutrófilos.

câncer de pulmão, doenças inflamatórias, anemia ferropriva e anemia hemolítica (Figura 30.69). A contagem de plaquetas geralmente não ultrapassa 1 milhão/μL (Figura 30.76). Raramente se observam complicações hemorrágicas e trombóticas e os testes de agregação plaquetária e o tempo de sangramento apresentam-se normais. O volume das plaquetas sanguíneas pode estar diminuído e na medula óssea os megacariócitos encontram-se aumentados em número, com volume normal ou levemente reduzido. Várias citocinas como IL-1, IL-4, IL-6, IL-11 e TNF que apresentam um papel regulatório sobre a trombocitopoese agindo em sinergismo com a trombopoetina, também fazem parte da resposta de fase aguda, portanto podem estar envolvidas na patogênese das trombocitoses secundárias. Entretanto, os mecanismos não foram completamente esclarecidos. Estudos realizados para estabelecer correlações verificaram que no momento das doenças em que a trombocitose torna-se evidente, a concentração das citocinas já retornou aos níveis basais.

■ Distúrbios qualitativos das plaquetas ou trombocitopatias

Anormalidade na função plaquetária, comprometendo a adesão, agregação ou a reação de liberação, podendo levar a alteração da formação do tampão plaquetário. As manifestações clínicas variam de acordo com a natureza do defeito, podendo surgir petéquias, sangramento por mucosas, sangramento vaginal anormal. A contagem de plaquetas frequentemente se encontra normal ou levemente reduzida e um achado característico é o tempo de sangramento prolongado. Os distúrbios funcionais das plaquetas podem ser hereditários ou adquiridos e requerem testes especiais de avaliação da função plaquetária para o diagnóstico. Alguns defeitos genéticos foram caracterizados por deficiência de glicoproteínas da membrana plaquetária e de receptores de agonistas plaquetários, defeitos de secreção plaquetária ou dos grânulos plaquetários e defeitos enzimáticos relacionados à síntese de prostaglandinas pelas plaquetas.

■ Distúrbios da adesão plaquetária

A síndrome de Bernard-Soulier é um distúrbio com padrão de herança autossômico recessivo, associado com tempo de sangramento prolongado, plaquetas gigantes e trombocitopenia. O defeito

638 LABORATÓRIO COM INTERPRETAÇÕES CLÍNICAS

primário se caracteriza por deficiência do complexo Ib-IX-V; portanto as plaquetas são inaptas a participar da adesão ao subendotélio dependente da interação desse complexo com o fator de von Willebrand. A agregação plaquetária com a ristocetina é deficiente devido à não interação das plaquetas com o fator de von Willebrand. Os testes de agregação com ADP, colágeno, trombina, ácido araquidônico e epinefrina encontram-se normais pois dependem de outros mecanismos que não utilizam o complexo deficiente.

A agregação plaquetária induzida pela ristocetina (RIPA) também está alterada na doença de von Willebrand (vW), nesse caso, pela deficiência do fator com o mesmo nome (FvW), em homenagem ao pesquisador que descreveu a desordem em uma família. O fator de von Willebrand é uma glicoproteína sintetizada pelas células endoteliais e armazenado nos corpos de Weibel-Palade e pelos megacariócitos, armazenado nos grânulos alfa das plaquetas, sendo encontrado no plasma na concentração de 5-10 µg/mL. Consiste em uma série de multímeros com peso molecular variando entre 800 mil e 1,2 milhão de KDa (quilodaltons) e forma um complexo com o fator VIII pró-coagulante. A doença de von Willebrand pode se manifestar clinicamente de forma variável, mas uma das principais características diagnósticas é o prolongamento do tempo de sangramento por um defeito na adesão das plaquetas às estruturas do subendotélio devido a alterações qualitativas ou quantitativas dos multímeros do FvW.

■ Distúrbios da agregação plaquetária

A trombastenia de Glanzmann se caracteriza por deficiência do complexo de glicoproteína IIb/IIIa, o receptor de ligação das plaquetas ao fibrinogênio durante a agregação plaquetária. O padrão de herança é autossômico recessivo, quadro clínico variável, sendo os indivíduos heterozigotos assintomáticos. Os testes de agregação plaquetária revelam ausência de agregação com os agonistas adrenalina, ADP, colágeno e trombina, mas a aglutinação com a ristocetina é normal. O achado laboratorial inicial na descrição dessa doença foi a ausência de retração do coágulo e um número de plaquetas normal. A hematoscopia revela plaquetas isoladas e não os agregados característicos em extensões preparadas com amostras sem anticoagulante.

■ Distúrbios da secreção plaquetária (reação de liberação)
• Deficiência do grânulo denso

Os grânulos densos das plaquetas armazenam ADP, ATP, cálcio, pirofosfato e serotonina. Quando as plaquetas são ativadas, a liberação desse conteúdo, especialmente o ADP, tem um papel importante na propagação da resposta primária das plaquetas e formação do tampão hemostático. Na deficiência de grânulos densos, geralmente herdada de modo autossômico dominante, há uma redução na quantidade de ADP secretado pelas plaquetas estimuladas. Em consequência, a razão ATP/ADP fica mais alta que nas plaquetas normais, sendo essa alteração importante para o diagnóstico dessa condição. O tempo de sangramento está frequentemente prolongado, a agregação com colágeno é anormal, e a resposta secundária ao ADP e epinefrina não ocorre.

Formas adquiridas de deficiência de grânulos densos incluem as leucemias, o lúpus eritematoso sistêmico e por efeito tóxico do alcoolismo agudo. Nas doenças autoimunes podem ser produzidos anticorpos que promovem a liberação dos grânulos densos resultando em aparência ultraestrutural semelhante à desordem do *pool* de armazenamento.

Alterações semelhantes nos grânulos densos das plaquetas são encontradas em pacientes com outras patologias sistêmicas associadas com tempo de sangramento prolongado e leve a grave diátese hemorrágica. Nesse grupo encontram-se a síndrome de Hermansky-Pudlak, a síndrome de Wiskott-Aldrich, a síndrome TAR e a síndrome de Chediak-Higashi. Provavelmente as manifestações se correlacionem melhor com a trombocitopenia que a deficiência do *pool* de armazenamento.

Na síndrome de Hermansky-Pudlak uma reação de liberação deficiente foi relacionada a uma dilatação e tortuosidade no sistema canalicular, alteração que foi designada plaqueta do tipo queijo suíço. A síndrome, com padrão autossômico recessivo, se caracteriza por deposição ceroide que resulta em macrófagos pigmentados, indicando alguma alteração no metabolismo lipídico.

A síndrome de Wiskott-Aldrich é uma doença recessiva ligada ao sexo caracterizada pela tríade de eczema grave, infecções recorrentes devido a imunodeficiência, trombocitopenia. A trombocitopoese ineficaz e o aumento do sequestro e destruição das plaquetas contribuem para a trombocitopenia. Nessa síndrome as plaquetas apresentam-se com tamanho menor que o normal e a curva de agregação plaquetária é típica de uma deficiência do *pool* de armazenamento. A maioria das crianças morre antes dos 10 anos de idade devido a sangramento ou infecção. As que sobrevivem podem desenvolver neoplasias acometendo os sistemas linfocítico, histiocítico ou mieloide.

Os mecanismos que explicam a trombocitopenia na síndrome TAR não foram definidos mas as plaquetas revelam defeitos ultraestruturais nos grânulos densos e resposta anormal de agregação.

Na síndrome de Chediak-Higashi, uma rara doença cuja herança tem padrão autossômico recessivo, são observados grânulos lisossomais anormalmente grandes nos leucócitos e megacariócitos. Tem como característica um albinismo oculocutâneo, suscetibilidade a infecções bacterianas e hemorragia. Durante a progressão da doença ocorrem episódios de trombocitopenia, leucopenia, anemia e acumulação de macrófagos nos tecidos que podem causar óbito em uma idade precoce. As plaquetas apresentam defeito funcional atribuído a deficiência de corpos densos e diminuição dos níveis de ADP e serotonina.

■ *Deficiência dos grânulos alfa ou síndrome da plaqueta cinzenta*

Caracteriza-se pela ausência de grânulos alfa nas plaquetas e nos megacariócitos, o que torna as plaquetas descoradas nas extensões submetidas à coloração panóptica. Com padrão de herança autossômico e quadro clínico variando de assintomático à tendência a sangramento pós-trauma ou cirurgia, nessa doença a alteração da hemostasia se deve à falta de substâncias normalmente armazenadas nesses grânulos; como, por exemplo, fator de von Willebrand, fator 4 plaquetário, betatromboglobulina e fator de crescimento derivado das plaquetas.

■ *Distúrbios enzimáticos relacionados à síntese de tromboxano*

Uma série de fosfolipases catalisa a liberação de ácido araquidônico dos fosfolipídeos da membrana plaquetária durante a formação do tampão hemostático. Vários distúrbios adquiridos ou hereditários causam modificação estrutural e funcional das enzimas que participam do metabolismo do ácido araquidônico.

A supressão adquirida da ciclo-oxigenase ocorre após a ingestão de determinadas drogas das quais as mais comuns são a aspirina e seus derivados. Essas drogas agem por acetilação irreversível da enzima ciclo-oxigenase, inibindo dessa forma a produção de prostaglandina. Como resultado da deficiência de ciclo-oxigenase, menos prostaglandina G2 e menos tromboxano A2 serão produzidos a partir do ácido araquidônico. Tromboxano A2 é necessário para estimular a secreção dos grânulos plaquetários e para máxima agregação em resposta a epinefrina, ADP e baixa concentração de colágeno e trombina. Como as plaquetas são anucleadas, não restauram a atividade enzimática e o efeito inibitório tem duração de sete a dez dias, tempo de sobrevida das plaquetas. Outras drogas com mecanismo de ação similar a aspirina incluem fenilbutazona, ibuprofeno, sufinpirazona, furosemida e verapamil.

Alguns pacientes apresentam deficiência hereditária de ciclo-oxigenase ou tromboxano sintetase e por essa razão não são aptos a formar tromboxane A2 mas retêm a capacidade para produzir endoperóxidos cíclicos menos potentes. Caracterizam-se como síndrome aspirina-*like* porque as manifestações clínicas e laboratoriais lembram aquelas da ingestão de aspirina. A resposta agregométrica é

640 LABORATÓRIO COM INTERPRETAÇÕES CLÍNICAS

semelhante àquelas das desordens do *pool* de armazenamento, na qual a agregação primária pode ser seguida por desagregação em resposta à ADP e epinefrina. Diferente da desordem do *pool* de armazenamento, a ultraestrutura e o conteúdo dos grânulos são normais.

Drogas como cafeína, dipiridamol, aminofilina, teofilina e papaverina interferem com a atividade da enzima fosfodiesterase plaquetária. Vinblastina, vincristina e colchicina são interferentes na atividade contrátil das plaquetas por terem efeito sobre a trombastenina.

■ Distúrbios funcionais adquiridos das plaquetas

Alterações funcionais das plaquetas podem ocorrer em pacientes com doenças autoimunes como lúpus eritematoso sistêmico, artrite reumatoide e esclerodermia. Na CIVD o excesso de produtos de degradação da fibrina tem alta afinidade de ligação à membrana plaquetária competindo com o fibrinogênio pelos sítios receptores. A deficiência de ferro, folato e cobalamina também altera a função plaquetária.

As plaquetas de pacientes com síndromes mieloproliferativas apresentam forma anormal, reduzida atividade procoagulante e uma redução na agregação e secreção em resposta a epinefrina, ADP e colágeno.

Em pacientes com diagnóstico de gamopatias monoclonais, a disfunção plaquetária resulta do revestimento da membrana plaquetária pela paraproteína anormal, somando-se à trombocitopenia e outras alterações que comprometem a hemostasia.

As doenças hepáticas crônicas de várias etiologias são associadas a prolongamento do tempo de sangramento e reduzida atividade pró-coagulante. Os testes de função plaquetária realizados em pacientes com hepatopatias revelaram reduzida adesão, agregação anormal das plaquetas frente a vários agonistas e disponibilidade anormal do fator plaquetário 3. A trombocitopenia e as anormalidades funcionais das plaquetas podem resultar de um efeito tóxico direto do álcool sobre os megacariócitos medulares.

Disfunção plaquetária com manifestação hemorrágica pode ser causada por drogas por meio de mecanismos como a interferência da droga, com a membrana ou sítios receptores presentes na membrana plaquetária; interferência da droga na via de biossíntese da prostaglandina ou na atividade da fosfodiesterase.

Anormalidade funcional das plaquetas foi associada à tendência hemorrágica em pacientes com uremia. O prolongamento do tempo de sangramento se correlaciona com a gravidade da insuficiência renal. Os testes de agregação plaquetária são anormais e os padrões encontrados sugerem um defeito na resposta secretora das plaquetas.

A função das plaquetas é alterada durante a cirurgia cardiopulmonar, sugerindo-se que haja ativação plaquetária pela exposição a superfícies anormais, em adição à trombocitopenia causada por perda como anteriormente descrito.

■ Plaquetas pré-trombóticas hiperativas

Plaquetas grandes e bizarras são comumente vistas em pacientes que desenvolvem episódios trombóticos clínicos e subclínicos. Durante um episódio trombótico existe deposição de fibrina com consumo de plaquetas, uma renovação rápida de plaquetas e encurtamento na sobrevida plaquetária. Nessa situação surge um número maior de plaquetas jovens e maiores, que são metabólica e enzimaticamente mais ativas, tendo, portanto, maior potencial pró-trombótico. Os índices relacionados às plaquetas desses pacientes estarão aumentados e a elevação do VPM se associa com outros marcadores da atividade plaquetária. A presença das macroplaquetas correlaciona-se com aumento da agregação plaquetária, aumento da síntese de tromboxano, maior liberação de beta-tromboglobulina e expressão de moléculas adesivas na superfície plaquetária. Evidências de que

HEMOGRAMA COMPLETO 641

esses fatores aumentam o risco de doença cardiovascular, provavelmente por meio de um mecanismo comum, baseiam-se no achado de VPM mais alto em pacientes com diabetes, hipertensão, hipercolesterolemia, tabagismo e obesidade.

Bibliografia

Almeida-Oliveira A, Diamond HR. Atividade antileucemica das células natural killer (NK). Rev Bras Cancerol. 2008; 54(3):297-305.

Angiolillo DJ, Ueno M, Goto S. Basic principles of platelet biology and clinical implication. Circ J. 2010; 74(4):597-607.

Aslinia F, Mazza JJ, Yale SH. Megaloblastic Anemia and Other Causes of Macrocytosis. Clin Med Res. 2006; 4(3):236-41.

Azevedo MRAA. Hematologia Básica: Fisiopatologia e diagnóstico laboratorial. 5 ed. São Paulo: Revinter; 2014.

Bain BJ. Diagnosis from the blood smear. N Engl J Med. 2005; 353(5):498-507.

Bain JB. Células sanguíneas: um guia prático. Porto Alegre: Artes Médicas; 1997.

Beutler E, Lichtman MA, Coller BS, Kipps TJ. Williams Hematology. 5 ed. McGraw-Hill Inc; 1995.

Blair P, Flaumenhaft R. Platelet alpha-granules: basic biology and clinical correlates. Blood Rev. 2009; 23(4):177-89.

Bobba RK, Doll CD. Platelet satellitism as a cause of spurious thrombocytopenia. Blood. 2012; 119:4100.

Bonini-Domingos C, Ondei LS, Zamaro PJA. Hemoglobinas similares a S no Brasil – um guia prático de identificação. São Paulo: Ed. HN. 2006; 59.

Chabot-Richards DS, George TI. Leukocytosis. Int J Lab Hem. 2014; 36:279-88.

Chu SG, Becker RC, Berger PB, Bhatt DL, Eikelboom JW, Konkle B, et al. Mean platelet volume as a predictor of cardiovascular risk: a systematic review and meta-analysis. J Thromb Haemost. 2010; 8(1):148-56.

Constantino BTN, Coglonis B. Nucleated RBCs - Significance in the peripheral blood film. Lab Med. 2000; 31(4):223-29.

Cowland JB, Borregaard N. Granules of the Human Neutrophilic Polymorphonuclear Leukocyte. Blood. 1997; 89(10): 3503-21.

Duarte AJS. Citometria de fluxo: aplicações no laboratório clínico e de pesquisa. São Paulo: Atheneu; 2013.

Farias MG, Bó SD. Importância clínica e laboratorial do volume plaquetário médio. J Bras Patol Med Lab. 2010; 46(4):275-81.

George TI. Malignant or benign leukocytosis. Hematology Am Soc Hematol Educ Program. 2012; 2012:475-84.

Godon A, Gerard J, Genevieve F, Zandecki M. Spurious counts and spurious results on haematology analysers: a review. Part II: white blood cells, red blood cells, haemoglobin, red cell indices and reticulocytes. Int J Lab Hem. 2007; 29:21-41.

Griffith JW, Sokol CL, Luster AD. Chemokines and Chemokine Receptors: Positioning Cells for Host Defense and Immunity. Annu Rev Immunol. 2014; 32:659-702.

Hoffbrand AV, Pettit JE, Moss PAH. Fundamentos em Hematologia. 4 ed. São Paulo: Artmed; 2013.

Hogan WJ, Bleeker JS. Thrombocytosis: Diagnostic Evaluation, Thrombotic Risk Stratification, and Risk-Based Management Strategies. Thrombosis. 2011; p. 16.

Honda T, Uehara T, Matsumoto G, Arai S, Sugano M. Neutrophil left shift and white blood cell count as markers of bacterial infection. Clin Chim Acta. 2016; 457:46-53.

Kaushansky K. Determinants of platelet number and regulation of thrombopoiesis. Hematology Am Soc Hematol Educ Program. 2009; 1:147-52.

Liu K, Nussenzweig MC. Origin and development of dendritic cells. Immunol Rev. 2010; 234:43-54.

Lorenzi TF. Manual de Hematologia: Propedêutica e Clínica. 4 ed. Medsi, Guanabara Koogan; 2006.

Lourenço DM. Trombocitopoese. In: Zago MA, Falcão RP, Pasquini R (eds.). Tratado de Hematologia. São Paulo: Atheneu; 2013.

Lowenberg EC, Meijers JC, Levi M. Platelet-vessel wall interaction in health and disease. Neth J Med. 2010; 68(6):242-51.

Mackenzie SB. Textbook of Hematology. 2 ed. Williams & Wilkins: Sanstache; 1996.

Marionneaux S. Leukocyte Disorders: Nonmalignant leukocyte disorders. In: Keohane E, Smith L, Valenga J (eds.). Rodak's Hematology Clinical Principles and Applications. 5 ed; 2015.

Mesquita Jr D, Araújo JAP, Catelan TTT, Souza AWS, Cruvinel WM, Andrade LEC, et al. Sistema imunitário - Parte II. Fundamentos da resposta imunológica mediada por linfócitos T e B. Rev Bras Reumatol. 2010; 50(5)552-60.

Naoum FA. A report of WHIM syndrome (Myelokathexis) - clinical features and bone marrow morphology. Rev Bras Hematol Hemoter. 2011; 33(5):393-7.

642 LABORATÓRIO COM INTERPRETAÇÕES CLÍNICAS

Oliveira RAGO, Poli Neto A. Anemias e Leucemias: Conceitos básicos e diagnóstico por técnicas laboratoriais. Roca; 2004.

Oliveira RAGO. Hemograma: como fazer e interpretar. 2 ed. São Paulo: R & D Red publicações; 2015.

Palmer L, Briggs C, McFadden S, Zini G, Burthem J, Rozengerg G, et al. ICSH recommendations for the standardization of nomenclature and grading of peripheral blood cell morphological features Int J Lab Hem. 2015; 37:287-303.

Paul WE, Booki M. Basophils: in the spotlight at last. Nature Immunol. 2008; 9(3):223-5.

Rosenberg H, Dyer KD, Foster PS. Eosinophils: changing perspectives in health and disease. Nature Reviews-Immunology. 2013; 13:9-22.

Rudim CM, Thompson CB. B-Cell development and maturation. Seminar Oncol. 1998; 25(4):435- 46.

Siracusa MC, Perrigoue JG, Comeau MR, Artis D. New paradigms in basophil development, regulation and function. Immunol Cell Biol. 2010; 88:275-84.

Takeuchi K, Kawai Y, Ikeda Y, Kubota F, Nakamoto H, Watanabe K. Automated measurement of reticulated platelets in estimating thrombopoiesis. Eur J Haematol. 1995; 54(3):163-71.

Theml H, Diem H, Haferlach T. Color Atlas of Hematology-Practical Microscopic and Clinical Diagnosis. New York: Thieme Stuttgart; 2004.

Thompson CB. Platelet size and age determine platelet function independently. Blood. 1984; 63(6):1372-5.

Uhm TG, Kim BS, Yup Chung Y. Eosinophil Development, Regulation of Eosinophil-Specific Genes, and Role of Eosinophils in the Pathogenesis of Asthma. Allergy Asthma Immunol Res. 2012; 4(2):68-79.

van Slambrouck C, Gurbuxani S. On a WHIM. Blood. 2013; 121(6):875.

Zago MA, Falcão RP, Pasquini R. Tratado de Hematologia. Atheneu; 2013.

Zandecki F, Genevieve J, Godon GA. Spurious counts and spurious results on haematology analysers: a review. Part I: platelets M. Int J Lab Hem. 2007; 29:4-20.

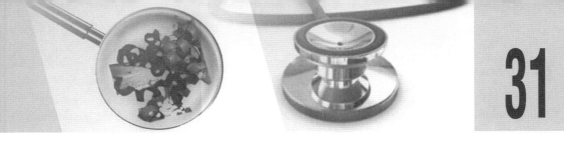

Mielograma

Georgina Severo Ribeiro ■ *Karen Yanine Montenegro Flores*

Mielograma é o exame que avalia a medula óssea (MO) e traduz o perfil das células hematopoéticas, obtidas após aspiração da crista ilíaca posterior. A medula óssea é o tecido flexível no interior de ossos, onde as células do sangue são produzidas a partir de células tronco em um processo conhecido como hematopoese. A aspiração de MO é utilizada para diagnosticar, confirmar e estagiar uma doença hematológica, e é uma ferramenta de diagnóstico em doenças não hematológicas e neoplasias malignas. A interpretação final requer a integração de dados obtidos na amostra de sangue periférico, aspirado de medula óssea e os resultados da biópsia, juntamente com os resultados dos exames complementares, tais como a imunofenotipagem, citogenética, biologia molecular, e outros, conforme apropriado no contexto dos achados clínicos.

Indicações do exame da medula óssea

Além de afecções sanguíneas, outras condições patológicas podem tornar indicada a execução do mielograma. Os principais casos com indicação para a coleta do mielograma incluem a investigação de anormalidades no sangue periférico, avaliação de doenças infecciosas, estadiamento de neoplasias e avaliação de infiltrados linfoides anormais detectados em outros locais (Tabela 31.1).

Tabela 31.1. Indicações para o exame de medula óssea

Investigação de anemia sem causa definida ou índices eritrocitários anormais, citopenias ou citoses
Investigação da morfologia anormal no esfregaço de sangue periférico sugestivas de patologia da medula óssea
Diagnóstico, estadiamento e seguimento de doenças neoplásicas hematológicas (p. ex., leucemias agudas e crônicas, síndromes mielodisplásicas, distúrbios mieloproliferativos crônicos, linfomas, mieloma múltiplo, amiloidose, mastocitose)
Investigação de suspeita de metástase em medula óssea
Lesões ósseas sem explicação, na imagem radiológica
Organomegalias sem explicação ou presença de massas inacessíveis para biópsia
Investigação de febre de origem indeterminada com coleta de culturas ou infecções específicas (por exemplo, tuberculoses miliar, leishmaniose, malária)
Avaliação dos depósitos de ferro
Investigação de doenças de depósito lipídico/glicogênio (doença de Gaucher, Niemann-Pick, entre outras)
Exclusão de doenças hematológicas em potenciais doadores de células-tronco

O aspirado de medula óssea, *imprint* e biópsia são as três principais preparações básicas para avaliação da medula. Em alguns pacientes, o aspirado de medula óssea pode ser seco (*dry tap*); nesses casos a realização da biopsia será essencial para a preparação do *imprint*, ou seja, impressões da amostra de MO, e se recomenda que o aspirado seja realizado em outro local.

Coleta, preparo e análise da medula óssea

Uma análise dos principais centros de hematologia nos Estados Unidos e Europa mostra que há uma diversidade de conduta com relação ao mielograma, desde métodos de preparação, processamento e reporte dos laudos, podendo variar consideravelmente. Essas diferenças podem resultar em inconsistências no diagnóstico da doença ou classificação. Em reconhecimento da necessidade de padronização nessa área, o International Council for Standardization in Hematology (ICSH) publicou em 2008 as diretrizes com recomendações baseadas nas melhores práticas de coleta, preparo, e forma de apresentação do laudo após ampla discussão dos especialistas.

▪ Procedimentos preliminares

Antes de realizar a coleta do aspirado de MO, é importante ter o conhecimento das indicações clínicas para o exame, devendo-se analisar a história clínica do paciente, dados do hemograma, incluindo contagem de plaquetas e reticulócitos. Com os dados analisados verificar se há necessidade de realizar reações citoquímicas ou coleta para outros exames, como citogenética, imunofenotipagem, biologia molecular, culturas e pesquisa de bactérias e fungos etc.

Verificar a condição do paciente, e explicar em detalhes o procedimento do exame. Considerações especiais devem ser analisadas para determinar local da punção em pacientes com obesidade, mobilidade comprometida, lesões líticas ou necrose de MO. Um procedimento diferenciado de analgesia pode ser necessário em pediatria, por exemplo.

▪ Locais anatômicos de punção

A localização preferencial de coleta de medula óssea é a crista ilíaca posterior superior da pelve. Em adultos e crianças esse sítio anatômico fornece medula vermelha adequada e apresenta menor chance de complicação (Figura 31.1).

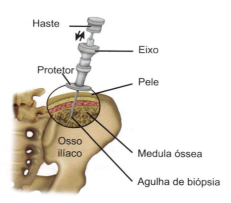

Figura 31.1. *Desenho esquemático da obtenção de aspirado de medula óssea na crista ilíaca posterior superior da pelve. (Fonte: Ciesla B. Hematologia en la practica; 2013.)*

Em crianças pequenas o local de escolha mais utilizado é a superfície medial da tíbia. O aspirado esternal deve ser realizado somente em adultos, e em certas circunstâncias; por exemplo, se o paciente é obeso, apresenta maior chance de complicação.

▪ Aspirado de medula óssea (coleta)

Trata-se de um procedimento ambulatorial, facilmente realizado sob anestesia local, com baixa morbidade. Recomenda-se que o aspirado de MO deva ser obtido utilizando a respectiva agulha; se o aspirado é realizada com uma agulha de biópsia, a amostra pode ser hemodiluída. O aspirado de MO deve ser feito com uma seringa de 20 mL para haver suficiente pressão negativa, sem adição de anticoagulante para preservar a morfologia das células. Aproximadamente 0,5 mL do aspirado deve ser recolhido para fazer esfregaços, evitando-se diluição progressiva do aspirado com sangue periférico (SP). Caso haja necessidade de amostras adicionais, utiliza-se uma segunda seringa para obtenção de material medular, de exames complementares. Deve-se observar os procedimentos corretos de coleta para enviar o material para citometria de fluxo, biologia molecular, citogenética ou hibridação fluorescente *in situ* (FISH), e cultura de MO, adequando-se às recomendações de cada laboratório.

Usualmente são preparadas entre cinco e sete distensões; o esfregaço é realizado de modo habitual, deixa-se secar ao ar, após serem fixadas com metanol absoluto e coradas tradicionalmente pelos derivados de Romanowsky. Lâminas adicionais podem ser usadas para citoquímica, por exemplo, azul da Prússia, mieloperoxidase, fosfatase tártaro ácido-resistente ou esterases inespecíficas.

▪ Aparência da extensão

Um aspirado de medula óssea bem coletado deve ter grumos contendo as partículas ósseas, e aspecto gorduroso na cauda da extensão (Figura 31.2); devemos verificar se a amostra não está diluída. O aspecto medular varia bastante de acordo com a patologia. Por exemplo, nas leucemias o material extraído da MO pode ser espesso ou escasso; nos casos de mielofibroses, tricoleucemia, e leucemia mieloide aguda megacarioblástica a punção é caracteristicamente seca (*dry tap*).

▪ Microscopia, avaliação da celularidade do aspirado de medula óssea

O mielograma expressa a proporção e o grau de maturação das diferentes linhagem hematopoiéticas, avaliação da celularidade total (CT) da medula, relação mieloide-eritroide (M:E), determinação da celularidade relativa e absoluta e descrição morfológica qualitativa de cada série (megacariocítica, granulocítica, eritroide, linfocitica, plasmocítica), e caracterização das células anômalas ou presença de parasitas.

No mielograma a celularidade total é avaliada apenas qualitativamente e baseia-se na razão percentual entre o volume de células hematopoéticas e o volume total do espaço medular

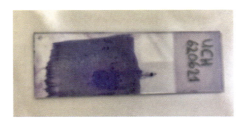

Figura 31.2. *Extensão de medula óssea corada por May-Grunwald-Giemsa. (Fonte: Autoria do próprio autor.)*

646 LABORATÓRIO COM INTERPRETAÇÕES CLÍNICAS

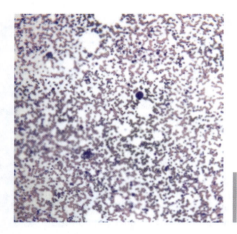

Figura 31.3. Esfregaço de medula óssea com celularidade normal. Coloração de May-Grunwald-Giemsa, 100×. (Fonte: Autoria do próprio autor.)

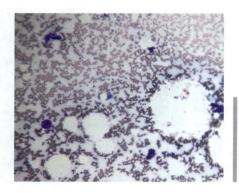

Figura 31.4. Esfregaço de medula óssea hipocelular com evidência de megacariócitos e percentual reduzido de celularidade. O aspecto macroscópico revelou grumos descartando a possibilidade de material hemodiluído. Coloração de May-Grunwald-Giemsa, 100×. (Fonte: Autoria do próprio autor.)

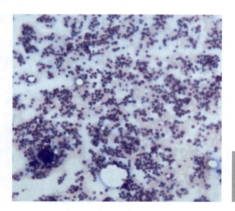

Figura 31.5. Esfregaço de medula óssea com celularidade aumentada, hipercelular. Coloração de May-Grunwald-Giemsa, 400×. (Fonte: Autoria do próprio autor.)

(Figura 31.3). A celularidade do paciente varia com a idade observando-se índices de 80% na infância que diminuem para 50% nos adultos, e se reduzem gradualmente (Tabela 31.2). Quando a porcentagem de células encontra-se elevada ou diminuída, a medula óssea é considerada hipercelular (Figura 31.4) ou hipocelular (Figura 31.5), respectivamente.

MIELOGRAMA **647**

Tabela 31.2. Relação normal da celularidade da medula óssea (proporção célula/gordura) e seus locais de hematopoese, por grupos etários

Grupo etário e local de hematopoese	Relação normal: células/gordura
Neonatos: todos os ossos	100/0
Crianças: maioria dos ossos	70/30
Adultos: ossos axiais	50/50
Idosos: ossos axiais	30/70

O esfregaço ou *squash* de MO deve ser visto primeiro em pequeno aumento de 100×, o que permite avaliar a adequação da amostra e a presença de espículas de medula óssea, para determinar a CT, número de megacariócitos, a presença ou ausência de monotonia celular, presença de aglomerados de células tumorais ou células de armazenamento e a proporção de gordura para a celularidade global. Na ausência de partículas ósseas, megacariócitos e outros precursores hematopoiéticos, a amostra deve ser relatada como sangue periférico. Na ausência de partículas ósseas, mas na presença de megacariócitos ou outras células precursoras, a amostra deve ser classificada como uma amostra hemodiluída e pode ser realizada uma avaliação qualitativa.

■ Contagem diferencial e grau de maturidade

São selecionadas áreas de células bem espalhadas no esfregaço de MO para uma boa contagem diferencial das células, situadas geralmente nas bordas ou atrás das partículas (grumos) em maior ampliação (200×, 400×, 600×, 1.000×). Permite determinar a celularidade geral; a proporção de células da linha mieloide para a linha eritroide; as sequências de maturação dos principais elementos celulares incluindo detalhe citológico; e a presença de células anormais, parasitas, inclusões celulares ou reservas de ferro. A contagem diferencial de 500 células nucleadas deve ser realizada para avaliar a atividade hematopoética e para comparar as proporções das diferentes linhagens celulares (granulocítica, eritroide e megacariocítica) com os valores de referência. Na contagem diferencial são incluídas todas as celulas nucleadas, como as células blásticas, promielócitos, mielócitos, metamielócitos, bastões, neutrófilos segmentados, eosinófilos, basófilos, mastócitos, promonócitos e monócitos, linfócitos, células plasmáticas e eritroblastos. Não se deve incluir na contagem megacariócitos, macrófagos, osteoblastos, osteoclastos, células estromais, células lisadas ou células não hematopoéticas, tais como células tumorais metastáticas. Alguns autores incluem os megacariócitos na contagem diferencial. Agregados linfoides não devem ser incluídos na contagem, mas a sua presença deve ser comentada (Tabela 31.3).

A relação mieloide/eritroide (M/E) corresponde à proporção que deve ser calculada expressando a relação de precursores mieloides *versus* precursores eritroides em todas suas fases de diferenciação. Em condições normais, essa relação corresponde no adulto entre 2:1 e 4:1; em termos médios deve ficar 3:1 (três células brancas para cada célula vermelha nucleada). Uma diminuição da proporção M/E, como, por exemplo, razão menor que 1,5:1, pode significar depressão da leucopoese ou hiperplasia normoblástica, dependendo da celularidade total da medula. Já um aumento da proporção M/E pode ser encontrada em infecções ou leucemia mieloide crônica.

A celularidade pode mostrar-se normal, hiperplásica, hipoplásica ou aplásica. A celularidade de tipo hiperplásico é encontrada principalmente nos processos hiper-regenerativos por exigências periféricas aumentadas (hemólise, hemorragia e mielodisplasia) nas leucemias, eritremias e anemia perniciosa. Uma medula hipoplásica ou aplásica é encontrada nos processos lesivos do sistema hematopoético de qualquer natureza (Tabela 31.4).

648 LABORATÓRIO COM INTERPRETAÇÕES CLÍNICAS

Tabela 31.3. Contagem diferencial de células na medula óssea

Células	Média (%)	Limites (%)
Céls. indiferenciadas	1,5	0,0 a 3,0
Macrófagos	0,4	0,0 a 1,0
Mieloblastos	1,5	0 a 3,0
Série granulocítica	57,0	47,0 a 72,0
Série neutrofílica	54,0	46,0 a 66,0
Promielócitos	4,0	2,0 a 8,0
Mielócitos	12,0	10,0 a 13,0
Metamielócitos	12,0	10,0 a 15,0
Bastonetes	15,0	8,0 a 20,0
Segmentados	15,0	8,0 a 20,0
Série eosinofílica	3,1	1,2 a 5,3
Mielócitos	0,8	0,2 a 1,3
Metamielócitos	1,5	0,5 a 2,2
Bastonetes	1,2	0,2 a 2,5
Segmentados	1,0	0,2 a 1,5
Série basofílica	0,4	0,0 a 1,0
Série eritrocítica	24,0	16,0 a 32,0
Proeritroblastos	0,6	0,2 a 1,3
Eritrob. basófilos	1,4	0,5 a 3,5
Eritrob. policromáticos	15,0	12,0 a 25,0
Eritrob. ortocromáticos	7,0	3,0 a 13,0
Série linfomonoplasmocítica	16,5	10,0 a 25,0
Linfócitos	15,0	10,0 a 20,0 *Crianças (20,0 a 30,0)
Monócitos	1,6	0,1 a 3,0
Plasmócitos	1,0	0 a 2,0
Megacariócitos	0,2	0,0 a 0,4
Figuras de mitose	0,8	0,0 a 1,6
Série branca	0,4	0,0 a 0,8
Série vermelha	0,4	0,0 a 0,8
Relação G:E	2,7 (2,7 : 1,0)	1,8 (1,8:1,0) a 3,5 (3,5:1,0)
Celularidade pela idade: 3 anos (70-90%); 15 (55-75%); 25 (55-70%); 35 (50-60%); 45 anos (45-55%); 55 (40-50%); 65 (35-45%) 75 (25-35%)		

Fonte: Oliveira, 2015.

Alterações na série eritroide
■ Medula óssea com hiperplasia normoblástica

Medula óssea hipercelular em decorrência da hiperplasia dos eritroblastos com representação normal das outras populações. Esse padrão medular é encontrado principalmente nos processos hiper-regenerativos, como anemias hemolíticas ou nas grandes hemorragias. A anemia geralmente

Tabela 31.4. Principais condições patológicas e alterações na celularidade total da medula óssea

Celularidade	Principais condições patológicas associadas
Medula hipocelular	• Aplasia de medula, pós-quimioterapia • Tricoleucemia • Leucemia megacariocítica aguda
Medula normocelular	• Mieloma múltiplo • Fases iniciais de algumas leucemias • Alguns casos de mielodisplasia
Medula hipercelular	• Doenças mieloproliferativas crônicas • Doenças linfoproliferativas crônicas • Maioria dos casos de leucemia aguda • Maioria dos casos de mielodisplasias, metástases, MO reacional

é normocítica ou macrocítica, com extrema reticulocitose. Os depósitos de ferro medular em geral estão elevados, mas não há aumento dos sideroblastos em anel.

■ Medula óssea hipercelular e diseritropoética

Diseritropoese refere-se às alteraçoes qualitativas e quantitativas encontradas nas células eritroides. Geralmente os eritroblastos estão aumentados em número e podem apresentar dissociação de maturação núcleo-citoplasmática e às vezes apresentam aspecto megaloblastoides. São observados eritroblastos com núcleos bizarros, lobulados, cariorrexe, vacuolização citoplasmática, eritroblastos com falhas de hemoglobinização, pontes intercitoplasmáticas. Na reação de Perls podem ser identificados sideroblastos anormais, especialmente nas SMD. O citoplasma dos eritroblastos geralmente é PAS positivo. Pode ocorrer também nas anemias diseritropoéticas congênitas (ADC), que se diferenciam de alguns tipos de SMD pelo critério de presença superior a 5% de blastos.

■ Medula óssea com hipercelularidade megaloblástica

Megaloblastos são precursores eritroides com assincronismo de maturação nuclear-citoplasmática, evidenciados na medula de pacientes com anemias megaloblásticas. Os precursores granulocíticos, especialmente os metamielócitos, podem apresentar aumento de tamanho. A transformação megaloblástica da MO pode ocorrer também em indivíduos submetidos a quimioterapia com drogas antifólicas, inibidoras da síntese de DNA. Embora a relação M-E esteja reduzida a 1:1 (Figura 31.6),

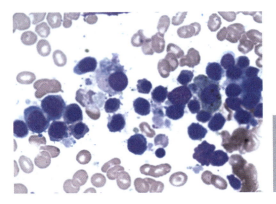

Figura 31.6. Esfregaço medular revelando hipercelularidade com hiperplasia eritroide, megaloblastose de um paciente com anemia hemolítica autoimune. Coloração de May-Grunwald-Giemsa, 1.000×. (Fonte: Autoria do próprio autor.)

refletindo hiperplasia eritroide, os pacientes apresentam uma reticulocitopenia como consequência da eritropoese ineficaz. Nas anemias megaloblásticas a presença de eritroblastos no sangue periférico se deve a uma liberação prematura da medula óssea e não a uma resposta regenerativa.

■ Medula óssea leucoblástica

É observada nas diversas formas de leucemia aguda e, dependendo do tipo celular predominante, podem se distinguir em medula blástica pouco diferenciada, medula mieloblástica mais diferenciada e com certo grau de maturação, medula linfoblástica, medula promielocítica, monoblástica ou mielomonoblástica. Em ocorrências muito raras há hipercelularidade associada aos eritroblastos leucêmicos, caracterizando a eritroleucemia. Frequentemente desaparecem os megacariócitos. Tal como no sangue periférico, aqui também se observa o *hiatus leucemicus*, isto é, ausência de formas intermediárias entre as muito imaturas e as totalmente maduras (Figura 31.7).

■ Medula mielocítica

Mielograma pouco característico, encontrado nas leucemias mieloides crônicas e outras síndromes mieloproliferativas. Há hipercelularidade polimórfica da série granulocítica, com aumento de todas as fases de maturação (ausência de *hiatus*), predominando, porém, os mielócitos. O escalonamento maturativo é preservado, sem displasia, e há neutrofilia extrema acompanhada de basofilia e eosinofilia absoluta. Na série megacariocítica pode-se observar um aumento do número de megacariócitos, geralmente com volume menor e hipolobularidade (Figura 31.8).

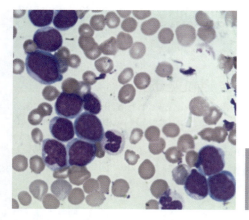

Figura 31.7. *Esfregaço medular com notável aumento de blastos de um paciente com leucemia aguda. Coloração de May-Grunwald-Giemsa, 1.000×. (Fonte: Autoria do próprio autor.)*

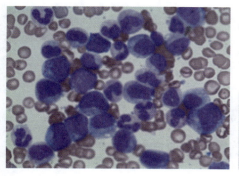

Figura 31.8. *Esfregaço medular com hipercelularidade da série granulocítica, com aumento de todas as fases de maturação de um paciente com leucemia mieloide crônica. Coloração de May-Grunwald-Giemsa, 1.000×. (Fonte: Autoria do próprio autor.)*

▪ Medula linfocítica

Caracteriza-se pela hipercelularidade linfoide (Figura 31.9), com mais de 20% de linfócitos reacionais que podem ou não ser atípicos decorrentes de processos reacionais, como a linfocitose infecciosa, mononucleose infecciosa, reações leucemoides linfocíticas. Aumentos patológicos poderão ocorrer em doenças linfoproliferativas crônicas; dentre essas a leucemia linfocítica crônica, com predominância de linfócitos maduros, notando-se também queda de produção das séries granulocítica, eritroide e megacariocítica. Entretanto, uma linfocitose medular pode ser encontrada em crianças e idosos sem significado patológico. Nas agranulocitoses e nas aplasias mieloides observa-se apenas uma linfocitose relativa. Corresponde à leucemia linfoide crônica.

▪ Medula aplástica

O mielograma mostra hipocelularidade global, sendo a medula substituída por tecido gorduroso. Há comprometimento das três linhagens hematopoiéticas, granulocítica, eritrocitária e megacariocítica. A celularidade é representada pelas células do estroma incluindo macrófagos contendo pigmento férrico, linfócitos, plasmócitos. A aplasia de medula é frequentemente associada à anemia aplástica, mas pode ocorrer nas fases iniciais ou de agravamento de leucemia aguda.

▪ Medula aleucêmica

Corresponde à maioria dos casos de agranulocitose. Observa-se aplasia medular da série mieloide e ainda hiperplasia de plasmócito e células reticulares. As séries vermelha e megacariocítica são normais.

▪ Medula pseudo-hiperplásica

Pode ser observada em casos de anemia aplástica periférica, frequentemente associada a pancitopenia. Existe hipercelularidade polimórfica com parada de maturação e consequente predominância de formas jovens (proeritroblastos e promielócitos), às vezes aberrantes, binucleadas e trinucleadas. Inúmeras células são fragmentadas por maior fragilidade intramedular.

▪ Medula plasmocítica

Em condições normais a frequência de plasmócitos na medula óssea varia de 0 a 2%. Doenças como a artrite reumatoide, estados de hipersensibilidade ou sífilis e o calazar, podem elevar o número de plasmócitos na medula, que geralmente não ultrapassa 10%. Plasmocitose medular acima de 10% sugere o diagnóstico de gamopatia monoclonal, destacando-se o mieloma múltiplo

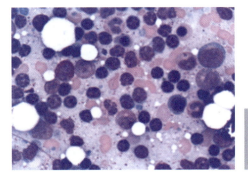

Figura 31.9. *Esfregaço medular com aumento expressivo do número de linfócitos de um paciente com leucemia linfocítica crônica. Coloração de May-Grunwald-Giemsa, 1.000×. (Fonte: Autoria do próprio autor.)*

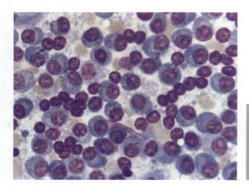

Figura 31.10. *Esfregaço de medula óssea com plasmocitose medular, vários apresentando nucléolo evidente, compatível com diagnóstico de mieloma múltiplo. Coloração de May-Grunwald-Giemsa, 1.000×. (Fonte: Autoria do próprio autor.)*

(Figura 31.10), que se caracteriza por um mielograma monomórfico, cuja maioria das células são da série plasmocitária. Apresenta características morfológicas como intensa basofilia citoplasmática com halo perinuclear evidente, vacuolização, núcleo excêntrico, atipias patológicas incluindo células grandes, bi ou multinucleadas, com vários nucléolos, típicas do mieloma.

Bibliografia

Andriolo A, Faulhaber ACL, Pulchinelli Jr A, et al. Recomendações da sociedade brasileira de patologia clínica. Medicina laboratorial (SBPC ML) coleta e preparo da amostra biológica. Manole; 2014. p. 165-72.

Bain BJ. Bone marrow aspiration. J Clin Path. 2001; 54:657-63.

Chandra S, Chandra H. Comparison of bone marrow aspirate cytology, touch imprint cytology and trephine biopsy for bone marrow evaluation. Hematol Rep. 2011; 3:e22.

Harrison WJ. The total cellularity of the bone marrow in man. J Clin Path. 1962; 15:254-9.

Kaur M, Rana APS, Kapoor S, Puri A. Diagnostic Value of Bone Marrow Aspiration and Biopsy in Routine Hematology Practice. J Clin Diagn Res. 2014; 8:13-6.

Krause J. Bone Marrow Overview. In: Rodak's Hematology. 6 ed. Saunders, 2019.

Lee SH, Erber WN, Porwit M, et al. ICSH guidelines for the standardization of bone marrow specimens and reports. Int J Lab Hematol. 2008; 30:349-64.

Lewandowski K, Complak A. Microscopic examination of bone marrow aspirates in malignant disorders of haematopoiesis – a comparison of two slide preparation techniques. Ann Hematol. 2012; 91:497-505.

Lorenzi TF. Manual de Hematologia – Propedêutica e Clínica. 4 ed. Guanabara Koogan, 2006.

Oliveira RAG, Pereira J, Beitler B. Mielograma e imunofenotipagem por citometria de fluxo em hematologia – Prática e interpretação. Ed. Roca, 2015.

Pampa CHT, Varghese RG'Boy; Rai R. Comparative Evaluation of Simultaneous Bone Marrow Aspiration and Bone Marrow Biopsy. Indian J Hematol Blood Transfus. 2010; 26:41-4.

Pudasaini S, Prasad KBR, Rauniyar SK. Interpretation of bone marrow aspiration in hematological disorder. J Pathol Nepal. 2012; 2:309-12.

Roger SR, Williams D, Ross M, et al. Bone Marrow Aspirate and Biopsy: A Pathologist's Perspective. II. Interpretation of the Bone Marrow Aspirate and Biopsy. J Clin Lab Anal. 2009; 23:259-307.

Rosenthal DS, Schrier SL, Rosmarin AG. Evaluation of bone marrow aspirate smears. UpToDate; 2016.

Zago MA, Falcao RP, Pasquini R. Tratado de Hematologia. Editora Atheneu; 2013.

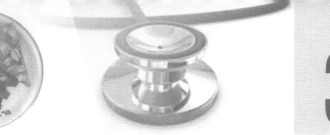

Estudo da Hemostasia

Fábio Moore Nucci ▪ Luis José Daza López

O estudo da hemostasia é um dos tópicos mais desafiantes da hematologia, seja pela complexidade do sistema da coagulação e anticoagulação, seja pela dificuldade de acesso a muitos dos exames necessários para seu estudo. Muito se evoluiu na medicina laboratorial para o correto diagnóstico dos distúrbios hemorrágicos e hoje possuímos exames de tecnologia sofisticada, com alta sensibilidade e especificidade, para o diagnóstico dos distúrbios da hemostasia. Muitos dos exames antes solicitados fazem parte da história e da evolução dos recursos que temos nos dias de hoje.

Para o clínico, é importante conhecer sucintamente esse arsenal diagnóstico, porém é fundamental saber que é a partir da história clínica e do exame físico do paciente que conseguimos elencar quais exames devem ser realizados, assim como interpretar corretamente seus resultados. A escolha dos exames a serem realizados deve levar em consideração um alto valor de pré-teste, ou seja, a certeza que ele nos mostrará o que estamos procurando encontrar. Esse cuidado evita desperdício de recursos, o que é fundamental para a sustentabilidade do nosso sistema de saúde.

Para uma excelente utilização desses exames faz-se necessário conhecer as manifestações clínicas das doenças que alteram o sistema de coagulação e entender a fisiopatologia do sistema hemostático.

Fisiologia da hemostasia

O conhecimento da fisiologia do sistema da hemostasia nos permite realizar um raciocínio diagnóstico e utilizar os exames existentes com maior eficiência. Muitos dos conceitos antigos de hemostasia primária e secundária, de vias intríseca e extrínseca da cascata da coagulação, hoje estão obsoletos, já que sabemos que o sistema hemostático é um sistema complexo e dinâmico com muitas interações entre as diferentes células e proteínas envolvidas.

Para estabelecer uma ordem, iremos discutir os mecanismos de formação do coágulo de plaquetas ou coágulo branco; subsequentemente discutiremos a formação do coágulo secundário em que os fatores da coagulação estão envolvidos; e finalmente unificaremos esses dois sistemas para formar um único terminal com o coágulo de fibrina estável.

■ Formação do coágulo primário

As plaquetas são componentes celulares do sangue, derivadas dos megacariócitos que liberam fragmentos de seu citoplasma, contendo moléculas pró-coagulantes nos grânulos citoplasmáticos e glicoproteínas ancoradas às membranas, que permitem a interação com outras plaquetas e o endotélio vascular. As plaquetas circulantes permanecem inativas, até que uma lesão tecidual as ativa. Após a ativação, elas aderem ao subendotélio, alterando sua forma e liberam o seu conteúdo granular, o

654 LABORATÓRIO COM INTERPRETAÇÕES CLÍNICAS

que induz o recrutamento de mais plaquetas. A lesão do endotélio vascular causa a exposição do fator de von Willebrand, colágeno e fibronectina aí existentes, na luz vascular subendotelial. As plaquetas interagem com multímeros de alto peso molecular do fator von Willebrand por meio do complexo das glicoproteínas GPIb/IX/V, ativado-os lentamente. Subsequentemente, unem-se por meio da glicoproteína GPIIb/IIIa ao fator de von Willebrand e pelo complexo GPIa/IIa e GPVI ao colágeno e à glicoproteína, de forma que se ligam fortemente ao subendotélio, um processo chamado de adesão de plaquetas. Além disso, as plaquetas são ativadas pelos agonistas presentes no local afetado, particularmente colagéno e trombina.

A ação de agonistas, tais como trombina, induzem alterações bioquímicas e morfológicas das plaquetas, como a libertação do conteúdo granular (ativação), especialmente o ADP e o tromboxano A2, que se ligam aos seus receptores de membrana promovendo maior adesão de plaquetas. Também são liberados serotonina, fator 4 plaquetário, β-trombomodulina, alguns fatores da coagulação e de outras substâncias contidas nos grânulos alfa (α) e denso (δ). Além disso, as plaquetas sofrem mudanças morfológicas como a formação de pseudópodos e a exposição de fosfolípides de superfície com carga negativa, o que favorece o aparecimento de hemostasia secundária.

Simultaneamente, novas plaquetas são recrutadas para o local afetado, e vão se ligando ao coagulo plaquetário existente, amplificando o processo descrito acima, um processo chamado agregação. Na agregação participa a integrina GPIIb/IIIa, que muda a sua conformação, se liga ao fibrinogênio (chave para a molécula de agregação) e, por vezes, ao fator de von Willebrand presente na superfície de outras plaquetas. Isso permite a formação de pontes entre as plaquetas vizinhas e o estabelecimento do tampão hemostático primário. Por sua vez, agonistas como a epinefrina, a trombina, o fator ativador de plaquetas e outros estimulam a agregacíon plaquetária pela interação com os receptores de membrana das plaquetas.

■ Formação do coágulo secundário

Na década de 1960, dois grupos propuseram um modelo de coagulação enzimática denominado "em cascata", que inclui uma série de passos sequenciais: um fator de ativação ativa a coagulação que, por sua vez, favorece a geração da enzima de ativação da trombina, que converte uma proteína plasmática solúvel, o fibrinogênio, para um componente estrutural do coágulo, a proteína insolúvel fibrina. No modelo clássico, haveria duas vias de ativação, intrínseca e extrínseca, iniciadas pelo fator XII e fator tecidual/fator VII (FT), respectivamente, que convergem em uma via comum a nível do fator X ativado (Xa). O complexo da protrombinase, que consiste no fator Xa, Ca^{++} e o fator Va, age na superfície dos fosfolipídeos promovendo a geração de trombina e formação de fibrina. Esse esquema é ainda útil para explicar os testes de laboratório utilizados para monitorar a hemostasia, tais como o tempo de protrombina (TP ou TAP) para a via extrínseca e tempo de tromboplastina parcial ativado (PTTa) para intrínseca. No entanto, logo se descobriu que ambas as vias não operaram de forma independente. Outra observação importante foi o fato de que o complexo de FT/VII não apenas ativa o fator X, mas também o fator IX. Chega-se à conclusão que a via extrínseca teria maior relevância fisiopatológica *in vivo*.

■ Modelo celular da coagulação

Atualmente foi criado um modelo celular em que a intervenção das plaquetas juntamente com os fatores de coagulação interagem, o que torna mais prática a compreensão desses sistemas que nunca agem separadamente.

De acordo com o ponto de vista atual, a coagulação ocorre em três estágios interrelacionados: fase de iniciação, que acontece no nível das células FT-produtoras, tais como fibroblastos ou monócitos, e envolve a geração de Xa, fatores IXa e pequenas quantidades de trombina, o suficiente

ESTUDO DA HEMOSTASIA 655

para iniciar o processo; a fase de amplificação que é transferida para a superfície das plaquetas, que são ativadas pela trombina gerada, fatores e cofatores que se acumulam sobre a sua superfície, o que permite o cenário necessário para que as reações enzimáticas aconteçam; e, finalmente, na fase de propagação, as proteases são combinadas com cofatores na superfície das plaquetas, promovendo a geração de grandes quantidades de trombina, que promovem a formação de fibrina e polimerização posterior para formar um coágulo estável.

■ *Fase 1 de iniciação: lesão tissular e exposição do fator tissular (FT)*

O FT é o principal iniciador da coagulação *in vivo* e um componente integral da membrana celular. Ela é expressa em muitos tipos de células, e está presente em monócitos e células endoteliais circulantes em resposta a processos inflamatórios. Durante o processo hemostático que ocorre após a lesão vascular, o sangue entra em contato com o subendotélio vascular favorecendo a ligação do fator VII circulante ao FT, e sua ativação subsequente. O complexo FT/VIIa ativa os fatores IX e X. O fator Xa na superfície da célula se combinada com o fator Va para produzir pequenas quantidades de trombina que irão desempenhar um papel importante na ativação de plaquetas e do fator VIII durante a próxima fase.

■ *Fase 2 de amplificação: geração de trombina nas células lesionadas*

A trombina produzida nas células em que o FT é exposto promove o contato das plaquetas e componentes do plasma com os tecidos extravasculares. As plaquetas aderem à matriz subendotelial, sendo ativadas em locais onde o FT é exposto. Pequenas quantidades de trombina gerada amplificam a sinalização inicial para os fatores pró-coagulantes de ativação V, VIII e XI, os quais, na superfície das plaquetas, promovem reações subsequentes da próxima fase.

■ *Fase 3 de propagação: geração de trombina na superfície plaquetária e "explosão de trombina"*

Durante essa fase, o complexo "tenase" (VIIIa, IXa, Ca^{++} e fospolípides) catalisa a conversão do fator Xa, enquanto a "protrombinase" (Xa, Va, Ca^{++} e fosfolípides) catalisa, ao nível da superfície de plaquetas, a conversão da protrombina em grandes quantidades de trombina ("explosão de trombina"), necessárias para a formação de um coágulo de fibrina. A protrombinase é 300.000 vezes mais ativa que o fator Xa para catalisar a ativação da protrombina. A trombina gerada também ativa o fator XIII ou fator de estabilização da fibrina, e um inibidor fibrinolítico (TAFI), necessários na formação do coágulo de fibrina resistentes à lise. Por conseguinte, com o modelo celular da hemostasia, a coagulação fisiológica depende da exposição de FT (subendotelial) que é posto em contato, no local da lesão, com o fator VIIa e as reações da coagulação ocorrem na superfície das plaquetas, o que favorece a formação de trombina e a geração de um coágulo de fibrina estável.

Se existe um sistema cuja função é estabelecer um coágulo de fibrina estável, em algumas circunstâncias fisiológicas ou patológicas deve ser evitada a perpetuação na formação de trombos. Nesse momento agem sistemas de anticoagulantes naturais estabelecendo o equilíbrio certo entre esses dois sistemas opostos, base para a manutenção da homeostase.

■ Sistemas anticoangulantes naturais

O sistema de coagulação deve ser primorosamente regulado para manter a hemostase, impedindo a geração de quantidades excessivas de trombina. Esse controle é realizado por ação de sistemas de anticoagulantes naturais, presentes ao nível do endotélio vascular, sendo os mais importantes: o da via do inibidor do fator tecidual (TFPI), a antitrombina e o sistema da proteína C.

656 LABORATÓRIO COM INTERPRETAÇÕES CLÍNICAS

O TFPI liga-se ao FT/FVII impedindo a fase inicial da coagulação. Seu principal local de produção são as células endoteliais. A antitrombina inibe a trombina e outros fatores de coagulação como FXa e FIXa. Finalmente, o sistema da proteína C é ativado a nível do endotélio, pela trombina, na presença de um receptor endotelial, a trombomodulina. A proteína C circulante se liga a um receptor endotelial específico. O complexo formado pela proteína-receptor permite a rápida conversão da proteína C para a proteína C ativada, que, em conjunto com a proteína S, um cofator, inibe os fatores V e VIII, reduzindo a geração de trombina, além de ter outras propriedades anticoagulantes e anti-inflamatórias.

■ Sistema fibrinolítico

Também precisamos de um sistema que ajude a degradar o coágulo formado evitando eventos trombóticos e iniciar o processo de cicatrização, denominado fibrinólise. A fibrinólise é essencial para remover coágulos de fibrina durante o processo de cura e remover coágulos intravasculares para evitar mecanismo de trombose. O sistema efetor final é a plasmina, que degrada os produtos de degradação da fibrina (D-dímero e PDF). A plasmina é produzida a partir de um precursor inativo, o plasminogênio, por ação de dois ativadores do plasminogênio: ativador de tecido (t-PA) e do tipo ativador uroquinase (u-PA). Os ativadores são regulados pela ação de inibidores (PAI), dos quais o mais importante é o PAI-1, enquanto a plasmina circulante é rapidamente inibida pela α2-antiplasmina, impedindo a fibrinólise sistêmica.

A fibrinólise é iniciada pelo t-PA liberado do endotélio em resposta a vários estímulos (trombina, oclusão venosa, exercício físico etc.). Uma vez liberado, liga-se a fibrina e transforma o plasminogênio em plasmina que degrada o coágulo de fibrina. A trombina pode ativar um outro inibidor fibrinolítico, TAFI, que elimina os resíduos de lisina da fibrina, e impede a ligação do plasminogênio e uma maior degradação do coágulo.

Aspectos clínicos dos distúrbios da coagulação

Com base na fisiopatologia dos distúrbios da hemostasia, podemos classificar os quadros clínicos como: propensão ao sangramento ou propensão à trombose, este último fora do escopo deste capítulo.

Com relação aos pacientes com propensão ao sangramento, muitos são encaminhados ao especialista sem uma devida avaliação inicial, seja por exames laboratoriais alterados, seja por relatos pós-procedimentos dentários ou cirúrgicos em que se relata um "sangramento abundante" a despeito de exames pré-operatórios normais. Nesses casos é importante que se repita os exames alterados para confirmá-los e se procure descartar acidentes cirúrgicos que perpetuem o sangramento, como, por exemplo, a presença de coágulo retido ou hemostasia inadequada de um vaso.

É a partir da história e exame físico que o clínico deverá traçar todo seu raciocínio diagnóstico no paciente que tenha queixas ou achados clínicos compatíveis com alterações da hemostasia. Na história do paciente, dados como frequência e volume de sangramento são importantes, inclusive histórico de menstruações e cirurgias prévias. O de uso de medicações que potencialmente possam alterar a coagulação é fundamental, entre elas, os anti-inflamatórios não hormonais, cujo protótipo é o ácido acetilsalicílico, e os anticoagulantes muitas vezes usados cronicamente em pacientes com arritmias cardíacas.

Normalmente, pacientes com distúrbios da primeira fase da coagulação, na qual o papel do vaso e das plaquetas é fundamental, apresentam como achados primários sangramentos cutâneo-mucosos caracterizados por equimoses, petéquias, gengivorragia, epistaxe e hematúria. Um sangramento nasal unilateral é mais provável de ter causa local que ser um distúrbio da hemostasia que é mais generalizado. Os pacientes com alterações da terceira fase da hemostasia tendem a ter sangramentos maiores com grandes hematomas e equimoses, porém o risco de hemorragia não é o mesmo conforme o fator da coagulação envolvido. Por exemplo, deficiências de fator XII não se apresentam com sangramen-

ESTUDO DA HEMOSTASIA **657**

to, e XI podem apresentar sangramento menor, enquanto as deficiências de fatores VIII e IX (hemofilia A e B, respectivamente) têm uma hemorragia grave. Já os pacientes com distúrbios da segunda fase têm manifestações mistas com apresentação tanto cutânea-mucosa quanto de hematomas.

Como já dissemos, muito se evoluiu na tecnologia para avaliação dos distúrbios da hemostasia e muitos dos exames realizados para tal, hoje em dia, estão obsoletos e não devem ser solicitados com risco de comprometimento do diagnóstico, além de disperdício de tempo e recursos.

Provas como tempo de sangramento, prova do laço e retração do coágulo pouco acrescentam, seja por problemas de reprodutibilidade técnica, seja por baixas sensibilidade e especificidade, para o raciocínio diagnóstico das alterações da hemostasia e não serão explicadas neste capítulo. Ateremo-nos aos exames que são relevantes para tal.

Estudo da hemostasia primária

Este tópico vai dar especial ênfase aos transtornos quantitativos e qualitativos das plaquetas.

■ Plaquetopenia

Atualmente as plaquetas são contadas de forma automática, com limites de normalidade variando entre 150 e 300.000. Normalmente se utiliza o mesmo sangue, coletado em EDTA, para a contagem de hemácias e plaquetas. Esse anticoagulante não é o ideal para as plaquetas, podendo ocorrer aglutinação ou destruição das mesmas (pseudoplaquetopenia ou trombocitopenia espúria). Para solucionar esse problema deve-se solicitar a coleta de plaquetas em citrato.

A plaquetopenia tem inúmeras causas, muitas delas não de causa hematológica, tais como doenças autoimunes, infecciosas, drogas, diluição, entre outras. Entre as causas hematológicas mais comuns temos a trombocitopenia imune primária, as síndromes microangiopáticas, doenças linfoproliferativas crônicas, leucemias, mielodisplasias, entre outras.

É essencial para o clínico ter um relato da hematoscopia que pode nos mostrar a presença de grumos plaquetários (o que reflete plaquetas acima de 100.000), de macroplaquetas que reflete proliferação ou displasia medular e plaquetas gigantes que são típicas de alterações qualitativas das plaquetas como a síndrome de Bernard Sulier.

■ Distúrbios qualitativos das plaquetas

As patologias que afetam a qualidade das plaquetas devem ser lembradas quando o paciente apresenta sintomas tais como hipermenorreias de origem não ginecológica, hemorragia cutânea e mucosa de aparecimento a pequenos traumas ou de forma inexplicada, e sangramento cirúrgico anormal. Uma pesquisa do uso de anti-inflamatórios não esteroidais, antiagregantes plaquetários, pentoxifilina ou drogas "naturais" como a ginkgo biloba deve ser realizada.

O teste de agregação plaquetária é baseado na utilização de agonistas que promovem a adesão, ativação e a agregação das plaquetas. Normalmente são utilizados o ADP, a adrenalina, o colágeno e a restocetina. Para avaliar a presença de disfunção causada por anti-inflamatórios não hormonais utiliza-se o ácido araquidônico. Plaquetopenias abaixo de 100.000 podem limitar sua interpretação. A adição desses compostos às plaquetas forma curvas que, quando alteradas, indicam algum dos distúrbios qualitativos das plaquetas.

Recentemente a utilização da curva de agregação plaquetária, com baixas concentrações de ADP e adrenalina, tem sido usada para o diagnóstico da síndrome das plaquetas pegajosas, condição em que há uma grande resposta de agregação a esses níveis baixos de agonistas e que está relacionada ao aparecimento de tromboses vasculares inexplicadas, sendo considerada uma nova entidade das trombofilias.

A Tabela 32.1 ajuda a interpretar os resultados em uma curva de agregação plaquetária.

658 LABORATÓRIO COM INTERPRETAÇÕES CLÍNICAS

Tabela 32.1. Resultados da agregação plaquetária nos distúrbios qualitativos plaquetários

Doença	ADP 1ª onda	ADP 2ª onda	Colágeno	Epinefrina	Ác. araquidônico	Ristocetina
D. von Willembrand	N	N	N	N	N	An
S. Bernard-Soulier	N	N	N	N	N	An
Trombastenia de Glanzmann	An	An	An	An	An	N
Afibrinogenemia congênita	AN	An	Variável	An	N	Variável
Deficiência de grânulos alfa	Variável	Variável	Variável	N	N	N
Deficiência de grânulos teta	N	An	Variável	Variável	N	N
S. de plaquetas pegajosas*	An	An	N	An	N	N
Atrombia essencial	An	An	An	An	An	N
Uso de AAS	N	An	Variável	An	An	N

N: normal; An: Anormal; AAS: ácido acetilsalicílico.
*Baixas concentrações do agonista.

Estudo da hemostasia secundária

Os exames laboratoriais para o estudo inicial da coagulação secundária incluem TAP, PTTa, tempo de trombina (TT) e fibrinogênio. Enquanto o PTTa e o TAP avaliam os fatores da coagulação, o TT avalia a função qualitativa do fibrinogênio. Em uma fase posterior da avaliação, vamos proceder à dosagem dos fatores de coagulação individuais. Dado o modelo celular atual, esses testes são úteis, porém nem sempre indicam o risco hemorrágico de um paciente. Como visto anteriormente, (ver aspectos clínicos) dois indivíduos com PTTa idênticos podem ter risco hemorrágico diferente. Da mesma forma, uma alteração moderada do exame não significa indiscutivelmente que o paciente terá um maior risco de hemorragia se realizar um procedimento invasivo. Aqui a história e exame do paciente são mais elucidativos que o próprio exame.

Esses exames têm variabilidade entre laboratórios nos resultados desse exame e, com exceção do TAP que se considera o INR para fins de comparação interlaboratorial, deve-se ter cautela na comparação de exames realizados em tempo e laboratórios diferentes.

Na Tabela 32.2, são mostrados os distúrbios de coagulação mais frequentes quando o PTTa, TAP ou ambos são prolongados.

Tabela 32.2. Avaliação das alterações da coagulação: TAP e PTTA

PTTa prolongado e TAP normal	Ambos exames alterados
Com hemorragia • Hemofilia A e B • Déficit fator XI • Anticorpo antifator VIII	Anticoagulantes CIVD Hepatopatia Hipertransfusão **Anticorpo** antifator V
Sem hemorragia • Déficit fator XII • Déficit precalicreína • Anticorpo antifosfolipídeos/ Anticorpo lúpico	

Há algum tempo um antigo exame foi revalidado após a automatização do mesmo. O tromboelastograma rotacional (TEG) é um exame que avalia a hemostasia globalmente e pode ser feito "em tempo real", ou seja, avaliar o paciente e, após uma intervenção reavaliá-lo, já que seu resultado é emitido em cerca de 20 minutos. Com isso pode-se realizar interveções terapêuticas e se otimizar o uso de hemoderivados em centro cirúrgico e terapia intensiva.

O TEG é a ferramenta para medir as propriedades viscoelásticas do sangue de uma forma dinâmica e abrangente. Ele foi desenvolvido na Alemanha em 1948 por Hartert, mas por muitos anos se manteve uma ferramenta subutilizada até meados dos anos 1980. Desde então, vem ganhando terreno em diferentes campos da medicina como em anestesia obstétrica, anestesia de trauma e paciente crítico com coagulopatia, entre outras indicações.

■ Utilidade clínica TEG

É um teste que pode ser realizado à beira do leito, fornece valiosas informações sobre o status de coagulação e permite que a terapia transfusional possa ser iniciada mais cedo e de forma mais eficiente. A sua principal vantagem é a de ser uma análise *in vitro* que correlaciona os diferentes componentes da coagulação e, assim, pode-se observar a relação entre as plaquetas, fibrinogênio e proteínas de coagulação integralmente (Figura 32.1).

Em conclusão, o modelo clássico de coagulação que contempla duas vias independentes não podem explicar os processos fisiopatológicos que ocorrem quando uma lesão vascular se desenvolve. Esse modelo tem sido substituído por um modelo celular, mais consistente com os mecanismos que ocorrem *in vivo*. O conhecimento desse modelo, associado a uma avaliação da história e exame físico dos pacientes são as chaves para que possamos lançar mão de forma racional, dos avanços tecnológicos que ocorreram na avaliação laboratorial do paciente que sangra.

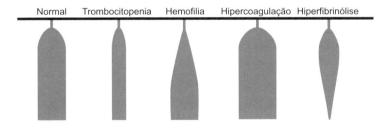

Figura 32.1. *Padrões tromboelastográficos. (Fonte: Elaborada pelos autores.)*

Bibliografia

Andersen J. Sticky platelet syndrome. Clin Adv Hematol Oncol. 2006; 4:432-4.

Balduini CL, Cattaneo M, Fabris F, Gresele P, Iolas-Con A, Pulcinelli FM, et al. Inherited thrombocytopenias: a proposed diagnostic algorithm from the Italian Gruppo di Studio delle Piastrine. Haematologica. 2003; 88:582-92.

Blais N, Pharand C, Lordkipanidze M, Sia YK, Merhi Y, Diodati JG. Response to aspirin in healthy individuals. Cross-comparison of light transmission aggregometry, VerifyNow system, platelet count drop, thromboelastography (TEG) and urinary 11-dehydro- thromboxane B(2). Thromb Haemost. 2009; 102:404-11.

Chitlur M, Lusher J. Standardization of thromboelastography – values and challenges. Semin Thromb Hemost. 2010; 36:707.

Crawley JT, Zanardelli S, Chion CK, et al. The central role of thrombin in hemostasis. J Thromb Haemost. 2007; 5(Suppl 1):95-101.

Davie EW, Ratnoff OD. Waterfall sequence for intrinsic blood clotting. Science. 1964; 145:1310-2.

660 LABORATÓRIO COM INTERPRETAÇÕES CLÍNICAS

Duncan EM, Bonar R, Rodgers SE, Favaloro EJ, Marsden K. Methodology and outcomes of platelet aggregation testing in Australia, New Zealand and the Asia-Pacific region: results of a survey from the Royal College of Pathologists of Australasia Haematology Quality Assurance Program. Int J Lab Hematol. 2009; 31:398-406.

Esmon CT. The protein C pathway. Chest. 2003; 124(3 Suppl):26S-32S.

Frenkel EP, Mammen EF. Sticky platelet syndrome and thrombocythemia. Hematol Oncol Clin North Am. 2003; 17:63-83.

Furie B, Furie BC. Mechanisms of thrombus formation. N Engl J Med. 2008; 359:938-49.

Furie B, Furie BC. Molecular basis of blood coagulation. In: Hoffman R, et al (eds.). Hematology. Basic principles and practice. 5 ed. Philadelphia, USA: Churchill Livingstone Elsevier; 2009. p. 1819-36.

Furie B, Furie BC. Thrombus formation in vivo. J Clin Invest. 2005; 115:3355-62.

Gehoff A, Kluge JG, Gehoff P, Jurisch D, Pfeifer D, Hinz J, et al. Recurrent strokes under anticoagulation therapy: Sticky platelet syndrome combined with a patent foramen ovale. J Cardiovasc Dis Res. 2011; 2:68-70.

Gomez K, Mcvey JH. Tissue factor initiated blood coagulation. Front Biosci. 2006; 11:1349-59.

Hayward CP, Pai M, Liu Y, Moffat KA, Seecharan J, Webert KE, et al. Diagnostic utility of light transmission platelet aggregometry: results from a prospective study of individuals referred for bleeding disorder assessments. J Thromb Haemost. 2009; 7:676-84.

Hoffman M, Monroe DM. A cell-based model of hemostasis. Thromb Haemost. 2001; 85:958-65.

Hoffman M, Monroe DM. Rethinking the coagulation cascade. Curr Hematol Rep. 2005; 4:391-6.

Jackson GNB, Ashpole KJ, Yentis SM. The TEG vs the ROTEM thromboelastography/thromboelastometry systems. Anaesthesia. 2009; 64:212-5.

Jackson SP. The growing complexity of platelet aggregation. Blood. 2007; 109:5087-95.

Jennings LK, White MM. Platelet Aggregation. In: Michelson AD (ed.). Platelets. 2 ed. Academic Press; 2007.

Kottke-Marchant K, Corcoran G. The laboratory diagnosis of platelet disorders. Arch Pathol Lab Med. 2002; 126:133-46.

Luddington RJ. Thromboeastography/thromboelastometry. Clin Lab Haematol. 2005; 27:81-90.

Macfarlane RG. An enzyme cascade in the blood clotting mechanism, and its function as a biological amplifier. Nature. 1964; 202:498-9.

Mackman N, Tilley R, Key NS. Role of the extrinsic pathway of blood coagulation in hemostasis and thrombosis. Arterioscler Thromb Vasc Biol. 2007; 27:1687-93.

Mann KG, Brummel K, Butenas S. What is all thrombin for? J Thromb Haemostas. 2003; 1:1504-14.

Monroe DM, Key NS. The tissue factor-factor VIIa complex: procoagulant activity, regulation, and multitasking. J Thromb Haemost. 2007; 5:1097-105.

Monroe DM, Roberts HR, Hoffman M. Transmission of a procoagulant signal from tissue-bearing cells to platelets. Br J Haematol. 1994; 88:364-71.

Müller F, Renné T. Novel roles for factor XII-driven plasma contact activation. Curr Opin Hematol. 2008; 15:516-21.

Oliver J, Monroe D, Roberts H, Hoffman M. Thrombin activates factor XI on activated platelets in absence of factor XII. Arterioscler Thromb Vasc Biol. 1999; 19:170-7.

Raffan-Sanabria F, Amaya W, Manrique-Peñuela F. Tromboelastografía como guía de decisión para terapia transfusional. Rev Mex Anestesiol. 2009; 32:67-71.

Raffan-Sanabria F, Ramírez P, Francisco J, Cuervo JA, Sánchez Marín LF. Tromboelastografía. Rev Colomb Anestesiol. 2005; 33:181-6.

Rand ML, Leung R, Packham MA. Platelet function assays. Transfus Apher Sci. 2003; 28:307-17.

Rao LV, Pendurthi UR. Tissue factor-factor VIIa signaling. Arterioscler Thromb Vasc Biol. 2005; 25:47-56.

Rugeri L, Levrat A, David JS, Delecroix E, Floccard B, Gros A, et al. Diagnosis of early coagulation abnormalities in trauma patients by rotation thrombelastography. J Thromb Haemost. 2007; 5:289-95.

Sand M, Mann B, Bechara FG, Sand D. Sticky platelet syndrome type II presenting with arterial microemboli in the fingers. Thromb Res. 2009; 124:244.

Serebruany VL, Malinin AI, Callahan KP, Binbrek A, van de Werf F, Alexander JH, et al. Effect of tenecteplase versus alteplase on platelets during the first 3 hours of treatment for acute myocardial infarction: the Assessment of the Safety and Efficacy of a New Thrombolytic Agent (ASSENT-2) platelet substudy. Am Heart J. 2003; 145:636-42.

van Ommen CH, Peters M. The bleeding child. Part I: primary hemostatic disorders. Eur J Pediatr. 2012; 171:1-10.

Vig S, Chitolie A, Bevan DH, Halliday A, Dormandy J. Thromboelastography: a reliable test. Blood Coagul Fibrinolysis. 2001; 12:555-61.

Zhou L, Schmaier AH. Platelet aggregation testing in platelet-rich plasma: description of procedures with the aim to develop standards in the field. Am J Clin Pathol. 2005; 123:172-83.

Zwaal RF, Comfurius P, Bevers EM. Lipid-protein interactions in blood coagulation. Biochim Biophys Acta. 1998; 1376:433-53.

Doenças do Sangue

Adelmo Henrique Daumas Gabriel ■ *Mônica Kopschitz Praxedes Lusis*

Anemias

Os aspectos gerais do estudo do eritograma e dos estados anêmicos já foram amplamente expostos no Capítulo 30 e no item sobre anemia do Capítulo 33, aos quais remetemos o leitor. Estudaremos a seguir as entidades clínicas mais importantes nas quais a anemia comparece como característica predominante. (Ver também Capítulo 35, itens Anemia, Propensão a hemorragia e Púrpura.)

A anemia é definida pela Organização Mundial da Saúde (OMS) como "um estado em que a concentração de hemoglobina do sangue é anormalmente baixa em consequência da carências de um ou mais nutrientes essenciais, qualquer que seja a origem dessa carência".

■ Anemia ferropriva

A anemia por deficiência de ferro resulta de longo período de balanço negativo entre a quantidade de ferro biologicamente disponível e a necessidade orgânica desse metal. A anemia por deficiência de ferro é a carência nutricional mais comum, mais prevalente em mulheres e crianças, principalmente nos países em desenvolvimento. O diagnóstico de anemia ferropriva é normalmente simples, especialmente quando as alterações bioquímicas e hematológicas estão presentes em um sujeito em risco, mas pode ser um desafio na presença de doenças ou quando ocorre devido a defeitos hereditários do metabolismo do ferro.

A falta de ferro na dieta e a espoliação sanguínea causada pela ancilostomíase representam as causas mais importantes de anemia ferropênica nas crianças em idade escolar em nosso meio. Localizados na mucosa do intestino delgado humano, o *Ancylostoma duodenale* e o *Necator americanus* são vermes que sugam de 0,05 mL a 0,3 mL e de 0,01 mL a 0,04 mL de sangue por dia, respectivamente, causando espoliação crônica, com a perda sanguínea contínua.

Quanto aos lactentes, as reservas de ferro que trazem ao nascer esgotam-se completamente aos seis meses de idade, ficando, a partir dessa época, vulneráveis ao desenvolvimento de anemia. Os prematuros desenvolverão anemia se não receberem suplementação de ferro, pois suas reservas são baixas e seu crescimento muito rápido. O aumento da prevalência da anemia ferropriva em crianças pode ser decorrente das mudanças nos hábitos alimentares, que acompanham a transição nutricional no país. As anemias nutricionais constituem um grave problema de saúde pública em todo o mundo e estão associadas ao retardo no desenvolvimento neuropsicomotor e à diminuição da capacidade intelectual, além de queda no desempenho do indivíduo no trabalho e redução da resistência às infecções.

O ferro é captado no duodeno e na parte inicial do intestino delgado, sendo em seguida interiorizado e entregue à célula sob a forma solúvel. Um adulto normal absorve de 1 a 2 mg de ferro

662 LABORATÓRIO COM INTERPRETAÇÕES CLÍNICAS

por dia. As três proteínas que têm a função de captar, transportar e armazenar o ferro, garantindo sua biodisponibilidade, são a transferrina, o receptor da transferrina e a ferritina.

No adulto, a anemia ferropriva deve-se com grande frequência às perdas sanguíneas crônicas e ocultas, ao fluxo menstrual excessivo e às hemorragias digestivas (p. ex., úlcera péptica e carcinoma do cólon).

A avaliação inicial do paciente com anemia deve incluir anamnese e exame físico minuciosos, além de exames laboratoriais criteriosos. A investigação de anemia requer revisão do histórico, exames físico e laboratorial. No exame físico o paciente pode apresentar batimento cardíaco vigoroso, pulsos periféricos fortes e sopro sistólico. No exame físico, a palidez mucocutânea é o sinal mais comum. A coloração das pregas da mão em hiperextensão fica mais clara que a pele em volta quando o nível de hemoglobina for menor que 8 g/dL. Os sintomas relacionados à anemia são variados e dependem da idade, da capacidade física, do grau de anemia e do tempo de evolução. Pacientes com evolução aguda apresentam sintomas mesmo que tenham valores mais altos de hemoglobina, enquanto aqueles com anemia de evolução crônica toleram melhor, mesmo exibindo valores de hemoglobina muito mais baixos. Os sintomas usuais incluem astenia, cansaço, fraqueza, falta de ar e palpitações.

■ *Exames laboratoriais*

Novos parâmetros hematológicos tais como conteúdo de Hb de reticulócitos têm expandido os clássicos índices hematimétricos. Uma variedade de novos marcadores trouxe novos parâmetros para avaliar a hipocromia celular e a microcitose, tanto nos reticulócitos como nas hemácias maduras. A análise bioquímica recentemente também foi expandida, com ferro, transferrina e ferritina sendo suplementada pela análise de receptor da transferrina circulante e da hepcidina. A identificação molecular de variantes funcionais dos principais determinantes do metabolismo do ferro trouxe explicações para a hereditariedade de alguns casos de anemias microcíticas hereditárias, também chamada de anemia microcítica atípica.

• Hemograma

O exame da série vermelha revela anemia de tipo microcítico-hipocrômico, com anisocitose e poiquilocitose. Nos casos mais graves a taxa de hemoglobina pode cair até 3 g/dL e o número de hemácias abaixo de 1 milhão/μL. Os reticulócitos estão em número normal ou ligeiramente diminuídos. Após a suplementação de ferro (oral ou venoso), observa-se aumento de reticulócitos. Plaquetas normais, mas podem estar aumentadas (em casos de hemorragia crônica). Série branca normal, mas nos casos ligados à ancilostomíase existe marcada eosinofilia.

• Contagem de reticulócitos

É essencial para classificar as anemias. Os reticulócitos são eritrócitos jovens, recém-saídos da medula e representam de 1 a 2% das hemácias circulantes. Eles possuem ainda resíduos de RNA, por isso assumem uma coloração diferente das hemácias e duram cerca de 24 a 36 horas. Os reticulócitos refletem a produção diária de eritrócitos e são úteis para estimar a resposta medular, podendo refletir a incapacidade de produzir, aumento de destruição (hemólise) ou perda sanguínea recente. Na presença de anemia, a resposta dos reticulócitos inferior a duas a três vezes o valor normal indica uma resposta inadequada da medula óssea.

• Testes de suprimento e armazenamento de ferro

Como se viu no Capítulo 1, as medidas laboratoriais que refletem a disponibilidade de ferro para síntese de hemoglobina incluem as dosagens de ferro sérico, capacidade de total ligação ao ferro

DOENÇAS DO SANGUE **663**

(TIBC) e a porcentagem de saturação da transferrina, que é obtida ao dividir o nível sérico de ferro (×100) pela TIBC. O nível sérico de ferro varia de 50-150 μg/dL, enquanto a TIBC normal é de 300-600 μg/dL. A saturação de transferrina varia de 25 a 50%. Utiliza-se a dosagem sérica de ferritina para estimar as reservas corporais de ferro. Um homem adulto tem ferritina sérica em média 100 μg/L, o que corresponde a 1 g de ferro. Nas mulheres esse nível é menor, em torno de 30 μg/L em média, o que reflete níveis séricos de ferro menores, em torno de 300 mg. A ferritinemia de 10-15 μg/L demonstra depleção das reservas corporais de ferro. Contudo, a ferritina também é um reagente de fase aguda, podendo estar maior em inflamações. Como regra geral, níveis de ferritina > 200 μg/L indicam a existência de alguma reserva de ferro tecidual. Quando o ferro sérico cai a menos de 50 μg/dL e o coeficiente de saturação de transferrina a menos de 16%, há diminuição da eritropoese antes mesmo do aparecimento da microcitose e hipocromia no sangue circulante.

- Exame de fezes

A pesquisa de ovos de parasitos e de sangue oculto pode esclarecer a origem da anemia.

- Estudo do tubo digestivo

Colonoscopia e endoscopia digestiva alta são necessárias na investigação de anemia em adultos. Podem revelar úlceras e neoplasias.

- Exame da medula óssea

Está indicado o aspirado e a biópsia de medula óssea nos casos de anemia hipoproliferativa com estado férrico normal. Esse exame pode revelar distúrbios primários da medula, como a mielofibrose, defeitos na maturação dos eritrócitos ou doença infiltrativa. O mielograma avalia o aumento ou a diminuição das linhagens celulares pela comparação da relação entre células mieloides/eritroides. Também é possível estimar na biópsia as reservas de ferro, por meio de coloração especial, em que se detecta hemossiderina e sideroblastos.

■ Anemia no idoso

Conhecer a prevalência e etiologia da anemia em idosos é importante, pois isso favorece a condução de ações eficazes para buscar uma maior e melhor expectativa de vida a essa população. No idoso, a anemia é um achado frequente e está associado ao declínio físico, cognitivo, depressão, fragilidade e aumento de mortalidade, e pode ser classificada, a grosso modo em: 1) anemias com deficiência nutricional, como a deficiência de ferro (principal causa), vitamina B12 e folato; 2) anemias sem deficiência nutricional, como a que ocorre na insuficiência renal crônica e/ou associada à doença crônica (inflamação); e 3) as anemias sem causa explicada. (Ver Anemia megaloblástica, página 669.)

Estudos envolvendo idosos hospitalizados e institucionalizados apresentaram prevalências elevadas de anemia e aumento para risco de mortalidade. Entre os idosos "não institucionalizados" predominam a anemia da doença crônica e de causa não explicada. Nas populações de idosos com bom nível social, as anemias de doença crônica são as mais encontradas, enquanto nos indivíduos mais pobres a deficiência nutricional é a causa mais frequente. A anemia sem causa explicada sempre será um diagnóstico de exclusão, que pode ter relação com a insuficiência de androgênicos, diminuição da reserva de células-tronco e/ou mielodisplasia.

A fragilidade dos pacientes idosos está na associação entre a imunossenescência (alterações do envelhecimento no sistema imune) e a inflamação, que resultam na redução da capacidade do organismo em resistir às intempéries, levando ao aumento da vulnerabilidade a doenças infecciosas assim como patologias associadas a inflamação (doenças cardiovasculares, diabetes *mellitus*, doença de Alzheimer e doença renal crônica).

664 LABORATÓRIO COM INTERPRETAÇÕES CLÍNICAS

O ciclo da "síndrome da fragilidade no idoso" consiste em um declínio cumulativo em múltiplos sistemas fisiológicos que se expressam em osteoporose, sarcopenia, desnutrição, perda de peso, dificuldade para caminhar, lentidão, entre outros. A presença de anemia é uma comorbidade que predispõe a uma pior evolução.

Foi demonstrada uma associação entre as anemias que cursam com aumento do índice de anisocitose (RDW – *red cell distribuition width*) e mortalidade. O RDW aumenta nos últimos cinco anos de vida, e pode ser o resultado desse processo inflamatório do envelhecimento.

A hepcidina é um hormônio que desempenha um papel chave na homeostasia do ferro e está associada com a perpetuação do processo inflamatório crônico. O aumento da hepcidina na inflamação crônica favorece a depleção de ferro do sangue e a sua retenção nas células do sistema reticuloendotelial (células de Kupffer). Isso resulta em estados anêmicos com ferropenia por má absorção, mesmo entre os idosos com uma dieta normal.

Manejo da anemia no idoso:

1. Devido a esse papel de mediador na inflamação crônica, e por ainda não estar disponível na rotina clínica um teste para dosar a hepcidina, recomenda-se o uso de ferro parenteral em substituição ao oral, principalmente em pacientes ≥ 65 anos.
2. A pesquisa de causas de deficiência de ferro, por sangramentos no tubo digestivo, má absorção ou má nutrição, sempre devem ser priorizadas nessa população.
3. As transfusões de sangue devem ser evitadas, salvo nas condições de hemoglobina < 6 g/dL ou no caso de anemia sintomática, para evitar a hipoxemia.
4. A avaliação da medula óssea é recomendada em casos de anemia de doença crônica ou nas anemias de causa não explicada. Pode revelar, além de eritropoese ineficaz, sinais de displasia nas várias linhagens (mielodisplasia), acúmulo e sobrecarga de ferro, ou até ausência de ferro.

■ Anemia sideroblástica

A medula óssea humana sintetiza 4×10^{14} moléculas de hemoglobina a cada segundo. As cadeias heme e globina (alfa e beta) nos adultos são produzidas em compartimentos celulares diferentes – mitocôndria e citoplasma, respectivamente – e são combinadas com precisão no citoplasma. Durante esse delicado processo, quatro problemas podem ocorrer:

1. Defeito qualitativo da cadeia globina pode resultar em uma hemoglobinopatia como a anemia falciforme.
2. Defeito quantitativo na síntese da cadeia de globina resulta em hemoglobinopatias como a talassemia.
3. Defeitos na síntese da porção heme resultam em porfirias.
4. Defeitos envolvendo a incorporação do ferro na molécula heme resultam em anemias sideroblásticas.

Algumas vezes, a síntese do heme e a incorporação de ferro podem ambas estar alteradas, o que resulta em uma porfiria com sideroblastos (porfiria eritropoética).

Anemia sideroblástica é primariamente um diagnóstico laboratorial, feito com base no exame da medula óssea corada com azul da Prússia. A história e o exame físico podem proporcionar alguns elementos, mas normalmente não serão suficientes para o diagnóstico. As pesquisas incluem: hemograma completo, hematoscopia do esfregaço de sangue periférico, pesquisas de ferro (ferritina, capacidade total de fixação do ferro, ferro sérico), aspirado e biópsia de medula óssea.

Os sideroblastos não são patognomônicos de nenhuma doença, mas são uma manifestação da medula óssea em diversas doenças. Na medula óssea o corante azul da Prússia mostra que o sideroblasto é um eritroblasto com depósitos de ferro no citoplasma. Quando abundante, esses depósitos formam um anel em torno do núcleo. Em condições normais esse ferro deveria ser empregado na formação da molécula heme. Esse processo ocorre apenas na medula óssea, porque os eritrócitos maduros perdem as mitocôndrias que são o nexo para a síntese do heme.

As anemias sideroblásticas podem ser congênitas ou adquiridas.

As congênitas geralmente apresentam menor hemoglobina e mais microcitose e são normalmente associadas com níveis séricos de ferro mais elevados que na síndrome mielodisplásica. Entre as anemias sideroblásticas congênitas, a anemia sideroblástica ligada ao cromossomo X se divide em piridoxina-responsiva (> 50%) e piridoxina-resistente.

No subtipo piridoxina-responsivo, mutações pontuais no cromossomo X resultam em uma atividade enzimática muito baixa, que é crucial na via de síntese do heme. Essa é a mais comum das anemias sideroblásticas hereditárias, seguida por defeitos mitocondriais, tais como nos portadores da mutação genética SLC25A38. Um protótipo da anemia sideroblástica ligada ao cromossomo X piridoxina-resistente é a mutação do gene ABC7, e o processo envolve a transferência de complexos de ferro no citosol.

Em contraste com a anemia sideroblástica piridoxina-responsiva, o grupo que apresenta uma mutação no gene ABC7 tem um componente de ataxia cerebelar não progressiva acompanhada de diminuição de reflexos tendinosos profundos, incoordenação motora e elevada protoporfirina eritrocitária livre.

A síndrome de Pearson, descrita em 1979, é uma desordem juvenil de múltiplos sistemas, causada por deleções no DNA mitocondrial (mtDNA) e se manifesta como anemia sideroblástica refratária, neutropenia, presença de células vacuolizadas nos precursores hematopoéticos, insuficiência do pâncreas exócrino, má absorção e retardo de crescimento.

A síndrome de Wolfram, ou DIDMOAD (diabetes *insipidus*, diabetes *mellitus*, atrofia óptica e surdez), está associada com anemia sideroblástica, que é responsiva a vitamina B1 (tiamina).

As anemias sideroblásticas adquiridas podem ser classificadas em (síndrome mielodisplásica) clonal e tipos não clonais (metabólicas).

Das numerosas classes de síndrome mielodisplásica na classificação da Organização Mundial da Saúde de 2008 (atualizada em 2009), uma das mais representativas é a anemia sideroblástica (anemia refratária com sideroblastos em anel [ARSA] e citopenia refratária com displasia multilinhagens [RCMD]). Há, ainda, a anemia refratária com sideroblastos em anel com a variante trombocitose (ARSA-T; predominante com mutação V617F-JAK2). Metade dos pacientes ARSA-T são portadores da mutação JAK2 e esses têm um bom prognóstico, não cursam com pancitopenia, têm baixo risco de transformação em leucemia mieloide aguda, e sobrevivência de mais de 50% de cinco anos, ao contrário do RCMD.

Recentemente, a mutação SF3B1 foi encontrada nos pacientes com síndrome mielodisplásica e sideroblastos em anel. A presença dessa mutação confere melhor prognóstico aos portadores. Curiosamente, quanto maior o número de sideroblastos, menor é o risco de progressão para leucemia aguda.

A deficiência de cobre, que pode ocorrer por má absorção, como na síndrome nefrótica (perda de ceruloplasmina), cirurgia gástrica, ou como uma consequência de ingestão excessiva de zinco (suplementos), pode ser confundida com a síndrome mielodisplásica com anemia sideroblástica e leucopenia.

O consumo excessivo de álcool pode causar vários tipos de anemia por meio de deficiências nutricionais (de ferro ou folato), hemólise, sequestro esplênico devido a cirrose hepática, pela toxicidade direta aos precursores eritroides, inibição da piridoxina e inibição da enzima ferroquelatase, durante a formação do heme.

Os medicamentos de diversas classes podem causar anemia sideroblástica, tais como antibióticos (cloranfenicol, ácido fusídico, linezolida, tetraciclina, isoniazida), hormônios (progesterona), analgésicos (fenacetina), agentes quelantes de cobre (penicilamina e trientina), e agentes quimioterápicos (busulfan, melfalano). Na maioria dos casos, a interrupção da droga reverte as alterações sideroblásticas.

666 LABORATÓRIO COM INTERPRETAÇÕES CLÍNICAS

As causas congênitas da anemia sideroblástica incluem:

- Mutação δ-ALAS.
- Mutação ABC7.
- Mutação PSU1.
- Síndrome de Pearson (defeitos de proteína mitocondrial).
- Síndrome DIDMOAD.
- Mitocondrial SLC25A38 apresentando geralmente em crianças.
- Defeitos genéticos SCL19A2 (transportador de tiamina).
- Protoporfiria eritropoética (deficiência de ferroquelatase).

■ *Prognóstico*

O prognóstico da anemia sideroblástica é altamente variável. As causas reversíveis não parecem deixar sequelas em longo prazo. Por outro lado, pacientes com dependência de transfusões, aqueles com condições que não respondem à terapia com piridoxina e aqueles com síndrome mielodisplásica que se transforma em leucemia aguda, têm um prognóstico pior.

Na anemia sideroblástica congênita, anomalias mitocondriais podem produzir disfunção neuromuscular. Na anemia sideroblástica adquirida, a mortalidade e morbidade é obviamente variável, pois algumas causas são reversíveis. A anemia em si é geralmente moderada, com hematócrito entre 20-30%.

As principais causas de morte em casos de anemia sideroblástica são hemocromatose secundária às transfusões e leucemia. Os pacientes que morrem de leucemia aguda tendem a ter anemia mais grave no curso da doença, contagem de reticulócitos baixa, alta necessidade de transfusão e trombocitopenia. A trombocitose parece ser bom sinal prognóstico.

■ Anemia de doença crônica

A anemia de doença crônica (ADC), depois da anemia ferropriva, é o tipo mais comum de anemia em todo o mundo. O termo ADC é inapropriado, visto que nem toda doença crônica cursa com anemia e nem toda anemia presente no paciente com doença crônica é devida à ADC.

É usualmente encontrada em doenças associadas à infecção aguda ou crônica (HIV, tuberculose, endocardite bacteriana, osteomielite etc.), ativação autoimune (lúpus, sarcoidose, artrite reumatoide, colite ulcerativa etc.), doença renal crônica, doenças cardíacas, diabetes *mellitus*, neoplasias (linfomas, carcinomas etc.). O diagnóstico diferencial mais importante com ADC é anemia ferropriva.

Caracteriza-se por um estado de hipoproliferação medular de hemácias. O mecanismo fisiopatológico está associado a vários fatores, mas basicamente consiste no fato de que o ferro proveniente da destruição das hemácias velhas permanece firmemente retido pelas células do sistema reticuloendotelial (SRE), que não disponibiliza o metal necessário para a eritropoese. Esse distúrbio da reutilização do ferro é mediado por uma associação entre inflamação e níveis elevados do pepitídeo hepcetina, que inibe a disponibilização do ferro pelas células do SRE, ao mesmo tempo que induz a diminuição da proteína responsável pelo transporte desse elemento. A produção da hepcidina é estimulada pelas citocinas pró-inflamatórias (interleucinas 1 e 6, TNF-α e IFN-γ), cujo resultado será um estado de deficiência funcional de ferro.

Quanto as características são clínicas, geralmente os sintomas presentes estão relacionados à doença de base e não à anemia propriamente dita. Esta se desenvolve nos primeiros 30 a 90 dias, usualmente não progride e pode se normalizar com o tratamento da doença de base. Aspecto relevante é a correlação positiva entre anemia e atividade e/ou intensidade da doença de base, ou seja, quanto maior a intensidade dos sintomas do paciente, maior o grau de anemia e, uma vez instituído o tratamento, a anemia tende a melhorar.

A administração da eritropoetina (EPO) deve ser considerada nas doenças inflamatórias agudas ou crônicas, cuja atividade da doença é prolongada e a intensidade da anemia compromete a qualidade de vida do paciente. Além disso, recomenda-se a administração concomitante do ferro oral (325 mg/dia), mesmo nos pacientes com estoques adequados de ferro. Isso se justifica pelo distúrbio da mobilização e/ou reutilização do ferro do organismo, mecanismo fisiopatológico característico na ADC.

O tratamento da anemia em pacientes com câncer que não estejam recebendo quimioterapia é desaconselhável. Isso não se aplica a pacientes com neoplasia hematológica, como mieloma, mielodisplasia e leucemia linfocítica crônica, nas quais a terapia com eritropoetina é considerada eficaz.

■ Hemograma

A anemia apresenta graus variáveis de gravidade, sendo na maioria anemia leve ou moderada, com hemoglobina em torno de 10-11 g/dL, de tipo normocítico e normocrômico, com reticulócitos baixos. Pode ocorrer microcitose, porém, nunca é tão intensa como nos estados de ferropenia.

■ Ferro sérico/transferrina

O ferro sérico e a capacidade total de fixação de ferro (transferrinemia) estão diminuídos ou normais; índice de saturação de transferrina diminuído ou normal.

■ Ferritina sérica

A ferritinemia encontra-se normal ou aumentada. Por ser uma proteína de fase aguda, pacientes com ferritina normal ou aumentada, não expressam corretamente o nível de ferro corpóreo.

■ Citocinas e proteínas de fase aguda

A dosagem sérica das ocitocinas IL-1, Il-6, TNF-α e INF- encontra-se aumentada, e a da eritropoetina, normal ou pouco aumentada. Pode haver elevação de proteínas de fase aguda, como fibrinogênio, velocidade de hemossedimentação e proteína C reativa.

■ Bilirrubina sérica

Apesar da existência de hemólise, o teor de bilirrubina é normal.

■ Mielograma

A eritropoese encontra-se normal ou discretamente hiperplásica. Há diminuição do número de precursores eritroides contendo grânulos citoplasmáticos de ferro (sideroblastos). Classicamente, apresenta macrófagos com quantidades de ferro normal ou aumentada.

■ Anemia aplástica

A anemia aplástica (AA) é uma doença rara, caracterizada pela supressão da função hematopoética na medula óssea cujo resultado é a pancitopenia. Ela pode ser adquirida (medicamentos, substâncias químicas diversas, irradiação, infecções, intoxicações) ou hereditária (idiopática). A maior incidência de casos ocorre entre 10 e 25 anos e após os 60 anos de idade. Com frequência, a AA adquirida é estereotipada nas suas manifestações, com início abrupto de pancitopenia em adultos jovens previamente sadios. Muitas vezes, as citopenias são achados ocasionais em exames de rotina. O gatilho para a AA pode estar associado a uma resposta anormal de linfócitos T que, por alguma pre-

668 LABORATÓRIO COM INTERPRETAÇÕES CLÍNICAS

disposição genética, leva à superprodução de citocinas inibidoras da medula óssea quando o paciente é exposto a determinado agente. Porém, alguns autores discutem que a AA decorrente de exposição a drogas pode ser o resultado de múltiplas alterações em vias metabólicas, que ao invés de favorecer a depuração, favorece a toxicidade. A fisiopatologia mediada imunologicamente é confirmada pela resposta ao tratamento imunossupressor e pela ausência de anormalidades nos linfócitos medulares.

O envolvimento de no mínimo duas linhas no sangue periférico é necessário para confirmar o diagnóstico. Os valores devem se menores que 10 g/dL para hemoglobina, menores que $1,5 \times 10^9$/L para neutrófilos e menores que 50×10^9/L para plaquetas. A ausência de sinais de regeneração da série vermelha, tais como reticulocitose, policromasia e eritoblastose, chamam a atenção na AA.

Alguns pacientes têm citopenias que se adequam aos critérios acima; estas podem ser o resultado de diferentes causas, que devem ser excluídas antes de ser estabelecido o diagnóstico de AA. Todos os pacientes precisam ser estudados adequadamente para afastar: mielodisplasia hipoplásica, leucemia aguda, insuficiências medulares congênitas, infecções e hemoglobinúria paroxística noturna (HPN).

As síndromes de insuficiência medular hereditária (SIMH) devem ser diferenciadas de AA, quando houver histórico familiar de anemia e citopenia. Nesses casos, o exame físico deve buscar alterações típicas como: baixa estatura ou dismorfismos (ainda que mínimos) como fenda palatina, malformações cardíacas, renais ou genitourinárias, e anormalidades no esqueleto, dentes, unhas, pele e olhos. Descartar uma doença congênita é crucial, uma vez que o tratamento pode ser outro. Entre elas, estão: anemia de Fanconi; disceratose congênita; síndrome de Shwachman-Diamond; anemia Blackfan-Diamond; trombocitopenia amegacariocítica congênita e síndrome de Pearson.

As radiações são uma causa rara de AA, pois um dano agudo tão grave ao DNA só ocorre com trabalhadores envolvidos diretamente nos acidentes nucleares de grandes proporções, mas não em decorrência de tratamentos com radioterapia. Nesse caso, o que pode ocorrer é a transformação mielodisplásica anos depois do término do tratamento. Inúmeras substâncias químicas estão associadas à AA. O benzeno é uma causa notória de AA, e se destaca por ter um aspecto ocupacional, uma vez que esse solvente é largamente usado em indústrias. O histórico de exposição a medicamentos, a história ocupacional, assim como infecções, devem ser pesquisados. As hepatites virais, EBV, CMV, parvovírus, HHV6, HSV, HIV, adenovírus e varicela-zóster devem ser estudados e podem ser úteis para distinguir aplasia pós-viral. Entre as infecções, a hepatite soronegativa como agente causador de AA é frequente. O parvovírus B19 causa aplasia medular transitória em portadores de anemia hemolítica.

A maioria dos pacientes apresenta sintomatologia relacionada à anemia e plaquetopenia, sendo menos comuns as infecções relacionadas à neutropenia. O momento para iniciar uma terapia específica deve levar em consideração a gravidade da doença, a idade e o estado clínico do paciente. A gravidade da AA considera o grau das citopenias; a doença grave é definida pela presença de dois dos três parâmetros seguintes: contagem absoluta de neutrófilos $< 0,5 \times 10^9$/L, contagem plaquetária $< 20 \times 10^9$/L e contagem de reticulócitos $< 20 \times 10^9$/L (ou contagem relativa $< 1\%$). A sobrevida dos que preenchem esses critérios é menor que 20% após 1 ano, sendo naqueles com neutropenia grave ($< 0,2 \times 10^9$/L) um prognóstico ainda mais sombrio. Todos os pacientes necessitam de tratamento de suporte. As transfusões de concentrado de hemácias devem ser restritas apenas para controlar os sintomas, as de plaquetas apenas quando $< 10 \times 10^9$/L, ou em situação de sangramento ativo. Alguns autores recomendam transfusão profilática de plaquetas quando estiverem abaixo de 30×10^9/L, durante a infusão de globulina antitimócito (ATG). Todos os hemocomponentes devem ser deleucocitados com filtro apropriado, para reduzir o riso de sensibilização.

A combinação de ciclosporina A + ATG é considerada a terapia de primeira linha. O uso de fatores estimulantes de colônia de granulócitos (granuloquine) pode ser eficaz para melhorar a neutropenia e reduzir o risco de infecções graves. Uma alternativa para reduzir o uso de transfusão de plaquetas está em estudo atualmente, que é um análogo do receptor da trombopoetina (eltrombopag).

O transplante alogênico de medula resulta em torno de 90% de cura para AA, enquanto o tratamento imunossupressor atinge 60%. O transplante de medula óssea é restritivo quando a idade for > 50 anos, devido às complicações relacionadas ao procedimento e as imunológicas decorrentes dele.

DOENÇAS DO SANGUE **669**

A biópsia e o aspirado de medula são os meios diagnósticos mais apropriados para confirmar o diagnóstico. Na biópsia, é considerada hipocelularidade hematopoética quando se encontra menos de 30% de células na medula se o paciente for adulto ou criança, mas em idosos esse parâmetro não se aplica, pois fisiologicamente estes já apresentam um declínio da celularidade. A medula é intensamente ocupada por células adiposas. O mielograma mostra um padrão diseritropoético, porém sem sinais de displasia nos megacariócitos e granulócitos, que geralmente estão ausentes na AA. A morfologia dos megacariócitos auxilia a distinguir mielodisplasia de AA, pois eles estão reduzidos ou ausentes na AA, enquanto na mielodisplasia eles são pequenos e/ou aberrantes. O estudo citogenético revela alterações em cerca de 10% dos casos.

A imunofenotipagem, assim como o teste de HAM, devem ser feitos para afastar HPN. A dosagem de imunoglobulinas séricas deve ser realizada para excluir alguma imunodeficiência subjacente.

■ Anemia eritroide pura

A aplasia eritroide pura adquirida (AEP) é uma síndrome clínica rara, caracterizada por anemia grave, hipoproliferativa (reticulocitopenia importante $< 10 \times 10^9/L$) e marcada diminuição, ou até inexistência, de eritroblastos em medula óssea apresentando contagem normal de precursores das outras séries celulares.

A AEP pode ocorrer como doença primária (também chamada de idiopática) ou secundária a diversas outras doenças. A síndrome de Blackfan-Diamond é um exemplo de AEP idiopática. Dentre as causas secundárias destacam-se as doenças autoimunes, timoma, neoplasias linfoproliferativas, infecções virais, após transplante de células-tronco hematopoéticas alogênico ABO-incompatível e uso de medicamentos. Postula-se que a autoimunidade (autoanticorpos da classe IgG) e ativação de linfócitos T citotóxicos e células *natural killer* estejam envolvidas com a destruição dos precursores eritroides ainda na medula óssea. Os linfócitos T que inibem a eritropoese estão ativados e se encontram presentes no soro anticorpos antipercursores de eritrócitos.

A AEP pode se manifestar de maneira aguda e autolimitada, frequentemente observada em crianças, e de maneira crônica, mais comum em adultos. A sobrevida média é superior a 10 anos para os casos de AEP idiopática, podendo ser significativamente menor nos casos de doença secundária, conforme a doença de base.

O tratamento na AEP deve ser apenas de suporte transfusional, salvo nos casos de infecção crônica, em que as modalidades terapêuticas se distinguem com as causas. A AEP idiopática responde favoravelmente à imunossupressão inicialmente com um ciclo de corticoides, depois com ciclosporina, ATG, azatioprina, ciclofosfamida e, mais recentemente, o anticorpo monoclonal daclizumabe (anticorpo dirigido contra o receptor da IL-2). Na AEP secundária ao uso de alfaeritropoetina subcutânea, esse resultado é mediado por anticorpos neutralizantes. Recomenda-se suspensão da droga e imunossupressão. Nos casos cuja origem é um timoma, recomenda-se a timectomia e tratamento com ciclosporina. A infecção crônica pelo parvovírus B19 (particularmente nos pacientes HIV-positivos) é uma causa comum e tratável, pois o parvovírus tem tropismo por células progenitoras eritroides e quase todos os pacientes respondem bem à imunoglobulina.

■ Anemia megaloblástica – deficiência de vitamina B12 e ácido fólico

A anemia megaloblástica é caraterizada pela redução da massa de eritrócitos, sendo esses de tamanho acima do normal (macrocitose). A macrocitose é resultante de uma diminuição na velocidade da síntese do DNA e, em menor extensão, na síntese de RNA e proteínas. Esse assincronismo entre a maturação do núcleo celular, que está relativamente mais imaturo que os componentes do citoplasma, pode ser observado nos aspirados de medula óssea ou nos esfregaços de sangue periférico. Várias doenças podem cursar com caracterização macrocítica.

670 LABORATÓRIO COM INTERPRETAÇÕES CLÍNICAS

As alterações megaloblásticas são mais evidentes nas células com rápida divisão celular, como as células hematopoéticas e as do trato gastrointestinal. A megaloblastose pode surgir associada com anemia grave e pancitopenia, disfunção intestinal e glossite, alterações na personalidade, psicose e distúrbios neurológicos.

A vitamina B12 (cobalamina) é um micronutriente essencial requerido por todas as células. Os humanos são incapazes de sintetizar a vitamina B12, sendo dependentes de uma dieta adequada e também de uma complexa via intracelular que deverá processar e entregar esse elemento nos destinatários. A deficiência de vitamina B12 devido a má absorção, ou dieta pobre, é um problema de saúde pública em todo o mundo. Uma vez estabelecido o diagnóstico de deficiência de cobalamina ou folato, o passo seguinte é determinar a causa da deficiência (anemia perniciosa, dieta, má absorção e drogas).

A deficiência de vitamina B12 e ácido fólico, assim como a anemia causada por alguns medicamentos, são os motivos mais comuns de anemia macrocítica. No entanto, as alterações megaloblásticas podem decorrer também da infecção pelo HIV e de síndromes mielodisplásicas, como resultado da interferência direta na síntese de DNA.

■ Vitamina B12

Os produtos animais são a única fonte nutricional de cobalamina para humanos. A dieta usual contém 5 a 20 μg/dia, enquanto o mínimo necessário diariamente é 6 a 9 μg/dia. A vitamina B12 difere das outras vitaminas hidrossolúveis por ser estocada no fígado, onde se encontra cerca da metade do estoque total do organismo que é de 2 a 5 mg.

Anemia perniciosa (AP) é exemplo frequentemente encontrado de deficiência de cobalamina (Cbl), sendo sua ocorrência maior em mulheres que em homens e muito mais predominante entre idosos. Na AP, a deficiência de cobalamina resulta de um ataque autoimune ao fator intrínseco gástrico. Existem dois tipo de anticorpos, um que bloqueia a ligação da cobalamina no FI, e outro que bloqueia a ligação do complexo Cbl-FI no receptores nas células ileais. A AP também pode decorrer da gastrite atrófica que cursa com diminuição da produção de FI. Esse tipo de gastrite crônica está associada à existência de autoanticorpos contra as células parietais e há um risco maior de câncer gástrico.

Idosos, veganos, vegetarianos e os que se submeteram a cirurgia bariátrica ou ressecção de > 20 cm do íleo, têm maior risco de serem deficientes desse elemento. Os fatores que contribuem para a má absorção de Cbl nos idosos são: atrofia gástrica; acloridria; infecção pelo *H. pylori*; supercrescimento bacteriano intestinal secundário a tratamento antibacteriano; ingestão prolongada de biguanidas; antiácidos; inibidores de bomba de prótons e antagonistas dos receptores H2; etilismo crônico; falência pancreática exócrina e síndrome de Sjögren. Os usuários de metformina apresentam deficiência de Cbl, que pode ser revertida com suplementação oral de cálcio, interrupção do uso da droga ou suplementação. Algumas desordens intestinais como a doença pancreática; ileíte tuberculosa; linfoma; amiloidose; irradiação pélvica; ressecção ou *bypass* e doença de Crohn também são suceptíveis à deficiência de Cbl. Mulheres vegetarianas (mesmo que parcialmente), podem desenvolver deficiência de Cbl no curso da gestação ou no período de lactação, assim como seus bebês. A deficiência de Cbl também pode ter causas hereditárias devido a produção anormal de FI ou diminuição do complexo FI-Cbl. A doença de Imerslund-Grasbeck (ou anemia megaloblástica juvenil) decorre de uma mutação no receptor essencial para a absorção da Cbl ileal.

■ Ácido fólico

É uma das vitaminas do complexo B (B9), hidrossolúvel, portanto não há estoque no organismo. Em uma dieta pobre em folatos o indivíduo pode desenvolver anemia megaloblástica em 4 a

DOENÇAS DO SANGUE **671**

5 meses. A deficiência de folato tem como causa mais comum uma dieta pobre ou alcoolismo. O ácido fólico é encontrado em produtos animais e vegetais na forma de poliglutamato. A necessidade diária no adulto está entre 200 e 400 µg/dia, e aumenta para 500 a 800 µg/dia durante a gestação e a lactação. A suplementação de folato deve ser feita profilaticamente em todas as gestantes.

Outros mecanismos envolvidos na deficiência de folato incluem: anemias hemolíticas, doenças de pele esfoliativas; interferências induzidas por drogas no metabolismo do ácido fólico (tetraciclina, fenitoína, metotrexato, trimetropin, pirimetamina, 5-fluoracil, capecitabina, antiácidos). Pacientes com doença inflamatória intestinal crônica têm maior risco de deficiência de folato, devido à má absorção. Existe associação entre a reposição de folato com redução do risco de câncer colorretal. A má absorção do folato hereditária é uma condição autossômica recessiva e rara, que se caracteriza por diarreia crônica, anemia megaloblástica, deterioração neurológica progressiva (ataxia, convulsões e retardo mental).

Como o ácido fólico é uma vitamina facilmente solúvel em água, ela se perde dos vegetais durante o cozimento, mas isso pode ser evitado quando o cozimento for a vapor ou usando micro-ondas.

- Manifestações clínicas

As deficiências de folato e B12 cursam com anemia megaloblástica, mas apenas a deficiência de vitamina B12 é capaz de produzir anormalidades neurológicas. Quando presentes, os sintomas neurológicos são decorrentes de um defeito na formação da mielina, que causa uma degeneração subaguda combinada das colunas espinhal dorsal e lateral, simétrica e que afeta mais os membros inferiores. Começa com parestesias e ataxias acompanhadas de perda da sensibilidade vibratória e posicional, podendo progredir para fraqueza intensa, espasticidade, clônus, paraplegia e incontinência fecal e urinária. Outros sintomas podem envolver perda de memória, irritabilidade e demência.

- Exames laboratoriais

A contagem de reticulócitos pode estar normal ou levemente baixa. A hematoscopia do sangue periférico revela hemácias macrocíticas (VCM > 100 fL), macro-ovalócitos e neutrófilos hipersegmentados. Entretanto, a macrocitose não é específica da deficiência de cobalamina ou folato e neutrófilos hipersegmentados podem ser encontrados na insuficiência renal crônica e alguns estados deficientes de ferro. A combinação de macrocitose e neutrófilos hipersegmentados é patognomônica de anemia megaloblástica. Quando a anemia é intensa, pode estar acompanhada de plaquetopenia e neutropenia, sugerindo como diagnósticos diferenciais: leucemia mieloide aguda, síndrome mielodisplásica e anemia aplásica. No mielograma há hipercelularidade com hiperplasia do setor eritroide megaloblástico e metamielócitos gigantes.

A medida sérica da B12 e a concentração de folato é importante como teste de *screening*. São considerados normais os indivíduos com dosagem de vitamina B12 > que 250 pmol/L; com valores baixos entre 150-249 pmol/L; e deficientes agudos < 149 pmol/L. Quanto à dosagem de folato na metodologia de eletroquimioluminescência, o valor normal é de 2,0 até 19,7 ng/mL.

A insuficiência de vitamina B12 prejudica o processamento celular e isso resulta em um acúmulo de homocisteína e ácido metilmalônico, os quais ganham a circulação e levam à hiper-homocisteinemia e acidose metilmalônica. Portanto, a avaliação desses metabólitos específicos é útil quando as concentrações séricas de folato ou cobalamina forem limítrofes, assim como na gravidez. As concentrações de ambos estão aumentadas na deficiência de cobalamina, mas apenas a homocisteína se eleva na deficiência de folato.

A deficiência de ferro associada a deficiência de vitamina B12 ou folato pode mascarar a anemia megaloblástica causada, em que seria esperado encontrar macrocitose. Essa combinação pluricarencial é mais proeminente na população idosa.

672 LABORATÓRIO COM INTERPRETAÇÕES CLÍNICAS

- Tratamento

A reposição oral de ácido fólico de 1 a 5 mg/dia pode durar de 1 a 4 meses, ou até ocorrer a recuperação hematológica. O ácido fólico pode reverter parcialmente a deficiência de cobalamina, mas as manifestações neurológicas progredirão. É necessário sempre excluir essa deficiência combinada antes de iniciar a reposição de ácido fólico.

A anemia perniciosa é tratada com cobalamina intramuscular na dose de 1.000 µg/dia durante 1 semana, seguido por 1.000 µg/semana por 4 semanas e depois 1.000 µg/mensal. A mucosa bucal pode absorver a vitamina B12 na forma de gotas ou comprimidos sublinguais. Durante o tratamento, outras vitaminas do complexo B devem ser repostas.

O tratamento da deficiência de vitamina B12 pode levar rapidamente a uma deficiência de ferro, porque a formação de células vermelhas do sangue aumenta, sendo, portanto, recomendado complementar com a ingestão de ferro.

Quando o paciente for anêmico deve ser monitorada a resposta hematológica e metabólica após início da reposição de cobalamina. Haverá uma reticulocitose em 3 a 4 dias, com um pico no dias 6 e 7, seguido de aumento dos níveis de hemoglobina e queda de VCM. Nos pacientes com anemia grave, os níveis de ferro caem em 24 horas e a desidrogenase lática em 2 dias.

■ Anemias mielotísicas

A mieloftise, ou mielofibrose secundária, é uma forma de falência da medula óssea que resulta da destruição dos precursores celulares ou da substituição do estroma medular por tecidos anormais. As causas são variadas, podendo ser consequência de uma infiltração por células não hematopoéticas, que ao invadir a medula óssea resultam em vários graus de citopenia, incluindo anemia, trombocitopenia, neutropenia e pancitopenia. Pode cursar com leucocitose, sendo encontrados no esfregaço do sangue periférico vários precursores mieloides (mieloblastos, mielócitos e promielócitos), eritroblastos (hemácias com núcleo), macroplaquetas e hemácias em forma de lágrima. Esse achado é conhecido como leucoeritroblastose. A insuficiência medular resultante dessa infiltração secundária é um processo reativo, que impede a produção de células sanguíneas e deve ser diferenciada de uma causa primária de insuficiência medular. A anemia é o sintoma predominante na mielofibrose secundária, sendo habitualmente do tipo normocítica e normocrômica.

As causas mais comuns de mielopatia infiltrativa são as metástases de carcinomas (pulmão, mama, próstata, rim, suprarrenal, neuroblastoma e tireoide), hemopatias malignas linfoproliferativas (linfomas), doenças granulomatosas disseminadas (sarcoidose), infecção por micobactérias (*Mycobacterium tuberculosis* e *M. Avium*), fungos e HIV. A doença de Gaucher, que leva ao acúmulo intracelular de lipídeos, termina obliterando o espaço medular. A mielofibrose pode ser também uma consequência tardia de tratamentos como a radioterapia ou uso de fármacos radiomiméticos.

Doenças mieloproliferativas crônicas como a mielofibrose primária ou a mielofibrose secundária à policitemia vera e trombocitemia essencial podem cursar com o mesmo quadro de insuficiência medular. Nesses casos, são acompanhadas de esplenomegalia volumosa, decorrente da migração de células-tronco da medula óssea, que, uma vez ocupada, buscam ambientes onde havia hematopoese embrionária (baço, fígado e ossos longos). Para ajudar no diagnóstico diferencial, a pesquisa de marcadores moleculares (mutação V617F da proteína JAK2, CAL-R e MPL), deve ser feita sempre que se suspeitar de doenças mieloproliferativas crônicas. Esses marcadores na atualidade são úteis na confirmação do diagnóstico, mas também na avaliação do prognóstico.

A aspiração da medula óssea para mielograma geralmente é seca (*dry tap*), enquanto a biópsia pode revelar nos espaços medulares a presença de células estranhas à medula óssea, quando se tratar de câncer metastático, ou alargamento das traves ósseas por tecido fibroso, quando for decorrente de doença medular.

DOENÇAS DO SANGUE **673**

A evolução da mielofibrose secundária é determinada pela sua etiologia. É necessário excluir causas tratáveis, em particular a tuberculose e micoses profundas.

■ *Esferocitose hereditária*

É uma doença hemolítica familiar, relativamente comum, caracterizada por anemia, icterícia intermitente, esplenomegalia e reposta favorável a esplenomegalia. É a principal doença causada por defeitos intrínsecos da membrana eritrocitária, cujo resultado é o aumento da fragilidade osmótica das hemácias, que leva ao encurtamento da sobrevida média. A esferocitose hereditária (EH) é geneticamente heterogênea, sendo a alteração responsável pelo aparecimento de esferócitos no sangue periférico e envolve anormalidades nas interações entre proteínas de membrana, que incluem ligações entre anquirina, espectrina e a proteína 4.2 com a proteína da banda 3. O grau de deficiência de anquirina/espectrina é proporcional à gravidade clínica da doença. A destruição das hemácias anormais ocorre no baço. Em muitos casos a esplenectomia proporciona melhora imediata e duradoura da tendência hemolítica, muito embora a medula óssea permaneça produzindo hemácias esferoides intrinsecamente anormais.

Clinicamente a EH pode ser classificada como leve, moderada ou grave. Pode ser diagnosticada em qualquer período da vida – neonatal até a vida adulta. A anemia é geralmente leve a moderada, normocítica, com hemácias de morfologia esferoide que caracteriza a doença. A icterícia é mais pronunciada nos neonatos, podendo ser necessária a exsanguineotransfusão. Após o período neonatal a icterícia torna-se branda, podendo ser intermitente, com piora em períodos associada a esforços físicos, infecções, estresses emocionais ou gravidez. Quando os sintomas são existentes durante a vida adulta é comum icterícia crônica (bilirrubinemia indireta), dermatite crônica de membros inferiores e até mesmo gota.

A frequência de cálculos biliares aumenta com a idade, mas não são raros casos de detecção ainda na infância. Assim como ocorre em outras anemias hemolíticas crônicas, as úlceras maleolares são frequentes, e também o agravamento de anemia pelas crises aplástica e megaloblástica. A infecção pelo parvorívus B19, que tem tropismo pelas células eritropoéticas, faz um bloqueio na maturação dessas células, o que rapidamente se expressa em anemia grave sem reticulócitos. Esse quadro é transitório; 7 a 10 dias. Já a crise megalobástica é devida à deficiência de folato. Pode ser encontrada nesses pacientes hematopoese extramedular, simulando tumores.

A esplenectomia é recomendada após os 5-6 anos de idade, se houver esplenomegalia volumosa com crises hipoplásicas e aplásicas, déficit de crescimento ou cardiomegalia. Hoje há uma predileção pela esplenectomia laparoscópica. Para alguns hematologistas, a esplenectomia é controversa, e não recomendam para pacientes com níveis de hemoglobina que excedam 10 g/dL, com reticulócitos que estejam abaixo de 10%.

• Hemograma

Anemia, geralmente, de grau moderado, microcítica ou normocítica, nunca hipocrômica. Existe aumento da concentração de hemoglobina corpuscular média (CHCM), reflexo das células desidratadas que perderam mais membrana que hemoglobina. Discreta poiquilocitose; intensa esferocitose. Presença de sinais de regeneração eritroide, tais como reticulocitose importante, policromatofilia e eritroblastose.

• Fragilidade globular osmótica

A presença de esferócitos no sangue pode ser confirmada pelo teste de resistência globular à hipotonia osmótica. Em condições normais, a hemólise tem início em soluções a 0,42% de cloreto de sódio e se completa em soluções entre 0,34 e 0,30%. Na EH pode já ser completa em solução a 0,42%. Nos casos em que a resistência é normal, pode-se utilizar a prova da fragilidade incubada, que é mais sensível (ver Capítulo 30).

674 LABORATÓRIO COM INTERPRETAÇÕES CLÍNICAS

- Prova de Coombs

Negativa.

Nas anemias hemolíticas autoimunes podem ser encontrados esferócitos, portanto a presença de anemia hemolítica autoimune deve ser afastada e excluída através da realização do teste de Coombs.

- Biologia molecular

O estudo das proteínas da membrana pode evidenciar diminuição da anquirina, espectrina, banda 3 ou proteína 4.2, e orientar a pesquisa do defeito genético.

■ Anemias hemolíticas por deficiências enzimáticas

A hemácia é uma célula anucleada, dependente do metabolismo anaeróbico celular e da via glicolítica para gerar energia. Quando existe algum defeito nas enzimas envolvidas nesse ciclo, as consequências vão depender do papel exato desempenhado por essa enzima no aparelho metabólico do eritrócito, que pode ter duas funções importantes: 1) fornecer energia na forma de ATP; e 2) prevenir o dano oxidativo à hemoglobina. A energia celular provém da glicólise, pela via Embden-Meyerhof, enquanto as ações antioxidantes envolvem o ciclo das pentoses ou via da hexose monofosfato. As deficiências enzimáticas de integrantes desses ciclos encurtam a vida média eritrocitária. Os distúrbios mais conhecidos são os da via Embden-Meyerhof e do *shunt* do monofosfato de hexose; o primeiro causado pela deficiência da enzima piruvato quinase (PK) e o segundo pela deficiência da glicose-6-fosfato-desidrogenase (G-6-PD).

Na deficiência de PK, a anemia se manifesta no recém-nascido por icterícia neonatal, que persiste e está associada a reticulocitose. A intensidade da anemia é variável, podendo requerer transfusões ou se limitar a um distúrbio hemolítico compensado, o que pode retardar o diagnóstico até a idade adulta.

A deficiência de G-6-PD é a doença metabólica eritrocitária mais comum, que afeta mais de 400 milhões de pessoas em todo o mundo. No Brasil, acomete 8% dos afrodescendentes. A doença é herdada de forma recessiva ligada ao cromossomo X. Existem mais de 400 mutações descritas, o que resulta em doenças com diferentes graus de atividade enzimática e, naturalmente, diferentes manifestações clínicas. Essa deficiência é o principal exemplo de anemia hemolítica devido à interação entre uma causa intracorpuscular e uma extracorpuscular, porque na maioria dos casos é desencadeada por um agente exógeno.

A hemólise aguda decorrente da deficiência de G-6-PD pode ser evitada, evitando-se a exposição aos fatores desencadeantes (por exemplo, primaquina, sulfonamidas, analgésicos, nitrofurânicos, cloranfenicol, sementes de *Vicia fava* (favismo) ou infecções virais), nos indivíduos já reconhecidamente portadores. É típico uma crise hemolítica começar com mal-estar, fraqueza e dor abdominal ou lombar. Após um intervalo de várias horas até 2-3 dias, o paciente desenvolve icterícia e escurece a urina devido à hemoglobinúria. O início pode ser extremamente abrupto, em especial com favismo nas crianças. Caracteristicamente, esse quadro hemolítico agudo é autolimitado, e melhora sem tratamento específico em alguns dias. Em adultos existe o risco de insuficiência renal aguda, devido à hemoglobinúria.

■ *Hemograma*

As hemácias podem estar normais ou ligeiramente aumentadas de tamanho. Reticulocitose pronunciada, mesmo em presença de anemia moderada. Leucócitos e plaquetas normais. Muitas vezes a melhor pista da doença é a presença, no sangue periférico, de hemácias que exibem uma ou mais pequenas falhas em sua periferia, como se tivessem sido "mordidas" e retirados pedaços (*bite cells*). A presença de corpúsculos de Heinz, que consistem em precipitados de hemoglobina desnaturada, é con-

DOENÇAS DO SANGUE **675**

siderada um sinal incontestável de dano oxidativo aos eritrócitos; são vistos em muito maior número nos pacientes esplenectomizados, pois são removidos do sangue pelas células macrofágicas do baço.

- *Fragilidade globular osmótica*

  Normal.

- *Eletroforese da hemoglobina*

  Normal.

- *Prova de Coombs*

  Negativa.

- *Provas qualitativas*

  Existem provas baseadas na descoloração do azul de cresil brilhante ou de outros corantes, na reação do sangue com ascorbato e cianeto e em testes baseados na fluorescência do fosfato de nicotinamida-adenina-dinucleotídeo reduzido (NADPH). Porém, esses testes durante a crise hemolítica podem não revelar alteração, pois as hemácias mais velhas já terão sido removidas e ocorre substituição delas por outras mais novas, com maior atividade G-6-PD, o que pode mascarar a deficiência.

Hemoglobinopatias

As hemoglobinopatias são um grupo de doenças hereditárias nas quais há anormalidades na produção ou na estrutura da molécula de hemoglobina. As hemoglobinas anormais resultam, em sua maioria, da troca de um único aminoácido em uma ou outra das duas cadeias polipeptídicas da fração globínica da hemoglobina A. Conforme a nomenclatura aceita, designa-se com a letra A a hemoglobina normal do adulto, F a hemoglobina fetal, S a hemoglobina patológica da drepanocitose (da palavra *sickle*, foice) e com as letras consecutivas do alfabeto (C, D, E, G, H), os outros tipos anormais na ordem de sua identificação. Algumas hemoglobinopatias levam nome da cidade onde foram descobertas ou do pesquisador (Niterói, Gênova, Koln, Philly etc.).

Os tipos de hemoglobina existentes nas hemoglobinopatias mais frequentes são os seguintes:
- AA – adultos normais, esferocitose hereditária.
- AF – talassemia maior (anemia de Cooley) e recém-nascidos normais.
- AS – traço falciforme.
- SS – drepanocitose (anemia de células falciformes).
- AC – traço de hemoglobina C.
- CC – doença de hemoglobina C.
- SC – falciforme + hemoglobina C.
- SA(F) – talassemia + falciforme (combinações heterozigóticas de talassemia com hemoglobina C ou E dão uma combinação semelhante, mas sem afoiçamento; a presença de hemoglobina fetal é inconstante, por isso está entre parênteses).

Anemia de células falciformes (drepanocitose)

A anemia falciforme (AF) é a doença hematológica e genética mais prevalente no Brasil. A distribuição no país é heterogênea, sendo mais frequente onde a proporção de antepassados negros na

676 LABORATÓRIO COM INTERPRETAÇÕES CLÍNICAS

população é maior; mas estudos populacionais demonstram a crescente presença da hemoglobina S (HbS) em indivíduos caucasoides. Os genótipos mais comuns que caracterizam as doenças falciformes são: HbS/S (anemia falciforme), HbS/talassemia (alfa/beta), HbS/C, Hb S/D, HbS/persistência hereditária da Hb fetal. O índice de portadores homozigotos (HbAS – traço falcêmico) é significativo, e o cruzamento entre heterozigotos pode gerar casos homozigotos (HbSS – anemia falciforme ou drepanocitose).

É uma das doenças causadas por uma hemoglobina anormal (S), que ao ser exposta a uma condição de hipóxia, sofre uma deformação irreversível, que termina por aumentar a destruição pelo sistema reticuloendotelial (sobrevida média da hemácia cai de 120 dias para 15 a 60). As hemácias falciformes exibem tendência a se aderirem umas às outras, formando trombos intravasculares, responsáveis pelas crises vásculo-oclusivas características na doença. Essa condição de portador confere mais resistência à malária que os indivíduos normais.

O traço falcêmico geralmente é assintomático, mas em raras ocasiões pode apresentar crises álgicas e anemia. A hematúria indolor e a isostenúria é um quadro muito associado ao traço falcêmico, sendo frequente em adolescentes masculinos. Condições que podem precipitar uma crise no indivíduo com traço falcêmico são as grandes altitudes, exercícios extremos e desidratação.

O diagnóstico geralmente ocorre na infância, quando começam as manifestações da anemia hemolítica, os episódios de dor óssea intermitente e a morfologia em forma de S das hemácias. A confirmação se dá por meio da eletroforese de hemoglobina. Um investigação minuciosa do perfil eletroforético da hemoglobina é importante, pois a associação anemia falciforme-talassemia ou doença da hemoglobina SC, ambas do estado heterozigoto composto, tem prognósticos e manifestações clínicas diferentes.

Na AF encontramos hemólise importante, hematócrito variando entre 15 e 30% e reticulocitose. A neutrofilia é um achado comum que pode flutuar nas crises, ou em infecções. Os microinfartos repetidos comprometem os leitos microvasculares. Assim, ocorre a perda do baço nos primeiros anos de vida, o que favorece a suscetibilidade às infecções especialmente por germes capsulados, como pneumocos. Uma crise aguda de obstrução venosa pode gerar um sequestro esplênico, condição rara que requer tratamento de emergência e, geralmente, resulta em esplenectomia. A isquemia óssea e articular favorecem a necrose asséptica (cabeça de fêmur ou úmero), artropatia crônica e também osteomielite por *Salmonella*. A síndrome "mão e pé" é uma manifestação dolorosa, que decorre de infartos nos dedos e faz dactilite. Os acidentes vasculares cerebrais são mais comuns na infância e podem ser recorrentes. Em homens, o priapismo é particularmente doloroso e os episódios frequentes levam a impotência. Úlceras crônicas de perna surgem também, na idade adulta, como consequência da isquemia crônica e infecção secundária. A síndrome torácica aguda é uma manifestação grave, caracterizada por febre, dor torácica, tosse e hipóxia, podendo simular uma pneumonia, embolia pulmonar, infarto miocárdico ou pulmonar. Atribui-se essa condição ao resultado do afoiçamento de hemácias nos pulmões, causando dor e disfunção pulmonar transitória. Na atualidade, a expectativa de vida dos pacientes com anemia falciforme tem chegado até a quinta e sexta décadas, porém a insuficiência renal terminal e a hipertensão pulmonar se tornam as causas de morbidade cada vez mais proeminentes.

■ Tratamento

A anemia falciforme, assim como em todas as doenças hemolíticas, requer suplementação de ácido fólico diário. Nos casos mais graves como crise torácica aguda de repetição e AVC, é recomendado o uso de hidroxiureia (10-30 mg/kg). A hidroxiureia aumenta a expressão de Hb fetal, o que traz vários benefícios sistêmicos ao paciente. Nas crianças, a ultrassonografia com Doppler de carótidas pode ser necessária para monitorar o risco de AVC. Durante as crises álgicas, os anti-inflamatórios não esteroidais, a hiper-hidratação e a oferta de O_2 são eficazes, mas pode ser requerido

DOENÇAS DO SANGUE **677**

também o uso de opioides para controle da dor. O clínico deve sempre buscar as causas subjacentes que levaram ao episódio agudo, embora frequentemente não sejam encontradas. A imunização na infância deve ocorrer como em qualquer outra criança, porém, deve ser dada ênfase à vacinação contra peneumococo e *Haemophilus influenzae*. A administração de penicilina benzatina profilática reduz a morbidade e mortalidade em crianças abaixo dos cinco anos. A transfusão sanguínea, quando necessário, deve ser com hemácias fenotipadas, para prevenir aloimunização, e sempre filtradas para depletar os leucócitos. A doença é incurável, porém o transplante alogênico de medula óssea é uma alternativa a ser considerada para os casos mais graves.

■ Hemograma

Anemia normocítica de gravidade média (geralmente 1,5 milhões a 2,5 milhões/µg), observando-se amiúde algumas hemácias falciformes no sangue periférico. Reticulocitose acentuada. Não é rara uma leucocitose de até 30.000/µg durante as crises dolorosas. A plaquetopenia não faz parte do quadro laboratorial, porém nas crises de sequestro esplênico isso pode ocorrer.

■ Prova de afoiçamento

Quando se mistura, sobre um lâmina, uma gota de solução recente de metabissulfureto de sódio a 2% com uma gota de sangue, dá-se em poucos minutos o afoiçamento de quase todas as hemácias.

■ Bilirrubinemia

Discreta elevação da bilirrubina indireta (2 mg/dL).

■ Raios X dos ossos

Revela adelgaçamento cortical, osteoporose difusa e espessamento da imagem trabecular.

■ Eletroforese da hemoglobina

A demonstração da presença de hemoglobina S associada a uma quantidade variável de hemoglobina F leva ao diagnóstico do estado de homozigoto. O estado de heterozigoto é identificado pela presença das hemoglobinas A e S (mais A que S). A hemoglobina S deve ser distinguida de outras hemoglobinas que se caracterizam por migração eletroforética similar, o que se consegue pela pesquisa do fenômeno de afoiçamento, que é negativo nas outras hemoglobinas.

■ Teste de triagem neonatal (teste do pezinho)

O propósito primário da triagem neonatal das hemoglobinopatias é a identificação de crianças com doenças falciformes. Além disso, a triagem também identifica outras hemoglobinopatias clinicamente significantes, incluindo algumas, mas não todas, β-talassemias, e a maioria das α-talassemias clinicamente significantes. As técnicas envolvem eletroforese por focalização isoelétrica (FIE) e cromatografia líquida de alta resolução (HPLC).

Hemoglobinas instáveis

A substituição dos aminoácidos que reduzem a solubilidade ou aumentam a suscetibilidade à oxidação, produz hemoglobinopatias instáveis que precipitam, formando corpúsculos de inclusão lesivos à membrana eritrocitária. Devido à grande diversidade dos pontos de mutações por substituições e deleções de aminoácidos, as formas de instabilidade se apresentam muito variadas. Algumas

678 LABORATÓRIO COM INTERPRETAÇÕES CLÍNICAS

hemoglobinas são discretamente instáveis e não estão associadas com sintomas clínicos, enquanto outras se precipitam com grande intensidade, causando anemias hemolíticas. Essas anemias podem ser graves, com acentuada diminuição dos níveis de hemoglobina e reticulocitose, ou então podem apresentar-se com discreto quadro hemolítico acompanhado por modesta reticulocitose. Uma das principais características das hemoglobinas instáveis que causam anemia hemolítica é a presença de corpos de Heinz. A Hb Niterói (primeira variante instável da hemoglobina humana descrita na América Latina) causa hemólise e são encontrados corpúsculos de Heinz. Outras variantes latino-americanas, como a Hb Hasharon e a Hb Köln, foram identificadas posteriormente.

Talassemias

A talassemia é uma hemopatia cuja origem está nos países em torno do Mar Mediterrâneo, mas tem ocorrência mundial. Contrariamente ao observado em outras hemoglobinopatias, o que ocorre nas talassemias não é um defeito qualitativo das hemoglobinas, mas sim um defeito quantitativo, que consiste na síntese insuficiente de um dos pares, alfa ou beta, das cadeias peptídicas formadoras da fração globínica das hemoglobinas. A produção insuficiente, ou ausente, de globinas afeta a formação dos tetrâmeros de hemoglobina, causando hipocromia e microcitose. Ocorre um acúmulo desequilibrado das subunidades α ou β, visto que a síntese das globinas não afetadas prossegue em velocidade normal. A gravidade clínica varia amplamente, de acordo com o grau de comprometimento da síntese da globina afetada, a alteração na síntese das outras cadeias de globina e a co-herança de outros alelos anormais de globina. As talassemias podem ser definidas como α ou β-talassemias, dependendo da cadeia de globina e do defeito molecular subjacente. As α-talassemias ocorrem com mais frequência em asiáticos e afrodescendentes, enquanto as β-talassemias atingem mais pessoas de origem mediterrânea.

■ β-talassemias

A hipocromia e a microcitose caracterizam todas as formas de β-talassemias. Nos indivíduos heterozigotos (β-talassemia *minor* ou traço β-talassêmico) essas são as únicas anormalidades encontradas, além de anemia leve. Nos estados heterozigotos (β-talassemia *major*), o acúmulo desequilibrado das globinas α e β leva a um acúmulo de cadeias α não pareadas, que são insolúveis e tóxicas para o precursor eritroide na medula óssea. Os poucos eritrócitos resultantes acabam tendo sua vida encurtada. Esse estado anêmico leva ao aumento de eritropoetina, que produz uma hiperplasia compensatória do tecido eritroblástico na medula óssea, que por ser ineficaz para melhorar a anemia, acaba por gerar massas de tecido eritropoético no baço e fígado. Essa expansão maciça causa deformidades ósseas, sendo comum nas crianças a típica face em "forma de esquilo", devido ao aumento na mandíbula e nos ossos da fronte. A criança evolui com déficit de crescimento, cálculos biliares devido a hemólise crônica, hepatoesplenomegalia e insuficiência cardíaca de alto débito. A morte na primeira década ocorre nos casos mais graves. As transfusões de hemácias prolongam a vida nos casos de β-talassemia *major*, mas terminam por causar hemocromatose pelo acúmulo de ferro e se tornam fatais em torno dos 30 anos. Existe um tipo intermediário de β-talassemia, que tem um curso mais brando, mas também é heterozigoto.

■ α-talassemias

A produção de α-globinas é regulada por quatro α-genes. A α-talassemia é causada pela redução ou abolição completa da cadeia α-globina no alelo afetado. O portador heterozigoto pode tanto ser tanto um traço α-talassemia-2 ou um traço α-talassemia-1. No traço α-talassemia-2 temos um estado de portador assintomático, em que apenas um gene da α-globina é mutado. Geralmente cursam com microcitose leve, mas também pode ser normal, estando os níveis de HbA2 e HbF normais.

DOENÇAS DO SANGUE **679**

Já no traço α-talassemia-1, dois genes da α-globina estão mutados, o que resulta em uma anemia moderada, pequena redução dos índices hematimétricos (hipocromia, microcitose e anisopoiquilocitose), assemelhado-se à β-talassemia *minor*. Os casos duplamente heterozigotos para α-talassemia-1 e 2 resultam em quadros mais graves, denominado doença HbH (quando a cadeia α-globina está reduzida a menos de 25% do normal, e ocorrem homotetrâmeros de β-globina). Ambas as condições (α-talassemia-1 e 2) requerem diagnóstico diferencial com deficiência de ferro, e os parâmetros hematológicos devem ser revisados após a suplementação de ferro. Algumas condições podem ser mascaradas pela superposição de traço β-talassêmico nos portadores de α-talassemia. No estado homozigoto para esses casos, não há produção de qualquer cadeia α-globina, o que leva à hidropsia fetal, sendo incompatível com a vida.

■ *Diagnóstico*

Ambas α ou β-talassemias (heterozigóticas) apresentam parâmetros microcíticos e hipocrômicos, com ou sem anemia leve. Os índices de eritrócitos e a morfologia, seguidos por separação e medição das frações de hemoglobina, são a base para a identificação de portadores. Além disso, o nível de ferro deve ser estabelecido pela ferritina e capacidade total de ligação de ferro. O volume corpuscular médio (VCM) e a hemoglobina corpuscular média (HCM) são marcadamente reduzidos nos portadores de β-talassemias (VCM: 60-70 fL; HCM: 19-23 pg), ao passo que na α-talassemia, uma diminuição entre leve e relevante é normalmente observada. A determinação da HbA2 é o exame mais importante para detecção dos β-portadores, que estará aumentada. Na α-talassemia, a HbA2 pode ser menor que o normal e assume um valor significativo quando a deficiência de ferro é excluída. Vários algoritmos têm sido introduzidos na prática clínica para diferenciar os portadores de talassemia e indivíduos com deficiência de ferro, mas essas fórmulas devem ser utilizadas de forma consciente, principalmente quando o único parâmetro discriminante for a contagem de hemácias. A análise molecular não é necessária para confirmar o diagnóstico dos β-portadores, mas isso é necessário para confirmar o status nos portadores de α-talassemia. Existem diversas técnicas baseadas em PCR e sequenciamento de DNA para estabelecer diagnóstico das mutações conhecidas e desconhecidas dos genes da globina. Já foram descritas mais de 200 mutações na β-talassemia.

■ Talassemia maior

■ *Hemograma*

Intensa anemia microcítica hipocrômica (Hb igual ou inferior a 6 g/dL). Presença de hemácias em alvo de tiro, com ponteado e basofilia difusa, numerosos eritroblastos nucleados. Número moderado de reticulócitos. Leucócitos e plaquetas em número normal ou aumentado.

■ *Eletroforese da hemoglobina*

Elevação das frações F e A2 (até 90% de F e acima de 3% de A2).

■ *Ferro e ferritina séricos*

Elevados.

■ *Bilirrubinemia*

Um pouco elevada.

680 LABORATÓRIO COM INTERPRETAÇÕES CLÍNICAS

■ Talassemia menor (beta ou alfa)

■ *Hemograma*

Anemia microcítica e levemente hipocrômica não muito intensa mas persistente (Hb geralmente acima de 9 g/dL), resistente ao tratamento pelo ferro. Presença de células em alvo de tiro e com ponteado basófilo. Anisocitose e poiquilocitose (mais proeminentes que em uma anemia ferropriva de igual intensidade). Reticulócitos em número normal ou pouco aumentados. Leucócitos e plaquetas sem alteração de monta.

■ *Ferro e ferritina séricos*

Elevados, o que auxilia a excluir a carência de ferro.

■ S-β-talassemia

Essa doença mostra aspectos tanto da drepanocitose quanto da talassemia, embora seja, em geral, menos grave que qualquer uma delas. O estudo dos membros da família é indispensável para seu diagnóstico, pois a eletroforese não permite distingui-la da drepanocitose, uma vez que ambas as moléstias exibem o mesmo padrão eletroforético.

Anemias hemolíticas autoimunes

Essas anemias se caracterizam pela diminuição da sobrevida das hemácias, mediada direta ou indiretamente por anticorpos, os quais podem ser autoanticorpos ou aloanticorpos.

A anemia hemolítica autoimune (AHAI) é classificada de acordo com a temperatura de reatividade dos anticorpos aos eritrócitos. Na AHAI a quente, os autoanticorpos "quentes" reagem mais fortemente à temperatura corporal (37 °C), sendo incapazes de aglutinar as hemácias, e a hemólise ocorre pela destruição pelo sistema reticuloendotelial (SRE). Na AHAI a frio, os autoanticorpos "frios" se ligam aos eritrócitos em temperaturas entre 4-18 °C, podendo levar à aglutinação de eritrócitos na circulação sanguínea e, ao ser ativado o sistema complemento, ocorre a hemólise. Na forma mista, os dois tipos de autoanticorpos coexistem. Diferenciar entre AHAI a quente ou a frio é essencial, pois o prognóstico e as estratégias terapêuticas são distintos.

A AHAI também pode ser classificada com base em sua etiologia: 1) AHAI idiopática (ou primária), não apresenta correlação com a doença de base; 2) a secundária está associada a doenças linfoproliferativas, imunodeficiências, uso de medicamentos ou neoplasias. As doenças linfoproliferativas são responsáveis por mais da metade dos casos de AHAI secundária.

■ AHAI por anticorpos quentes

Representa cerca de 70,3% de todos os casos de AHAI, podendo ser classificada como secundária em 25% dos casos. Neoplasias linfoides e doenças do colágeno, como lúpus eritematoso sistêmico, artrite reumatoide e imunodeficiências, são as doenças mais frequentemente associadas. Medicamentos tais como cefalosporinas, levodopa, metildopa, penicilinas, quinidina e anti-inflamatórios não esteroidais, são também descritos como causadores de AHAI a quente. Em crianças podem ocorrer após infecções ou imunizações.

As manifestações clínicas são variáveis; usualmente têm início insidioso, febre, dor abdominal e lombar, manifestações de anemia com dispneia, palpitações, mal-estar geral e hemoglobinúria. Achados clínicos são palidez cutâneo-mucosa, icterícia, hepatoesplenomegalia, linfonodomegalia, infarto esplênico e tromboembolismo venoso (responsável por 3 a 10% dos óbitos na AHAI). Nas formas mais brandas, sua única manifestação é o teste de Coombs direto positivo, sem sintomas clínicos.

DOENÇAS DO SANGUE **681**

O prognóstico é imprevisível e, nos casos de AHAI secundária, depende da doença de base. Genericamente o tratamento é baseado em corticoides, drogas imunossupressoras, esplenectomia e rituximabe (anti-CD20). Podem evoluir com remissões e recaídas ao longo da vida.

■ AHAI por anticorpos frios

A incidência é relativamente pequena; havendo pico entre 50 e 60 anos, sem predomínio de sexo. Os anticorpos ativos em baixas temperaturas causam duas doenças clinicamente distintas: a doença das aglutininas a frio (crioaglutininas) e a hemoglobinúria paroxística a frio. A doença das aglutininas a frio é mediada por anticorpo IgM contra antígenos polissacarídeos na superfície das hemácias em 90% dos casos. Os anticorpos "frios" são usualmente produzidos em resposta a infecções ou por doenças linfoproliferativas. As formas associadas a infecções são de apresentação aguda, mais comumente decorrentes de pneumonia por germe atípico (geralmente *Mycobacterium pneumoniae*), e de infecções virais como mononucleose infecciosa, causada pelo vírus Epstein-Barr. A forma mais comum, no entanto, é a idiopática ou primária, que ocorre principalmente em indivíduos na sexta e sétima décadas de vida. Essa forma atualmente vem sendo considerada uma desordem linfoproliferativa não maligna de células B, associada à monoclonalidade de IgM na quase totalidade dos casos.

A síndrome cursa com sintomas de anemia crônica (fadiga, dispneia aos esforços e fraqueza), urina escura, acrocianose nas orelhas, dedos das mãos e pés, icterícia, hepatoesplenomegalia e linfoadenomegalia. As manifestações clínicas variam com o paciente, provavelmente tendo relação com a amplitude térmica do anticorpo frio. O tratamento raramente requer uso de drogas imunossupressoras ou transfusões de sangue, pois a maioria dos casos tem melhora espontânea. O prognóstico é infinitamente melhor que na AHAI a quente.

■ Hemoglobinúria paroxística a frio

Hemoglobinúria paroxística a frio (HPF) é um subtipo raro de AHAI descrita inicialmente como manifestação de sífilis terciária. Os casos relatados nos últimos anos estão relacionados a infecções virais nas crianças (sarampo, varicela, caxumba, mononucleose infecciosa e infecção do trato respiratório superior). O anticorpo policlonal de Donath-Landsteiner, característico de HPF, é um anticorpo IgG com especificidade antígeno P da superfície da membrana eritrocitária. Esse anticorpo ativa diretamente a cascata de complemento, causando hemólise intravascular. Os anticorpos geralmente aparecem cerca de uma semana após o início das infecções e persistem por 1-3 meses. As crises são precipitadas quando há exposição ao frio e estão associadas à hemoglobinúria, calafrios, febre e dor abdominal e nos membros inferiores. A doença usualmente tem curso autolimitado. Nos casos mais graves, a plasmaférese para remoção de IgM está indicada.

■ Anemia hemolítica induzida por drogas

É uma causa muito rara, mas pode ocorrer com usuários de alfametildopa, levodopa, ácido mefenâmico, diclofenaco, cefalotinas, penicilinas, entre outras. A hemólise, nesses casos, resulta de diferentes mecanismos e fisiopatologias. A anemia costuma ser mais branda, sem risco à vida para o paciente. O tratamento de escolha sempre é a suspensão da droga, mas os testes de triagem para AHAI podem permanecer positivos por meses.

■ Anemia hemolítica imune induzida por aloanticorpos

A presença de aloanticorpos em pacientes politransfundidos e após a gestação já é conhecida, assim como na anemia falciforme, talassemia etc. O quadro hemolítico pode ocorrer concomitante ou logo após a transfusão. Clinicamente pode apresentar uma hemólise grave ou branda, mas na grande maioria, a hemólise precede a positividade do teste de Coombs. A resposta a corticoterapia é excelente.

682 LABORATÓRIO COM INTERPRETAÇÕES CLÍNICAS

■ *Laboratório*

• Prova de Coombs

Na prova de Coombs, os anticorpos antieritrocitários podem ser classificados em aglutinantes e não aglutinantes, se causarem ou não aglutinação das hemácias ao entrarem em contato com elas, em uma solução salina isotônica. Quase sempre, os anticorpos aglutinantes pertencem à classe IgM e os não aglutinantes, à classe IgG. A principal característica desse tipo de anemia é a reação direta "quente" positiva, o que demonstra existir IgG e/ou C3 na superfície das hemácias a 37 °C. Observam-se três padrões de reação de Coombs direto: 1) prova positiva com o soro anti-IgG e negativa com o C3, que é encontrada na AHAI idiopática e nos casos induzidos por alfametildopa ou penicilina; 2) prova positiva com os soros IgG e C3, que é o padrão encontrado nos casos ligados ao lúpus eritematoso sistêmico, podendo ser visto também na AHAI idiopática (nunca nos casos ligados a medicamentos); e 3) prova negativa com o soro IgG e positiva com o C3, que é o padrão encontrado na AHAI idiopática, quando o anticorpo IgG é de baixa afinidade e também em alguns casos ligados a medicamentos, sendo visto ainda nas formas criopáticas (doença da aglutinina de frio e hemoglobina paroxística a frio).

• Pesquisa de anticorpos de frio

Esses anticorpos IgM reagem com glicoproteínas da membrana eritrocitária designadas i e I. As aglutininas anti-i são encontradas mais comumente na mononucleose infecciosa e linfomas tipo grandes células; enquanto as anti-I existem nas formas idiopáticas. Em ambos os casos, há ativação e fixação de complemento. Como a IgM é facilmente lavável das hemácias, a prova de Coombs direta identifica unicamente complemento.

• Hemograma na AHAI a quente

Anemia leve ou grave, normocítica e normocrômica (na fase inicial) acompanhada de reticulocitose, mas pode ocorrer reticulocitopenia. O esfregaço de sangue mostra anisopoiquilocitose, esferocitose, policromatofilia, e até autoaglutinação. Pode ser acompanhada de leucocitose neutrofílica e trombocitose. Na AHAI, a contagem de plaquetas pode estar abaixo do normal, a ponto de surgir púrpura (síndrome de Evans).

Os anticorpos antieritrocitários quentes são inativos apenas *in vitro*. *In vivo*, as hemácias por eles revestidas são captadas pelo SRE e acabam destruídas pelos macrófagos, após se transformarem em esferócitos e circularem pela corrente sanguínea.

• Hemograma na AHAI a frio

Caracteristicamente, nas AHAIs a frio, apresentam autoaglutinação das hemácias, o que se observa nos esfregaços. Já durante a coleta do sangue, as hemácias podem se aglutinar rapidamente e o sangue parecer coagulado, mesmo na presença do anticoagulante (o aquecimento do tubo restabelece a aparência normal do sangue). A anemia é geralmente de grau leve, com teor de hemoglobina acima de 7,5 g/dL, com reticulocitose moderada.

• Teste para comprovação de hemólise

Aumento de reticulócitos e desidrogenase láctica (DHL), redução dos níveis séricos de haptoglobina e aumento de bilirrubina indireta nos pacientes com hemólise grave. Para o diagnóstico de hemólise, pelo menos um desses testes deve estar alterado, sendo a haptoglobina o mais sensível.

Trombocitopenias ou plaquetopenias

O desenvolvimento de contadores celulares nos últimos anos, trouxe a contagem de plaquetas como rotina nos hemogramas, e essa informação permitiu que novas questões surgissem na prática clínica. As plaquetas são originárias da fragmentação citoplasmática dos megacariócitos. Após sua libração da medula óssea, elas são sequestradas no baço por 24-48 horas. O baço contém cerca de 30% das plaquetas circulantes, com período de vida em torno de 7 dias. Sua função está relacionada com a hemostasia primária da coagulação do sangue. O valor sérico normal da plaqueta varia de 150.000 a 400.000/mm^3.

A trombocitopenia pode ser adquirida ou hereditária:

1. Diminuição da produção:
   - Insuficiência medular: aplasia de medula, infiltração medular por células tumorais, efeito de radioterapia e/ou quimioterapia, drogas, infecções), mielodisplasia.
   - Eritropoese ineficaz: anemia megaloblástica.
   - Distúrbios hereditários: anomalia de May-Hegglin, as síndromes de Sebastian, de Epstein, de Fechtner, de Bernard-Soulier, de Glanzmann etc.
2. Aumento da destruição (ou consumo):
   - Não imunológica: coagulação intravascular disseminada (CIVD), púrpura trombocitopência trombótica (PTT), síndrome hemolítico-urêmica (SHU), vasculites, circulação extracorpórea (CEC).
   - Imunológica: drogas, aloimune (púrpura neonatal), autoimune (púrpura trombocitopênica idiopática – PTI, lúpus eritematoso sistêmico – LES, vírus da imunodeficiência humana – HIV, hepatite por vírus – HCV, doenças linfoproliferativas – LP, púrpura de Henoch-Schönlein – PHS).
3. Outras causas: transfusão maciça, hiperesplenismo, doença de Gaucher etc.

Durante a avaliação de trombocitopenia, duas etapas são essenciais: uma é a hematoscopia da lâmina e a outra, afastar "pseudotrombocitopenia". Caso haja plaquetopenia em uma amostra de sangue colhida em um tubo de tampa roxa que contém etilenodiamina tetracética (EDTA), recomenda-se coletar uma nova amostra em um tubo de tampa azul ou tampa verde, cujos anticoagulantes são o citrato de sódio e a heparina, respectivamente. Também é recomendado que a hematoscopia seja feita com sangue coletado sem anticoagulante (por punção digital).

Em adultos jovens, as causas de plaquetopenia geralmente são por doença da medula óssea, e que devem vir acompanhadas de outras alterações nas hemácias e nos leucócitos. Já nas pessoas acima de 60 anos, a mielodisplasia pode ser a causa. Nessa faixa etária, mas também entre os pacientes hospitalizados, deve ser realizado um inventário farmacológico cuidadoso de tudo o que paciente usa, inclusive drogas vendidas sem prescrição, assim como os "fitoterápicos". Nas crianças, predominam as imunológicas pós-infecção viral, que normalmente se resolvem espontaneamente. As causas hereditárias são doenças raras, mas apresentam-se ainda na infância.

Contagens de plaquetas maiores que 50.000/mm^3 não apresentam risco de sangramentos, mas em contagens inferiores a 20.000/mm^3, sangramentos espontâneos podem ocorrer. Quando a contagem está muito baixa, primeiro surgem petéquias nas áreas de maior pressão venosa (tornozelos e pés). Petéquias são hemorragias puntiformes que não empalidecem à pressão, e geralmente são o resultado de baixa contagem das plaquetas, mas não da disfunção delas. A formação de equimoses está associada à disfunção quantitativa e qualitativa das plaquetas.

Nas trombocitopenias, normalmente se recorre ao mielograma para classificar e caracterizar a plaquetopenia. O aumento no número de megacariócitos (células de onde provêm as plaquetas) na medula óssea pode ser indicativo indica de um processo de destruição ou consumo de plaquetas no sangue periférico, enquanto sua diminuição indica distúrbio na produção. Geralmente, contagens

684 LABORATÓRIO COM INTERPRETAÇÕES CLÍNICAS

de plaquetas maiores que 50.000/mm³ não apresentam risco de sangramentos, mas em contagens inferiores a 20.000/mm³, sangramentos espontâneos podem ocorrer.

É recomendado que as transfusões de concentrados de plaquetas não ocorram baseadas apenas no hemograma, mas principalmente, sem que uma investigação para o diagnóstico não esteja em curso, já que plaquetopenia pode ser indicativo de doença muito grave.

■ Púrpura simples

Caracteriza-se pelo fácil aparecimento de hemorragias cutâneas, sem gravidade, ligadas a um aumento de fragilidade vascular, que podem ocorrer sem qualquer traumatismo perceptível e afeta principalmente as mulheres.

Não existem tratamentos potenciais identificadas para púrpura simples ou hematomas. Os pacientes são aconselhados a evitar medicações antiagregantes plaquetárias, como a aspirina.

O número e funcionamento das plaquetas estão normais, bem como a coagulação sanguínea e a fibrinólise.

■ Púrpura alérgica ou anafilactoide

A púrpura de Henoch-Shönlein (PHS), também conhecida como púrpura anafilactoide ou púrpura reumática, é uma vasculite de causa idiopática, que se caracteriza pelo depósito predominante de IgA na parede dos pequenos vasos da pele, intestino, articulações e glomérulo renal. A manifestação clínica característica e evidenciada em todos os pacientes é a púrpura palpável não trombocitopênica, de localização simétrica preferencial em membros inferiores e nádegas. É mais frequente nas crianças e nos adolescentes, com predomínio em meninos. Alguns fatores desencadeantes são descritos, como, por exemplo, vacinas, infecções de vias respiratórias superiores, infecções causadas por estreptococos do grupo A, adenovírus, parvovírus B19 e micoplasma. A análise histológica da pele continua sendo a forma mais confiável de se diagnosticar a PHS. O uso de corticosteroides é recomendado nos casos mais graves de PHS, principalmente nas manifestações gastrointestinais e/ou renais, obtendo maior eficácia quanto mais precocemente usado.

■ Púrpura trombocitopênica imunológica idiopática (doença de Werlhof)

Doença caracterizada por expressiva redução de plaquetas no sangue periférico, mas com grande número de megacariócitos na medula óssea. Deve sempre ser diagnóstico diferencial com outras causas de plaquetopenia, listadas na introdução. Apresenta-se de forma aguda (autolimitada, geralmente pós-viral, ou pós-vacina, como ocorre em crianças), e em forma crônica recorrente, podendo as formas brandas passar despercebidas por anos, em pacientes assintomáticos com plaquetas > 50.000/mm³. As formas crônicas ocorrem mais comumente em adultos, que melhoram temporariamente com imunossupressores, mas a maioria permanecerá com baixas contagens de plaquetas.

Os tratamentos propostos devem iniciar com pulsoterapia (prednisona 1 mg/kg), por pelo menos três semanas. Caso não tenha resposta satisfatória após 2-3 pulsos, outras medidas terapêuticas devem ser consideradas: esplenectomia, imunossupressores (azatioprina, vincristina, ciclofosfamida), imunoglobulina venosa e, mais recentemente, tanto o anticorpo monoclonal antilinfócitos B CD20 (rituximabe), como os agonistas do receptor de trombopoetina (eltrombopag, romiplostin), têm obtido muitos bons resultados. Transfusões de plaquetas devem ser evitadas na PTI, devendo estar restritas para casos com risco de morte, pois as transfusões podem agravar a autoimunidade. Nos casos relacionados com doenças linfoproliferativas ou colagenoses, o tratamento deve ser direcionado para a doença de base.

DOENÇAS DO SANGUE **685**

■ *Exames laboratoriais*

Observa-se sempre redução do número de plaquetas, que pode chegar a menos de 10.000/mm³, nas formas agudas ou nas crises de agudização das formas crônicas. Além da redução numérica, podem ser encontradas macroplaquetas. A morfologia dos leucócitos e das hemácias é normal. Outras causas secundárias de PTI devem ser investigadas, entre elas LES, sorologias para HIV e HCV, *Helicobacter pylori*, eletroforese de proteínas e dosagens de imunoglobulinas para detectar possíveis casos de hipogamaglobulinemia, deficiência de IgA ou gamopatias monoclonais, e caso haja anemia, o teste da antiglobulina direta (Coombs) colabora com o diagnóstico de anemia hemolítica autoimune combinada com PTI (síndrome de Evans).

■ *Mielograma*

A utilidade do mielograma está na necessidade de excluir doenças que podem ser confundidas com a púrpura de Werlhof, tais como: leucemia, anemia aplástica e, mais raramente, linfossarcoma e outras doenças infiltrativas.

■ Microangiopatia trombótica

As microangiopatias trombocitopênicas trombóticas constituem um grupo de distúrbios que se caracterizam por trombocitopenia, anemia hemolítica microangiopática (hemácias fragmentadas) e indícios laboratoriais de hemólise e trombose microvascular. Nesse grupo se destacam a PTT idiopática e adquirida, e a SHUa, mas também existem síndromes que estão relacionadas a fármacos, gestação e vasculite.

■ *Púrpura trombocitopênica trombótica (PTT)*

Doença aguda devastadora, caso não seja diagnosticada e tratada imediatamente. No passado, a PTT e a SHUa eram consideradas síndromes superpostas. Contudo, nos últimos anos a fisiopatologia da PTT idiopática e adquirida foi mais bem esclarecida e isso a diferenciou claramente da SHU. O fator de von Willebrand (vWF) em condições normais é secretado sob a forma de um multímero grande, que depois é clivado pela metaloprotease ADAMTS13. A persistência desse multímero grande na microcirculação favorece a agregação plaquetária, levando a obstrução vascular e a isquemia tecidual. Há redução de substâncias bloqueadoras da agregação plaquetária (prostaciclina) no leito vascular, ocasionando microtrombose e anemia hemolítica microangiopática. Na PTT hereditária, existe a deficiência congênita da metaloprotease que cliva o vWF, enquanto na forma adquirida há anticorpos anti-ADAMTS13.

A PTT idiopática é mais comum nos pacientes HIV-positivos e nas gestantes. A PTT associada aos fármacos pode ser secundária à formação de anticorpos (p. ex., ticlodipina e clopidogrel) ou à toxicidade endotelial direta (p. ex., ciclosporina, mitomicina C, tacrolimus, quinina). A interrupção ou redução da dose dos agentes tóxicos ao endotélio pode atenuar a microangiopatia.

Clinicamente, os pacientes manifestam anemia, icterícia, púrpura e algum grau de insuficiência renal. As alterações neurológicas estão sempre presentes, mas variam desde uma simples alteração do comportamento até o coma profundo. O principal diagnóstico diferencial é com a CIVD. Embora na CIVD haja trombocitopenia e microangiopatia, a coagulopatia predomina com consumo dos fatores de coagulação e do fibrinogênio, resultando na elevação do tempo de protrombina (PT) e, em muitos casos, também no tempo de tromboplastina parcial ativada (TTPa). O TP e o TTPa estão caracteristicamente normais ou pouco alterados na PTT.

Nos exames laboratoriais são encontrados níveis altos de desidrogenase lática, bilirrubina indireta, alta contagem de reticulócitos, concentrações baixas de haptoglobina e teste de Coombs nega-

686 LABORATÓRIO COM INTERPRETAÇÕES CLÍNICAS

tivo. O esfregaço do sangue periférico revela a presença de esquizócitos, policromasia, eritroblastos, às vezes macroplaquetas. Elevação de bilirrubina indireta, aumento da excreção urinária e fecal de urobilinogênio.

Classicamente, o tratamento envolvia o uso de corticosteroides e imunossupressores, porém, mais recentemente a associação de plasmaférese demonstrou ser muito superior a qualquer outro tratamento isolado. A plasmaférese recolhe o plasma do paciente, por meio de uma máquina de aférese, e o substitui pela reposição com plasma de doador. Esse procedimento remove os autoanticorpos que estão inibindo a atividade da ADAMTS13 e a reposição de plasma fresco congelado (PFC) de doador refaz os níveis de ADAMTS13, corrigindo a deficiência. Desse modo, restaura-se a clivagem dos multímeros de alto peso molecular do vWF, evitando trombose microvascular e revertendo sintomas. A infusão de PFC não é um substituto adequado para a plasmaférese, pois não remove os autoanticorpos da ADAMTS13. Entretanto, a plasmaférese pode não estar imediatamente disponível para todos os pacientes; nessa situação, a infusão de PFC pode promover benefícios temporários em alguns casos. A mortalidade na PTT era de 85-100%, mas com a introdução da plasmaférese caiu para 10-30%. Na impossibilidade de realizar uma plasmaférese automatizada, com uma máquina própria de aférese, em tempo hábil em um centro especializado, a plasmaférese manual pode contribuir muito para melhora do paciente, embora seja um procedimento quase artesanal.

O uso de corticosteroides pode ser adjuvante à plasmaférese. Porém, mais recentemente, a associação de plasmaférese com o rituximabe (droga monoclonal antilinfócito B CD20+) tem obtido excelentes resultados, mesmo nos casos refratários. A depleção dos linfócitos B também reduz a expressão do anticorpo anti-ADAMTS13, resultando em remissão da doença.

Na PTT, remissões com a terapia seguidas de novas recaídas ocorrem com alguma frequência. Cerca de 20 a 25% dos pacientes podem ter recidiva da doença, a maioria dentro dos primeiros anos. Está em curso entre os pesquisadores do tema uma discussão sobre implementar terapia de manutenção após a remissão, com intuito de diminuir as recaídas.

■ Síndrome hemolítico-urêmica atípica (SHUa)

A SHUa é um distúrbio que se caracteriza pela insuficiência renal aguda, anemia hemolítica microangiopática e trombocitopenia. É diagnosticada principalmente na infância e, na maioria dos casos, é precedida por um episódio de diarreia, geralmente do tipo hemorrágico. A *E. coli* O157-H7 é o sorotipo etiológico mais frequentemente associado, mas não é o único. Alguns estudos mostram que existe uma associação desse tipo de SHUa com uma mutação de genes do fator H (que é um regulador solúvel do complemento) e uma proteína do cofator de membrana expresso principalmente nos rins. A SHUa não associada à diarreia tem apresentação clínica mais variável, assim como o prognóstico.

Tanto a PTT quanto a SHUa podem se apresentar na gravidez. A PTT é mais comum no terceiro trimestre, enquanto a SHUa se manifesta mais no período pós-parto. Quando ocorre na gravidez, o risco de morte fetal é muito alto. No diagnóstico presuntivo, a plasmaférese e a imunossupressão devem ser iniciadas, e a avaliação da atividade da ADAMTS13 também. Normalmente, a atividade da ADAMTS13 é < 10% na PTT, e normal na SHUa.

Na atualidade, o anticorpo monoclonal eculizumab é a terapia de escolha para a SHUa.

Mieloma múltiplo

O mieloma múltiplo (MM) é uma neoplasia de linfócitos B maduros, já na fase de plasmócitos. Os plasmócitos normais são células que desempenham um papel vital no sistema imune adaptativo; cada um secreta um anticorpo com especificidade diferente, enquanto os plasmócitos mielomatosos produzem um único, ou monoclonal.

DOENÇAS DO SANGUE **687**

O tumor, seus produtos, assim como a resposta do hospedeiro, resultam nas várias disfunções orgânicas e sintomas, como a dor óssea ou fratura, insuficiência renal (IR), suscetibilidade a infecções, anemia, hipercalcemia e ocasionalmente anormalidades da coagulação, sintomas neurológicos e manifestações decorrentes da hiperviscosidade. O MM é provavelmente uma das neoplasias hematológicas que mais progrediu nos últimos 15 anos pelos avanços genômicos e as incontáveis opções terapêuticas com combinação de drogas. O MM representa 1% de todos os cânceres em populações brancas e 2% em negras, mas chega a 13% entre as malignidades hematológicas.

A patogênese do MM envolve dois aspectos, o dano genético intrínseco do clone maligno e as interações entre os plasmócitos mielomatosos com seu microambiente. Quase todos os pacientes têm anormalidades genéticas, e a citogenética é um fator prognóstico, particularmente a deleção 17p (p53) e a t(4;14). Cerca de 2/3 dos pacientes com MM têm mais de uma das seguintes mutações genéticas: ACTG1, RB1, CYLD, PRDM1, TRAF3, BRAF, FAM46C, DIS3, TP53, NRAS e KRAS, além de uma importante heterogeneidade intraclonal, que desempenha um papel crítico no resultado e na resistência às drogas. O segundo papel na patogênese do MM envolve a interação do clone tumoral com células do estroma (células T, *natural killer*, dendríticas), o que estimula o crescimento, a sobrevivência e a resistência às drogas. Esses efeitos resultam de ação de interleucinas 6 (IL-6), fator de crescimento endotelial vascular (VEGF), entre outros.

O nível de proteína M sérica e/ou urinária está elevado e, caracteristicamente, em elevação ao diagnóstico. O uso da letra M serve para monoclonal, mieloma, imunoglobulina monoclonal e proteína M, que apesar de não serem totalmente idênticos, são usados de certa forma como sinônimos. O MM pode assumir algumas sutis diferenças, dependendo do tipo de imunoglobulina envolvida: IgG é o padrão clássico de MM; o de IgA pode apresentar tumores em locais diferentes dos ossos; os de IgD podem cursar como uma leucemia de plasmócitos e também causam dano renal; de cadeias leves (Bence Jones), são os mais propensos a causar dano renal e/ou depósitos de cadeias leves nos rins, nos nervos, partes moles.

A dor óssea é o sintoma mais comum, com frequência localizada no dorso e nas costelas. As lesões ósseas são causadas pela proliferação das células tumorais que desequilibram o processo de reabsorção óssea, pois ativam os osteoclastos (que destroem o osso) e suprimem os osteoblastos (células responsáveis pela neoformação óssea). As lesões ósseas são de natureza lítica e raramente associadas à formação osteoblástica de osso novo. Por isso, a cintigrafia óssea é menos útil no diagnóstico do que a radiografia simples. A lise óssea mobiliza o cálcio que resulta em hipercalcemia e graves complicações agudas e crônicas. Os tumores ósseos podem se expandir e se tornar palpáveis, principalmente no crânio, costelas e clavículas. O colapso de vértebras pode ocasionar compressão da medula espinhal, podendo levar à paralisia. Um tipo de lesão óssea única, chamada "plasmocitoma solitário", pode ocorrer sem que o paciente tenha desenvolvido MM ainda. Nesses casos, todos os exames de estadiamento são necessários para excluir MM, e a lesão é tratada com radioterapia local. Muitos pacientes evoluem para MM meses ou anos, após essa ocorrência.

Os pacientes com MM são suscetíveis a infecções decorrentes da hipogamaglobulinemia, da supressão da síntese de anticorpos normais e de alterações no sistema complemento, que levam à disfunção fagocitária e humoral. A IR é uma ocorrência comum, em que contribuem para o agravamento: a hipercalcemia, a filtração das cadeias leves (que lesam as células tubulares renais), os depósitos de substância amiloide, a hiperuricemia, a desidratação e também o uso indiscriminado de anti-inflamatórios não esteroidais para controle da dor. A anemia ocorre em cerca de 80% dos casos de MM, sendo geralmente do tipo normocítica e normocrômica. Já a granulocitopenia e a plaquetopenia são raras. As anormalidades da coagulação podem advir de interação do componente M com fatores de coagulação. A hiperviscosidade pode ocasionar cefaleia, retinopatia, perturbações visuais e sintomas neurológicos; embora esses sintomas sejam mais observados na macroglobulinemia de Waldenström, ocorrem no MM. Muitas complicações do MM podem se apresentar inicialmente como emergências médicas.

688 LABORATÓRIO COM INTERPRETAÇÕES CLÍNICAS

Basicamente o tratamento do MM se divide em dois grandes grupos: um é de candidatos ao transplante autólogo de medula óssea (TAMO) e o outro é dos não elegíveis. Esse parâmetro da elegibilidade para o TAMO define quais as drogas poderão ser usadas em primeira linha, para um ou outro grupo. Os agentes alquilantes (p. ex., melfalan) são drogas proibidas para quem tem a perspectiva de TAMO, pois interferem diretamente na obtenção de células-tronco necessárias para o procedimento. Na atualidade, as drogas disponíveis para tratamento são os glicocorticoides (dexametasona, prednisona), imunomoduladores (talidomida, lenalidomida, pomalidomida), inibidores de protease (bortezomib), anticorpos monoclonais (daratumumab, elotuzumab, milatuzumab) e outros agentes (ciclofosfamida, vincristina, adriamicina etc.). As drogas usadas nesse tratamento têm atuação direta sobre o tumor e também no microambiente medular. O objetivo do tratamento é a redução da carga tumoral e, consequentemente, a melhora dos sintomas relacionados ao MM. Quando os marcadores tumorais evidenciam que houve remissão, o paciente é encaminhado para o TAMO (se for elegível). Por característica própria, a doença cursa com períodos de remissão e recidiva, então um outro conceito recente em MM é o tratamento de manutenção após a remissão, pois isso retarda a progressão pós-remissão.

Os bisfosfonatos (p. ex., ácido zoledrônico) são uma classe de substâncias químicas que inibe a destruição óssea e melhoraram a recuperação da força e da densidade óssea. É recomendado que a terapia com bisfosfonatos seja uma medida adjuvante no tratamento, mas também podem ser usados no tratamento agudo da hipercalcemia.

Os progressos no tratamento de MM e seu consequente impacto na sobrevida têm forçado a necessidade de buscar melhores métodos de monitorar a eficácia do tratamento. Os critérios até então se baseavam em técnicas de baixa sensibilidade, como a imunofixação e a morfologia celular, mas agora a doença residual mínima é avaliada por outras metodologias. Na própria medula óssea, o estudo da imunofenotipagem por citometria de fluxo com múltiplos parâmetros e as metodologias moleculares, seja por PCR ou sequenciamento de nova geração têm sido amplamente utilizados. Fora da medula óssea, temos a tomografia computadorizada por emissão de pósitron (PET/TC). Esses exames são considerados excelentes para o monitoramento, porque evitam que os tratamentos sejam excessivos ou insuficientes.

■ Exame de sangue

Hemograma completo e reticulócitos – anemia normocítica e normocrômica, na hematoscopia destaca-se o sinal de *rouleaux* (empilhamento das hemácias). Provas de função renal – avaliam o comprometimento do rim. Dosagem de beta-2-microglobulina – pode estar muito aumentada e tem valor prognóstico de sobrevida. Proteína C reativa e velocidade de hemossedimentação (VHS) – estarão aumentados. Cálcio – hipercalcemia. Coagulograma – pode apresentar alargamento do tempo de coagulação.

■ *Proteínas plasmáticas*

A eletroforese de proteína sérica e também proteína urinária, são os exames de triagem para todo paciente com queixa de dor óssea e anemia; nela se evidencia a hipergamaglobulinemia no padrão monoclonal. A curva eletroforética distingue-se por apresentar um pico alto e agudo (proteína M ou monoclonal), que contrasta com os picos de gamaglobulina largos observados em outras afecções caracterizadas por hiperglobulinemia (policlonal). O pico anormal pode localizar-se na área de alfa$_2$, beta ou gama, para a IgG, e na área de gama a beta, para a IgA. A dosagem de imunoglobulinas é o passo seguinte, para quantificar o componente M, que pode ser do tipo IgG (mais comum), IgA, e IgD, e muito raramente IgM. Quando as células MM produzem uma cadeia de imunoglobulina incompleta essa é chamada de "cadeias leves" (ocorre em 20% dos casos), que são filtradas no rim, sendo detectada apenas na urina.

DOENÇAS DO SANGUE 689

■ Urina

Exame de urina EAS; pesquisa de proteína de Bence Jones; urina de 24 horas para determinação de proteínas totais, eletroforese, imunoeletroforese e *clearance* de creatinina.

■ Avaliação óssea

O inventário ósseo completo por raios X vai mostrar osteopenia difusa, lesões em "saca-boca-do", lesões puramente osteolíticas (com pouca ou nenhuma reação osteoblástica); RNM/TC para avaliação de coluna ou suspeita de compressão medular; PET/TC de corpo inteiro.

■ Medula óssea

Aspirado e biópsia demonstram plasmocitose > 10%, imuno-histoquímica com marcação positiva para CD138, que também determina o tipo de cadeia de imunoglobulina *kappa* ou *lambda* – importante para diferenciar plasmocitose reacional (policlonal) das próprias do MM (monoclonais). O mielograma é necessário para o diagnóstico diferencial da "gamopatia monoclonal de significado indeterminado" (GMSI), que pode ocorrer na população idosa, sem que seja MM; estudo de cariótipos potenciais e anormalidades pelo FISH (nº de cromossomos, translocações, deleções – p. ex., FISH 13q-, t[4:14], 1q21 etc.); e também exames especiais para avaliar o prognóstico (p. ex., pesquisa de anormalidades no cromossomo 13, imunofenotipagem). Todos esses exames são importantes para o diagnóstico e também para avaliar a resposta a doença residual mínima após ou durante o tratamento.

Macroglobulinemia de Waldenström

É uma patologia rara dos linfócitos B caracterizada pela produção monoclonal de IgM. Tem predomínio em homens e ocorre em pessoas com mais de 50 anos. Seu comportamento indolente muitas vezes não requer tratamento.

A doença pode se apresentar com fadiga, astenia, perda de peso, sangramento de mucosas e do trato gastrointestinal, lifonodonomegalias, hepatoesplenomegalia e alterações neurológicas. A manifestação clínica mais importante é a hiperviscosidade, e dela decorrem as perturbações visuais, cefaleia, tontura e parestesia. A hipergamaglobulinemia característica nessa doença é devida ao níveis elevados de IgM, que surgem na eletroforese de proteínas séricas como um pico monoclonal, enquanto as demais imunoglobulinas estão normais ou diminuídas. Podem estar presentes crioglobulinas, que agravam os sintomas vasculares quando expostos ao frio (fenômeno de Raynaud).

O tratamento com cladribina ou fludarabina, é frequentemente eficaz, mas na atualidade, os anticorpos monoclonais antilinfócito B CD20 (rituximabe), aparecem como alternativa para os casos refratários e têm excelentes resultados.

■ Hemograma

Pode revelar anemia normocítica e normocrômica e tendência à formação de *rouleaux* (empilhamento das hemácias). Linfócitos malignos podem ser encontrados no esfregaço. Teste de Coombs pode ser positivo.

■ Mielograma

Frequentemente há dificuldade de se obter material por aspiração, o que obriga a execução de biópsia. Observa-se infiltração difusa de elementos linfócitos plasmocitoides e algumas células plasmáticas. A imunofenotipagem demonstra linfócitos do tipo B com marcação positiva para CD19, CD20 e CD24.

690 LABORATÓRIO COM INTERPRETAÇÕES CLÍNICAS

■ Hemossedimentação

Muito acelerada.

■ Proteínas plasmáticas

A globulina sérica total pode exceder a 7 g/dL. A eletroforese em papel dá um padrão indistinguível do encontrado no mieloma múltiplo. A distinção entre as duas doenças faz-se por imunoeletroforese e dosagem de imunoglobulinas, que revela o aumento de IgM.

Leucemias

As leucemias são neoplasias malignas que derivam da transformação e proliferação de um clone de células-tronco hematopoéticas indiferenciadas ou parcialmente comprometidas com a diferenciação nas linhagens celulares da medula óssea.

As células leucêmicas ocupam a medula óssea (MO), bloqueiam a hematopoese normal, representam-se no sangue periférico (SP) e infiltram múltiplos órgãos, podendo causar a sua disfunção.

De acordo com a origem celular, as leucemias podem ser classificadas como linfoides ou mieloides.

Dependendo do tempo de evolução da doença e da capacidade de maturação das células neoplásicas, as leucemias são classificadas como agudas ou crônicas.

■ Quando suspeitar de uma leucemia aguda

É muito importante diagnosticar uma leucemia aguda (LA) precocemente, assim como determinar o subtipo da doença a fim de instituir a terapêutica correta o quanto antes e aumentar a possibilidade de cura do paciente.

As manifestações clínicas das LAs podem simular aquelas observadas em doenças benignas, como prostração, dor óssea, palidez e febre. A presença de hepato e/ou esplenomegalia, ou ainda de adenomegalias associadas à anemia e febre colocam as LAs como possibilidades diagnósticas.

É frequente que os pacientes sejam tratados inicialmente de forma sintomática ou com antibioticoterapia empírica até que a piora do quadro e/ou a ocorrência de sangramentos cutâneos e mucosos associados aos sintomas anteriores alerte para uma doença mais grave. A suspeita pode ocorrer ou ser confirmada pelo achado de anemia, trombocitopenia e presença de células blásticas no hemograma. Na maior parte dos casos a tríade de insuficiência medular (anemia, hemorragia, infecção) remete fortemente ao diagnóstico de uma LA.

■ Leucemias agudas

As LAs são um grupo heterogêneo de doenças malignas derivadas das células-tronco hematopoéticas, caracterizadas pela rápida proliferação de células imaturas.

As LAs dividem-se em leucemia linfoide aguda (LLA) e leucemia mieloide aguda (LMA), de acordo com a linhagem celular que lhes deu origem. Existe ainda um pequeno grupo de LA que expressa antígenos de mais de uma linhagem e são conhecidas como leucemias de linhagem mista ou leucemias bifenotípicas.

As LAs são classificadas de acordo com a Classificação da Organização Mundial de Saúde (WHO), recentemente revisada em 2016.

As LMAs e LLAs apresentam diferenças importantes em relação à epidemiologia, à evolução clínica e ao prognóstico e por esse motivo o diagnóstico preciso é fundamental para uma decisão terapêutica acertada.

DOENÇAS DO SANGUE **691**

A LLA é a neoplasia maligna mais frequente da criança e representa 30% dos casos de câncer da infância. Apresenta alto percentual de cura nas crianças, nas quais é responsável por até 80% dos casos das leucemias. As LLAs dos adultos representam apenas 20% do total das LA e têm prognóstico pior, com possibilidade de cura em percentual bem menor que o observado na infância.

A LMA é menos frequente nas crianças, nas quais representa 20% das LAs, enquanto nos adultos é responsável por cerca de 80% dos casos. A incidência da LMA cresce progressivamente com a idade.

Os principais fatores de risco para as LA são a predisposição genética, a síndrome de Down, exposição a radiações ionizantes e a benzeno, a quimioterapia antineoplásica e a existência de doenças hematológicas prévias como anemia aplástica, síndromes mieloproliferativas crônicas e síndromes mielodisplásicas.

As LAs evoluem com citopenias (anemia, neutropenia, trombocitopenia) que provocam infecções graves com tendência à disseminação e hemorragias. Os sangramentos decorrentes da trombocitopenia acentuada acometem habitualmente a pele e as mucosas. Entretanto, em um tipo particular de LMA, a leucemia promielocítica, pode-se instalar uma diátese hemorrágica decorrente da coagulação intravascular disseminada (CIVD), que provoca quadros graves como hemorragia pulmonar e/ ou cerebral. A progressão da CIVD confere elevada mortalidade a esses casos.

A insuficiência respiratória com infiltração leucêmica dos pulmões seguida de hemorragia, assim como graves quadros neurológicos consequentes à trombose e hemorragia no sistema nervoso central (SNC) podem ocorrer devido ao fenômeno da leucoestase, que se desenvolve quando a leucometria no SP é muito elevada. A leucoestase ocorre com maior frequência nas LMAs, devido ao tamanho maior dos blastos mieloides em relação aos blastos linfoides.

Os pacientes com LA podem apresentar adenomegalias e hepatoesplenomegalia associadas, assim como dor óssea e articular de forte intensidade. A presença das adenomegalias, a infiltração do SNC causando hipertensão intracraniana e paralisias de nervos cranianos e a infiltração dos testículos faz parte da história natural das LLAs. As LLAs de células T podem ainda causar hiperleucocitose e grandes massas de linfonodos no mediastino.

A formação de um tumor sólido extramedular, o cloroma ou sarcoma granulocítico, pode ocorrer no curso da LMA. As visceromegalias proeminentes, a infiltração da pele e das gengivas, são achados mais comuns nas LMAs com origem nas células da linhagem monocítica.

O quadro clínico das LAs é grave e evolui para a morte em curto espaço de tempo, se a doença não for tratada.

■ Diagnóstico laboratorial das leucemias agudas

O diagnóstico das LAs tem como base a avaliação morfológica do SP e da MO. A semelhança dos blastos leucêmicos com os seus equivalentes normais e a positividade da reação citoquímica da mieloperoxidase (MPO) permite reconhecer a linhagem de uma parte das LA. Entretanto, a confirmação da linhagem celular só pode ser definida, em muitos casos, por meio da imunofenotipagem com anticorpos monoclonais (AcMo) por citometria de fluxo (CF). O estudo citogenético da medula óssea é de grande importância prognóstica.

■ Hemograma e análise do esfregaço do sangue periférico

O hemograma dos pacientes com LA geralmente apresenta citopenias marcadas e progressivas como anemia normocítica normocrômica, neutropenia e trombocitopenia. A leucometria global costuma ser elevada às custas de células blásticas, com redução dos neutrófilos maduros, fenômeno conhecido como hiato leucêmico. Em parte dos casos são observadas leucometrias normais ou mesmo

692 LABORATÓRIO COM INTERPRETAÇÕES CLÍNICAS

leucopenia, acompanhada de poucos ou nenhum blasto circulante. A LMA promielocítica e a LMA megacarioblástica são as que mais frequentemente se apresentam com contagens leucocitárias baixas.

Raros casos de LMA mostram eosinofilia ou basofilia. Pode-se observar em alguns casos de LMA sinais de displasia nas linhagens sanguíneas como macrocitose, poiquilocitose, hipossegmentação e ausência de grânulos nos neutrófilos, além de plaquetas gigantes.

As LLAs apresentam as mesmas alterações no sangue periférico que as LMAs, no entanto as citopenias podem ser inicialmente menos acentuadas. Ao contrário das LMAs, nas LLAs não são observadas alterações displásicas no sangue.

Na era da automação e a despeito da sofisticação do diagnóstico hematológico, a análise da morfologia dos esfregaços de sangue periférico é uma ferramenta importante no contexto da suspeita clínica das doenças hematológicas, em especial as LAs.

Os esfregaços de sangue periférico devem ser examinados quando há citopenias como anemia, neutropenia e/ou trombocitopenia, se há adenomegalia, esplenomegalia, febre e outros sintomas constitucionais. Também são indicações de realizar a hematoscopia, a presença de leucocitose, linfocitose ou monocitose ou quando os alertas do aparelho automático de contagens sanguíneas sugere a presença de células blásticas.

A identificação no sangue periférico de células blásticas sugestivas de LLA tipo Burkitt ou de LMA promielocítica, doenças graves com evolução muito rápida e potencialmente fatal, alerta o médico para o diagnóstico e acelera a instituição do tratamento.

■ *Aspirado e biópsia de medula óssea*

O diagnóstico das LA é confirmado por meio do aspirado e da biópsia de medula óssea (BMO), que são exames complementares realizados em sequência, habitualmente na crista ilíaca posterior, após anestesia local.

Com o material coletado por aspiração da MO são confeccionados esfregaços em lâminas de vidro, que após secagem ao ar livre são fixados e corados pelo Wright-Giemsa.

A análise citológica desse material ou mielograma permite avaliação do detalhe celular e a realização de colorações citoquímicas, das quais a mais importante é a MPO, positiva na linhagem granulocítica e em menor intensidade na monocítica. A MPO identifica mieloblastos pouco diferenciados que têm raros grânulos citoplasmáticos e cuja morfologia não permitiria definir a origem mieloide das células. As células linfoides, os eritroblastos e os megacarioblastos são negativos para a MPO.

O diagnóstico de uma LA exige a presença de ao menos 20% de blastos na MO. Por definição, a LMA apresenta no mínimo 3% dos blastos positivos para MPO e esse ponto de corte foi adotado para descartar a presença residual de mieloblastos normais nas LLA. Quando há menos que 3% de blastos MPO positivos não é possível afirmar que se trate de uma LLA, já que as LMAs com origem nas séries eritroide, megacariocítica, granulocítica com maturação mínima ou monoblástica podem ser negativas para a coloração.

O restante do material do aspirado é deixado coagular e colocado para fixar no formol juntamente com o fragmento cilíndrico do osso, colhido durante a biópsia. A BMO é submetida à descalcificação e posteriormente tanto o osso quanto o coágulo passam pelos procedimentos habituais da técnica histológica.

A citologia e a histologia da medula óssea são exames que fornecem informações complementares e devem ser avaliados em conjunto sempre que possível. A celularidade da MO, que varia com a idade do paciente, deve ser identificada pela análise histológica, que permite avaliar a arquitetura da MO como um todo. Esse exame é o ideal para observar a presença de fibrose, necrose, granulomas, infiltração da MO por tumores sólidos, doenças mieloproliferativas crônicas e infiltração focal por linfomas.

DOENÇAS DO SANGUE **693**

A imuno-histoquímica detecta, por meio da reação com AcMo, antígenos expressos nas neoplasias hematológicas e é um método complementar fundamental ao diagnóstico.

Entretanto, em grande parte dos casos, o diagnóstico das LAs e o acompanhamento da resposta ao tratamento podem ser feitos apenas com o mielograma.

■ *Imunofenotipagem por citometria de fluxo*

A CF é um método de análise multiparamétrico que por meio de um sistema de laser estuda células em suspensão. A CF identifica populações celulares de acordo com o seu tamanho e com a complexidade interna decorrente da presença de grânulos citoplasmáticos.

O exame detecta e quantifica antígenos (Ag) presentes na membrana, no citoplasma e no núcleo das células, quando elas são tratadas com AcMo conjugados com fluorocromos.

Outra utilidade da CF é a de avaliar a quantidade de DNA nas células leucêmicas, pois as LLAs com conteúdo elevado de DNA por hiperdiploidia apresentam melhor resposta à quimioterapia.

A imunofenotipagem é um método rápido e prático para a determinação da linhagem celular das neoplasias hematológicas, particularmente das LAs.

O material para análise pode ser SP ou aspirado de MO, mas também é possível analisar derrames serosos, líquor e suspensões celulares.

Os blastos geralmente se diferenciam das células maduras, não só pelo aspecto morfológico mas também pela expressão de marcadores que mostram a imaturidade das células e pela ausência de antígenos (Ag) característicos das células maduras.

Um painel de anticorpos que detecta Ags que se expressam normalmente nas linhagens celulares, nos seus diferentes estágios maturativos, é utilizado para reconhecer a origem das LAs e defini-las como LMAs, LLAs ou leucemias indiferenciadas ou bifenotípicas.

A caracterização imunofenotípica é fundamental para diagnosticar casos de LMAs pouco diferenciadas e MPO-negativas como a LMA com diferenciação mínima, a LMA monocítica, a eritroleucemia e a leucemia megacarioblástica. Dentre as LLAs, podem ser identificadas aquelas que têm origem em precursores das células B (85%) ou células T (15%). As LLAs de células B maduras ou tipo Burkitt, que são doenças raras, caracterizadas pelo rearranjo do oncogene MYC, evolução agressiva e cura com quimioterapia intensiva, expressam imunoglobulina de superfície.

Além do diagnóstico das LA, a CF pode ser usada também para detectar a doença residual mínima (DRM) por meio da identificação de populações específicas de células tumorais.

Embora o fenótipo das células leucêmicas possa se modificar ao longo do tempo, após o tratamento a CF é um método sensível para detectar pequenas populações de células blásticas com fenótipos anormais, naqueles casos em que não há evidência morfológica da doença no mielograma. A presença de DRM no aspirado de MO está associada com maior risco de recaída da LA.

A CF também pode ser utilizada para orientação de alguns tratamentos específicos, ao determinar, por exemplo, os pacientes com LMA elegíveis para tratamento com o AcMo anti-CD33 gemtuzumab ozogamicina.

■ *Cariótipo da medula óssea*

O exame citogenético é um estudo que detecta alterações nos cromossomos à microscopia óptica. Nas LAs o material utilizado para a análise do cariótipo é colhido por meio do aspirado da medula óssea. As células leucêmicas têm a divisão celular bloqueada na metáfase pela ação da colchicina e após um tratamento específico, fixação e coloração desse material, são confeccionadas lâminas para estudo dos cromossomos.

694 LABORATÓRIO COM INTERPRETAÇÕES CLÍNICAS

Cada cromossomo apresenta diferentes comprimentos, posição do centrômero e características do bandeamento do material genético quanto às bandas claras e escuras, características que permitem a sua identificação. Para descartar a presença de um clone anormal é necessário estudar 20 metáfases.

As alterações citogenéticas encontradas nas LAs têm fortes implicações prognósticas e podem determinar a necessidade de um tratamento mais agressivo como o transplante de medula óssea (TMO) alogênico, por exemplo.

A maior parte das LMAs apresenta alterações citogenéticas das quais as mais frequentes são as translocações e as deleções. Nas deleções, parte do material genético de um cromossomo é perdido, implicando na perda de muitos genes. Nas translocações ocorre a troca de parte de um cromossomo com outro cromossomo não homólogo. Como exemplo podemos citar a t(15;17) observada na maior parte dos casos das LAs promielocíticas que confere bom prognóstico a esse tipo específico de LMA, com altas taxas de cura com tratamento que associa o ácido *all-trans*-retinoico (ATRA) e a quimioterapia.

As alterações mais frequentes nas LLAs são as translocações que ocorrem entre cromossomos diferentes dos que são observados nas LMAs. As LLAs com número de cromossomos aumentado ou hiperdiploidia são mais sensíveis à quimioterapia, enquanto aquelas com hipodiploidia têm prognóstico desfavorável. Um exemplo do papel prognóstico do cariótipo nas LLAs é a t(9;22), comum nas LLAs dos adultos e rara nas LLAs das crianças, associada a doença agressiva e resistente à quimioterapia, com recaídas frequentes mesmo após TMO.

■ Alterações da hemostasia

Os sangramentos são manifestações comuns nas LA. Os locais mais frequentes da sua ocorrência são a pele, as mucosas e o trato gastrointestinal (TGI). Hemorragias graves, capazes de provocar a morte dos pacientes, podem ocorrer nos pulmões, no TGI e no SNC. Os sangramentos geralmente ocorrem por causa da trombocitopenia acentuada, causada pela infiltração da MO pela LA e agravada pela quimioterapia.

Na LA promielocítica, as manifestações hemorrágicas são precoces, disseminadas e graves, decorrentes não só da trombocitopenia, mas também da CIVD. Nesse caso o acompanhamento do paciente deve incluir não apenas a contagem plaquetária, mas também a avaliação do consumo de fatores de coagulação, por meio da realização dos exames de D-dímero, produtos de degradação da fibrina, tempo de protrombina (PT) e tempo de tromboplastina ativada (PTT).

■ Alterações bioquímicas e metabólicas

As LAs podem provocar alterações metabólicas e distúrbios eletrolíticos relacionados à fisiopatologia da doença, assim como a complicações da quimioterapia antineoplásica. A forma mais grave desses distúrbios é conhecida como síndrome da lise tumoral aguda (SLTA); pode ocorrer nas neoplasias hematológicas e nos tumores sólidos, mas é mais frequente nos tumores de crescimento rápido como as LAs e os linfomas não Hodgkin agressivos. A SLTA é caracterizada por hiperfosfatemia, hipercalemia, hiperuricemia, hipocalcemia e insuficiência renal aguda. A síndrome pode ser desencadeada pelo tratamento com quimioterapia, mas também pode ocorrer espontaneamente. Pode haver evidência laboratorial da lise tumoral sem quadro clínico expressivo. A nefropatia por uratos é a principal causa da insuficiência renal nas neoplasias hematológicas e os pacientes com esse quadro, associado a uma LDH elevada, são os que apresentam maior risco de desenvolver a STLA na sua forma clínica grave.

■ Leucemia linfoide crônica

A leucemia linfoide crônica (LLC) resulta da proliferação de um clone de linfócitos B maduros na medula óssea e da sua representação no sangue periférico. É uma doença linfoproliferativa B indolente que acomete preferencialmente pacientes idosos e compreende 30% das leucemias.

DOENÇAS DO SANGUE **695**

O principal achado laboratorial é uma linfocitose típica, progressiva e assintomática que pode ser observada nos hemogramas de rotina. A hematoscopia costuma exibir restos nucleares chamados de manchas de Gumprecht, mas esse achado não é exclusivo da LLC e também ocorre em outras doenças linfoproliferativas leucemizadas. Pode haver uma pequena proporção de células linfoides maiores, com citoplasma mais abundante e um nucléolo proeminente, os prolinfócitos.

Classicamente o diagnóstico da LLC requer uma linfocitose sustentada maior que 5.000 × 10^9/L por pelo menos três meses, com células que expressam um imunofenótipo específico, CD20 fraco, imunoglobulina de superfície, geralmente IgM fraca, CD5 e CD23 positivos.

A maior parte dos pacientes permanece sem sintomas por vários anos; porém, à medida que a massa tumoral aumenta, podem surgir sintomas constitucionais como febre, sudorese noturna e emagrecimento, cansaço, além de citopenias consequentes à ocupação da medula óssea, adenomegalias e hepatoesplenomegalia.

As citopenias também podem ser decorrentes de um processo autoimune de forma especial, a anemia hemolítica autoimune (AHAI), na qual são observadas anemia normo ou macrocítica, policromatofilia e presença de microesferócitos no esfregaço de SP, reticulocitose, elevação da bilirrubina indireta e da LDH.

Outros achados laboratoriais da LLC são gamopatia monoclonal, que não tem significado prognóstico na doença e hipogamaglobulinemia, alteração frequente que contribui para a ocorrência de infecções.

O diagnóstico da LLC pode ser feito por meio da avaliação morfológica do SP associada à imunofenotipagem por citometria de fluxo do mesmo material. Embora a BMO não seja necessária para o diagnóstico da LLC, esse exame permite a avaliação da reserva medular e do padrão da infiltração pelo tumor. O mielograma mostra medula óssea hipercelular, com infiltração variável por pequenos linfócitos. Se houver AHAI associada ou trombocitopenia autoimune, podem ser observadas, respectivamente, hiperplasia de série eritroide e de série megacariocítica.

A LLC, assim como os outros linfomas indolentes, pode-se transformar em uma doença mais agressiva. As transformações clonais que ocorrem com maior frequência são a evolução da leucemia com aumento dos prolinfócitos ou transformação prolinfocitoide, assim como a transformação para um linfoma de grandes células agressivo, fenômeno conhecido como síndrome de Richter.

Embora a LLC apresente uma morfologia e um fenótipo homogêneo, a sua evolução é heterogênea e, por esse motivo, os fatores prognósticos devem ser levados em conta.

Os fatores prognósticos clínicos são o estadiamento avançado, baseado na existência de organomegalias e citopenias, a infiltração difusa da MO, o tempo de duplicação dos linfócitos menor que 12 meses, o número de linfócitos maior que 60.000/mm³ e a morfologia atípica, com número de prolinfócitos entre 10 e 55%.

Existem vários fatores biológicos relacionados ao prognóstico como a beta-2-microglobulina elevada, alta expressão pelas células do CD38 e de ZAP-70, mutação na região variável da cadeia pesada das imunoglobulinas e as alterações citogenéticas; porém o único fator biológico que atualmente define mudança do tratamento é o achado por FISH da deleção do cromossomo 17 (del17p) associada à mutação da p53. A del17p ocorre em 7 a 14% das LLC e tem mau prognóstico.

No estágio atual do conhecimento, a LLC não deve ser tratada nas fases iniciais da doença, mas apenas à medida em que progridem as citopenias, aumentam as adeno e organomegalias, ocorrem sintomas constitucionais ou citopenias autoimunes refratárias ao tratamento. O tratamento precoce não é curativo e confere toxicidade indesejada a pacientes assintomáticos, muitos com idade avançada. Os fatores biológicos relacionados ao mau prognóstico, inclusive a del17p, não definem o início do tratamento nos estádios iniciais, nos quais a conduta permanece sendo a de observação.

696 LABORATÓRIO COM INTERPRETAÇÕES CLÍNICAS

Linfomas

Os linfomas são neoplasias malignas derivadas da expansão de um clone de células linfoides. O estágio de maturação celular em que ocorre a transformação maligna determina diferentes subtipos de linfomas, com características morfológicas, moleculares e biológicas distintas.

A primeira descrição de um linfoma coube ao cirurgião inglês Thomas Hodgkin, que em 1832 relatou casos de uma doença fatal que causava adenomegalias progressivas, com comprometimento frequente do mediastino e do baço, que passou a ser conhecida como doença de Hodgkin.

Algumas décadas mais tarde, Virchow criou o termo linfossarcoma para designar neoplasias com origem nos linfonodos.

No início do século XX foi publicada a descrição histológica da célula de Reed-Sternberg, característica da doença de Hodgkin.

Para distinguir a maior parte das neoplasias linfoides desse tipo particular de linfoma, a doença ou linfoma de Hodgkin (LH), todas as outras foram denominadas linfomas não Hodgkin (LNH). Dessa forma, os linfomas são classificados como LH e LNH. Os LH derivam de uma célula linfoide B modificada. Os LNH são em sua maioria neoplasias de células linfoides B, mas uma menor parte deriva de células T/NK. A classificação das neoplasias linfoides da OMS é extensa e complexa e a referência pode ser consultada no final do capítulo.

A maior parte dos linfomas surge nos linfonodos e os principais achados clínicos sugestivos de um linfoma são as adenomegalias. Elas costumam ser volumosas, têm consistência firme como borracha, são indolores e não têm sinais flogísticos ou fistulização. A suspeita é mais evidente quando as adenomegalias ocorrem nas cadeias ganglionares superficiais (cervicais, axilares e inguinais), onde podem ser visíveis e palpáveis, muitas vezes formando massas pelo fusionamento dos gânglios. Entretanto, uma parte dos linfomas começa em cadeias ganglionares intratorácicas e intra-abdominais, e nesses casos a suspeita diagnóstica deve-se a sinais indiretos, relacionados à compressão de estruturas, como edema localizado, tosse seca, dispneia, dor torácica ou dor abdominal, por exemplo. Embora não seja um fenômeno frequente, em alguns tipos de linfomas pode-se observar a involução parcial e temporária dos linfonodos, como nas doenças benignas. Por esse motivo, a observação dos casos suspeitos por um tempo mais prolongado é recomendável, para que a decisão de indicar uma biópsia ganglionar não seja descartada precocemente. Além disso, em raros casos de linfomas agressivos ou com componente inflamatório acentuado, podem ser observadas dor, febre e fistulização, simulando a tuberculose.

Os LNH podem surgir em cerca de um quarto dos casos em sítios extranodais como estômago, medula óssea, pele, intestinos, SNC, ossos, pulmões e glândulas.

Os LH caracteristicamente têm início apenas em sítios nodais, mas podem atingir outros sítios por contiguidade ou por disseminação hematogênica.

■ Linfoma de Hodgkin

O LH acomete ambos os sexos e apresenta distribuição etária com padrão bimodal – pico de incidência na terceira década de vida e um pico menor após os 50 anos. É uma doença rara nas crianças.

Os fatores de risco são, além da predisposição genética, a infecção pelo vírus de Epstein-Barr e pelo HIV.

Essa neoplasia maligna, com evolução geralmente lenta e previsível, tem origem nos linfonodos, que são acometidos por contiguidade. As adenomegalias costumam ser inicialmente localizadas, geralmente unilaterais, mais frequentes em cadeias cervicais, principalmente à esquerda, assim como no mediastino. Diferente das adenomegalias periféricas que são visíveis e palpáveis, as massas mediastínicas são descobertas por exames radiológicos, solicitados nos pacientes que apresentam febre, dispneia, tosse seca e dor torácica. O acometimento do baço é frequente na evolução do LH, cuja apresentação inicial costuma ser supradiafragmática.

A disseminação hematogênica, geralmente tardia, provoca a invasão da medula óssea, fígado, pulmão e ossos, além de derrames serosos.

Os sintomas constitucionais, febre, perda de peso e sudorese noturna são frequentes e podem simular doenças infecciosas. O prurido pode ocorrer ocasionalmente.

O LH tem alto percentual de cura com quimioterapia, mas a taxa de curabilidade encontra-se reduzida na doença avançada e o diagnóstico precoce é fundamental para uma melhor resposta ao tratamento.

O diagnóstico do LH necessita de comprovação histopatológica por meio de biópsia ganglionar ou de outro sítio envolvido, como, por exemplo, a medula óssea.

A histologia do LH geralmente exibe poucas células neoplásicas em meio a um rico infiltrado inflamatório com neutrófilos, eosinófilos, linfócitos e histiócitos e fibrose, e por esse motivo não se observa representação leucêmica no sangue periférico. As células neoplásicas características do LH, quando binucleadas, são conhecidas como células de Reed-Sternberg e quando mononucleadas são conhecidas como células de Hodgkin, e têm marcação específica na imuno-histoquímica, habitualmente CD45-, CD30+ e CD15+.

O hemograma pode mostrar alterações inespecíficas como eosinofilia, linfopenia e anemia normocítica normocrômica, além de VHS acelerado. Quando a doença infiltra a medula óssea, pode causar pancitopenia (anemia, leucopenia e trombocitopenia). Alterações laboratoriais como baixos níveis de albumina, LDH elevada, assim como anemia, linfopenia e VHS acelerado, constituem fatores de mau prognóstico no LH.

■ Linfoma não Hodgkin

Os LNH compreendem um grande espectro de neoplasias linfoides que variam desde doenças indolentes até muito agressivas, de acordo com o subtipo histológico. São mais frequentes nos adultos que nas crianças e a incidência da doença aumenta com a idade.

Os principais fatores de risco são exposição a solventes orgânicos, inseticidas, benzeno, tratamento com radio e/ou quimioterapia prévias, imunodeficiências congênitas e imunodeficiências adquiridas (transplantados e colagenoses) e infecções pelo HIV, EBV, vírus do herpes tipo 8, vírus da hepatite C, HTLV1 e *Helicobacter pylori*.

O quadro clínico é dominado por volumosas adenomegalias geralmente simétricas ou disseminadas, superficiais e/ou profundas que podem confluir e se fusionar, formando grandes massas tumorais compressivas que causam quadros graves como síndrome de veia cava superior, insuficiência respiratória, síndrome de compressão medular e hidronefrose.

Os sintomas constitucionais, febre, sudorese noturna e emagrecimento são frequentes e a hepato e esplenomegalia e os derrames serosos podem ser precoces.

O diagnóstico do LNH necessita de uma comprovação histopatológica por meio de biópsia ganglionar ou de outro sítio envolvido, como, por exemplo, medula óssea, pele ou estômago. É importante mencionar que a punção aspirativa por agulha não é um método adequado para diagnosticar um linfoma porque não permite avaliar a arquitetura do linfonodo, o que dificulta a classificação da doença.

O diagnóstico deve levar em conta os aspectos clínicos, associados às características morfológicas e um painel imuno-histoquímico adequado deve ser selecionado de acordo com esses achados. Na histologia para o diagnóstico diferencial dos linfomas, devem ser observados o tamanho da célula, o seu grau de diferenciação, as características anaplásicas, o número de mitoses, a presença de fibrose ou infiltrado inflamatório associado e o padrão de infiltração do linfonodo ou da medula óssea.

Em geral, os subtipos agressivos de LNH são curáveis com QT, enquanto os indolentes ficam sob controle, por meses ou anos, mas recidivam.

698 LABORATÓRIO COM INTERPRETAÇÕES CLÍNICAS

A maior parte dos LNH tem como sítio primário os linfonodos e em menor escala os sítios extranodais. Eles podem infiltrar a MO e se representar no SP como fazem as LAs. A leucemização de um linfoma pode ocorrer ao diagnóstico ou durante a evolução da doença e a possibilidade de que a representação leucêmica ocorra depende do tipo histológico. Dentre os linfomas agressivos, os que mais apresentam uma fase leucêmica são o linfoma linfoblástico, mais frequente nas crianças, e o linfoma de Burkitt, extremamente agressivo e capaz de duplicar a sua massa tumoral em 24 horas. Entretanto, a infiltração da MO e a leucemização são mais frequentes nos LNH indolentes como no linfoma de pequenas células, linfoma esplênico de zona marginal, linfoma folicular, linfoma da zona do manto, linfoma linfoplasmacítico e leucemia/linfoma T do adulto relacionada ao vírus HTLV1.

A infiltração meníngea é comum nos linfomas agressivos quando leucemizados ou quando infiltram a medula óssea e pode ser observada na citologia do líquor, da mesma forma que nas LLAs.

Nos LNH que apresentam infiltração da MO e representação leucêmica no SP, pode-se utilizar a imunofenotipagem por citometria de fluxo, da mesma forma que nas LAs, como método complementar à análise morfológica para o diagnóstico. A imunofenotipagem é um método rápido, capaz de confirmar a linhagem celular das neoplasias linfoides e de reconhecer a origem B ou T/NK das células. Por meio da utilização de um painel de AcMo é possível definir um perfil imunofenotípico característico das diferentes neoplasias linfoides.

O material para análise pode ser SP ou aspirado de MO, mas também é possível analisar derrames serosos, líquor e outras suspensões celulares.

Em geral, os linfomas de origem B apresentam positividade para um marcador pan B, e o CD20 e os linfomas T apresentam positividade para CD3. A presença ou ausência de outros marcadores ajuda na definição dos subtipos dos linfomas. Assim, o TdT é característico dos linfomas linfoblásticos, o CD10 é frequente no linfoma folicular e a ciclina D1 reconhece os linfomas da zona do manto, por exemplo. A proliferação celular, relacionada à maior agressividade do linfoma, é demonstrada pelas figuras de mitose à microscopia óptica, mas também pode ser detectada pela expressão de antígenos associados ao crescimento dos tumores como o Ki-67, positivo exclusivamente em núcleos em proliferação.

Ao contrário das LAs, a análise do cariótipo dos linfomas pelo método citogenético convencional não é muito eficaz porque necessita de material fresco e não fixado e porque em muitos casos o índice mitótico do tumor é baixo, produzindo poucas metáfases. Além disso, com frequência os cariótipos são muito complexos e uma mesma translocação pode envolver genes diferentes, resultando em tipos histológicos de linfomas distintos. O método citogenético molecular mais utilizado é o FISH (*fluorescence in situ hybridization*), que pode ser aplicado em material fixado e parafinado e que é capaz de identificar as anomalias das células em interfase, por meio do uso de sondas constituídas por fitas de DNA complementar, marcadas com fluorocromos.

Os LNH podem produzir no hemograma citopenias isoladas (anemia, leucopenia e trombocitopenia) ou pancitopenia decorrente da infiltração acentuada da MO.

Alguns linfomas podem estar associados a citopenias autoimunes como anemia hemolítica autoimune (AHAI) e trombocitopenia autoimune. Nos casos de AHAI são observados reticulocitose, elevação da LDH e da bilirrubina indireta e teste de Coombs positivo.

Os LNH podem evoluir com uma síndrome de lise tumoral espontânea ou relacionada ao tratamento, caracterizada por hiperuricemia, hiperfosfatemia, hipercalemia, hipocalcemia e insuficiência renal aguda, como descrito para as LAs.

Bibliografia

Almeida JL. et al. Envolvimento renal na púrpura de Henoch-Schönlein: uma análise multivariada de fatores prognósticos iniciais. J Pediatr (Rio J). 2007; 83(3).

DOENÇAS DO SANGUE **699**

Anderson MW, Natkunam Y. Immunohistochemical Profiling of Lymphoma. In: Neoplastic Hematopathology: Experimental and Clinical Approaches. Houston: Humana Press. 2010; 644.

Andrade TC, Batista A. Anemia falciforme: um problema de saúde pública no Brasil – UniCEUB. Universitas Ciências da Saúde. 2008; 3(1):83-99.

Arber DA, Orazi A, Hasserjian R, Thiele J, Borowitz MJ, Le Beau MM, et al. The 2016 revision to the World Health Organization classification of myeloid neoplasms and acute leukemia. Blood. 2016; 127(20):2391-405. Disponível em: http://dx.doi.org/10.1182/blood-2016-03-643544.

Archer NM, Brugnara C. Diagnosis of iron-deficient states. Crit Rev Clin Lab Sci. 2015; 52(5):256-72.

Association of Public Health Laboratories - Hemoglobinopathies: Current Practices for Screening, Confirmation and Follow-up; 2015. Disponível em: https://www.cdc.gov/ncbddd/sicklecell/documents/nbs_hemoglobinopathy-testing_122015.pdf. Acessado em 2 mar 2017.

Azevedo CB, et al. Púrpura de Henoch-Schönlein com acometimento incomum de face. Rev Bras Reumatol. 2009; 49(6):735-40.

Bain BJ, Catovsky D. The leukaemic phase of non-Hodgkin's Lymphoma. I Clin Pathol. 1995; 48:189-93.

Bain BJ, Clark DM, Wilkins BS. Acute Myeloid Leukaemia, Mixed Phenotype Acute Leukaemia, The Myelodysplastic Syndromes and Histiocytic Neoplasms. In: Bone Marrow Pathology. 4 ed. Wiley-Blackwell. 2010; 640.

Bain BJ, Clark DM, Wilkins BS. Lymphoproliferative Disorders. In: Bone Marrow Pathology. 4 ed. Oxford: Wiley-Blackwell. 2010; 640.

Bain BJ, Matutes E, Robinson D, et al. Leukaemia as a manifestation of large cell lymphoma. Br J Haematol. 1991; 77:301-10.

Bain BJ. Diagnosis from the Blood Smear. N Engl J Med. 2005; 353:498-507.

Barth D. Approach to peripheral blood film assessment for Pathologists. Semin Diagn Pathol. 2012; 29:31-48.

Basso G, Buldini B, de Zen L, Orfao A. New Methodologic Approaches for Immunophenotyping acute Leukemias. Haematologica. 2001; 86:675-92.

Benhamou Y, et al. Efficacy of a rituximab regimen based on B cell depletion in thrombotic thrombocytopenic purpura with suboptimal response to standard treatment: Results of a phase II, multicenter non-comparative study. Am J Hematol; 2016 set. doi:10.1002/ajh.24559.

Brancaleoni V, Di Pierro E, Motta I, Cappellini MD. Laboratory diagnosis of thalassemia. Int Lab Hem. 2016; 38(Suppl 1):32-40.

Burr NE, Hull MA, Subramanian V. Folic Acid Supplementation May Reduce Colorectal Cancer Risk in Patients with Inflammatory Bowel Disease: A Systematic Review and Meta-Analysis. J Clin Gastroenterol; 2016 fev.

Buttarello M. Laboratory diagnosis of anemia: are the old and new red cell parameters useful in classification and treatment, how? Int J Lab Hematol. 2016 mai; 38(Suppl 1):123-32.

Cançado RD, Chiattone C. Anemia de Doença Crônica: revisão Rev Bras Hematol Hemoter. 2002; 24(2):127-36.

Chabner BA, Longo DL. Manual de Oncologia de Harrison. 2 ed. Ed. McGraw Hill. 2015; 112.

Chalmers S, Tarantino MD. Romiplostim as a treatment for immune thrombocytopenia: a review. J Blood Med. 2015; 6:37-44.

Coelho JC. Esplenectomia Laparoscópica. Rev Col Bras Cir. 2004; 31(3):200-3.

Craig FE, et al. Flow cytometric immunophenotyping for hematologic neoplasms. Blood. 2008; 111:3941-67.

Edgar CE, et al. Ribosomal and Immune Transcripts Associate with Relapse in Acquired ADAMTS13-Deficient Thrombotic Thrombocytopenic Purpura. PLoS ONE. 2015; 10(2):e0117614. Disponível em: http://doi.org/10.1371/journal.pone.0117614.

Egan P, Drain S, Conway C, Bjourson AJ, Alexander AD. Towards Stratified Medicine in Plasma Cell Myeloma. Int J Mol Sci. 2016; 17(10):1760.

Eussen SM, De Groot LM, Clarke R, et al. Oral Cyanocobalamin Supplementation in Older People with Vitamin B12 Deficiency: A Dose-Finding Trial. Arch Intern Med. 2005; 165(10):1167-72.

Favero PR, et al. Eletroforese de proteínas de membrana eritrocítica no diagnóstico de doença hemolítica por defeito de membrana. Rev Acta Bioquim Clin Latinoam. 2004; 38(3):313-7.

Filippatos TD, Milionis HJ, Elisaf MS. Alterations in electrolyte equilibrium in patients with acute leukemia. Eur J Haematol. 2005; 75:449-60.

Gernand AD, Schulze KJ, Stewart CP, West KP, Christian P. Micronutrient deficiencies in pregnancy worldwide: health effects and prevention. Nature Rev Endocrinol. 2016; 12(5):274-89.

700 LABORATÓRIO COM INTERPRETAÇÕES CLÍNICAS

Hamerschlak N, et al. Manual de Hematologia. Ed Manole; 2010.

Hannibal L, Lysne V, Bjørke-Monsen A-L, et al. Biomarkers and Algorithms for the Diagnosis of Vitamin B12 Deficiency. Front Mol Biosci. 2016; 3:27. doi:10.3389/fmolb.2016.00027.

Harigae H, Furuyama K. Hereditary sideroblastic anemia: pathophysiology and gene mutations. Int J Hematol. 2010 out; 92(3):425-31.

Hernandez AM. Peripheral Blood Manifestations of Lymphoma and Solid Tumors. Clin Lab Med. 2002; 22(1):215-52.

Ingram W, Lea NC, Cervera J, Germing U, Fenaux P, Cassinat B, et al. The JAK2 V617F mutation identifies a subgroup of MDS patients with isolated deletion 5q and a proliferative bone marrow. Leukemia. 2006 jul; 20(7):1319-21.

Jagasia MH. Complications of Hematopoietic Neoplasms. In: Greer JP, Foerster J, Rodgers GM, et al. Wintrobes Clinical Hematology. 12 ed. Philadelphia: Lippincott Williams & Wilkins. 2009; 2:2312.

Johnston JB, Seftel M, Gibson SB. Chronic Lymphocytic Leukemia. In: Greer JP, Foerster J, Rodgers GM et al. Wintrobes Clinical Hematology. 12 ed. Philadelphia: Lippincott Williams &Wilkins. 2009; 2:2312.

Jordão RE, Bernardi JLD, Barros Filho AA. Prevalence of iron deficiency anemia in Brazil: a systematic review. Rev Paul Pediatr. 2009; 27(1):90-8.

Jorgensen JL. Flow Cytometry in the evaluation of Hematologic Malignancies In: Neoplastic Hematopathology: Experimental and Clinical Approaches. 1 ed. Houston: Humana Press. 2010; 644.

Kasper DL, Fauci AS, Longo DL, et al. Harrison's Principles of Internal Medicine. 17 ed. New York: McGraw Hill. 2008; 3000.

Kaushansky K, Lichtman MA, Beutler E, et al. Williams Hemathology. 6 ed. Ed. McGrawHill. 2001; 2460.

Kliegman RM, Stanton MD, St Geme J, et al. Nelson Textbook of Pediatrics. 19 ed. Philadelphia, PA: Saunders, An Imprint of Elsevier. 2011; 2680.

Leishear K, Ferrucci L, Lauretani F, et al. Vitamin B12 and homocysteine levels and 6-year change in peripheral nerve function and neurological signs. J Gerontol A Biol Sci Med Sci. 2012 mai; 67(5):537-43.

Macon WR, Mccurley TL, Kurtin PJ, Dogan A. Diagnosis and Classification of Lymphomas. In: Wintrobes Clinical Hematology. 12 ed. Philadelphia: Lippincott Williams & Wilkins. 2009; 2:2312.

Makoni SN, Laber DA. Clinical spectrum of myelophthisis in cancer patients. Am J Hematol. 2004 mai; 76(1):92-3.

Mccormack PL. Eltrombopag: a review of its use in patients with severe aplastic anaemia. Drugs. 2015 abr; 75(5):525-31.

Mcdonagh M, Blazina I, Dana T, Cantor A, Bougatsos C. Screening and Routine Supplementation for Iron Deficiency Anemia: A Systematic Review. Pediatrics. 2015; 135(4):723-33.

Miano M, Dufour C. The diagnosis and treatment of aplastic anemia: a review. Int J Hematol. 2015; 101:327-35.

Michel M, Cooper N, Jean C, Frissora C, Bussel JB. Does Helicobacter pylori initiate or perpetuate immune thrombocytopenic purpura? Blood. 2004 fev; 103(3):890-6.

Milagres CS, Franceschini SCC, Priore SE, Lima LM, Ribeiro AQ. Prevalência e Etiologia da anemia em idosos: uma revisão integral. Medicina (Ribeirão Preto). 2015; 48(1):99-107. Disponível em: http://revista.fmrp.usp.br.

Ministério Da Saúde. Manual de normas técnicas e rotinas operacionais do programa nacional de triagem neonatal; 2002. Disponível em: http://bvsms.saude.gov.br/bvs/publicacoes/triagem_neonatal.pdf. Acessado em 2 mar 2017.

Nanjangud G, Palanisamy N, Houldsworth J, Chaganti RSK. Cytogenetic analysis and related techniques in hematopathology. In: Jaffe ES, Harris NL, Vardiman JW, et al. Hematopathology. Philadelphia: Elsevier. 2011; 1216.

Nunes X, Silva Almeida JRG, Nunes XP. Anemia ferropriva, enteroparasitoses e esgotamento sanitário. Vitória: Rev Bras Pesq Saúde. 2014; 16(1):118-24.

Ohba R, Furuyama K, Yoshida K, Fujiwara T, Fukuhara N, Onishi Y, et al. Clinical and genetic characteristics of congenital sideroblastic anemia: comparison with myelodysplastic syndrome with ring sideroblast (MDS-RS). Ann Hematol. 2013 jan; 92(1):1-9.

Packman CH. Hemolytic anemia due to warm autoantibodies. Blood Rev. 2008; 22(1):17-31.

Papaemmanuil E, Cazzola M, Boultwood J, Malcovati L, Vyas P, Bowen D, et al. Somatic SF3B1 mutation in myelodysplasia with ring sideroblasts. N Engl J Med. 2011 out; 365(15):1384-95.

Phillmen P, et al. The Complement Inhibitor Eculizumab in Paroxysmal Nocturnal Hemoglobinuria. N Engl J Med. 2006; 355:1233-43.

Pimenta FCF, et al. Macroglobulinemia de Waldenström – remissão completa após tratamento com rituximabe. Rev Bras Hematol Hemoter. 2008; 30(5):426-9.

Pittaluga S, Barry TS, Raffeld M. Immunohistochemistry for the Hematopathology Laboratory. In: Hematopathology.1 ed, Philadelphia: Elsevier. 2011; 1216.

DOENÇAS DO SANGUE **701**

Porto G, Oliveira S, Pinto JP. Hepcidina: A Molécula-Chave na Regulação do Metabolismo do Ferro. J Port Gastrenterol. 2012; 19(1):26-32.

Praxedes H, Lehmann H. Haemoglobin Niterói – a new unstable variant. Abstract 400, 14th International Congresso of Hemathology, São Paulo, Brazil; 1972.

Protocolo Clínico e Diretrizes Terapêuticas: Anemia hemolítica autoimune. Portaria SAS/MS no 1.308, de 22 de novembro de 2013. Disponível em: http://portalsaude.saude.gov.br/images/pdf/2014/abril/02/pcdt-anemia-hemol-autoimune-livro-2013.pdf . Acessado em 2 mar 2017.

Protocolo Clínico e Diretrizes Terapêuticas: Aplasia Pura Adquirida Crônica da Séria Vermelha. Portaria nº 227, de 10 de maio de 2010. Disponível em: http://bvsms.saude.gov.br/bvs/saudelegis/sas/2010/prt0227_10_05_2010.htmL. Acessado em 2 mar 2017.

Röhrig G. Anemia in the frail, elderly patient. Clin Interv Aging. 2016; 11:319-26.

Rosenwald A, Küppers R. Pathology and Molecular Pathology of Hodgkin Lymphoma. In: Hodgkin Lymphoma. A Comprehensive Update on Diagnostics and Clinics. Berlin: Springer-Verlag. 2011; 381.

San Miguel JF. Introduction to a series of reviews on multiple myeloma. Blood. 2015; 125:3039-40. doi:10.1182/blood-2015-01-613596.

Sawada K, Fujishima N, Hirokawa M. Acquired pure red cell aplasia: updated review of treatment. Br J Haematol. 2008 ago; 142(4):505-14.

Schiaveto EC, et al. Hemoglobina Köln diagnosticada em programa de triagem neonatal em São José do Rio Preto, SP. Rev Bras Hematol Hemoter. 2002; 24(1):41-4.

Schlette E. Chronic lympgocytic leukemia ans small lymphocytic lymphoma. In: Neoplastic Hematopathology: Experimental and Clinical Approaches. Houston: Humana Press. 2010; 644.

Scully M. Thrombotic Thrombocytopenic Purpura and Atypical Hemolytic Uremic Syndrome Microangiopathy in Pregnancy. Semin Thromb Hemost; 2016.

Shah N, Rutherford C, Matevosyan K, Shen YM, Sarode R. Role of ADAMTS13 in the management of thrombotic microangiopathies including thrombotic thrombocytopenic purpura (TTP). Br J Haematol. 2013 nov; 163(4):514-9.

Swerdlow SH, Campo E, Pileri SA, Harris NL, Stein H, Siebert R, et al. The Updated WHO Classification of Hematological Malignancies. The 2016 revision of the World Health Organization classification of lymphoid neoplasms. Blood. 2016; 127:2375-90. Disponível em: http://dx.doi.org/10.1182/blood-2016-03-643544.

Vaisbich MH, et al. Eculizumab for the treatment of atypical hemolytic uremic syndrome - Case report and revision of the literature. J Bras Nefrol. 2013; 35(3):237-41.

Viswanata DS, Montgomery KD, Foucar K. Mature B cell neoplasms. In: Jaffe ES, Harris NL, Vardiman JW, et al. Hematopathology. Philadelphia: Elsevier. 2011; 1216.

Von Sucro L, et al. Mieloma múltiplo: diagnóstico e tratamento. Rev Méd Minas Gerais. 2014; 19(1):40-44.

Weiss G, Goodnough LT. Anemia of chronic disease. N Engl J Med. 2005; 352:1011.

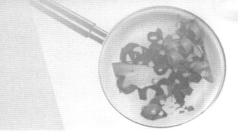

Casos Clínicos em Hematologia

Cláudio Verti Mendonça ■ Georgina Severo Ribeiro

Neste capítulo, serão abordados casos clínicos em hematologia clínica, com interpretações, para o melhor entendimento dos capítulos anteriores, constantes na Parte 9 do presente livro.

Caso 1

OMA, sexo masculino, 60 anos, brasileiro do norte fluminense, casado, pedreiro, ex-tabagista (80 maços-ano) por 40 anos. Foi admitido em um serviço de emergência queixando-se de intensa fadiga associada a dispneia e dor generalizada com evolução de um mês. Ao exame físico, apresentou emagrecimento, palidez cutaneomucosa, taquicardia, taquipneia, PA: 130×90 mmHg; esplenomegalia – baço palpável a 4 cm do rebordo costal esquerdo. Foi solicitado hemograma que apresentou o seguinte resultado:

Índices hematimétricos	Resultados	Valores de referência
Hemácias	$2{,}18 \times 10^6/mm^3$	$4{,}2\text{-}5{,}4 \times 10^6/mm^3$
Hemoglobina	7,8 g/dL	12-16 g/dL
Hematócrito	23%	36-46%
VCM	105,6 fL	84-99 fL
HCM	35,8 pg	26-32 pg
CHCM	33,9 g/dL	31-36 g/dL
RDW	16,8%	11-16%

Plaquetas	Valores de referência
$41.000/mm^3$	$150.000\text{-}400.000/mm^3$

704 LABORATÓRIO COM INTERPRETAÇÕES CLÍNICAS

Leucometria global: 35.100/mm³			Valor de referência	
Diferencial	%	Nº/mm³	%	Nº/mm³
Segmentados	4	1.400	50-70	1.800-7.000
Bastão	2	700	0-2	0-200
Mielócitos	0	0	0	0
Metamielócitos	0	0	0	0
Promielócitos	43	15.090	0	0
Linfócitos	4	1.400	22-40	880-4.000
Monócitos	0	0	3-10	120-1.000
Eosinófilos	0	0	1-5	40-500
Basófilos	0	0	0-2	0-200
Blastos	47	16.500	0	0

Hematoscopia: presença de bastonetes de Auer em vários blastos, 94% das células peroxidase positivas, presença de um eritroblasto para cada 100 leucócitos.

■ Interpretação

O hemograma revela uma anemia macrocítica normocrômica, trombocitopenia, leucocitose com predomínio de blastos e promielócitos.

De acordo com as informações clínicas do caso, entende-se a importância da avaliação hematológica do paciente. O hemograma mostra bicitopenia e leucocitose com predomínio de células blásticas e promielócitos. Nesse caso, o avaliador do exame deve ser levado à hipótese de uma leucemia aguda. A partir desse conhecimento, é importante verificar se outros dados sugerem a linhagem de origem da doença – mieloide ou linfoide. No caso descrito, a hematoscopia dá elementos que apontam para a origem mieloide. O primeiro elemento são os bastonetes de Auer, grânulos azurófilos que identificam o mieloblasto; sua ausência não exclui que o blasto é de linhagem mieloide. O segundo são as células positivas para peroxidase, uma vez que essa enzima está presente em grânulos de células mieloides. Havendo classificado parcialmente a doença como leucemia mieloide aguda (LMA), a presença expressiva de promielócitos permite a denominação LMA com maturação. De acordo com a classificação Franco-Americano-Britânica (FAB) das LMAs, a contagem elevada de promielócitos sugere a classificação FAB M_3 ou LMA promielocítica.

Outras alterações de hemograma nas leucemias agudas, tanto de linhagem mieloide quanto de linfoide, são: pancitopenia sem a presença de blastos no sangue periférico (leucemia aguda aleucêmica) ou pancitopenia com moderada presença de blastos (leucemia aguda subleucêmica). A conclusão do diagnóstico da leucemia aguda dependerá dos resultados de um mielograma.

Caso 2

SL, sexo feminino, 57 anos, branca, brasileira, natural de Niterói (RJ), costureira. Referenciada de uma unidade de atenção primária, compareceu ao ambulatório de hematologia referindo que há cerca de seis meses notou a presença de massa no quadrante superior esquerdo do abdome associada a sensação de plenitude e falta de apetite. Relata que há um ano e meio é acometida por fadiga de progressiva intensidade, que prejudica seu trabalho e dores articulares que não melhoram com anal-

CASOS CLÍNICOS EM HEMATOLOGIA   705

gésicos. É hipertensa há 15 anos com adesão ao tratamento. Está emagrecida, com palidez cutaneo-mucosa, taquicárdica e hipertensa; sem alterações respiratórias, poliartralgia sem sinais infamatórios e baço palpável a 6 cm do rebordo costal esquerdo, de consistência endurecida, rombo, móvel e não doloroso. Foi solicitado hemograma com o resultado a seguir:

Índices hematimétricos	Resultados	Valores de referência
Hemácias	$2,95 \times 10^6/mm^3$	$4,2\text{-}5,4 \times 10^6/mm^3$
Hemoglobina	8,7 g/dL	12-16 g/dL
Hematócrito	26,8%	36-46%
VCM	90,8 fL	84-99 fL
HCM	29,5 pg	26-32 pg
CHCM	32,5 g/dL	31-36 g/dL
RDW	20,8%	11-16%

Plaquetas	Valores de referência
$177.000/mm^3$	$150.000\text{-}400.000/mm^3$

Leucometria global: $513.000/mm^3$			Valor de referência	
Diferencial	%	Nº/mm³	%	Nº/mm³
Segmentados	22	112.860	50-70	1.800-7.000
Bastão	14	71.820	0-2	0-200
Mielócitos	10	51.300	0	0
Metamielócitos	10	51.300	0	0
Promielócitos	27	138.510	0	0
Linfócitos	1	5.130	22-40	880-4.000
Monócitos	0	0	3-10	120-1.000
Eosinófilos	7	35.910	1-5	40-500
Basófilos	1	5.130	0-2	0-200
Blastos	8	41.040	0	0

■ Interpretação

O hemograma mostra uma anemia normocítica normocrômica, intensa leucocitose com desvio à esquerda não escalonado até promielócitos e presença de blastos. Eosinofilia e basofilia. Encaminhada ao hematologista, iniciou investigação de leucemia mieloide crônica (LMC). O mielograma revelou aumento de células granulocíticas e megacariocíticas; a pesquisa de BCR/ABL foi positiva. Iniciado o tratamento adequado da doença, SL obteve melhora clínica e laboratorial.

Após longo período de manutenção, seus hemogramas revelaram progressivo aumento de precursores granulocíticos, basofilia e trombocitose como se vê no hemograma a seguir:

706 LABORATÓRIO COM INTERPRETAÇÕES CLÍNICAS

Índices hematimétricos	Resultados	Valores de referência
Hemácias	$2,95 \times 10^6/mm^3$	$4,2$-$5,4 \times 10^6/mm^3$
Hemoglobina	9,3 g/dL	12-16 g/dL
Hematócrito	29,1%	36-46%
VCM	98,9 fL	84-99 fL
HCM	31,5 pg	26-32 pg
CHCM	31,8 g/dL	31-36 g/dL
RDW	32,7%	11-16%

Plaquetas	Valores de referência
$1.343.000/mm^3$	150.000-$400.000/mm^3$

Leucometria global: $16.400/mm^3$			Valor de referência	
Diferencial	%	$N°/mm^3$	%	$N°/mm^3$
Segmentados	28	4.590	50-70	1.800-7.000
Bastão	11	1.800	0-2	0-200
Mielócitos	3	490	0	0
Metamielócitos	4	660	0	0
Promielócitos	15	2.460	0	0
Linfócitos	19	3.120	22-40	880-4.000
Monócitos	5	0	3-10	120-1.000
Eosinófilos	1	160	1-5	40-500
Basófilos	13	2.130	0-2	0-200
Blastos	1	160	0	0

Hematoscopia: presença de 1 eritroblasto em 100 leucócitos, hipocromia, trombocitemia, algumas macroplaquetas, discreta policromatofilia.

■ Interpretação

O hemograma revela anemia normocítica normocrômica, trombocitose, leucocitose com desvio à esquerda não escalonado até promielócitos, presença de blastos e basofilia. A apresentação clínica associada a um hemograma com intensa leucocitose e desvio à esquerda chama a atenção para a síndrome mieloproliferativa denominada leucemia mieloide crônica. O primeiro hemograma corresponde à fase crônica da doença em um paciente sintomático. Em alguns casos, a fase inicial dessa enfermidade pode apresentar hemograma com neutrofilia e discreto desvio à esquerda, além de basofilia. Nesse caso, o diagnóstico com outras causas de desvio à esquerda torna-se necessário. Além de indicar o diagnóstico, o hemograma permite avaliação prognóstica da LMC. Os seguintes itens estão relacionados a um pior prognóstico: idade avançada, hepatoesplenomegalia, leucocitose superior a $100.000/mm^3$ e elevada contagem de eosinófilos e basófilos. Com o tratamento quimioterápico correto, o hemograma pode chegar à normalidade, porém a doença pode evoluir para as fases acelerada e crise blástica. A intensificação da anemia e queda do estado geral com elevada porcentagem de blastos no sangue periférico e na medula óssea caracterizam a crise blástica. Essa condição clínica é grave e de alta mortalidade. No caso estudado, o aumento de precursores granulocíticos, basofilia e plaquetose após período de manutenção sugere progressão da doença.

Caso 3

FX, sexo masculino, 75 anos, negro, brasileiro, casado, aposentado (trabalhou como motorista), tabagista, 110 maços-ano por 50 anos, hipertenso. Assintomático, compareceu à unidade básica de saúde para consulta de rotina. Durante seu exame físico, o médico notou bom estado geral, normocorado, hipertenso, afebril, sem alterações respiratórias. À palpação do abdome, o baço era palpável a 4 cm do rebordo costal esquerdo; além disso, linfonodomegalia inguinal à direita. O médico solicitou exames laboratoriais, entre eles um hemograma com o seguinte resultado:

Índices hematimétricos	Resultados	Valores de referência
Hemácias	$4,47 \times 10^6/mm^3$	$4,2-5,4 \times 106/mm^3$
Hemoglobina	12,8 g/dL	12-16 g/dL
Hematócrito	41%	36-46%
VCM	91,7 fL	84-99 fL
HCM	28,6 pg	26-32 pg
CHCM	31,2 g/dL	31-36 g/dL
RDW	13,7%	11-16%

Plaquetas	Valores de referência
$164.000/mm^3$	$150.000-400.000/mm^3$

Leucometria global: $97.500/mm^3$			Valor de referência	
Diferencial	%	N^o/mm^3	%	N^o/mm^3
Segmentados	10	9.750	50-70	1.800-7.000
Bastão	0	0	0-2	0-200
Mielócitos	0	0	0	0
Metamielócitos	0	0	0	0
Promielócitos	0	0	0	0
Linfócitos	84	81.900	22-40	880-4.000
Monócitos	4	3.900	3-10	120-1.000
Eosinófilos	2	1.950	1-5	40-500
Basófilos	0	0	0-2	0-200
Blastos	0	0	0	0

Hematoscopia: predomínio de linfócitos maduros e presença de restos celulares (smudge cells ou manchas de Gumprecht).

■ Interpretação

O achado mais relevante do hemograma foi uma leucocitose com predomínio de linfócitos. Após encaminhamento para o ambulatório de hematologia, o paciente foi diagnosticado com leucemia linfocitica crônica (LLC) e iniciou o tratamento quimioterápico. O acompanhamento evidenciou redução da esplenomegalia e da linfonodomegalia. Um novo hemograma solicitado mostrou:

708 LABORATÓRIO COM INTERPRETAÇÕES CLÍNICAS

Índices hematimétricos	Resultados	Valores de referência
Hemácias	$3,01 \times 10^6/mm^3$	$4,2\text{-}5,4 \times 10^6/mm^3$
Hemoglobina	8,7 g/dL	12-16 g/dL
VCM	91,6 fL	84-99 fL
HCM	28,8 pg	26-32 pg
CHCM	31,4 g/dL	31-36 g/dL
RDW	15,5%	11-16%

Plaquetas	Valores de referência
$38.000/mm^3$	$150.000\text{-}400.000/mm^3$

Leucometria global: $5.000/mm^3$			Valor de referência	
Diferencial	%	N^o/mm^3	%	N^o/mm^3
Segmentados	20	1.000	50-70	1.800-7.000
Bastão	3	150	0-2	0-200
Mielócitos	0	0	0	0
Metamielócitos	0	0	0	0
Promielócitos	0	0	0	0
Linfócitos	75	3.750	22-40	880-4.000
Monócitos	1	50	3-10	120-1.000
Eosinófilos	1	50	1-5	40-500
Basófilos	0	0	0-2	0-200
Blastos	0	0	0	0

Hematoscopia: presença de células com aspecto linfoide, citoplasma escasso e núcleo clivado.

■ Interpretação

Anemia normocítica normocrômica, trombocitopenia, leucometria global dentro dos valores de referência com predomínio de linfócitos. Neutropenia leve. Mesmo não apresentando queixas, os achados de esplenomegalia e linfonodomegalias justificam a solicitação de hemograma. Nesse caso, o exame mostra intensa leucocitose com predomínio de linfócitos, a maioria de aspecto normal. As informações clínicas e laboratoriais são sugestivas do diagnóstico de LLC; no entanto, nem toda linfocitose absoluta deve ser atribuída a uma doença neoplásica maligna, como nos casos de doenças autoimunes de evolução crônica, doenças infecciosas, especialmente virais e até mesmo no uso de determinadas drogas. Em fases mais avançadas da história natural da LLC, o hemograma pode apresentar, além de intensa linfocitose, anemia e trombocitopenia. Esses achados podem ocorrer por ocupação medular, prejudicando a hematopoese, e por mecanismo autoimune. É importante

CASOS CLÍNICOS EM HEMATOLOGIA **709**

destacar a hematoscopia no diagnóstico diferencial de LLC clássica e variantes como a leucemia prolinfocítica (prolinfócitos), tricoleucemia (linfócitos com projeções citoplasmáticas que lembram pelos), síndrome de Sézary (linfócitos com núcleo cerebriforme) e linfoma linfocítico diferenciado (núcleos clivados ou denteados).

As indicações do tratamento dependem do estágio da doença. A quimioterapia proposta objetiva a melhora de sinais e sintomas que possam interferir na qualidade de vida do paciente. No entanto, a única alternativa de cura seria o transplante alogênico de MO. No caso relatado, FX obteve melhora da esplenomegalia e das linfonodomegalias. Além disso, os valores do segundo hemograma expressam os efeitos da quimioterapia destacando-se a presença de anemia, trombocitopenia e redução da leucocitose e da linfocitose absoluta.

Caso 4

LSFD, 55 anos, sexo masculino, pardo, casado, católico, brasileiro, natural de Recife (PE), nega etilismo, tabagismo e uso de drogas ilícitas. Queixa-se de fadiga e palidez e não sabe informar com precisão quando os sintomas iniciaram. Em sua história patológica pregressa, refere que em 1980 sofreu grave acidente automobilístico, necessitando de transfusões sanguíneas; o irmão mais velho, que também estava no acidente, morreu há cinco anos com doença hepática da qual não sabe informar a etiologia. Seu exame físico mostra uma palidez cutaneomucosa, pressão arterial normal, sem alterações cardiovasculares e respiratórias; no abdome, discreta esplenomegalia. Foram solicitados alguns exames laboratoriais com os resultados:

Glicose: 113 mg/dL; ureia: 21 mg/dL; creatinina: 0,88 mg/dL; AST: 90 U/L; ALT: 155 U/L; fosfatase alcalina: 71 U/L; GGT: 165 U/L; proteínas totais: 7,5 g/dL; albumina: 3,8 g/dL; globulina: 3,7 g/dL; bilirrubina total: 0,41 mg/dL; bilirrubina direta: 0,18 mg/dL; bilirrubina indireta: 0,23 mg/dL; TAP: 77,5%; INR: 1,16; PTT: 30,1 s. Apesar da ausência de alterações da função hepática, a história cínica e os exames laboratoriais levaram o médico a solicitar sorologias para hepatites B e C, obtendo resultado positivo de anti-HCV.

Resultado do hemograma:

Índices hematimétricos	Resultados	Valores de referência
Hemácias	$4,46 \times 10^6$/mm³	$4,2$-$5,4 \times 10^6$/mm³
Hemoglobina	11,3 g/dL	12-16 g/dL
Hematócrito	35%	36-46%
VCM	78,5 fL	84-99 fL
HCM	25,3 pg	26-32 pg
CHCM	32,2 g/dL	31-36 g/dL
RDW	16,2%	11-16%

Plaquetas	Valores de referência
84.000/mm³	150.000-400.000/mm³

710 LABORATÓRIO COM INTERPRETAÇÕES CLÍNICAS

Leucometria global: 4.000/mm³			Valor de referência	
Diferencial	%	N°/mm³	%	N°/mm³
Segmentados	61	2.440	50-70	1.800-7.000
Bastão	1	40	0-2	0-200
Mielócitos	0	0	0	0
Metamielócitos	0	0	0	0
Promielócitos	0	0	0	0
Linfócitos	21	840	22-40	880-4.000
Monócitos	13	520	3-10	120-1.000
Eosinófilos	4	160	1-5	40-500
Basófilos	0	0	0-2	0-200
Blastos	0	0	0	0

■ Interpretação

No hemograma foi observada a presença de anemia microcítica hipocrômica, trombocitopenia e linfopenia. O relato de necessidade de transfusão sanguínea na década de 1980, a morte de um irmão presente no mesmo acidente por doença hepática, a esplenomegalia discreta e as poucas alterações clínicas justificam a investigação de hepatite crônica, que em muitos casos cursam assintomáticas. Juntamente aos demais exames laboratoriais, o hemograma também contribui para a hipótese diagnóstica de hepatite C, a exemplo do exame descrito. Quanto à anemia, sabe-se que a fisiopatologia inflamatória da hepatite C crônica está associada ao desenvolvimento de anemia de doença crônica (ADC). A trombocitopenia nos pacientes portadores dessa doença pode ser explicada pelo hiperesplenismo resultante da hipertensão portal e por mecanismo autoimune. É sabido que a infecção por HCV está relacionada com distúrbios imunológicos, entre eles a produção de anticorpos antiplaquetários. Quanto à linfocitopenia, há indícios de que células T reguladoras podem suprimir a resposta anti-HCV de linfócitos T CD4+ e T CD8+. Essa condição contribui para a cronicidade da doença.

Caso 5

PAG, 20 anos, sexo feminino, albina, brasileira de Niterói (RJ), solteira. Diagnosticada há alguns anos com psoríase pustulosa, faz uso regular de imunossupressores; compareceu à emergência queixando-se de queda do estado geral e febre de 40 °C, associadas a expectoração purulenta e dor toracolombar de qualidade pleurítica à direita. Ao exame físico apresentou taquicardia, taquipneia, pressão arterial normal e febril; a ausculta torácica revelou estertores crepitantes na base pulmonar direita. A hipótese diagnóstica principal foi pneumonia adquirida na comunidade (PAC) em paciente imunossuprimido. Foi solicitado hemograma com os seguintes valores:

CASOS CLÍNICOS EM HEMATOLOGIA 711

Índices hematimétricos	Resultados	Valores de referência
Hemácias	$3,79 \times 10^6/mm^3$	$4,2\text{-}5,4 \times 10^6/mm^3$
Hemoglobina	10,6 g/dL	12-16 g/dL
Hematócrito	32,6%	36-46%
VCM	86,1 fL	84-99 fL
HCM	28 pg	26-32 pg
CHCM	32,6 g/dL	31-36 g/dL
RDW	13,8%	11-16%

Plaquetas	Valores de referência
$207.000/mm^3$	$150.000\text{-}400.000/mm^3$

Leucometria global: $17.500/mm^3$			Valor de referência	
Diferencial	%	N^o/mm^3	%	N^o/mm^3
Segmentados	77	13.475	50-70	1.800-7.000
Bastão	5	875	0-2	0-200
Mielócitos	0	0	0	0
Metamielócitos	0	0	0	0
Promielócitos	0	0	0	0
Linfócitos	10	1.750	22-40	880-4.000
Monócitos	5	875	3-10	120-1.000
Eosinófilos	3	525	1-5	40-500
Basófilos	0	0	0-2	0-200
Blastos	0	0	0	0

■ Interpretação

O hemograma mostrou uma anemia normocítica normocrômica, leucocitose com discreto desvio à esquerda. Como o quadro clínico apresentado dá indícios de uma infecção bacteriana aguda, é frequente que o hemograma revele a presença de leucocitose e desvio à esquerda. Realmente o hemograma apresenta leucocitose e discreto desvio, quando pelo estado geral da paciente se esperava um resultado com desvio de maior intensidade. Sobre isso, sabe-se que o aparecimento de formas jovens de neutrófilos no sangue periférico relaciona-se com o tempo de instalação da infecção e com o mecanismo de reposição dessas células pela medula óssea. Assim, nosso paciente provavelmente já passou pela fase inicial da doença com consumo dos neutrófilos da circulação e está na fase em que a produção acelerada de neutrófilos pela medula supera o consumo no tecido infectado; nesse momento, as formas jovens começam a surgir após a liberação dos segmentados.

O que se pode esperar da evolução do desvio à esquerda nesse caso com a introdução da terapêutica adequada? Quando o controle do foco infeccioso é satisfatório, o consumo tecidual de neutrófilos e a liberação da medula atingem equilíbrio. O resultado disso é a estabilização da contagem de leucócitos; posteriormente, quando a infecção é superada, a neutrofilia e o desvio decrescerão.

712 LABORATÓRIO COM INTERPRETAÇÕES CLÍNICAS

Não se deve esquecer da anemia apresentada. É preciso esclarecer o diagnóstico diferencial das anemias normocíticas normocrômicas. Nesse caso, os dados clínicos apontam a possibilidade de anemia de doença crônica, podendo ser atribuída a sua doença de base com fisiopatologia infamatória. Contudo, a anemia por deficiência de ferro também deve ser investigada devido à relevância epidemiológica e necessidade de intervenção terapêutica.

Caso 6

ANSA, sexo masculino, 55 anos, branco, brasileiro de Florianópolis (SC), casado, aposentado, obeso. Diagnosticado com hipertensão arterial sistêmica (HAS) há mais de 20 anos, relata controle inadequado da doença com desenvolvimento de lesão renal crônica e hoje tem indicação de diálise. O nefrologista solicitou hemograma e obteve o seguinte resultado:

Índices hematimétricos	Resultados	Valores de referência
Hemácias	2,56 10^6/mm³	4,2-5,4 × 10^6/mm³
Hemoglobina	7 g/dL	12-16 g/dL
Hematócrito	22,3%	36-46%
VCM	87,1 fL	84-99 fL
HCM	27,2 pg	26-32 pg
CHCM	31,2 g/dL	31-36 g/dL
RDW	19,5%	11-16%

Plaquetas	Valores de referência
438.000/mm³	150.000-400.000/mm³

Leucometria global: 15.400/mm³			Valor de referência	
Diferencial	%	Nº/mm³	%	Nº/mm³
Segmentados	74	11.396	50-70	1.800-7.000
Bastão	8	1.232	0-2	0-200
Mielócitos	0	0	0	0
Metamielócitos	0	0	0	0
Promielócitos	0	0	0	0
Linfócitos	12	1.848	22-40	880-4.000
Monócitos	6	924	3-10	120-1.000
Eosinófilos	2	308	1-5	40-500
Basófilos	0	0	0-2	0-200
Blastos	0	0	0	0

Hematoscopia: anisocitose com micrócitos e macrócitos.

CASOS CLÍNICOS EM HEMATOLOGIA **713**

■ Interpretação

O paciente apresenta uma anemia normocítica normocrômica com RDW elevado, leucocitose com discreto desvio à esquerda e linfocitopenia relativa. Os indivíduos portadores de doença renal crônica (DRC) são frequentemente acompanhados com hemograma. Esse exame é importante no monitoramento da anemia de doença crônica (ADC) e auxilia nas hipóteses de progressão da doença. O mecanismo fisiopatológico dessa anemia é explicado por elevação dos níveis séricos de proteínas inflamatórias de fase aguda (estado infamatório crônico) e diminuição da síntese de eritropoietina. Quanto ao estado inflamatório crônico, sabe-se que está presente nas diferentes etiologias da DRC e exerce papel importante na progressão da lesão renal. Somada aos mecanismos fisiopatológicos da ADC, a azotemia influencia na redução do tempo de vida média dos eritrócitos. Deve-se acrescentar ainda a contribuição da hipervolemia na redução dos valores de eritrócitos, hemoglobina e hematócrito do paciente. Outra preocupação, especialmente nos indivíduos em hemodiálise, é a depleção das reservas de ferro do organismo. Essa condição é estabelecida por perda de baixos volumes sanguíneos em repetidas sessões de hemodiálise. Desse modo, é possível ocorrer sobreposição de ADC e anemia ferropênica.

Com relação ao leucograma, a leucocitose com discreto aumento de bastões também pode ser relacionada com a exposição crônica a mediadores inflamatórios. É interessante citar que alguns autores observam a ligação entre a neutrofilia e o recrudescimento do risco de eventos cardiovasculares na DRC. Complementando essa avaliação, é preciso investigar sinais clínicos de doenças infecciosas que causam desvio à esquerda.

Caso 7

RA, 35 anos, negro, brasileiro de Salvador (BA), casado, professor. Procurou o serviço de atenção primária para um check-up, afirmando que não tem por hábito fazer acompanhamento médico por sentir-se saudável, porém a possibilidade de um novo emprego exigiu avaliação de saúde. Durante o exame físico, o médico assistente constatou sobrepeso, acantose *nigricans* e xantelasmas periorbitais. Foram requisitados exames laboratoriais como lipidograma, glicose, ureia, creatinina e hemograma que mostraram o resultado a seguir:

Índices hematimétricos	Resultados	Valores de referência
Hemácias	$5,23 \times 10^6/mm^3$	$4,2\text{-}5,4 \times 10^6/mm^3$
Hemoglobina	14,7 g/dL	12-16 g/dL
Hematócrito	46,1%	36-46%
VCM	88,2 fL	84-99 fL
HCM	28,2 pg	26-32 pg
CHCM	31,9 g/dL	31-36 g/dL
RDW	15,4%	11-16%

Plaquetas	Valores de referência
$19.000/mm^3$	$150.000\text{-}400.000/mm^3$

714 LABORATÓRIO COM INTERPRETAÇÕES CLÍNICAS

Leucometria global: 9.100/mm³			Valor de referência	
Diferencial	%	Nº/mm³	%	Nº/mm³
Segmentados	49,9	4.541	50-70	1.800-7.000
Bastão	0	0	0-2	0-200
Mielócitos	0	0	0	0
Metamielócitos	0	0	0	0
Promielócitos	0	0	0	0
Linfócitos	33,8	3.075	22-40	880-4.000
Monócitos	8,7	792	3-10	120-1.000
Eosinófilos	6,7	610	1-5	40-500
Basófilos	0,9	82	0-2	0-200
Blastos	0	0	0	0

■ Interpretação

O hemograma revela trombocitopenia sem alteração na série vermelha e no leucograma. Chama a atenção o indivíduo não apresentar sinais e sintomas hemorrágicos com uma trombocitopenia de 19.000/mm³. Nessa situação, antes de investigar as causas patológicas de plaquetopenia, deve-se observar se o laboratório registrou alguma observação sobre a presença de agregados plaquetários na hematoscopia, o que sugere uma pseudotrombocitopenia induzida pelo EDTA. Nesses casos, uma nova amostra de sangue, coletada usando como anticoagulante o citrato de sódio, revelará a plaquetometria correta do paciente.

Caso 8

SCLF, 26 anos, sexo masculino, pardo, brasileiro de Niterói (RJ), solteiro. Há três anos foi diagnosticado com lúpus eritematoso sistêmico (LES) e faz uso regular de altas doses de corticoides. No mesmo período, apresentava alterações urinárias como proteinúria e hematúria microscópica, além de aumento de ureia e creatinina sérica; com a possibilidade de nefrite lúpica, foi feita biópsia renal que confirmou o diagnóstico e revelou grau elevado de comprometimento renal. Atualmente, procurou atendimento médico de emergência por febre de 39 °C associada à lesão cutânea na coxa esquerda com sinais flogísticos. Ao exame físico, estava pálido, taquicárdico, hipertenso, febril, sem alterações respiratórias, sopro sistólico +/6+, sem alterações abdominais. Entendendo a gravidade do caso, o médico internou o paciente e solicitou exames laboratoriais de rotina e o hemograma, que revelou:

Índices hematimétricos	Resultados	Valores de referência
Hemácias	$3,05 \times 10^6$/mm³	$4,2$-$5,4 \times 10^6$/mm³
Hemoglobina	7,6 g/dL	12-16 g/dL
Hematócrito	24,3%	36-46%
VCM	79,6 fL	84-99 fL
HCM	25 pg	26-32 pg
CHCM	31,3 g/dL	31-36 g/dL
RDW	23,5%	11-16%

Plaquetas	Valores de referência
457.000/mm³	150.000-400.000/mm³

Leucometria global: 21.200/mm³			Valor de referência	
Diferencial	%	N°/mm³	%	N°/mm³
Segmentados	85,6	18.147	50-70	1.800-7.000
Bastão	0	0	0-2	0-200
Mielócitos	0	0	0	0
Metamielócitos	0	0	0	0
Promielócitos	0	0	0	0
Linfócitos	3,6	763	22-40	880-4.000
Monócitos	10,7	2.268	3-10	120-1.000
Eosinófilos	0	0	1-5	40-500
Basófilos	0,1	21	0-2	0-200
Blastos	0	0	0	0

■ Interpretação

O resultado revela uma anemia com discreta microcitose e hipocromia, leucocitose com neutrofilia e discreta trombocitose. Em pacientes diagnosticados com colagenoses, especialmente o lúpus eritematoso sistêmico, o hemograma mostra, não raramente, anemia de doença crônica (ADC), o que se justifica pelos mecanismos inflamatórios dessa enfermidade. Quanto ao caso, a nefrite lúpica em grau avançado contribui para a piora da ADC, pois a progressão da lesão renal reduz a síntese de eritropoietina. Além disso, as alterações imunológicas em alguns indivíduos podem resultar em anemia hemolítica. Uma vez que o tratamento envolve altas doses de corticoides, há imunossupressão, portanto o quadro infeccioso relatado justifica a leucocitose com predomínio de neutrófilos. É importante lembrar que não há comprometimento plaquetário significativo; no entanto, se surgirem sinais e sintomas de hemorragia com trombocitopenia, deve-se lembrar de PTI relacionada ao LES.

Caso 9

EMA, 46 anos, sexo masculino, natural de Niterói (RJ). Há aproximadamente dez meses procurou seu dermatologista, pois estava incomodado com o surgimento de intensa dermatite seborreica; questionado sobre seu estado de saúde, contou que no último ano tratou tuberculose e dois episódios de pneumonia. O médico solicitou exames diagnósticos para HIV e obteve resultado positivo. A partir do diagnóstico, decidiu iniciar precocemente o tratamento; como apresentou efeitos adversos relacionados ao tenofovir, seu esquema terapêutico foi feito com zidovudina, lamivudina e efavirenz. Após seis meses, foi solicitado hemograma com o seguinte resultado:

716 LABORATÓRIO COM INTERPRETAÇÕES CLÍNICAS

Índices hematimétricos	Resultados	Valores de referência
Hemácias	$4,33 \times 10^6/mm^3$	$4,2\text{-}5,4 \times 10^6/mm^3$
Hemoglobina	15,7 g/dL	12-16 g/dL
Hematócrito	46,8%	36-46%
VCM	108,2 fL	84-99 fL
HCM	36,2 pg	26-32 pg
CHCM	33,5 g/dL	31-36 g/dL
RDW	13,3%	11-16%

Plaquetas	Valores de referência
$232.000/mm^3$	$150.000\text{-}400.000/mm^3$

Leucometria global: $8.800/mm^3$			Valor de referência	
Diferencial	%	N^o/mm^3	%	N^o/mm^3
Segmentados	53,6	4.716	50-70	1.800-7.000
Bastão	0	0	0-2	0-200
Mielócitos	0	0	0	0
Metamielócitos	0	0	0	0
Promielócitos	0	0	0	0
Linfócitos	35,4	3.115	22-40	880-4.000
Monócitos	9,2	809	3-10	120-1.000
Eosinófilos	1,2	105	1-5	40-500
Basófilos	0,6	52	0-2	0-200
Blastos	0	0	0	0

■ Interpretação

O hemograma revela macrocitose sem anemia, leucograma e plaquetas sem alterações. Antes de abordar o hemograma descrito, é importante conhecer as alterações hematológicas do HIV. Pacientes com manifestações agudas da infecção por esse vírus podem apresentar hemograma com linfócitos atípicos, semelhante à mononucleose por exemplo. Após esse período agudo, o hemograma geralmente é normal e pode permanecer assim por longo período de latência. Durante a fase crônica, a intensa replicação viral acarreta em destruição de linfócitos T CD4+, o que será evidenciado por linfocitopenia. Nessa última fase, deve-se ter atenção para possível linfocitose reacional às custas de linfócitos CD8+, o que pode se sobrepor à queda de linfócitos CD4+. A infecção pelo HIV *per se* gera insuficiência regenerativa da medula óssea, sendo essa a principal causa de distúrbios hematopoiéticos. Essa insuficiência afeta a população de células progenitoras e/ou das células que controlam a resposta regenerativa por meio da liberação de fatores de crescimento hematopoiético. Com isso, anemia, neutropenia e trombocitopenia também podem ser observadas nos hemogramas desses pacientes. O caso relatado mostra um paciente com boa adesão ao tratamento e sua única alteração ao hemograma é a presença de macrocitose sem anemia. Esse resultado pode estar relacionado com o uso da zidovudina (AZT), pois esse antirretroviral interfere na síntese de DNA e gera megaloblastose. Contudo, outras causas de macrocitose devem ser excluídas como doença hepática crônica, abuso de ácool, deficiência de vitamina B12 e folato e hipotireoidismo.

CASOS CLÍNICOS EM HEMATOLOGIA **717**

Caso 10

HM, 35 anos, sexo feminino, natural do Rio de Janeiro. Compareceu ao clínico queixando-se de episódios frequentes de sangramento gengival e epistaxe iniciados há cerca de seis meses, referiu que dois hemogramas antigos mostraram "plaquetas baixas". Em sua história familiar, relatou que a irmã mais velha tem esclerodermia e sua mãe se trata de tireoidite de Hashimoto. Seu exame físico não apresentou alterações. O médico solicitou novo hemograma, recebendo os resultados a seguir:

Índices hematimétricos	Resultados	Valores de referência
Hemácias	$4,18 \times 10^6/mm^3$	$4,2\text{-}5,4 \times 10^6/mm^3$
Hemoglobina	12,7 g/dL	12-16 g/dL
Hematócrito	38,2%	36-46%
VCM	91,3 fL	84-99 fL
HCM	30,3 pg	26-32 pg
CHCM	33,1 g/dL	31-36 g/dL
RDW	13,5%	11-16%

Plaquetas	Valores de referência
$77.000/mm^3$	$150.000\text{-}400.000/mm^3$

Leucometria global: 7.400/mm³			Valor de referência	
Diferencial	%	Nº/mm³	%	Nº/mm³
Segmentados	61	4.514	50-70	1.800-7.000
Bastão	2	148	0-2	0-200
Mielócitos	0	0	0	0
Metamielócitos	0	0	0	0
Promielócitos	0	0	0	0
Linfócitos	29	2.146	22-40	880-4.000
Monócitos	7	518	3-10	120-1.000
Eosinófilos	1	74	1-5	40-500
Basófilos	0	0	0-2	0-200
Blastos	0	0	0	0

O fato de haver uma história familiar de esclerodermia e tireoidite de Hashimoto sugere a investigação de uma patologia envolvendo mecanismo imunológico, por exemplo, púrpura trombocitopênica imunológica (PTI) secundária a uma doença autoimune. Como a história sugere um processo de evolução crônica, é importante realizar testes sorológicos complementares e mielograma para melhor esclarecimento do diagnóstico.

718 LABORATÓRIO COM INTERPRETAÇÕES CLÍNICAS

Caso 11

GLA, 40 anos, sexo feminino, branca, brasileira, natural de Belo Horizonte. Procurou o clínico queixando-se de dores ósseas nas regiões do quadril e lombar. Inventário ósseo mostrou múltiplas lesões osteolíticas em costelas, quadril e fêmur. Solicitados alguns exames laboratoriais, observou-se aumento de ureia e creatinina sérica, VHS: 71 mm/h e o seguinte hemograma:

Índices hematimétricos	Resultados	Valores de referência
Hemácias	$3,95 \times 10^6/mm^3$	$4,2-5,4 \times 10^6/mm^3$
Hemoglobina	11,5 g/dL	12-16 g/dL
Hematócrito	33,5%	36-46%
VCM	84,7 fL	84-99 fL
HCM	29,2 pg	26-32 pg
CHCM	34,4 g/dL	31-36 g/dL
RDW	13,2%	11-16%

Plaquetas	Valores de referência
364.000/mm³	150.000-400.000/mm³

Leucometria global: 7.700/mm³			Valor de referência	
Diferencial	%	Nº/mm³	%	Nº/mm³
Segmentados	58	4.466	50-70	1.800-7.000
Bastão	4	308	0-2	0-200
Mielócitos	0	0	0	0
Metamielócitos	0	0	0	0
Promielócitos	0	0	0	0
Linfócitos	30	2.310	22-40	880-4.000
Monócitos	7	539	3-10	120-1.000
Eosinófilos	1	77	1-5	40-500
Basófilos	0	0	0-2	0-200
Blastos	0	0	0	0

Hematoscopia: discreta anisocitose com alguns macrócitos e micrócitos.

■ Interpretação

O hemograma revela discreta anemia normocítica normocrômica. Com a indicação de uma gamopatia monoclonal sugerida pelos achados radiológicos, o médico solicitou eletroforese de proteínas, que apresentou pico monoclonal, e o mielograma realizado em seguida revelou uma infiltração medular por plasmócitos.

O quadro clínico e laboratorial apresentado é bastante sugestivo de mieloma múltiplo (MM). Chama a atenção o hemograma sem alterações significativas em uma paciente sintomática e medula óssea com grande número de plasmócitos. É frequente que os pacientes com esse diagnóstico apresentem anemia normocítica normocrômica. Essa alteração pode ser explicada pela ocupação medular

CASOS CLÍNICOS EM HEMATOLOGIA 719

por plasmócitos, pela síntese diminuída de eritropoietina, resultante da lesão renal e pela superprodução de IL-6 pelas células do estroma medular. Quanto às plaquetas, pode ocorrer trombocitopenia; no entanto, por ação da IL-6, não é habitual que a contagem seja muito baixa. Contudo, o esquema terapêutico leva a uma notável plaquetopenia. Da mesma forma que as plaquetas são pouco afetadas, não é frequente a alteração de granulócitos até que o tratamento seja instituído.

Nosso caso não possui alterações de hematoscopia. Entretanto, é comum que a análise da distensão sanguínea forneça dados importantes e sugestivos do diagnóstico. Em indivíduos com a velocidade de hemossedimentação (VHS) elevada, espera-se observar formação de *rouleaux*. Em fases avançadas da doença, é possível encontrar plasmócitos na circulação.

Caso 12

STNV, 55 anos, sexo feminino, negra, brasileira, natural do Rio de Janeiro. Deu entrada no serviço de emergência com dor abdominal difusa e de forte intensidade. Sua filha relatou que episódios como esse são frequentes e que, provavelmente, se devem a uma anemia que acomete alguns familiares. Ao exame físico, estava agitada, hipertensa, taquicárdica, taquipneica e afebril; sem alterações respiratórias e cardiovasculares; abdome doloroso sem outras alterações. As radiografias de tórax e abdome estavam normais. O hemograma apresentou as seguintes alterações:

Índices hematimétricos	Resultados	Valores de referência
Hemácias	$2,68 \times 10^6/mm^3$	$4,2\text{-}5,4 \times 10^6/mm^3$
Hemoglobina	7,5 g/dL	12-16 g/dL
Hematócrito	24,3%	36-46%
VCM	90,7 fL	84-99 fL
HCM	28 pg	26-32 pg
CHCM	30,9 g/dL	31-36 g/dL
RDW	28,3%	11-16%

Plaquetas	Valores de referência
$233.000/mm^3$	$150.000\text{-}400.000/mm^3$

Leucometria global: $12.200/mm^3$			Valor de referência	
Diferencial	%	N^o/mm^3	%	N^o/mm^3
Segmentados	60	7.320	50-70	1.800-7.000
Bastão	3	366	0-2	0-200
Mielócitos	0	0	0	0
Metamielócitos	0	0	0	0
Promielócitos	0	0	0	0
Linfócitos	29	3.538	22-40	880-4.000
Monócitos	6	732	3-10	120-1.000
Eosinófilos	2	244	1-5	40-500
Basófilos	0	0	0-2	0-200
Blastos	0	0	0	0

720 LABORATÓRIO COM INTERPRETAÇÕES CLÍNICAS

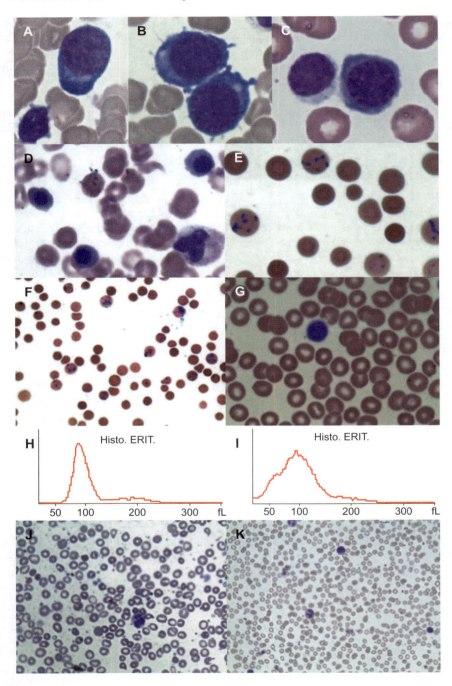

Figura 34.1. Pranchas com imagens de alterações morfológicas celulares. **(A)** Pró-eritroblasto; **(B)** Eritroblasto basófilo; **(C)** Eritroblasto policromatófilo; **(D)** Eritroblasto ortocromático; **(E)** Reticulócitos e esferocitose; **(F)** Reticulócitos; **(G)** Eritrócitos; **(H)** Histograma RDW normal; **(I)** Histograma RDW alterado; **(J)** Dismorfismo eritrocitário; **(K)** Micrócitos.

CASOS CLÍNICOS EM HEMATOLOGIA **721**

Contagem de reticulócitos	Resultado	Valores de referência
Número relativo	10,60%	0,6-2,0%
Número absouto	284.080/µL	25.000-100.000/µL

Hematoscopia: acentuada anisocitose e poiquilocitose com hemácias drepanocíticas e em lágrimas. Presença de 40 eritroblastos em 100 leucócitos.

■ Interpretação

O hemograma revela uma anemia normocítica hipocrômica com RDW elevado e reticulocitose, leucocitose com discreto desvio à esquerda.

A partir das informações clínicas, o médico assistente deve investigar as possíveis causas de abdome agudo e crises vaso-oclusivas da anemia falciforme (AF). A história familiar de anemia associada a crises álgicas e o hemograma favorecem a segunda hipótese diagnóstica. A doença falciforme é a mais frequente hemoglobinopatia e caracteriza-se por uma alteração estrutural da hemoglobina causada pela substituição do códon GAG, que codifica ácido glutâmico, para o códon GTG que dá origem a uma valina na sexta posição da cadeia beta (β). A presença de drepanócitos, eritroblastos e policromatofilia são achados frequentes na hematoscopia de pacientes com essa doença. Os drepanócitos ou hemácias em foice são formados pela polimerização da hemoglobina S no estado desoxigenado. Os eritroblastos no sangue periférico e a policromasia refletem a tentativa de compensação medular à destruição prematura dos eritrócitos falciformes, e pela mesma razão, alguns indivíduos poderiam apresentar macrocitose. Outros achados, ausentes nesse hemograma, como corpúsculos de Howell-Jolly e hemácias em alvo, podem estar presentes em outros indivíduos; esses achados estão relacionados com a autoesplenectomia decorrente da atrofia esplênica, o que ocorre durante a infância pelas repetidas crises isquêmicas. Os dacriócitos ou hemácias em lágrimas também podem ser vistos em anemias hemolíticas, como é o caso da AF. Quanto ao leucograma, sabe-se que a contagem de leucócitos pode estar acima dos valores de referência da população normal. Essa condição ocorre em consequência do estímulo infamatório gerado pelo dano endotelial crônico das repetidas crises isquêmicas. Entretanto, é preciso investigar se há evidências clínicas de doenças infecciosas.

Pranchas para consulta podem ser visualizadas na Figura 34.1.

Bibliografia

Afenyi-Annan A, Kail M, Combs MR, Orringer EP, Ashley-Koch A, Telen MJ. Lack of Duffy antigen expression is associated with organ damage in patients with sickle cell disease. Transfusion. 2008; 48:917-24.

Bonini-Domingos CR, Ondei LS, Zamaro PJA. Hemoglobinas similares a S: Um guia prático de identificação. São José do Rio Preto: HN; 2006.

Cabrera R, Tu Z, Xu Y, Firpi RJ, Rosen HR, Liu C, et al. An immunomodulatory role for CD4+ CD25+ regulatory T lymphocytes in hepatitis C virus infection. Hepatology. 2004; 40(5):1062-71.

Geené D, Sudre P, Anwar D, Goehring C, Saaïdia A, Hirschel B. Causes of macrocytosis in HIV-infected patients not treated with zidovudine. Swiss HIV Cohort Study. J Infect. 2000; 40(2):160-3.

Kaferle J, Strzoda CE. Evaluation of Macrocytosis. Am Fam Physician. 2009; 3:204-8.

Lorenzi TF. Manual de Hematologia: Propedêutica e Clínica. 4 ed. Guanabara Koogan; 2006.

Mckenzie BS. Textbook of hematology. 2 ed. Williams & Wilkins; 1996.

Moses A, Nelson J, Bagby GC Jr. The influence of human immunodeficiency virus-1 on hematopoiesis. Blood. 1998; 91:1479-95.

Okyay GU, Inal S, Oneç K, Er RE, Paşaoğlu O, Paşaoğlu H, et al. Neutrophil to lymphocyte ratio in evaluation of inflammation in patients with chronic kidney disease. Ren Fail. 2013; 35:29-36.

722 LABORATÓRIO COM INTERPRETAÇÕES CLÍNICAS

Oliveira IS, Carvalho LP, Schinoni MI, Paraná R, Atta AM, Atta ML. Peripheral lymphocyte subsets in chronic hepatitis C: Effects of 12 weeks of antiviral treatment with interferon-alpha plus ribavirin. Microbial Pathogenesis. 2016; 91:155-60.

Takeaki N, Tosiyuki O, Ken T, Takayuki A, Hitoshi T, Masatomo M. Thrombocytopenia associated with hepatitis C viral infection. J Hepatol. 1996; 24:135-40.

Vianna HR, Soares CMBM, Tavares MS, Teixeira MM, Silva ACS. Inflammation in chronic kidney disease: the role of cytokines. J Bras Nefrol. 2011; 33(3):351-64.

Zago MC, Falcão RP, Pasquini R. Tratado de Hematologia. Atheneu; 2013.

PARTE **10**

Exploração dos Sintomas e Síndromes

35

Exploração de Sintomas e Síndromes

Érito Marques de Souza Filho ■ *Junior César Bergamaschi* ■ *Karima Elias Hallack Bruno* ■
Luís Otávio Cardoso Mocarzel ■ *Márcia Michelle Souza da Silva* ■ *Nicholas Cafieiro de Castro Peixoto*
■ *Ricardo Carneiro Ramos* ■ *Ronaldo Altenburg Odebrecht Curi Gismondi*

Febre

A febre, um dos sintomas mais comuns na clínica diária, representa elevação da temperatura corporal devido a um desequilíbrio do mecanismo termorregulador hipotalâmico (ocorre aumento do *set-point* hipotalâmico, e os mecanismos de controle térmico permitem a elevação da temperatura corporal até o novo ponto de ajuste). Ela resulta na maioria das vezes de um estado infeccioso, mas pode depender também de outros agravos, tais como doenças autoimunes, processos inflamatórios não infecciosos, trauma, lesão tecidual etc. Para fins práticos, consideramos febre a temperatura axilar acima de 37,8 ºC.

Indivíduos com elevação da temperatura corporal, na maioria das vezes, apresentam febre. Porém, em alguns casos a elevação da temperatura representará uma hipertermia que, por definição, diferencia-se da febre por não se relacionar com alteração no ponto de ajuste da termorregulação hipotalâmica, e sim a um desequilíbrio entre o aumento da temperatura corporal e a capacidade do corpo em dissipar o calor. Pode ser causada por: insolação, desidratação, doenças endocrinometabólicas (hipertireoidismo, feocromocitoma), acidente vascular encefálico (AVE), uso de drogas que interferem com a termorregulação, dentre outras causas. A hipertermia não responde aos antipiréticos que podem ser utilizados no manejo da febre.

■ Febre de "curta" duração

A diferenciação na prática das febres de curta e longa duração (e até mesmo da febre de origem obscura, que veremos adiante) é importante, ao passo que auxilia o médico na elucidação das hipóteses diagnósticas. Porém, na teoria, não existe um consenso para tal definição; e para fins práticos, alguns autores reconhecem como uma febre prolongada aquela que dura mais de uma semana, seja ela contínua ou não.

Em um quadro febril de início recente, a doença infecciosa aguda é uma das primeiras hipóteses que nos vem à mente. Em muitos desses casos, o diagnóstico se impõe de imediato com a descoberta, por exemplo, de uma amigdalite, otite ou outra infecção de fácil identificação clínica. Outras vezes, mesmo sendo impossível firmar um diagnóstico conclusivo, a inexistência de sinais indicativos de gravidade aconselha uma atitude expectante, sendo muito comum, nesses casos, que a febre ceda em poucos dias, sem que o aparecimento de outros sinais clínicos viabilize a formulação de um diagnóstico preciso. Isso acontece frequentemente, por exemplo, nas viroses. Portanto, na ausência de uma indicação específica que imponha a solicitação de determinados exames laboratoriais ou de imagem,

726 LABORATÓRIO COM INTERPRETAÇÕES CLÍNICAS

costumamos retardar a execução desses exames até que o quadro febril atinja a duração de cinco a seis dias; a partir de então, damos início a um esquema programado de exames complementares destinados a identificar a causa da doença ou descobrir a existência de alguma complicação que a esteja agravando ou prolongando.

O conhecimento das condições epidemiológicas reinantes apresenta importante valor diagnóstico nos casos febris agudos. Devemos nos perguntar se existe alguma doença infectocontagiosa em caráter epidêmico ou endêmico na região, podendo-se citar como exemplos importantes, entre outros, dengue e outras arboviroses, influenza, malária, mononucleose infecciosa, febre tifoide etc. Aliás, cabe ao médico em tempos de epidemia precaver-se da tendência de superestimar a doença epidêmica em detrimento de outros diagnósticos possíveis.

■ *Exames complementares*

● Laboratório

Hemograma

O hemograma constitui valioso subsídio ao diagnóstico etiológico de numerosos estados infecciosos agudos. De maneira geral, pode-se dizer que se encontra leucocitose neutrofílica com desvio para esquerda nas infecções bacterianas, nas necroses tissulares maciças e em algumas infecções por vírus (especialmente as neurotrópicas, tais como encefalites, poliomielite, raiva). Na hematoscopia, granulações tóxicas podem estar presentes no interior dos granulócitos em infecções bacterianas e outros processos inflamatórios agudos (pequenas formações em grânulos que refletem um defeito na maturação dos neutrófilos ou, ainda, endocitose de agentes tóxicos como bactérias ou proteínas desnaturadas).

A neutropenia é observada na febre tifoide, gripe, sarampo, fase inicial das viroses em geral, fase aleucêmica das leucemias e surto agudo de malária.

A neutropenia febril é uma entidade nosológica que ganhou maior destaque após o advento da quimioterapia citotóxica, por ser uma complicação comum e grave, com potencial para levar ao óbito se não for adequadamente manejada. É definida como uma contagem de neutrófilos < 500/mm³ ou entre 500-1.000/mm³ com tendência a queda, com nadir previsto < 500/mm³, na presença de febre (com temperatura axilar aferida > 37,8 °C ou temperatura oral ≥ 38,3 °C). É importante que seja coletada hemocultura e que se inicie rapidamente antibioticoterapia empírica.

A linfocitose absoluta é encontrada na mononucleose infecciosa (após a primeira semana), linfocitose infecciosa, viroses em geral (após a primeira semana) e coqueluche. A ausência de eosinófilos é característica da fase inicial dos processos infecciosos agudos ou da reagudização dos processos crônicos; e podemos ainda encontrar eosinopenia em infecções graves. A presença de eosinófilos no leucograma de um processo infeccioso advoga a favor de processo benigno ou em via de cura. Eosinofilia também é encontrada em parasitoses.

Na febre tifoide e na mononucleose infecciosa, o hemograma se mostra de grande utilidade. É muito característica a leucopenia observada na fase inicial da febre tifoide, anormalidade que se deve à baixa dos neutrófilos e eosinófilos. Na mononucleose infecciosa, há a presença de células mononucleares atípicas, derivadas da série linfoide, que chegam a representar 60 a 70% do total dos leucócitos; entretanto, tais células não são específicas da mononucleose, pois se encontram também, embora com menor frequência, em outras viroses, tais como sarampo, rubéola, hepatite infecciosa e pneumonias virais.

Culturas

Muitas vezes, a suspeita clínica é suficiente para iniciar o tratamento empírico de doenças infecciosas, como é o caso da pneumonia adquirida na comunidade sem sinais de gravidade, ou da cistite

EXPLORAÇÃO DE SINTOMAS E SÍNDROMES **727**

aguda não complicada na mulher jovem. Todavia, em muitas situações, a identificação microbiológica do patógeno será essencial para guiar a terapêutica, além de ser importante em termos de vigilância epidemiológica. Quando indicada, a cultura deverá ser realizada utilizando material proveniente do sítio de infecção.

Hemocultura deve ser solicitada sempre que houver suspeita de bacteremia ou fungemia, seja em pacientes hospitalizados, ou até mesmo pacientes com infecções comunitárias e sinais de gravidade (febre, leucocitose/leucopenia, taquicardia, hipotensão etc.) – lembrando que a contagem de glóbulos brancos normais não exclui bacteremia! Hemoculturas devem ser solicitadas quando se suspeita de febre tifoide ou paratifoide, doenças que grassam endemicamente em certas regiões. A hemocultura dá resultado positivo no transcurso apenas das duas primeiras semanas da doença; a reação de Widal é um teste sorológico que permite detectar infecções por bactérias do gênero *Salmonella* (sendo, portanto, de valor presuntivo e sujeito a falsos-positivos, tendo caído em desuso).

Coleta da hemocultura: devem ser coletadas ao menos duas ou três amostras, de punções em sítios venosos periféricos diferentes. É recomendado que cada amostra contenha 20 mL (10 mL para o frasco de anaeróbios e 10 mL para o frasco de aeróbios). No paciente grave, devemos coletar as culturas e iniciar antibioticoterapia empírica em até 1 hora, do contrário, é razoável que as coletas sejam espaçadas e que se aguarde o resultado das culturas. Na endocardite subaguda, por exemplo, o ideal é que a coleta seja espaçada: no mínimo três amostras em sítios distintos com intervalos de, pelo menos, 2 horas, no decorrer de 24 horas; caso negativo, repetir após 24/48 horas.

Havendo suspeita de infecção urinária (ITU) em homens, gestantes e crianças, ou em casos de ITU complicada e recorrente, deve-se solicitar exame de sedimento urinário e cultura de urina com contagem de colônias e antibiograma. Na suspeita de ITU baixa (cistite) não complicada na mulher, pode ser iniciada antibioticoterapia empírica (opções de primeira linha: quinolonas – norfloxacina, sulfametoxazol-trimetroprim, fosfomicina), não havendo necessidade de urinocultura (o EAS pode ser solicitado para reforçar a suspeita diagnóstica).

EAS (urina tipo 1)

Normalmente, encontram-se no sedimento urinário raros leucócitos isolados, dois a três por campo, sendo uma quantidade um pouco maior vista frequentemente na urina de mulheres e crianças. Em presença de infecção urinária, encontra-se grande número de leucócitos e piócitos, cilindros granulosos e leucocitários, algumas hemácias, células epiteliais, filamentos de muco, albumina e, às vezes, acetona. O nitrito é produzido por meio da conversão de nitratos urinários pela enzima nitrato redutase, presente em muitas espécies de enterobactérias; portanto, teste do nitrito positivo pode indicar infecção bacteriana, apresentando boa especificidade (> 80%), porém sensibilidade em torno de 50%. Sendo assim, pode haver franca bacteriúria ou infecção estabelecida na ausência de nitrito. A esterase leucocitária é uma enzima que pode estar presente no EAS na vigência de infecção do trato urinário, e reflete a presença de leucócitos polimorfonucleados.

Na urinocultura (teste definitivo para o diagnóstico de ITU), analisaremos a contagem de colônias: menos de 10.000 por mL indica contaminação acidental, entre 10.000 e 100.000 não se pode tirar conclusões definitivas, e mais de 100.000 indica infecção.

Líquor

A suspeita clínica de meningite bacteriana deve ser confirmada pelo exame do líquor, obtido por punção lombar. Solicita-se dosagem de proteína e glicose, bem como exame citológico, bacteriológico (bacterioscopia direta e cultura) e antibiograma. O aspecto opaco ou francamente purulento do líquor orienta imediatamente o diagnóstico. Se alguma bactéria for identificada na bacterioscopia direta, este achado poderá orientar a terapêutica; caso contrário, o tratamento será iniciado empiricamente, no geral com ceftriaxona (em adultos imunocompetentes) até a chegada dos resultados da

728 LABORATÓRIO COM INTERPRETAÇÕES CLÍNICAS

Tabela 35.1. Características do líquor nas meningites bacteriana e viral

	Meningite bacteriana	**Meningite viral**
Proteína	Elevada (80 a 1.000 mg/dL)	Normal nas fases iniciais, elevando-se posteriormente (80-100 mg/dL)
Glicose	Muito baixa	Normal ou discretamente diminuída
Células	Celularidade elevada com predomínio de polimorfonucleados (neutrófilos)	Celularidade elevada com predomínio de mononucleados (linfócitos e monócitos)

cultura e do antibiograma. A taxa de proteína está muito aumentada e a de glicose diminuída nas meningites bacterianas; o exame citológico revela grande aumento de células, com predomínio de polimorfonucleares.

O exame do líquor permite distinguir as meningites bacterianas das virais (Tabela 35.1). Nesta, o líquor é claro ou, no máximo, opalescente, e o aumento do número de células não é muito grande (raramente acima de 1.000/mm³, no início granulócitos, mas depois predominantemente monócitos); a elevação da taxa de proteína é ligeira (até 100 mg/dL) e o teor de glicose é normal. Em casos de meningismo, o líquor mostra-se inteiramente normal.

Exames de imagem

Em alguns casos, será importante solicitar, além de exames laboratoriais, exames de imagem para ajudar na elucidação do diagnóstico. Um exemplo comum é quando estamos diante de um quadro pulmonar agudo, acompanhado de febre, tosse e dispneia, em que devemos solicitar, sempre que possível, radiografia dos campos pleuropulmonares (posteroanterior e perfil) para comprovação de possível pneumonia.

Outros

De acordo com a suspeita, outros exames, como provas sorológicas ou outros testes mais específicos, deverão ser solicitados. Por exemplo: a prova de Paul-Bunnel, que evidencia a presença de aglutininas contra hemácias de carneiro no sangue do paciente, é específica para mononucleose infecciosa; um título de 1:64 ou maior é considerado como positivo, sendo alcançado no transcurso da primeira semana.

■ Febre de origem obscura

A "febre de origem obscura" (FOO) foi originalmente definida por Petersdorf e Beeson, em 1961, e passou por algumas modificações e atualmente definimos como: "toda elevação da temperatura corporal (com febre acima de 38,3 ºC em pelo menos duas ocasiões) com mais de três semanas de duração; na ausência de estados de imunossupressão; cujo decurso acompanhado de exames clínicos meticulosos, repetidos e somados a uma apropriada investigação laboratorial e por imagem, tenham se revelado incapazes de identificar sua causa".

De maneira objetiva, essa investigação requer pelo menos uma anamnese completa, exame físico e uma rotina mínima de exames complementares (Tabela 35.2). Para facilitar a solicitação dos exames complementares, é interessante que o médico parta dos recursos mais simples e menos invasivos para os mais complexos.

Em termos gerais, tal sintoma deve ser interpretado como indício de infecção ou destruição de tecido, conquanto nem sempre se consiga diferenciar com facilidade esses dois processos.

Embora se devam repetir periodicamente os exames clínicos nesses casos, pois é sempre possível que um sintoma novo venha finalmente proporcionar uma pista, a responsabilidade maior pelo escla-

EXPLORAÇÃO DE SINTOMAS E SÍNDROMES 729

Tabela 35.2. Rotina de exames complementares para investigação da FOO por ordem de complexidade

Passo 1 (rotina mínima)	Passo 2 (outros exames laboratoriais)	Passo 3 (exames de imagem)
• Hemograma completo com hematoscopia • Hemocultura (3 amostras de sítios periféricos diferentes) • VHS • Proteína C reativa • Eletrólitos • Função renal • Hepatograma • Proteínas totais e frações • EAS e urinocultura • Radiografia de tórax	• LDH, CK • TSH, T4 livre • Ferritina • Eletroforese de proteínas • Sorologia (HIV e hepatites virais) • Fator reumatoide, FAN, ANCA, crioglobulinas • Monoteste, sorologia para EBV, toxoplasmose e CMV • Teste tuberculínico (PPD) • Análise citológica, exame direto e cultura de escarro	• Tomografia computadorizada de tórax • TC de abdome e pelve • Ecocardiograma • Broncoscopia com lavado • Colonoscopia

VHS: velocidade de hemossedimentação; EAS: elementos anormais e sedimentos; LDH: desidrogenase lática; CK: creatina quinase; TSH: hormônio tireoestimulante; FAN: fator antinuclear; ANCA: anticorpo anticitoplasma de neutrófilo; HIV: vírus da imunodeficiência humana; EBV: vírus Epstein-Barr; CMV: citomegalovírus.

recimento diagnóstico recai, geralmente, sobre os exames subsidiários. Devido ao total desconhecimento no que concerne à causa da febre, fica difícil para o clínico armar um roteiro lógico e coerente, destinado a orientá-lo na tarefa de escolher os recursos semióticos a serem utilizados e, inclusive, decidir sobre a hierarquia desses recursos e a ordem que presidirá sua utilização. A distribuição em grupos dos fatores determinantes oferece alguma utilidade na prática da investigação diagnóstica, podendo-se considerar os seguintes grupos: 1) doenças infecciosas e parasitárias; 2) doenças neoplásicas; 3) doenças do colágeno; 4) doenças neurológicas; 5) doenças endócrinas; 6) febres causadas por drogas; 7) febres fictícias; e 8) causas diversas (Tabela 35.3).

Segundo muitas estatísticas, as doenças infecciosas, neoplasias e colagenoses constituem, em conjunto, mais de 80% dos fatores causais. As doenças infecciosas são as causas mais frequentes, e nesse grupo sobressai a tuberculose em suas várias formas e localizações. Dentre as causas classificadas como "diversas", destacam-se as três doenças granulomatosas: sarcoidose, doença de Crohn e hepatite granulomatosa idiopática, convindo lembrar que também as hepatites granulomatosas de causa conhecida (tuberculose, infecção por fungos) causam, ocasionalmente, febre prolongada. É útil assinalar que, ainda hoje, esgotados todos os recursos diagnósticos disponíveis, inclusive a laparotomia exploradora, permanecem sem explicação cerca de 10% dos casos de febre prolongada.

Tabela 35.3. Causas de FOO

Doenças	Causas
Doenças infecciosas (mais comum)	Tuberculose, abcessos, endocardite, SIDA etc.
Neoplasias	Linfomas, leucemia, câncer de cólon, câncer de pâncreas etc.
Doenças inflamatórias	Colagenoses, vasculites, arterite temporal, doenças granulomatosas (sarcoidose, hepatite granulomatosa idiopática) etc.
Miscelânea	Tireoidite subaguda, doença de Crohn, hepatite alcoólica, TVP e TEP, febre factícia etc.
Indeterminada	Cerca de 10% dos pacientes ainda permanecem sem diagnóstico

SIDA: síndrome da imunodeficiência adquirida; TVP: trombose venosa profunda; TEP: tromboembolismo pulmonar.

730 LABORATÓRIO COM INTERPRETAÇÕES CLÍNICAS

Quadro 35.1. Abordagem prática de investigação

Paciente com febre

Passo 1. Anamnese e exame físico completos.
Não esquecer: história epidemiológica; duração e características da febre; sinais e sintomas associados; avaliar a gravidade do doente.
a) Paciente estável com febre de início recente: conduta expectante + tratamento sintomático, se necessário.
b) Paciente com sinais de gravidade ou suspeita de doença que necessite de conduta específica: solicitar exames laboratoriais de acordo com a suspeita clínica; avaliar necessidade de internação para manejo do caso. (Vá para o Passo 2.)
c) Febre de origem obscura: seguir investigação com o paciente internado. (Vá para o Passo 2.)

Passo 2. Conferir a rotina laboratorial básica. Foi possível chegar a um diagnóstico?
Sim → Tratar.
Não → Vá para o Passo 3.

Passo 3. Solicitar exames ampliados (de acordo com os achados nos passos iniciais da investigação).
• TC crânio, tórax, abdome e pelve;
• Hemocultura com meios especiais de semeadura;
• PET-CT;
• Cintilografia com gálio e/ou leucócitos marcados;
• Punção lombar;
• Aspirado e cultura da medula óssea.

Os portadores de FOO já foram submetidos a uma série de exames complementares. Uma das primeiras tarefas do clínico será, portanto, fazer um completo inventário desses exames e de seus resultados. É muito útil a internação do paciente, não só pela complexidade dos métodos propedêuticos a serem executados, como também pela necessidade de observação acurada.

Muitos exames laboratoriais costumam ser utilizados, mas raramente definem o diagnóstico. Progressos nessa área, como os testes ELISA (sorologia) e a cromatografia gasosa (para identificação de germens anaeróbios), ampliaram os recursos disponíveis.

Quanto aos exames baseados em imagem, a radiografia do tórax e a ultrassonografia de abdome podem se relacionar com resultados falsos-positivos, porém são considerados obrigatórios, por serem de fácil realização e baixo custo. A ultrassonografia e a tomografia computadorizada vieram abrir novas e amplas perspectivas na detecção de tumores, processos inflamatórios, derrames líquidos, vegetações cardíacas e outras anomalias em praticamente todos os setores corporais.

As biópsias, orientadas ou não pela US ou TC, são amiúde o recurso mais eficaz para chegar ao diagnóstico definitivo, incluindo exame da medula óssea, fígado, linfonodos e praticamente qualquer tecido que se apresente anormal ao exame físico ou baseado em imagem.

A laparotomia exploradora já foi considerada um procedimento diagnóstico essencial nas febres prolongadas, mas atualmente é indicada apenas quando outras investigações apontam o abdome como a fonte provável do sintoma. A laparoscopia também deve ser cogitada nesses casos. A exploração cega do abdome, praticada apenas porque o diagnóstico permanece obscuro, não parece uma boa prática. Alguns autores indicam a laparotomia exploradora como último recurso nos pacientes que sofrem doença progressiva e debilitante (Quadro 35.1).

Diarreia

A diarreia consiste no aumento da frequência evacuatória (mais de três vezes por dia) ou redução da consistência, com elevação do peso fecal diário (mais de 200 g). De maneira prática, a diarreia pode ser classificada conforme o tempo, mecanismo fisiopatológico, etiologia e topografia.

EXPLORAÇÃO DE SINTOMAS E SÍNDROMES   731

Quanto ao tempo, sabe-se que as diarreias podem ser agudas se ocorrem há menos de 2 semanas; persistentes, se entre 2 e 4 semanas; e crônicas, se mais de 4 semanas. A maioria dos episódios de diarreia aguda são autolimitados e muitos pacientes não procuram atendimento médico, o que dificulta obter dados precisos quanto à etiologia desses episódios. Por outro lado, os pacientes encaminhados para os especialistas são mais propensos a ter diarreia crônica. De maneira mais prática, pode-se associar à classificação temporal alguns dados clínicos. A diarreia aguda benigna é muito frequente na clínica e a maioria dos casos ocorre por infecção e/ou intoxicação alimentar. A diarreia aguda simples se caracteriza por seu caráter autolimitado e pelo fato de não causar desidratação com repercussão hemodinâmica; em geral, a náusea e os vômitos são leves, bem como os sintomas gerais (febre, mal-estar, dores musculares). Nos casos de diarreia aguda grave, o paciente elimina fezes aquosas e abundantes, sendo incontável o número de evacuações, podendo ser acompanhada de muco, pus ou sangue. A diarreia aquosa e os vômitos provocam espoliação hidrossalina, de intensidade variável, podendo então surgir desidratação, que assume maior significação em pacientes predispostos, tais como idosos, debilitados e crianças muito jovens. A diarreia crônica pode exibir todos os graus de intensidade. Os casos muito prolongados e acompanhados de desabsorção e/ou esteatorreia podem conduzir a graves estados de desnutrição e/ou deficiência vitamínica.

Quanto ao mecanismo fisiopatológico, pode ser classificada em osmótica, secretória, inflamatória ou exsudativa e motora. Importante frisar que nas síndromes de má absorção (ver item Síndrome da má absorção, página 737), os mecanismos fisiopatológicos da diarreia podem ser vários. Por exemplo, na doença celíaca, que é um processo de má absorção generalizada, coexistem absorção incompleta de gordura (que leva à secreção colônica) e de dissacarídeos (que levam à diarreia osmótica).

- Diarreia osmótica: ocorre quando um excesso de solutos hidrossolúveis não absorvíveis se acumula na luz intestinal e retém volume anormal de água. É encontrada nas deficiências de dissacaridases (intolerância à lactose ou outros dissacarídeos), bem como na excessiva ingestão de sorbitol, manitol ou sulfato de magnésio, doença celíaca e insuficiência pancreática exócrina. Geralmente, melhoram com o jejum e não ocorrem à noite.

- Diarreia secretória: ocorre quando o intestino delgado ou o grosso passa a secretar eletrólitos e água em vez de absorvê-los. Diversas substâncias podem causar tal distúrbio, como toxinas bacterianas (*E. coli* enterotoxigênica, *Clostridium perfringens, Vibrio cholerae*), ácidos biliares (p. ex., após ressecção ileal), gorduras não absorvidas (esteatorreia), peptídeo intestinal vasoativo produzido por tumor pancreático (vipoma), laxativos antraquinônicos. Geralmente, não responde ao jejum e podem haver episódios noturnos.

- Diarreia exsudativa ou inflamatória: numerosas alterações patológicas da mucosa digestiva (p. ex., infecções parasitárias e bacterianas invasivas, tumores e doenças inflamatórias intestinais crônicas, colite pseudomembranosa, tuberculose, linfoma, carcinoma) podem causar "enteropatia exsudativa". Nesses casos, a inflamação, ulceração ou tumefação da mucosa provoca extravasamento de plasma, sangue, proteínas séricas ou muco para a luz intestinal, o que vai aumentar o volume das fezes e diminuir sua consistência. Pode haver presença macroscópica de muco, pus e sangue nas fezes.

- Diarreia motora: a aceleração ou o retardamento do trânsito intestinal podem causar diarreia, o que se deve, respectivamente, à diminuição ou ao aumento do tempo de exposição do quimo à superfície absortiva do intestino. Dentre as condições patológicas que reduzem o tempo de exposição, podem ser citadas ressecção intestinal, cirurgia sobre o esfíncter pilórico, desvios cirúrgicos de segmentos intestinais (*bypass*), hipertireoidismo, tumores neuroendócrinos. O prolongamento do tempo de exposição age por ocasionar proliferação bacteriana no intestino delgado, sendo o que ocorre, por exemplo, na estenose de segmentos intestinais, íleo metabólico, neuropatia intestinal diabética, entre outros.

732 LABORATÓRIO COM INTERPRETAÇÕES CLÍNICAS

Quanto à etiologia, divide-se em infecciosa e não infecciosa. A maioria dos quadros diarreicos é agudo e infeccioso, podendo ser causado por ação direta do microrganismo ou por toxinas produzidas por ele. Vírus, bactérias, protozoários e helmintos são as causas infecciosas mais comuns (veja a seguir, no item Fatores infecciosos).

Quanto à topografia, as diarreias podem ser classificadas em alta, baixa ou mista. A alta, originada no intestino delgado, é caracterizada por episódios de grande volume, com distensão abdominal, dor periumbilical e resíduos alimentares. Não costuma haver alívio após evacuação, puxo ou tenesmo, bem como muco. Já a baixa, originada no intestino grosso, é caracterizada por múltiplos episódios de pequeno volume, podendo haver sangue e muco, dor abdominal no baixo ventre, urgência, tenesmo, proctalgia, sendo pouco frequente a presença de resíduos alimentares e desnutrição associada. A mista possui características das diarreias alta e baixa.

■ Investigação clínica e laboratorial das diarreias

■ *Diarreia aguda*

Quadro clínico de início abrupto e, geralmente, com epidemiologia positiva, tais como viagens, uso de antibióticos e alimentos suspeitos. A resolução é espontânea em 90% dos casos. Sendo assim, apenas os pacientes com sinais de gravidade precisarão de investigação (Tabela 35.4).

As principais causas de diarreia aguda estão descritas a seguir:

1. Fatores alimentares: ingestão excessiva de alimentos irritantes ou indigestos.
2. Fatores tóxicos e medicamentosos: toxinas bacterianas, antibióticos, laxativos.
3. Fatores infecciosos: vírus (rotavírus, parvovírus, adenovírus e, raramente, enterovírus), bactérias invasivas (*Shigella, Vibrio parahemolyticus, Salmonella typhi* e *não typhi, Escherichia coli* invasiva, *Yersinia, Campylobacter*), bactérias não invasivas (*Vibrio cholerae, Escherichia coli* enterotoxigênica, *Staphylococcus aureus* etc.), protozoários (ameba, giárdia). Destaca-se que, entre o grupo das diarreias infecciosas, os vírus enterotrópicos (rotavírus, norovírus) são os principais agentes. As bactérias são a segunda causa mais frequente, seguida por protozoários (*Giardia lamblia, Entamoeba histolytica*).

As bactérias capazes de provocar diarreia podem ser classificadas em dois grupos, de acordo com seu mecanismo básico de patogenicidade: invasivas e não invasivas (toxigênicas). Algumas informações epidemiológicas, tais como ingestão alimentar e condição clínica do paciente, podem sugerir a bactéria causadora da diarreia. Por exemplo, alimentos enlatados: *Clostridium perfringens*; arroz cozido: *Bacillus cereus*; mariscos: *Vibrio parahemoliticus*; deficiência de IgA: *Giardia lamblia;* acloridria: salmonelose; hospitais e asilos: *Clostridium difficile*; SIDA: criptosporidiose, isosporidiose; artrite: disenteria por *Yersinia* ou *Shigella*.

- Bactérias invasoras: estas bactérias colonizam o tubo gastrointestinal do hospedeiro, onde crescem, podendo invadir outros tecidos ou secretar exotoxinas. Nesse tipo de patogenicidade, é indispensável que as bactérias se repliquem no intestino do hospedeiro. Esse grupo é exemplificado pelas *Shigellas, Salmonellas, Yersinia enterocolitica, Campylobacter jejuni* e alguns sorotipos de *Escherichia coli*.

Tabela 35.4. Sinais de gravidade na diarreia aguda

Sinais de gravidade na diarreia aguda		
Recorrência	Febre > 38 °C	Muco, pus ou sangue
Refratariedade	Dor abdominal intensa	Desidratação
Extremos de idade	Anemia	Perda ponderal

EXPLORAÇÃO DE SINTOMAS E SÍNDROMES **733**

- Bactérias toxigênicas: estas bactérias atuam por meio de uma exotoxina que é secretada nos alimentos e que será, posteriormente, ingerida exercendo sua atividade patogênica no organismo humano. Tal mecanismo poderia ser classificado com mais propriedade como "intoxicação", pois não requer a presença de bactérias vivas no trato gastrointestinal. São exemplos deste tipo de bactéria o *Clostridium difficile, Clostridium perfringens, Vibrio parahemoliticus, Staphylococcus aureus* e *Escherichia coli* enterotoxigênicas (enterotoxinas LT e ST).

Dois quadros de diarreia frequentemente relatados são a diarreia do viajante e a diarreia nosocomial (colite pseudomembranosa). A diarreia do viajante tem sua etiologia geralmente bacteriana (*Escherichia coli* enterotoxigênica, *Salmonella, Campylobacter, Shigella*), rotavírus ou *Giardia lamblia.* O início ocorre em até 14 dias após o retorno da viagem, e tem como principal fator de risco a viagem para países em desenvolvimento quando, por ingestão de água ou alimentos contaminados com alta carga bacteriana, a diarreia se instala. Na maioria dos casos, o diagnóstico é clínico e a evolução benigna. O tratamento se resume a hidratação hidrossalina e, em casos seletos, o uso de antibióticos. A colite pseudomembranosa tem como agente o *Clostridium difficile.* O principal fator de risco é o uso de antimicrobianos (clindamicina, ampicilina, cefalosporinas e fluroquinolonas). O diagnóstico é feito, principalmente, com base na pesquisa das toxinas A e B do *Clostridium difficile* nas fezes. O tratamento é feito com reposição hidrossalina e metronidazol ou vancomicina via oral.

- Exames complementares

Avaliação laboratorial básica

Hemograma, PCR, bioquímica com eletrólitos.

Elementos anormais nas fezes

Exame útil, pois avalia características bioquímicas e as características gerais, além de efetuar a microscopia das fezes.

Sobre o exame de fezes:

- Características gerais: a cor normal é marrom (mais ou menos claro). Possíveis alterações são: esbranquiçado: acolia-hipocolia em colestases; avermelhado: padrão heterogêneo de sangramentos baixos (neoplasia, retocolite, shiguelose, salmonelose, amebíase) e enegrecido em melena. Quanto ao aspecto e consistência pode ser normal com consistência pastosa; e líquidas, em grande quantidade como ocorre nas diarreias osmóticas e secretórias. O aspecto mucossanguinolento, fluidas, semifluidas ou pastosas (comuns em diarreias disentéricas – com presença de muco, pus e sangue) pode ocorrer em infecções por bactérias invasivas (*Salmonella* spp., *Shigella* spp., *Campylobacter* spp.) ou trofozoítas de *Entamoeba histolytica*; ou na fase de atividade da retocolite ulcerativa. As fezes amolecidas (às vezes brilhantes por esteatorreia) podem ocorrer em diarreia prolongada por *Giardia lamblia.*
- Características bioquímicas: permite a pesquisa de sangue oculto nas fezes, que tem como indicações a investigação de anemias ferropênicas, acompanhamento de câncer colorretal, definir se uma diarreia é invasiva (amebíase, shiguelose, salmonelose) ou não (diarreia secretória ativa, giardíase). O método mais moderno para pesquisa de sangue oculto é a dosagem da anti-hemoglobina humana, com maior acurácia e menos resultados falsos-positivos. A pesquisa de substâncias redutoras (açúcares) é baseada na redução que os açúcares produzem num composto de cobre, que muda de cor. Na deficiência de dissacaridases (mais frequentemente lactase), o açúcar está presente nas fezes e provoca diarreia osmótica. O pH fecal inferior a 5,0 ocorre em diarreias osmóticas que favorecem uma intensa fermentação bacteriana e produção de ácidos, e as fezes muito alcalinas (pH acima de 7,0) nas diarreias secretórias ativas por *Escherichia coli* enterotoxigênica com elevada concentração de sódio e bicarbonato.

734 LABORATÓRIO COM INTERPRETAÇÕES CLÍNICAS

- Exame microscópico: permite a pesquisa de leucócitos, que é positiva nos processos inflamatórios intestinais: disenterias bacterianas (*Shigella* spp., *Salmonella* spp., *Campylobacter* spp.) e fase ativa da retocolite ulcerativa. Cabe lembrar que a pesquisa de leucócitos nas fezes tem valor relativo, pois as bactérias capazes de causar aparecimento de leucócitos nas fezes não o fazem na totalidade dos casos. Alguns (p. ex., *Escherichia coli* enteropatogênicas clássicas) nunca promovem o aparecimento de leucócitos nas fezes, nem mesmo de sangue. Curiosamente, na disenteria amebiana é negativa, devido à destruição dos leucócitos por substâncias liberadas por *E. histolytica*. A pesquisa de hemácias também é possível. A pesquisa de glóbulos de gordura com corante específico (Sudam III) é positiva nos casos de síndrome de má absorção. A calprotectina fecal é um novo exame que detecta inflamação da mucosa, possuindo maior especificidade que os leucócitos no diagnóstico de doença inflamatória intestinal.

Coprocultura

É o exame bacteriológico das fezes. O material deve ser coletado, de preferência, antes do uso de antimicrobianos orais ou sistêmicos e quatro dias após o uso de contrastes radiológicos. O rendimento do exame é melhor quando as fezes são colhidas logo no início do quadro diarreico e se múltiplas amostras forem coletadas. O objetivo é isolar germes patogênicos e não aqueles naturais da flora intestinal.

Exame parasitológico de fezes

O exame parasitológico de fezes é a análise laboratorial feita a partir de uma amostra das fezes, buscando detectar a presença de parasitas que possam causar a diarreia. Para que seu resultado seja corretamente avaliado, é necessário que sejam seguidas as recomendações fornecidas pelo laboratório quanto à coleta, armazenamento e transporte das fezes. Em alguns casos, pode-se pedir que sejam colhidas três amostras de fezes, em dias diferentes, a fim de aumentar o rendimento do teste e permitir a identificação do parasita. Nesses casos, o laboratório deve fornecer um frasco com o líquido MIF (merthiolate-iodo-formol), que serve para coletar as amostras e mantê-las utilizáveis pelo tempo necessário. Sabe-se que são diversas as técnicas laboratoriais para o isolamento de parasitas nas fezes, sendo importante que o médico deixe evidente sua indicação clínica e suspeita.

De uma maneira simplificada, o tratamento da diarreia aguda é baseado na orientação alimentar e reposição hidroeletrolítica. As medicações são reservadas para casos excepcionais e/ou refratários. As opções são: antidiarreicos: loperamida (evitar na suspeita de diarreia infecciosa por reduzir a motilidade do trato gastrointestinal) e racecadotril (inibidor da encefalinase, que pode ser usado com mais segurança na suspeita de diarreias infecciosas, pois não reduz motilidade do trato gastrointestinal, atuando como antissecretor). A antibioticoterapia fica reservada para casos com sinais de gravidade, mostrados na Tabela 35.4.

■ *Diarreia nosocomial*

• Estudo diagnóstico

O *Clostridium difficile* coloniza o trato gastrointestinal após o uso de antibióticos e causa diarreia aquosa induzida pelas exotoxinas A e B. O diagnóstico é feito por meio da identificação das toxinas da bactéria, via ensaios imunoenzimáticos ou pela pesquisa do gene que codifica a produção das toxinas, e por meio da identificação da própria bactéria ou de seus efeitos em meio de cultura.

O teste mais sensível e específico no diagnóstico é a reação em cadeia da polimerase (PCR), que detecta os genes bacterianos codificadores das toxinas. Ele não distingue os pacientes que são sintomáticos (com secreção bacteriana ativa das toxinas) daqueles considerados carreadores assintomáticos, o que, neste contexto, condiciona a realização dos testes apenas em vigência de diarreia e em amostra única de fezes. Outra modalidade de teste são os ensaios imunoenzimáticos, representada

EXPLORAÇÃO DE SINTOMAS E SÍNDROMES 735

por pesquisa do antígeno glutamato desidrogenase (GDH) e pesquisa das toxinas A e B. Ambos são menos sensíveis e específicos que a PCR, mas a pesquisa do antígeno GDH permite resultados em menos de uma hora, apesar de não diferenciar se a cepa é ou não toxigênica. Quanto à pesquisa das toxinas, a sensibilidade é de 75% e a especificidade de mais de 99%, permite diferenciar se a cepa é ou não toxigênica. Os métodos de cultura compreendem a cultura seletiva para anaeróbios e o ensaio de citotoxicidade em cultura celular. O primeiro, por si só, também não permite diferenciar se a cepa é ou não toxigênica; e, no segundo, é possível visualizar o efeito citopático induzido pela toxina B, sendo considerado padrão-ouro apesar de ser um teste demorado quando comparado aos demais. Sendo assim, o diagnóstico geralmente é feito com a pesquisa nas fezes, via PCR, do genoma bacteriano, podendo ser associado a algum dos ensaios imunoenzimáticos. Importante destacar que as fezes devem ser acondicionadas em local com temperatura próxima dos 4 ºC, pois as toxinas são degradadas em menos de duas horas em temperatura ambiente. Uma alternativa para o diagnóstico é a colonoscopia, com visualização endoscópica da pseudomembrana (inflamação severa da lâmina interna do intestino). Contudo, este não é um achado específico e isoladamente não confirma o diagnóstico, tornando necessária a realização dos testes anteriormente descritos.

■ *Diarreia crônica*

A etiologia da diarreia crônica é variada, e sua investigação com exames complementares deve levar em consideração as manifestações clínicas e a epidemiologia. O primeiro passo é avaliar se há sinais de deficiência nutricional e/ou má absorção (se houver, a conduta deve ser vista no item Síndrome da má absorção, página 737). O segundo passo é pesquisar se há doença orgânica estrutural. Neste sentido, em vigência de algum dos seguintes sinais de alarme (Tabela 35.5), deve-se prosseguir a investigação para se confirmar ou não a natureza orgânica da diarreia. Se não houver sinais de doença orgânica, o terceiro passo é a avaliação psicológica-comportamental, se há síndrome do intestinal irritável.

As principais causas de diarreia crônica são as seguintes:

- Doenças do estômago: as mais importantes são as que surgem após gastrectomia, isto é, síndrome de *dumping,* síndrome de alça aferente, gastroileostomia inadvertida.
- Doenças do intestino delgado: enterite regional, tuberculose ileocecal, estrongiloidíase, tumores (p. ex., tumor carcinoide), deficiência de enzimas pancreáticas.
- Doenças do cólon: colite ulcerativa, colite amebiana, síndrome do intestino irritável, câncer do cólon e reto, colite granulomatosa (Crohn), diverticulite, adenoma viloso.
- Diarreia de mediação humoral: tumores carcinoides, síndrome de Zollinger-Ellison, carcinoma medular da tireoide, ganglioneuroma.
- Doenças endócrinas: hipertiroidismo, doença de Addison, diabetes *mellitus.*
- Outras doenças: uremia, hipertensão porta, insuficiência cardíaca congestiva, doença celíaca, fibrose cística do pâncreas (mucoviscidose), sensibilidade à proteína do leite de vaca, imunodeficiências.

Tabela 35.5. Sinais de alarme

Sinais de alarme		
Perda de peso/anorexia	Enterorragia	Pesquisa de sangue oculto positivo
Febre	Sintomas noturnos	Diarreia grave
Início dos sintomas acima dos 50 anos	História de câncer colorretal	História familiar de doença intestinal inflamatória
Anemia	VHS aumentado	Distúrbios hidroeletrolíticos

736 LABORATÓRIO COM INTERPRETAÇÕES CLÍNICAS

Quadro 35.2. Exames complementares a serem solicitados nos pacientes com diarreia crônica

Avaliação laboratorial básica (hemograma, PCR, eletrólitos, ureia e creatinina)	Coprocultura
TSH e T4 livre	Teste de tolerância à lactose
Glicemia	Anticorpos antiendomísio e antitransglutaminase/ biópsias da segunda porção duodenal (para o diagnóstico de doença celíaca)
Exame parasitológico de fezes	Pesquisa de gordura fecal (Sudan III ou quantitativo) na investigação de síndromes de má absorção
Elementos anormais nas fezes	Tomografia computadorizada de abdome
Colonoscopia	Retossigmoidoscopia
Calprotectina fecal	Cápsula endoscópica

Para o diagnóstico etiológico das diarreias crônicas, podem ser utilizados os mais variados exames complementares (Quadro 35.2) que devem ser solicitados conforme o contexto clínico.

• Calprotectina

A calprotectina fecal é um bom método tanto para a diferenciação entre quadros abdominais orgânicos e funcionais quanto acompanhamento da atividade inflamatória das doenças intestinais inflamatórias. A substância é uma proteína ligadora de cálcio e zinco, presente nos granulócitos, e sua quantidade nas fezes depende da migração de neutrófilos da parede intestinal inflamada para a mucosa. Além disso, sua estabilidade à temperatura ambiente e sua resistência à degradação pelas enzimas proteolíticas do trato gastrointestinal fazem da calprotectina um bom marcador fecal de inflamação da mucosa intestinal.

• Endoscopia

A cápsula endoscópica é um exame de difícil acesso nos serviços público e privado, e é utilizado para acessar partes do trato gastrointestinal que não são possíveis de visualizar com a endoscopia ou colonoscopia. Ele é realizado ingerindo uma cápsula que, na verdade, é uma microcâmera que retira fotografias seriadas de diversas regiões do trato gastrointestinal. Pacientes que sofrem de sangramentos de origem incerta, dores abdominais sem causa definida, diarreias crônicas ou doenças do intestino delgado são os que mais se beneficiam do procedimento.

• Exame parasitológico de fezes

A primeira preocupação deve consistir na pesquisa de protozooses intestinais (amebíase, giardíase), bem como infestações maciças de helmintos (estrongiloidíase, ascaridíase e outras), que constituem a causa mais frequente de diarreia crônica em nosso meio. Pela microscopia, pode-se notar a presença aumentada de fibras musculares mal digeridas, de grãos de amido e gordura, em material a fresco e após coloração pelo lugol, o que pode denotar distúrbio da digestão ou absorção.

• Retossigmoidoscopia

É útil para a visualização direta das lesões de colite amebiana, tricuríase, colite ulcerativa e polipose múltipla situada no reto e na sigmoide. A biópsia retal é importante para o diagnóstico da esquistossomose.

EXPLORAÇÃO DE SINTOMAS E SÍNDROMES **737**

- Outros exames

Se as análises supracitadas não bastarem para esclarecer o diagnóstico, demais pesquisas devem ter prosseguimento por meio de uma série de provas mais complexas destinadas ao estudo funcional do intestino delgado e do pâncreas, as quais serão abordadas no item a seguir (Síndrome da má absorção).

Síndrome da má absorção

Normalmente, o trato gastrointestinal humano digere e absorve os nutrientes da dieta com eficiência. Uma dieta habitual ingerida por adultos contém carboidratos, proteínas, lipídeos, água, eletrólitos, vitaminas e outros elementos. As secreções salivar, gástrica, intestinal, hepática e pancreática são fundamentais para que o bolo alimentar ingerido seja reduzido em subunidades que possam ser absorvidas, principalmente no intestino delgado. As secreções do trato gastrointestinal são formadas por enzimas e determinados eletrólitos, gerando um ambiente com osmolaridade e pH ideais à digestão e absorção. Se houver prejuízo em qualquer uma das diversas fases envolvidas no processo complexo de digestão e absorção, a síndrome de má absorção pode se estabelecer.

Cabe relembrar que, didaticamente, os processos digestivo e absortivo têm conceitos diferentes. A digestão envolve desdobramento ou hidrólise dos nutrientes em moléculas menores, e a absorção é a chegada destes elementos à circulação sanguínea ou linfática após ultrapassarem as células intestinais. A digestão tem início na cavidade oral, quando os carboidratos sofrem ação da amilase salivar sendo desdobrados em resíduos de glicose e maltose. No estômago, pelo ácido clorídrico e pepsina, as proteínas iniciam seu processo digestivo, prosseguindo no intestino delgado onde, pela ação de enzimas pancreáticas, tais como lipase, amilase e tripsina, carboidratos, lipídeos e proteínas, completam sua digestão. Em decorrência dessas atividades digestivas, os carboidratos são desdobrados em dissacarídeos (sacarose, maltose, isomaltose) e monossacarídeos (glicose, frutose, lactose); as proteínas, em peptídeos e aminoácidos; e as gorduras, em monoglicerídeos e ácidos graxos. Destaca-se que os dissacarídeos são reduzidos a monossacarídeos no interior das microvilosidades das células epiteliais do intestino, por ação das dissacaridases (lactase, maltase, sacarase, isomaltase).

Portanto, há má absorção quando uma ou mais substâncias digeridas deixam de transpor normalmente a mucosa do intestino, aparecendo nas fezes em quantidade aumentada. O principal responsável pelo aparecimento dos sintomas é a diminuição da absorção de gorduras, podendo falar em esteatorreia quando se perdem, pelas fezes, mais de 6% da gordura ingerida. Dessa maneira, as expressões síndrome de má absorção e esteatorreia frequentemente se superpõem em sua significação clínica.

São numerosos os distúrbios capazes de produzir má absorção. Estes distúrbios estão listados a seguir, e na Tabela 35.6 os principais mecanismos associados.

- Distúrbios da digestão: insuficiência pancreática, insuficiência hepática e obstrução biliar, síndrome de Zollinger-Ellison, gastrectomia parcial ou total, deficiência de dissacaridases, uso de colestiramina.
- Distúrbios da absorção: espru não tropical (doença celíaca), espru tropical, linfomas, doença de Whipple, uso de medicamentos, álcool, enterite eosinofílica, mastocitose intestinal, abetalipoproteinemia, linfangectasia idiopática primária, enterite actínica, síndrome do intestino curto (diminuição da superfície absortiva), amiloidose, sarcoidose, doença de Crohn, tuberculose intestinal, deficiência eletiva na absorção de aminoácidos (doença de Hartnup e outras), intolerância a monossacarídeos, pericardite constritiva (perda entérica de proteínas).
- Parasitoses e micoses: giardíase, estrongiloidíase, coccidiose (isosporose), paracoccidioidomicose.

738 LABORATÓRIO COM INTERPRETAÇÕES CLÍNICAS

Tabela 35.6. Mecanismos associados às principais causas de má absorção

Alteração	Principais exemplos
Na hidrólise dos nutrientes (luz intestinal)	
Deficiência de enzimas digestivas	Pancreatite crônica
Inativação de enzimas digestivas	Síndrome de Zollinger-Ellison (tumor produtor de gastrina)
Falta de sincronia entre a liberação de enzimas e a mistura	Reconstrução do trânsito intestinal à Billroth II
Na solubilização de gorduras	
Síntese de sais biliares reduzida	Cirrose
Secreção biliar prejudicada	Colestase crônica
Desconjugação dos sais biliares	Supercrescimento bacteriano
Perda aumentada de sais biliares nas fezes	Ressecção ileal ou doenças que acometam o íleo (doença de Crohn)
Na hidrólise dos nutrientes (borda em escova)	
Defeito congênito de dissacaridases	Deficiência de maltase-isomaltase
Defeito de dissacaridades adquirido	Deficiência de lactase
Nos receptores presentes nas células intestinais	
Defeitos nutriente-específicos	Doença de Hartnup
Alteração global de transportadores	Doença celíaca
Alteração pós-absorção	
Prejuízo do processamento no enterócito	Abetalipoproteinemia
Alterações na circulação linfática	Linfangiectasia intestinal

- Proliferação bacteriana: divertículos do duodeno e delgado, estenoses cicatriciais com dilatação a montante (doença de Crohn, tuberculose etc.), síndrome da alça aferente após gastrectomia, esclerodermia, megabulbo e megaduodeno (doença de Chagas).
- Outras causas: deficiência de fator intrínseco, diabetes, hipogamaglobulinemia e deficiência de IgA, carcinoide, hipoparatiroidismo e pseudo-hipoparatiroidismo, hipertiroidismo, doença de Addison.

■ Estudo diagnóstico

Os dois sinais clínicos que mais frequentemente levam à suspeita de má absorção são esteatorreia e emagrecimento. A esteatorreia caracteriza-se por fezes esbranquiçadas, fétidas e de aspecto engordurado. Geralmente, os mecanismos que levam à síndrome de má absorção podem resultar no prejuízo à absorção de mais de um nutriente e, a depender de qual deles tiver seu mecanismo mais prejudicado, podemos esperar determinadas manifestações clínicas. Na Tabela 35.7 são resumidas as principais alterações laboratoriais e na história, e exame físico de um paciente de acordo com o nutriente deficiente. Diante da suspeita de má absorção, deve-se obedecer a uma rotina de exploração laboratorial, iniciando com os exames mais simples (parasitologia das fezes, coprocultura, pesquisa de sangue oculto, hemograma, dosagem sérica de vitamina B12, folato, vitaminas, cinética do ferro, proteínas, coagulograma), aos quais se acrescentarão outros mais complexos, destinados ao estudo funcional do intestino delgado e pâncreas.

EXPLORAÇÃO DE SINTOMAS E SÍNDROMES **739**

Tabela 35.7. Principais alterações laboratoriais e na história e exame físico de um paciente de acordo com o nutriente mal absorvido

Má absorção	Características clínicas	Achados laboratoriais
Gordura	Fezes esbranquiçadas, extremamente fétidas e de aspecto engordurado	Fração de gordura excretada (porcentagem de gordura da dieta não absorvida) – maior do que 6%
Proteína	Edema, atrofia muscular e amenorreia	Hipoalbuminemia e hipoproteinemia
Carboidrato	Diarreia aquosa, flatulência e intolerância ao leite	Acidez nas fezes e Gap osmolar fecal elevado, calculado como $290 - 2(Na + K)$ (valores nas fezes)
Vitamina B12	Anemia, diarreia, degeneração combinada subaguda da medula espinhal (primeiros sintomas são ataxia e parestesias associadas à perda da vibração e propriocepção)	Anemia macrocítica, prova de Schilling anormal, aumento nos níveis de ácido metilmalônico e de homocisteína
Ácido fólico	Anemia	Anemia macrocítica, aumento nos níveis séricos de homocisteína
Vitaminas do complexo B	Queilose, glossite dolorosa e estomatite angular	Hipovitaminose
Ferro	Anemia microcítica, glossite e pagofagia	Ferro sérico e ferritina baixos e capacidade de ligação ao ferro total aumentada
Cálcio e vitamina D	Parestesia, tetania, sinais de Chvostek e Trousseau positivos, fraturas induzidas por osteomalácia	Hipocalcemia, fosfatase alcalina elevada
Vitamina A	Hiperceratose folicular e cegueira noturna	Queda nos níveis séricos de retinol
Vitamina K	Hematoma e alterações hemorrágicas	Tempo de protrombina elevado e decréscimo nos níveis de fatores de coagulação vitamina K dependentes (II, VII, IX e X)

■ Avaliação laboratorial

Os exames de maior utilidade na exploração de um quadro disabsortivo são:
- Dosagem química da gordura fecal;
- Prova da absorção da D-xilose;
- Prova de Schilling para absorção da vitamina B12;
- Prova da secretina-pancreozimina;
- Tempo de protrombina;
- Dosagem do cálcio sérico;
- Dosagem do colesterol sérico;
- Dosagem do ferro sérico;
- Dosagem de elastase fecal.

Tais exames, em sua maioria, indicam apenas a existência de uma anormalidade da função absortiva ou digestiva, poucos sugerindo claramente um diagnóstico específico. Assim, torna-se frequentemente necessário utilizar um conjunto de provas para firmar o diagnóstico. A fim de ilustrar a utilidade das várias provas, a Tabela 35.8 compara os achados típicos na doença celíaca (exemplo de distúrbio primário da absorção) e na insuficiência pancreática (exemplo de distúrbio primário da digestão).

740 LABORATÓRIO COM INTERPRETAÇÕES CLÍNICAS

Tabela 35.8. Provas utilizadas no diagnóstico da síndrome de má absorção

Provas	Achados típicos		
	Má absorção (doença celíaca)	Má digestão (insuficiência pancreática)	Comentários
Dosagem da gordura fecal	> 6 g/24 horas	> 6 g/24 horas	Melhor prova para firmar a presença de esteatorreia
Absorção da D-xilose	↓	Normal	Boa prova de triagem para absorção dos carboidratos
Raios X do intestino delgado	Quadro de má absorção	Normal ou quadro disabsortivo mínimo; às vezes calcificação pancreática	
Biópsia do intestino delgado	Anormal	Normal	Pode estabelecer diagnóstico preciso em alguns casos
Prova de Schilling	Frequentemente ↓	Geralmente normal	Útil para determinar se a má absorção da vitamina está ligada a distúrbio intestinal ou gástrico
Secretina-pancreozimina	Normal	Anormal	De difícil execução em nosso meio
Cálcio sérico	Frequentemente ↓	Geralmente normal	Teores baixos de albumina e globulina fazem pensar em enteropatia perdedora de proteína
Albumina sérica	Frequentemente ↓	Geralmente normal	
Colesterol sérico	↓	Frequentemente ↓	Geralmente diminuído em presença de esteatorreia
Ferro sérico	Frequentemente ↓	Normal	Valores baixos podem refletir reservas corporais diminuídas
Caroteno sérico	↓	Geralmente ↓	Prova de triagem de algum valor para má absorção
Tempo de protrombina	Frequentemente ↓	Frequentemente ↓	

Fonte: Adaptada de Greenbergere NJ, KJ Isselbacher. Harrison's Principles of Internal Medicine. McGraw-Hill; 1983.

■ *Dosagem da gordura nas fezes*

Tem a finalidade de comprovar a existência de esteatorreia, indicativa de má absorção. Previamente, a pesquisa de gordura fecal, com ou sem coloração por Sudam III, era um teste de triagem qualitativo da gordura fecal excretada; nos casos positivos, procedia-se à dosagem química na coleta de 24 horas. Como o teste de triagem é negativo quando pequena quantidade de gordura é excretada, opta-se atualmente pela dosagem química.

Para a dosagem de gordura, as fezes devem ser coletadas durante quatro dias. Apenas em casos excepcionais, e havendo diarreia, o período de colheita pode ser abreviado para dois ou três dias. Para maior segurança nos resultados, o paciente deve fazer uma dieta com 150 g de gordura desde a véspera e nos dias da coleta do exame. Na prática, acrescenta-se à dieta habitual do paciente 90 g de óleo divididos em duas parcelas de 45 g, que correspondem, cada uma, a três colheres de sopa. Esse acréscimo é realizado para alcançar os 150 g de gordura mínimos para a realização do exame.

EXPLORAÇÃO DE SINTOMAS E SÍNDROMES **741**

Adultos normais excretam menos de 6-7 g de gordura nas 24 horas. Com uma ingestão de 150 g, isso corresponde a uma absorção superior a 90% da gordura ingerida, o que resultaria uma gordura fecal inferior a 4 g/24 horas caso a ingestão seja de, pelo menos, 36 g de gordura. Na criança com menos de 18 meses, a absorção é normalmente superior a 80% da gordura ingerida. É desejável que a mãe forneça informações minuciosas relativas à dieta da criança durante a colheita das fezes, o que permitirá estabelecer uma relação entre a ingestão e a eliminação fecal.

Entretanto, a fração de excreção de gorduras pode ser moderadamente aumentada em doenças diarreicas que não cursem com má absorção. Valores maiores de 14 g/dia foram reportados em alguns voluntários nos quais a diarreia foi intencionalmente induzida por laxativos e em pacientes nos quais o peso das fezes foi maior do que 1.000 g/dia. Então, um modesto aumento na excreção de gordura em paciente com diarreia não significa necessariamente má absorção como causa primária, e outros testes devem ser feitos para identificar o motivo da diarreia.

■ Esteatócrito ácido

Ensaio gravimétrico feito em amostra única de gordura que pode prover boa acurácia e simplificar o método de detecção de esteatorreia. Um estudo realizado avaliando esta técnica encontrou sensibilidade de 100% e especificidade de 95%, com um valor preditivo de 90% comparado à dosagem em amostra de 72 h (considerado padrão-ouro no estudo).

■ Prova da D-xilose

É um teste que mede a capacidade absortiva do intestino delgado proximal e é usado para determinar se defeitos no epitélio intestinal são causadores da má absorção. D-xilose é um monossacarídeo (pentose) absorvido intacto pelo duodeno e jejuno proximal por difusões passiva e facilitada. Após a absorção, uma pequena parte é metabolizada, sendo a maior parte excretada pelo rim nas primeiras cinco horas. O fato de normalmente não existir D-xilose no sangue, bem como o de apenas uma pequena fração dessa pentose ser metabolizada no fígado, constituem vantagens sobre as outras provas de absorção de carboidratos. A técnica consiste em administrar ao paciente, pela manhã, após jejum de 12 horas e tendo esvaziado previamente a bexiga, 5 g de D-xilose dissolvidas em um copo de água, seguindo-se imediatamente a ingestão de outro copo para garantir diurese satisfatória. Recolhe-se toda a urina formada nas cinco horas subsequentes dosando-se a D-xilose excretada nesse período. Com essa dose de 5 g, a prova é um pouco menos sensível do que aquela feita com 25 g que era aconselhada inicialmente, mas com a vantagem de não ocorrerem náusea e diarreia. A prova é considerada decididamente anormal quando a quantidade de D-xilose existente na urina coletada é inferior a 1,2 g, desde que a diurese tenha sido adequada e não haja insuficiência renal (boa densidade urinária e taxas normais de ureia e creatinina no sangue). Além disso, resultados falsos-positivos são também possíveis em pacientes com alterações no esvaziamento gástrico, ascite, retenção urinária ou fermentação da D-xilose por bactérias do trato gastrointestinal. Em adição, drogas como neomicina, aspirina, indometacina e glipzida diminuem a excreção de D-xilose.

A prova é quase sempre anormal nas jejunopatias primárias, mas raramente em outras causas de má absorção. Em crianças, a dose de D-xilose pode ser reduzida à metade (2,5 g), ficando a excreção mínima normal em 0,5 g nas cinco horas.

■ Teste de tolerância à lactose

Pode diagnosticar com facilidade a intolerância a este carboidrato. Segue-se com a administração oral de 50 g de lactose, e os níveis de glicose são monitorados no tempo 0, 60 e 120 minutos. Um aumento nos níveis menor do que 20 mg/dL mais o desenvolvimento de sintomas (p. ex., náu-

742 LABORATÓRIO COM INTERPRETAÇÕES CLÍNICAS

seas, flatulência, dor em cólica no abdome) sela o diagnóstico de intolerância à lactose. Se ocorrer lentificação no esvaziamento gástrico, os resultados de glicose no plasma podem ser artificialmente deprimidos. Falsos-negativos podem ocorrer em diabetes e supercrescimento bacteriano.

■ Prova de Schilling para absorção de vitamina B12

O teste é útil para identificar a causa de deficiência de vitamina B12. Entretanto, ele raramente é feito, dada a disponibilidade da dosagem sérica de vitamina B12 e de ácido metilmalônico. Além disso, na suspeita de deficiência de vitamina B12 apenas com os testes anteriores, teste terapêutico pode ser feito repondo vitamina B12 pela via intramuscular.

É útil para esclarecer se a má absorção se deve a distúrbio gástrico ou do intestino delgado. Administra-se, por via oral, dose padrão de vitamina B12 marcada com ^{60}CO, fazendo-se, em seguida, uma injeção intramuscular de 1.000 µg de vitamina não marcada (para saturar a capacidade de captação do plasma e do fígado). Dosa-se, então, a radioatividade na urina eliminada nas 24 horas subsequentes. Valores subnormais podem significar diminuição ou ausência de produção de fator intrínseco (gastrite atrófica, ressecções gástricas), competição bacteriana pelo hematínico na luz intestinal (síndrome de alça cega) e alterações anatômicas ou ressecção do íleo terminal. A elevação da radioatividade urinária a níveis normais, em prova repetida com a administração simultânea de vitamina B12 + F.I. e de vitamina B12 + tetraciclina (oral) fala, respectivamente, a favor da primeira ou da segunda nas eventualidades citadas. Os valores normais correspondem a uma radioatividade urinária entre 5 e 12% da dose ingerida. A persistência de radioatividade baixa, pela associação seja de F.I. ou de tetraciclina, à vitamina B12 marcada denota patologia de íleo terminal.

Portanto, absorção anormal após a adição de fator intrínseco (e após exclusão de supercrescimento bacteriano no intestino delgado) sugere doença do íleo terminal. Supercrescimento bacteriano é sugerido após a normalização da prova de Schilling com uso terapêutico de antibióticos (tetraciclina). A prova de Schilling também pode ser anormal na insuficiência pancreática e na doença celíaca. Normalização após substituição das enzimas pancreáticas ou dieta livre de glúten é útil para diagnosticar estas causas de má absorção. Outra utilidade do teste é determinar a restauração da integridade da mucosa ileal após tratamento da doença de Crohn.

Veja mais sobre absorção de vitamina B12 no Capítulo 33 (Doenças do sangue).

■ Prova da secretina-pancreozimina

É a melhor prova para estudo das condições funcionais do pâncreas, mas sua execução fica impossibilitada em nosso meio pela falta do material necessário à sua execução. De uma maneira simplificada, os testes podem ser divididos em diretos e indiretos.

- Testes diretos: envolvem a estimulação do pâncreas por meio da administração na dieta ou de estímulo hormonal com secretagogos (p. ex., análogos de colecistoquinina) e, após, coletar fluido do duodeno para drenar e analisar o conteúdo enzimático secretado.
- Testes indiretos: se baseiam na medida de consequências da insuficiência pancreática, e são os testes mais acessíveis. Eles se baseiam na dosagem de nutrientes que não tenham sido totalmente digeridos, e que estarão em níveis reduzidos no plasma e elevados nas fezes. Geralmente, quando estes testes são feitos, o paciente já perdeu 90% da atividade secretória pancreática e apresenta-se francamente sintomático devido ao déficit enzimático.

■ Cálcio, albumina, colesterol, ferro

Teores diminuídos dessas substâncias reforçam a suspeita de um estado disabsortivo, embora não tenham valor no diagnóstico diferencial.

EXPLORAÇÃO DE SINTOMAS E SÍNDROMES **743**

■ *Tempo de protrombina*

Representa uma prova importante, pois os pacientes com má absorção podem exibir tendência hemorrágica devido à carência de vitamina K (vitamina lipossolúvel que depende da atividade emulsificadora da bile e de enzimas pancreáticas para sua digestão e absorção). Se a redução da atividade protrombínica depender de má absorção, pois a vitamina K atua na síntese de fatores de coagulação vitamina K dependente – II, VII, IX e X – deve mostrar-se prontamente corrigível pela administração parenteral da vitamina.

■ *Elastase fecal*

Este exame reflete a capacidade secretória exócrina do pâncreas e requer a dosagem da elastase pancreática em fezes frescas, acondicionadas em recipiente com gelo. Elastase fecal normal com imagens também normais exclui a insuficiência exócrina grave. Por outro lado, caso a elastase esteja alterada, mas não haja anormalidades nos exames de imagem, deve-se confirmar o diagnóstico com a medida de gordura nas fezes.

A presença de alteração na quantificação de elastase fecal e nas imagens sugere pancreatite crônica. Em tais casos, convém avaliar a reposição com a dosagem de gordura fecal. Já uma elastase fecal normal com imagens alteradas sinaliza pancreatite aguda ou pancreatite crônica com insuficiência exócrina leve a moderada.

■ *Exploração radiológica do trato gastrointestinal*

Durante muitos anos, estudos baritados do intestino delgado foram padrão-ouro na avaliação de síndrome de má absorção. Entretanto, a sensibilidade e especificidade das séries de contraste são baixas. Na tentativa de aumentar a sensibilidade, especialmente para detecção de lesões focais, pode ser utilizada enteróclise com duplo contraste (bário e carboximetilcelulose). Entretanto, a enteróclise é um teste demorado e que demanda exposição à radiação. Mais recentemente, a enterografia tomográfica computadorizada (entero-TC) tem sido utilizada para detectar anormalidades no intestino delgado. A entero-RNM fornece informações similares à da entero-TC. Nestas duas técnicas são visíveis alterações difusas e focais da mucosa, tais como estenoses, neoplasias, mudança na espessura da parede do intestino e avaliação de vísceras e fluxo sanguíneo. A entero-RNM tem o benefício de ser livre de radiação, podendo ser útil em grávidas, crianças e naqueles que necessitarão, pela doença de base, de múltiplos estudos de imagem ao longo da vida, como na doença de Crohn.

■ *Exploração endoscópica e por biópsia do trato gastrointestinal*

A visualização da superfície interna dos intestinos pelo endoscópio permite a detecção de anormalidades mucosas. A endoscopia digestiva alta (EDA) é feita através da boca e serve para visualizar lesões no nível do esôfago, estômago ou a primeira porção do duodeno (intestino delgado). Ela é usada para diagnósticos de gastrite, úlcera péptica, esofagite, hérnia de hiato, câncer gástrico, varizes esofagianas, doença celíaca, doença de Crohn, entre outras. A endoscopia digestiva baixa é o mesmo que colonoscopia, ou seja, o endoscópio é introduzido pelo ânus e visualiza o intestino grosso, podendo chegar ao íleo terminal. Por meio dela podem ser diagnosticados pólipos, doença inflamatória intestinal, lesão sugestiva de malignidade, divertículos, entre outros. Possíveis alterações vistas por exame endoscópico incluem a diminuição do pregueamento da mucosa, ausência ou aparente embotamento das vilosidades (comum em doença celíaca), vasos linfáticos dilatados e esbranquiçados dentro das vilosidades comumente encontrados na doença de Whipple e linfangiectasia intestinal. No entanto, tanto a sensibilidade quanto a especificidade de tais achados endoscópicos são baixas. Em vez disso, a maior contribuição da endoscopia em pacientes com má absorção é a facilitação da

744 LABORATÓRIO COM INTERPRETAÇÕES CLÍNICAS

biópsia da mucosa sob visão direta. Algumas doenças, tais como a doença de Whipple, doença celíaca, amiloidose e giardíase, estão associadas com uma lesão específica e, muitas vezes, a biópsia permite o diagnóstico. Outras doenças são caracterizadas por alterações histológicas que, devido à falta de especificidade, requerem informação clínica adicional para um diagnóstico definitivo. No entanto, mesmo quando a amostra da biópsia não é em si um diagnóstico, muitas vezes é de grande valor, uma vez que estabelece inequivocamente a presença de doença da mucosa. O diagnóstico definitivo é então estabelecido por estudos adicionais de diagnóstico ou por uma resposta à terapêutica específica.

Icterícia

A icterícia é a manifestação clínica do aumento de bilirrubina no plasma (hiperbilirrubinemia). A bilirrubina é um pigmento que resulta da degradação do heme, mais precisamente da protoporfirina IX, componente do grupo prostético das hemeproteínas, tais com os citocromos e a hemoglobina. A concentração sérica normal de bilirrubina em crianças e adultos é de menos de 1 mg/dL (a maior parte na forma não conjugada). A medida é geralmente feita usando diazo-reagentes e a espectrofotometria. A bilirrubina conjugada reage rapidamente (diretamente) com os reagentes. A medida da fração não conjugada requer a adição de um acelerador e é frequentemente referida como bilirrubina indireta, pois é obtida a partir da subtração entre a bilirrubina total e a direta.

É preciso destacar que o fato de haver hiperbilirrubinemia não significa que haverá, ao exame físico, icterícia. A alteração na coloração da pele, mucosas (como abaixo da língua, palato) e conjuntiva ocular só é percebida quando há níveis de bilirrubina total maior do que 2 mg/dL. A icterícia identificada ao exame físico pode ser a única manifestação clínica de doença hepática.

Normalmente, formam-se 250-350 mg de bilirrubina em 24 horas. Mais de 80% desse total derivam-se da hemoglobina liberada da destruição das hemácias circulantes pelo sistema reticuloendotelial (SRE) do baço, medula óssea e fígado; o restante provém de outras hemeproteínas, especialmente citocromos.

A bilirrubina não conjugada, formada após degradação no SRE, é insolúvel em meios hidrofílicos, como o plasma, e necessita da associação com a albumina para seu transporte. No fígado, é captada pelo hepatócito e transportada até o retículo endoplásmatico liso onde, por ação de uma enzima específica, a UDP-glicuroniltransferase, conjuga-se ao ácido glicurônico. Dessa glicuronização resulta uma substância hidrossolúvel e atóxica, o diglicuronato de bilirrubina (bilirrubina direta ou conjugada), que pode ser facilmente excretada para os canalículos hepáticos, de onde é levada para o intestino como um componente da bile.

Uma pequena parcela da bilirrubina conjugada retoma ao plasma. Assim, a bilirrubina encontra-se no plasma sob duas formas: 1) bilirrubina livre (não esterificada); e 2) bilirrubina conjugada (diglicuronato de bilirrubina). O diglicuronato é solúvel em água, ao passo que a bilirrubina livre é insolúvel circulando ligada às proteínas plasmáticas, especialmente à albumina.

No trajeto da bilirrubina do sangue até a bile, o momento mais crítico e que regula a velocidade do processo é o da excreção canalicular, cuja reserva funcional é grande quando o fígado está normal. Isso explica porque a hiperemólise em pacientes sem hepatopatia prévia produz apenas discreto aumento da bilirrubina indireta.

É importante a noção de que a forma conjugada da bilirrubina (fração direta na reação de Van den Bergh) é solúvel em água e, portanto, eliminada pelo fígado e pelo rim; enquanto a forma não conjugada (fração indireta) não é excretada por esses órgãos. Isso esclarece várias ocorrências fisiopatológicas de considerável importância clínica. Na insuficiência de glicuroniltransferase (p. ex., icterícia fisiológica do recém-nascido) ocorre hiperbilirrubinemia porque a bilirrubina indireta não se transforma em direta. Nesse tipo de icterícia, bem como na hiperbilirrubinemia causada por hiperemólise, não há eliminação urinária de bilirrubina (a urina permanece clara), porque nesses casos

EXPLORAÇÃO DE SINTOMAS E SÍNDROMES **745**

o pigmento retido no sangue é de tipo indireto. Já nas icterícias causadas por lesão hepatocelular ou hepatocanalicular, bem como na obstrução biliar externa, está presente a eliminação urinária de bilirrubina (urina escura), já que o pigmento retido é de tipo direto.

■ Classificação das icterícias

Para o estudo clínico das icterícias, a hiperbilirrubinemia pode ser classificada em:

- Indireta: elevação plasmática de bilirrubina predominantemente na forma não conjugada induzida por maior produção de bilirrubina, prejuízo na captação hepática ou anormalidades nas vias bioquímicas de conjugação.
- Direta: elevação plasmática de bilirrubina predominantemente na forma conjugada induzida por doenças hepatocelulares e hepatocanaliculares (colestase intra-hepática) e obstrução biliar (colestase extra-hepática).

■ Alterações associadas com aumento predominante de bilirrubina não conjugada/indireta

■ Icterícia por aumento da produção de bilirrubina

Patologias que levam ao aumento da degradação do grupo heme irão resultar em hiperbilirrubinemia indireta. As principais são: hemólises intra e extravascular, eritropoese ineficaz e extravasamento de sangue para tecidos. A hemólise extravascular ocorre no SRE do baço, fígado e medula óssea, onde há intensa atividade das enzimas hemeoxigenase e biliverdina redutase. A hemólise intravascular possui diferentes etiologias e manifesta-se geralmente por anemia, queda nos níveis de haptoglobina sérica, reticulocitose, proliferação eritroblástica da medula óssea, entre outros. Em pacientes com função hepática normal, a doença hemolítica não produz altos níveis de bilirrubinemia, já que o fígado normal tem capacidade de metabolizar uma quantidade de bilirrubina até quatro vezes aquela que resulta da degradação normal das hemácias. A eritropoese ineficiente pode ocorrer nos casos de anemia ferropriva severa, anemias megaloblásticas e sideroblástica, e intoxicação por chumbo, resultando em hiperbilirrubinemia indireta porque há alteração na maturação da série eritrocítica, levando à degradação das hemácias imaturas pelo SRE medular antes mesmo de serem lançadas para a circulação sanguínea. O extravasamento de sangue para os tecidos, como ocorre nos hematomas, estimula os macrófagos teciduais a degradarem as hemácias que estão fora do espaço intravascular, resultando em hiperbilirrubinemia após o produto da degradação, neste caso a bilirrubina, ser reabsorvido para a circulação.

■ Icterícia por captação deficiente de bilirrubina

A menor captação hepática de bilirrubina indireta pode ser resultado de alterações na superfície dos sinusoides hepáticos, menor fluxo sanguíneo hepático como nas derivações portossistêmicas geradas na cirrose e do uso de medicações. A síndrome de Gilbert resulta da alteração dos sinusoides que se tornam ineficazes em captar a bilirrubina indireta e manifesta-se por concentrações de bilirrubina não conjugada em torno de 5 mg/dL. Esta síndrome é benigna, não progressiva e não associada com hepatite crônica ativa ou cirrose. É uma causa muito comum de pequenas elevações da bilirrubina indireta em pacientes assintomáticos que realizaram exame laboratorial por *check-up*. O menor fluxo sanguíneo ao fígado, como ocorre na cirrose hepática com circulação colateral, resulta em menor captação hepática de bilirrubina, uma vez que parte do sangue que ganharia a circulação hepática é desviado diretamente para a sistêmica. Medicamentos à base de ácido flavaspídico, rifampicina, probenecida e agentes colecistográficos atuam competindo com a bilirrubina pelo sistema de captação hepático, produzindo desta maneira elevação da bilirrubina não conjugada. A alteração induzida por droga cessa em 48 horas com a descontinuação da mesma.

746 LABORATÓRIO COM INTERPRETAÇÕES CLÍNICAS

■ *Icterícia por conjugação deficiente da bilirrubina*

Incluem-se aqui a síndrome de Crigler-Najjar, a icterícia fisiológica do recém-nascido, a síndrome de Lucey-Driscoll e o uso de alguns fármacos.

A síndrome de Crigler-Najjar, conhecida também como icterícia não hemolítica congênita, é dividida em dois tipos: I e II. No tipo I, a hiperbilirrubinemia excede 20 mg/dL e deve-se à ausência total, no hepatócito, da enzima UDP-glicuroniltransferase, do que resulta em *kernicterus* inevitável com alta mortalidade na infância e bile incolor. Não existe melhora da hiperbilirrubinemia com administração prolongada de fenobarbital (medicação utilizada por aumentar a expressão genômica e a atividade da UDP-glicuroniltransferase. No tipo II, a bilirrubina não conjugada geralmente não ultrapassa 20 mg/dL e raramente surgem manifestações de *kernicterus.*

A icterícia fisiológica do recém-nascido é explicada pelo retardo no desenvolvimento da atividade normal da glicuroniltransferase, resultando em hiperbilirrubinemia não conjugada. Estudos experimentais também demonstram que a demora da maturação da ligandina (proteína envolvida na captação hepática da bilirrubina não conjugada), a hemólise e o aumento da absorção intestinal da bilirrubina não conjugada também podem ser importantes na fisiopatogenia dessa síndrome.

A síndrome de Lucey-Driscoll é rara, e resulta em icterícia neonatal familiar transitória. A hiperbilirrubinemia é grave podendo levar ao *kernicterus.* Um fator ainda não identificado, possivelmente um esteroide, é encontrado no sangue de algumas mães no último trimestre da gravidez. Este fator inibe a UDP-glicuroniltransferase, e seus níveis tendem a cair nas circulações materno-fetal logo após o nascimento.

Outros contextos clínicos podem inibir a reação de conjugação da bilirrubina e promover icterícia indireta, como hipertireoidismo, contraceptivos orais a base de etinilestradiol e antibióticos, como gentamicina.

■ Alterações associadas com aumento predominante de bilirrubina conjugada/direta

■ *Icterícia por dano hepatocanalicular (obstrução intra-hepática) e hepatocelular*

O dano hepatocelular tem como principais causas a lesão hepatocelular aguda (hepatite viral, esteatose hepática com ou sem hepatite, esteato-hepatite não alcoólica, drogas); lesão hepatocelular crônica (colangite esclerosante primária, drogas, colangite biliar primária, hepatite e cirrose de diferentes etiologias), multifatorial (nutrição parenteral total, infecção sistêmica, pós-operatório, transplante de órgãos, sepse e estados de hipoperfusão, hipoxemia), doenças de depósito (amiloidose, linfoma, sarcoidose), entre outros. A icterícia por dano hepatocanalicular, também conhecida como colestase intra-hepática, é uma forma de doença intra-hepática que produz alterações semelhantes à icterícia obstrutiva pós-hepática. As causas das icterícias desse tipo podem ser genéticas ou adquiridas. Entre as primeiras, situam-se a síndrome de Dubin-Johnson e a síndrome de Rotor, que exibem bilirrubinemia persistentemente elevada, com predominância da fração conjugada, devido a um defeito no transporte do pigmento através da membrana canalicular, após sua conjugação.

■ *Icterícia por obstrução biliar (colestase extra-hepática)*

Nas obstruções extra-hepáticas da via biliar há aumento de ambas as formas de bilirrubina, com aumento pronunciado da fração direta e acompanhado da elevação nos níveis da fosfatase alcalina e gama-GT. O diagnóstico etiológico da compressão é dependente da idade. Em adultos, colelitíase e tumores são as principais causas. Contudo, outras etiologias não são tão raras, como colangite esclerosante primária (idiopática ou associada às doenças inflamatórias intestinais), infecções parasitárias

EXPLORAÇÃO DE SINTOMAS E SÍNDROMES **747**

(Ascaris lumbricoides, Fasciola hepatica), linfoma, colangiopatia pela Aids (relacionada ao citomegalovírus e Cryptosporidium sp.), pancreatite. Em crianças, cistos no colédoco e colelitíase são as mais comuns. Compressão extrínseca de tumores e outras anormalidades podem ser vistas em pacientes pediátricos e adultos. Em neonatos e pré-escolares, processo obstrutivo importante é a atresia biliar e cistos no colédoco. Destaca-se também que a distensão da vesícula biliar em caso de cálculo impactado no ducto cístico pode levar à compressão de ductos biliares extra-hepáticos, quadro chamado síndrome de Mirizzi.

■ Estudo diagnóstico

O diagnóstico etiológico de uma icterícia pode, na maioria das vezes, ser suspeito com bases clínicas. É o caso, por exemplo, da hepatite viral que constitui a causa mais frequente de icterícia nas crianças acima de dois anos e nos adultos jovens. Entretanto, o clínico pode encontrar dificuldades na elucidação etiológica das icterícias com predomínio de bilirrubina direta, o que ocorre com particular frequência na discriminação entre as colestases intra-hepáticas e as colestases produzidas por obstáculos extra-hepáticos.

O laboratório é um recurso indispensável para confirmar um diagnóstico já suspeitado, seja para acompanhar as particularidades evolutivas da doença, seja ainda para decidir a elucidação etiológica de casos mais difíceis.

A seleção dos recursos diagnósticos a serem utilizados em cada caso deve fundamentar-se nas indicações oferecidas pelo exame clínico do paciente. Cabe considerar em primeiro lugar a cor da urina e das fezes. Duas são as possibilidades quanto a esses sinais:

1. Urina clara e fezes normais ou hipercoradas, o que indica não haver distúrbio do fluxo biliar.
2. Urina escura e fezes descoradas, o que atesta distúrbio do fluxo biliar.

No primeiro caso, isto é, não havendo distúrbio do fluxo biliar, cabe pensar inicialmente na existência de hiperemólise (anemias hemolíticas), e depois, se afastada tal hipótese, nos defeitos congênitos de captação e transporte da bilirrubina pelos hepatócitos e na insuficiência da UDP-glicuroniltransferase.

No segundo caso, isto é, havendo distúrbio do fluxo biliar, duas hipóteses surgem desde logo: 1) dano hepatocelular (ou seja, hepatite ou cirrose); 2) existe obstrução das vias biliares (isto é, colestase), que pode ser intra-hepática ou extra-hepática.

Diante de um paciente ictérico com urina clara e fezes normais ou hipercoradas, cabe documentar a existência de hiper-hemólise. É o seguinte o quadro laboratorial das icterícias por aumento da atividade hemolítica:

- Anemia normocítica normocrômica.
- Presença de anomalias estruturais das hemácias (esferócitos, células em alvo, ovalócitos, entre outros).
- Sinais de regeneração eritroide, tais como reticulocitose, policromasia e eritroblastose.
- Ferro sérico aumentado (devido à destruição de hemácias).
- Bilirrubinemia total aumentada, à custa da bilirrubina indireta. Fosfatase alcalina e gama-GT normais.
- Urobilinogênio urinário normal ou pouco aumentado.
- Pigmentos biliares ausentes na urina (podendo estar presentes se a bilirrubina exceder 8 mg/dL).
- Aspartato-transaminase (AST) e lactato desidrogenase (LDH) aumentadas (devido à destruição das hemácias, que contêm essa enzima).
- Haptoglobina reduzida.

748 LABORATÓRIO COM INTERPRETAÇÕES CLÍNICAS

Caso se confirme a existência de hiperemólise, cabe esclarecer a etiologia. Se a hiperemólise não for confirmada, entram em cogitação os defeitos congênitos de captação e transporte da bilirrubina pelos hepatócitos e a insuficiência da UDP-glicuroniltransferase.

Em pacientes ictéricos com urina escura e fezes descoradas pode existir, como já foi visto, dano hepatocelular e/ou obstrução das vias biliares intra e extra-hepáticas.

As icterícias por dano hepatocelular caracterizam-se pelo seguinte quadro laboratorial:

- Bilirrubinemia elevada (direta e indireta).
- Bilirrubina presente na urina.
- Urobilinogênio urinário aumentado.
- Estercobilinogênio diminuído fugazmente na hepatite aguda (exame não utilizado na rotina clínica).
- Ferro sérico aumentado nas hepatites (não nas hepatopatias crônicas).
- Enzimas celulares (transaminases, entre outras) muito aumentadas (ver Capítulos 2 e 8).
- Enzimas ligadas à membrana (fosfatase alcalina, entre outras) normais ou exibindo elevação discreta e transitória (ver Capítulos 2 e 8).
- Colinesterase diminuída nas lesões hepatocíticas graves.
- Atividade protrombínica diminuída.
- Ésteres do colesterol diminuídos (o colesterol total pode permanecer normal).
- Marcadores sorológicos da hepatite positivos.
- Eletroforese das proteínas séricas: nas hepatopatias crônicas diminuição de albumina e aumento de gamaglobulina (pouco alteradas nas hepatopatias agudas).

O quadro laboratorial das obstruções das vias biliares intra e extra-hepáticas é:

- Bilirrubina total elevada (a direta mais do que a indireta).
- Bilirrubina presente na urina.
- Urobilinogênio urinário diminuído ou ausente.
- Estercobilinogênio fecal diminuído ou ausente (exame não utilizado na rotina clínica).
- Ferro sérico normal.
- Enzimas celulares (transaminases etc.) normais ou pouco aumentadas (ver Capítulos 2 e 8).
- Enzimas ligadas à membrana (fosfatase alcalina e gama-GT) muito elevadas (ver Capítulos 2 e 8).
- Atividade protrombínica diminuída, normalizada pela administração parenteral da vitamina K.
- Colesterol total aumentado.

■ Diagnóstico das colestases

As causas mais comuns da colestase intra-hepática são as hepatites, intoxicações medicamentosas e hepatopatia alcoólica. Causas menos comuns incluem cirrose biliar, colestase da gravidez, carcinoma metastático e outras doenças mais raras. As causas mais comuns da colestase extra-hepática são os cálculos do colédoco e câncer do pâncreas. Causas menos comuns incluem estreitamento benigno do colédoco (devido, em geral, a uma cirurgia anterior), carcinoma dos ductos biliares, pancreatite ou pseudocisto pancreático e colangite esclerosante.

Nas hepatites, as análises bioquímicas e as dosagens enzimáticas realizadas no soro (ver Capítulo 8) são muitas vezes suficientes para se firmar o diagnóstico. Quando o caso permanece obscuro, o estudo por imagem das vias biliares é essencial. A ultrassonografia (USG) é o método considerado de primeira escolha nesses casos, já que é o menos dispendioso e oferece grande

EXPLORAÇÃO DE SINTOMAS E SÍNDROMES **749**

segurança na identificação da dilatação da árvore biliar, aspecto típico da icterícia obstrutiva extra-hepática. A USG permite, além disso, descobrir a existência de cálculos e tumores (exceto no colédoco terminal). Esse exame permite chegar ao diagnóstico correto em mais de 95% dos casos de colestase extra-hepática.

Do ponto de vista ultrassonográfico, a primeira coisa a se fazer é verificar a existência de uma icterícia obstrutiva (dilatação da árvore biliar, existência de cálculo ou tumor). A seguir, tenta-se avaliar o nível da obstrução e, por fim, a sua causa. Esta raramente pode ser apontada com segurança pela USG, capaz, entretanto, de pelo menos orientar qual o próximo exame a ser realizado. Se a obstrução for mais alta, está indicada a colangio-RM; se mais baixa, pode-se preferir a colangiografia retrógrada endoscópica (CPRE), que é, entretanto, um exame dispendioso e só disponível nos grandes centros.

A CPRE permite a visualização das vias biliares em 70-80% dos casos sem dilatação. Este método permite observar o esôfago, estômago, duodeno (com a papila) e colher material para estudo histopatológico. Apresenta, ainda, a vantagem de permitir a visualização do canal pancreático (pancreatografia), possibilitando o diagnóstico do câncer do pâncreas, pancreatite crônica e carcinoma da papila de Vater. Pode ser empregado também com finalidade terapêutica em pacientes que apresentam cálculo no colédoco terminal, situação em que a papilotomia endoscópica pode substituir a cirurgia. As principais complicações da colangiografia endoscópica são infecção (colangite) e pancreatite.

Recentemente, a RM do abdome superior e a colangio-RM têm se tornado o principal método diagnóstico de doenças hepáticas e vias biliares. São menos invasivas e com menor risco quando comparadas com a CPRE. Contudo, não são capazes de procedimentos intervencionistas, como biópsia e colocação de *stent*.

A laparoscopia com biópsia constitui exame decisivo para o diagnóstico das hepatites crônicas, cirroses, tumores do fígado (primário ou metastático), metástases no peritônio etc. Não é bom exame para diagnóstico diferencial entre colestase intra e extra-hepática. A laparoscopia possibilita biópsia hepática dirigida, diferente da punção-biópsia às cegas (atualmente auxiliada pela ultrassonografia e pela tomografia computadorizada, que permitem localizar a área a ser biopsiada). Esta punção-biópsia às cegas constitui exame de valor quando a hepatopatia é difusa e uniforme.

Abdome agudo

(Ver também Capítulo 9, itens Traumatismo abdominal, Obstrução intestinal, Íleo paralítico, Apendicite aguda, Peritonite aguda, Pancreatite aguda, Divertículo de Meckel, Enterite regional, Doença diverticular do cólon, Colecistite aguda.)

A dor abdominal aguda é sempre um desafio diagnóstico para o médico, muito especialmente em algumas situações, como na criança e no idoso, onde as manifestações clínicas não são tão evidentes, podendo a comunicação com o paciente estar prejudicada. Da mesma maneira, a elucidação etiológica desta condição envolve sempre muita responsabilidade, pois o médico poderá estar diante de um abdome agudo de tratamento cirúrgico ou um abdome agudo de tratamento clínico, e com isso, a boa condução propedêutica é mandatória para cada caso, sendo por vezes conveniente o compartilhamento das decisões entre o cirurgião e o clínico.

A expressão abdome agudo, historicamente, como no livro de Zachary Cope, é empregada para as doenças intra-abdominais de tratamento cirúrgico de urgência. Com a evolução da propedêutica armada e do conhecimento médico, foram identificadas inúmeras causas de dor abdominal aguda de tratamento clínico, atualmente chamado abdome agudo clínico, como, por exemplo, a cetoacidose diabética, pancreatite aguda e a diverticulite aguda não complicada. Dessa maneira, é necessário ter em mente que abdome agudo não é sinônimo de "abdome cirúrgico".

750 LABORATÓRIO COM INTERPRETAÇÕES CLÍNICAS

De acordo com sua causa, o abdome agudo pode ser classificado em:

- Inflamatório: apendicite aguda, colecistite aguda, pancreatite aguda, diverticulite aguda.
- Perfurativo (víscera oca): úlcera péptica perfurada, perfuração de divertículo de Meckel, perfuração intestinal tífica e diverticulite perfurada.
- Hemorrágico: ruptura de víscera maciça, prenhez ectópica rota.
- Obstrutiva (intestinal): bridas, volvo, invaginação.
- Por oclusão vascular aguda: da artéria mesentérica superior, do tronco celíaco.
- Por torção de órgão normal ou tumor pediculado: anexos do útero, cisto do ovário.
- Por condições geniturinárias: DIP, nefrolitíase.

Na anamnese, é de extrema importância detalhar as características da dor, procurando saber se ela se iniciou subitamente (observando a história cronológica dos eventos); se ocorreu após a alimentação (indicando uma possível doença ulcerosa péptica ou isquemia mesentérica); procurar saber sobre sua progressão, pois dores abdominais contínuas que não progridem não falam a favor de causa cirúrgicas, o que pode não ser verdade naquelas que pioram progressivamente; identificar a qualidade e intensidade da dor, orientando, por exemplo, para uma obstrução intestinal, caso seja em cólica e esteja piorando ou até para uma dissecção de aorta caso seja forte e com irradiação para o dorso; identificar a sua localização, pois pode orientar para determinadas patologias, de acordo com a área do abdome que está sendo referida (Tabela 35.9); procurar saber de sintomas associados, pois, por exemplo, nas doenças cirúrgicas, em geral, as dores abdominais são precedidas de vômitos, apesar de não ser regra (outros exemplos: náusea, febre, diarreia, constipação, hemorragia no trato gastrointestinal etc.); ficar atento, também, a episódios prévios e história patológica pregressa, pois pode indicar uma doença subjacente que tenha associação, como, por exemplo, a doença falciforme.

Com relação ao exame físico, devemos valorizar os sinais vitais, pois podem indicar desidratação, sangramentos digestivos, choque, ruptura de aneurisma e outros fenômenos relacionados à dor abdominal; na ectoscopia é importante perceber a aparência do paciente, já que pacientes com cólica nefrética, por exemplo, tendem a ficar inquietos, e aqueles com peritonite, a ficar em repouso; a pele e as mucosas podem guiar a investigação para uma doença biliar, pancreática ou hemolítica (em caso de icterícia), outro exemplo é a sudorese fria, que pode indicar a hipoperfusão e até uma síndrome coronariana aguda; atentar para alterações no exame cardiovascular e pulmonar, como crepitações

Tabela 35.9. Localização da dor abdominal e prováveis causas

Localização da dor abdominal	Algumas causas
QSD	Pancreatite, cólica biliar, colangite, colecistite, hepatite
QSE	Pancreatite, úlcera gástrica, gastrite, abscesso/infarto esplênico
QID	Nefrolitíase, doença inflamatória intestinal, hérnia inguinal, apendicite, gravidez ectópica rota
QIE	Diverticulite, nefrolitíase, hérnia inguinal, doença inflamatória intestinal, gravidez ectópica rota
Difuso	Gastroenterite, peritonite, pancreatite aguda, isquemia mesentérica, obstrução intestinal, cetoacidose diabética, doença falciforme
Epigástrio	Úlcera péptica, gastrite, doença do refluxo gastroesofágico, pancreatite, rotura de aorta abdominal
Periumbilical	Apendicite incipiente, obstrução intestinal, rotura de aorta abdominal

QSD: quadrante superior direito; QSE: quadrante superior esquerdo; QID: quadrante inferior direito; QIE: quadrante inferior esquerdo.

EXPLORAÇÃO DE SINTOMAS E SÍNDROMES 751

Tabela 35.10. Causas extra-abdominais de dor

Causas extra-abdominais	Exemplos
Cardíacas	Infarto agudo do miocárdio, pericardite, miocardite
Torácicas	Pneumotórax, embolia pulmonar, esofagite, espasmo esofágico, ruptura esofágica
Neurológicas	Radiculite, *tabes dorsalis*
Metabólicas	Uremia, cetoacidose diabética, porfiria, hiperparatireoidismo, insuficiência adrenal aguda
Infecciosas	Herpes-zóster, febre tifoide
Hematológicas	Leucemia aguda, púrpura de Henoch-Schönlein, anemia hemolítica
Outras	Reações a toxinas, tumor, contusão muscular, hematoma, vasculite

em bases pulmonares, alteração na intensidade do murmúrio vesicular, presença de sopros cardíacos e arritmias. No exame físico do abdome, avaliar o volume abdominal, a presença de circulação colateral, cicatrizes, hematomas e equimoses (atentar para os sinais de Cullen e Grey Turner – equimose periumbilical e nos flancos, respectivamente, que indicam hemorragia retroperitoneal); auscultar ruídos hidroaéreos aumentados/diminuídos; localizar a dor pela palpação superficial e profunda, buscando perceber sinais de rigidez muscular e de irritação peritoneal; avaliar se o paciente refere dor na fossa ilíaca ou quadrante inferior direito após a compressão do quadrante inferior esquerdo, seguindo a topografia do cólon descendente, transverso e ascendente (sinal de Rovsing), indicativo de apendicite aguda; avaliar a descompressão dolorosa no ponto de McBurney (junção do terço lateral com o terço médio situado na linha imaginária que vai da espinha ilíaca anterossuperior direita à cicatriz umbilical), também indicativo de apendicite aguda; pesquisar o sinal de Murphy, sugestivo de afecções da vesícula biliar, como a colecistite e a colelitíase (dor e interrupção involuntária da respiração quando se palpa o hipocôndrio direito, no ponto cístico, durante a inspiração); na palpação profunda, pesquisar massas, alterações de volume de órgãos abdominais, avaliar a aorta. Nas mulheres, pensar na possibilidade de prenhez ectópica rota; nos homens, realizar a palpação dos testículos em suspeita de torção ou epididimite.

É importante ressaltar que condições extra-abdominais também são causas de dor abdominal aguda, onde a anamnese, o exame físico e a orientação propedêutica armada (com os exames complementares) elucidarão o diagnóstico da afecção extra-abdominal, como descrito a seguir (Tabela 35.10).

Após uma anamnese e exame físicos direcionados e bem feitos, podemos solicitar exames complementares que auxiliarão em nossa investigação clínica.

■ Hemograma

Hemograma demonstrando anemia pode sugerir perdas ocultas (como em sangramentos intestinais). Leucocitose neutrófila acompanhada ou não de desvio escalonado para formas jovens é esperada nas condições abdominais inflamatórias (apendicite, colecistite, diverticulite, peritonite, enterite regional, pancreatite), ocorrendo inclusive na perfuração intestinal e peritonite da febre tifoide; o mesmo achado surge na oclusão vascular mesentérica, obstrução intestinal e invaginação com gangrena. A leucocitose é geralmente discreta (10.000-$12.000/mm^3$), mas pode mostrar-se mais elevada (20.000-$30.000/mm^3$), lembrando que condições graves podem não ter alteração no hemograma, sendo a clínica soberana; por exemplo, podem ocorrer casos em que uma apendicite aguda curse com leucograma normal.

752 LABORATÓRIO COM INTERPRETAÇÕES CLÍNICAS

Observações relevantes: Na interpretação do hemograma é importante levar em consideração a idade do paciente. Por exemplo, em pacientes idosos (ou imunocomprometidos/muito debilitados), um leucograma normal não exclui infecção intra-abdominal. Nas crianças, deve ser lembrado que o número de linfócitos supera o de granulócitos até a idade de 3 a 5 anos. Também é necessário lembrar que em mulheres grávidas saudáveis uma leucocitose pode ser normal. Por fim, na febre tifoide, a substituição da leucopenia por uma leucocitose é sugestiva da ocorrência de perfuração intestinal seguida de peritonite.

■ Glicemia

A glicemia capilar deve ser realizada em todos os pacientes com abdome agudo, pois se o paciente for diabético será necessário um controle glicêmico estrito, além disso, as doenças agudas podem precipitar um descontrole da glicemia, sendo necessário o uso de insulina em determinados casos. Portanto, uma hiperglicemia pode ser devida ao descontrole da glicose no paciente sabidamente diabético e/ou precipitada pela doença aguda. Devemos lembrar que a cetoacidose diabética é causa de abdome agudo de tratamento clínico e que, além disso, podemos ser surpreendidos com um paciente com cetoacidose euglicêmica, com glicemia abaixo de 200-250 mg/dL. Dessa maneira, caso a glicemia esteja acima de 250 mg/dL, pensar em cetoacidose diabética, podendo se realizar a gasometria arterial (revelando acidose metabólica), além da dosagem do beta-hidroxibutirato sérico, sabendo que existem casos em que o paciente está em cetoacidose, mas a glicemia está abaixo de 200-250 mg/dL (cetoacidose euglicêmica). Por fim, é importante frisar que em determinados quadros infecciosos a glicemia poderá estar aumentada (acima de 250 mg/dL) na ausência de acidose metabólica e cetonúria.

■ Exames bioquímicos no sangue

No abdome agudo, é frequente haver hemoconcentração e desequilíbrios eletrolíticos de graus variáveis. Na pancreatite aguda pode haver hiperglicemia, hiperbilirrubinemia, azotemia e hipocalcemia; esta última guarda estreita relação com a gravidade da pancreatite, atingindo sua maior intensidade em torno do sexto dia; a presença de tetania é sinal de mau prognóstico. Na colecistite aguda podem ser encontradas taxas de bilirrubina total de l-4 mg/dL na ausência de obstrução do colédoco. Em resumo, é importante a dosagem de eletrólitos, glicemia, ureia e creatinina séricos e bilirrubina sérica.

■ Dosagem de enzimas no soro

Pacientes com clínica significante de dor no abdome superior e médio devem ter suas enzimas hepáticas e pancreáticas dosadas. A amilase sérica mostra-se aumentada na pancreatite aguda (valores três vezes ou mais acima dos normais). A elevação é transitória, aumentando durante as primeiras 24-30 horas para baixar nas 24-48 horas subsequentes. Também se observa elevação da amilase sérica na úlcera péptica perfurada, obstrução intestinal, colecistite aguda, isquemia mesentérica, gravidez ectópica rota, doença renal, parotidite e em abuso de álcool. A lipase sérica mostra-se igualmente aumentada na pancreatite aguda; sua elevação é mais lenta e persistente do que a da amilase, sendo mais sensível e específica para pancreatite que esta última, contudo, sua elevação também ocorre por outras patologias. Elevação de fosfatase alcalina e de bilirrubina sérica total não é comum em colecistite não complicada e, se presente, indicam patologia da via biliar principal. Por fim, devem se dosar enzimas cardíacas em suspeitas de síndrome coronariana aguda e D-dímero em suspeita de embolia pulmonar.

■ Exame de urina

A hematúria é um achado frequente na cólica nefrética. A piúria (ou leucocitúria), proteinúria e hematúria orientam no sentido de infecção urinária, contudo esses achados podem estar presen-

EXPLORAÇÃO DE SINTOMAS E SÍNDROMES **753**

tes em outras etiologias, como a apendicite ou outra afecção inflamatória adjacente ao ureter; nas infecções urinárias podem se encontrar, ainda, nitrato e esterase leucocitária positivos (o nitrato é formado pela conversão do nitrito urinário, principalmente por enterobactérias, como *Escherichia coli* e *Proteus* sp., e a esterase leucocitária está presente nos leucócitos polimorfonucleares urinários, aumentando seus níveis, em caso de piúria); observa-se que um exame positivo para ambos (nitrato e esterase leucocitária) é mais fidedigno na suspeita de infecção do trato urinário do que isoladamente, além disso, caso o nitrato seja negativo e a esterase leucocitária seja positiva, devemos pensar em uma causa inflamatória não infecciosa. A glicosúria, por sua vez, pode indicar um distúrbio metabólico como a cetoacidose diabética ou estar relacionada a uma infecção. Por fim, não podemos deixar de pesquisar cetonúria em pacientes com quadro sugestivo de cetoacidose diabética.

■ Dosagem da amilase na urina

A amilase urinária está aumentada na pancreatite aguda; sua dosagem exige urina de 24 horas e proporciona resultados pouco satisfatórios.

■ Teste de gravidez

É necessário em mulheres em idade fértil. Pode ser realizado um exame quantitativo de hCG sérico ou urinário.

■ Outros exames

Devem ser solicitados em contextos específicos, por exemplo: as transaminases (TGO e TGP) podem estar levemente elevadas (não ultrapassando 200 U/L) na sepse e colangite; em casos de hepatite isquêmica e choque grave seus valores passam de 200 U/L. Com relação à sepse, também podem ser encontradas alterações na fosfatase alcalina e gama-GT (colestase deflagrada pela sepse), nos marcadores de má-perfusão (como o lactato) e inflamatórios (como a proteína C reativa e a velocidade de hemossideração), além dos exames de coagulação (como o TAP e o PTT), que podem estar alterados em pacientes previamente hepatopatas ou também como consequência do consumo provocado pela própria sepse.

■ Exames de imagem

A radiologia convencional, no contexto do abdome agudo, possui uma grande relevância histórica, pois era o principal exame de imagem na ajuda do diagnóstico etiológico da dor abdominal aguda. Foi de extrema valia durante muito tempo, fornecendo informações relevantes, porém, não esclareciam todos os diagnósticos etiológicos, o que levou a uma série de laparotomias brancas; parafraseando o livro "Cope's Early Diagnosis of the Acute abdomen", escrito pelo famoso cirurgião inglês Sir Vincent Zachary Cope: "não existe um grande cirurgião que não tenha operado uma barriga em branco", pode-se perceber que havia uma grande limitação da técnica radiológica, tornando tal procedimento invasivo necessário para o contexto. Mas recentemente, no final do século XX, com a introdução da tomografia computadorizada, a elucidação diagnóstica ficou muito mais apurada, beirando a zero o número dessas laparotomias brancas.

■ *Radiologia convencional*

A rotina radiológica convencional para o abdome agudo consiste em: radiografia de tórax em PA (incidência posteroanterior) ortostática, radiografia em AP (incidência anteroposterior) de abdome em decúbito dorsal, AP em posição ortostática e decúbito lateral esquerdo com raios horizontais.

754 LABORATÓRIO COM INTERPRETAÇÕES CLÍNICAS

Esse tipo de método de imagem pode ser útil em casos de obstrução intestinal, perfuração ou na presença de corpos estranhos radiopacos. Um sinal importante a ser procurado é a presença de gás na cavidade peritoneal, indicativa de ruptura de víscera oca. Na perfuração de úlcera péptica, uma radiografia simples em posição ortostática mostra presença de gás em uma ou em ambas as cúpulas diafragmáticas, em 50% dos casos, já ao cabo de seis horas, elevando-se essa porcentagem à medida que o tempo passa. Para demonstrar a perfuração, pode-se introduzir no estômago, por meio de sonda nasogástrica, 50 mL de um contraste radiológico hidrossolúvel, do tipo do Gastrografin, ou até mesmo ar. Se não for visto ar em uma radiografia em incidência posteroanterior, pode-se tentar uma incidência vertical lateralizada de tórax (mais sensível para pneumoperitôneo); pode-se tentar, também, uma radiografia de tórax em decúbito lateral esquerdo em pacientes muito acamados. Nas perfurações do intestino delgado, os sinais radiológicos estão geralmente ausentes; o pneumoperitônio raramente é observado, porque o intestino delgado no adulto é quase sempre destituído de gás e as alças estão coladas entre si. As perfurações do cólon produzem grande pneumoperitônio, além de líquido na cavidade.

Na pancreatite aguda, pode se observar íleo localizado onde habitualmente há uma alça de delgado distendida na topografia do abdome superior, normalmente em contiguidade com o tecido inflamado do pâncreas, chamada "alça sentinela". Também podem ser observadas distensões segmentares em outras afecções abdominais, tais como colecistite e apendicite.

Na oclusão vascular, a radiografia simples do abdome não demonstra anormalidades em muitos pacientes. O clássico íleo atribuído à obstrução da artéria mesentérica superior consiste na distensão do delgado e cólon direito até a flexura esplênica, área que corresponde à distribuição dessa artéria. Achados anormais são relacionados com o aumento de mortalidade, sendo os mais tardios: sinal da impressão digital, íleo e ar intramural (pneumatose intestinal). A angiografia das artérias mesentéricas tem sido utilizada para diagnóstico e tratamento da lesão arterial, mas o curso da doença pode ser fulminante, podendo não haver tempo para um estudo contrastado, devido à gravidade do caso.

Com progressão para peritonite difusa/grave, radiografias simples do abdome evidenciam distensão generalizada das alças, tanto do intestino delgado como do grosso e até do reto, podendo haver níveis líquidos. O sinal do colar de pérolas (sequência linear de pequenas bolhas de gás) é sugestivo de obstrução do intestino delgado.

A radiografia dos campos pleuropulmonares é indispensável para excluir um comprometimento dessa região capaz de causar dor abdominal (p. ex., pneumonia de base). Na pancreatite aguda pode surgir derrame pleural à esquerda.

O clister opaco possui importância histórica, apesar de hoje estar em desuso. Foi muito útil para determinados diagnósticos, como na invaginação de tipo ileocecal, o vólvulo do sigmoide e a pseudo-obstrução do cólon (síndrome de Ogilvie). Com o advento de técnicas mais aprimoradas, como a tomografia computadorizada, essa técnica quase não é mais utilizada.

■ Ultrassonografia

A ultrassonografia (USG) mostra-se útil na identificação de algumas condições abdominais na investigação do abdome agudo, sendo o método de imagem de escolha na gravidez e o método inicial em suspeita de aneurisma de aorta abdominal ou de doenças de vias biliares. Além disso, pode informar sobre outras condições, como: cólica nefrética, gravidez ectópica, hemoperitôneo e pancreatite; contudo, não é útil para detectar ar livre e hemorragia retroperitoneal. As alças intestinais normais não são bem delineadas por este método, mas os tumores originados dessas estruturas ou, então, lesões infiltrativas acompanhadas de espessamento da parede das alças podem ser detectadas. A litíase biliar é estudada com grande exatidão. Podem se estudar as paredes da vesícula biliar e fazer uma medida bastante precisa de sua espessura, inclusive do edema que ocorre, por exemplo, na colecistite aguda, o que permite o diagnóstico de patologia inflamatória, seja aguda ou crônica. Além disso, a USG mostra-se particularmente útil na demonstração de coleções líquidas (inclusive abscessos),

EXPLORAÇÃO DE SINTOMAS E SÍNDROMES 755

hepatopatias e obstrução do trato urinário. É possível também evidenciar hemorragia intramural e invaginação intestinal; a USG transvaginal, por sua vez, é útil para identificar gravidez ectópica e doenças ovarianas. Por fim, atualmente, tem-se utilizado como ferramenta complementar ao exame físico a USG de beira de leito, auxiliando na elaboração rápida do diagnóstico. Apesar dessas utilizações da USG, em casos de abdome agudo, de maneira geral, esta técnica não substitui a utilização da tomografia, excetuando-se a doença da via biliar, sendo a única situação em que a USG pode prescindir a tomografia computadorizada.

■ *Tomografia computadorizada*

Esta técnica possui uma importância vital no departamento de emergência no contexto da avaliação do abdome agudo, substituindo, na grande maioria dos casos, outros exames de imagem (como a rotina de radiologia convencional e a USG), exceto em casos como a pneumonia e doença biliar. Diversas patologias podem ser evidenciadas, como sejam coledocolitíase, edema pancreático causado por pancreatite aguda, pseudocisto inflamatório do pâncreas, abscesso intra-abdominal, adenomegalias, hematoma subcapsular do fígado, baço ou rim, aneurisma dissecante da aorta, diverticulite do cólon e (usando contraste) perfuração ou espessamento intestinal da doença de Crohn ou do câncer, hemorragia retroperitoneal, aneurisma de aorta abdominal (em pacientes estáveis; nos instáveis, preconizar a USG). A comparação da TC com outros recursos semióticos demonstrou ser este o método que maior precisão oferece no diagnóstico de patologia cirúrgica do pâncreas. É de valor incomparável na avaliação das pancreatites agudas, evidenciando a verdadeira extensão das lesões que, às vezes, comprometem toda a cavidade abdominal e pélvica. Este exame não é necessário em casos de apendicites com uma clínica evidente. Por fim, a angiografia por tomografia computadorizada é uma alternativa mais acurada e menos invasiva que a angiografia clássica para a investigação de isquemia mesentérica.

■ *Paracentese abdominal*

A punção abdominal também possui importância histórica, tendo sido muito utilizada na pesquisa de diagnósticos diferenciais entre condições cirúrgicas e não cirúrgicas, antes do advento da tomografia computadorizada, para a pesquisa de sangue, bile ou exsudato purulento livre na cavidade peritoneal. Hoje, seu uso está mais associado a pesquisa de peritonite bacteriana espontânea, condição relacionada à cirrose hepática e à síndrome nefrótica.

■ *Eletrocardiograma*

O eletrocardiograma (ECG) feito de rotina em pacientes adultos com dor abdominal pode evidenciar a presença de infarto do miocárdio, sendo de grande utilidade em pacientes com risco cardiovascular que apresentem dor na parte superior do abdome. É necessário lembrar de outras ferramentas para a avaliação cardíaca no contexto do abdome agudo, como as enzimas cardíacas e D-dímero, para afastar as principais causas cardíacas de dor abdominal, que são: infarto agudo do miocárdio (principalmente o diafragmático) e o tromboembolismo pulmonar. Conforme a sua avaliação, é possível solicitar outros exames, como o ecocardiograma e a arteriografia pulmonar.

Hemorragia digestiva

A hemorragia digestiva pode ter seu ponto de origem em qualquer área entre a boca e o orifício anal, manifestando-se de diferentes formas na dependência do local em que ocorreu o sangramento, do volume do sangue extravasado e do tempo durante o qual este permaneceu em contato com os sucos digestivos. Hematêmese é todo vômito de sangue, esteja este alterado pelo suco gástrico (aspecto de "borra de café") ou não (sangue vivo). A aparência de "borra de café" indica que o sangue permaneceu algum tempo no estômago antes de ser eliminado, com decorrente conversão da hemoglobina

756 LABORATÓRIO COM INTERPRETAÇÕES CLÍNICAS

em hematina pela ação do ácido clorídrico. Melena é a eliminação de sangue digerido (aspecto de piche; "borra de café") juntamente com as fezes (pretas, pastosas e de odor fétido). Sangue oculto nas fezes é detectado apenas por pesquisa com métodos laboratoriais, não causando alteração na coloração das fezes. Enterorragia é a passagem de sangue vermelho vivo (ou não digerido) pelo orifício anal, com ou sem fezes (geralmente referente a um sangramento copioso). Hematoquezia é a eliminação de sangue vivo junto com as fezes, geralmente em menor volume.

Embora a hematêmese e a hematoquezia sejam sempre facilmente constatadas, o mesmo não ocorre com a melena, já que pequenos volumes de sangue não se acompanham de alterações evidentes da cor das fezes (calcula-se que são necessários 100 a 200 mL de sangue no trato gastrointestinal alto para que surja melena). Assim, perdas continuadas de sangue podem passar despercebidas ao paciente e somente a anemia, que progressivamente se instala, chama a atenção do médico para a suspeita de hemorragia digestiva. Nesses pacientes, a pesquisa de sangue oculto nas fezes confirmará a suspeita. Atualmente, os testes mais utilizados para a detecção de sangue oculto nas fezes são os métodos imuno-histoquímicos (que utilizam anticorpos específicos anti-hemoglobina humana), devido à boa especificidade e acurácia.

■ Classificação

As hemorragias digestivas costumam ser classificadas segundo sua topografia (altas e baixas), sua duração (agudas e crônicas) e sua intensidade (maciças, moderadas e leves). A hemorragia digestiva alta é a que provém de uma área situada acima do ligamento de Treitz (ângulo duodenojejunal), e pode ser dividida ainda em varicosa e não varicosa; a hemorragia baixa tem sua sede abaixo desse ponto. A ocorrência de hematêmese torna evidente tratar-se de hemorragia alta; não tendo havido vômito de sangue, mas unicamente sua eliminação junto com as fezes, o foco do sangramento pode encontrar-se a qualquer altura do tubo digestivo. A melena indica tipicamente hemorragia alta, mas sangramentos oriundos do delgado ou do cólon ascendente (ou seja, até a válvula ileocecal) podem também assumir a forma de melena, principalmente quando associado a uma lentificação do trânsito intestinal. É importante assinalar que a melena pode persistir por vários dias após o início da hemorragia, sem que isso signifique necessariamente que ela esteja ainda em atividade, mas apenas que foi volumosa. A hematoquezia indica geralmente hemorragia baixa, mas pode resultar de uma hemorragia alta volumosa, com trânsito acelerado do sangue ao longo do intestino.

Entende-se por hemorragia digestiva maciça aquela que provoca hipotensão arterial e taquicardia, e cuja compensação não ocorre dentro das primeiras 24 ou 48 horas, a despeito do tratamento instituído, inclusive reposição volêmica adequada. Considera-se que uma frequência de pulso aumentada em mais de 20 batimentos por minuto ou pressão arterial diminuída em mais de 20 mmHg em resposta à mudança da posição deitada para a sentada signifique, em princípio, perda sanguínea aguda superior a 1.000 mL. A maior parte das hemorragias maciças é de origem alta.

■ Etiologia

São as seguintes as principais causas de hemorragia digestiva:

■ *Hemorragia digestiva alta*

As causas mais frequentes de hemorragia digestiva alta (HDA) são varizes esofagianas, úlcera péptica e gastrite erosiva aguda.

- Origem esofagiana: varizes do esôfago (ruptura na hipertensão porta, ver este item), divertículo do esôfago (ulceração), síndrome de Mallory-Weiss, hérnia de hiato com esofagite de refluxo.
- Origem gastroduodenal: doença ulcerosa péptica (causa mais comum de HDA), gastrite erosiva aguda, úlcera marginal, carcinoma do estômago, malformações arteriovenosas.

EXPLORAÇÃO DE SINTOMAS E SÍNDROMES 757

- *Hemorragia gastrointestinal baixa*

As causas mais frequentes de hemorragia gastrointestinal baixa são: colite ulcerosa, doença diverticular, divertículo de Meckel, câncer intestinal, infarto enteromesentérico.

As causas sistêmicas são as diáteses hemorrágicas.

■ Conduta clínica

Embora a identificação exata da área de sangramento seja da maior importância, a estabilização do estado do paciente por meio de reposição volêmica e outros recursos devem preceder as investigações mais precisas nas hemorragias maciças. Todos os casos exigem anamnese e exame físico completo (toque retal é obrigatório), e estudo hematológico (incluindo provas de coagulação, para descartar discrasias sistêmicas) e provas de função hepática + hepatograma (bilirrubinas, proteínas plasmáticas, TAP, enzimas canaliculares, transaminases).

■ Exames complementares

■ *Laboratório*

Os testes laboratoriais que devem ser obtidos em todos os pacientes com sangramento gastrointestinal devem incluir ao menos hemograma, bioquímica sérica, provas de função hepática e hepatograma, e estudos de coagulação. O objetivo é identificar comorbidades, uma causa sistêmica e/ou a repercussão do sangramento no organismo.

Os exames hematológicos devem incluir hemograma completo, grupo sanguíneo e fator Rh, bem como provas de coagulação. As determinações hematimétricas não têm grande valor para avaliar a gravidade da hemorragia nos casos hiperagudos, pois são necessárias várias horas para que se estabeleça um desequilíbrio entre a massa de glóbulos vermelhos e o volume plasmático. Não obstante, tais parâmetros devem ser repetidamente estudados, pois, uma vez produzido o desequilíbrio, eles são importantes para esclarecer se continua havendo hemorragia. Nos casos de sangramento agudo, a hemoglobina irá começar a declinar após o restabelecimento da volemia pelo deslocamento de líquido do extra para o intravascular, assim como pela ressuscitação volêmica, o que irá acarretar na diluição do sangue. Isso nos leva a fazer duas observações: uma hiper-hidratação pode subestimar o valor da hemoglobina; e o valor da hemoglobina deve ser monitorado em intervalos que variam de acordo com a gravidade do sangramento. É também importante para estabelecer a necessidade de transfusão sanguínea (em geral, realizada na vigência de sangramento agudo, com Hb abaixo de 7 g/dL). As hemácias tendem a ser normocíticas no sangramento agudo, já no sangramento crônico podemos encontrar anemia microcítica, e até mesmo deficiência de ferro.

Quanto às provas de coagulação, deve-se colher sangue em um tubo para observar a coagulação e a lise do coágulo (solicitar TAP, PTT e INR). No hemograma, deve se avaliar o número de plaquetas. Pacientes com sangramento ativo e coagulopatia (tempo de protrombina prolongado com INR > 1,5) ou, ainda, contagem de plaquetas abaixo de 50.000, devem receber, respectivamente, plasma fresco ou concentrado de plaquetas. Não se deve atrasar a endoscopia até a correção da coagulopatia. A dosagem do fibrinogênio pode ser útil em pacientes hepatopatas. Doenças do fígado, tais como cirrose, hepatite crônica, metástase, dentre outras, podem cursar com desordens do fibrinogênio, cujos níveis estão reduzidos, aumentando-se as chances de sangramento (outros fatores podem estar presentes no hepatopata, como trombocitopenia, alteração na produção dos fatores de coagulação etc.). Lembrar que, em casos raros, o paciente pode apresentar uma alteração qualitativa (e não quantitativa) na coagulação. Nestes casos, recomenda-se o tempo de sangramento de Ivy (hemostasia primária), tempo de coagulação (hemostasia secundária) ou, de preferência, a tromboelastografia, que fornece uma avaliação global do processo de coagulação, incluindo as fases primária e secundária.

758 LABORATÓRIO COM INTERPRETAÇÕES CLÍNICAS

■ *Bioquímica*

Uma vez que o sangue é absorvido à medida que passa pelo intestino delgado, e os pacientes podem ter uma redução da perfusão renal (pela hipovolemia), pode haver um aumento da relação BUN (nitrogênio ureico do sangue)/creatinina ou ureia/creatinina (> 20:1 e > 100:1, respectivamente).

■ *Exames endoscópicos*

Assim que possível, todo paciente com HDA deve ser submetido a uma endoscopia digestiva alta precocemente (estando hemodinamicamente estável). É o método de eleição para diagnóstico de HDA, com boa sensibilidade e especificidade, e possibilidade terapêutica. O uso de eritromicina endovenosa de 20-120 min antes do procedimento foi associado com melhor visibilidade, porém sem alterar o desfecho clínico.

A aspiração nasogástrica não é um procedimento recomendado rotineiramente por ser desconfortável, e por poder atrasar a realização da EDA na suspeita de HDA. Identifica geralmente a origem da hemorragia alta e indica a intensidade do sangramento (o aspecto de "borra de café" significa que o fluxo hemorrágico é lento ou já cedeu, enquanto a presença de sangue vivo indica hemorragia volumosa e em atividade). Pode ser utilizada quando há dúvida no que se refere à topografia do sangramento (alto ou baixo). A presença de sangue no aspirado indicaria a realização de uma endoscopia de urgência. É importante assinalar que a ausência de sangue no aspirado não descarta HDA, porém a presença de líquido biloso torna mais improvável a origem alta do sangramento.

O exame com bário é raramente utilizado; pode ser optado quando não se dispõe de EDA, desde que o estado do paciente permaneça estável durante, pelo menos, 36 a 48 horas. Esse exame pode ser cogitado também em pacientes que apresentaram sinais inequívocos de hemorragia alta, mas nos quais a EDA foi negativa ou inconclusiva (porém outros métodos são preferíveis, como a arteriografia).

A ocorrência de hematoquezia ou enterorragia sugere lesão baixa (p. ex., hemorroidas, lesão inflamatória, pólipos, câncer). Os exames indicados inicialmente são a anuscopia com instrumento rígido e a sigmoidoscopia com instrumento flexível. Se a causa da hemorragia não for descoberta com estes recursos, é válida a execução da aspiração nasogástrica para exclusão de uma patologia alta (como dito anteriormente). Caso ele seja negativo para sangue e positivo para bile, está indicada uma colonoscopia eletiva ou de emergência (melhor exame no pronto-socorro para diagnóstico da HDB, e apresenta possibilidade terapêutica), na dependência da gravidade do sangramento. Em mãos experientes e com boa preparação intestinal (purgação com sulfato de sódio para remoção de sangue, coágulos e fezes), a colonoscopia de emergência oferece boas possibilidades de evidenciar a área de sangramento do cólon. Nos casos em que a hemorragia cede, está indicada a colonoscopia eletiva; ela revelará lesões em 10-50% dos casos, mesmo que o clister opaco tenha sido negativo ou tenha mostrado apenas divertículos.

A hemorragia oculta requer judicioso emprego da radiologia e endoscopia. A escolha entre estes dois recursos depende de uma série de fatores, tais como sua disponibilidade, a presença de técnico habilitado e a aceitação pelo doente. Prefere-se geralmente a colonoscopia nos sangramentos baixos, mas quando não se dispõe dela ou quando o paciente a recusa, a outra opção é a associação sigmoidoscopia + clister opaco (com insuflação de ar). Se o estudo inicial usando esses dois recursos for negativo ou demonstrar apenas presença de divertículos, a execução da colonoscopia torna-se obrigatória. Na ausência de patologia baixa e persistindo o sangue oculto nas fezes ou surgindo sintomas sugestivos de patologia alta, está formalmente indicada a EDA. Sendo a EDA e a colonoscopia negativas e persistindo o sangramento oculto, considerar exame cintilográfico com hemácias marcadas, endoscopia do delgado e/ou a realização de exame com bário do estômago e delgado.

EXPLORAÇÃO DE SINTOMAS E SÍNDROMES **759**

Quadro 35.3. Abordagem prática de investigação

Passo 1. A avaliação inicial do paciente demonstra algum sinal de gravidade e instabilidade hemodinâmica?
Não: Paciente estável – avaliar se pode ser acompanhado a nível ambulatorial ou internado, porém sem necessidade de urgência. Vá para o Passo 3.
Sim: Paciente instável → Vá para o Passo 2.

Passo 2. Estabilização clínica do paciente + exames laboratoriais gerais (hemograma completo e bioquímica sérica).
Paciente estável → Vá para o Passo 3.

Passo 3. Localização do sítio de sangramento + terapêutica para o sangramento
Alcançada e estabilização clínica; os exames endoscópicos devem ser executados o mais precocemente possível.

■ *Outros exames*

- Cintilografia com mapeamento das hemácias marcadas por tecnécio: pode detectar pequenos sangramentos (de até 0,1 L/min) e prever prognóstico (mapeamentos negativos, no geral, implicam em melhores prognósticos), além de servir como um método de *screening* antes da arteriografia.
- Arteriografia: identifica e localiza sangramentos mais volumosos (acima de 0,5 L/min), e oferece potencial terapêutico (especialmente na HDB). É indicado em pacientes com sangramentos volumosos em que os exames endoscópicos falham ou não estão disponíveis. É método de alto custo e requer pessoal especializado, além de não ser isento de riscos (injúria renal aguda, reações adversas ao contraste, isquemia intestinal etc.) (Quadro 35.3).

Anemia

De uma maneira direta e simplificada, anemia pode ser definida como a diminuição do número absoluto de hemácias (glóbulos vermelhos) no sangue circulante. Clinicamente, é uma síndrome com sintomas e sinais comuns a várias doenças. Laboratorialmente, os parâmetros usados para essa definição são: diminuição do teor de hemoglobina nas hemácias, redução do hematócrito e redução da hematimetria. A Organização Mundial da Saúde (OMS) se baseia no valor da hemoglobina para fins diagnósticos, que será também o que usaremos como base neste capítulo: para mulheres Hb < 12 g/dL e para homens Hb < 13 g/dL. Está fora do âmbito deste livro o estudo minucioso dos tipos e causas de anemia, mas vale recordar que a grande maioria desses distúrbios se enquadra nos cinco grupos a seguir: 1) carência de fatores hematopoéticos (ferro, vitamina B12, ácido fólico etc.); 2) falta ou depressão do tecido hematopoético (anemias aplásticas e hipoplásticas); 3) perda de sangue (anemias hemorrágicas); 4) destruição excessiva de hemácias (anemias hemolíticas); 5) defeitos de utilização e reutilização do ferro (anemias sideroblásticas e de doença crônica).

A abordagem requer uma cuidadosa anamnese e exame físico, a fim de fornecer dados de grande valor para o esclarecimento da causa da anemia. Existe uma enorme variação das manifestações clínicas entre os pacientes, que irão depender, principalmente, da velocidade de instalação da anemia, da gravidade, da idade e da comorbidade dos pacientes. Muitas vezes, os sinais e sintomas da síndrome anêmica não serão tão evidentes, como, por exemplo, pacientes com anemia crônica, de instalação insidiosa, podem ser oligossintomáticos mesmo com níveis muito baixos de hematócrito, ou ainda em pacientes com anemia aguda por sangramento podem prevalecer sinais e sintomas de hipovolemia. Neste âmbito, destaca-se a importância dos exames laboratoriais que, muito frequentemente, será a via para o reconhecimento da anemia, auxiliando na confirmação da existência de tal distúrbio e na avaliação da sua intensidade. O laboratório permite ainda a classificação morfológica e patogênica, o que re-

760 LABORATÓRIO COM INTERPRETAÇÕES CLÍNICAS

presenta valioso auxílio na elucidação etiológica e, por conseguinte, na correta orientação terapêutica. Na dependência do caso, escolheremos os exames necessários dentre os descritos a seguir. Iniciaremos pelo hemograma, que contém parâmetros essenciais para iniciar o estudo de qualquer tipo de anemia.

■ Exames complementares

A avaliação inicial de todo paciente com anemia requer uma investigação laboratorial que contenha, no mínimo, um hemograma completo e a contagem de reticulócitos.

■ *Exames laboratoriais*

• Hemograma

A análise da série vermelha no hemograma é essencial não apenas no diagnóstico das anemias, mas também nos permite classificá-las morfologicamente, o que nos ajuda a elucidar as hipóteses de diagnóstico etiológico (Tabela 35.11).

Série vermelha

É composta por concentração de hemoglobina em g/dL, hematócrito (porcentagem do sangue total ocupado pelas células vermelhas), hematimetria (contagem de hemácias em milhões por mm³) e índices hematimétricos (que analisam o volume, forma e conteúdo de hemoglobina das hemácias). Pode ser afetada por uma série de fatores fisiológicos, tais como idade, sexo, gravidez, altitude, tabagismo, dentre outros. A hemoglobina, por exemplo, parâmetro utilizado para diagnóstico, pode estar acima dos níveis considerados normais em pessoas que vivem em altitudes elevadas ou em indivíduos com tabagismo importante.

- Índices hematimétricos: importantes para avaliação e classificação morfológica das anemias, são obtidos a partir da hematimetria, hemoglobinometria e do hematócrito. A partir desses três valores deduzem-se, como já foi descrito no Capítulo 30, volume corpuscular médio (VCM), hemoglobina corpuscular média (HCM) e concentração hemoglobínica corpuscular média (CHCM).
  - RDW: reflete o grau de anisocitose no esfregaço do sangue periférico, ou seja, é uma medida da variação de tamanho dos glóbulos vermelhos. Um RDW alto pode estar presente em diversas anemias como as hemoglobinopatias, anemia ferropriva, síndromes mielodisplásicas, entre outras.

Tabela 35.11. Valores de referência do hemograma

Hemograma completo	
Concentração de hemoglobina	Homem: 14-18 g/dL Mulher: 12-16 g/dL
Hematócrito	Homem: 41-53% Mulher: 36-48%
VCM	82-98 fL
HCM	27-33 pg
CHCM	31-35%
RDW	10-14%
Leucometria	4.500-11.000/mm³
Plaquetometria	150-400 × 10³/mm³

EXPLORAÇÃO DE SINTOMAS E SÍNDROMES **761**

- Classificação morfológica: esta classificação das anemias se baseia no volume das hemácias e seu teor hemoglobínico, e revela-se de enorme interesse prático, já que propicia a orientação inicial para a classificação etiológica do distúrbio.
  - De acordo com o VCM: as anemias podem ser classificadas em macrocíticas (VCM > normal), normocíticas (VCM = normal) ou microcíticas (VCM < normal).
  - De acordo com HCM: as anemias podem ser classificadas em hipercrômicas (HCM > normal), normocrômicas (HCM = normal) ou hipocrômicas (HCM < normal). O termo anemia hipercrômica é, na verdade, impróprio, pois a concentração hemoglobínica das hemácias não excede o normal nessas anemias, e nem pode fazê-lo em circunstância alguma, já que a concentração normal equivale, como se sabe, à saturação completa da massa eritrocítica. A hemoglobina globular média só ultrapassa as cifras normais quando as hemácias exibem volume aumentado, ou seja, nas anemias macrocíticas e, mesmo nessas circunstâncias, a concentração hemoglobínica pode ser inferior à normal, como, por exemplo, no caso de a hemácia duplicar seu volume e a hemoglobina aumentar só em 50%.
  - De acordo com o CHCM: as anemias podem ser classificadas em normocrômicas (CHCM = normal) ou hipocrômicas (CHGM < normal). Por este critério não pode haver anemia hipercrômica, já que é impossível a existência de concentração hemoglobínica maior do que a normal, que equivale, como já se assinalou, à saturação completa da massa eritrocítica.

Hemograma (série branca)

Seu estudo mostra-se de grande utilidade no diagnóstico diferencial das anemias. Uma diminuição na contagem global de leucócitos (leucopenia) em um paciente com anemia, nos leva a considerar a possibilidade de doença na medula óssea: aplasia de medula, mielossupressão, malignidade, entre outras. Hiperesplenismo ou deficiência de folato ou cobalamina também podem cursar com pancitopenia. Neutropenia importante pode estar presente em pacientes em quimioterapia. Anemia e leucocitose podem estar presentes em doenças infecciosas, estados inflamatórios ou malignidades hematológicas. A eosinofilia constitui achado frequente na ancilostomíase, importante causa de anemia hipocrômica microcítica, atualmente mais frequente em regiões do país com condições precárias de saneamento básico. Nas anemias hemolíticas pode-se observar um desvio para esquerda, com presença de mielócitos e até de mieloblastos.

- Contagem de plaquetas: a trombocitopenia em conjunto com anemia é encontrada em uma série de doenças: aplasia de medula, mielossupressão, hiperesplenismo, malignidades hematológicas, doenças autoimunes com destruição das células sanguíneas, deficiência de cobalamina ou folato, sepse etc. Já a trombocitose, pode estar presente em doenças infecciosas/inflamatórias, deficiência crônica de ferro, doenças neoplásicas etc.
- Contagem de reticulócitos: sua determinação constitui o mais simples método para evidenciar o aumento de produção de hemácias. Tal parâmetro permite ainda outra classificação para as anemias, que as divide em hiperproliferativas (aumento da produção de reticulócitos) e hipoproliferativas (redução da contagem de reticulócitos).
- Índice de reticulócitos corrigido (IRC): muitas vezes teremos o número percentual de reticulócitos, porém este pode estar superestimado em pacientes muito anêmicos, e o ideal é que obtenhamos o valor absoluto (multiplicando a porcentagem de reticulócitos pelo número de hemácias). Quando o número de glóbulos vermelhos não estiver disponível, devemos calcular o índice corrigido de reticulócitos (IRC) da seguinte maneira:

$$IRC = (Ht / 40) \times \% \text{ de reticulócitos ou } (Hb / 15) \times \% \text{ de reticulócitos}$$

- Índice de produção de reticulócitos (IPR): corresponde à metade do valor do IRC. Recomenda-se calcular nas anemias com Ht abaixo de 30%. De acordo com a gravidade da anemia, a eritropoetina estimula cada vez mais a medula a liberar reticulócitos "imaturos", que levarão

762 LABORATÓRIO COM INTERPRETAÇÕES CLÍNICAS

Tabela 35.12. Tipos morfológicos de eritrócitos e patologias encontradas

Tipo morfológico	Patologias
Macrovalócitos	Megaloblastose
Hemácias afoiçadas (depranócitos)	Anemia falciforme
Esferócitos	Esferocitose
Esquizócitos	Anemia microangiopática
Equinócitos	Uremia
Acantócitos	Doença hepática grave, abetalipoproteinemia
Dacriócitos (hemácia em lágrima)	Mielofibrose
Hemácia em alvo	Hemoglobinopatias (p. ex., talassemia), hepatopatia
Eliptócitos	Eliptocitose hereditária

dois dias para amadurecer no sangue periférico (são as *shift cells*). Portanto, apenas metade dos reticulócitos presentes no sangue em uma determinada coleta foi produzida naquele dia.

Causas de anemia hipo × hiperproliferativas:

1. Hipoproliferativas: defeito na produção eritrocitária – falta de substrato (anemias carenciais), mal funcionamento da medula (desordens medulares, mielossupressão), anemia de doença crônica, distúrbios hormonais (doença renal crônica, hipotireoidismo, hipogonadismo).
2. Hiperproliferativas: medula funcionante, sem déficit na produção eritrocitária – hemólise, hemorragia.

Outros

- Esfregaço de sangue periférico: o aspecto das hemácias é de grande importância diagnóstica em alguns tipos de anemia. O próprio hemograma nos fornece na hematoscopia algumas informações acerca da morfologia das células do sangue, porém, muitas vezes se fará útil e necessária a análise de um esfregaço, com um estudo mais detalhado do tamanho, forma e pigmentação das células, para nos auxiliar na elucidação do diagnóstico.

Para exemplificar, alguns importantes tipos morfológicos (poiquilócitos) de eritrócitos estão listados Tabela 35.12, com exemplos de patologias onde são encontrados.

- **Cinética do ferro**

A anemia ferropriva é hoje a maior causa de anemia no mundo, o que nos faz considerar que a cinética do ferro é um importante exame na avaliação inicial dos pacientes, principalmente quando se trata de um quadro crônico, cujo hemograma demonstra uma anemia microcítica e hipocrômica. Alterações no metabolismo do ferro podem ser encontradas também em outros tipos de anemia, como a sideroblástica e a anemia de doença crônica.

Ferro sérico e transferrina (capacidade de ligação ao ferro e índice de saturação da transferrina)

O ferro que circula no plasma está ligado a uma proteína denominada transferrina (ou siderofilina), cujas moléculas têm a capacidade de fixar dois átomos desse metal sob a forma férrica. Assim, a dosagem do ferro sérico está vinculada à da transferrina. Quanto menos ferro no organismo, maior a avidez desta proteína em se ligar ao metal, que pode ser traduzida na forma de capacidade total de ligação ao ferro (TIBC), outro parâmetro importante a ser avaliado. Em indivíduos normais, apenas

EXPLORAÇÃO DE SINTOMAS E SÍNDROMES **763**

Tabela 35.13. Valores referenciais para o metabolismo do ferro

Cinética do ferro	
Ferro sérico	50-150 mcg/dL
TIBC	300-360 mcg/dL
IST	20-50%
Ferritina	50-200 ng/dL

cerca de um terço dessa capacidade é aproveitada (33%). Isso significa que a quantidade de ferro contida no plasma nunca é suficiente, em condições normais, para saturar toda a transferrina nele existente, portanto, restando sempre uma "capacidade latente de fixação de ferro" no plasma.

O cálculo do TIBC, portanto, exige a dosagem do ferro sérico e também da dosagem do ferro capaz de fixar-se *in vitro* à transferrina livre, isto é, da determinação da capacidade latente de fixação. A capacidade total de ligação ao ferro é igual à soma do ferro sérico à capacidade latente de fixação. Deve-se calcular também o índice de saturação da transferrina (IST), o que se consegue dividindo o teor de ferro sérico pelo valor do TIBC.

O ferro sérico está baixo nos estados de carência de ferro e na anemia de doença crônica, está alto nas anemias hemolíticas e sideroblásticas, bem como nos estados de sobrecarga de ferro (hemocromatose, hemossiderose). O TIBC está alto nos estados de carência de ferro (devido à falta do metal no organismo), normal nas anemias sideroblásticas e baixa na anemia de doença crônica.*

Ferritina

Seu teor acompanha de perto o valor das reservas totais de ferro corporal, de modo que ocorrem cifras baixas nos estados de carência crônica de ferro e cifras altas nos estados de sobrecarga desse elemento. Seu valor pode ser alterado em presença de hepatite e algumas neoplasias (especialmente leucemia aguda, doença de Hodgkin e tumores gastrointestinais), por se tratar de uma proteína de fase aguda nos estados inflamatórios (o que contribui para estar elevada na anemia de doença crônica, o que também difere da anemia por carência de ferro).

Valores referenciais do metabolismo do ferro podem ser vistos na Tabela 35.13.

- Fragilidade globular osmótica

Em condições normais, a hemólise tem início em soluções a 0,42% de NaCl e completa-se em soluções entre 0,34 e 0,30% (solução isotônica = 0,9%). A fragilidade globular está aumentada quando a hemólise ocorre em concentrações superiores às normais (p. ex., na esferocitose hereditária), e está diminuída quando a hemólise se dá em concentrações inferiores às normais (p. ex., na talassemia e nas hemoglobinopatias).

- Mielograma e biópsia de medula óssea

Deve-se considerar o exame da medula óssea em todo paciente com anemia de causa desconhecida, pancitopenia, anemia hipoproliferativa com cinética do ferro normal ou naqueles que apresentam atipias celulares no sangue periférico. O material obtido da medula óssea pode servir de

---

*O valor do TIBC é um diferenciador das anemias ferropriva e de doença crônica, e o seu comportamento varia de acordo com a quantidade global de ferro no organismo. Em ambas, o paciente encontra-se em estado de hipoferremia (na primeira, devido à falta ferro no organismo; na segunda devido à estimulação da hepcidina que ocorre nos estados inflamatórios levando a uma redução do ferro sérico, porém sem reduzir o estoque global de ferro).

764 LABORATÓRIO COM INTERPRETAÇÕES CLÍNICAS

substrato para o diagnóstico de doenças primárias da medula óssea, doenças infiltrativas ou algum defeito de maturação dos glóbulos vermelhos. O mielograma constitui recurso diagnóstico essencial nas leucemias aleucêmicas, mieloma múltiplo, doença de Gaucher, doença de Niemann-Pick e nos casos atípicos de anemia macrocítica.

A celularidade se mostra do tipo hiperplásico nos processos hiper-regenerativos por exigências periféricas aumentadas (hemólise, hemorragia) e nos distúrbios de maturação ou mobilização. Uma medula hipoplásica ou aplásica é encontrada nos processos lesivos do sistema hematopoético de qualquer natureza.

Outro dado de importância fornecido pelo mielograma é a proporção leucoeritroide que, em condições normais, corresponde em termos médios a 3:1, ou seja, três células brancas para cada célula vermelha nucleada (sem contar as hemácias maduras). Esse quociente pode aumentar: 1) por hiperplasia da série branca ou por leucose, ou 2) por hipoplasia ou aplasia da série vermelha. Pode diminuir por: 1) eritremia ou hiper-regeneração vermelha, ou 2) por hipoplasia da série branca (agranulocitose).

As anemias macrocíticas megaloblásticas (anemia perniciosa etc.) caracterizam-se por hiperplasia megaloblástica da medula.

Na anemia aplástica, é o caráter negativo do material medular aspirado que exibe valor diagnóstico. Em casos suspeitos de leucemia atípica, metaplasia mieloide agnogênica ou hiperesplenismo, a punção esternal seguida de biópsia pode confirmar um desses diagnósticos ou, pelo contrário, evidenciar mieloesclerose e ou mielofibrose.

- Marcadores de hemólise
  - Reticulócitos: as anemias hemolíticas estão dentro do grupo de anemias hiperproliferativas, portanto, encontraremos reticulocitose.
  - LDH: a lise eritrocitária acarreta liberação e aumento da concentração sérica de LDH. Predomina nas hemólises intravasculares.
  - Haptoglobina: a concentração sérica desta proteína encontra-se diminuída nas anemias hemolíticas.
  - Bilirrubinemia e urobilinogenúria: a elevação de seus valores pode indicar hemólise. Encontraremos aumento de Bb predominantemente indireta. Predomina nas hemólises extravasculares/esplênicas.
  - Prova de Coombs: é geralmente positiva nas anemias hemolíticas autoimunes, bem como na doença hemolítica do recém-nascido por incompatibilidade de Rh. O teste de Coombs direto detecta hemácias "recobertas" por anticorpos IgG; é o teste utilizado nas anemias hemolíticas autoimunes. Já o teste de Coombs indireto detecta presença de anticorpos anti-hemácia no soro (plasma) do paciente e é utilizado em gestantes para saber o risco de doença hemolítica perinatal (mãe Rh negativo com filho Rh positivo).

- Hemoglobinopatias
  - Prova de afoiçamento das hemácias: é de grande utilidade para o rastreamento da drepanocitose (anemia falciforme).
  - Eletroforese da hemoglobina: são os seguintes os tipos de hemoglobina existentes nas hemoglobinopatias hereditárias mais frequentes:
    - AA: adultos normais, esferocitose hereditária;
    - AF: talassemia maior (anemia de Cooley) e recém-nascidos normais;
    - AS: traço falciforme;
    - SSF: drepanocitose (anemia falciforme);

EXPLORAÇÃO DE SINTOMAS E SÍNDROMES **765**

- AC: traço de hemoglobina C;
- CC: doença da hemoglobina C;
- SC: drepanocitose + hemoglobina C;
- SA(F): talassemia + drepanocitose (combinações heterozigóticas de talassemia com hemoglobina C ou E dão uma combinação semelhante, mas sem afoiçamento; a presença de hemoglobina fetal é inconstante).

- **Exame parasitológico de fezes e pesquisa de sangue oculto**

  O achado de ovos de ancilostomídeos ou de sangue oculto nas fezes explica a origem da anemia ferropriva em muitos casos.

Colonoscopia

Paciente com mais de 50 anos com anemia ferropriva deve ser submetido ao exame colonoscópico devido ao risco de câncer de cólon (importante causa de sangramento intestinal crônico, que muitas vezes pode ser detectado apenas na pesquisa de sangue oculto).

■ Diagnóstico diferencial

■ *Anemia microcítica e hipocrômica*

As anemias microcíticas hipocrômicas devem-se, principalmente, a perda crônica de sangue, ingestão deficiente de ferro, talassemia e doenças crônicas; incluem-se aqui também as anemias sideroblásticas.

- **Anemia ferropriva**
  - Anemia hipocrômica e microcítica.
  - Há frequentemente anisocitose (alteração do volume dos eritrócitos; RDW elevado) e poiquilocitose (alteração da forma).
  - Reticulócitos em número normal ou ligeiramente diminuído.
  - Cinética do ferro: ferro sérico diminuído, TIBC aumentada e IST baixo. Ferritina baixa.

- **Anemia por doença crônica**
  - Anemia hipocrômica e microcítica, geralmente moderada; pode ser normocrômica e normocítica.
  - Cinética do ferro: ferro sérico diminuído, TIBC diminuída e IST superior a 10%. Aumento de armazenamento de ferro na medula. Ferritina normal ou alta.
  - Mielograma geralmente normal.
  - Série branca e plaquetas podem estar alteradas dependendo da patologia (neoplasias hematológicas, doenças infecciosas ou inflamatórias).

- **Anemia sideroblástica**
  - Anemia do tipo microcítico-hipocrômico, com elevado grau de anisocitose; presença de hemácias policromatófilas com ponteado basófilo e em "alvo de tiro".
  - Reticulocitopenia relativa ou absoluta.
  - Cinética do ferro: ferro sérico aumentado, capacidade total de fixação de ferro normal, ferritina sérica aumentada e IST superior a 50%.

766 LABORATÓRIO COM INTERPRETAÇÕES CLÍNICAS

- Mielograma: intensa hiperplasia eritroide associada a desvio para formas mais jovens; células binucleadas e picnose; muitos sideroblastos em anel.

■ Anemia normocítica e normocrômica

As anemias normocíticas normocrômicas compreendem, principalmente, as anemias devido a perda aguda de sangue, hemólise aguda ou crônica, depressão da medula óssea e alguns casos de anemia por doença crônica.

- Anemia por sangramento agudo
  - Anemia normocítica e normocrômica.
  - Precocemente, aumento de leucócitos e de plaquetas.
  - Tardiamente, redução do hematócrito (após restabelecimento da volemia).
  - Reticulocitose.

- Anemias hemolíticas
  - Anemia normocítica, normocrômica.
  - Presença de anomalias estruturais das hemácias (esferócitos, células em alvo, ovalócitos etc.).
  - Sinais de regeneração eritroide, tais como reticulocitose, policromasia e eritroblastose.
  - Cinética do ferro: ferro sérico aumentado (devido à destruição de hemácias).
  - Bilirrubinemia total aumentada, à custa da bilirrubina indireta.
  - Urobilinogênio urinário normal ou pouco aumentado.
  - Pigmentos biliares ausentes na urina (presentes quando a bilirrubina excede a 8 mg/dL).
  - Aspartato transaminase discretamente aumentada (devido à destruição das hemácias, que contêm essa enzima).
  - LDH aumentada.
  - Haptoglobina reduzida.
  - Confirmada a existência de hiperemólise, cabe esclarecer a entidade patológica em causa, o que exige a execução de alguns outros exames hematológicos especializados, tais como: prova de fragilidade osmótica das hemácias, estudo da sobrevida das hemácias com Cr radioativo, dosagens enzimáticas, prova de afoiçamento das hemácias (anemia falciforme), eletroforese da hemoglobina (hemoglobinopatias), prova de Coombs direta e indireta, pesquisa de hemolisinas quentes e frias etc.
  - Na presença de anemia hemolítica associada à hemoglobinúria, deve-se pesquisar a hemoglobinúria paroxística noturna. O antigo teste de Ham foi substituído por citometria de fluxo, que analisa alterações citogenéticas características da doença. Apesar do nome, a principal causa de morte nesta doença é a trombofilia que ela desenvolve.

- Anemia aplástica
  - Pancitopenia, de gravidade variável; a contagem de reticulócitos pode, percentualmente, estar entre 0 e 5, mas o valor absoluto é sempre subnormal.
  - A anemia é habitualmente normocítica, podendo ser macrocítica.
  - A contagem de linfócitos encontra-se diminuída, principalmente se a contagem leucocitária estiver próxima de 1.500/mm^3.
  - É muito raro o diagnóstico de anemia aplástica sem trombocitopenia (alguns hematologistas usam o nome de anemia hipoplástica quando as plaquetas e os leucócitos estão normais); na recuperação, o número de plaquetas é geralmente o último a se normalizar.

EXPLORAÇÃO DE SINTOMAS E SÍNDROMES **767**

- Cinética do ferro: ferro sérico aumentado; capacidade de ligação do ferro quase completa.
- A aspiração de medula demonstra poucas células mieloides (é necessário que se faça aspiração em vários pontos); a biópsia é necessária para o diagnóstico de certeza; podem ser vistas ilhotas hipercelulares e, sendo estas de natureza linfoide, o diagnóstico é compatível com anemia aplástica.

■ *Anemia macrocítica*

As anemias macrocíticas subdividem-se em megaloblásticas e não megaloblásticas; as primeiras incluem as anemias devidas à carência de vitamina B12 e ácido fólico (anemia perniciosa etc.), e as não megaloblásticas surgem quando há intensa atividade da medula óssea e em outras circunstâncias que se acompanham habitualmente de anemia normocítica.

- Anemia megaloblástica
  - Anemia macrocítica, normocrômica; a quantidade de hemácias pode alcançar cifras muito baixas, até menos de 1 milhão/mm^3.
  - Reticulócitos diminuídos (em valores absolutos e percentuais).
  - Ferro sérico normal ou aumentado.
  - A dosagem de vitamina B12 mostra valores diminuídos quando a anemia se deve à falta dessa vitamina; na carência de folato esses valores são normais, mas o folato está baixo.
  - Série branca e plaquetas: todo o hemograma pode estar alterado na anemia megaloblástica (pancitopenia), pois a deficiência de tais fatores altera a produção de todas as linhagens.
  - A desidrogenase lática está aumentada, devido à eritropoese ineficaz, e a fosfatase alcalina em geral diminuída.
  - Anteriormente, o diagnóstico era feito pela prova de Schilling. Atualmente, realiza-se a pesquisa de anemia perniciosa por sorologia (anticorpo anticélula parietal e antifator intrínseco) + endoscopia digestiva alta com biópsia. Se normal, procede-se à investigação de doenças do íleo terminal com colonoscopia. As demais causas disabsortivas de deficiência de B12 são excluídas com base na história clínica.

- Anemia macrocítica não megaloblástica
  O termo "megaloblástica" se refere a anemia causada por deficiência de vitamina B12 ou ácido fólico. Porém, podemos encontrar macrocitose em outras situações, mesmo na ausência de carência desses componentes. Causas de anemia macrocítica não megaloblástica são: doença tireoidiana (como hipotireoidismo), doença hepática, toxicidade medular pelo álcool, síndromes mielodisplásicas, dentre outros distúrbios.

Coagulopatias

A hemostasia é um processo fisiológico pelo qual o organismo é capaz de interromper um sangramento, realizar o reparo tecidual e depois restabelecer o fluxo sanguíneo. A hemostasia é didaticamente dividida em duas etapas: primária e secundária. A fase primária envolve a adesão, ativação e agregação plaquetárias, e tem importante papel o fator de von Willebrand. Já a fase secundária, é a responsável pela formação da fibrina pela ação da trombina. Didaticamente, a fase secundária é dividida em vias intrínseca e extrínseca. Contudo, no organismo vivo, ambas as fases são simultâneas e "entrelaçadas".

768 LABORATÓRIO COM INTERPRETAÇÕES CLÍNICAS

Tabela 35.14. Manifestações hemorrágicas

Manifestações	Patologias
Púrpuras, petéquias e equimoses	Disfunção plaquetária ou fragilidade venocapilar
Sangramento de mucosas, menorragia e metrorragia	Doença de von Willebrand, disfunção plaquetária, púrpura trombocitopênica imunológica
Hematomas, grandes equimoses, hemartroses	Distúrbios da coagulação (p. ex., hemofilias A e B, por deficiência dos fatores VIII e IX, respectivamente)
Hemorragias extensas no pós-operatório	Distúrbios da coagulação

Diante de um paciente com sangramento anormal e/ou excessivo, a anamnese e o exame clínico revelam-se de enorme valor na caracterização clínica do processo e no reconhecimento de sua natureza familiar. Quanto ao tipo ou caráter da hemorragia, achados no exame físico podem orientar a suspeita do distúrbio que levou ao sangramento (Tabela 35.14).

Sangramento súbito e copioso em múltiplos locais após intervenções cirúrgicas ou durante procedimentos obstétricos sugere hipofibrinogenemia adquirida.

Sangramento maciço num único local sem comemorativos de púrpura ou fenômenos hemorrágicos sugere causa anatômica ou cirúrgica em vez de defeito de coagulação (p. ex., úlcera péptica ou varizes esofagianas).

A participação de um laboratório bem equipado, com a capacidade de executar dosagens de certa complexidade, é indispensável para o diagnóstico definitivo das doenças hemorrágicas. Entretanto, com apenas alguns exames relativamente simples pode-se chegar a um diagnóstico presuntivo satisfatório a uma primeira etapa do atendimento do doente. Uma vez que haja história de sangramento anormal, em quantidade e/ou em duração, as provas laboratoriais disponíveis para diagnóstico são:

■ Provas de hemostasia primária

■ Contagem de plaquetas

O valor normal varia de 150 a 450 mil plaquetas por mm^3. Era um exame difícil quando feito manualmente, por causa da tendência que as plaquetas possuem de se agregarem *in vitro*, o que dificulta a visualização dessas estruturas diminutas e extremamente frágeis. Tendo em vista as numerosas variáveis envolvidas na contagem e os erros que podem ocorrer, mesmo com os melhores métodos, a avaliação do número de plaquetas é mais completa quando acompanhada de um esfregaço de sangue periférico, igual ao que se usa para o hemograma. Contudo, o método melhorou muito sua acurácia com os novos aparelhos automatizados.

■ Tempo de sangramento

Sempre que o paciente apresentar plaquetopenia (principalmente quando abaixo de 90 mil), o tempo de sangramento estará aumentado; a contagem normal de plaquetas com um tempo de sangramento elevado condiz com problema na qualidade e não na quantidade de plaquetas. Existem 4 principais métodos para este teste, e os valores de referência variam de acordo com cada um deles. A prova de Duke, por exemplo, consiste em determinar a duração do sangramento causado por uma pequena incisão feita no lobo da orelha com uma lanceta padronizada. A duração desse sangramento depende principalmente da velocidade com que se forma um trombo estável de plaquetas, exprimindo assim a eficiência dos fatores vascular e plaquetário. Seu valor normal oscila 1 e 3 minutos.

Outras provas podem ser executadas para avaliar a hemostasia primária, que incluem:

- Avaliação da função plaquetária: é realizada por meio do analisador de função plaquetária (da sigla PFA-100, em inglês), desenvolvido originalmente em 1985. Em resumo, tal método avalia a formação do tampão plaquetário hemostático em resposta à exposição a uma membrana revestida por colágeno, ADP (adenosina difosfato) ou, ainda, epinefrina. O parâmetro que temos como resultado do exame é o tempo de fechamento (*closure time*). É um teste rápido e de simples execução, especialmente vantajoso na pediatria; quando anormal, indica disfunção plaquetária, porém é um teste pouco específico, devendo ser sempre executado em conjunto com outros exames. É útil e mais sensível do que o tempo de sangramento na doença de von Willebrand. Também pode ser utilizado no diagnóstico e monitoramento de pacientes com deficiência na secreção plaquetária, e pode servir ainda para monitorar o uso de drogas antiplaquetárias (em todas essas situações o *closure time* estará aumentado).
- Obtenção dos índices plaquetários (volume médio, índice de anisocitose).

■ Provas de hemostasia secundária

■ *Tempo de tromboplastina parcial (PTT)*

É uma prova de fácil execução que permite estudar a via intrínseca da coagulação. Seus valores normais, que oscilam entre 25 e 35 segundos, só são obtidos se estiverem presentes em quantidades normais os fatores integrantes do sistema intrínseco (XII, XI, IX e VIII), bem como os fatores que são comuns aos dois sistemas (X, V, protrombina e fibrinogênio). Das doenças hereditárias, a hemofilia é o principal exemplo.

■ *Tempo de protrombina (TAP)*

Permite estudar a via extrínseca de coagulação. O valor normal para esta prova é de 10-13 segundos. Esse resultado normal exige a presença em quantidades normais do fator VII, integrante do sistema extrínseco, e dos fatores X, V, protrombina e fibrinogênio, que são comuns aos dois sistemas. Desses cinco fatores, três (isto é, VII, X e protrombina) são deprimidos pelos anticoagulantes cumarínicos e indandiônicos, sendo essa a razão que o tempo de protrombina é a prova preferida para o controle do uso desses medicamentos. A avaliação da via extrínseca pode ainda ser feita pela atividade de protrombina, expressa em porcentagem, porém é menos recomendada que o tempo de protrombina, já que as curvas de diluição usadas para isso podem levar a enganos.

• INR (*international normalized ratio*)

O INR nada mais é do que o valor do TAP corrigido (isso é feito devido à imensa variação dos *kits* de exame; sendo assim, a OMS estabeleceu um teste com uma tromboplastina padrão, que deve ser comparado ao teste feito com os demais *kits* para correção do valor).

Nota: O tempo de coagulação global é muito usado, mas não representa uma boa prova de coagulação, pois sua sensibilidade é baixa. Seu resultado pode ser normal mesmo em presença de grave trombocitopenia e só se mostra significativamente prolongado na deficiência muito acentuada dos fatores de coagulação (do sistema intrínseco e dos que são comuns aos dois sistemas). É mais utilizado em cirurgias cardíacas que utilizem circulação extracorpórea.

Os resultados obtidos com essas provas podem ser esquematizados da maneira assinalada na Tabela 35.15, que registra as cinco patologias hemorrágicas mais comuns.

A diferenciação final entre os três tipos de hemofilia é feita pela dosagem dos fatores VIII (hemofilia A), IX (hemofilia B) e XI (hemofilia C). A hemofilia A (clássica) é a mais frequente.

770 LABORATÓRIO COM INTERPRETAÇÕES CLÍNICAS

Tabela 35.15. Diagnóstico presuntivo de algumas doenças hemorrágicas

	Hemofilia	Púrpura trombocitopênica idiopática	Doença de von Willebrand	Trombastenia	Defic. do complexo protrombina e fibrinogênio	CIVD
Aspectos clínicos						
Petéquias	-	++++	+	++	Equimoses	Equimoses
Grandes hematomas	++++	-	-	-	-	-
Hemartrose	++++	-	+	-	-	-
Hemorragias pós-cirúrgicas	++++	+	+++	+	++	++++
Início na infância	+	+	+	+	±	-
Hereditariedade	+	-	+	+	-	-
Laboratório						
Contagem de plaquetas	N	↓	N	N ou ↑	N	↓
Tempo de sangramento	N	↑	↑	↑	N	N
Tempo de tromboplastina parcial	↑	N	↑	N	↑	↑
Tempo de protrombina	N	N	N	N	↑	↑

O diagnóstico de púrpura trombocitopênica idiopática só deve ser firmado após afastar-se a possibilidade de leucemia, macroglobulinemia, anemia aplástica, púrpura trombocitopênica trombótica, hiperesplenismo, lúpus eritematoso disseminado, septicemia e coagulação intravascular disseminada, que são doenças capazes de causar trombocitopenia e púrpura. No recém-nascido, cogitar septicemia e infecções congênitas (sífilis, toxoplasmose, citomegalia, rubéola, Aids).

Os fatores VII, IX, X, protrombina e, possivelmente, o V, são sintetizados no fígado por um processo que exige vitamina K. A carência isolada de protrombina é muito rara; comumente ela ocorre em associação com a dos outros fatores citados, motivo pelo qual fala-se, em geral, de "deficiência do complexo protrombínico", condição ligada quase sempre à carência de vitamina K ou a hepatopatia grave.

Quando o fibrinogênio está diminuído, pode tratar-se de hipofibrinogenemia congênita ou adquirida. É comum após uso de trombolíticos, na insuficiência hepática avançada e na CIVD pela sepse.

■ Doença de von Willebrand

A doença de von Willebrand (pseudo-hemofilia ou hemofilia vascular) é o distúrbio hemorrágico hereditário mais comum, e ocupa uma posição única entre as doenças hemorrágicas, pois deve-se a um defeito hemostático "híbrido". A explicação para tal, é que o fator de von Willebrand (FVW) atua tanto na estabilização do tampão plaquetário, aumentando a aderência ao subendotélio exposto (processo que necessita de grandes multímeros do FVW), quanto na função de proteína ligadora para o fator VIII, o que reduz a meia-vida deste. A maioria dos pacientes se apresentam com manifestações

EXPLORAÇÃO DE SINTOMAS E SÍNDROMES **771**

mais associadas ao déficit na função plaquetária, e é comum ocorrer sangramento mucocutâneo. Em casos de severidade moderada a grave, pode haver alargamento do PTT devido à deficiência do fator VIII, e os casos mais graves podem apresentar uma clínica semelhante à hemofilia A.

■ Laboratório

- Antígeno do FVW: geralmente reduzido.
- PTT: normal ou alargado (de acordo com a gravidade).
- Nível de atividade do FVW: geralmente reduzido.
- Nível de atividade do Fator VIII: reduzido.

■ Marcadores de fibrinólise

Quando há um desequilíbrio entre a fibrinólise e a formação do trombo, estando o primeiro fenômeno em excesso, aumenta-se o risco de sangramento.

Testes para fibrinólise mais comuns utilizam a dosagem dos produtos de degradação da fibrina (PDF) e dos D-dímeros.

Testes mais específicos para avaliação da fibrinólise são: dosagem do ativador tecidual de plasminogênio (t-PA), dosagem de alfa-2-antiplasmina, inibidor do ativador de plasminogênio-1 (PAI-1), entre outros. A dosagem de alfa-2-antiplasmina é importante no diagnóstico e avaliação de pacientes com deficiência da enzima. Os demais exames citados ainda são de uso clínico incerto.

■ Tromboelastografia

Trata-se de uma representação gráfica do processo de coagulação, permitindo analisar desde a formação até a lise do coágulo. Possibilita, então, uma avaliação global da coagulação, registrando a interação entre proteínas plasmáticas e plaquetas. Alguns exemplos de dispositivos disponíveis comercialmente para a realização do teste na forma de "pronto atendimento": TEG® (mecanismo pendular) e ROTEM® (mecanismo rotacional).

Sua utilidade maior até o presente momento tem sido vista dentro do departamento cirúrgico, especialmente no contexto de cirurgias no trauma e no transplante hepático, bem como na prevenção de eventos tromboembólicos em pacientes cirúrgicos.

Atenção: A sensibilidade do teste pode estar diminuída em pacientes em uso de aspirina.

■ Estudo pré-operatório da hemostasia

Antes de qualquer intervenção cirúrgica, é essencial que se proceda a um rigoroso interrogatório e exame físico no sentido de buscar qualquer indício de história de sangramento, propensão à hemorragia ou qualquer manifestação que possa sugerir a existência de patologia capaz de ocasionar problemas hemorrágicos. Classicamente, diante de um interrogatório positivo, impõe-se um estudo laboratorial completo e direcionado pela história, destinado a apontar qual a patologia em causa. Estudos retrospectivos sugerem que uma rotina laboratorial é desnecessária se a clínica não sugerir a presença de desordens hemorrágicas. Sabe-se que de fato o exame clínico e a anamnese bem executados são os principais pilares para o diagnóstico de distúrbios hemorrágicos, porém, em algumas situações, o estudo laboratorial será necessário para uma avaliação mais apurada. Sendo assim, mesmo com uma história negativa para distúrbios hemorrágicos, é recomendado que, ao menos para cirurgias de grande porte, seja realizada uma avaliação mínima da hemostasia, como será visto adiante.

772 LABORATÓRIO COM INTERPRETAÇÕES CLÍNICAS

■ Exames complementares

Recomenda-se uma rotina laboratorial mínima para avaliação pré-operatória da hemostasia (quando indicada, como visto anteriormente) que contenha: contagem de plaquetas, TAP e INR, PTT.

Adicionalmente, outros testes deverão ser executados, de acordo com a história de cada paciente, para se concluir a investigação. Por exemplo, pacientes com hemofilia podem se apresentar com alguns testes de coagulação (tais como o PTT) normais, mesmo com fatores de coagulação reduzidos. Para estes pacientes, a dosagem de fatores de coagulação relevantes deve ser realizada antes de procedimentos invasivos. A dosagem de fibrinogênio, outro exemplo, é importante na avaliação pré-operatória de pacientes com doença hepática avançada.

■ *Tempo de sangramento*

Foi amplamente utilizado para a avaliação pré-operatória da hemostasia, porém atualmente se discute sua relevância para prever a segurança dos procedimentos cirúrgicos quanto aos fenômenos hemorrágicos. Estudos retrospectivos demonstram que esse teste não prediz de maneira adequada o risco de sangramento

■ Controle do uso terapêutico de anticoagulantes

■ *Heparina*

• Heparina não fracionada

A anticoagulação plena com a HNF é iniciada após avaliação da condição clínica do paciente, do peso (para determinação das doses), e recomenda-se que seja avaliado o PTT de base. Administra-se então uma dose intravenosa em bólus, seguida de infusão contínua de uma dose preestabelecida. O ideal é que após 6 h do início da medicação seja reavaliado o PTT para o ajuste das doses (utilizar a relação entre o PTT do paciente e o controle). Após cada ajuste, aguardar 6 h e reavaliar o PTT (se obtivermos dois valores consecutivos dentro da faixa esperada, a monitoração pode passar a ser realizada uma vez ao dia).

O uso profilático de HNF não demanda monitoração laboratorial.

• Heparina de baixo peso molecular

A anticoagulação plena com HBPM não necessita de avaliação do PTT. Em pacientes com insuficiência renal, gestantes e obesos, solicitar dosagem do fator Xa para ajuste de dose.

■ *Varfarina*

A varfarina é um antagonista da vitamina K, inibindo, assim, a síntese da protrombina e fatores VII, IX e X; portanto, são medicamentos antiprotrombínicos. Consequentemente, o controle será feito por meio do INR (que corresponde ao TAP ajustado). Em pacientes hospitalizados, avaliamos diariamente o valor do INR, já nos pacientes ambulatoriais saudáveis, a monitoração pode ser iniciada a partir do terceiro dia de início do tratamento (uma vez que, por não agir diretamente sobre os fatores de coagulação, o efeito da varfarina é "retardado"); e novas avaliações serão feitas em intervalos que variam de acordo com a faixa de INR em que o paciente se encontra.

No geral, o alvo é um INR de 2-3; se ≥ 5, o medicamento deve ser suspenso até que o INR normalize dentro do alvo (avaliar novamente em cerca de 3 dias), e então reiniciado em uma dose de 10-15% menor.

EXPLORAÇÃO DE SINTOMAS E SÍNDROMES **773**

■ *Novos anticoagulantes orais*

O uso dos novos anticoagulantes orais (inibidores diretos dos fatores Xa e IIa) tem sido difundido cada vez mais, e parece se tratar de estratégia promissora em muitas situações de doenças tromboembólicas, com boa eficácia e segurança. Os exemplos mais vistos na prática médica são: rivaroxabana, dabigatrana e apixabana. Uma vantagem importante dessas drogas é que não necessitam de monitoração laboratorial frequente.

Hematúria macroscópica

A presença de hemácias pode alterar ou não a coloração da urina, na dependência da quantidade de sangue que se perde. A hematúria macroscópica pode ser visível a "olho nu": observa-se a urina de cor vermelha ou marrom. A mudança de cor não necessariamente reflete o grau de perda de sangue, uma vez que menos de 1 mL de sangue por litro de urina pode induzir uma mudança de cor visível. A presença de hemoglobina na urina pode conferir-lhe todas as tonalidades de vermelho, desde uma coloração apenas ligeiramente perceptível até o vermelho mais intenso, passando pelo clássico aspecto de "água de carne". A hematúria microscópica, por sua vez, é um achado de laboratório, e já foi estudada no Capítulo 5.

A hematúria macroscópica, por si só, não é uma patologia, mas sim constitui um sinal clínico que merece investigação, pois pode ser um sintoma de doença subjacente. Quando há a passagem de coágulos, geralmente, indica uma fonte do trato urinário inferior, como cálculos uretrais ou vesicais, e tumores de próstata e de bexiga.

O passo inicial na avaliação de pacientes com urina vermelha é centrifugação das amostras para ver se a cor vermelha ou castanha é no sedimento de urina ou o sobrenadante. Hematúria é responsável se o vermelho para cor marrom é visto apenas no sedimento de urina, com o sobrenadante claro.

■ Outras causas de urina vermelha ou marrom que não são hematúrias

Se o sobrenadante é vermelho para castanho, o sobrenadante deve ser testado para presença do radical heme (presente hemoglobina ou mioglobina).

- Sobrenadante vermelho ou marrom que é negativo para o heme pode ser visto em várias condições, incluindo porfíria, utilização de analgésicos fenazopiridina e aminopirina (bexiga), ingestão de beterraba e em pessoas suscetíveis aos corantes anilínicos existentes em balas.
- Sobrenadante vermelho ou marrom que é positivo para o heme é devido a mioglobinúria ou hemoglobinúria.

É de grande interesse clínico a identificação da causa e do ponto de origem do sangramento. As causas variar com a idade, com a inflamação ser mais comum ou infecção da próstata ou da bexiga, pedras e, em pacientes mais idosos, uma doença renal ou do trato urinário (malignidade ou hiperplasia prostática benigna). A presença ou ausência de outros sintomas ligados ao aparelho urinário ajuda muito nesse sentido. Por exemplo, a ocorrência de cólica renal sugere litíase ou migração de coágulo. A disúria fala a favor de cistite ou patologia prostática. O achado de cilindros hemáticos no sedimento é típico de glomerulonefrite. Na ausência desse tipo de cilindro, a hematúria sem dor pode estar relacionada a tumor renal ou vesical, litíase estacionária, doença policística, cisto renal ou patologias prostáticas, tais como, hipertrofia benigna ou câncer.

Hematúria macroscópica pode ser induzida pelo exercício vigoroso recente ou trauma na ausência de outra causa possível. História de uma desordem de sangramento ou hemorragia de múltiplos sítios, devido a terapia anticoagulante excessiva, pode ser causa de hematúria. A anemia falciforme pode ser causa da hematúria.

774 LABORATÓRIO COM INTERPRETAÇÕES CLÍNICAS

A hematúria deve ser encarada sempre como sintoma grave e exige completa investigação urológica, mesmo que desapareça espontaneamente, pois muitas hematúrias exibem caráter intermitente. Em pacientes masculinos com mais de 50 anos é prioritária a investigação de adenocarcinoma da próstata e câncer de bexiga.

Os sinais que falam a favor de hematúria de origem glomerular no exame da urina incluem o dismorfismo eritrocitário, a presença de acantócitos, a coloração amarronzada (*smoky brown*) ou cor de "coca-cola", a ausência de coágulos, um nível de proterinúria superior a 500 mg/dia e a presença de hemácias em diferentes estágios de degeneração (*red cell casts*, ou cilindros hemáticos).

■ Hemograma completo

O estudo da série vermelha pode revelar anemia, de observação frequente nas nefropatias graves, especialmente de evolução crônica. A série branca pode ser de interesse para acompanhar a evolução das infecções urinárias, sendo capaz, igualmente, de revelar a possibilidade de existência de leucemia, uma das causas de hematúria. A contagem de plaquetas, bem como as diversas provas de coagulação, podem denunciar as doenças hemorrágicas causadoras de hematúria.

■ Dosagem de ureia e creatinina no sangue

Útil para avaliar a capacidade funcional do rim.

■ Dosagem de PSA

Aliado ao exame de toque retal, tem utilidade na investigação de neoplasias da próstata.

■ Coagulograma

É importante, pois permite afastar a presença de discrasias sistêmicas (mais detalhes no Capítulo 33).

■ Exame de urina

Além de confirmar a existência de hematúria macroscópica ou revelar a microscópica, pode o exame de urina fornecer outros dados de valor diagnóstico nas nefropatias hematúricas, tais como volume urinário, densidade, albuminúria, cilindrúria, leucocitúria e bacteriúria. Havendo eliminação de pequenos cálculos, pode-se solicitar análise química dos mesmos. A urina de 24 horas é um importante exame para detecção de hiperuricosúria e hipercalciúria – condições que podem coexistir com a hematúria. A urocultura é útil na avaliação de processos infecciosos.

■ Exploração radiológica

A escolha de estudo de imagem inicial em pacientes com hematúria inexplicada pode variar com a idade, presença de comorbidades e o risco de malignidade geniturinária ou doença. A urografia por tomografia computadorizada com múltiplos detectores é o padrão-ouro. Outras modalidades disponíveis incluem a radiografia convencional, pielografia intravenosa, pielografia retrógrada, ultrassonografia, ressonância magnética e urografia por ressonância magnética, e tomografia computadorizada convencional. A ultrassonografia dos rins e aparelho urinário pode ser necessária naqueles pacientes com contraindicação à realização da tomografia com contraste. As radiografias simples podem ser úteis na evidenciação de cálculos urinários radiopacos em qualquer setor do aparelho urinário. Atual-

EXPLORAÇÃO DE SINTOMAS E SÍNDROMES **775**

mente, os exames pielográficos têm seu uso muito limitado na prática clínica, sendo substituídos pela urografia por tomografia computadorizada. A ultrassonografia tem maior valor quando associada à tomografia para uma melhor caracterização de massas renais. Os exames de ressonância magnética são uma alternativa para pacientes com alergia ao contraste iodado.

■ Exploração endoscópica

A cistoscopia pode identificar a fonte do sangramento entre os pacientes com hematúria macroscópica. Pode ser possível determinar se o sangramento é proveniente da bexiga ou a partir de um ou de ambos os ureteres. Sangramento unilateral pode ser devido a uma malformação arteriovenosa (AVM), fístula, varizes venosas, tumores unilaterais renais ou superiores do trato urinário ou cálculos. A cistoscopia é a única modalidade propedêutica que permite a visualização da próstata e uretra. Todos os pacientes que têm hematúria macroscópica e nenhuma evidência de qualquer doença glomerular ou infecção, devem ser submetidos a cistoscopia, pois permite a visualização direta da bexiga e pode detectar fontes malignas ou outros pontos de sangramento.

■ Biópsia renal

Define a lesão renal aguda como causa de hematúria em pacientes com doença glomerular subjacente: com necrose tubular aguda, nefropatia por IgA, com doença da membrana basal fina e nefrite lúpica em uso de varfarina com níveis de anticoagulação excessivos (Quadro 35.4).

Quadro 35.4. Abordagem prática básica de investigação

Passo 1. Anamnese e exame físico conduzem a alguma hipótese diagnóstica muito provável? (Por exemplo, uso de aspirina, cólica nefrética indicando litíase renal, sintomas obstrutivos indicando prostatismo, dentre outros.)
Sim: → Tratar.
Não: → Solicitar outros exames complementares. Vá para o Passo 2.

Passo 2. Solicitar exames laboratoriais: hemograma, coagulograma, EAS, urinocultura, ureia, creatinina, radiografia de tórax e de abdome. Solicitar PSA, se paciente com mais de 35 anos. Houve confirmação da hipótese diagnóstica?
Sim: → Tratar.
Não: → Solicitar outros exames complementares. Vá para o Passo 3.

Passo 3. Solicitar urografia por tomografia computadorizada com múltiplos detectores. Houve confirmação da hipótese diagnóstica?
Sim: → Tratar.
Não: → Solicitar outros exames complementares. Vá para o Passo 4.

Passo 4. Paciente apresenta sinais de hematúria glomerular – dimorfismo eritrocitário ou hemácias em diferentes estágios de degeneração (*red cell casts*) – associado à proteinúria ou a elevação da creatinina sérica?
Sim: → Avaliar a possibilidade de realização de biópsia renal.
Não: → Solicitar outros exames complementares. Vá para o Passo 5.

Passo 5. Solicitar cistoscopia. Houve confirmação da hipótese diagnóstica?
Sim: → Tratar.
Não: → Solicitar outros exames complementares. Vá para o Passo 6.

Passo 6. Solicitar pielografia intravenosa. Há indício de má-formação arteriovenosa?
Sim: → Solicitar arteriografia.
Não: → Investigar causas genéticas e condições raras associadas à hematúria macroscópica.

776 LABORATÓRIO COM INTERPRETAÇÕES CLÍNICAS

Edema

Edema é a presença de líquido em excesso no espaço entre as células (interstício), sendo causado pelo desequilíbrio entre as forças que levam o líquido para o espaço extravascular (pressão hidrostática) e as forças que mantêm o líquido no intravascular (pressão oncótica). Todas as alterações que levam ao desequilíbrio nessas forças são geradoras de edema. O líquido fisiológico do extracelular é absorvido pelo sistema linfático, portanto, o aumento da pressão hidrostática, a diminuição da pressão oncótica, a diminuição da drenagem linfática bem como a lesão endotelial capilar, podem ser causadores de edema.

Alguns conceitos são importantes quando se refere ao edema:

- Anasarca é o edema que envolve todo o corpo podendo incluir as cavidades serosas.
- Lipedema é o edema causado pelo fluido retido por lipídeos no espaço intersticial na derme.
- Linfedema é o edema causado por obstrução da drenagem linfática.
- Mixedema (edema em face, podendo acometer a região pré-tibial) é o edema resultante do hipotireoidismo.
- Ascite é a coleção de fluido em excesso na cavidade peritoneal.

■ Fisiopatologia do edema

Starling, em 1986, descreveu que o equilíbrio fisiológico entre a pressão hidrostática, a pressão oncótica e a integridade do endotélio capilar regem o equilíbrio dos fluidos orgânicos. Condições que levem ao aumento da pressão hidrostática capilar, como na insuficiência cardíaca, diminuição da pressão oncótica capilar, como na hipoalbuminemia, e/ou aumento da pressão oncótica intersticial, como no lipedema, são formadoras de edema. O angioedema alérgico se dá exclusivamente por vasodilação periférica.

■ Etiologia e manifestações clínicas

A anamnese e o exame físico rigorosos nos indicarão diversas etiologias do edema como a insuficiência cardíaca congestiva, doença renal, cirrose e enteropatia perdedora de proteínas. É fundamental sempre determinar quando o edema começou, localização inicial e evolução. A presença de dispneia de repouso, ortopneia e dispneia paroxística noturna são sugestivos de insuficiência cardíaca. Edemas sem congestão pulmonar podem sugerir enteropatia perdedora de proteínas e síndrome nefrótica. Edema com sinais e sintomas de falência hepatocelular é sugestivo de cirrose hepática. Os edemas em pacientes sem outros sinais e sintomas sugerem estase venosa ou reação medicamentosa.

■ Classificação do edema

Quanto ao edema por aumento da permeabilidade capilar, devem ser destacados: edema alérgico, medicamentoso e pelo hipotireoidismo. O edema alérgico se manifesta na face, sendo associado ao início de algum novo medicamento ou alimentos. A histamina é liberada em resposta ao alérgeno, aumentando a permeabilidade dos vasos e causando edema. A intolerância ao frio, queda capilar, adinamia ou mixedema deve conduzir ao diagnóstico de hipotireoidismo. Inibidores da enzima conversora de angiotensina (por aumento de bradicininas circulantes) e bloqueadores de canal de cálcio (por aumento da permeabilidade venular) podem elevar a pressão hidrostática capilar e resultar em edema.

Quando se pensa em edema gerado por aumento da pressão intravascular deve-se ter em mente que ele ocorre devido à sobrecarga de volume ou obstrução do retorno do sangue venoso para o coração. Como a pressão é maior nas extremidades inferiores (devido à gravidade), o edema devido ao

EXPLORAÇÃO DE SINTOMAS E SÍNDROMES **777**

aumento da pressão intravascular começa nas extremidades inferiores e ascende ao local da obstrução. Na doença hepática, a fisiopatologia é completa estando envolvida a hipoalbuminemia, a potente ativação do SRAA e intesa vasodilatação sistêmica pela falência hepatocelular. Nas doenças renais, ocorre sobrecarga de volume por redução na taxa de filtração glomerular. Nas doenças cardíacas, o edema se dá por congestão venosa sistêmica na vigência de insuficiência cardíaca direita. Outros possíveis diagnósticos são: a ingesta alimentar excessiva de sódio e uso de corticoide por longo período.

É importante a observação clínica do edema unilateral, que indica a investigação de causas locais do edema como obstruções linfáticas e venosas ou doenças dermatologicas infiltrativas. O edema simétrico, por outro lado, é indicativo de doenca sistêmica.

O edema por redução da pressão oncótica se dá, principalmente, na síndrome nefrótica (por perda na urina), cirrose (redução na síntese hepática), enteropatia perdedora de proteínas e desnutrição proteico-calórica.

■ Exames complementares

A solicitação dos exames complementares será guiada pela anamnese e exame físico, isto é, se houver sugestão clínica de determinada patologia, os exames específicos serão solicitados (Figura 35.1). Se sugestivo de insuficiência cardíaca, serão solicitados exames como radiografia de tórax, função renal, peptídeo natriurético cerebral (BNP) e ecocardiograma. Havendo sugestão de doença renal, além da ureia e creatinina, exames de urina para quantificação de perda proteica, como hoje utilizado o *spot* urinário com relação albumina/creatina e, mais tradicionalmente, a proteinúria medida na urina de 24 horas devem ser solicitados. Na falência hepática, serão solicitadas as provas de função hepática como as proteínas, bilirrubinas e atividade de protrombina. E, na sugestão de enteropatia perdedora de proteínas, solicita-se a dosagem de alfa-1 antitripsina nas fezes.

■ *Proteinemia – proteínas total e albumina*

As doenças edematosas acompanhadas de grave hipoalbuminemia são cirrose hepática, síndrome nefrótica, enteropatia perdedora de proteínas e desnutrição proteica (*kwashiorkor* em crianças com dieta pobre em proteínas e rica em carboidratos). Quando a hipoalbuminemia for diagnosticada, devem ser solicitados EAS, creatinina sérica e testes da função hepática para determinar se a causa é a perda de proteína renal, enquanto os testes de função hepática (p. ex., coagulograma, bilirrubinas) avaliam a disfunção de síntese hepática. A síndrome nefrótica é diagnosticada como a perda de mais de 3 g de albumina na urina de 24 horas, fato que pode ser presumido pelo EAS. Exames de urina e hepáticos normais sugerem desnutrição ou enteropatia perdedora de proteína como a causa da hipoproteinemia. A história deve distinguir entre essas duas entidades clínicas.

■ Spot *urinário*

É a avaliação da proteinúria em uma amostra urinária única. Mais comumente, a relação entre proteína urinária e creatinina, ou entre albumina e creatinina, em uma amostra de urina *spot* é usada para aproximar a excreção de proteína urinária de 24 horas e a excreção de albumina urinária de 24 horas, respectivamente. Uma amostra da primeira urina da manhã é mais precisa para estimar a excreção de proteína de 24 horas, mas uma amostra aleatória é aceitável, caso aquela não esteja disponível.

Por causa da variação diurna, será melhor coletar amostras de urina *spot* no mesmo horário, a cada dia, se o teste estiver sendo usado para acompanhar pacientes em longo prazo. Além disso, a correlação da amostra de urina *spot* com a excreção de 24 horas é menos eficiente com a proteinúria na faixa nefrótica. Essa relação também pode ser menos precisa em gestantes com proteinúria > 300 mg.

778 LABORATÓRIO COM INTERPRETAÇÕES CLÍNICAS

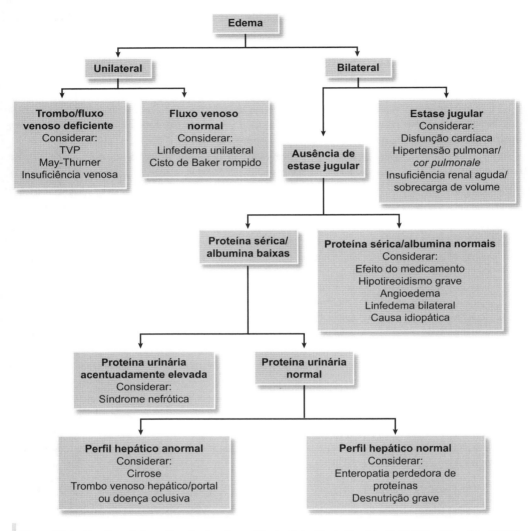

Figura 35.1. *Algoritmo de investigação de edema. (Fonte: Extraído de Cumbler E. BMJ Best Practice; 2016.)*

- ## Dosagem de alfa-1 antitripsina fecal

É uma proteína íntegra excretada nas fezes, e um bom marcador para perdas proteicas intestinais e processos inflamatórios da mucosa intestinal.

- ## Exame de urina – EAS/proteinúria de 24 h

A pesquisa de albumina na urina fornece informações de grande utilidade. As fitas para EAS detectam albumina (e não outras proteínas) a partir de 150-200 mg/24 h, ou 15-30 mg/dL. A microalbuminúria é a eliminação urinária discretamente aumentada (30-300 mg/24 h) de albumina, e é importante para monitorar nefropatias progressivas (diabética, lúpica, hipertensiva, entre outras.).

EXPLORAÇÃO DE SINTOMAS E SÍNDROMES **779**

Quando o dano é glomerular, a principal proteína "perdida" na urina é a albumina. Como os resultados devem ser muito precisos e os valores são relativamente pequenos, é empregado um método especial utilizando urina de 24 horas e/ou *spot* urinário.

A ausência completa de albumina na urina reduz a possibilidade de etiologia renal e cardíaca como causa do edema; em tais casos, a existência de hepatomegalia constitui forte indício a favor de hepatopatia, se o paciente não possuir fatores de risco para cardiopatia (presença de B3, refluxo hepatojugular, turgência jugular, dispneia paroxística noturna, dispneia em repouso, ortopneia, são todos sugestivos de insuficiência cardíaca). Albuminúria leve ou moderada é comum em pacientes com insuficiência cardíaca, ao passo que albuminúria maciça indica a presença de síndrome nefrótica. É típico o sedimento urinário na glomerulonefrite aguda, com proteinúria e hematúria glomerular, com dismorfismo eritrocitário e/ou presença de cilindros hemáticos. Se não houver hipoproteinemia grave, deverá ser solicitado o rastreamento bioquímico sérico para avaliar a retenção de fluidos decorrente de insuficiência renal.

■ *TSH e T4L*

Os níveis hormonais de TSH podem ser indicados como parte de um rastreamento inicial, especialmente se outras características da história e do exame físico sugerirem hipotireoidismo.

■ *Radiografia de tórax*

É importante para demonstrar aumento da área cardíaca e derrame pleural. No edema de origem cardíaca, a presença de aumento da área cardíaca, *ictus cordis* impalpável, pulso paradoxal e pressão arterial convergente são sugestivos de derrame pericárdico. Além do estudo radiográfico do tórax, o ECG e o ecocardiograma são muito úteis para confirmar essa suspeita clínica.

■ *Ultrassonografia com Doppler e ecocardiograma*

A ultrassonografia com Doppler venoso pode identificar insuficiência venosa, trombose venosa ou compressão venosa focal (p. ex., síndrome de May-Thurner: compressão da veia ilíaca comum esquerda pela artéria ilíaca comum esquerda subjacente). A ultrassonografia pélvica também pode revelar a presença de massa que causa compressão preferencial do fluxo venoso de um dos membros inferiores.

A ecocardiografia pode estabelecer a disfunção cardíaca direita ou esquerda como uma causa de características congestivas, ou pode sugerir hipertensão pulmonar como resultado de uma doença pulmonar. Os exames de acompanhamento podem então avaliar o motivo subjacente para a disfunção cardíaca ou pulmonar.

Ascite

O termo "ascite" significa "o acúmulo de líquido na cavidade peritoneal". Trata-se de uma manifestação clínica comum a diversas condições, podendo ocorrer isoladamente ou fazer parte de uma síndrome, como na hipertensão porta ou em um estado de anasarca. No adulto, surge na maioria das vezes como complicação de cirrose hepática (responsável por cerca de 85% dos casos), na qual a ascite é causada pela hipertensão portal e pela retenção de água e sal pelos rins. Outras causas comuns não relacionadas a cirrose são: carcinomatose peritoneal, infecção (tuberculose), doença pancreática, insuficiência cardíaca congestiva (ICC). Na criança, a peritonite tuberculosa e o *kwashiorkor* são causas importantes. Mesmo quando a origem da ascite parece evidente, são de grande valor clínico os exames complementares, que servirão inclusive para evidenciar possíveis superveniências de outra patologia (p. ex., cirrose + tuberculose).

780 LABORATÓRIO COM INTERPRETAÇÕES CLÍNICAS

■ Exames complementares

■ *Laboratório*

• Paracentese e exame do líquido ascítico

O estudo do líquido ascítico é indispensável ao esclarecimento da natureza e etiologia da ascite. A punção, preferencialmente feita no quadrante inferior esquerdo do abdome, deve extrair pelo menos 50 mL de líquido, que serão divididos em três recipientes: um esterilizado, para bacteriologia; outro contendo heparina, para exame citológico; e o terceiro, para provas bioquímicas.

Indicações para realização de paracentese diagnóstica: ascite de início recente, por ocasião da internação hospitalar, deterioração clínica em pacientes cirróticos, suspeita de infecção, encefalopatia hepática e hemorragia digestiva.

Aspecto

O mais encontrado é o líquido ascítico límpido ou ligeiramente opalescente, de coloração amarelo-citrina (também referido como "transudado"), que denota mecanismo osmótico ou hidrostático (p. ex., cirrose hepática, insuficiência cardíaca, obstrução da veia cava inferior, hipoalbuminemia).

Líquido de aparência turva geralmente denota inflamação (também referido como "exsudato"). Eles podem ser de natureza: a) seropurulenta ou francamente purulenta na peritonite por germens piogênicos (p. ex., pneumococo, bacilos Gram-negativos); b) serosa ou serofibrinosa, na peritonite tuberculosa e derrames pancreáticos; c) leitosa, na ascite quilosa, que indica níveis de triglicerídeos acima de 200 mg/dL, frequentemente acima de 1.000 mg/dL (neoplasias abdominais com obstrução e rompimento de linfáticos, malformações congênitas desses vasos, entre outros); e d) hemorrágica, nas neoplasias (*observação:* a causa mais frequente de líquido sanguinolento ou róseo é a punção traumática; neste caso, o aspecto do líquido fica progressivamente mais claro à medida que ele é drenado, ao contrário da ascite hemorrágica, no qual o tom "avermelhado" persiste).

Líquido "marrom" pode estar presente em pacientes profundamente ictéricos, e denota a presença de bilirrubina. Quando o líquido ascítico é marrom-escuro, como um melaço, a dosagem de bilirrubina estará, provavelmente, acima da dosagem sérica, o que pode refletir perfuração do trato biliar. Líquido negro pode indicar necrose pancreática ou melanoma metastático.

Uma vez examinado o aspecto do líquido ascítico, o mesmo deve ser enviado para o laboratório e devemos solicitar, minimamente: dosagem de albumina e proteínas totais, contagem global e diferencial de células (citometria global e específica) e, na suspeita de infecção, bacterioscopia pelo Gram e cultura. O nível sérico de albumina deve ser solicitado em conjunto, para o cálculo do gradiente de albumina soro-ascite (GASA).

Estudo bioquímico

A determinação do GASA é um divisor de águas que classifica as ascites em: "com hipertensão portal" e "sem hipertensão portal" (Quadro 35.5).

• GASA ≥ 1,1: indica aumento da pressão nos sinusoides hepáticos e, portanto, presença de hipertensão portal (antigamente referido como ascite transudativa). Nesses casos, a determinação da proteína total no líquido ascítico é útil também para o diagnóstico etiológico. Proteína total acima de 2,5 g/dL indica que os sinusoides estão intactos e permitem a passagem de proteínas, como acontece na ascite cardíaca, na síndrome de obstrução dos sinusoides ou na síndrome de Budd-Chiari. Quando o nível de proteínas totais está abaixo de 2,5 g/dL, podemos pressupor que os sinusoides foram lesados e o processo de cicatrizarão impede a passagem de proteínas (como na cirrose, na fase avançada da síndrome de Budd-Chiari ou metástase hepática maciça).

EXPLORAÇÃO DE SINTOMAS E SÍNDROMES **781**

Quadro 35.5. Causas de ascite

Com hipertensão porta (GASA ≥ 1,1)	Sem hipertensão porta (GASA < 1,1)
• Cirrose	• Carcinomatose peritoneal
• Hepatite alcoólica	• Linfoma peritoneal
• Hepatocarcinoma	• Ascite biliar
• Síndrome de Budd-Chiari	• Peritonite tuberculosa
• Metástase hepática maciça	• Ascite pancreática
• Insuficiência hepática fulminante	• Serosite em doenças autoimunes
• Doença venoclusiva	• Peritonite bacteriana secundária
• Ascite cardíaca	• Síndrome nefrótica
• Mixedema	• Enteropatia perdedora de proteínas

- GASA < 1,1: indica causas não relacionadas à hipertensão portal (também chamadas ascites exsudativas em bibliografias mais antigas), como tuberculose e carcinomatose peritoneal.
- Outros testes bioquímicos: opcionais.

- Glicose

Nas ascites produzidas por hipertensão porta ou por hipoalbuminemia, o teor de glicose é maior no líquido ascítico do que no plasma, ocorrendo o fenômeno contrário nas doenças peritoneais. Valores de glicose inferiores a 60 mg/dL são comuns na peritonite tuberculosa. A glicose no líquido ascítico também pode estar reduzida nas peritonites bacterianas secundárias.

- LDH

Desidrogenase lática acima do nível sérico, glicose abaixo de 50 mg/dL e crescimento de múltiplos germes na cultura sugerem o diagnóstico de peritonite secundária.

- Amilase

O achado de elevados teores de amilase no líquido peritoneal (geralmente acima de 1.000 mg/dL) é útil no diagnóstico da ascite pancreática; nem sempre essa elevação coincide com o aumento da amilase sérica.

- Bilirrubina

Pode ser solicitado quando o aspecto macroscópico do líquido é marrom-escuro, na suspeita de perfuração biliar.

- Adenosina desminase (ADA)

Atualmente, é o principal elemento para dar suporte ao diagnóstico de peritonite tuberculosa, uma vez que o rendimento do Gram e da cultura para BK é muito ruim.

- Reação de Rivalta

Esta reação evidencia, quando positiva, aumento do teor de fibrinogênio, sendo negativa nos transudatos e positiva nos exsudatos. Sua técnica, extremamente simples, está ao alcance do próprio clínico, à beira do leito: sobre um cálice contendo água, à qual se acrescentou algumas gotas de ácido acético glacial (4 gotas por dL), deixar cair gota a gota o líquido a examinar. A reação será negativa, denotando um transudato, se as gotas depositadas permanecerem transparentes, quase invisíveis,

782 LABORATÓRIO COM INTERPRETAÇÕES CLÍNICAS

descendo "como um xarope"; será positiva, indicando um exsudato, se as gotas se tornarem turvas ou opalescentes, assumindo o aspecto de "fumaça de cigarro".

Estudo bacteriológico

Inclui as colorações de Gram e Ziehl-Neelsen, bem como cultura para aeróbios e anaeróbios. Quando a cultura revela presença de germens piogênicos, a execução do antibiograma tem grande valor para fins terapêuticos. O achado de bacilos ácido-álcool resistentes é raro no líquido ascítico, sendo essa comprovação feita por meio de cultura e inoculação em cobaia, o que demanda muito tempo.

Estudo citológico

No líquido ascítico não infectado predominam, habitualmente, as células endoteliais e mesoteliais, sendo escassa a celularidade. O achado de mais de 500 leucócitos/mL sugere infecção ou neoplasia. Quando o líquido ascítico exibe elevada concentração de leucócitos, com predomínio de polimorfonucleares, trata-se geralmente de infecção bacteriana aguda. Se as células mononucleares constituírem percentual superior a 80%, o diagnóstico provável é de tuberculose peritoneal. O achado de numerosas hemácias sugere principalmente neoplasia ou tuberculose. É importante a pesquisa de células neoplásicas, feita sempre que possível por citologista, já que existe grande risco dos endoteliócitos e mesoteliócitos serem confundidos com células malignas.

■ Histopatológico

Quando a causa não é esclarecida por meio do exame do líquido ascítico e com o auxílio de exames de imagem, a laparotomia e, principalmente, a laparoscopia com biópsia para histopatológico e cultura se tornam o padrão-ouro para o diagnóstico definitivo.

• Biópsia hepática

Está indicada quando se suspeita de hepatopatia, seja difusa ou localizada. O estudo histológico do fragmento hepático pode constatar, por exemplo, lesões de cirrose ou de hepatofibrose esquistossomótica, manifestações de congestão hepática (distensão sinusoidal centrolobular), tecido neoplásico etc.

• Endoscopia

A esofagogastroduodenoscopia, a retossigmoidoscopia ou a colonoscopia associadas à biópsia são úteis no diagnóstico de tumor primitivo do tubo digestivo acompanhado de carcinomatose peritoneal e ascite. A endoscopia do tubo digestivo tem permitido, além disso, a identificação de doenças hepáticas, biliares e, até mesmo, pancreáticas (neste caso, pela CPRE). A retossigmoidoscopia permite colher pequenos fragmentos de mucosa, onde são procurados ovos de *Schistosoma*.

A laparoscopia representa, atualmente, um dos recursos semióticos de maior utilidade no estudo das ascites, esclarecendo o diagnóstico etiológico em situações duvidosas. A visualização do interior da cavidade peritoneal independe da existência de ascite. A biópsia pode ser efetuada sob visão direta das estruturas anatômicas e lesões. Quando a ascite é muito volumosa, a laparoscopia deve ser precedida de medidas tendentes a reduzir a quantidade de líquido.

• Exames de imagem

Ultrassonografia

É um método de grande sensibilidade na identificação da ascite, sendo o exame de escolha para detectar pequenos volumes de líquido no abdome (100 mL). É capaz de discriminar a forma livre da

EXPLORAÇÃO DE SINTOMAS E SÍNDROMES **783**

Quadro 35.6. Abordagem inicial ao paciente com ascite

Passo 1. História e exame físico: ascite de início recente (ou outra indicação para paracentese).
a) Paracentese diagnóstica.
b) Avaliar aspecto do líquido ascítico e solicitar inicialmente: albumina no líquido ascítico (e no soro), contagem de células diferencial e global, Gram e cultura.

Passo 2. Cálculo do GASA.
a) < 1,1 g/dL: investigar causas não relacionadas com hipertensão porta.
b) ≥ 1,1 g/dL: investigar causas relacionadas com hipertensão porta.

Passo 3. Diagnóstico não esclarecido mediante investigação inicial com paracentese e exames de imagem: laparoscopia ou laparotomia com obtenção de biópsia para histopatológico e cultura.

septada, bem como distinguir certas formações císticas que podem imitá-la (rim, ovário, abscessos, hematomas). Contribui, muitas vezes, para orientar o diagnóstico etiológico da ascite ao evidenciar alterações inflamatórias ou neoplásicas (p. ex., tumores hepáticos, massas abdominais ou retroperitoneais, linfadenopatias etc.). Mostra o aumento do lobo caudado e anormalidades da veia hepática na síndrome de Budd-Chiari (a US tipo Doppler detecta alteração do fluxo sanguíneo nessa veia), além de poder auxiliar na realização de paracenteses.

Tomografia computadorizada e ressonância magnética

Frequentemente utilizadas no diagnóstico etiológico da ascite, apresentam excelente acurácia na realização de um diagnóstico diferencial nas coleções líquidas em pacientes com massas sólidas ou císticas. Tal como a ultrassonografia, evidenciam derrame peritoneal de pequeno volume. A TC, em especial, é de valor incomparável na avaliação das pancreatites agudas, evidenciando a verdadeira extensão das lesões que comprometem, às vezes, toda a cavidade abdominal e pélvica. A ressonância magnética do abdome apresenta excelentes resultados na avaliação de doenças hepáticas e das vias biliares.

Radiologia

Não tem grande valor diagnóstico, apesar de ser capaz de mostrar sinais sugestivos de ascite ou ajudar no diagnóstico etiológico. Os sinais classicamente descritos como típicos de ascite na radiografia simples do abdome são os seguintes: separação e flutuação das alças intestinais, apagamento da sombra do psoas, opacificação global do abdome, aumento de densidade na pélvis em posição ortostática e má visualização dos órgãos abdominais. Certos aspectos observados podem orientar o diagnóstico etiológico, como, por exemplo, visceromegalias e calcificações pancreáticas. O exame contrastado é muito útil para revelar a presença de varizes esofagianas, caso haja suspeita de hipertensão porta. É utilizada também para pesquisar doenças neoplásicas ou inflamatórias em toda a extensão do tubo digestivo, bem como através da colangiografia venosa, percutânea ou transendoscópica, para demonstrar doenças das estruturas biliares causadoras de ascite. A pancreatografia retrógrada pode mostrar-se útil no diagnóstico de pancreatopatias causadoras de ascite.

Venografia e manometria da cava inferior

São recursos importantes para o diagnóstico da síndrome de Budd-Chiari (endoflebite obliterante das veias supra-hepáticas) (Quadro 35.6).

Oligúria/anúria – insuficiência renal aguda

Oligúria é a produção de urina em quantidade inferior à necessária para garantir a excreção das escórias metabólicas. É definida, classicamente, como a redução do volume urinário para um valor

784 LABORATÓRIO COM INTERPRETAÇÕES CLÍNICAS

abaixo de 400 mL em 24 horas. Recentemente, o sistema RIFLE/AKIN de definição e classificação de lesão renal aguda (LRA) propôs como critério para definição de lesão renal aguda uma redução do volume urinário abaixo de 0,5 mL/kg de peso, por um período superior a 6 horas. Pacientes com volume urinário inferiores a 400 mL/dia (0,3-0,5 mL/kg/dia) devem ser apontados como oligúricos e tratados como tal.

Fala-se em anúria quando o volume eliminado é inferior a 50 mL/24 horas. É fundamental não confundir anúria com retenção urinária aguda, que é a incapacidade de esvaziar a bexiga. A distinção entre esses fenômenos é facilmente obtida pela palpação do globo vesical na região suprapúbica associado à execução de cateterismo vesical: a retenção urinária fica bem caracterizada após o esvaziamento da bexiga com saída de bom volume de urina.

As anúrias e oligúrias podem ser classificadas em três grandes categorias: pré-renal, renal ou intrínseca ou pós-renal. E estão descritas a seguir:

■ Anúria ou oligúria de causa pré-renal

Por choque, hemorragias, desidratação, ingestão deficiente de água, trombose bilateral de veia renal, oclusão bilateral de artéria renal, perdas para terceiro espaço (p. ex., queimaduras ou traumas extensos, oclusão intestinal, peritonite e pancreatite); por uso de medicamentos, como diuréticos, noradrenalina, adrenalina, ciclosporina e anfotericina B; por diminuição do débito cardíaco, como, por exemplo, nas miocardiopatias, pericardiopatias, valvulopatias e arritmias; por distúrbios eletrolíticos, tais como hipercalcemia e hipocalemia.

■ Anúria ou oligúria de causa renal ou intrínseca

Por glomerulonefrite aguda, necrose tubular aguda, glomerulonefrite rapidamente progressiva, nefrite tubulointersticial, necrose cortical bilateral, precipitação intrarrenal de cristais, insuficiência renal crônica; por tromboses, vasculites, doença hipertensiva da gravidez, esclerodermia, síndrome hemolítico-urêmica e púrpura trombocitopênica trombótica; por uso de medicamentos, tais como ciclosporina, betalactâmicos, cotrimoxazol, rifampicina, diuréticos, inibidores da enzima conversora de angiotensina, aminoglicosídeos, anfotericina B, contrastes iodados, aciclovir e metrotrexato; por infecções bacterianas (pielonefrite, lepstopirose) e virais (citomegalovirose) e fúngica (candidíase).

■ Anúria ou oligúria de causa pós-renal

Por obstrução ureteral por litíase, tumor, coágulo, estreitamento, acotovelamento, válvula ou outra anomalia; por bexiga neurogênica, hiperplasia da próstata e neoplasias de próstata, bexiga ou útero; por cálculos, estenoses ou coágulos uretrais.

A anúria completa é encontrada com maior frequência na obstrução das vias urinárias, necrose cortical aguda bilateral, oclusão bilateral das artérias renais e glomerulonefrite rapidamente progressiva; não é típica da necrose tubular aguda, onde a redução da diurese costuma ser gradual, podendo até mesmo ocorrer poliúria em alguns casos.

O diagnóstico etiológico de um caso de oligúria/anúria pode ser firmado, muitas vezes, em bases puramente clínicas. A oligúria pré-renal se desenvolve habitualmente em circunstâncias tão peculiares que sua natureza dificilmente passará despercebida, sendo o que ocorre, por exemplo, em casos de desidratação ou insuficiência cardíaca congestiva, duas das causas mais frequentes de oligúria pré-renal. O mesmo se pode dizer das tubulopatias tóxicas, quando o uso de substâncias nefrotóxicas (medicamentos, contrastes radiológicos etc.) é evidente, e também da hemólise intravascular,

EXPLORAÇÃO DE SINTOMAS E SÍNDROMES **785**

esmagamentos, queimaduras etc. Em um paciente jovem com infecção prévia, exibindo edema, hipertensão arterial, oligúria ou anúria precedidas de hematúria macroscópica, pensa-se imediatamente em glomerulonefrite aguda; se alguma urina puder ser obtida, seu exame laboratorial confirmará o diagnóstico. Na necrose tubular aguda, a causa é evidente na maioria dos casos, dentre elas pode-se destacar: traumatismos, hemorragias, reações transfusionais e hemolíticas, queimaduras extensas, pancreatite e choque séptico. Em presença de complicações da gravidez (DPP, placenta prévia, abortamento) cabe suspeitar de necrose cortical.

Comemorativos de cólica nefrítica seguida de anúria levam à suspeita de obstrução ureteral por cálculo em rim único ou único funcionante. No pós-operatório de cirurgia abdominal, em especial nas cirurgias ginecológicas, a ocorrência de anúria deve fazer pensar na possibilidade de ligadura ureteral. No homem, a hipertrofia prostática é a causa mais frequente de obstrução baixa, e devemos ter sempre a lembrança de pesquisar o uso de medicamentos que possam precipitar retenção urinária aguda nos portadores de discreta hipertrofia prostática (p. ex., anticolinérgicos, antidepressivos, bloqueadores ganglionares).

■ Sedimento urinário

É um exame útil no estudo dos estados oligúricos. A glomerulonefrite aguda caracteriza-se pela presença de hematúria, proteinúria e cilindrúria (cilindros hemáticos e granulosos). A constatação de corpúsculos graxos e cilindros céreos sugere processo crônico. Cilindros leucocitários indicam inflamação intersticial aguda ou crônica. Eosinófilos na urina são observados na nefrite intersticial alérgica. Cristalúria pode indicar distúrbios metabólicos do urato ou oxalato. Uma lesão tubular aguda não gera achados específicos no sedimento urinário, mas a presença de células epiteliais, cilindros hialinos ou granulosos levanta a suspeita deste tipo de lesão. Na obstrução das artérias renais observam-se hematúria e proteinúria.

■ Estudo bioquímico

Devem ser avaliados no soro os níveis de sódio, potássio, cálcio, ureia e creatinina. Além disso, deve-se medir o sódio e a creatinina urinária. À medida que a anúria ou oligúria se prolongam, vão se elevando progressivamente a ureia, creatinina, potássio, fosfato e sulfato séricos. Gradualmente, instala-se acidose metabólica.

■ Índices diagnósticos

Os exames bioquímicos no soro e na urina permitem a elaboração de vários índices que podem ajudar a distinguir as diversas etiologias do distúrbio. A Tabela 35.16 enumera alguns índices, comparando-os nas quatro categorias principais.

Tabela 35.16. Índices diagnósticos na IRA

	Pré-renal	Pós-renal	Renal	GNA
Osmolalidade, relação U/P	> 1,5	1-1,5	1-1,5	1-1,5
Na urinário (mmol/L)	< 20	> 40	> 40	< 30
Excreção fracionária de Na	< 0,01	> 0,04	> 0,02	< 0,01
Índice de insuficiência renal	< 1	> 2	> 2	< 1

U/P: relação urina/plasma; GNA: glomerulonefrite aguda; excreção fracionária de sódio = sódio U/P : creatinina U/P; índice de insuficiência renal = Na urinário (mmol/L) : creatinina U/P.

786 LABORATÓRIO COM INTERPRETAÇÕES CLÍNICAS

■ *ECG*

À medida que os níveis séricos de potássio se elevam, surgem alterações do ECG, que consistem inicialmente em ondas T apiculadas (pontiagudas), alargamento do complexo QRS e falta de ondas P; mais tarde, o complexo ventricular torna-se bifásico, e se o quadro agravar-se, ocorre parada cardíaca ou fibrilação ventricular.

■ *Métodos de imagem*

A radiologia tradicional pode fornecer valiosas informações, especialmente quanto às causas pós-renais. A radiografia do abdome pode revelar assimetria das sombras renais ou se há um rim aumentado ou diminuído. Pode-se descobrir uma tumoração que esteja comprimindo as vias urinárias ou visualizar a imagem radiopaca de um cálculo no trajeto ureteral. Não é raro observar-se a obstrução de um rim funcionante, sendo o outro hipofuncionante, o que é demonstrado pela sua sombra diminuída. A US pode trazer informações importantes quanto às dimensões e contornos dos rins. Os ureteres não são visíveis, a menos que estejam dilatados, mas dificilmente uma obstrução urinária poderá ocorrer sem que provoque uma distensão da pelve renal evidenciável pela US. Tumores renais e abdominais, bem como anormalidades na bexiga e próstata, podem ser descobertos por esse método. A TC fornece mais detalhes do que a US, podendo fornecer o diagnóstico e delimitar a extensão da maioria das lesões. A angio-TC é útil no caso de vasculopatias, como, por exemplo, a trombose de veias renais. A RM tem seu valor nos casos onde a TC e a US não foram suficientes para explicar a causa da oligúria ou anúria.

A urografia retrógrada ou anterógrada facilitam a visualização de lesões suspeitas em ureter ou pelve renal. A uretrocistografia miccional tem seu valor no diagnóstico de refluxo vesicoureteral e obstrução do colo da bexiga e da uretra.

■ *Desafio hídrico*

Quando os achados clínicos e laboratoriais indicam uma oligúria ou anúria devidas à diminuição do líquido extracelular (desidratação), pode-se estimular o funcionamento renal com a administração de 500 a 1.000 mL de soro fisiológico (no adulto). É controvertido o emprego de diuréticos, quer os osmóticos (manitol), quer os de alça (p. ex., furosemida), muito embora a experiência clínica demonstre que a administração de solução hipertônica de manitol seja capaz de impedir que um dano funcional do rim se transforme em lesão orgânica (por combater o intumescimento isquêmico que acomete as células renais). Na ausência de resposta renal, é improvável que a oligúria ou anúria sejam de origem pré-renal.

■ *Biópsia renal*

Considerando o grave risco que esse recurso representa para o rim anúrico, sua indicação deve ser analisada com grande cautela. Ela pode ser indicada quando a anúria se estende além de 15 dias ou quando seu resultado possa influir decisivamente no tratamento do caso (Quadro 35.7).

As insuficiências renais aguda e crônica podem ser diferenciadas levando-se em conta as informações exibidas na Tabela 35.17.

Síndrome da hipertensão porta

A síndrome de hipertensão porta é caracterizada por um conjunto de sinais e sintomas que surgem em virtude do aumento da resistência ao fluxo sanguíneo na veia porta, podendo levar a complicações como sangramento de varizes e ascite. A veia porta é formada pelas veias mesentérica

EXPLORAÇÃO DE SINTOMAS E SÍNDROMES **787**

Quadro 35.7. Abordagem prática básica de investigação

Passo 1. Anamnese e exame físico conduzem a causa da oligúria/anúria?
  Sim: → Tratar.
  Não: → Solicitar EAS, radiografia de tórax e abdome, eletrocardiograma, dosagem sérica de sódio,
    potássio, cálcio, ureia e creatinina, e dosagem urinária de sódio e creatinina. Calcular os índices
    diagnósticos da Tabela 35.16. Foi possível determinar a causa da oligúria/anúria?
      Sim: → Tratar.
      Não: → Solicitar ultrassonografia. Vá para o Passo 2.

Passo 2. Foi possível determinar a causa da oligúria/anúria?
  Sim: → Tratar.
  Não: → A função renal do paciente permite o uso de contraste iodado?
      Sim: → Solicitar TC de tórax e abdome. Vá para o Passo 3.
      Não: → Solicitar RM de tórax e abdome. Vá para o Passo 3.

Passo 3. Foi possível determinar a causa da oligúria/anúria?
  Sim: → Tratar.
  Não: → Considerar a realização de angio-TC, urografia e uretrocistografia. Vá para o Passo 4.

Passo 4. Foi possível determinar a causa da oligúria/anúria?
  Sim: → Tratar.
  Não: → Considerar a realização de biópsia renal.

Tabela 35.17. Diferenças entre a insuficiência renal aguda e crônica

Característica	Insuficiência renal aguda	Insuficiência renal crônica
Diminuição da função renal	Súbita e rápida	Lenta e progressiva
Tamanho dos rins	Normal	Diminuído
Presença de anemia	Não	Sim
Doença renal prévia	Não	Sim
Reversibilidade	Potencialmente reversível	Irreversível

superior e esplênica conduzindo, através do fígado, todo o sangue proveniente das vísceras digestivas abdominais e do baço. Ao chegar ao sulco transverso do fígado, sofre bifurcação e se ramifica no interior do órgão. De suas vênulas, o sangue flui para os vasos sinusoides dispostos entre os cordões de hepatócitos e deságua nas veias centrolobulares, que vão formar as supra-hepáticas.

A hipertensão porta se desenvolve quando existe resistência ao fluxo portal e é agravada pelo surgimento de fluxo sanguíneo colateral. A resistência elevada muitas vezes ocorre dentro do próprio fígado (como na cirrose hepática), mas também pode ser pré-hepática (como na trombose de veia porta) ou pós-hepática (como na síndrome de Budd-Chiari). Sabe-se que as duas principais causas mundiais de hipertensão portal são cirrose e esquistossomose hepatoesplênica, estimando-se que, no Ocidente, 90% dos casos sejam por cirrose. Sendo assim, é importante destacar os dois principais componentes que aumentam a resistência ao fluxo sanguíneo portal nos casos de hipertensão porta intra-hepática (como na cirrose hepática): as mudanças dinâmicas e estruturais.

Mudanças estruturais ocorrem quando há distorção da microcirculação hepática por fibrose, nódulos, angiogênese e oclusão vascular. Mudanças dinâmicas ocorrem quando há contração de células estreladas hepáticas e miofibroblastos localizados ao redor dos sinusoides hepáticos. As mudanças dinâmicas também são geradas pelo aumento na produção de substâncias vasoconstritoras (endotelinas, angiotensina II, tromboxana A2) e redução na liberação de substâncias vasodilatadoras na microcirculação hepática (óxido nítrico).

788 LABORATÓRIO COM INTERPRETAÇÕES CLÍNICAS

À medida que a hipertensão portal progride, sabe-se que o fluxo esplâncnico aumenta devido à liberação local de óxido nítrico, fator de crescimento endotelial vascular e outros vasodilatadores que causam vasodilatação arteriolar e angiogênese. Mediante a vasodilatação esplâncnica e piora da perfusão em determinados órgãos e estruturas responsáveis por respostas reflexas, há intensa ativação de sistemas neuro-humorais como o sistema nervoso autônomo simpático, o sistema renina-angio-tensina-aldosterona (SRAA) e o que medeia liberação do hormônio antidiurético (ADH). Tendo em vista que, por diversos motivos, o sangue portal encontra resistência para passar pela veia portal e chegar ao fígado, concomitante ao ganho de resistência portal há aumento de fluxo em vasos que medeiam contato entre a circulação portal e a sistêmica. São eles: veias na submucosa do esôfago, estômago (mais no fundo gástrico), reto (vasos que drenem para o plexo hemorroidário interno, tributário da veia mesentérica superior), na parede do abdome (podendo gerar a circulação em "cabeça de medusa") e a veia renal (estabelecendo *shunt* esplenorrenal).

■ Definição

Tecnicamente, a hipertensão porta pode ser definida por uma pressão superior a 10 mmHg na veia porta e/ou por um gradiente > 5 mmHg. A síndrome de hipertensão porta é um conjunto de sinais e sintomas relacionados à esplenomegalia congestiva, varizes esofagianas, ascite e circulação colateral.

■ Manifestações clínicas

Geralmente, cursa de maneira assintomática até que complicações se formem. As principais manifestações são esplenomegalia congestiva, vasos colaterais em parede abdominal e trombocitopenia. Muitas outras manifestações podem ser encontradas, como as relacionadas à insuficiência hepática crônica secundária à cirrose ou às demais complicações da hipertensão portal como encefalopatia hipertensiva (os metabólitos tóxicos que deveriam ser metabolizados pelo fígado para serem lançados à circulação sistêmica agora são diretamente direcionados à grande circulação, via colaterais portos-sistêmicas, podendo precipitar quadro de confusão, torpor até o coma).

As complicações e suas principais manifestações estão listadas, resumidamente, no Quadro 35.8.

■ Etiologia e classificação

Segundo a presumida sede de suas causas, a hipertensão portal é tradicionalmente classificada em pré-hepática, intra-hepática e pós-hepática; podendo a forma intra-hepática ser subdividida em pré-sinusoidal, sinusoidal e pós-sinusoidal. A Tabela 35.18 lista as principais causas de hipertensão portal, conforme a classificação tradicional.

■ Diagnóstico

Pode ser feito apenas com base em história clínica composta de fatores de risco para hipertensão portal (como a cirrose) e manifestações clínicas. Em alguns casos, pode ser necessário algum exame para confirmar o diagnóstico (os principais serão abordados a seguir). Havendo dúvida, o gradiente de pressão venosa entre a veia porta e a veia cava inferior (HVPG) pode ser determinado. Este gradiente é medido para obter o valor aproximado de pressão entre a veia porta e a veia cava inferior. A HVPG normal está entre 1 e 5 mmHg. Hipertensão portal está presente em níveis ≥ 6 mmHg, mas se torna evidente se ≥ 10 mmHg. Uma vez que atinja valores ≥ 12 mmHg, os pacientes estão sob risco de sangramento por ruptura de varizes de esôfago.

EXPLORAÇÃO DE SINTOMAS E SÍNDROMES **789**

Quadro 35.8. Complicações e manifestações da hipertensão portal

Causas	Manifestações
Varizes hemorrágicas	Os pacientes, geralmente, se apresentam com hematêmese e/ou melena. Se o sangramento for severo, pode haver sinais de instabilidade hemodinâmica
Gastropatia hipertensiva portal	Apesar de ser muito comum em pacientes com hipertensão portal é causa incomum de sangramento. Se houver sangramento, pode-se inferir que a mucosa gástrica apresentava-se friável devido às diversas ectasias vasculares. A severidade da gastropatia, avaliada pela endoscopia digestiva alta (presença de áreas esbranquiçadas reticulares entremeadas com áreas róseas) correlaciona-se, diretamente, com o grau de pressão portal
Ascite	O acúmulo patológico de líquido peritoneal pode ocorrer de maneira indolor ou com desconforto no abdome. Pacientes podem se queixar de ganho de peso, respiração superficial, saciedade precoce, entre outros. A distensão abdominal, macicez à percussão e onda de fluido são achados do exame físico
Peritonite bacteriana espontânea (PBE)	Manifestações possíveis são febre, dor abdominal, hiperestesia abdominal e estado mental alterado, mas é possível que tal complicação não gere sintomas e seja apenas detectada por testes laboratoriais
Derrame pleural	Manifesta-se com tosse, respiração superficial, dispneia, entre outros, devido à presença de efusão pleural em paciente com cirrose e sem evidência de doença cardiopulmonar
Síndrome hepatorrenal	Dano renal progressivo secundário às alterações hemodinâmicas, como a vasodilatação, que resulta em baixa taxa de excreção de sódio, gradativo aumento da creatinina em paciente previamente livre de alterações do sedimento urinário e com exames ultrassonográficos normais
Hipertensão pulmonar	Pode se manifestar com fadiga, dispneia, edema periférico, dor torácica e síncope. Acredita-se que a hipertensão pulmonar seja secundária ao hiperfluxo pulmonar, mas a fisiopatologia não está bem esclarecida
Síndrome hepatopulmonar	Hipoxemia, dispneia, platipneia são achados comuns, e resultam do desenvolvimento de dilatações vasculares intrapulmonares (marcam o quadro e representam alterações na anatomia do pulmão, sem fisiopatologia bem estabelecida)
Cardiomiopatia cirrótica	Disfunção cardíaca crônica no curso da cirrose, sendo caracterizada por resposta contrátil reduzida e/ou alteração no relaxamento diastólico com alterações eletrofisiológicas

Tabela 35.18. Principais causas de hipertensão portal

Origem	Causas
Pré-hepática	Trombose de veia porta (principal) Trombose de veia esplênica Fístula arteriovenosa esplâncnica Esplenomegalia de grande monta
Intra-hepática	Pré-sinusoidal: esquistossomose hepatoesplênica (principal) e hipertensão portal idiopática (ou síndrome de Banti) Sinusoidal: cirrose (mais comum, independente da etiologia). Hepatites aguda e crônica também são possíveis, apesar de incomuns Pós-sinusoidal: doença hepática veno-oclusiva
Pós-hepática	Síndrome de Budd-Chiari (mais comum), malformação congênita na veia cava inferior, pericardite constritiva e outras doenças cardíacas

790 LABORATÓRIO COM INTERPRETAÇÕES CLÍNICAS

■ Métodos de imagem

A radiografia simples do abdome pode mostrar opacificação global do abdome (aspecto de vidro fosco) e outros sinais de ascite (ver página 779), bem como aumento de volume do baço. A US é um excelente recurso para comprovar a existência de ascite e aumento do baço, podendo mostrar também densidade e textura anormais do fígado e, às vezes, dilatação da veia porta e colaterais. A US com Doppler pode avaliar o fluxo sanguíneo, a permeabilidade e o calibre da veia porta. As varizes esofagianas podem ser visualizadas e tratadas com maior precisão pela endoscopia. A TC do abdome permite identificar claramente a dilatação da veia porta e, às vezes, de vasos colaterais. A venografia, seja indireta (fase venosa da angiografia celíaca), seja direta (esplenoportografia ou portografia trans-hepática), pode delinear todo o sistema porta e pôr em evidência a oclusão venosa e a dilatação das colaterais. A angiografia celíaca permite identificar fístula entre uma artéria e a veia porta, ou uma de suas tributárias. A venografia das supra-hepáticas permite caracterizar a trombose dessas veias (síndrome de Budd-Chiari). A cateterização da veia cava inferior permite identificar a obstrução dessa veia (trombo, membrana, tumor), cujos sintomas são idênticos aos da trombose das veias supra-hepáticas. Atualmente, os procedimentos de angiografia invasiva estão sendo paulatinamente substituídos pela angiotomografia e angiorressonância, cuja resolução atual das imagens é muito boa.

■ Biópsia do fígado

Fornece informações de grande utilidade para identificação de cirroses e outras hepatopatias causadoras de hipertensão porta. Um resultado normal associado à existência de varizes esofagianas justifica a suspeita de trombose da veia porta (que poderá, como vimos, ser confirmada pela angiografia ou pelo uso da US ou TC). A existência de congestão centrolobular sugere trombose das veias supra-hepáticas (Budd-Chiari) ou insuficiência cardíaca congestiva. A presença de vênulas ocluídas leva ao diagnóstico de doença veno-oclusiva (oclusão não trombótica das vênulas hepáticas), capaz também de provocar síndrome de Budd-Chiari.

■ Exames hematológicos

Podem revelar anemia moderada, normocítica, a menos que tenha havido hemorragia, caso em que a anemia assume caráter microcítico hipocrômico. Nos casos de hiperesplenismo observa-se a síndrome hematológica da pancitopenia, com leucopenia, anemia e trombocitopenia. A punção da medula óssea permite o estudo do mielograma, bem como pesquisa de *Leishmania donovani,* possível causa de hipertensão porta em nosso país. Nos casos de síndrome de Budd-Chiari, o coagulograma pode evidenciar a hipercoagulabilidade responsável pela trombose.

■ Pesquisa de esquistossomose

Consiste principalmente em: a) exame de fezes (métodos de sedimentação de Vercammen-Grandjean e de Kato) para descoberta de ovos viáveis; b) retossigmoidoscopia destinada à biópsia da mucosa retal e sigmoide para pesquisa de ovos viáveis; c) hemograma para detectar eosinofilia intensa típica das fases de migração larvária. Destaca-se que o diagnóstico na amostra de fezes e pela sorologia pode ser difícil em fases mais precoces e em baixo grau de infecção. Entretanto, atribuindo-se a suspeita à esquistossomose hepatoesplênica, quando já se presume maior tempo de evolução, os testes sorológicos e nas fezes apresentam sensibilidade e especificidade consideráveis, além de serem de baixo custo quando comparados às técnicas mais modernas de detecção de antígenos na urina e amplificação do genoma via PCR no soro.

EXPLORAÇÃO DE SINTOMAS E SÍNDROMES **791**

Esplenomegalia

O baço é um órgão de estrutura complexa e múltiplas funções, o que explica sua participação em grande número de condições patológicas, de naturezas as mais variadas. Dentre suas diversas ações, é um órgão linfopoético que contém 25% de toda a massa linfoide do corpo. Uma função majoritária desempenhada pelo baço é a remoção de partículas da corrente sanguínea, como bactérias opsonizadas (o que explica a suscetibilidade a infecções por germes capsulados em indivíduos esplenectomizados ou com hipoesplenismo); complexos antígeno-anticorpo (p. ex., em doenças autoimune, como a PTI, o baço pode remover e destruir plaquetas marcadas com autoanticorpos); bem como hemácias senescentes ou deformadas, e outros elementos figurados do sangue.

Seu aumento de volume é uma exteriorização clínica obrigatória da sua participação no organismo. Em muitos casos, observa-se também a exacerbação de algumas de suas funções, especialmente as relacionadas com o sequestro, filtração e fagocitose dos elementos figurados do sangue, o que leva ao quadro de hiperesplenismo, caracterizado pela redução no sangue periférico de uma ou mais linhagens hematológicas.

As principais causas de esplenomegalia são:
1. Doença hepática: mais comum – cirrose.
2. Neoplasia hematológica (doenças infiltrativas ou mieloproliferativas): mais comum – linfoma; outros: leucemia, policitemia *vera*, metaplasia mieloide etc.
3. Infecção (por hiperplasia linfoide): vírus, bactéria, parasitas, fungos etc. (p. ex., SIDA, endocardite infecciosa).
4. Congestão – insuficiência cardíaca; ou inflamação (hiperplasia linfoide) – artrite reumatoide, lúpus eritematoso sistêmico, sarcoidose.
5. Doença primária do baço – p. ex., trombose da veia esplênica.
6. Outras – hiperplasia fagocítica por hemólise: esferocitose, talassemia maior, deficiência de piruvatoquinase; doenças carenciais: carência de ferro, anemia perniciosa; doenças de armazenamento: doença de Gaucher, de Niemann-Pick, amiloidose; esplenomegalias congestivas: trombose porta ou esplênica, hepatofibrose esquistossomótica (ver Síndrome da hipertensão porta, página 786).

Importante: "Esplenomegalia gigante" – existe uma gama restrita de patologias que levam ao aumento maciço do baço, e é importante que as tenhamos em mente (Quadro 35.9).

Existem casos em que o aumento de volume do baço chega a ponto de ocasionar sintomas que motivam a consulta. Na maioria das vezes, entretanto, a esplenomegalia constitui achado ocasional durante o exame de um doente que procurou o médico por outro motivo. O diagnóstico etiológico de tal achado torna obrigatória uma exploração completa do doente, desde uma anamnese e exame físico minucioso (que podem dar pistas das possíveis causas e guiar o raciocínio clínico) até um conjunto complexo de exames subsidiários. O baço é usualmente não palpável; antigamente considerado evidência de esplenomegalia quando palpado no exame físico. Porém, foi se observando que em uma

Quadro 35.9. Principais causas de esplenomegalia gigante

- Leucemia mieloide crônica
- Mielofibrose
- Doença de Gaucher
- Linfoma (principalmente indolente); tricoleucemia
- Leishmaniose visceral (calazar)
- Síndrome de esplenomegalia tropical (esplenomegalia malárica reativa)
- Beta-talassemia major ou beta-talassemia intermediária grave
- Aids e presença de infecção pelo complexo *Mycobacterium avium*

792 LABORATÓRIO COM INTERPRETAÇÕES CLÍNICAS

parcela da população com esse achado, o órgão apresentava tamanho normal nos exames de imagem (que são, portanto, indispensáveis na investigação da esplenomegalia). Sua textura também pode nos fornecer informações acerca de possíveis patologias, como, por exemplo, a consistência mais firme em doenças infiltrativas, tais como linfoma ou desordens mieloproliferativas.

■ Exames complementares

Para todos os pacientes com esplenomegalia, recomenda-se uma rotina mínima de exames para investigação do quadro. O objetivo é identificar a etiologia. Como as causas mais comuns são a cirrose e as doenças hematológicas, os exames iniciais são a imagem do abdome (US ou TC), hematologia, bioquímica e hepatograma.

■ *Exames de imagem*

A definição "padrão-ouro" para esplenomegalia leva em consideração o peso do órgão; porém, tal dado só pode ser mensurado com total precisão após esplenectomia ou em necropsia. Sendo assim, o diagnóstico é feito utilizando exames de imagem, que avaliam o tamanho e o volume aproximado do órgão (e é possível que o peso seja estimado por meio de cálculos). A ultrassonografia geralmente é o primeiro exame; permite confirmar o diagnóstico, além de ser de fácil realização e não submeter o paciente à radiação. Avalia com facilidade as alterações de volume e posição tanto do baço como do fígado, e distingue com segurança uma esplenomegalia de um rim aumentado ou de um tumor originário de outra estrutura próxima. É considerado normal um baço com comprimento < 13 cm e com 5 cm ou menos de espessura. De grande utilidade é a identificação de possíveis adenomegalias existentes no hilo hepático, junto ao pâncreas e no espaço retroperitoneal. É capaz de avaliar a existência de ascite e dilatação da veia porta ou colaterais. Pode-se calcular com precisão o volume esplênico total. A determinação das dimensões do baço são muito úteis em pacientes obesos, nos quais é difícil a palpação, bem como para monitorar o tamanho esplênico no curso da quimioterapia.

A tomografia computadorizada do abdome pode ser utilizada para confirmar os achados da US e acrescentar detalhes mais precisos das anormalidades observadas. É importante na avaliação de outros órgãos quando uma doença sistêmica é suspeitada (p. ex., é capaz de identificar tumores primários, metástases, avalia com mais acurácia a presença de linfonodomegalias etc.). A ressonância magnética é utilizada menos frequentemente.

A radiografia de tórax deve ser considerada na avaliação inicial, pois pode evidenciar massas ou adenomegalias que auxiliariam na elucidação das hipóteses diagnósticas. Se necessário, uma TC de tórax deve ser solicitada caso os exames iniciais não permitam uma conclusão do caso.

■ *Exames laboratoriais*

• Hematológicos

O hemograma é de execução obrigatória em qualquer paciente com esplenomegalia. Pode ele revelar as alterações características de um estado infeccioso ou as células imaturas típicas de um estado leucêmico. As hemácias podem exibir configuração anormal, como sejam a microesferocitose da anemia hemolítica constitucional ou os drepanócitos da anemia de células falciformes; na esferocitose observa-se diminuição da resistência osmótica das hemácias. Nos casos mais típicos de hiperesplenismo, observa-se a síndrome hematológica da pancitopenia, com leucopenia, anemia e trombocitopenia.

VHS

O VHS (velocidade de hemossedimentação) pode estar aumentado em diversas condições (doenças infecciosas, tais como tuberculose, doenças hematológicas, colagenoses etc.). O coagulograma pode estar alterado em condições que cursem com acometimento hepático em conjunto, por exemplo.

EXPLORAÇÃO DE SINTOMAS E SÍNDROMES **793**

- Bioquímica e testes imunológicos

Sabe-se que a maioria das doenças que cursam com esplenomegalia de acometimento sistêmico são inflamatórias ou infecciosas; sendo assim, é importante na avaliação inicial solicitar exames de bioquímica (função hepática, função renal, eletrólitos, PCR, vitamina B12 e ácido fólico) que podem dar pistas do diagnóstico. Algumas vezes, doenças autoimunes podem fazer parte das principais suspeitas, e a dosagem de autoanticorpos para LES, fator reumatoide, dentre outros, pode ser útil.

Dentre outros exames de sangue, cabe assinalar a pesquisa de hematozoários, a hemocultura e provas sorológicas para diversas moléstias, tais como HIV, febre tifoide, mononucleose infecciosa, sífilis, toxoplasmose, citomegalovirose, doença de Chagas, calazar e outras, sempre na dependência da história do paciente (quadro clínico, idade do paciente, sua procedência etc.).

■ *Outros*

Os exames descritos a seguir serão executados com indicações específicas, de acordo com a história e o curso da investigação do doente.

- Biópsias teciduais

Biópsia de linfonodo

É o método de maior utilidade para o estudo etiológico de uma linfonodomegalia, anormalidade que muito frequentemente se associa à esplenomegalia, compartilhando da mesma causa (veremos melhor as indicações no tópico Linfonodomegalia, página 799). Nesses doentes, a biópsia do linfonodo deve ser considerada, caso não se tenha chegado ao diagnóstico com a história, o exame clínico e uma rotina mínima de exames.

Exame da medula óssea

Permite a execução do mielograma e biópsia, de fundamental importância para o estudo de numerosas doenças hematológicas, especialmente anemias e leucemias (anormalidades no hemograma e no esfregaço de sangue periférico indicam a realização do estudo da medula óssea em pacientes sem diagnóstico firmado após a primeira etapa de investigação). Pode também evidenciar a presença de células anormais (doença de Gaucher, de Niemann-Pick etc.), bem como de granulomas (brucelose, sarcoidose, tuberculose), protozoários e fungos. A cultura da medula óssea é de grande utilidade para o esclarecimento de infecções bacterianas.

Biópsia hepática

Considera-se a execução de tal procedimento na suspeição de uma doença hepática (sempre na dependência da história e exame físico, e ausência de diagnóstico).

Biópsia esplênica

Trata-se de um procedimento raramente utilizado. Existem controvérsias acerca da utilidade e do risco-benefício da execução de tal procedimento (sangramento é uma das principais complicações associadas). Alguns pesquisadores argumentam que a biópsia do baço não fornece informações significativas a mais (que não tenham sido obtidas pelos demais exames), e em muitos casos não previne a realização da esplenectomia.

- Exame parasitológico de fezes

Pode firmar o diagnóstico de esquistossomose pelo achado de ovos viáveis (especialmente o método de Kato).

794 LABORATÓRIO COM INTERPRETAÇÕES CLÍNICAS

Quadro 35.10. Abordagem prática de investigação

Passo 1. Esplenomegalia suspeitada e confirmada com exame de imagem (USG, TC) → Vá para o Passo 2.

Passo 2. Rotina laboratorial mínima (hemograma completo é obrigatório para todos os pacientes; VHS; PCR; função renal; função hepática e hepatograma; vitamina B12, ácido fólico). Foi possível concluir o diagnóstico?
   Sim: Tratar.
   Não: Vá para o Passo 3.

Passo 3. Conduzir a investigação com base nos achados dos Passos 1 e 2. Uma série de exames estão disponíveis de acordo com cada caso: sorologias, dosagem de autoanticorpos, exames endoscópicos, parasitológico de fezes, biópsias teciduais (linfonodo, medula óssea, fígado). Foi possível concluir o diagnóstico?
   Sim: Tratar.
   Não: Vá para o Passo 4.

Passo 4. Considerar esplenectomia diagnóstica.

- ## Endoscopia digestiva alta

Útil para evidenciar varizes esofagianas denunciadoras de hipertensão porta.

- ## Retossigmoidoscopia

Permite a biópsia da mucosa retal, cujo estudo microscópico constitui excelente recurso diagnóstico da esquistossomose e é a melhor prova de triagem na amiloidose (coloração com vermelho do Congo e observação da birrefringência verde com microscópio de luz polarizada).

- ## Radiografia dos ossos

Pode evidenciar imagens típicas nas doenças de Gaucher e de Niemann-Pick, na sífilis congênita e nas anemias hemolíticas crônicas (drepanocitose, talassemia).

- ## Esplenectomia diagnóstica

Se nenhum dos recursos diagnósticos anteriormente citados permitirem uma conclusão do caso, a esplenectomia diagnóstica deve ser considerada. Porém, devemos levar em consideração o risco-benefício do procedimento (tendo em mente a morbimortalidade associada à cirurgia e as possíveis complicações que advêm da mesma). Em alguns casos, pelo enorme volume do baço, a esplenectomia terá também valor terapêutico (Quadro 35.10).

Hepatomegalia

A hepatomegalia é o aumento do fígado além de seu tamanho normal, e ocorre principalmente como consequência de condições patológicas. O fígado normal é em forma de cunha e está presente no quadrante superior direito do abdome, estendendo-se do quinto espaço intercostal à margem costal direita na linha hemiclavicular. O tamanho do fígado aumenta com a idade, a partir de uma extensão média de 5 cm aos cinco anos e de 15 cm na idade adulta, e também varia de acordo com o sexo e tamanho corporal. O fígado normal pesa 1,4 a 1,5 kg em homens e 1,2 a 1,4 kg em mulheres. Por ultrassonografia, mede menos de 16 cm na linha hemiclavicular. As dimensões do fígado nem sempre se alteram diante uma agressão, podendo até sofrer redução em alguns casos, mas a hipertrofia é a manifestação mais frequente das hepatopatias.

■ Anatomia e fisiologia hepáticas

O fígado possui quatro componentes anatomofisiológicos principais: células parenquimatosas (hepatócitos), sistema biliar, células de Kupffer (pertencentes ao sistema reticuloendotelial) e sistema circulatório, este constituído principalmente pelos vasos sinusoides, dispostos em íntimo contato com os hepatócitos e em cujo revestimento encontram-se as células de Kupffer. O fígado recebe, por minuto, um fluxo sanguíneo de cerca de 1.500 mL, 76% dos quais provêm da veia porta e 24% da artéria hepática, ramo do tronco celíaco. Esse volume circulatório demonstra a importância fisiológica do órgão (metabolização de nutrientes e substâncias tóxicas, produção de bile, síntese e armazenamento de moléculas fundamentais à vida como os fatores de coagulação, destruição de germes, entre outros) e põe em evidência a situação de vulnerabilidade em que ele se encontra diante das múltiplas influências patogênicas que o podem atingir.

■ Diagnóstico clínico

Não é comum que a hepatomegalia constitua por si só motivo de consulta, pois geralmente ela é descoberta pelo médico durante o exame clínico de um paciente que apresenta sintomas como febre, icterícia, anemia, emagrecimento, dispneia, entre outros. A constatação de um aumento de volume do fígado torna obrigatória a exploração clínica minuciosa do paciente, particularmente no que diz respeito a certos aspectos específicos, tais como curva térmica, pele e mucosas, gânglios linfáticos, baço, abdome e aparelho circulatório.

■ *Curva térmica*

O estudo da curva térmica é de fundamental importância no paciente com hepatomegalia e, especialmente, com hepatoesplenomegalia (ver adiante), pois a presença de um estado febril advoga a favor da natureza infecciosa do processo, muito embora se saiba que condições não infecciosas sejam capazes de determinar febre e hepatoesplenomegalia, como, por exemplo, leucemia aguda, linfoma, sarcoidose e doenças do colágeno.

■ *Pele e mucosas*

A associação hepatomegalia e icterícia é comum. Palidez intensa, bem como a presença de fenômenos hemorrágicos (petéquias, equimoses), orientam o diagnóstico no sentido de leucemia. Observa-se, às vezes, em doentes com hepatopatia crônica (cirrose hepática de longa duração), o aparecimento de ginecomastia, distribuição ginecoide de pelos, aranhas vasculares na face, em extremidades ou na parte superior do tórax, consistindo tais lesões em capilares dilatados que se irradiam de um centro puntiforme.

■ *Gânglios linfáticos*

Linfonodomegalia associada a hepatoesplenomegalia encaminha o raciocínio clínico no sentido de processo maligno (especialmente hematológico), doenças metabólicas de armazenamento (Gaucher, Niemann-Pick), reticuloendotelioses histiocíticas e certas infecções sistêmicas (mononucleose, toxoplasmose, brucelose etc.).

■ *Baço*

Dadas as estreitas relações existentes entre o fígado e o baço, tanto do ponto de vista histológico (abundância de elementos do SRE) quanto circulatório (por meio do sistema porta), bem como a facilidade com que ambos sofrem metaplasia mieloide na leucemia e nas anemias prolongadas, ou

796 LABORATÓRIO COM INTERPRETAÇÕES CLÍNICAS

recebem deposição de substâncias diversas nas doenças metabólicas de armazenamento, é natural que a hipertrofia do fígado coincida frequentemente com a do baço, fato que possui considerável significação diagnóstica. Assim, é muito comum que o exame clínico revele tanto esplenomegalia quanto hepatomegalia nas infecções, nas cirroses e outros obstáculos da circulação porta, nos linfomas e leucemias e nas anemias prolongadas.

■ Abdome

A palpação do fígado, além de demonstrar a hipertrofia desse órgão, deve proporcionar dados relativos à sua consistência (mole nas hepatites agudas, dura nas cirroses, pétrea nos tumores), presença de nodosidades (geralmente infiltrações malignas), sensibilidade.

Outros aspectos do exame do abdome que assumem particular significação em presença de hepatomegalia são os seguintes: existência de ascite (hipertensão porta, insuficiência cardíaca congestiva, pericardite constritiva), presença de massas tumorais diversas (adenopatias tuberculosas ou neoplásicas, massas fibrocaseosas, espessamento do epíploon, neoplasias metastáticas) e, finalmente, circulação colateral tipo "cabeça de medusa" (hipertensão porta).

■ Aparelho circulatório

O exame do aparelho circulatório pode revelar sintomas esclarecedores, principalmente quando a hepatomegalia depende de insuficiência cardíaca: dispneia, taquicardia em repouso, abafamento de bulhas, ritmo de galope e intumescimento das jugulares.

Hepatomegalia pode ser diagnosticada com base nos achados do exame físico ou de imagem hepática. A percussão e a palpação são comumente usadas como método clínico para determinar o tamanho do fígado, e os métodos radiológicos são usados para confirmar tamanho e textura, além de permitir o estudo de sinais de doença hepática crônica, massas hepáticas focais ou evidência de hipertensão portal. Técnicas de imagem são mais precisas para determinar o tamanho do fígado. Um fígado normal pode ser palpável abaixo da margem costal direita: em pessoas magras; durante a inspiração profunda; na configuração de um derrame pleural à direita; quando resulta de enfisema com hiperinsuflação do tórax com descida diafragmática e deslocamento do fígado; e em variantes anatômicas como o lobo de Riedel (projeção do lobo hepático direito).

O fígado é o maior órgão no corpo, mas a avaliação clínica precisa do tamanho exato nem sempre é possível. A percussão na linha hemiclavicular é a técnica de exame físico preferido para determinar a extensão do fígado. Estudos mostraram que as estimativas clínicas de extensão hepática, mesmo com examinadores treinados, correlacionam-se mal com os achados na ultrassonografia. Em um fígado normal, a borda superior está no quinto espaço intercostal ou atrás da sexta costela, e o limite inferior será igual ou ligeiramente abaixo da margem costal direita. Se a distância entre a borda superior e inferior do fígado for inferior a 13 cm, a hepatomegalia é improvável.

■ Diagnóstico por imagem

A ultrassonografia é um método preciso para determinar o tamanho do fígado. Em hepatologia, é o exame de imagem mais utilizado pelo baixo custo, por ser inócuo e ser capaz de esclarecer as principais dúvidas diagnósticas que indicam a necessidade de um exame de imagem. Atualmente, está em expansão a elastografia (FibroScan®), um método ultrassonográfico para avaliar o grau de "rigidez" do fígado. Este método tem se mostrado reprodutível e útil para a avaliação do grau de fibrose e de hipertensão portal, podendo, no futuro, substituir algumas indicações de biópsia hepática e de medida do gradiente de pressão portal.

EXPLORAÇÃO DE SINTOMAS E SÍNDROMES **797**

A tomografia computadorizada (TC) e a ressonância magnética (RM) podem ser usadas para determinar o tamanho e o volume do fígado. Na TC, como densidades diferentes de tecido absorvem quantidades diferentes de radiação, é possível avaliar a forma do órgão. Com o auxílio do contraste (por via oral ou endovenosa), é possível avaliar o fluxo de sangue nos tecidos. A RM é um método que evoluiu muito nos últimos anos no estudo das hepatopatias. Fornece excelente resolução no diagnóstico diferencial das lesões focais hepáticas e nas doenças das vias biliares. Além disso, novos métodos são capazes de estimar o depósito de ferro hepático, sendo importantes nos pacientes com suspeita de hemocromatose.

■ Diagnóstico etiológico

As principais condições patológicas que causam hepatomegalia estão listadas na Tabela 35.19.

■ *Exames complementares*

Os recursos disponíveis para o estudo diagnóstico das doenças capazes de causar hepatomegalia é amplo e cabe ao médico decidir, com sensibilidade clínica, quais devem ser preferidos em cada caso particular. Para fins didáticos, os exames podem ser agrupados nos seguintes itens: a) procedência do doente (zonas endêmicas de malária, esquistossomose, calazar, equinococose etc.); b) sintomatologia atual (hematêmese, melena, distensão abdominal, edema das extremidades, dispneia, inapetência,

Tabela 35.19. Principais patologias que causam hepatomegalia listadas conforme mecanismo fisiopatológico

Patologias	Exemplos
Hepatite	• Infecção (virais, bacterianas, fúngicas, parasitárias) – destaque para os vírus das hepatites A, B, C, D e E • Isquemia • Exposição à droga ou toxina • Hepatite não alcoólica • Esteato-hepatite não alcoólica • Hepatite autoimune • Doença de Wilson
Doenças de depósito (triglicerídeos, glicogênio, glicolipídeos, proteínas, ferro)	• Doença hepática gordurosa não alcoólica • Doença do fígado gorduroso agudo da gravidez • Doenças de armazenamento de glicogênio • Doença de Gaucher • Deficiência de alfa-1 antitripsina • Hemocromatose
Infiltração do fígado	• Doença granulomatosa • Amiloidose • Malignidade (linfoma de células T hepatoesplênico) e metástases • Tumores benignos do fígado
Prejuízo no fluxo venoso hepático	• Insuficiência cardíaca direita • Síndrome de Budd-Chiari • Síndrome da obstrução sinusoidal (doença veno-oclusiva hepática) • Peliose hepática
Distúrbios do trato biliar	• Cirrose biliar primária • Colangite esclerosante primária • Atresia biliar
Miscelânea	• Doença de Caroli • Doença policística hepática

798 LABORATÓRIO COM INTERPRETAÇÕES CLÍNICAS

diarreia sanguinolenta etc.); c) antecedentes patológicos, dentre os quais merecem destaque uma história pregressa de icterícia (cirrose pós-hepatite ou pós-obstrutiva), de disenteria (hepatite ou abscesso amebiano), de alcoolismo (cirrose), de hemorragias digestivas (síndrome de hipertensão porta), de onfalite ou cateterização da veia umbilical durante a permanência no berçário (trombose porta muitos anos depois); d) coexistência de algum, ou alguns, dos sinais clínicos anteriormente referidos (palidez, aranhas vasculares, adenomegalias periféricas, petéquias, esplenomegalia, circulação colateral na parede anterior do abdome, sinais de insuficiência cardíaca congestiva etc.).

■ Exploração bioquímica do fígado

Também chamado hepatograma, esse conjunto de exames de sangue é rotineiramente composto por bilirrubinas, fosfatase alcalina, aminotransferases, albumina e tempo de protrombina. Sabe-se que a interpretação dos dados bioquímicos deve ser feito de maneira complementar ao exame físico e história clínica. Logo, alterações no hepatograma, sugestivas de falência hepática crônica como redução nos níveis séricos de bilirrubinas, albumina e aumento no tempo de protrombina, podem vir acompanhados de estigmas de hepatopatia crônica anteriormente descritos. Por outro lado, alterações mais agudas do parênquima hepático, que resultem em dano celular, podem ser demonstradas por elevação das transaminases, com maior aumento para transaminase glutâmico-pirúvica (TGP). Alterações primárias na árvore biliar ou que ocorram de maneira secundária podem resultar em aumento das enzimas canaliculares. (Para maiores detalhes, ver Capítulo 8.)

■ Ultrassonografia

Este método permite avaliar com facilidade as alterações de tamanho e posição tanto do fígado como do baço. Revela com precisão lesões diminutas no parênquima hepático, sendo de grande utilidade na identificação de tumores, cistos e abscessos. Em geral, os cistos são formações anecoicas, ao passo que os tumores e abscessos tendem a ser ecogênicos. A possibilidade de localizar lesões focais permite a prática de aspiração e biópsia USG-guiadas. A USG permite evidenciar com muita nitidez a dilatação das vias biliares intra-hepáticas, o que a torna útil no diagnóstico da cirrose biliar. A USG pode ser associada ao Doppler na investigação de hipertensão porta e trombose de veia porta.

■ Tomografia computadorizada

Tem valor no estudo do parênquima hepático, permitindo evidenciar lesões circunscritas, tais como abscessos, cistos e tumores primitivos ou metastáticos. O emprego de contraste EV permite diferenciação de absorção, o que auxilia enormemente o diagnóstico. Torna possível também a definição da morfologia global do órgão e suas relações com as estruturas vizinhas. Quanto ao diagnóstico das doenças hepáticas difusas, é mais útil na esteatose e na hemocromatose, que oferecem diferenças de contraste suficientes para serem percebidas. As diferenças de absorção constatadas nas lesões hepáticas localizadas (abscessos, cistos, tumores) permitem diagnosticar com relativa segurança sua natureza. A dilatação da árvore biliar é também revelada pela TC, mas a resolução é inferior à colangio-RM.

■ Imagem por ressonância magnética

Esta tecnologia, ainda que dispendiosa e demorada para o paciente, mostra-se extremamente vantajosa na identificação de tumores e no estudo do fluxo sanguíneo hepático. Os vasos sanguíneos são facilmente visualizados mesmo sem uso de contraste. Tem excelente acurácia no diagnóstico diferencial das lesões focais e pode visualizar vasos peri-hepáticos e o sistema biliar. A colangiografia por RNM tem excelente resolução nas doenças das vias biliares. Na hemocromatose, é capaz de estimar o depósito de ferro.

■ Biópsia percutânea por agulha

É um recurso de grande utilidade na avaliação diagnóstica das hepatopatias. Distúrbios parenquimatosos difusos, tais como cirrose, hepatite e reações às drogas, podem ser diagnosticados com extrema precisão. Nas doenças focais disseminadas (tais como granulomas e infiltrados tumorais), biópsias seriadas podem demonstrar as lesões características.

Habitualmente, a biópsia é efetuada às cegas, sob anestesia local, utilizando acesso transpleural ou subcostal. As indicações mais frequentes da biópsia hepática percutânea são: 1) hepatomegalia ou hepatoesplenomegalia; 2) colestase de causa incerta; 3) provas de função hepática persistentemente anormais; 4) suspeita de doenças infiltrativas ou sistêmicas, tais como sarcoidose, tuberculose miliar ou febre de origem obscura; e 5) suspeita de tumor hepático primário ou metastático.

Este tipo de biópsia pode ser realizado para fins diagnósticos ou então para avaliar a extensão e a gravidade de um processo patológico já conhecido. Cabe lembrar, entretanto, que outros métodos diagnósticos mais recentes e aperfeiçoados, de natureza não invasiva, têm tornado possível evitar o uso da biópsia em muitas circunstâncias; assim, esse procedimento deve ser utilizado apenas quando os dados fornecidos por outras técnicas se mostrarem insuficientes.

São as seguintes as contraindicações da biópsia por agulha: 1) falta de cooperação do paciente; 2) anormalidade do coagulograma (ver o item Estudo pré-operatório da hemostasia, em Propensão à hemorragia); 3) inexistência de recursos para transfusão em caso de hemorragia; 4) presença de infecção na cavidade pleural direita ou colangite séptica; 5) presença de ascite e distensão, com risco de vazamento continuado do líquido ascítico; 6) suspeita de obstrução biliar grave com grande risco de peritonite biliar; 7) possibilidade da existência de cisto hidático; e 8) suspeita de lesão vascular. Em pacientes com tendência hemorrágica ou ascite, a biópsia pode, às vezes, ser praticada através de um acesso transjugular, caso em que o material é obtido via veia hepática, portanto, qualquer sangramento indo diretamente ao espaço vascular. Com o uso da ultrassonografia ou tomografia computadorizada, é possível praticar a punção dirigida usando agulha bem fina, com a qual se pode aspirar lesões focais isoladas. O material assim obtido pode ser utilizado para citologia de tumores e cultura de abscessos, mas raramente se mostra adequado para avaliar a arquitetura do fígado.

■ Outros exames complementares

Muitos outros exames poderão tornar-se necessários para o esclarecimento de uma hepatomegalia, dependendo, como já foi acentuado, do quadro clínico apresentado pelo paciente. A presença de febre, por exemplo, exigirá a realização dos exames necessários ao esclarecimento desse sintoma; o mesmo acontecendo no caso de haver icterícia, esplenomegalia, adenopatias, hemorragia digestiva etc. (ver itens referentes a cada um deles). Por exemplo, a retossigmoidoscopia com biópsia é muito útil para o diagnóstico de esquistossomose, causa importante de hepatoesplenomegalia em nosso meio.

Linfonodomegalia

Este termo designa o aumento de volume dos gânglios linfáticos. Os linfonodos atuam como barreira defensiva, neles vindo colonizar as disseminações bacterianas ou neoplásicas, do que resulta invariavelmente aumento de volume do grupo ganglionar afetado. A linfonodomegalia constitui, portanto, sinal muito frequente e de extraordinário valor clínico, podendo denotar não só infecções de etiologia variada ou processos tumorais metastáticos ou primitivos, mas também doenças hematológicas diversas, colagenoses, doenças metabólicas de armazenamento e reticuloendotelioses. Há várias causas de aumento linfonodal, sendo que na maioria dos casos será reacional a um processo inflamatório e/ou infeccioso local. A adenomegalia é relevante quando há um ou mais gânglios > 1 a 1,5 cm.

800 LABORATÓRIO COM INTERPRETAÇÕES CLÍNICAS

Para a seleção dos exames complementares a serem solicitados, é importante a coexistência de outros sinais e sintomas clínicos obtidos na história e exame físico, como, por exemplo, as características do linfonodo, tais como localização (linfonodomegalia localizada ou generalizada); presença de sinais flogísticos (fala a favor de infecção) e de malignidade, dentre outros; febre (estados infecciosos, leucemias agudas, linfomas); anemia (leucemias); esplenomegalia (infecções, leucemias, doenças do colágeno, doenças de armazenamento, reticuloendotelioses); tendência hemorrágica (estados leucêmicos, linfomas, reticuloendotelioses).

As formas de linfonodomegalia mais encontradas na clínica são representadas pelas adenites regionais satélites provocadas por infecções localizadas, dentre as quais se destacam as cervicais (infecção na garganta, mucosa bucal, ouvido, couro cabeludo), submaxilar (estomatite, infecção dentária), retroauricular ou occipital (otite, infecção no couro cabeludo), epitroclear (infecção na mão), axilar (infecção no membro superior, no ombro, peito e espáduas) e inguinal (infecção no membro inferior, na genitália). A evidente conexão entre o foco infeccioso e a reação ganglionar, geralmente, torna desnecessária a execução de qualquer exame complementar.

A adenomegalia cervical, de particular interesse clínico por sua grande frequência, pode ser unilateral ou bilateral. Se unilateral e atingindo poucos gânglios, a hipótese mais provável é a de representar a adenite satélite de uma infecção na vizinhança. Entretanto, às vezes, é difícil decidir se o caso é este ou se estamos diante de uma lesão mais grave, particularmente tuberculose, sarcoidose ou mesmo linfoma. Os exames complementares se tornam, então, indispensáveis, a começar pelo teste turbeculínico (PPD). Quanto mais tempo persistir a adenopatia, menor é a possibilidade de se tratar de uma inflamação banal; quanto mais jovem for o paciente, maior a possibilidade de ser tuberculose ou sarcoidose. Quando a adenopatia é bilateral e os gânglios mostram tendência a se fundirem e aderirem à pele, trata-se provavelmente de tuberculose.

Numerosas doenças infecciosas causam adenopatias multirregionais ou generalizadas, acompanhando-se tais casos, geralmente, de febre e de um amplo cortejo de sinais e sintomas que servem para orientar a escolha dos exames laboratoriais a serem solicitados. As infecções que se acompanham caracteristicamente de linfonodomegalia são as seguintes: mononucleose infecciosa (presença frequente de amigdalite), rubéola, dengue, brucelose, toxoplasmose, blastomicose, esporotricose, sífilis secundária, tuberculose (disseminação hematogênica), bacteriemia e septicemia.

Em princípio, muitos casos não necessitarão de laboratório ou exames mais invasivos, como biópsia, sendo a história e o exame clínico suficientes para chegar à hipótese diagnóstica mais provável. Mas diante de qualquer linfonodomegalia importante e persistente, é essencial que se solicitem exames complementares adequados, selecionados criteriosamente de acordo com as suspeitas diagnósticas despertadas pelo quadro clínico exibido pelo doente.

■ Exames complementares

■ *Laboratório*

● Hemograma

É de execução obrigatória em todo paciente com linfonodomegalia de origem obscura. Devem ser solicitados série branca, série vermelha e contagem de plaquetas, cujas valiosas informações abrangem as extensas áreas das infecções e das doenças hematológicas. Se necessário, a pesquisa é ampliada pela execução do esfregaço do sangue periférico, e até mesmo do mielograma. De grande significância é o achado de linfócitos atípicos.

● Exames de imagem

A exploração radiológica do tórax é de grande utilidade para a pesquisa de adenomegalias intratorácicas, em especial na tuberculose, neoplasias malignas, linfomas e sarcoidose; contudo, o méto-

EXPLORAÇÃO DE SINTOMAS E SÍNDROMES **801**

do de imagem de escolha é a tomografia computadorizada. A tomografia computadorizada oferece múltiplas vantagens sobre a radiografia simples do tórax, sendo particularmente valiosa na avaliação das alterações hilares e mediastínicas, na identificação e caracterização de patologias adjacentes à parede torácica ou à coluna. Atualmente, é um exame quase indispensável, pois avalia extensão local e sistêmica (há outras cadeias acometidas? em que regiões?), se há foco de necrose central e doenças associadas. A ultrassonografia, recurso diagnóstico simples e inócuo, pode ajudar na visualização de adenomegalias profundas extratorácicas, especialmente as situadas no abdome, bem como para avaliar se há hepatoesplenomegalia associada.

- Outros

Em todo paciente com linfonodomegalia generalizada, que permaneça sem diagnóstico esclarecido após investigação inicial com hemograma completo e exame de imagem, deve ser avaliada a necessidade de realização de outros testes: teste turbeculínico (PPD); considerar sorologia para HIV, CMV, EBV e outras viroses; e para *Toxoplasma gondii*, *Brucella* etc. A dosagem de autoanticorpos (para rastreio de colagenoses e outras doenças autoimunes) pode ser útil (p. ex., na suspeita de LES, dosar ANA e anti-DNA), pesquisa de anticorpos heterofílicos (teste Monospot®, feito na suspeita de mononucleose infecciosa); dentre outros.

- Biópsia ganglionar

É o método de melhor acurácia para o estudo etiológico de uma linfonodomegalia, porém não indicado na maioria dos casos (de fácil diagnóstico utilizando-se outros recursos menos invasivos). Deve ser praticada nas tumefações ganglionares persistentes de origem não esclarecida, com a precaução de escolher-se um gânglio sem alterações secundárias. Os linfonodos inguinais são notoriamente impróprios para biópsia, embora ainda sejam escolhidos com certa frequência por causa da facilidade de acesso. Deve-se solicitar estudo histológico dos cortes, citológico do esfregaço, cultura para bactérias aeróbias e anaeróbias, bacilo tuberculoso e fungos, bem como inoculação em cobaia. Deve ser considerada a biópsia em momentos mais precoces da investigação, caso exista alta suspeita de malignidade, e, nestes casos, deve ser feita a biópsia excisional do maior linfonodo.

- Biópsia aberta: é o exame mais preciso para o diagnóstico etiológico de uma linfonodomegalia, no qual retira-se todo o gânglio (biópsia excisional).
- PAAF (punção aspirativa por agulha fina): é recomendada em poucas ocasiões (como em nódulos de tireoide ou para avaliar recidiva de neoplasia em pacientes já diagnosticados). Na maioria dos casos, não é um exame de primeira escolha, por fornecer material insuficiente para o diagnóstico (Quadro 35.11).

Endocardite infecciosa

A endocardite infecciosa (EI) é a infecção da camada endotelial do coração, e pode atingir diferentes estruturas do coração, incluindo um defeito septal, as cordoalhas tendíneas, bem como o endocárdio mural. Contudo, o sítio mais comum de infecção são as valvas cardíacas. A etiologia é diversa, podendo ser causada por fungos, bactérias, micobactérias, dentre outros microrganismos; sendo a bacteriana a forma mais comum (os principais agentes são estreptococos, estafilococos, enterococos e alguns cocobacilos Gram-negativos).

Endocardite aguda: Com evolução rápida (dias a semanas) que acomete válvulas cardíacas tanto normais como anormais, levando à destruição de estruturas, disseminação da infecção para outros sítios e morte, caso não manejada de maneira adequada. Surge comumente no curso de episódios de bacteremia por infecções agudas diversas, tais como pneumonia pneumocócica, infecções de pele,

802 LABORATÓRIO COM INTERPRETAÇÕES CLÍNICAS

Quadro 35.11. Abordagem prática de investigação

Passo 1. Anamnese e exame físico conduzem a alguma hipótese diagnóstica muito provável (p. ex., tuberculose)?
Sim: Solicitar exames complementares para confirmar a hipótese, se necessário (radiografia de tórax, exame do escarro etc.). Houve confirmação da hipótese? → Tratar.
Não: Vá para o Passo 2.

Passo 2. Exame físico e anamnese não conclusivos → Solicitar uma rotina mínima de exames (hemograma completo e radiografia/TC de tórax). O diagnóstico permanece obscuro?
Não: Seguir a investigação guiando-se pelas hipóteses surgidas a partir do Passo 2. Houve confirmação da hipótese? → Tratar.
Sim: Ir para o Passo 3.

Passo 3. Se após a investigação inicial o paciente permanecer sem diagnóstico conclusivo, deve-se partir para abordagem mais específica (solicitar sorologias, dosagem de autoanticorpos, teste Monospot® etc.).
Caso não se chegue ao diagnóstico, vá para o Passo 4.

Passo 4. Biópsia do linfonodo.

---

infecções de cateter central e/ou como consequência de manipulações cirúrgicas de tecidos infectados (com destaque para procedimentos dentários). É causada principalmente pelo *S. aureus*. A forma subaguda, de evolução lenta, acomete mais comumente o endocárdio como complicação de cardiopatia congênita, febre reumática ou de uso de prótese valvular. Geralmente, trata-se de uma infecção sem potencial para metastatizar, e os dados estruturais só ocorrem lentamente. Na maioria dos casos, o germe responsável é o estreptococo alfa-hemolítico (*S. viridans*), mas virtualmente qualquer microrganismo pode causar endocardite infecciosa.

■ Exames complementares

■ *Exames laboratoriais*

As alterações laboratoriais mais frequentes são vistas na Tabela 35.20.

• Hematológicos

Hemograma completo (que demonstra leucocitose neutrofílica em grau variável; anemia normocrômica e normocítica pode estar presente em 70-90% dos casos); VHS (encontra-se aumentado em mais de 90% dos casos, por muitas vezes de maneira acentuada).

Tabela 35.20. Alterações laboratoriais mais frequentes na endocardite bacteriana

Alteração laboratorial	Frequência
Leucocitose	20-30%
Anemia	70-90%
Hematúria microscópica	30-50%
Elevação do VHS	60-90%
Elevação da PCR	> 90%
Presença de fator reumatoide	50%
Presença de complexo imunes circulantes	65-100%
Complemento baixo	5-40%

EXPLORAÇÃO DE SINTOMAS E SÍNDROMES **803**

- Bioquímica

A retenção de escórias nitrogenadas pode ser a primeira manifestação da doença, especialmente em pessoas idosas. Há, às vezes, ligeira hiperbilirrubinemia.

- Exame de urina

Revela habitualmente hematúria microscópica, albuminúria e cilindrúria.

- Outros

Complemento, fator reumatoide, imunocomplexos circulantes.

- Hemocultura

Todo paciente febril suspeito de bacteremia, especialmente quando existe sopro cardíaco, deve ser submetido a coleta de sangue para cultura, logo que possível. É recomendado a coleta de, no mínimo, três amostras de sangue periférico (20 mL cada, sendo 10 mL para o frasco de anaeróbios e 10 mL para o frasco de aeróbios; no total teremos seis amostras), em sítios diferentes, espaçadas de, no mínimo, 1 h cada,** em 24 h. A identificação do germe e de sua suscetibilidade aos antibióticos constitui um guia vital para a seleção do agente bactericida. Para certos germes, as hemoculturas podem exigir três a quatro semanas de incubação; outros podem nunca dar culturas positivas (p. ex., *Aspergillus* sp.) ou exigir meios especiais de cultura (*H. capsulatum, Brucella* ou *Streptococcus* anaeróbicos). *Coxiella burnetii, Chlamydia psittaci, Legionella* e *Bartonella* são de difícil identificação em hemocultura, podendo ser feito sorodiagnóstico. O ideal é que o laboratório seja avisado da possibilidade de infecção por germes de crescimento lento.

- Ecocardiografia

Um ecocardiograma transtorácico evidencia vegetações em 65-80% dos pacientes com forte suspeita de EI, o que pode dispensar procedimentos mais invasivos. Porém, não detecta vegetações com menos de 2 mm de diâmetro, e não é a primeira escolha quando se trata de paciente com valva protética. A ecocardiografia transesofagiana demonstra a presença de vegetações em mais de 90% dos pacientes, inclusive naqueles com hemocultura negativa, podendo também descobrir vegetações cirúrgicas, como os abscessos miocárdicos.

A recomendação da Sociedade de Cardiologia Europeia (ESC) é que seja feito inicialmente o ETT em pacientes com suspeita de EI em valva nativa, e só se faça o ETE caso a imagem do primeiro vier com má qualidade ("janela ruim"), ou normal apesar da alta suspeita de EI.

Já em casos de suspeita de EI de valva protética, recomenda-se ir direto para o ETE; e em casos de alta suspeita com ETE normal, deve-se aguardar de 2 a 7 dias e repetir o exame, devido a possibilidade de detectar vegetações que cresceram (um segundo exame normal praticamente descarta a hipótese de EI) (Quadros 35.12 e 35.13).

**Na endocardite bacteriana aguda, fazer duas ou três culturas a intervalos mais curtos, conforme a gravidade do caso, iniciando, então, o tratamento antibiótico de maneira empírica. Este deve ser escolhido deduzindo-se qual o germe mais provável e utilizando-se o antibiótico que a experiência demonstrou ser o mais adequado para o mesmo. Em caso de endocardite subaguda, e estando o paciente estável hemodinamicamente, não se deve iniciar o tratamento antes de receber os resultados da cultura e antibiograma, pois o prognóstico de cada caso depende mais desses dados do que propriamente da precocidade do tratamento. O crescimento de germes no meio de cultura pode mostrar-se lento em pacientes que estão recebendo doses profiláticas de antibiótico.

804 LABORATÓRIO COM INTERPRETAÇÕES CLÍNICAS

Quadro 35.12. Critérios de Duke modificados

Dois maiores ou **um** maior + **três** menores ou **cinco** menores.

Critérios maiores
1. Hemocultura positiva: microrganismos típicos de EI isolados em duas amostras consecutivas; ou hemoculturas persistentemente positivas (qualquer microrganismo em todas as três ou a maioria de quatro, sendo o intervalo entre cada coleta > 1 h; ou apenas duas hemoculturas quando o intervalo entre as coletas for > 12 h)
2. Ecocardiograma: massa intracardíaca oscilante sobre a valva ou suas estruturas de suporte, ou no trajeto dos jatos regurgitantes ou em material implantado, ou abscesso endomiocárdico ou valvar; valva protética apresentando deiscência parcial que não existia previamente
3. Regurgitação valvar que não existia previamente
4. Sorologia positiva para *Coxiella burnetti* (IgG > 1:800) ou um única amostra de hemocultura positiva para este germe

Critérios menores
1. Lesão cardíaca predisponente ou uso de drogas EV
2. Febre maior ou igual a 38 °C
3. Fenônemos vasculares: êmbolo arterial grande, infarto pulmonar séptico, hemorragia intracraniana ou subconjuntival, manchas de Janeway
4. Fenômenos imunológicos: glomerulonefrite, nódulo de Osler, manchas de Roth e/ou fator reumatoide positivo
5. Critério microbiológico que não preencha critério maior
6. Critério ecocardiográfico que não preencha critério maior

Quadro 35.13. Abordagem prática de investigação

Passo 1. Paciente com suspeita de EI por meio da anamnese e exame físico → Solicitar exames complementares para confirmar o diagnóstico.
• Coleta de culturas: Doente grave?
    Não: vá para o Passo 2.
    Sim: vá para o Passo 3.

Passo 2. Suspeita de endocardite subaguda → Colher, no mínimo, três amostras de hemocultura espaçadas em, no mínimo, 2 h em sítios periféricos diferentes, dentro de 24 h.

Passo 3. Suspeita de endocardite aguda → Colher duas ou três hemoculturas em sítios periféricos diferentes, em menos de 1 h, e iniciar antibioticoterapia empírica.
• Ecocardiograma: Paciente com valva protética?
    Sim: Realizar ETE.
    Não: Realizar primeiro ETT. Se não confirmar e a suspeita clínica permanecer, realizar ETE.

Passo 4. Paciente preenche os Critérios de Duke?
Sim → Tratar.
Não → Procurar diagnósticos diferenciais mais prováveis.

Cefaleia

Cefaleia ou "dor de cabeça" é uma das queixas médicas mais comuns. Na maioria dos casos, a dor de cabeça é evento primário sem doença estrutural subjacente. Como 90% de todas as dores de cabeça benignas, entre elas estão enxaqueca, cefaleia do tipo tensional, cefaleia em salva e dor de cabeça crônica diária.

A cefaleia tensional episódica é o tipo de dor de cabeça mais frequente na populacional em geral. A prevalência de episódios cefaleia do tipo tensional (CTT) de um ano é de cerca de 65%, mas a maioria das pessoas com este tipo de dor de cabeça não procura cuidados médicos. A enxaqueca é o tipo de cefaleia primária como queixa, respondendo por 45% dos pacientes que

EXPLORAÇÃO DE SINTOMAS E SÍNDROMES **805**

Quadro 35.14. Mnemônico SNOOP: sinais de alarme que podem indicar condições patológicas subjacentes e que podem causar cefaleia aguda ou subaguda

Mnemônico	Descrição	Sinais de alarme
S	Systemic symptoms	Sintomas, doença ou condições sistêmicas, tais como febre, perda ponderal não provocada, neoplasias, gravidez e estados de imunocomprometimento
N	Neurologic symptons	Sintomas neurológicos ou sinais de anormalidade como confusão, prejuízo na atenção, sinais de déficit neurológico focal, sinais de irritação meníngea, convulsão (seizure)
O	Onset is new	Cefaleia nova, particularmente se paciente tem idade superior a 40 anos ou se o episódio é súbito
O	Other	Outras condições associadas, tais como trauma craniano, uso de drogas ilícitas ou exposição tóxica, cefaleia que desperta do sono, que é pior com manobras de Valsalva ou é precipitada pela tosse, esforço ou atividade sexual
P	Previous	Cefaleia prévia com progressão ou mudança na frequência dos episódios, na severidade ou nas características clínicas

procuram atendimento médico relatando este como um único sintoma. Mas há circunstâncias em que cefaleia representa o primeiro sintoma de uma patologia grave; portanto, a primeira tarefa do médico, diante desse sintoma, consiste em procurar distinguir as cefaleias benignas daquelas causadas por doença mais séria.

Em muitos casos, o esclarecimento diagnóstico não chega a oferecer dificuldades maiores, pois a coexistência de outros sintomas, tais como, febre, vômito, convulsão e distúrbios da visão, serve para orientar o raciocínio clínico, o que ocorre, por exemplo, na enxaqueca, glaucoma, meningite, hipertensão arterial e na arterite temporal. Pacientes com enxaqueca ou cefaleia tensional raramente requerem mais do que uma cuidadosa anamnese e minucioso exame clínico.

A avaliação adequada das queixas de dor de cabeça inclui o seguinte:

• Descartar grave patologia subjacente e procurar outras causas secundárias de dor de cabeça.
• Determinar o tipo de cefaleia primária usando o histórico do paciente como a principal ferramenta de diagnóstico.

Um estudo de imagem não é necessário na maioria dos pacientes com dor de cabeça. No entanto, imagens do cérebro é justificada nos pacientes com sinais de perigo sugerindo uma causa secundária de dor de cabeça

Sinais de perigo: Prestar atenção a sinais de perigo é importante, pois as dores de cabeça podem ser o sintoma de apresentação de uma massa ocupando espaço ou lesão vascular, infecção, distúrbio metabólico ou um problema sistêmico. O mnemônico SNOOP, descrito no Quadro 35.14, é útil para lembrar os sinais de alarme relacionados à presença de sérias condições patológicas subjacentes e que podem causar cefaleia aguda ou subaguda.

■ Exames diversos

Os exames de maior utilidade, a serem escolhidos de acordo com as características clínicas de cada caso, incluem:

• Hemograma completo (séries branca e vermelha) e a sorologia para sífilis: ajudam na avaliação de cefaleias de causa infecciosa.

806 LABORATÓRIO COM INTERPRETAÇÕES CLÍNICAS

- Bioquímica do sangue: ureia, creatinina, ácido úrico, glicose, sódio, potássio, cálcio, magnésio, bicarbonato e hemossedimentação devem ser solicitados para avaliar cefaleias resultantes de distúrbios metabólicos.
- Exame radiológico: os raios X dos seios da face avaliam cefaleias causadas por sinusites. Raios X da coluna cervical auxiliam na evidência de osteoartrose, causando cefaleias descritas severas na região occipital. A disfunção da articulação temporomandibular pode causar diversos sintomas faciais de dor à mastigação, mas muitas vezes há somente cefaleia na região temporal, e seu diagnóstico é evidenciado por alterações da ATM nos raios X com incidências próprias.
- Exame oftalmológico (acuidade, campos visuais, refração, pressão intraocular): atuam na avaliação de cefaleias de causa ocular, como as causadas por distúrbios de refração e pelo glaucoma.

■ Técnicas de imagem

A tomografia computadorizada e a ressonância magnética são recursos de inestimável valor no diagnóstico de processos expansivos (neoplasias, abscesso, hemorragia/hematoma, hidatidose, cisticercose) e outras condições patológicas capazes de provocar hipertensão intracraniana. Em geral, a RM mostra-se mais sensível do que a TC na detecção de edema, lesões vasculares e outros tipos de patologias intracranianas, em particular na fossa posterior. Entretanto, a tomografia é mais disponível e, portanto, mais útil em situações de emergência, especialmente se existe a hipótese diagnóstica de cefaleia severa que apresenta sinais de gravidade.

A angiografia convencional foi substituída, na maioria dos centros de imagem, por exames mais modernos e precisos, como angio-TC ou angio-RNM. É indispensável na identificação de casos em que minúcias referentes a pequenos vasos assumem papel essencial no diagnóstico.

■ Punção lombar

Fornece informações sobre a pressão liquórica e possibilita a aquisição do líquor – espécime clínica "valiosa" para análise, hoje possibilitando diagnóstico diferencial de patologias inflamatórias, imunológicas, infecciosas (virais, bacterianas, fúngicas e parasitárias) com diversidade, acurácia e rapidez, permitindo tratamento específico por meio da análise do líquido cefalorraquidiano (LCR).

Diante da suspeita de meningite, uma das causas de cefaleia secundária grave, antes de fazer a punção liquórica é necessário avaliar, com o exame de fundo de olho, se há presença de papiledema ou de sinais neurológicos focais, é preferível excluir antes a existência de processo expansivo, para que se reduza o risco de hérnia cerebelar ou transtentorial e decorrente compressão bulbar. A TC pode também indicar a presença de hemorragia subaracnóidea, que representa outro risco para a punção lombar, por ser capaz de deslocar o coágulo que bloqueia o foco hemorrágico (Quadro 35.15).

Dispneia

Dispneia é o termo usado para caracterizar uma experiência subjetiva de desconforto respiratório que é composta qualitativamente por sensações distintas que variam em intensidade. Essa experiência deriva de interações entre múltiplos fatores fisiológicos, psicológicos, sociais e ambientais, e pode induzir respostas comportamentais e fisiológicas secundárias. Trata-se, portanto, de uma sensação angustiosa de esforço respiratório, de respiração insuficiente e difícil. Apesar de fundamentalmente subjetiva, é comum que o médico possa verificar, concomitantemente, uma respiração alterada e trabalhosa, muito embora seja possível constatar-se significativa alteração dos movimentos respiratórios sem que o paciente acuse falta de ar. Na maioria dos casos de dispneia, a respiração encontra-se acelerada, isto é, há um aumento do número dos movimentos respiratórios por minuto

EXPLORAÇÃO DE SINTOMAS E SÍNDROMES **807**

Quadro 35.15. Abordagem prática básica de investigação

Passo 1. Anamnese e exame físico conduzem a alguma hipótese diagnóstica muito provável como, por exemplo, cefaleia tensional, cefaleia em salvas ou enxaqueca?
Sim: → Tratar.
Não: → Há suspeita meningite?
    Sim: → Avaliar necessidade de punção lombar e início de tratamento empírico.
    Não: → Vá para o Passo 2.

Passo 2. Há suspeita de hemorragia subaracnoidea ou trauma?
Sim: → Solicitar TC de crânio e avaliar necessidade de tratamento cirúrgico. Se a TC for normal e houver suspeita de hemorragia subaracnoidea, solicitar punção lombar.
Não: → Solicitar outros exames complementares. Vá para o Passo 3.

Passo 3. Solicitar exames laboratoriais: hemograma, bioquímica do sangue (ureia, creatinina, ácido úrico, glicose, sódio, potássio, cálcio, magnésio, bicarbonato), hemossedimentação, sorologia para sífilis e HIV, radiografia de seios da face e exame oftalmológico (acuidade, campos visuais, refração e pressão intraocular). Houve confirmação da hipótese diagnóstica?
Sim: → Tratar.
Não: → Solicitar outros exames complementares. Vá para o Passo 4.

Passo 4. Solicitar RM de crânio. Houve confirmação da hipótese diagnóstica?
Sim: → Tratar.
Não: → Solicitar outros exames complementares. Vá para o Passo 5.

Passo 5. Avaliar a realização de angiografia.

(taquipneia), que pode acompanhar-se de aumento ou de diminuição da profundidade desses movimentos. A dispneia é dita aguda quando se desenvolve em horas ou dias, e crônica quando persiste por mais de oito semanas.

É muito comum o doente que sofre de dispneia tolerar mal a posição deitada, costumando, por esse motivo, permanecer o tempo todo sentado (ortopneia) ou, quando se deita, fazer uso de vários travesseiros. A dispneia de esforço é aquela que surge só quando aumentam as necessidades de oxigênio do organismo; caso a dispneia se manifeste mesmo estando o doente em repouso denomina-se dispneia de repouso. Duas outras modalidades de dispneia são a inspiratória e a expiratória, cujo reconhecimento é muito útil do ponto de vista do diagnóstico. A primeira, que nos casos graves geralmente se acompanha de tiragem e estridor, é típica de processos obstrutivos altos do aparelho respiratório, tais como, formas graves de laringite, aspiração de corpo estranho, edema da glote, laringospasmo. A dispneia expiratória, que se acompanha tipicamente de expiração prolongada e sibilância, é típica da asma brônquica, ou seja, de processos obstrutivos baixos.

A dispneia tem múltiplas origens, que podem ser distribuídas nos seguintes grupos:

- Alterações respiratórias:
  - Obstrução das vias aéreas superiores: laringite supraglótica (epiglotite aguda), laringotraqueobronquite (crupe), laringite diftérica, laringospasmo (tetania), corpo estranho, tumores laríngeos, paralisia das cordas vocais, compressão extrínseca da laringe, edema da glote (anafilático);
  - Alterações pulmonares agudas: bronquiolite, acesso de asma, pneumonia, embolia pulmonar, edema pulmonar agudo não cardíaco (síndrome de angústia respiratória do adulto), aspiração de corpo estranho, atelectasia pulmonar maciça, síndrome de Löffler;
  - Alterações pulmonares crônicas: doença pulmonar obstrutiva crônica, asma, pneumoconiose, sarcoidose, síndrome de Goodpasture, granulomatose de Wegener, alveolite alérgica extrínseca, tuberculose pulmonar, abscesso pulmonar, neoplasias, fibrose intersticial idiopática, proteinose alveolar, bronquiectasia extensa, pneumopatia por mucoviscidose;

808 LABORATÓRIO COM INTERPRETAÇÕES CLÍNICAS

Quadro 35.16. Abordagem prática básica de investigação

Passo 1. Anamnese e exame físico conduzem a causa da dispneia?
Sim: → Tratar.
Não: → Solicitar hemograma, BNP, ECG e radiografias de tórax PA e perfil. Vá para o Passo 2.

Passo 2. A partir do resultado dos exames complementares, classifique a dispneia em:
a) Causa cardíaca. Vá para o Passo 3.
b) Causa pulmonar. Vá para o Passo 3.
c) Causa não pulmonar e não cardíaca. Vá para o Passo 3.

Passo 3. Procure a causa específica.

- Alterações pleurais: pneumotórax espontâneo, pleurite com derrame, empiema pleural, hemotórax, hidrotórax, quilotórax.
- Alterações cardiocirculatórias (p. ex., insuficiência cardíaca, edema agudo do pulmão, miocardite, pericardite, cardiopatias congênitas).
- Alterações da composição do ar (p. ex., grandes altitudes).
- Alterações da composição do sangue (p. ex., anemia grave, intoxicação por monóxido de carbono, estados de acidose).
- Alterações de estruturas justapulmonares (p. ex., adenopatias e tumores mediastínicos, hérnia diafragmática, distensão abdominal).
- Insuficiência muscular (p. ex. miastenia grave, paralisia frênica, síndrome de Guillain-Barré).
- Distúrbios neurológicos (p. ex. ansiedade, encefalopatias de diversas origens, encefalite, traumatismos cranioencefálicos, AVC, tumores cerebrais).

Dada essa multiplicidade de condições patológicas capazes de originar um quadro de dispneia, é muito extensa a gama de recursos complementares que ficam à disposição do médico para garantir uma elucidação etiológica adequada. Cabe, então, ao próprio médico, por meio do exame clínico, orientar-se quanto ao rumo semiológico a seguir, no sentido de poder formular as hipóteses diagnósticas mais prováveis, o que virá reduzir a área a ser investigada. Por motivos práticos, não serão analisados aqui os exames complementares referentes às doenças "dispneizantes". Para este fim, remetemos o leitor aos Capítulos 28 e 29, onde são estudadas, em sua maioria, as doenças capazes de causar dispneia. Entretanto, segue abaixo uma abordagem inicial prática de investigação da dispneia (Quadro 35.16).

Convulsão

Convulsão é uma disfunção eletrofisiológica cerebral paroxística e involuntária, no qual há aumento desordenado e inapropriado da atividade elétrica neuronal no SNC. Estas descargas elétricas podem ocorrer em áreas focais ou ser generalizada. A epilepsia é uma síndrome manifesta por crises convulsivas de repetição. Alguns autores na literatura fazem distinção entre crise epiléptica e convulsão: a crise epiléptica seria a atividade elétrica cerebral paroxística, mesmo sem componente motor, ao passo que convulsão seria o termo reservado quando houvesse abalos musculares visíveis.

Quanto à classificação, as crises convulsivas podem ser:
- Focais sem prejuízo da consciência: são constituídas pelas auras – sintomas que precedem as convulsões resultantes de uma disfunção cerebral, mas que não interferem na consciência do indivíduo. Anteriormente, eram chamadas crises parciais simples.
- Focais com prejuízo da consciência: é o tipo mais comum em adultos. Durante a crise, o paciente aparenta estar acordado, mas não está em contato com os outros ao seu redor e não consegue responder normalmente a instruções e comandos. Geralmente apresenta olhar fixo, diminuição do movimento ou comportamentos repetitivos, chamados automatismo,

EXPLORAÇÃO DE SINTOMAS E SÍNDROMES **809**

tais como caretas, gestos, estalar dedos, "beijos estalados" (*lip smacking*), repetir palavras ou frases, andar, correr ou despir-se. Podem ter comportamento hostil ou agressivo se contidos fisicamente durante as crises. Além disso, esses pacientes podem evoluir para crises generalizadas; anteriormente, chamada crise parcial complexa.

- Generalizadas: em contraste às crises focais, as crises generalizadas ocorrem em todas as regiões do córtex, simultaneamente. São divididas em dois tipos: crises de ausência e crise generalizada tônico-clônica. As crises de ausência, também chamadas "pequeno mal", se caracterizam pela presença de um olhar fixo e prejuízo da consciência. As crises generalizadas tônico-clônicas são também denominadas "grande mal" e se caracterizam por uma perda abrupta da consciência, que pode vir associada a gritos e gemidos. Ocorre ainda um enrijecimento dos músculos dos braços, pernas, peito e dorso. O paciente pode apresentar-se cianótico na fase tônica. Segue-se uma fase de contrações musculares e abalos, que caracterizam a fase clônica. Há, ainda, subtipos raros, como as crises atônicas, as mioclônicas, as clônicas e as tônicas.

Após a convulsão, é comum o surgimento de um estado pós-ictal, cuja característica principal é a confusão mental, mais intensa e prolongada que em um episódio sincopal. Pode haver ainda diminuição da atenção, perda sensitiva, paresia pós-ictal, afasia transiente, amaurose, hemianopsia e até mesmo déficit motor transitório (paralisia de Todd).

As crises convulsivas podem ser primárias (sem doença estrutural no SNC) ou secundárias a doenças sistêmica ou locais (SNC):

- Hiperpirexia (convulsão febril benigna, infecções agudas alheias ao SNC, insolação e intermação).
- Infecções do SNC (Aids, abscesso cerebral, meningite, encefalite, malária).
- Hipóxia cerebral (intoxicação por monóxido de carbono, síndrome de Stokes-Adams, infarto cerebral).
- Edema cerebral (eclâmpsia, encefalopatia hipertensiva).
- Traumatismo cranioencefálico (contusão e laceração cerebrais, hemorragia intracerebral, hematomas extradural e subdural).
- Defeitos cerebrais congênitos ou desenvolvimentais (distúrbios da migração neuronal).
- Lesões expansivas cerebrais (neoplasias, equinococose, cisticercose, hemorragias e hematomas).
- Desequilíbrios metabólicos (hiperglicemia, hipoglicemia, hipernatremia, hiponatremia, hipocalcemia, hipoparatiroidismo, hipomagnesemia, intoxicação pela água).
- Uso ou abstinência de drogas (álcool, cocaína).
- Insuficiência renal e uremia.
- Hipertireoidismo (pode causar, e também exacerbar, as convulsões em paciente com epilepsia).
- Desordens do metabolismo da porfirina.
- Medicamentos (analgésicos, anestésicos, drogas anticâncer, anticolinérgicos, antieméticos, anti-histamínicos, antimicrobianos, agentes anti-Parkinson, agentes cardiovasculares, inibidores da acetilcolinesterase, medicamentos para disfunção erétil, contraste iodado, agentes hipoglicemiantes, medicamentos psiquiátricos, relaxantes musculares, imunossupressores, drogas que atuam a nível pulmonar, estimulantes, simpaticomiméticos, descongestionantes, dentre outros).

A conduta semiótica a ser adotada em um caso de convulsão deve ser escolhida com critério clínico em função de múltiplos fatores, dentre os quais cabe destacar a idade do paciente, a duração da doença (primeiro ataque, ataques recorrentes), o tipo de convulsão (generalizada, focal) e a existência ou não de sintomas associados (febre, paralisia, perda da consciência, incontinência urinária etc.). Com base em tais características, as convulsões podem ser classificadas nos três grupos clássicos: convulsões febris benignas, convulsões sintomáticas e epilepsia idiopática.

810 LABORATÓRIO COM INTERPRETAÇÕES CLÍNICAS

Epilepsia idiopática deve constituir-se, fundamentalmente, em um diagnóstico de exclusão, que só será firmado quando as investigações clínicas e os exames complementares se mostrarem incapazes de evidenciar um desvio bioquímico qualquer ou uma anormalidade estrutural capaz de justificar o quadro convulsivo observado.

As crises convulsivas seguem-se geralmente de um estado comatoso ou torporoso, durante o qual, o paciente, não reconhecidamente epilético, deve ser submetido a um completo exame clínico que focalize com particular atenção os seguintes aspectos:

- Sinais neurológicos de lateralização (Babinski unilateral, anisocoria, hipotonia muscular ou paralisia unilaterais).
- Sinais de traumatismo craniano (ferida no couro cabeludo, otorragia, equimose retroauricular, rinorreia de LCR, otorreia).
- Indícios de hipertensão intracraniana (papiledema bilateral, bradicardia, vômito).
- Manifestações de abuso de álcool ou tóxico.
- Sinais de infecção.

A seguir, estão descritas as pesquisas laboratoriais, radiológicas e outras que poderão tornar-se necessárias para esclarecer o diagnóstico etiológico de uma convulsão.

■ Exames bioquímicos do sangue

Em casos de convulsão, a bioquímica do sangue é a primeira coisa a ser investigada para avaliar a existência de distúrbios metabólicos ou tóxicos. Dessa maneira, é importante avaliar os níveis de cálcio, ureia, creatinina, sódio, cloro, potássio, magnésio, bicarbonato, glicose, enzimas hepáticas e exames toxicológicos, muito embora esses distúrbios não representem uma causa frequente de convulsão, a não ser a hipoglicemia e a hipocalcemia durante o período neonatal.

■ Eletroencefalografia

Todo paciente que tenha apresentado um quadro convulsivo, ou possivelmente convulsivo, deve ser submetido a um EEG logo que possível, sempre que os exames de neuroimagem falharem na identificação da causa. Esse exame pode ajudar a firmar o diagnóstico de epilepsia e classificar o tipo da mesma, ou fornecer prova da presença de outra forma de síndrome convulsiva. Nos casos de crises espaçadas, o EEG pode revelar uma atividade intercrítica potencialmente anormal que, quando combinada a dados clínicos ou radiológicos positivos, auxilie a firmar o diagnóstico correto. Todavia, a simples presença de padrões epiletiformes, tais como "picos" ou "ondas agudas", não exibe valor diagnóstico absoluto, já que padrões semelhantes podem ser encontrados em 1-2% das pessoas normais. O ideal é que o EEG seja realizado após privação de sono, o que amplia as possibilidades diagnósticas do exame. Além da epilepsia idiopática, outras condições patológicas que podem determinar alterações do EEG incluem: tumores cerebrais, encefalites, lesões traumáticas cranianas, distúrbios metabólicos ou tóxicos. Vale ressaltar que um EEG normal não descarta epilepsia, e que muitas anormalidades encontradas no EEG são inespecíficas.

■ Diagnóstico por imagem

Em suas crises convulsivas iniciais, quase todos os pacientes precisam ser submetidos a um exame por imagem para esclarecer se existe ou não uma causa estrutural que justifique esse sintoma. A ressonância magnética tem se revelado superior à tomografia computadorizada no exame para descobrir lesões cerebrais acompanhadas de convulsão. Em muitos casos, a RM é capaz de identificar lesões mínimas (tumores, malformações vasculares etc.) que podem exigir tratamento de urgência. Entretanto, a TC é adequada para excluir lesões com efeito de massa, hemorragias e acidente vascular

EXPLORAÇÃO DE SINTOMAS E SÍNDROMES **811**

Quadro 35.17. Abordagem prática básica de investigação

Passo 1. Anamnese e exame físico conduzem a causa da crise convulsiva?
Sim: → Tratar.
Não: → Solicitar hemograma e avaliação dos níveis de cálcio, ureia, creatinina, sódio, cloro, potássio, magnésio, bicarbonato, glicose e enzimas hepáticas. Foi possível identificar a causa da crise convulsiva?
    Sim: → Tratar.
    Não: → Considerar, a partir da anamnese e exame físico, a solicitação de exames toxicológicos. Vá para o Passo 2.

Passo 2. Foi possível identificar a causa da crise convulsiva?
Sim: → Tratar.
Não: → Solicitar radiografias de tórax PA e perfil, e eletrocardiograma. Foi possível identificar a causa da crise convulsiva?
    Sim: → Tratar.
    Não: → Vá para o Passo 3.

Passo 3. Paciente tem alguma contraindicação à RM?
Sim: → Solicitar TC de crânio. Foi possível identificar a causa da crise convulsiva?
    Sim: → Tratar.
    Não: → Vá para o Passo 4.
Não: → Solicitar RM de crânio. Foi possível identificar a causa da crise convulsiva?
    Sim: → Tratar.
    Não: → Vá para o Passo 4.

Passo 4. Realizar EEG.

cerebral em situações de emergência, ou quando a RM não está disponível ou está contraindicada (p. ex., pacientes com marca-passo, com certos tipos de clipes de aneurismas ou claustrofobia severa).

■ Punção lombar

Dá informações sobre a pressão liquórica e permite a execução do exame do LCR, o que a torna indispensável diante da suspeita de meningite. Em presença de papiledema ou de sinais neurológicos focais, é preferível excluir antes a existência de processo expansivo pela TC ou RM, com o que se evitará o risco de hérnia cerebelar ou transtentorial e decorrente compressão bulbar. Esses exames podem também indicar a presença de hemorragia subaracnóidea, que representa outro risco para a punção lombar, por ser capaz de deslocar o coágulo que pode estar bloqueando o foco hemorrágico.

■ Raios X do tórax

Dada a elevada frequência de metástases cerebrais originadas de um carcinoma primário do pulmão, deve-se solicitar este exame em todos os casos suspeitos de processo expansivo intracraniano.

■ Eletrocardiograma

Deve ser realizado em todos os pacientes com perda de consciência, pois pode ser devido à síncope de causa cardiogênica que pode se manifestar como convulsão secundária por hipóxia (Quadro 35.17).

Coma

Coma pode ser definido como o estado de inconsciência de si mesmo e do ambiente, mesmo após estímulos de diversas modalidades e intensidades, em que o paciente permanece de olhos fecha-

812 LABORATÓRIO COM INTERPRETAÇÕES CLÍNICAS

dos. As alterações do nível de consciência podem variar entre dois extremos, desde uma desorientação têmporo-espacial até um estado de coma profundo. Estados intermediários de alteração da consciência podem anteceder a instalação do quadro e precisam ser reconhecidos. A sonolência ou letargia é considerada um estado de diminuição do considerado estado de sonolência mais profunda em que o indivíduo precisa receber estímulos vigorosos e repetidos para despertar. A alteração aguda do estado de consciência deverá ser tratada de maneira emergencial, necessitando de intervenção imediata para a preservação da vida e da função cerebral.

O diagnóstico, por vezes, se mostra claro com simples análise das circunstâncias que cercaram seu aparecimento; é o caso, por exemplo, de um indivíduo até então saudável que sofreu traumatismo craniano ou que ingeriu doses tóxicas de medicamentos de psicofármacos. Outras vezes, o estado de coma surge como estágio final de uma doença crônica já diagnosticada de longa data (uremia, diabetes). Não raro, porém, o paciente comatoso é levado ao hospital sem qualquer informação quanto à anamnese próxima ou remota. Em tais casos, caberá ao exame clínico, complementado pelo laboratório e pela radiologia, orientar o diagnóstico etiológico e, quando o exame clínico é inconclusivo, toda a responsabilidade diagnóstica passa a recair sobre os recursos complementares.

A avaliação laboratorial do paciente em coma tem um papel muito importante na avaliação de patologias associados, assim como correção de desequilíbrios hidrossalinos ou ácido-básicos, detecção e acompanhamento de estados infecciosos secundários, distúrbios endócrinos e distúrbios da coagulação.

Os principais fatores etiológicos capazes de ocasionar alterações da consciência são:

- Alterações vasculares do SNC: infarto por trombose ou embolia, hemorragia intracerebral, hemorragia subaracnóidea.
- Traumatismo cranioencefálico: contusão, laceração, hemorragia subaracnoidea, subdural ou extradural, edema cerebral traumático.
- Processos expansivos: neoplasias, abscesso, tuberculoma, hidatidose, cisticercose.
- Processos inflamatórios do SNC: meningite, encefalite, trombose séptica dos seios durais, malária.
- Distúrbios metabólicos: acidose diabética, hiperosmolaridade, hipoglicemia, uremia, anóxia, insuficiência hepática, encefalopatia hipertensiva, doença de Addison, mixedema, hipercalcemia, hipocalcemia, estados pós-convulsivos.
- Intoxicações exógenas: álcool, barbitúricos.
- Acidente pelo calor: insolação e intermação.
- Distúrbios psiquiátricos: histeria, catatonia (falso coma).

■ Exames de sangue

Compreende, inicialmente, a determinação da glicemia e da taxa de ureia, mas são importantes também as dosagens referentes ao equilíbrio eletrolítico e ácido-base, visando excluir causas metabólicas. A ureia muito elevada faz inclinar o diagnóstico no sentido do coma urêmico nefropático, sobretudo se for possível afastar outras causas, pré-renais, de hiperazotemia, especialmente desidratação. Além disso, a solicitação de ALT, AST, FAL e GGT é fundamental para avaliação de possíveis sinais de coma por encefalopatia de causa hepática. Os eletrólitos também fazem parte da avaliação inicial do paciente comatoso, em especial o sódio e o cálcio.

Uma hiperglicemia igual ou superior a 200 mg/dL, associada à acidose, fala a favor de etiologia diabética. Discretas hiperglicemias podem ser observadas temporariamente em estados comatosos de outra natureza (p. ex., AVC, trauma craniano, tumor e encefalite). Diante de paciente diabético que exiba alterações da consciência e excessiva hiperglicemia (acima de 600 mg/dL), deve-se cogitar a possibilidade de coma hiperosmolar e de acidose lática. O coma hiperosmolar acompanha-se de

EXPLORAÇÃO DE SINTOMAS E SÍNDROMES **813**

grave desidratação, sem acidose nem acetonemia; a acidose lática ocorre quase sempre após doenças graves, como infarto do miocárdio, infecção ou pancreatite, tendo sido observada também durante o uso de fenformina e depois da ingestão de grande quantidade de álcool. Além disso, as enzimas hepáticas são úteis na avaliação de coma causado por encefalopatia hepática, enquanto o tempo de protrombina e tempo parcial de tromboplastina auxiliam na análise de coma por alterações na coagulação, as quais podem levar a formação de trombos ou hemorragias. A isquemia é uma importante causa de coma, o que ressalta a importância da gasometria arterial.

■ Exame de urina

Em todos os casos, deve-se obter uma amostra de urina por cateterização vesical para medida da densidade e pesquisa de elementos anormais e sedimento. Uma urina de baixa densidade e com elevado teor de proteína é característica de uremia, mas a albuminúria pode ser encontrada também nos estados febris e nos dois ou três dias que se seguem a uma hemorragia subaracnóidea. A urina de densidade elevada, contendo glicose e acetona, significa quase sempre coma diabético; glicosúria e hiperglicemia podem resultar, entretanto, de lesão cerebral maciça.

■ Rastreio para drogas

Realizado geralmente no soro ou na urina, é de fundamental importância quando se desconfia de tentativa de suicídio ou intoxicação. Dependendo da anamnese e exame físico, esse rastreamento pode incluir a pesquisa de álcool etílico, paracetamol, opiáceos, benzodiazepínicos, barbitúricos, salicilatos, cocaína, anfetaminas, etilenoglicol e metanol.

■ Hemograma

Além das alterações próprias dos estados infecciosos, nas regiões palúdicas pode revelar a presença do hematozoário. Ele é mandatório para o rastreio infeccioso, principalmente em idosos, pacientes acamados por tempo prolongado, naqueles em ventilação mecânica ou em uso de cateteres, pelo maior risco de sepse.

■ ECG

Pode evidenciar as mais variadas alterações direta ou indiretamente relacionadas com a causa do coma.

■ Diagnóstico por imagem

A TC é usualmente o primeiro exame para avaliação inicial do coma. Ela é bastante sensível para determinação de causas estruturais do coma, incluindo hemorragia subaracnóidea, hemorragia intracraniana, hidrocefalia, tumores, edema cerebral e infartos isquêmicos extensos. A angio-TC é bastante útil em suspeitas de acidente vascular cerebral em tronco encefálico, na medida em que permite uma avaliação da circulação arterial e venosa intra e extracraniana. A TC é inferior a RM para detectar anormalidades em pacientes com encefalite herpética, com múltiplas pequenas hemorragias, com danos anóxicos-isquêmicos decorrentes de problemas cardíacos, na maior parte das lesões de substância branca e no acidente vascular cerebral recente – especialmente em tronco encefálico. A RM é geralmente indicada quando a TC e os testes laboratoriais não explicam, ou apresentam explicação incompleta, a respeito do quadro clínico. Vale ressaltar que a solicitação de TC ou RM não dispensa os exames laboratoriais, pois muitas vezes a causa é metabólica ou tóxica.

814 LABORATÓRIO COM INTERPRETAÇÕES CLÍNICAS

■ Punção lombar

Dá informações sobre a pressão liquórica e permite a execução de exame do LCR, o que a torna indispensável diante da suspeita de meningite ou outras infecções do sistema nervoso central. Na presença de papiledema ou de sinais neurológicos focais, é preferível excluir antes, pela TC ou RM, a existência de processo expansivo, com o que se evitará o risco de hérnia cerebelar ou transtentorial e consequente compressão bulbar. O exame do líquor pode revelar também a existência de hemorragia subaracnóidea mesmo com TC normal – que representa outro risco para a punção lombar por ser capaz de deslocar o coágulo que pode estar bloqueando o foco hemorrágico. Ele também pode ser de grande valia no diagnóstico de infecções menos comuns e da presença de desmielinização, doenças inflamatórias e condições neoplásicas, como a linfomatose e carcinomatose meníngea. As culturas e testes de coagulação devem preceder a coleta do líquor. Para a interpretação das anormalidades liquóricas, ver Capítulo 24.

■ Testes laboratoriais avançados

São utilizados em pacientes selecionados quando há suspeita clínica ou se a causa do coma permanece obscura mesmo após realização de uma investigação laboratorial básica. Esses testes incluem: a avaliação da função tireoidiana e adrenal, a hemocultura, testes para púrpura trombocitopênica trombótica (hemácias fragmentadas e elevação da lactato desidrogenase), avaliação de coagulação intravascular disseminada (dosagem do D-dímero e fibrinogênio) e do anticorpo antifosfolipídeo, se alguma coagulopatia for suspeita. Além disso, se uma intoxicação por monóxido de carbono figura dentre as hipóteses diagnósticas, deve-se avaliar os níveis de carboxihemoglobina. A dosagem de concentrações séricas para drogas específicas também é útil.

■ Eletroencefalograma

É usado primariamente para detectar crise convulsiva ou se a causa do coma, após investigação inicial, ainda permanece obscura (Quadro 35.18).

Quadro 35.18. Abordagem prática básica de investigação

Passo 1. Anamnese e exame físico explicam a causa do coma?
  Sim: → Tratar a causa.
  Não: → Solicitar hemograma, EAS, ureia, creatinina, glicose, eletrólitos, TGO, TGP, FA, GGT, ECG.
    Os resultados obtidos em conjunto com a anamnese e exame físico explicam a causa do coma?
      Sim: → Tratar a causa.
      Não: → Solicitar TC de crânio. Vá para o Passo 2.

Passo 2. A anamnese, o exame físico e a TC explicam a causa do coma?
  Sim: → Tratar a causa.
  Não: → Considerar o uso de angio-TC ou RM. Vá para o Passo 3.

Passo 3. A anamnese, o exame físico e a angio-TC/RM explicam a causa do coma?
  Sim: → Tratar a causa.
  Não: → Solicitar rotina laboratorial avançada. Vá para o Passo 4.

Passo 4. A anamnese, o exame físico e os novos exames laboratoriais explicam a causa do coma?
  Sim: → Tratar a causa.
  Não: → Considerar o uso de EEG e exame do líquor.

EXPLORAÇÃO DE SINTOMAS E SÍNDROMES **815**

Bibliografia

Adler O, Kalidindi S, Butt A, Hussain KM. Chordae tendineae rupture resulting in pulmonary edema in a patient with discrete subvalvular aortic stenosis – a case report and literature review. Angiology. 2003; 54:613-7.

Amann ST, Josephson SA, Toskes PP. Acid steatocrit: a simple, rapid gravimetric method to determine steatorrhea. Am J Gastroenterol. 1997; 92:2280.

American Gastroenterological Association Medical Position Statement: Guidelines For The Evaluation And Management Of Chronic Diarrhea. Gastroenterology. 1999; 116:1461.

Barkun AN, Bardou M, Kuipe EJ, et al. International Consensus Recommendations On The Management Of Patients With Nonvariceal Upper Gastrointestinal Bleeding. Ann Intern Med. 2010; 152:101.

Barr W, Smith A. Acute diarrhea. Am Fam Physician. 2014 Feb; 89(3):180-9.

Becker WJ, Findlay T, Moga C, Scott N.A, Harstall C, Taenzer P. Guideline for Primary Care Management of Headache in Adults. Can Fam Physician Médecin Fam Can [internet]. 2015 aug; 61(8):670-9. Acessado em: 2016 oct 2. Disponível em: http://www.ncbi.nlm.nih.gov/pubmed/26273080.

Blankfield RP, Finkelhor RS, Alexander JJ, et al. Etiology and diagnosis of bilateral leg edema in primary care. Am J Med. 1998; 105:192-7.

Brandt KG, Castro Antunes MM, Silva GA. Acute diarrhea: evidence-based management. Rio de Janeiro: J Pediatr. 2015 Nov-Dec; 91(6 Suppl 1):S36-43.

Camaschella CC. Iron-Deficiency Anemia. N Engl J Med. 2015; 372:1832-43.

Castell DO, O'Brien KD, Muench H, Chalmers TC. Eastimation of Liver Size by Percussion in Normal Individuals. Ann Intern Med. 1969; 70:1183.

Cruz DN, Ricci Z, Ronco C. Clinical review: RIFLE and AKIN-time for reappraisal. Crit Care [Internet]. 2009; 13(3):211. Acessado em: 2016 Oct 2. Disponível em: http://www.ncbi.nlm.nih.gov/pubmed/19638179.

Edlow JA, Rabinstein A, Traub SJ, Wijdicks EF. Diagnosis of Reversible Causes of Coma. Lancet. 2014; 384:2064.

Fine KD, Fordtran JS. The Effect of Diarrhea on Fecal Fat Excretion. Gastroenterology. 1992; 102:1936.

Fisher RS, et al. ILAE official report: a practical clinical definition of epilepsy. Epilepsia. 2014; 55(4):475.

Fogazzi GB, Ponticelli C, Ritz E. The Urinary Sediment: An Integrated View. 2 ed. Oxford: Oxford University Press. 1999; p. 30.

Forde G, Duarte RA, Rosen N. Managing Chronic Headache Disorders. Med Clin North Am. 2016; 100(1):117-41.

Gerace RV, Mccauley WA, Wijdicks EF. Emergency management of the comatose patient. In: Coma and Impaired Consciousness: a Clinical Perspective. New York: McGraw Hill. 1998; p. 563.

Gupta K, Dhawan A, Abel C, et al. A re-evaluation of the scratch test for locating the liver edge. BMC Gastroenterol. 2013; 13:35.

Gosink BB, Leymaster CE. Ultrasonic Determination of Hepatomegaly. J Clin Ultrasound. 1981; 9:37.

Hebert L. Glomerular diseases: The American College of Physicians Nephrology Medical Knowledge Self Assessment Program (MKSAP). Philadelphia: American College of Physicians-American Society of Internal Medicine; 1998.

Hogenauer C, Hammer H. Maldigestion and Malabsorption. In: Sleisenger and Fordtran's Gastrointestinal and Liver Disease. 9 ed. Philadelphia: Saunders. 2010; 1735-68.

Horowitz HW. Fever of Unknown Origin or Fever of too Many Origins? N Engl J Med. 2013; 368:197.

Joshi R, Singh A, Jajoo N, et al. Accuracy and Reliability of Palpation and Percussion for Detecting Hepatomegaly: A Rural Hospital-based Study. Indian J Gastroenterol. 2004; 23:171.

Karlo C, Reiner CS, Stolzmann P, et al. CT- and MRI-based volumetry of resected liver specimen: comparison to intraoperative volume and weight measurements and calculation of conversion factors. Eur J Radiol. 2010; 75:e107.

Kratzer W, Fritz V, Mason RA, et al. Factors Affecting Liver Size: A Sonographic Survey of 2080 Subjects. J Ultrasound Med. 2003; 22:1155.

Köhler H, Wandel E, Brunck B. Acanthocyturia – A Characteristic Marker for Glomerular Bleeding. Kidney Int. 1991; 40:115.

Kudo M. Riedel's Lobe of the Liver and Its Clinical Implication. Intern Med. 2000; 39:87.

Leeds JS, Oppong K, Sanders DS. The Role of Fecal Elastase-1 in Detecting Exocrine Pancreatic Disease. Nat Rev Gastroenterol Hepatol. 2011; 8:405.

Lyon C, Clark DC. Diagnosis of acute abdominal pain in older patients. Am Fam Physician. 2006; 74(9):1537.

816 LABORATÓRIO COM INTERPRETAÇÕES CLÍNICAS

Marchou B. Traveller's diarrhea: epidemiology, clinical practice guideline for the prevention and treatment. Presse Med. 2013 Jan; 42(1):76-81.

Mustalahti K, Collin P, Sievänen H, et al. Osteopenia in Patients with Clinically Silent Coeliac Disease Warrants Screening. Lancet. 1999; 354:744.

Nable JV, Graham AC. Gastrointestinal Bleeding. Emerg Med Clin N Am. 2016; 34:309-25.

Naylor CD. The Rational Clinical Examination. Physical Examination of the Liver. JAMA. 1994; 271:1859.

Niederau C, Sonnenberg A, Müller JE, et al. Sonographic Measurements of the Normal Liver, Spleen, Pancreas, and Portal Vein. Radiology. 1983; 149:537.

Olson MC, Atwell TD, Harmsen WS, et al. Safety and Accuracy of Percutaneous Image-Guided Core Biopsy of the Spleen. Am J Roentgenol. 2016; 206:655.

Parshall MB, Schwartzstein RM, Adams L, et al. An Official American Thoracic Society Statement: Update on the Mechanisms, Assessment, and Management of Dyspnea. Am J Respir Crit Care Med. 2012; 185:435.

Plum F, Posner JB. The diagnosis of stupor and coma. 4 ed. Philadelphia: Davis. 1995; 400p.

Pohlmann-Eden B. The first seizure and its management in adults and children. BMJ. 2006 Feb; 332(7537):339-42.

Remes Troche JM, Sagols Méndez GA, Trujeque Franco MA. Diagnosis and treatment guideline of chronic diarrhea. Management of the patient with chronic diarrhea and special situations. Rev Gastroenterol Mex. 2010; 75(2):231-6.

Rodeghiero F, Tosetto A, Abshire T, et al. ISTH/SSC Bleeding Assessment Tool: A Standardized Questionnaire and a Proposal for a New Bleeding Score for Inherited Bleeding Disorders. J Thromb Haemost. 2010; 8:2063.

Schiller LR, Pardi DS, Sellin JH. Chronic Diarrhea: Diagnosis and Management. Clin Gastroenterol Hepatol. 2016 Aug; S1542-3565(16)30501-8.

Sapira JD, Williamson DL. How Big is the Normal Liver? Arch Intern Med. 1979; 139:971.

Siddiqui Z, et al. Selected disorders of malabsorption. Prim Care. 2011 Sep; 38(3):395-414.

Siegel LM, Stevens PD, Lightdale CJ, et al. Combined Magnification Endoscopy with Chromoendoscopy in the Evaluation of Patients with Suspected Malabsorption. Gastrointest Endosc. 1997; 46:226.

Sigala JF, Biava CG, Hulter HN. Red blood cell casts in acute interstitial nephritis. Arch Intern Med. 1978; 138:1419.

Srisawat N, Hoste EEA, Kellum JA. Modern classification of acute kidney injury. Blood Purif [Internet]. 2010; 29(3):300-7. Acessado em: 2016 Oct 2. Disponível em: http://www.ncbi.nlm.nih.gov/pubmed/20130395.

Szajewska H, Karas JJ. Acute gastroenteritis. The COMMENT working group on acute diarrhea: Where are we now and where are we going? Clin Gastroenterol. 2014 Nov-Dec; 48(Suppl 1):S32-3.

Tefferi A. Anemia in adults: a contemporary approach to diagnosis. Mayo Clin Proc. 2003; 78:1274.

Tucker WN, Saab S, Rickman LS, Mathews WC. The Scratch Test is Unreliable for Detecting the Liver Edge. J Clin Gastroenterol. 1997; 25:410.

Truninger K. How to Manage Chronic Diarrhoea. Praxis (Bern 1994). 2016 Feb; 105(3):153-8.

Walker H, Hall W, Hurst J. The History, Physical and Laboratory Examinations. 3 ed. Boston: Butterworths. 1990; 1118p.

Widjaja, A, Wagner, S, Mix, H, et al. Malabsorption with Progressive Weight Loss and Multiple Intestinal Ulcers in a Patient with T-Cell Lymphoma. Z Gastroenterol. 1999; 37:611.

Willmore LJ. Epilepsy emergencies: the first seizure and status epilepticus. Neurology. 1998; 51(5 Suppl 4):S34.

Wolf DC. Evaluation of the size, shape, and consistency of the liver. In: Clinical methods: The history, physical, and laboratory examinations. 3 ed. Boston: Butterworths. 1990; 1118p.

Yamamoto W, Kono H, Maekawa M, Fukui TSO. The relationship between abdominal pain regions and specific diseases: an epidemiologic approach to clinical practice. J Epidemiol. 1997; 7(1):27.

Zoli M, Magalotti D, Grimaldi M, et al. Physical Examination of the Liver: Is it Still Worth it? Am J Gastroenterol. 1995; 90:1428.

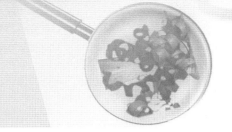
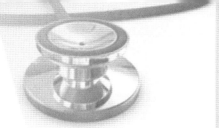

Índice Remissivo

Obs.: números em *itálico* indicam figuras; números em **negrito** indicam quadros e tabelas.

17-hidroxiprogesterona (17-OHP) na hiperplasia adrenal congênita, 160
3-clorotirosina, 41
4-hidroxinonenal (HNE), 40
5'-nucleotidase, 106

A

Abcesso piogênico do fígado
    bioquímica do sangue no, 140
    estudo hematológico no, 140
    hemocultura no, 140
    radiologia no, 141
    tomografia computadorizada no, 141
    ultrassonografia no, 140
Abdome agudo, exploração do sintoma, 749
Acalasia, 115
Acantócito(s), 575
    sangue periférico mostrando alguns, *576*
Acidente vascular cerebral, 467
    estudo da circulação extracraniana e intracraniana, 468
    exames em pacientes com suspeita de, 467
Acidez fecal, 130
Ácido(s)
    ascórbico, 36, 75
    e bases, representação segundo Brönsted e Lowry, 58
    graxos de cadeia muito longa, dosagem na insuficiência adrenal, 157
    láctico, elevação do, 3
    úrico, 3, 36
        formação do, 3
Acidose
    metabólica, 64
    respiratória
        aguda, 64
        crônica, 64
    tubular renal, 58
Acromegalia, 188
ACTH, ver hormônio adrenocorticotrófico
Actinomicetoma, 428
Actinomicose, 394, 429
Actinomyces, 394, 429
    identificação dos grãos, 429
Adenina, 42
Adenocarcinoma, 131
    gástrico, 117
        endoscopia no, 117
        exame radiológico com contraste baritado, 117
        tomografia computadorizada, 117
        ultrassonografia endoscópica, 118
Adenosina desaminase, 21
Adutos, 40
Agamaglobulinemia ligada ao X, expressão de Btk em monócitos para avaliação da, *333*
Agentes dimórficos, 427
Aglutinação, 576
    eritrocitária, sangue periférico revelando, *576*
Aglutininas, **264**
Aglutinógenos, **264**
Agranulocitose, 606
Agregação plaquetária nos distúrbios qualitativos plaquetários, **658**
Água, 53
    movimentação da, 55
Alanina aminotransferase, 21
Albumina, 4, 82
"Alça sentinela", 123
Alcalose
    metabólica, 64
    respiratória
        aguda, 64
        crônica, 64
Alcoolismo, 124
Aldolase, 21
α1-microglobulina, 86
Alfafetoproteína, 112
    sérica nas neoplasias de fígado, 142
α-talassemias, 678
Alterações morfológicas celulares, pranchas com imagens de, **720**
Alveolite por hipersensibilidade, 309
"Amarelão", 438
Amebíase, 399
    diagnóstico por imagem, 403
    exame parasitológico de fezes, 399
    imunocromatografia, 402
    métodos
        imunológicos, 401
        moleculares, 403
    pesquisa de amebas, 403
    punção do fígado, 403
    retossigmoidoscopia, 403
Amilase, 21
    sérica, 122
Amônia, 4
Amostra
    adequabilidade da, 233
    fetal, coleta de, 348

818 LABORATÓRIO COM INTERPRETAÇÕES CLÍNICAS

insatisfatória, 233
   causas, **233**
satisfatória, 233
Anaeróbio, infecções por, 392
Análise
   seminal, 237
   urinária, 70
      características químicas da urina, 73
      fase
         analítica, 71
         pré-analítica, 70
      microscopia do sedimento urinário, 76
Ancilostomíase, 438
   ciclo evolutivo, 439
   diagnóstico laboratorial, 439
   patogenia e sintomatologia, 439
Ancylostoma duodenale, 438
Andrógenos, 175
Anel
   de Cabot, 579
      sangue periférico mostrando inclusão intraeritrocitária de, **579**
   de *Plasmodium falciparum*, 580
Anemia(s), 661
   de células falciformes, 676
   de doença crônica, 666
   eritroide pura, 669
   exploração do sintoma, 759
   falciforme, sangue periférico de paciente portador de, 572
   ferropriva, 661
      classificações das, 14
      exames laboratoriais, 662
   hemolítica(s)
      autoimune(s)
         por anticorpos
            frios, 681
            quentes, 36, 680
      induzida por
         aloanticorpos, 681
         drogas, 681
      por deficiências enzimáticas, 674
      sangue periférico de paciente com, *573*
   macrocíticas, 569
      não megaloblásticas, causas de, 570
   megaloblástica, 670
   mielotísicas, 672
   no idoso, 663
   sideroblástica, 664
Aneosinofilia, 388
Aneurisma
   da aorta abdominal, 540
      abordagem prática básica da investigação, *542*
      conduta para o paciente hemodinamicamente estável, *543*
      conduta para o paciente hemodinamicamente instável, *543*
      exames laboratoriais, 541
      tomografia computadorizada abdominal e pélvica, 542
      ultrassonografia abdominal, 542
   da aorta torácica, 544
      abordagem prática de investigação, **545**
      ecocardiograma, 545

exames
   de imagem, 544
   laboratoriais, 544
Angina
   estável, 531
      angiografia coronariana, 534
      angio-TC de coronárias, 534
      cintilografia miocárdica, 533
      ecocardiograma de estresse, 534
      teste ergométrico, 533
   instável, 535
   pectoris, 531
Angiografia com radioisótopos, 551
Ânion(s), 53
   gap, 63
   radial superóxido, **29**
Anisocitose, 567
Anisocromia, 568
Anomalia(s)
   de Alder-Reilly, 619
   de Chediak-Higashi, *621*
   de Chédiak-Higashi-Steinbrinck, 621
   de May-Hegglin, 619, *620*, 633
   de Pelger Huët, 617
   nas morfologias dos neutrófilos, *617*
Anopheles, 404
Anticitosol hepático, 112
Anticoagulantes, uso terapêutico de, controle do, 772
Anticorpo(s)
   aglutinante, 268
   antiadrenais, dosagem na insuficiência adrenal, 156
   anticelulares, 269
   anticitoplasma de neutrófilos, 274
   anticitoplasmático nuclear, 112
   antiestreptocócicos na febre reumática, 480
   antifosfolípides, 275
      condições associadas à presença de, **276**
   anti-LKM-1, 111
   antimitocôndria, 112
   antimúsculo liso, 111
   antinuclear, 111, 269
   antipeptídeos citrulinados, 273
   antiperoxidase tireoidiana, dosagem sérica do, 151
   antirreceptor de TSH, dosagem sérica do, 151
   antitireoglobulina, dosagem sérica do, 153
   heterófilo, pesquisa de, 373
   identificação de
      dosagem de crioaglutininas, 260
      imunoensaios, 260
      reação
         de aglutinação, 259
         de fixação do complemento, 258
         de inibição da hemaglutinação, 260
         de Paul-Bunnell, 261
         de precipitação, 259
         de Weil-Felix, 261
         provas cutâneas, 262
   não aglutinante, 268
Antiestreptolisina O, 91
Antígeno(s)
   de memória, 313

ÍNDICE REMISSIVO 819

nas hemácias, determinação de, 264
urinários, 28, 511
Antioxidantes, 44
Anti-SLA/LP, 112
Anúria, exploração do sintoma, 783
Aorta
dissecção da, 545
entortamento da, 544
torácica por região e gênero
diâmetros da, **544**
Aortic kinking, 544
Apendicite
hemograma na, 120
radiologia na, 120
tomografia computadorizada na, 121
ultrassonografia na, 121
videolaparoscopia na, 121
Apolipoproteína (Apo)
A-1, 4
B, 4
C, 7
E, 7
Arachnia propionica, 395
Arbovirose, diagnóstico laboratorial das, 362
Arteriosclerose, 527
obliterante, 530
angiorressonância, 531
medição transcutânea de oxigênio, 531
técnicas diagnósticas
invasivas, 531
não invasivas, 530
ultrassonografia, 531
Arterite temporal, 487
Artrite(s)
reativas, 489
reumatoide, 43, 481
antiestreptolisina O, 483
estudo do fator reumatoide, 481
hemograma, 482
hemossedimentação, 482
líquido articular, 482
proteína C reativa, 482
raios X das articulações afetadas, 483
séptica, 493
Artrose, 490
Árvore de classificação dos padrões nucleares, nucleolares,
citoplasmáticos, do aparelho mitótico e mistos, *272*
Ascaridíase, 435
ciclo evolutivo, 435
diagnóstico laboratorial, 436
patogenia, 435
sintomatologia, 435
Ascaris lumbricoides, ovo fértil de, *436*
Ascite
abordagem inicial ao paciente com, 783
causas, **781**
exploração do sintoma, 779
Asma, 502
Aspartato
aminotransferase, 22
transaminase, 105
Aspergilose broncopulmonar alérgica, 309
Aspirado de medula óssea, 645

na crista ilíaca posterior superior da pelve, obtenção de,
644
Assincronismo de maturação núcleo-citoplasma nos
neutrófilos, *622*
Astenozoospermia, 240
Aterosclerose, 527
comportamento de risco, 527
HDL-colesterol, 529
LDL-colesterol, 529
lipidograma, 528
lipoproteína(a), 529
marcadores inflamatórios, 529
triglicerídeos, 529
Atipia de significado indeterminado, 234
Atividade enzimática, 44
Ativina, 182
Atraso puberal, 206
classificação das causas de, **206**
AUA (Associação Americana de Urologia)
diretrizes para aplicabilidade clínica do PSA, 246
Autoanalisador Coulter LH750
parâmetros avaliados pelo, **599**
Autoanticorpos, 269
Autoimunidade tireoidiana, avaliação da, 150
Avaliação oftalmológica no hipoparatireoidismo, 198
Avidez para IgG anti-HCMV
interpretação do ensaio de, **357**
Azotemia pré-renal, 88

B

Bacilo de Koch, 504
Bactéria(s), 78
coliformes, 384
toxigênicas, 352
Bacterioscopia direta, 253
Bacteroides, 395
Balanço imunológico, *294*
"Barbeiros", 407
Barreiras epiteliais, 282
Basofilia, 608
Basopenias, 608
Bastão eosinófilo, *590*
Bastonemia, 144
Bastonete de Auer, *623*
na célula blástica, 622
β-caroteno, 37
β2-microglobulina (B2M), determinação
urinária da, 86
β-talassemias, 678
Bicarbonato, recuperação pelas células tubulares
proximais, *60*
Bilirrubina
na urina, 743
no soro, 103
Bilirrubinemia total e frações, 134
Biochips para alérgeno, 307
Biologia molecular, investigação com, 362
Biomarcador(es)
de oxidação de proteínas, 40
de peroxidação lipídica, 38
na avaliação da fibrose hepática, 107
Biomolécula, esquema representativo dos efeitos de radicais
livres nas, *32*

820 LABORATÓRIO COM INTERPRETAÇÕES CLÍNICAS

Biópsia
  da artéria temporal, 487
  de pleura parietal, fragmentos de, 515
  endoscópica do intestino delgado nas deficiências de
    dissacaridases, 130
  hepática
    na crise
      biliar, 139
      hepática, 139
    muscular, 488
  percutânea com agulha fina nas neoplasias de fígado, 141
  renal, 94
Bioquímica
  do sangue, 3
    na colecistite aguda, 143
    enzimas, 21
    marcadores não enzimáticos, 3
    na colecistite aguda, 143
    na doença de Crohn, 126
    na insuficiência adrenal
      aguda, 194
      crônica, 193
    na síndrome de Cushing, 195
  na crise biliar, 139
  na pancreatite
    aguda, 122
    crônica, 124
Bite cells, 575
  sangue periférico mostrando raras, *575*
Blasto
  com padrão LMA-M3, *623*
  no sangue periférico, *623*
Blastocystis
  hominis, 425
  spp., 425
    diagnóstico laboratorial, 426
    formas vacuolares de, *426*
    morfologia, 425
    sem coloração, *426*
    sorologia, 426
    técnicas moleculares, 427
Blastomicose sul-americana, 428
  cultura, 430
  microscopia direta, 429
Blister cells, 575
BNP (peptídeo natriurético cerebral), 5
Bócio
  "não tóxico", 190
  simples
    captação do radioiodo, 189
    função tireoidiana, 189
    ultrassonografia, 190
  tóxico, 190
Bordetella pertussis, 383, 611
Botulismo, 393
Brucella, 383
Brucelose, 383
  hemograma, 384
  isolamento do germe, 383
  reação(ões)
    intradérmica, 384
    sorológicas, 383
Bursite do ombro, 490
Burst oxidativo, *339*

C

Cadeias leves de imunoglobulinas, 86
Cálcio, 5
  dosagem, 5
  urinário, dosagem, 5
Calprotectina fecal, 736
Calymmatobacterium granulomatis, 391
Campo visual no gigantismo e acromegalia, 188
Campylobacter
  infecções por, 390
  pylori, 391
Câncer
  de cólon e reto, 131
    colonoscopia no, 132
    colonoscopia virtual ou colonografia tomográfica
      computadorizada, 132
    pesquisa de sangue oculto nas fezes, 131
    radiologia no, 132
    retossigmoidoscopia, 131
  de próstata
    papel do PSA na detecção do, 244
    rastreamento de, recomendações, **247**
  do pâncreas, 125
    CPER no, 125
    ecoendoscopia no, 125
    RM no, 125
    TC, 125
Cancro mole, 392
Candida sp., 79, 427
Candidíase superficial, 428
Captação do radioiodo no bócio simples, 189
Carboidratos no gigantismo e acromegalia, metabolismo
  dos, 188
Carcinoma renal, 77
Cardiopatia, síndrome metabólica e, 212
"Casca de cebola", aspecto, sarcoma de Ewing, 496
Catalase, 34
Catecolaminas, 155
Catelicidinas, 282
Cateterismo, 534
Cátions, 53
Caxumba, 370
  detecção do RNA viral, 371
  isolamento do vírus em cultura de células, 371
  patogênese, 371
  sorologia, 371
  transmissão, 371
Cefaleia
  investigação do sintoma, 804
  mnemônico SNOOP, **805**
Célula(s)
  citomegálicas, pesquisa de, 355
  da linhagem
    linfoide, *592*
    monocítica, *596*
    neutrofílica, compartimentos das, representação
      esquemática, *586*
  da linhagem plasmocítica, *595*
  de Mott, *595*, 611
  dendríticas, 281, 283, 594
  do sistema imune inato, 281
  "em olho de coruja", 356

ÍNDICE REMISSIVO 821

em uva, 611
escamosas, 77
falciformes, 571
gigantes, 277
imaturas no sangue periférico, *623*
linfoides inatas, 283
morulares, 611
natural killer, 281, 593
naturalmente citotóxicas, 593
pince-nez, 617
polimorfonucleares de sangue periférico humano, granulosidade e tamanho de, *318*
polimorfonucleares positivas infectadas pelo HCMV, núcleo polilobulado de, *358*
T duplo negativas, avaliação na síndrome linfoproliferativa autoimune, *341*
triangular, 576
Celularidade
da medula óssea, relação normal da, **647**
total da medula óssea, condições patológicas e alterações na, **649**
Ceruloplasmina, 22
sérica, 480
Cetonas, 74
Cetonemia, 74
Cetonúria, 74
Chikungunya, 364
diagnóstico laboratorial da, 362
Chlamydia trachomatis, 392
Ciática, 490
Ciclo
da "síndrome da fragilidade no idoso", 664
menstrual, 171
sexual feminino, teores plasmáticos de gonadotrofinas e hormônios ovarianos durante o, *172*
Ciclosporíase, 451
belli, diagnóstico laboratorial, 451
Cilindro(s)
adiposos, 78
celulares, 78
céreos, 78
epiteliais, 78
granulosos, 78
hemáticos, 78
hialinos, 78
largos, 78
urinários, 77
Cinética, 597
Cintilografia
com 99mTc-sestamibi no hiperparatireoidismo, 201
com octreotídeo marcado, 131
da tireoide, 152
no hipertireoidismo, 191
no nódulo da tireoide, 192
hepatocelular na colecistite aguda, 143
Circunferência da cintura, pontos de corte de acordo com a International Diabetes Federation, **218**
Cirrose
billiar, 139
biópsia hepática na, 139
bioquímica na, 139
colangio-RM na, 140
provas de função hepática na, 139

reações imunológicas na, 140
ultrassonografia na, 140
de Laennec, 138
Cistatina C, 6
Cisticercose, 441
humana, 443
ação patogênica, 444
diagnóstico laboratorial, 444
infectividade, 443
Citologia oncótica, 553
Citomegalovírus humano, 355
Citometria de fluxo, 317
Citopatologia cervical, 231
classificações, 232
laudo citopatológico cervical, 232
microrganismos comumente encontrados, **235**
Citosina, 42
Citrato do clomifene, 179
Citrobacter, 390
Clamídia, infecções por, 375
Clamp euglicêmico hiperinsulinêmico, 165
Clostridium, 394
botulinum, 393
difficile, 395
tetani, 393
Coagulação, modelo celular da, 654
Coagulopatias
exploração do sintoma, 767
Cobblestone, 127
Cobre, 37, 480
Coccídeos intestinais, 447
Coccidioides immitis, 427
Codócito, 572
Coenzima Q, 36
Colangiocarcinomas, 141
Colangiopancreatografia endoscópica retrógrada, 123
Colangio-RM
na colangite aguda, 145
na crise biliar, 140
Colangite aguda, 144
colangio-RM na, 145
CPER na, 145
hemocultura na, 144
hemograma na, 144
provas de função hepática na, 144
TC na, 144
ultrassonografia na, 144
US endoscópica na, 145
Colecistite aguda, 143
bioquímica do sangue na, 143
cintilografia hepatobiliar na, 144
hemograma na, 143
ultrassonografia na, 143
Colectinas, 284
Coledocolitíase colangio-RM na suspeita de, 123
Colesterol
HDL, 7
LDL, 7
total, 6
Coleta
de amostra fecais, 348
procedimentos técnicos, 349
do líquido espermático, 238

822 LABORATÓRIO COM INTERPRETAÇÕES CLÍNICAS

Colinesterase, 107
Colonoscopia
  com biópsia na retocolite ulcerativa, 128
  na doença de Crohn, 126
Coloração panótica, 623
"Coluna de bambu", 483
Coma, investigação do, 812
Complemento
  ativação do, *284*, 308
  via alternativa do, 286
  via clássica do, 286
Complexo de ataque à membrana,
  formação do, *284*
Componentes proteicos para diagnóstico, 307
Contusões, 118
Convulsão, investigação do sintoma, 808
Coprocultura, 257
Coqueluche
  cultura, 383
  hemograma, 383
  hemossedimentação, 383
  sorologia, 383
Cor da urina, 71
Cordocentese, análise de CD18 e CD11 por citometria de
  fluxo em amostra de, *337*
Coreia de Sydenham, 480
Coronariografia com ventriculografia esquerda, 551
Coronariografia, 534
Corpo(s)
  cetônicos na urina, 74
  de Döhle, 616
  de Heinz, sangue periférico mostrando vários, *579*
  de Pappenheimer, sangue periférico mostrando inclusão
    intraeritrocitária de, *580*
Corpúsculo(s)
  de Heinz, 578
  de Howell-Jolly, 578, *609*
  de Pappenheimer, 580
  graxos, 93
Corticotrofina, 186
Corticotropina, 170
Cortisol
  dosagem na insuficiência adrenal, 155
  livre urinário na síndrome de Cushing, 157
  no plasma, dosagem na insuficiência adrenal
    aguda, 194
  plasmático noturno na síndrome de Cushing, 158
  salivar noturno na síndrome de Cushing, 157
  teor plasmático de, 155
Cortrosina, 178
Coxiella, 376
CPER na colangite aguda, 145
Creatinina, 7
  urinária, 8
Creatinoquinase, 22
  fração MB, 23
Cretinismo
  bocígeno, 189
  endêmico, 189
Crioaglutinina, dosagem das, 261
Crioglobulina, tipos, **274**
Criptococose, 428, 430
  cultura, 430

inoculação em animal, 430
microscopia direta, 430
Crise(s)
  addisoniana, 194
  convulsivas, 473
    eletroencefalograma em pacientes com, 473
  hepática, 138
    biópsia hepática na, 139
    endoscopia na, 139
    exame de urina na, 139
    hemograma na, 138
    provas de função hepática, 138
    US de abdome na, 139
Cristais, 79
  intraeritrocitários de hemoglobina, 579
Cristalúria, 88
Critério(s)
  bioquímicos para classificar transudatos e
    exsudatos, 516
  da bilirrubina total, 516
  de Duke modificados, **804**
  de Framingham, **521**
  de Light, 516
  de MacDonald modificados, **475**
  de Maranhão e Silva Junior, 516
  do colesterol, 516
  do gradiente de albumina, 516
Cromoblastomicose, 428, 430
  identificação do fungo, 430
Cross-talk, 37
Cryptococcus
  neoformans, 427
    pesquisa no LCR, 257
Cryptosporidium, 425, 447
  de Hoffman, Pons e Janer, 424
  parvum, 448
  spp., 448
    ciclo biológico, 448
    diagnóstico laboratorial, 449
    quadro clínico, 448
Culex quinquefasciatus, 447
Cultura
  de exsudatos e transudatos em geral, 257
  de material
    do trato geniturinário, 257
    do trato respiratório, 257
  do LCR, 257
  em animal, 257
Cysticercus bovis, 442

D

Dacriócito, 574
  sangue periférico mostrando, *574*
Dano oxidativo, 37
Dastrina sérica em jejum, dosagem de, 117
Defeito(s)
  da imunidade inata e adaptativa, 336
  de adesão leucocitária, 338
  de STAT1 e STAT4 na suscetibilidade mendeliana a
    micobactérias, avaliação dos, *338*
  no IFN-γR1 associado com suscetibilidade mendeliana a
    micobactérias, *337*
Defensinas, 282

ÍNDICE REMISSIVO **823**

Defesa
  antioxidante, 31
    enzimática, 31
    não enzimática, 34
Deficiência(s)
  da 11β-hidroxilase, na hiperplasia adrenal
    congênita, 196
  da 17α-hidroxilase ou 17,20-liase, na hiperplasia adrenal
    congênita, 196
  da 21-hidroxilase, na hiperplasia adrenal congênita, 195
  da 3β-hidroxiesteroide desidrogenase, na hiperplasia
    adrenal congênita, 196
  da proteína reguladora aguda da esteroidogênese,
    na hiperplasia adrenal congênita, 197
  de dissacaridases, 129
    biópsia endoscópica do intestino delgado na, 130
    exame de fezes na, 130
    testes de absorção dos dissacarídeos na, 130
  de vitamina B12 e ácido fólico, 669
  do grânulo denso, 638
  dos grânulos alfa, 639
  homozigótica, 275
Demência, 469
  frontotemporal, 469
  potencialmente tratáveis, causas, **470**
Dengue, 363
  diagnóstico laboratorial da, 362
Densitometria óssea
  no hiperparatireoidismo, 201
  no hipoparatireoidismo, 198
Dermatite cercariana, 433
Dermatofitoses, 428, 432
Dermatomiosite, 487
Desequilíbrio acidobásico, 58
Desidrogenase láctica, 23
Desordem(ns)
  da regulação imune, 340
  fagocíticas, 338
  mistas metabólicas, 63
Dez Mandamentos da Assistência Pré-natal, 225
Diabetes
  gestacional, 166
    critérios diagnósticos com TOTG com 75 g de glicose,
      166
  insipidus, prova da privação hídrica, 189
  mellitus, 202
    albuminúria, 204
    automonitorização, 204
    critérios diagnósticos para, 163
      frutosamina sérica, 164
      glicemia de jejum alterada, 164
      hemoglobina glicada, 164
      teste de tolerância à glicose, 164
    glicemia de jejum, 203
    hemoglobina glicada, 203
    tipo 1, 163
Diagnóstico
  descritivo, **234**
  laboratorial
    da infecção
      adquirida, 357
      congênita, 356
      perinatal 357

por citomegalovírus humano, 355
por HIV-1 e HIV-2, 359
da raiva, 374
da sífilis, 395
das arboviroses, 363
das enteroviroses, 368
das hepatites virais, 360
das infecções, 251
de doenças eruptivas infantis, 367
de HCMV na gestante, 356
de vírus respiratórios, 367
em pacientes imunossuprimidos, 357
Diálise peritoneal, 90
Diarreia, 380
  aguda, sinais de gravidade, **732**
  crônica, 735
    exames complementares a serem solicitados nos
      pacientes com, **736**
    sinais de alarme, **735**
  exploração do sintoma, 730
  exsudativa, 731
  inflamatória, 731
  investigação clínica e laboratorial, 732
  motora, 731
  nosocomial, 734
  osmótica, 731
  secretória, 731
Diazorreação, 103
Diferença entre a insuficiência renal aguda
  e a crônica, **787**
Difteria, 380
  exame bacteriológico, 381
  hemograma, 381
Dimorfismo, 567
Discopatia lombar, 490
Disgranulopoese, *622*
Dismegacariopoese, *630*
Dispneia, investigação do sintoma, 806
Dissacarídeos alimentares, 129
Dissecção
  da aorta, 545
    abordagem prática básica de investigação, 549
    correção dos achados clínicos e área comprometida,
      546
    D-dímero, 547
    diagnóstico, 547
    eletrocardiograma, 548
    enzimas séricas, 547
    estudos de laboratório, 547
    exames de imagens para diagnóstico, 548
    fatores de risco, 546
    função renal, 547
    hemograma completo, 547
    radiografia do tórax, 548
Distensão sanguínea
  revelando monocitose neoplásica, *615*
  com monocitose, *616*
  revelando monocitose neoplásica, *615*
Distúrbio(s)
  associados com alteração de basófilos
    no sangue, **609**
  da absorção, 737
  da adesão plaquetária, 637

824 LABORATÓRIO COM INTERPRETAÇÕES CLÍNICAS

da agregação plaquetária, 638
da coagulação, aspectos clínicos dos, 656
da digestão, 737
da paratireoide, 197
da secreção plaquetária, 638
do equilíbrio acidobásico, 58
enzimáticos relacionados à síntese de tromboxano, 639
equilíbrio de sódio, 55
funcionais adquiridos das plaquetas, 640
hidroeletrolítico, avaliação dos, 53
mistos respiratórios-metabólicos, 63
qualitativos das plaquetas, 657
trombocitopênicos hereditários, 633
Divertículo(s)
de Meckel, 125
cintilografia no, 126
radiologia no, 126
esofagianos, radiologia nos, 114
Diverticulose, 132
DNA, oxidação de, 42
Doador(es)
compatibilidade entre, **267**
"perigosos", 267
universais, 266
DOCK8, expressão por citometria em indivíduo normal, *340*
Doença(s)
alérgica, interpretação da dosagem de IgE sérica total e específica, 306
autoimunes, 310
celíaca, 128
endoscopia digestiva alta com biópsia duodenal na, 129
exame de
fezes, 129
sangue na, 129
marcadores sorológicos na, 129
prova de absorção da D-xilose, 129
cerebrovasculares, 467
circulatórias, 521
aneurisma da aorta
abdominal, 541
torácica, 544
angina estável, 532
arteriosclerose, 527
obliterante, 530
aterosclerose, 527
dissecção da aorta, 545
endocardite bacteriana, 554
hipertensão arterial, 524
insuficiência
cardíaca, 521
vascular mesentérica crônica, 549
miocardites, 550
oclusão arterial aguda, 555
pericardite, 552
síndrome coronariana aguda, 535
tromboangeíte obliterante, 555
tromboflebite, 556
crônica
granulomatosa, 338
avaliação do *burst* oxidativo de neutrófilos em, *339*

de Addison, 4, 58
de Alzheimer, 469
de Buerger, 555
de Chagas, 407
diagnóstico parasitológico, 407
métodos de diagnóstico sorológico, 419
transmissão congênita, 410
de Crohn, 115, 126
bioquímica do sangue, 126
colonoscopia, 127
enteroscopia, 127
exame de fezes, 126
hemograma, 126
marcadores sorológicos, 126
radiologia, 127
RM, 127
TC, 127
videocápsula endoscópica, 127
de Gilbert, 75
de Marie-Strumpell, 483
de Ménétrier, 115
de Nicolas-Fabre, 392
de von Willebrand, 770
de Werlhof, 684
desmielinizante, 474
LCR nas, 464
digestiva(s)
abcesso piogênico do fígado, 140
acalasia, 115
adenocarcinoma gástrico, 117
apendicite, 120
câncer de cólon e reto, 131
câncer do pâncreas, 125
cirrose
biliar, 139
hepática, 138
colangite aguda, 144
colecistite aguda, 143
deficiências de dissacaridases, 129
divertículo(s)
de Meckel, 125
esofagianos, 114
diverticulose, 132
doença
celíaca, 128
de Crohn, 126
diverticular do cólon, 132
do refluxo gastroesofágico, 113
gastrite crônica, 115
hepatites
crônicas, 137
virais agudas, 133
hérnia de hiato, 113
íleo paralítico, 120
litíase biliar, 142
neoplasias do fígado, 141
obstrução intestinal, 119
pancreatite
aguda, 122
crônica, 124
peritonite aguda, 121
polipose adenomatosa familiar do cólon, 133
síndrome do intestino irritável, 130

ÍNDICE REMISSIVO 825

retocolite ulcerativa, 127
síndrome de Zollinger-Ellison, 116
traumatismos abdominais, 118
tumores do intestino delgado, 130
úlcera péptica, 116
diverticular do cólon, 132
do refluxo gastroesofágico, 113
endoscopia na, 114
impedanciometria esofagiana intraluminal na, 114
manometria esofagiana na, 114
pHmetria esofagiana de 24 horas na, 114
radiologia na, 114
do sangue
anemias, 661
hemolíticas autoimunes, 680
drepanocitose, 675
hemoglobinas instáveis, 677
hemoglobinopatias, 675
leucemias, 690
linfomas, 696
macroglobulinemia de Waldenström, 689
mieloma múltiplo, 686
talassemias, 678
trombocitopenias, 683
do sistema nervoso
acidente vascular cerebral, 467
demência, 469
doença desmielinante, 474
epilepsia, 472
meningite, 471
neuropatia periférica, 476
do soro, 261, 309
do tecido conjuntivo, 495
dos ossos e articulações, 493
alterações do metabolismo ósseo, 494
infecções osteoarticulares, 493
tumores ósseos, 496
dos rins, 87
endócrinas
acromegalia, 188
atraso puberal, 206
bócio simples, 189
diabetes *insipidus,* 189
diabetes *mellitus,* 202
distúbios da paratireoide, 197
feocromocitoma, 197
funcionamento integrado hipotálamo-hipofisário, 185
gigantismo, 188
hiperaldosteronismo primário, 197
hiperparatireoidismo, 200
hiperplasia adrenal congênita, 195
hipertireoidismo, 190
hipoparatireoidismo, 198
insuficiência adrenal aguda, 194
insuficiência adrenal crônica, 193
pan-hipopituitarismo, 187
pseudo-hipoartireoidismo, 199
puberdade precoce, 207
síndrome de Cushing, 194
tireoidites, 192
eruptivas infantis, diagnóstico laboratorial de, 367
glomerulares, 90
hemorrágicas, diagnóstico presuntivo de algumas, **770**

hepática
crônica, 7
marcadores de autoimunidade das, 111
marcadores sorológicos das, 8
infecciosa, 355
linfoproliferativas, alterações morfológicas em, **612**
neurológicas, alterações do LCE em diversas, **463**
parasitária, 399
actinomicose, 429
amebíase, 399
ancilostomíase, 438
ascaridíase, 435
Blastocystis spp., 425
blastomicose sul-americana, 429
criptosporidiose, 448
ciclosporíase, 451
cisticercose, 441
cisticercose humana, 443
coccídeos intestinais, 447
criptococose, 430
criptosporidiose, 448
cromoblastomicose, 431
dermatofiroses, 432
doença de Chagas, 407
enterobíase, 437
equinococose, 445
esporotricose, 431
esquistossomose,432
estrongiloidíase, 440
filárias, 446
fungos, 427
giardíase, 423
himenolepíase, 444
histoplasmose, 431
Isospora belli, 450
leishmaniose tegumentar, 416
leishmaniose visceral, 412
malária, 404
micetomas, 429
micoses, 428
teníases, 441
toxoplasmose, 419
tricuríase, 436
por imunocomplexos, 308
pulmonar obstrutiva crônica, 502
renal crônica, 89
fatores que levam à, 90
estágios, **90**
renal policística, 94
renal policística autossômica dominante, 94
respiratória(s)
causadas por vírus, 367
reumáticas, 275, 479
arterite temporal, 487
artrite reumatoide, 481
artrites reativas, 489
ciática, 490
dermatomiosite, 488
esclerose sistêmica, 488
espondilite anquilosante, 483
febre reumática, 479
fibromialgia, 491
lumbago, 490

826 LABORATÓRIO COM INTERPRETAÇÕES CLÍNICAS

lúpus eritematoso sistêmico, 483
osteoartrite, 490
periartrite do ombro, 490
poliarterite nodosa, 486
polimialgia reumática, 487
Donovanose, 391
Dor
abdominal, localização e prováveis causas, **750**
causas extra-abdominais de, **751**
Dosagem
de gastrina sérica em jejum, 117
histoquímica de dissacaridases, 130
sérica de amilase e lipase, 118
Drepanócitos, 571
Drepanocitose, 676
Drumsticks, excesso de, *620*
Ductopenia imunológicas, 139

E
EAS (elementos anormais e sedimento), 70
ECG
no hipertireoidismo, 191
no hipotireoidismo, 191
Echinicoccus granulosus, 445
Ecocardiograma de estresse, 534
Ecoendoscopia na pancreatite crônica, 124
Edema
algoritmo de investigação de, *778*
macroscópica exploração do sintoma, 776
Edwardsiella, 390
Elastase fecal, 743
Eletrocardiograma no hipoparatireoidismo, 198
Eletroforese
da hemoglobina, 584
das proteínas, 487
na febre reumática, 480
plasmáticas, 8
revelando pico monoclonal na fração de
gamaglobulina, *577*
de hemoglobina em acetato celulose e pH alcalino, *483*
de líquor, 11
de proteínas, 278
urinárias, 13
de proteínas urinárias e imunofixação, *13*
em gel de ágar e pH ácido, *583*
plasmática, perfis de, *9*
Eletrólitos, 53
Eliptocitose hereditária, sangue periférico de paciente com,
573
Eliptocitose, 573
Encefalite, alterações do LCE na, **463**
Endocardite
bacteriana, 553
alterações laboratoriais mais frequentes na, **802**
bioquímica do sangue, 555
ecocardiografia, 554
exame de urina, 555
hemocultura, 554
hemograma, 554
prova de látex, 555
infecciosa, investigação do sintoma, 801
Endoscopia
digestiva alta com biópsia duodenal

na doença celíaca, 129
na crise hepática, 139
Enema opaco, 133
Ensaio
das crioglutininas, 260
de Paul-Bunnell, 260
de Weil-Felix, 260
Entamoeba
histolytica, 399
formas císticas de, *400*
vermicularis, vários ovos, *438*
Enterobacter, 390
Enterobactéria, 384
sorotipagem das, 385
Enterobíase, 437
ciclo evolutivo, 437
diagnóstico laboratorial, 438
patogenia e sintomatologia, 438
Enterobius vermiculares, 79
Enterococcus sp., 75
Enteroscopia na doença de Crohn, 126
Enterovirose, diagnóstico laboratorial das, 368
Enzima(s)
adenosina desaminase, 21
alanina aminotransferase, 21
aldolase, 21
amilase, 21
aspartato aminotransferase, 22
catalase, 31
ceruloplasmina, 22
creatinoquinase, 22
creatinoquinase fração MB, 23
desidrogenase láctica, 23
específicas do plasma, 105
fosfatase ácida prostática, 24
fosfatase ácida total, 24
fosfatase alcalina, 24
gamaglutamiltranspeptidase, 25
glutationa peroxidase, 31
hepatocelulares, 105
L-Cat (lecitina-colesterol aciltransferase), 4
ligadas à membrana canalicular, 105
lipase sérica, 25
no soro, dosagem das, 104
Eosinofilia, 606
causas, **607**
no sangue periférico de paciente com infecção por
Toxocara canis, 607
Eosinofilúria, 88
Eosinopenia, 608
Epilepsia, 472
Equação de Henderson Hasselbach, *62*
Equilíbrio
acidobásico, 53
hidroeletrolítico, 53
Equinócito(s), 575
sangue periférico mostrando vários, *575*
Equinococose, 445
Eritroblasto
acidófilo, 561
sangue periférico mostrando, *562*
basófilo, 561, *562*
no sangue periférico, 580

ÍNDICE REMISSIVO **827**

no sangue periférico, mecanismos e condições associadas com, **582**
ortocromático, 561
sangue periférico mostrando, *562*
policromatófilo, 561
sangue periférico mostrando, *562*
sangue periférico mostrando presença de, *581*
Eritrócito(s), 561, 563
cor dos, 567
fragmentado, 576
nas extensões sanguíneas, distribuição irregular dos, 576
sangue periférico mostrando, *563*
tipos morfológicos e patologias encontradas, **762**
variação na forma dos, 571
variação no tamanho, 567
Eritropoese, 561
regulação da, 564
ERN (espécies reativas de nitrogênio), 28, **30**
formação de, *35*
ERO (espécies reativas de nitrogênio), 28, **30**
formação de, *35*
Escherichia coli
diarreia causada por, 385
enteropatogênica clássica, 385
infecções por, 385
Esclerose
múltipla, 464, 474
critérios de ressonância nuclear magnética para disseminação no tempo e espaço para, **475**
sinais de alerta para diagnóstico diferencial de, **476**
sistêmica, 488
Esferócito, 573
Esferocitose hereditária, 673
Esfregaço(s)
de medula óssea
com celularidade aumentada, 646
com celularidade normal, *646*
com plasmocitose medular, *652*
hipocelular com evidência de megacariócitos e percentual reduzido de celularidade, *646*
de sangue periférico revelando basofilia, *608*
exame direto de, 253
medular, *649*
com aumento expressivo do número de linfócitos, *651*
com hipercelularidade da série granulocítica, *650*
com notável aumento de blastos de um paciente com leucemia aguda, *650*
sanguíneo com anisocromia e anisocitose com presença de hemácias, *568*
Esofagite de refluxo, 113
Esofagoscopia, 114
Esôfago hipersensível, 114
Espermatozoide(s)
móveis, contagem total de, 237
normal, *239*
Espermograma, 237
características do sêmen, 237
coleta do líquido espermático, 238
simples, 239
tipos de exames realizados com sêmen, 238
valores normais do, **238**
Espirometria, 501

Esplenomegalia
exploração do sintoma, 791
gigante, causas de, 791
Espondilite anquilosante, 483
Esporotricose, 428
isolamento do fungo, 431
Esquistócito, 575
Esquistossomose, 432
ciclo evolutivo, 433
diagnóstico laboratorial, 434
imunidade protetora, 434
morfologia, 432
patogenia, 433
sintomatologia, 433
Esquizócito, 575
Estafilococos, 140
infecções por, 377
Esteatócrito ácido, 741
Estomatócitos, 574
sangue periférico mostrando vários, *574*
Estradiol, 174
Estreptococo, 140
infecções por, 377
bacteriologia, 378
sorologia, 378
Estresse oxidativo, 37
avaliação de marcadores do, 27
doenças e, 42
marcadores de, 42
versus dano oxidativo, 37
Estriol, 174
Estrogênios, 180
Estrógeno, 174
Estrona, 174
Estrongiloidíase, 440
ciclo evolutivo, 440
diagnóstico laboratorial, 441
patogenia e sintomatologia, 441
Estudo
bacteriológico da urina, 79
da hemostasia, 653
primária, 657
distúrbios qualitativos das plaquetas, 657
plaquetopenia, 657
secundária, 658
funcional
da suprarrenal
hiperaldosteronismo, 159
hiperplasia adrenal congênita, 160
insuficiência adrenal, 155
síndrome de Cushing, 157
da tireoide
captação de radionuclídeos pela tireoide, 152
cintilografia da tireoide, 152
dosagem sérica de T4 livre e T3 livre, 151
dosagem sérica de T4 total e T3 total, 150
dosagem sérica de tireoglobulina, 152
dosagem sérica do anticorpo antiperoxidase tireoidiana, 151
dosagem sérica do anticorpo antirreceptor de TSH, 151
dosagem sérica do TSH, 150
dosagem sérica sérica do anticorpo antitireoglobulina, 153

828 LABORATÓRIO COM INTERPRETAÇÕES CLÍNICAS

pesquisa de corpo inteiro diagnóstica, 153
rastreamento pós-dose terapêutica de iodo
radioativo, 153
do pâncreas na pancreatite crônica, 124
endócrino, 147-211
endócrino em ginecologia e obstetrícia
andrógenos, 175
estradiol, 174
estriol, 174
estrógenos, 174
estrona, 174
gonadotrofina coriônica (hCG), 173
gonadotrofinas hipofisárias, 172
hormoniologia da gravidez, 179
hormônios hipotalâmicos e hipofisários, 169
progesterona, 175
prolactina, 173
prova da tolerância à insulina, 178
prova de tolerância à glicose oral, 179
prova do ACTH, 178
prova do clomifene, 179
prova do GNRH, 177
prova do TRH, 178
provas funcionais, 176
pulsatibilidade dos hormônios hipofisários, 177
radiológico
na retocolite ulcerativa, 128
no gigantismo e acromegalia, 188
no hiperparatireoidismo, 201
no hipoparatireoidismo, 198
no hipotireoidismo, 191
no pseudo-hipoartireoidismo, 199
Eumicetoma, 428
Exame(s)
a fresco, 256
bacteriológico de fezes, 351
considerações, 352
citogenético, 693
da rotina pré-natal
anti-HIV ELISA, 227
citologia cervical, 228
cultura para estreptococo do grupo B, 229
EAS/urinocultura, 228
fator Rh, 225
glicemia de jejum, 225
HBsAg, 227
hemograma completo, 225
sorologia para toxoplasmose, 227
tipo sanguíneo, 225
VDRL, 226
de escarro espontâneo, 510
de fezes
coprocultura, 351
macroscópico, 345
microscópico, 347
na doença
celíaca, 129
de Crohn, 126
na retocolite ulcerativa, 128
de imagem
na insuficiência adrenal, 157
na síndrome de Cushing, 158
de sangue na doença celíaca, 129

de urina, 69
na crise hepática, 139
na síndrome nefrótica, 93
do sedimento urinário, 76
laboratoriais
de rotina, 3-53
interpretação clínica, 252
microbiológicos, 257
microscópico, 347
radiológico
com contraste baritado, 117
no hipertireoidismo, 191
Extensão de medula óssea corada por
May-Grunwald-Giemsa, *646*

F

Fagócitos, 282
Falso lúmen, 546
FAN, ver Fator antinuclear
FAN-HEp-2, principais padrões de, **273**
Fator(es)
antinuclear
interpretação clínica do, 270
positividade por imunofluorescência direta, condições
associadas à, 271
de cicatrização de ferida derivado de plaquetas, 627
de crescimento insulina-*like* 1, 182
reumatoide, 271
condições associadas à presença do, **271**
estudo do, 481
Rh-Hr básicos, **265**
Febre
abordagem prática para investigação, **730**
de curta duração, 725
de origem obscura, 728
causas, **729**
rotina de exames complementares para investigação
da, **729**
exploração do sintoma, 725
maculosa, 376
paratifoide, 387
reumática, 479
anticorpos antiestreptocócicos, 480
cobre e ceruloplasmina séricos, 480
critérios modificados de Duke-Jones para o
diagnóstico de, **482**
ECG, 481
eletroforese das proteínas, 480
exame de urina, 481
hemograma, 480
mucoproteínas, 479
proteína C reativa, 479
velocidade de hemossedimentação, 479
"terça benigna", 404
"terça maligna", 404
tifoide, 387
Feedback, 171
Fenômeno
de Raynaud, 488
de *rouleaux*, 277
Feridas, 118
Ferritina, 14, 275, 763

ÍNDICE REMISSIVO 829

Ferro, 37
    Capacidade
        livre de ligação de, 6
        total de ligação de, 6
    metabolismo do, 14
        condições clínicas relacionadas com o, **15**
    sérico, 14
    valores referenciais para o metabolismo do, **763**
Fibrinólise, marcadores de, 771
Fibromialgia, 491
Fibromiosite, 491
Ficolinas, 284
Fígado
    abcesso piogênico do, 140
    avaliação laboratorial do, 101
        dosagem das enzimas no soro, 104
        marcadores da função hepática, 102
        marcadores sorológicos das doenças hepáticas, 108
        marcadores tumorais, 112
        urobilinogênio na urina, 104
    neoplasias do, 141
Filárias, 446
Filaríase linfática, 446
Filtração glomerular
    fórmula, 82
    provas de avaliação da, 81
    teste da estimativa da taxa de, 83
Filtrado glomerular, 81
Flavivirus, 363
Fluorocromos, 317
Foliculite, 432
Fórmula
    CKD-EPI (*chronic kidney disease epidemiology collaboration*), 83
        segundo a etnia, **84**
    Cockcroft-Gault, 83
    de Counaham-Barratt, 83
    de Schwartz simplificada, 83
    MRDR (*modification of diet in renal disease*), 83
    para calcular o delta/delta, *64*
    para deduzir a concentração – razão massa por volume, *53*
    para deduzir a fração de excreção do sódio, *89*
Fosfatase
    ácida
        prostática, 24
        total, 24
    alcalina, 24, 106, 135
Fósforo sérico, 15
Foxp3, expressão em
    um indivíduo normal, *341*
    um paciente com síndrome de IPEX, *341*
Fração
    α-1-globulina, 9
    β-globulina, 10
    de excreção de sódio, 89
Fragilidade globular osmótica, 583, 674, 763
Fragmentação do DNA, 240
    forma de execução, 240
    interpretação, 241
    tratamento indicado para cada alteração, 242
Frutosamina sérica no diagnóstico de diabetes *mellitus,* 164
Frutosamina, 16

Função
    adrenal na síndrome de Cushing, 195
    adrenocortical na insuficiência adrenal crônica, 193
    renal, avaliação da, 81
    tireoidiana
        avaliação da, 150
        no bócio simples, 189
        no hipotireoidismo, 191
        regulação da, 149
    tireoidiana no hipertireoidismo, 190
    tubular, provas de avaliação da, 85
Fungo, 427
Fusobacterium, 395

G

Gamaglutamiltranspeptidase, 25
Gamaglutamiltransferase, 107
Gametócito, sangue periférico mostrando, *580*
Gangrena gasosa, 394
Gasometria arterial, 509
Gastrinoma, 116
Gastrite crônica, 115
    endoscopia na, 115
    estudo histopatológico, 116
    radiologia na, 115
Gastroacidograma, 117
Gel de agarose, de eletroforese de lipoproteínas plasmáticas, *11*
Giardia lamblia, 423
    formas trofozoíta e cística de, *424*
Giardíase, 423, 424
    conteúdo duodenal, 425
    exame parasitológico de fezes, 424
    métodos
        imunológicos, 424
        moleculares, 425
Gigantismo, 188
    dosagem do hormônio do crescimento, 188
    hipofisário, 188
Glicemia
    de jejum alterada, 164
    para diagnóstico de diabetes *mellitus*, 163
Glicólise, 3
Glicose, 73
    na urina, 17
    plasmática, valores para diagnóstico de diabetes *mellitus*, **163**
    sanguínea, quantificação da, 16
    sérica, 16
Glicosúria, 17, 73
Glomérulo, 81
Glomeruloesclerose focal e segmentar, 92
Glomerulonefrite
    aguda, 88
    difusa aguda, 91
    membranosa, 93
    rapidamente progressiva, 91
Glomerulopatias, 90
Globulina transportadora de tiroxina (TBG), 149
Glutamato desidrogenase, 106
Glutationa
    peroxidase, 33
    reação da, *33*

830 LABORATÓRIO COM INTERPRETAÇÕES CLÍNICAS

redutase, 33
  reação da, *33*
Glutationa, 35
Gonadorrelina, 170, 187
Gonadotrofina(s)
  coriônica humana, 181
  coriônica, 173
  hipofisárias, 172
Gonococo, infecções por, 380
Grande linfócito, 592
  granular, *592*
Granulação grosseira no citoplasma, *605*
Granulócito
  basófilos, 590
  eosinófilos, 587
  neutrófilos, 586
Granuloma inguinal, 391
Gravidez
  hormoniologia da, 179
  ovariana, 179
  placentária, 179
Grupo(s)
  sanguíneos
    os quatro, **264**
    sistema Rh dos, 265
    humanos, sistema ABO dos, 263
Guáiaco, 346
Guanina, 42

H

H. nana, ovos de, *445*
Hackwash ileitis, 128
Haemophilus
  ducreyi, 392
  influenzae, 508
    infecção por, 382
Hafnia, 390
HCAP (*healthcare-associated pneumonia*), 508
HCMV
  na gestante, diagnóstico laboratorial, 356
  sorologia para, interpretação da, **356**
HDL (*high density lipoprotein*), 4
HDL-colesterol, 529
HDW (*hemoglobin distribution width*), 566
Helicobacter pylori, 115
Helmintos, 347
Hemácia(s), 76, 561, 563
  crenadas, 575
  do doador nas diversas combinações de tipos de sangue, presença ou ausência de aglutinação das, 266
  em alvo, 572
    sangue periférico mostrando várias, *579*
  em lágrimas, 574
  madura, 563, 30
Hematêmese, 755
Hematimetria, 564
Hematócrito, 565
Hematologia
  casos clínicos em, 703-722
  clínica, 559-703
  na insuficiência adrenal crônica, 193
Hematoscopia, 567
Hematúria, 95
  macroscópica, exploração do sintoma, 773

Hemeproteínas, 41
Hemocultura, 257, 510
  na colangite aguda, 144
Hemoglobina(s), 565
  corpuscular média, concentração de, 566
  glicada, 17
    no diagnóstico de diabetes *mellitus*, 164
  instáveis, 677
Hemoglobinúria paroxística a frio, 681
Hemograma, 93
  completo
    hemácias ou eritrócitos, 561
    leucograma, 598
  na anemias hemolíticas autoimunes, 682
  na apendicite, 120
  na colangite aguda, 144
  na colecistite aguda, 143
  na crise hepática, 138
  na doença de Crohn, 126
  na insuficiência adrenal aguda, 194
  na pancreatite aguda, 122
  na síndrome de Cushing, 195
  série
    branca, 584
    plaquetária, 624
    vermelha, 564
  valores de referência do, **760**
Hemorragia digestiva, exploração do sintoma, 755
Hemossiderina, 14
Hemostasia
  alterações da, 694
  estudo da, 653
  fisiologia da, 653
    formação do coágulo
      primário, 653
      secundário, 654
  modelo celular da coagulação, 654
  sistema
    fibrinolítico, 656
    anticoangulantes naturais, 655
    fibrinolítico, 656
HEPA (*high efficiency particulate air*), 504
Hepatite(s)
  A, interpretação dos resultados sorológicos para suspeita clínica de, **360**
  B, interpretação dos resultados sorológicos para suspeita clínica de, **361**
  C, 110
  crônicas, 137
  D, 111
  Delta, interpretação dos resultados sorológicos para suspeita clínica de, **361**
  E, 111
  F, interpretação dos resultados sorológicos para suspeita clínica de, **361**
  sérica, 108
  tipo A, 109
  virais
    agudas, 133
    diagnóstico laboratorial das, 360
Hepatomegalia
  investigação do sintoma, 794
  patologias que causa, **797**

ÍNDICE REMISSIVO **831**

Hérnia
de hiato, 113
endoscopia na, 113
radiologia, 113
paraesofagiana, 113
Herpes
simples, 368
consequência da infecção por, 369
infecção por
diagnóstico laboratorial, 369
testes laboratoriais, 369
Hexagon Obsgreen®, 346
Hiato aniônico, 63
Hidatidose
hepática, 446
humana, 445
pulmonar, 446
Hidroperóxido lipídico, **29**
Himenolepíase, 444
Hiperaldosteronismo
confirmação
teste de
infusão de solução salina, 159
sobrecarga oral de sódio, 160
supressão com fludrocortisona, 160
diferenciação dos subtipos
exames de imagem, 160
teste de estímulo postural, 160
teste terapêutico com espironolactona, 160
primário, 197
rastreamento
dosagem da renina, 159
relação aldosterona/renina (RAR), 159
Hipercalcemia, 124
patologias relacionadas com, 5
Hipercalciúria, 5
Hipercalemia, 57
Hipercortisolismo, confirmação na síndrome
de Cushing, 157
Hipercromia, 571
Hipergamaglobulinemia, 10
Hiperlipoproteinemia, classificação das, **12**
Hipernatremia(s), 55, 56
Hiperparatireoidismo, 124
cintilografia com ^{99m}Tc-sestamibi, 201
densitometria óssea, 202
estudo radiológico, 201
laboratório, 200
primário, 200
secundário, 200
terciário, 200
testes genéticas, 201
Hiperplasia
adrenal congênita
17-hidroxiprogesterona (17-OHP), 160
deficiência da 11β-hidroxilase, 196
deficiência da 11β-hidroxilase, 196
deficiência da 17α-hidroxilase ou 17,20-liase, 196
deficiência da 21-hidroxilase, 195
deficiência da 3β-hidroxiesteroide desidrogenase, 196
deficiência da proteína reguladora aguda da esteroidogênese, 197

teste de estímulo com ACTH, 161
eritroide, esfregaço de medula óssea mostrando, *581*
Hipertensão
arterial, 524
eletrocardiograma, 526
sistêmica, valores de aferição da pressão arterial para classificação da, **525**
urinálise, 526
portal
causas, **789**
complicações e manifestações da, 789
Hipertireoidismo
cintilografia da tireoide, 191
dosagem sérica do TSH, 190
ECG, 191
exame radiológico, 191
função tireoidiana, 190
Hiperuricemia, 3
Hipoalbuminemia, 9, 102
Hipocalciúria, 5
Hipocalemia, 58
Hipocromia, 570
Hipófise, 169
Hipogranularidade, *622*
Hiponatremia, 55
hipertônica, 56
hipotônica, 56
Hipoparatireoidismo
avaliação oftalmológica, 199
densitometria óssea, 198
eletrocardiograma, 199
estudo radiológico, 198
laboratório, sangue e urina, 198
testes genéticos, 198
Hipotálamo, 170
Hipouricemia, 3
Histograma
de RDW normal, *567*
RDW muito aumentado, *567*
Histopatológico pleural, 517
Histoplasma capsulatum, 427, 431
Histoplasmose, 428, 431
identificação, 431
provas imunológicas, 431
radiologia, 432
HIV, 359
HLA-B27, 277
HOMA-IR, 219
Homeostase, 59
Hormodendrum
compactum, 430
pedrosoi, 430
Hormônio(s)
adrenocorticotrófico, 185
determinação na insuficiência adrenal, 156
na síndrome de Cushing, 158
do crescimento
hipersecreção do, 188
placentário humano, 182
esteroides
estrogênios, 180
progesterona, 180
foliculoestimulante, 170, 186

832 LABORATÓRIO COM INTERPRETAÇÕES CLÍNICAS

hipofisários, 169, 185
  administração de, 176
  informações de interesse clínico, 186
hipotalâmico liberador das gonadotrofinas, 170
hipotalâmicos, 169
  liberadores e inibidores, 169, 185
hopofisários de interesse clínico, 170
liberador da
  corticotrofina, 183
  gonadotrofina, 183
liberadores hipotalâmicos, administração de, 176
luteinizante, 170, 186
neuropeptídeos, 183
paratireoide, 81
polipetídicos, 181
pré-hipofisários, 169
tireoestimulante, 149
  dosagem no hipertireoidismo, 190
  dosagem sérica do, 150
  dosagem sérica no hipotireoidismo, 191
tireoestimulante ou tireotrofina, 149
vasopressina, 81
Hormoniologia da gravidez, 179
HPLC (*high performance liquid chromatography*), 36
Hymenolepis, 445

I

Icterícia, exploração do sintoma, 744
Identificação
  de anticorpos, 258
  de antígenos e produtos, 262
Idoso, anemia no, 663
IgE
  específica, técnicas de identificação da, 307
  sérica total, 306
IgG, avidez de, 356
Imunoblot, 360
Ileíte de refluxo, 128
Íleo paralítico, 119, 120
Impedanciometria esofagiana intraluminal, 114
Imunidade
  adaptativa, 287
    defeitos da, 336
    mecanismos de doença envolvendo a, 294
  celular, 287, 293
  humoral, 287, 292
  inata, 281
    componentes
      barreiras epiteliais, 282
      células dendríticas, 283
      células linfoides inatas, 283
      fagócitos, 282
    defeitos da, 336
    resposta, 283
Imunocomplexos
  presença de, avaliação laboratorial, 310
  reações mediadas por, 308
Imunocromatografia, 402
Imunodeficiência(s)
  celular, 334
  combinada, 334
    grave, 335
  comum variável, 333
    maturação anormal de células B na, *334*

primárias
  avaliação clínica e funcional, 318
  investigação laboratorial das IDP, 331
Imunoensaios, 260
Imunofenotipagem das células precursoras hematopoéticas
  mieloides, anticorpos monoclonais aplicados à, **585**
Imunofluorescência indireta, 270
Imunoglobulina(s)
  classes das, *290*
    características das, **290**
  concentrações de, *290*
  durante o desenvolvimento do linfócito B, expressão das,
    292
  estrutura e função das, 288
  estrutura, 288, *289*
  função das, 288
Imuno-hematologia, 262
Inclusão(ões)
  fagocíticas nos neutrófilos, *620*
  fagocíticas, 619
  intraeritrocitária de corpúsculo de Howell-Jolly
    sangue periférico de paciente com anemia hemolítica
      mostrando, *578*
  intraeritrocitárias, 577
Índice(s)
  de anisocitose, 567
  de filtração glomerular, 6
  de saturação da transferrina, 15
  hematimétricos, 565
  PHI (*Prostate Healthy Index*), 246
Infarto
  agudo do miocárdio, 535
    comportamento das diversas enzimas no, *537*
    dicas no ECG para diferenciar pericardite de, **552**
Infecção(ões)
  adquirida, diagnóstico laboratorial da, 357
  congênita, diagnóstico laboratorial da, 356
  diagnóstico laboratorial das, 251
  do trato urinário, 95
    exame bacteriológico, 96
    exame de urina, 95
    ressonância magnética, 96
    sedimentoscopia, 95
    tomografia computadorizada, 96
    ultrassonografia, 96
  perinatal, diagnóstico laboratorial da, 357
  persistentes, 309
  por anaeróbios, 392
  por *Campylobacter*, 390
  por citomegalovírus humano
    diagnóstico laboratorial da, 355
      pesquisa de células citomegálicas, 355
    diagnóstico laboratorial da, 355
      diagnóstico laboratorial da infecção adquirida, 357
      diagnóstico laboratorial da infecção congênita, 356
      diagnóstico laboratorial da infecção perinatal, 357
      diagnóstico laboratorial de HCMV
        na gestante, 356
      diagnóstico laboratorial em pacientes
        imunossuprimidos, 357
  por clamídias
    microscopia, 375
    sorologia, 375
    técnica de imunofluorescência, 375

ÍNDICE REMISSIVO 833

por estafilococos, 377
por gonococo, 380
  bacterioscopia, 380
  cultura, 380
por *Haemophilus influenzae*, 382
  bacterioscopia, 382
  cultura, 382
  sorologia, 383
por HIV-1 e HIV-2, diagnóstico laboratorial da, 359
por micoplasmas, 375
por *Morganella*, 389
por *Mycoplasma pneumoniae*, 261
por pneumococo, 379
  bacterioscopia, 379
  imunologia, 379
por *Proteus,* 389
por *Providencia*, 389
por *Pseudomonas*, 391
por rubéola, 364
por salmonelas, 386
  hemocultura, sorologia e hemograma, 386
  isolamento e identificação do germe, 386
por *Shigella*, 388
por *Vibrio,* 390
por *Yersinia enterocolitica*, 389
subclínicas, 258
Inflamação, 285
  síndrome metabólica e, 212
  sinais básicos da, 285
Inibidor de C1 esterase, 311
Inibina, 182
Inoculação em animal, 257
INR (*international normalized ratio*), 769
Insuficiência
  adrenal
    determinação do ACTH, 156
    dosagem dos ácidos graxos de cadeia muito longa, 157
    dosagem dos anticorpos antiadrenais, 156
    exames de imagem, 157
    testes de estímulo, 156
  adrenal aguda
    bioquímica do sangue, 194
    dosagem do cortisol no plasma, 194
    hemograma, 194
  adrenal crônica
    bioquímica do sangue, 193
    função adrenocortical, 194
    hematologia, 194
  cardíaca, 521
    causas mais comuns, **524**
    diagnóstico de, 522
  renal, dosagem de cortisol, na suspeita de, 155
  renal aguda, 87
    exploração do sintoma, 783
    índices diagnósticos na, **785**
  renal crônica, 89
  vascular mesentérica crônica, 549
Insulina, 212
Integrina, afinidade das, 285
Interpretação laboratorial na síndrome metabólica, análise
  da microalbuminúria, 219
  da resistência à insulina, 219
  do perfil lipídico, 219

Intoxicação, 352
Intradermorreação de Montenegro, 415, 418
Inulina, 82
Iodo radioativo, rastreamento pós-dose terapêutica de, 153
Íons, 53
  H+, secreções pelas células tubulares distais, *61, 62*
IPF (*immature platelet fraction*), 629
Isoforma do PSA, 246
Isomaltose, 129
Isoprostano, 40
Isospora belli, 450
  ciclo evolutivo, 451
  diagnóstico laboratorial, 451
  morfologia, 451
  patogenia e sintomatologia, 451

K
Klebsiella, 390

L
Laboratório
  em doenças reumáticas autoimunes, 269
  hipoparatireoidismo e exames de, 198
  nas doenças cardiorrespiratórias e circulatórias, 499-521
  nas doenças infecciosas e parasitárias, 249-355
  no hiperparatireoidismo, 200
  no pseudo-hipoartireoidismo, 199
Lactato desidrogenase, 106
Lactogênio placentário humano, 182
Lactose, 129
Laudo
  alterações celulares benignas, 234
  atipias celulares, 234
  citopatológico
    componentes do, 233
    cervical, 232
    componentes do, 233
L-Cat, 4
LDL (*low density lipoprotein*), 4
LDL-colesterol, 529
Leishmania, 412
Leishmaniose
  tegumentar, 416
  visceral, 412
Leptócitos, 572
Leptospira, 256
  interrogans, 398
Leptospirose, 398
Lesão(ões)
  abdominais, 118
  sem solução de continuidade, 118
  visceral, 118
Leucemia(s), 690
  aguda
    diagnóstico laboratorial, 691
    quando suspeitar, 690
  crônicas, 622
  leucogramas nas, 622
  linfoide crônica, 694
Leucina aminopeptidase, 107
Leucócito(s), 75, 77, 584
  adesão estável ao endotélio, 285
  alterações morfológicas dos, 616

834 LABORATÓRIO COM INTERPRETAÇÕES CLÍNICAS

anormalidades morfológicas dos, 621
contagem absoluta em relação a faixa etária, valores de referência da contagem, **600**
recrutamento de, *285*
rolamento de, 285
transmissão aatravés do endotélio, 285
Leucocitose, 120
distensão sanguínea revelando, *624*
Leucograma, 598
alterações do, 600
nas leucemias, 622
Leveduras, 79, 427
Linfoblasto, 591, *592*
L1, 33, *623*
Linfócito(s), *591*
apresentando vilosidades ou projeções citoplasmáticas irregulares, *612*
atípico(s), 616
com aumento de tamanho e expansão citoplasmática, *611*
com citoplasma deformado por eritrócitos adjacentes, *611*
com núcleo multilobulado, com aspecto de trevo, *611*
B, 288
origem do, *287*
B1, 282
com hiperbasofilia citoplasmática periférica, *611*
com núcleo convoluto, *612*
com projeções bipolares, *612*
com vacúolos citoplasmáticos e aspecto linfomonocitoide, *611*
T, 290
origem do, *287*
intraepiteliais, 282
Linfocitopenia, 614
causas, **614**
Linfocitose, 608, *609*
com morfologia monomórfica, 611
com presença de linfócitos atípicos, *611*
monomórfica, 613
com presença de linfócitos clivados e contorno nuclear irregular, *612*
pleomórfica, 609
Linfogranuloma venéreo, 392
Linfoma, 696
de Hodgkin, 696
não Hodgkin, 697
Linfonodomegalia, investigação do sintoma, 799
Linfopoese
B, 592
T, 592
Linfopoetina do estroma tímico, 590
Lipase sérica, 25, 122
Lipídeos plasmáticos, pontos de corte para os, **528**
Lipidograma, 528
Lipoproteína(a), 529
Líquido
extracelular, 53
intracelular, 53
Liquído
cefalorraquiano (LCR), 459

leucócitos da amostra de, significado clínico de acordo com o predomínio celular obtido em contagem diferencial de, **462**
em condições normais, 459
punção do, 460
cerebroespinhal (LCE), 459
alterações em diversas doenças neurológicas, **463**
características normais do, 460
espermático, coleta do, 238
pleural
adenosina desaminase, 515
exames bioquímicos no, 513
leucograma em, 514
Líquor nas meningites bacteriana e viral, características, **728**
Lisozima, 86
Listeria, 381
Listeriose
bacterioscopia, 381
cultura, 382
sorologia, 382
Litíase
biliar, 75, 142
colangiopancreatografia endoscópica retrógrada na, 143
colangio-RM na, 142
TC na, 142
ultrassom endoscópico, 143
US de abdome superior na, 142
Lombalgia, 490
Lombriga, 435
LPLT (*large platelets*), 628
Lumbago, 490
Lúpus
eritematoso sistêmico, 484
dosagem do complemento e suas frações, 486
eletroforese das proteínas, 486
exame de urina, 486
fator reumatoide, 485
hemograma, 486
hemossedimentação, 486
pesquisa de células LE, 484
positividade do FAN, 485
prova de Coombs, 485
reações sorológicas para lues, 486
Lutzomyia, 413

M

Má absorção, mecanismos associados às principais causas de, **738**
MAC, 286
Macrócitos policromatófilos, *609*
Macrócitos, 569
Macrocitose
associada com anemia, 569
com presença de macro-ovalócitos, sangue periférico revelando, *569*
sem anemia, 569
Macrófago, 281, *596*
com aspirado de medula óssea, *596*
Macroglobulinemia de Waldenström, 689
Macroplaquetas, 629
Magnésio sérico, 17

Malária, 404
  diagnóstico parasitológico, 405
  hemograma, 407
  teste(s)
    de diagnóstico rápido, 405
    moleculares, 406
Malondialdeído, 38, 44
Malondialdeído-acetaldeído, 40, 44
Maltose, 129
Mancha de Gumprecht, *610*
Manometria esofagiana, 114
Mansonella ozzardi, 446
Marcador
  da função hepática
    albumina, 102
    bilirrubina
      na urina, 103
      no soro, 103
    tempo de protrombina, 102
  de autoimunidade das doenças hepáticas
    anticitosol hepático, 112
    anticorpo
      antinuclear, 111
      anticitoplasmático nuclear, 112
      antimitocôndria, 112
      anti-LKM, 111
      anti-SLA/LP, 112
  de dano
    ao DNA, 44
    oxidativo, 38
  de estresse oxidativo, 38
  de peroxidação lipídica, 44
  de resistência à insulina no diabetes *mellitus* tipo 1, 165
  do estresse oxidativo, avaliação de, 27
  e hemólise, 764
  não enzimáticos, 3
  sorológico(s)
    da hepatite, 135
    da hepatite B, **110**
      interpretação clínica e significado dos, **136**
      significados**, 110**
    na doença celíaca, 129
    das doenças hepáticas, 108
    das hepatites virais, 108
    na doença de Crohn, 126
    na retocolite ulcerativa, 128
  tumorais, 112
Mecanismo
  de autorregulação entre o complexo hipotalâmico-hipofisário e as glândulas sob sua influência, 171
  pulmonar, 60
  renal, 60
Medicina nuclear nos tumores do intestino delgado, 131
Medida de depuração, 82
Medula
  aleucêmica, 651
  aplástica, 651
  linfocítica, 651
  mielocítica, 650
  óssea
    com hipercelularidade megaloblástica, 649
    com hiperplasia normoblástica, 648
    contagem diferencial, **648**

eritroblastos basófilos, *562*
    hipercelular e diseritropoética, 649
    hipercelular, 648
    leucoblástica, 650
    proeritroblasto, *562*
  plasmocítica, 651
  pseudo-hiperplásica, 651
Megacarioblasto, *624*
Megacariócito
  acidófilo, 625, *526*
  basófilo, 625, *625*
Megaesôfago, 115
Megateste, 176
Meningite(s)
  asséptica(s), 472
    alterações do LCE na, **463**
  bacteriana, alterações do LCE na, **463**
  infecciosa, exame de líquor cefalorraquiano nas, **472**
  tuberculosa, alterações do LCE na, **463**
Meningoencefalite por fungos, alterações do LCE na, **463**
Metabolismo ósseo, alterações do, 494
Metamielócito
  basófilo, 591
  eosinófilo, *590*
  neutrófilo, 587
Método(s)
  Baermann, **351**
  "colorimétrico", 346
  da "tinta nanquim", 256
  da fita gomada, 348
  de Albert-Laybourn, 255
  de capacitação espermática, *241*
  de coloração de Kinyoun, 349
  de diagnóstico para detecção de protozoários e helmintos parasitos do intestino, 347
  de gradiente, *241*
  de Gram, 254
  de imagem nas neoplasias de fígado, 141
  de impregnação pela prata, 256,
  de imunofluorescência direta, 257
  de sedimentação por centrifugação, **351**
  de Willis, 437
  de Ziehl-Neelsen, 254, 349
  Faust, **351**
  hematoxilina férrica, **351**
  HOMA-IR, 166
  imunológicos, 258
  Kato, **351**
  laboratoriais
    diretos, 251
    indiretos, 251
    para diagnóstico de doenças ou processos infecciosos, 251
  moleculares, 258
  para diagnóstico das diversas parasitoses, **351**
  para realização de testes cutâneos de leitura imediata, 301
  para realização de testes cutâneos de leitura imediata, *301*
  QUICKI, 166
  swim-up, 241
MHC, *291*
Micetomas, 394, 429

836 LABORATÓRIO COM INTERPRETAÇÕES CLÍNICAS

Micose(s)
  observadas no Brasil, 428
  profundas, 428
  superficiais, 428
Microalbuminúria, 6
  análise na interpretação laboratorial da síndrome
    metabólica, 219
Microangiapatia trombótica, 685
Microarray para alérgeno, 307
Micrócitos, 568
Microcitose e acentuada hipocromia, *571*
Microesferócitos, 573
Micromegacariócito, 630
Microrganismo(s)
  comumente encontrados na citopatologia
    cervical, **235**
  nos eritrócitos, 580
Mieloblasto, 586
  apresentando bastonetes de Auer, *623*
Mielocatexia, 619
Mielócito
  basófilo, *591*
  eosinófilo, 590
  neutrófilo, 587
Mielofibrose idiopática, sangue periférico de um paciente
  com, *574*
Mielograma, 643
  coleta, preparo e análise da medula óssea, 644
    aparência da extensão, 645
    aspirado de medula óssea, 645
    contagem diferencial e grau de maturidade, 647
    locais anatômicos de punção, 644
    microscopia, avaliação da celularidade do aspirado de
      medula óssea, 645
    procedimentos preliminares, 644
  indicações na medula óssea, 643
Mieloma
  múltiplo, 686
    revelando formação de *rouleaux*, sangue periférico de
      um paciente com, *577*
Mieloperoxidase(s), 34, 41
Miocardite, 550, 30
  angiografia com radioisótopos, 551
  biomarcadores cardíacos, 551
  cateterismo cardíaco, 551
  diagnóstico etiológico, 551
  ECG, 550
  ecocardiografia, 550
  raios X do tórax, 550
  ressonância nuclear magnética, 551
Mioglobina, 18
Monoblasto, *596*
Monócito, *596*
Monocitopenia, 616
Monócitos, 594
Monocitose, 614
  desordens associadas, **615**
Mononucleose, 261
  infecciosa
    diagnóstico
      imunológico, 373
      laboratorial, 372
    pesquisa de anticorpos específicos contra antígenos
      virais, 373

    pesquisa de anticorpos heterófilos, 373
    pesquisa do DNA viral do EBV, 374
  infecciosa, 372
Monoteste, 373
MPV (*mean platelet volume*), 628
Muco, 79
Mycobacterium tuberculosis, 504
Mycoplasma pneumoniae, 376, 508

N

NADPH-oxidase, 34
NAG (*non-aglutinable*), 390
Não radicais, 44
NCV (*non-cholerae vibrio*), 390
Necator americanus, 438
Necrose tubular aguda, 88
Nefelometria, 481
Nefrolitíase, 97
  exame da urina em amostra, 97
  tomografia computadorizada, 97
  ultrassonografia, 97
Néfron, 73, 81
Nefropatia
  cística, 94
  tubulointersticiais, 94
Nefrosclerose, 94
Nefrose, 16
Neisseria, 380
Neoplasia(s)
  do fígado
    alfafetoproteína sérica nas, 142
    biópsia percutânea com agulha fina nas, 141
    métodos de imagem nas, 141
    provas de função hepática nas, 141
  malignas do colo uterino, citopatologia cervical
    nas, 231
Neurocisticercose, 444
  alterações do LCE na, **463**
Neuropatia periférica, 476
Neurossífilis, alterações do LCE na, **463**
Neutrofilia, 601, *602*
  causas de, **604**
Neutrófilo(s), 281
  alterações degenerativas dos, *605*
  apresentando vacuolização e granulação grosseira no
    citoplasma, *605*
  assincronismo de maturação núcleo-citoplasma
    nos, *622*
  bilobulado, *617*
  botrioide, *618*
  com corpúsculo de Döhle, *605*
  com granulações anormais, *620*
  com núcleo em anel, *622*
  com padrão anormal de lobulação, *618*
  granulações tóxicas no citoplasma dos, 616
  hipersegmentação nuclear dos, 618
  mobilização em pacientes com infecção e desvio à
    esquerda, *603*
  satelitismo de plaquetas no neutrófilo, sangue periférico
    mostrando, *631*
  vacuolização citoplasmática dos, 618

Neutropenia, 605
  causas, **606**
Nitrito urinário, 75
Nitrogênio, espécies reativas de, 27
  características de algumas, **29-30**
Nitrosotióis, 42
Nódulo
  da tireoide
    cintilografia da tireoide, 193
    punção aspirativa com agulha fina, 193
    ultrassonografia, 193
  de Aschoff, 479
Número de plaquetas e o risco de hemorragia,
  relação entre, **635**
Nutriente mal absorvido, alterações laboratoriais e na
  história e exame físico de um paciente de acordo
  com o, **739**

O

Obesidade, síndrome metabólica e, 212
Obstrução
  do ducto pancreático, 124
  duodenal, 119
  intestinal, 119
Ocitocina, 186
Oclusão arterial aguda, 555
Odor da urina, 71
Oftalmite gonocócica do RN, 380
"Olho de coruja", 253
  exame direto de, 253
Oligúria, exploração do sintoma, 783
Ombro, periartrite do, 490
Onchocerca volvulus, 446
Ophtalmia neonatorum, 380
"Opilação", 438
Osmolalidade, 54
  medida da, 54
Osteoartrite, 490
Osteodistrofia, 496
Ovalocitose, 573
Oxalúria, 79
Oxidação
  avançada de produtos de proteínas, 41
  de DNA, 42
  de urato, 44
Oxidative stress biomarkers, 43
Óxido nítrico, **30**
  nítrico sintase, 34
Oxigênio
  espécies reativas de, 27, 28
    características de algumas, **29-30**
  molecular, 28

P

Paciente imunossuprimido, diagnóstico laboratorial
  em, 357
Padrão
  "meticilina", 94
  tromboelastográficos, *659*
Pâncreas, câncer do, 125
Pancreatite
  aguda, 122
    bioquímica na, 122

colanagio-RM na, 123
colangiopancreatografia endoscópica retrógrada, 123
hemograma na, 122
radiologia na, 123
TC na, 123
ultrassonografia na, 123
  crônica, 124
    bioquímica na, 124
    colangio-RM na, 125
    estudo funcional do pâncreas, 124
    radiologia, 124
    TC na, 124
    ultrassom endoscópico na, 125
    ultrassonografia, 124
Pan-hipopituitarismo, 187
  campo visual, 187
  estudo radiológico, 187
  função
    do córtex da suprarrenal, 187
    tireoidiana, 187
  função tireoidiana, 187
Paracentese abdominal, 119, 122
Paracoccidioides brasiliensis, 427, 429
"Paralelepípedo", aspecto em, 127
Parâmetro eritrocitário, valores de referência por faixa
  etária, **563**
Parasitos, 79
Parasitose(s), métodos para diagnóstico das diversas, **351**
Paratormônio, 81
Parvovírus B19, 374
Patologias relacionadas com
  hipercalcemia, 5
  hipocalcemia, 5
PDW (*platelet distribution width*), 628
Pêntade de Reynolds, 144
Pentraxinas, 284
Peptídeo natriurético cerebral, 5
Pequeno linfócito, 592
Pequenos linfócitos, **609**
Perfil
  eletroforético
    de urina com aumento da região gama, *13*
    em doença renal crônica, *9*
    gamopatia policlonal, *9*
    normal, *9*
  glicídico, análise do na interpretação laboratorial da
    síndrome metabólica, 218
  lipídico, análise na interpretação laboratorial da síndrome
    metabólica, 219
Periartrite do ombro, 490
Pericardite, 551
  avaliação por exames complementares, **554**
  biomarcadores cardíacos, 553
  ECG, 552
  ecocardiografia, 552
  investigação etiológica, 553
  raios X do tórax, 552
  ressonância magnética, 553
  tomografia computadorizada, 553
Peritonite
  aguda, 121
    hemograma na, 121
    paracentese abdominal, 122

838 LABORATÓRIO COM INTERPRETAÇÕES CLÍNICAS

radiologia na, 121
tomografia computadorizada, 122
ultrassonografia abdominal, 122
bacteriana espontânea, 121
Peroxidação lipídica, 38
rotas de formação da, *39*
Peróxido de hidrogênio, **29**
Peroxinitrito, **30**
Pesquisa
de anticorpos de frio, 682
de BAAR no escarro, 505
de corpo inteiro, diagnóstica, 153
em campo escuro, 256
pH, segundo Søren Peter Lauritz Sørensen, *59*
Phialophora verrucosa, 430
pHmetria esofagiana de 24 horas, 114
Pincer cell, 576
Piocianina, 391
Pirimidinas, 42,
Pirose funcional, 114
Plaqueta(s), 625
agregação *in vitro* pelo anticoagulante EDTA, *631*
alterações quantitativas das, 629
avaliação laboratorial das, 628
azul-pálidas, 629
dismórficas, *630*
distribuição normal de agregados de plaquetas, *626*
gigantes, *633*, 637
dismórficas aparentemente
hipogranuladas, *629*
pectoris estruturas e funcionais da, 625
pré-trombóticas hiperativas, 640
sugestivas de síndrome de Wiskott-Aldrich e
plaquetopenia, *629*
variação no tamanho das, *628*
Plaquetopenia, 683
sangue periférico com, *631*
Plasmoblasto, *595*
Plasmócito(s), 594, *595*
aumento do número indicativo de mieloma múltiplo,
577
com vacuolização citoplasmática, *595*
Plasmodium, 404
Pleurograma, 512
Pneumococo, infecções por, 379
Pneumonia
adquirida na comunidade, 508
antígenos urinários, 511
exame de escarro espontâneo, 510
exames para investigação da causa infecciosa, 510
hemocultura, 510
reação em cadeia polimerase, 511
testes sorológicos, 511
Pneumonite por hipersensibilidade, 309
Poiquilócito, 576
Poiquilocitose, 571
com vários esquizócitos, *572*
sangue periférico mostrando, *576*
Poliangeíte microscópica, 486
Poliarterite nodosa, 486
exame de urina, 487
hemograma, 486
hemossedimentação, 486

Policromasia, 570
sangue periférico revelando, *571*
Policromatofilia, 570
Polímero de frutose, 82
Polimialgia reumática, 487
Poliploidização, 624
Polipose adenomatosa familiar do cólon, 133
Poliúria, 88
Pontilhado basófilo, 577
sangue periférico mostrando, *578*
Porfiria eritropoética, 664
Potássio
excreção de, controle, 57
metabolismo do, avaliação, 57
PPLO (*pleuro-pneumonia like organisms*), 375
PPO (*pleuro-pneumonia organisms*), 375
Pré-albumina, 8
Pré-natal, exames da rotina, 225
Pericardite, avaliação por exames complementares, **554**
Prickle cell, 576
Proctite ulcerativa, 127
Proeritroblasto, 561, *562*
Progesterona, 175, 180
Prolactina, 173
Prolinfócito, *591, 592*
Promielócito, 586
Promonócito, *596*
Proplasmócito, *595*
Proteína(s)
C reativa, 277
na febre reumática, 479
carbonilada, 41, 44
de baixo peso molecular nas lesões tubulares, avaliação da
determinação de, 86
de Tamm-Horsfall, 78
eletroforese de, 278
fixadora de retinol, 8
ligadoras de fosfolípides, **276**
na urina, 76
oxidação avançada de produtos de, 41
placentárias, 183
sérica de baixo de peso molecular, 86
transportadora de retinol (RBP), 86
WASP nos linfócitos e monócitos por citometria de fluxo
em um indivíduo normal, análise da, *336*
Proteinúria, **90**
avaliação da, 85
de Bence Jones, 13
funcional, 76
Protozoários, 347, 399
Prova(s)
cruzada, 267
cutâneas, 262
da D-xilose, 741
da provação hídrica no diabetes *insipidus*, 189
da secretina-pancreozimina, 742
da tolerância à insulina, 178
de absorção da D-xilose na doença celíaca, 129
de afoiçamento, 677
de aglutinação em lâmina, 384
de avaliação da filtração glomerular, 81
de avaliação da função tubular, 85

de Coombs, 267, 674
  direta, 268
  indireta, 269
de função hepática
  na crise hepática, 138
  na colangite aguda, 144
  na crise biliar, 139
  nas neoplasias de fígado, 141
de hemostasia primária, 768
de hemostasia secundária, 769
de Paul-Bunnell-Davidsohn, 261
de Schilling para absorção de vitamina B12, 742
de tolerância à glicose oral, 176, 179
de tolerância à insulina, 176
de tolerância à lactose, 741
de Waaler-Rose, 481
do ACTH, 178
do citrato de clomifeno, 176
do clomifene, 179
do látex, 481
do TRH, 178
funcionais, 176
para determinação do grupo sanguíneo e do fator Rh, interpretação, *265*
seleção das
  mulheres durante a vida reprodutiva, 177
  mulheres pós-menopáusicas, 177
  mulheres pré-púberes e púberes, 177
PSA (Antígeno Prostático Específico), 243
  aplicabilidade clínica do, diretrizes da AUA, 246
  densidade do, 245
  isoformas do, 246
  livre e OSA total, relação entre, 245
  no seguimento de pacientes tratados por câncer de próstata, papel do, 246
  papel na detecção do câncer de próstata, 244
  valor ajustado à faixa etária, 345, **245**
  variantes, 244
  velocidade do, 245
Pseudoacalasia, 115
Pseudo-hipoparatireoidismo, 199
  estudo radiológico, 199
  exame de sangue e, 199
  exame de urina e, 199
  teste(s)
    de Ellsworth-Howard, 199
    genéticos, 199
Pseudomonas, 391
  infecções por, 391
Pseudoplaquetopenia, 657
Pseudotrombocitopenia, 631
Puberdade precoce, 207
  avaliação por imagem, 207
  dosagens hormonais, 207
Pulsatilidade dos hormônios hipofisários, 177
Punção
  aspirativa com agulha fina no nódulo da tireoide, 192
  do fígado, 404
  do LCR, 460
  lombar, 460
    roteiro, 461
Purinas, 42

Púrpura
  alérgica ou anafilactoide, 684
  simples, 684
  trombocitopênica trombótica, 685
  trombocitopênica imunológica idiopática, 684
  trombocitopênica trombótica, 685
Pus azul, 391

Q

Quadros reacionais leucemoides, **604**
Queratoesquistócito, 576
Quérion, 432

R

Radical(is)
  alcoxil, 29
  carbonato, **30**
  hidroxila, **29**
  livre, 27, 44
    intermediário ubisemiquinona, 36
    nos biomoléculos, efeitos de, *32*
  peroxil, 29
Radiologia no câncer de cólon e reto, 132
"Raios de sol", aspecto em, sarcomas, 496
Raiva, diagnóstico laboratorial da, 374
Raquitismo, 495
RDW (*red distribution width*), 567
Reação(ões)
  citoquímica para peroxidase, 623
  citotóxicas mediadas por anticorpos, *297*
  com ácido tiobarbitúrico, 38
  da benzidina, 346
  da glutationa peroxidase, *34*
  da glutationa redutase, *33*
  da superóxido dismutase, *32*
  da superóxido redutase, *33*
  de aglutinação, 259
  de decomposição de H_2O_2 pela catalase, *34*
  de Fenton, *31*
  de fixação de complemento, 258, 410
  de floculação, 259
  de Fouchet, 102
  de Grimbert, 103
  de Haber-Weiss, *31*
  de hipersensibilidade
    avaliação funcional das, 298
    classificação de Gell e Combs, 295
      tipo I, *296*
      tipo III, *298*
  de imunofluorescência indireta, 410
  de inibição da hemaglutinação, 260
  de liberação, 638
  de Meyer-Johannessen, 346
  de Paul-Bunnel Davidsohn, 373
  de Paul-Bunnell, 261
  de precipitação, 259
  de Wassermann, 258
  de Weil-Felix, 261, 376
  de Widal, 387
  imunológicas na crise biliar, 140
  intradérmica, 384
  irritativa, 315

840 LABORATÓRIO COM INTERPRETAÇÕES CLÍNICAS

leucemoide linfoide, 613
leucemoide neutrofílica, 604
leucemoide, 120
mediadas por células, *299, 312*
mediadas por imunocomplexos, *298, 308*
Receptor(es)
de células T, *291*
universais, 266
Regra de Ottenberg, 266
Regulador do sistema do complemento, 311
Relação(ões)
aldosterona/renina (RAR) no rastreamento de
hiperaldosteronismo, 159
cintura/quadril, 215
Relaxina, 183
"Relógio placentário", 183
Renina, dosagem no rastreamento
de hiperaldosteronismo, 159
Replicação do HBV e do HCV, avaliação do grau de, 137
Reserva alcalina, 18
Resistência
à insulina
marcadores de, 165
síndrome metabólica e, 212
insulínica, marcadores de, **166**
Respiração de Cheyne-Stokes, 56
Resposta
imune adaptativa
características da, 293
tipos de, 291
inata, componentes humorais da, 283
Reticulócito, 562
contagem de, 582
sangue periférico corado com azul de cresil brilhante para
identificação de, *563*
Retocolite
ulcerativa, 127
colonoscopia com biópsia, 128
estudo radiológico, 128
exame de
fezes na, 128
sangue na, 128
marcadores sorológicos na, 128
retossigmoidoscopia flexível, 128
Retossigmoidoscopia
flexível na retocolite ulcerativa, 128
no câncer de cólon e reto, 131
Rickettsia, 376
Rins, 87
Rinosporidiose, 428
Riquetsioses
hemograma, 376
microscopia, 376
reação de Weil-Felix, 376
Ristocetina, 638
RNAse pancreática, 86
Rochalimaea, 376
Roseola infantum, 367
Rouleaux, formação de, 577
Rubéola
infecção por, 364
diagnóstico
diferencial, 365
laboratorial, 365

isolamento do vírus, 365
métodos moleculares, 366
sorologia, 365
roteiro para testagem sorológica em pacientes com clínica
de rubéola ou exposição a pacientes com a doença,
366
testes laboratoriais que pesquisam IgM e IgG,
interpretação dos, 366

S

"Saca bocado", aspecto, mieloma múltiplo, 496
Sacarose, 129
Salmonela, infecções por, 386
Salmonella typhi, 388
Salpingite, 438
Sangue
bioquímica do, 3
na urina, 74
oculto nas fezes, pesquisa no câncer de cólon e reto, 131
periférico
megacarioblasto, *624*
mostrando microcitose e moderada hipocromia, *568*
presença de ácido láctico no, 3
Sarcoidose, 115
Saturação
periférica de oxigênio, 509
Schistosoma
mansoni, 432
ovo maduro com o envoltório duplo e um
miracídio, *434*
Secreção endócrina placentária, 180
Sedimento urinário
exame do, 76
microscopia do, 76
Segmentado
eosinófilo, *590*
neutrófilo, 587
Sêmen
características do, 237
humano, 237
Série
basofílica, *591*
branca, hemograma, 584
eosinofílica, *590*
eritroide, alterações na, 648
granulocítica, 585
neutrófila, *588*
vermelha, hemograma, 564
Serratia, 390
Shift cells, 762
Shigella, infecções por, 388
Sideroblasto, coloração de Perls mostrando, *581*
Siderócito, coloração de Perls mostrando, *581*
Sífilis
congênita, 397
diagnóstico laboratorial da, 395
fluxograma no diagnóstico laboratorial de, **396**
primária, 395
Sinal(is)
de Chvostek, 198
de Levine, 532
de quadratura das vértebras, 483
de Romanus, 483

ÍNDICE REMISSIVO 841

de Trousseau, 198
do "duplo cano", 125
do *cut-off*, 123
Síndrome(s)
carcinoide, diagnóstico de, 131
coronariana aguda, 535
creatinoquinase, 538
diagnóstico pela imagem, 540
enzimas séricas, 537
hemograma, 536
hemossedimentação, 537
isoenzimas da CK, 538
marcadores não enzimáticos, 539
proteína C reativa, 537
da hipertensão porta, exploração da, 786
da má absorção, exploração da, 737
da plaqueta cinzenta, 639
de ativação macrofágica, 275
de Bernard-Soulier, 637
de Chédiak-Higashi, 621
de Crigler-Najjar, 75
de Crohn, 57
de Cushing, 57
avaliação por imagem da, 195
bioquímica do sangue, 195
confirmação do hipercortisolismo, 157
cortisol
plasmático noturno, 158
livre urinário, 157
salivar noturno, 157
diagnóstico etiológico da, 158
exames de imagem, 158
função adrenal, 195
hemograma, 195
testes de supressão com dexametasona, 157
de DiGeorge, 334
de Dubin-Johnson, 75
de Falconi, 73
de hiper-IgE, 339
de hiper-IgM, 334
de hiper-IgM, expressão de CD40 em, *335*
de má absorção, provas utilizadas no diagnóstico da, **740**
de Pearson, 665
de Rotor, 75
de West, 473
de Wiskott-Aldrich, 335
de Zollinger-Ellison, 115, 116
dosagem de gastrina sérica em jejum na, 117
exames de imagem, 117
gastroacidograma, 117
do derrame pleural, 511
adenosina desaminase no líquido pleural, 515
análise do líquido pleural, 513
citopatologia convencional, 514
exames bioquímicos no líquido pleural, 513
exames
de microbiologia, 514
realizados no soro, 512, 513
fragmentos de biópsia de pleura parietal, 515
leucograma em líquido pleural, 514
marcadores tumorais, 514
pleurograma, 512
do intestino irritável, 130

febril aguda "tipo dengue", 363
hemolítico-urêmica atípica, 686
linfoproliferativa autoimune, 340
"mão e pé", 676
metabólica
avaliação antropométrica no diagnóstico da, 215
cardiopatias e, 212
critérios de diagnóstico, 213, *216*
epidemiologia, 213
fisiopatologia da, 211
inflamação e, 212
interpretação laboratorial na, 218
obesidade e, 212
perspectivas, 219
resistência à insulina e, 212
nefrítica, 91
nefrótica, 92
exame de urina na, 93
potenciais complicações, 92
Sintoma e síndromes, exploração de, 725
abdome agudo, 749,
anemia, 759
anúria, 783
ascite, 779
cefaleia, 804
coagulopatias, 767
coma, 811
convulsão, 808
diarreia, 730
dispneia, 806
edema, 776
endocardite infecciosa, 801
esplenomegalia, 791
febre, 725
hematúria macroscópica, 773
hemorragia digestiva, 756
hepatomegalia, 794
icterícia, 744
insuficiência renal aguda, 783
linfonodomegalia, 799
oligúria, 783
síndrome de hipertensão porta, 786
síndrome de má absorção, 737
Sistema(s)
ABO dos grupos sanguíneos, 263
anticoangulantes naturais, 656
antioxidante celular, 35
APUD (*amine peptide uptake and decarboxilation*), 130
Bethesda, 232
complemento, 275, 283
de grupos sanguíneos humanos, **263**
do complemento, 285
fibrinolítico, 656
imune
estudo funcional do, 281
inato, características de reconhecimento do, 281
imunológico, 281
mononuclear fagocitário, composição do, **597**
multiplex, 307
nervoso, doenças do, 467
Rh dos grupos sanguíneos, 265
Smudge cells, 609, *609*, 624
SNOOP, mnemônico, **805**

842 LABORATÓRIO COM INTERPRETAÇÕES CLÍNICAS

Sódio, regulação no líquido extracelular, 55
Somatomedina C, dosagem na suspeita de acromegalia, 188
Sopro de Carey-Coombs, 479
Soro(s)
    de Coombs, 268
    doença do, 309
    heterólogos, 309
    normal, 105, 261
Sorologia, interpretação de resultados de sorologia, pesquisa
    de IgG e IgM, **423**
Sporothrix schenckii, 431
Streptococcus
    bovis, 377
    lactis, 377
    pneumoniae, 379, 508
    viridans, 378
Strongyloides stercoralis, 439, 440
    larva de, *441*, 25
Substâncias reativas ao ácido tiobarbitúrico, 44
Superóxido
    dismutase, 32
        reação da, *32*
    redutase, 33
        reação da, *33*
Suprarrenal, estudo funcional da, 155
Suscetibilidade mendeliana a micobactérias, 336
Swim-up, 240
S-β-talassemia, 680

T

T3 livre, dosagem sérica do, 150
T4 livre, dosagem sérica do, 150
Taenia
    saginata, 441
        parasitismo por, 348
    solium, 441
Talassemia, 678
    maior, 679
    menor, 679, 680
    α-talassemias, 679
    β-talassemias, 678
Tampão, 59
    hemostático primário, formação do, 627
TAP (tempo de protrombina), **658**
Target cells, 572
Taxa de filtração glomerular, **90**
Teardrops cells, 574
Técnica(s)
    branched-DNA, 362
    de coleta de espécimes para exames
        microbiológicos, 510
    de Faust, 424
    de hibridização, 362
    de Hoffman, Pons e Janer, 424
    de Lutz, 400
    de Ritchie, 400
    de sequenciamento, 362
    de Shell-vial, 356
    de Westergren, 277
    polimerase *chain reaction*, 362
    transcription-mediated amplification, 362
Tempo de protrombina, 135
Tênia comprida, visão macroscópica de proglote de, *445*

Teníases, 441
Teores plasmáticos de gonadotrofinas e hormônios
    ovarianos durante o ciclo sexual feminino, *172*
Teoria de Brönsted-Lowry, 58
Teste(s)
    com ACTH sintético na insuficiência adrenal, 156
    cutâneo *prick to prick*, 302
    cutâneos de hipersensibilidade tardia, 312
    cutâneos de leitura imediata, 299
    da estimativa da taxa de filtração glomerular, 83
    de aglutinação direta, 415
    de agregação plaquetária, 657
    de contato, 313
        aberto, 316
        atópico, 317
        composição da bateria-padrão brasileira de, **314**
        interpretação de resultados, 316
        procedimento técnico nos, 313
        técnica de montagem e aplicação do, *315*
    de depuração, como interpretar?, 82
    de determinação de IgE específica sérica, 306
    de diagnóstico rápido, 405
    de estímulo, na insuficiência adrenal, 156
    de estímulo com ACTH na hiperplasia adrenal
        congênita, 160
    de estímulo com CRH ou DDAVP na síndrome de
        Cushing, 158
    de filtração glomerular, 82
    de fragmentação de DNA, 241
    de função hepática, 360
    de hipersensibilidade imediata, interpretação, 307
    de infusão de solução salina na confirmação de
        hiperaldosteronismo, 159
    de Liddle 1, 157
    de Mantoux, 312
    de provocação, 303
        oral com alimentos, 303
            para avaliação de reação não IgE mediada, 305
            variáveis associadas ao, **304**
    de puntura, 301
    de reação com o ácido tiobarbitúrico, *39*
    de sobrecarga oral de sódio
        na confirmação de hiperaldosteronismo, 160
    de supressão com altas doses de dexametasona (Liddle 2)
        na síndrome de Cushing, 158
    de supressão com dexametasona na síndrome de
        Cushing, 157
    de supressão com fludrocortisona na confirmação de
        hiperaldosteronismo, 160
    de suprimento e armazenamento de ferro, 662
    de tolerância à glicose no diagnóstico de diabetes
        mellitus, 164
    de tolerância à insulina na insuficiência adrenal, 156
    de triagem neonatal, 677
    do glucagon, na insuficiência adrenal, 156
    do pezinho, 677
    endoscópica do intestino delgado nas deficiências de
        dissacaridases, 130
    ergométrico, 533
    FTA-ABS, 397
    genéticos
        no hiperparatireoidismo, 201
        no pseudo-hipoartireoidismo, 199

Haemocult®, 346
imunoblot, 360
imunocromatográficos rápidos, 258
imunoenzimáticos, 374
in vitro, 307
   citometria de fluxo, 317
   de reação não IgE mediada nas doenças alérgicas, 305
in vivo, 299
intradérmicos, 302
Papanicolau, 231
por puntura e intradérmico, comparação entre, 303
radiológicos no hipotireoidismo, 191
rápidos, 411
terapêutico com espironolactona na diferenciação de
   subtipos de hiperaldosteronismo, 160
tuberculínico, 506
Western blot, 360
Thorn cell, 576
Tiazol-*orange*, 627
Tifo
   exantemático, 376
   murino, 376
Timina, 42
Tireoglobulina, dosagem sérica de, 152
Tireoide
   captação de radionuclídeos pela, 152
   cintilografia da, 152
   estudo funcional da, 149
   iodeto captado pela, 149
Tireoidite
   de De Quervain, 192
   de Hashimoto, 192
Tireotrofina, 186
Tirotropina, 170
Tiroxina, 149
Tiroxina (T4), 170
TMSC (*total motile sperm count*), 237
Toll-like receptor, 282
Tomografia computadorizada na colangite aguda, 144
Toxoplasma gondii, 373, 420
Toxoplasmose, 420
   na gestação, 227
   no imunocomprometido, 422
   no recém-nato, 422
Transaminases, 135
Transferrina, 14
   índice de saturação da, 15
Transfusão, possibilidades teóricas de uma, 266
Trato urinário, infecção do, 95
Traumatismos abdominais, 118
   exames laboratoriais nos, 118
   paracentese abdominal, 119
   radiologia nos, 118
   tomografia computadorizada nos, 118
Treponema
   pallidum, 395
   pertenue, 397
Tríade de Charcot, 144
Trichocephalus trichiura, 436
   ovo de, *437*
Trichomonas sp., 75
Trichomonas vaginalis, 79
Tricomicoses, 428

Tricuríase, 436
   ciclo evolutivo, 436
   diagnóstico laboratorial, 437
   patogenia e sintomatologia, 436
Triglicerídeos, 18, 529
Tri-iodotironina (T3), 170
Tripanossoma cruzi, 407
   forma tripomastigota sanguínea do, *408*
Trombastenia de Glanzmann, 638
Tromboangeíte obliterante, 555
Trombocitopatias, 637
Trombocitopenia, 583, 629
   causada por aumento da destruição de plaquetas, 634
   causas, **632**
   condições com causas múltiplas de, 635
   devido à insuficiência na produção de plaquetas, 632
   espúria, 657
   essencial, sangue periférico mostrando alterações
      plaquetárias em paciente com, *630*
   feto-materna aloimune, 634
Trombocitose, 635
   causas de, 636
   de caráter reacional, sangue periférico mostrando, *636*
   primárias, 636
   secundárias, 636
Tromboelastografia, 771
Tromboelastograma rotacional, 659
   utilidade clínica, 659
Tromboembolia pulmonar, 507
Tromboflebite, 556
   D-dímero, 557
   flebografia contrastada ascendente, 557
   pletismografia de impedância, 557
   ultrassom tipo Doppler, 557
   venografia por ressonância magnética, 557
Troponina, 19
TSH, ver hormônio tireoestimulante
Tuberculose
   pulmonar, 504
      biossegurança, 504
      diagnóstico clínico, 504
      diagnóstico por imagem, 504
      procedimentos diagnósticos, 505
   renal, exame de urina, 97
Tumor(es)
   do intestino delgado, 130
      endoscopia no, 131
      medicina nuclear no, 131
      RM no, 131
      TC no, 131
      urina no, 131
   ósseos, 496
Turbidometria, 481

U
Úlcera(s)
   duodenais, 116
   péptica, 116
Ultrassom endoscópico na pancreatite crônica, 124
Ultrassonografia
   no bócio simples, 190
   na colangite aguda, 144
   na colecistite aguda, 143
   na crise biliar, 140

844 LABORATÓRIO COM INTERPRETAÇÕES CLÍNICAS

no nódulo da tireoide, 192
Urato, análise do, 36
Ureaplama urealyticum, 376
Ureia, 19
Urina, 69
  bilirrubina na, 74
  características físicas da
    aspecto, 72
    cor, 71
    densidade específica, 72
    odor, 72
    pH urinário, 73
  caractrísticas químicas da
    ácido ascórbico, 75
    cetonas, 74
    exame de, 69
    glicose, 73
    leucócitos, 75
    nitritos urinários, 75
    proteína, 75
    urobilinogênio, 75
  colheita da, 70
  corpos cetônicos na, 74
  estudo bacteriológico da, 79
  sangue na, 74
Urobilina, 104
Urobilinogênio
  na urina, 104
  urinário, 135
Urobilinogênio, 75
US endoscópica na colangite aguda, 145

V

Valores referenciais e estadiamento, segundo a KDIGO 2013
  para adultos, **84**
  para crianças e adolescentes, **84**
Variantes antigênicas, 266
Varicela-zóster, 369
  diagnóstico laboratorial, 370

isolamento do vírus em cultura, 370
  sorologia, 370
  testes moleculares, 370
Vasopressina, 186
Velocidade de hemossedimentação, 277
  na febre reumática, 479
Via(s)
  alternativa do complemento, 286
  clássica do complemento, 286
  das lecitinas, 287
  urinárias, 87
Vibrio cholerae, 390
Vírus
  Chikungunya, 384
  ECHO, 368
  Epstein-Barr, 372
  respiratórios, diagnóstico laboratorial de, 367
Vitalidade fetal, avaliação da, 174
Vitamina(s)
  antioxidantes, 36
  C, 36, 75
  E, 36
VLDL (*very low density lipoprotein),* 4
Volume corpuscular médio, 566
Vulvovaginite, 438

W

Wuchereria bancrofti, 446

X

Xenodiagnóstico, 411

Y

Yersinia enterocolitica, 351, 389
Xenodiagnóstico, 411

Z

Zika, 363
  diagnóstico laboratorial da, 362